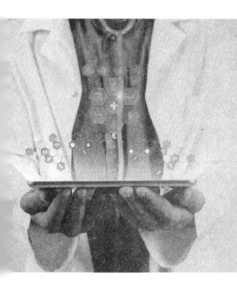

医院信息药师
培训教材

主编　何敬成　赖伟华　郑志华

U0232983

中国健康传媒集团

中国医药科技出版社

内 容 提 要

本书是一本面向医院药师、高校药学人员及医院信息工程师的培训教材，内容涵盖信息工程、数据科学、科研设计与分析、药学信息化建设、医院信息化建设、药房自动化、药事管理、药学服务、药品供应和医院药学相关管理指标等交叉学科知识，并结合药学信息自动化建设的实际需求，全面系统地总结了药学信息体系建设的相关知识和技能要求，并进行分类分层介绍。本书主要供医院药师、高校药学人员及医院信息工程师使用，也可为相关专业工作人员提供参考。

图书在版编目（CIP）数据

医院信息药师培训教材 / 何敬成，赖伟华，郑志华主编 . —北京：中国医药科技出版社，2023.5

全国高等中医药院校教材配套用书

ISBN 978-7-5214-3862-8

Ⅰ.①医… Ⅱ.①何…②赖…③郑… Ⅲ.①药物学 – 医学信息 – 职业培训 – 教材 Ⅳ.① R-058

中国国家版本馆 CIP 数据核字（2023）第 076846 号

美术编辑 陈君杞

版式设计 友全图文

出版　**中国健康传媒集团**｜中国医药科技出版社

地址　北京市海淀区文慧园北路甲 22 号

邮编　100082

电话　发行：010-62227427　邮购：010-62236938

网址　www.cmstp.com

规格　889 × 1194mm $^1/_{16}$

印张　42 $^1/_4$

字数　1520 千字

版次　2023 年 5 月第 1 版

印次　2023 年 5 月第 1 次印刷

印刷　北京紫瑞利印刷有限公司

经销　全国各地新华书店

书号　ISBN 978-7-5214-3862-8

定价　**168.00 元**

获取新书信息、投稿、为图书纠错，请扫码联系我们。

医院信息药师培训教材

编 委 会

■ **主 编**

何敬成　南方医科大学顺德医院（佛山市顺德区第一人民医院）

赖伟华　广东省人民医院

郑志华　广东省药学会

■ **副主编**

陈文瑛　南方医科大学第三附属医院

金鹏飞　北京医院

刘　东　华中科技大学同济医学院附属同济医院

沈爱宗　中国科学技术大学附属第一医院

平耀东　北京大学肿瘤医院

王　勇　广东省药学会

詹陆川　广东省人民医院

■ **参编人员名单**（以姓氏笔画为序）

马诗瑜　上海交通大学附属瑞金医院

王　丰　西安交通大学第一附属医院

王　勇　广东省药学会

王　康　兴义市人民医院

王　飚　深圳平乐骨伤科医院（深圳市坪山区中医院）

王文姬　广州市中西医结合医院

王学昌　云南省安宁市第一人民医院

王思扬　山西医科大学第二医院

王钰琦　中山大学附属第一医院

王涵磊　安徽省胸科医院

方琼彤　中山大学附属第五医院
平耀东　北京大学肿瘤医院
卢伟涛　南方医科大学第三附属医院
卢秋蓉　广西贵港市人民医院
冯旭辉　江西省妇幼保健院
冯智勇　佛冈人民医院
吕　昂　杭州市第一人民医院
任洪耀　山东第一医科大学第一附属医院（山东省千佛山医院）
刘　水　应急总医院
刘　东　华中科技大学同济医学院附属同济医院
刘　恺　湖南省衡阳市中心医院
刘　蕊　重庆医科大学附属第二医院
关春阳　深圳市第二人民医院
苏丽群　广西壮族自治区第三人民医院江滨医院
杨四涛　云南省大理州人民医院
杨原博　昆明医科大学第一附属医院
李　静　青岛大学附属医院
李叶丰　南方医科大学南方医院
李秋雯　广州医科大学附属第二医院
李胜通　深圳市龙华区中心医院
李祥鹏　青岛大学附属医院
吴　斌　四川大学华西医院
吴文信　中国科学技术大学附属第一医院（安徽省立医院南区）
吴柳清　深圳市龙岗中心医院
何　葳　南方医科大学第三附属医院
何敬成　南方医科大学顺德医院（佛山市顺德区第一人民医院）
应梦佳　深圳市龙华区人民医院
汪　明　广州医科大学附属市八医院
沈爱宗　中国科学技术大学附属第一医院
张　杰　广东省中医院
张雅兰　福建医科大学附属第二医院
陈万一　重庆大学附属肿瘤医院
陈文瑛　南方医科大学第三附属医院
陈仪萍　广东省人民医院
林伟杰　广东省珠海市人民医院
罗亚杰　云南省第一人民医院

金鹏飞 北京医院

周　丽 昆明市延安医院

周　易 山东省立医院

郑志华 广东省药学会

郑智源 福建医科大学附属协和医院

郑鉴凌 华中科技大学同济医学院附属同济医院

孟志强 山西医科大学第二医院

赵　先 西京医院

赵成龙 河南省人民医院

胡小刚 重庆大学附属肿瘤医院

姜顺军 广州医科大学附属第一医院

袁　文 陆军军医大学第二附属医院（重庆新桥医院）

殷剑锋 东莞市第八人民医院

高　令 泰康（同济）武汉医院

高　菡 陕西省人民医院

郭佳亮 海南省第三人民医院

唐修伟 深圳市人民医院

黄星俊 惠州市中心人民医院

曹　凯 许昌市中心医院

龚　勋 桂林医学院附属医院

常德玉 山东省日照市人民医院

程宗琦 苏州大学附属第一医院

赖永娥 佛山市第三人民医院

赖伟华 广东省人民医院

雷　云 武汉大学中南医院

詹陆川 广东省人民医院

廖昔威 广州中医药大学深圳医院

熊成欢 贵州中医药大学第二附属医院

潘裕华 广东省人民医院

潘德城 南昌大学第一附属医院

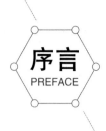

序言
PREFACE

以云计算、大数据、智慧药学、物联网和人工智能等技术为代表的信息技术浪潮，正在推动医疗行业技术和管理变革。根据国务院《关于印发"十四五"数字经济发展规划的通知》《中华人民共和国科学数据管理办法》《中华人民共和国数据安全法》等政策法规，健康医疗大数据治理和利用正成为医疗机构高质量发展的重要战略方针。

医院药师作为医药行业中重要的从业人员，承担着临床药学服务、药品供应管理和药事管理等多个方面的工作；医院信息药师的理论与工作核心主要源于药事管理，其次是数据管理和科研工作，为医院管理、临床服务及患者治疗提供及时、完整和高效的药学信息服务。为适应健康医疗大数据和卫生信息化建设发展需求，医院药师信息能力素质建设成为当前医院信息化建设体系中的重要组成部分，医院信息药师对医院药学信息化建设的推进和发展起着重要的作用。然而，在健康大数据人才建设方面，特别是药学信息人才队伍建设仍相对滞后，其主要原因在于目前国内缺乏医院信息药师规范化教材和相关的培训师资队伍。

本书是一本面向医院药师、高校药学人员及医院信息工程师的教材，内容涵盖信息工程、数据科学、科研设计与分析、药学信息化建设、医院信息化建设、药房自动化、药事管理、药学服务、药品供应和医院药学相关管理指标等交叉学科知识，其知识体系源于全国医院信息药师培训机构的知识技能培训内容，并结合药学信息自动化建设的实际需求，全面系统地总结了药学信息体系建设的相关知识和技能要求，并进行分类分层介绍。我相信，这本教材一定能让读者有所思、有所得、有所悟。

本书以药事管理工作为主轴，建议读者以"人机物法环"的管理思路和实际的药学管理问题为导向，结合业务流程标准化和信息化技术知识进行学习；各章节内容整合了药事管理、医院药学业务流程和信息化建设等知识和技能；介绍了需重点掌握的药学信息化建设、药房自动化、药事管理、药学服务、药品供应等关键领域的业务流程、信息技术和管理要点；在内容编排方面，逻辑性强，既有理论知识，又有实际工作流程和要求介绍，深入浅出地体现了医院信息药师的工作要点，相信一定能够为推动医院信息化建设提供重要支撑。

沈洁　院长

南方医科大学顺德医院

（佛山市顺德区第一人民医院）

2023 年 1 月

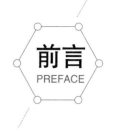
近年来，物联网、大数据、云计算和人工智能等信息技术赋能医院信息化建设，药学信息化作为医院信息化建设的重要组成部分，不仅承担医院主要业务的信息化管理，同时为医院运营决策和科研分析提供支持。根据《关于加快药学服务高质量发展意见》等文件精神要求，加强电子处方规范管理，探索互联网和远程药学服务，加快药学服务信息互联互通势在必行；互联网处方、审方软件和药房自动化建设逐步成为智慧药学的基本要素。

然而，目前我国具备信息化管理经验的药学人员相对匮乏，医院药学信息化战略规划缺乏系统性和前瞻性，导致药学信息化项目建设和日常运维水平参差不齐、药学数据价值挖掘和利用效率低下等问题。信息药师作为药学与信息化建设的纽带，在人才培养方面具有资源消耗大、学习难度高、知识更新速度快、成才周期长、知识学习与技能实践并重等特点。因此，在缺乏专属教材及外部医院信息技术高速发展等因素加持下，药学人员难以在医疗机构内通过自学成才。

本书作为全国医院信息药师培训教材，总结了全国信息药师培训的经验，结合近年来药学信息化建设及医院信息化评级等方面内容，以需求为导向，以信息药师知识与技能培训为切入点，涵盖信息管理理论和信息技能实践等内容。在药学信息管理方面，包括项目管理、数据管理、情报管理、特殊药品管理、业务流程管理和科研管理等内容，重点阐述上述管理范畴的信息化管理要点及实施步骤。在信息系统管理方面，分别阐明医院信息系统、合理用药系统、临床决策支持系统、静脉输液配置管理系统以及药房自动化设备等系统设备的管理要求、工作原理、注意事项、维护要点、药学数据字典和业务流程等。在技能实践方面，包括数据字典维护、流程图设计、科研图表设计、Python数据分析、数据库操作、情报检索、图文素材处理、公众号维护和Excel数据分析等常用操作技能。

此外，由于信息系统与政策和业务流程密切相关。本书分别从药学服务、药品供应与使用、药事质量管理和药学研究四方面的政策及业务流程着手，细分管理内容包括药品供应、处方调配审核、处方点评、药学质控指标、药物警戒、药学人员绩效和药学科研数据等；通过引用大量政策、指南和共识等，以信息系统开发设计模型为基础，对上述政策和业务流程进行转化，分类编制各种信息录入表格样式和数据字典，便于读者在信息系统开发设计时引用。因指标管理为药学信息化管理的重要手段，本书详细整理了100余项药学指标，涵盖卫生服务统计、公立医院绩效考核和医院运营管理等方面，阐明指标的纳排标准、统计方法、数据来源和指标质控要求等管理属性。

由于各省市在药学管理方面的政策要求有所差异，各医疗机构药学信息系统在临床实践过程中，无论是系统功能、业务流程和操作界面也均有所差异。读者不宜生搬硬套本书内容，宜从实际业务需求出发，结合本书的系统设计方法和流程设计步骤，借鉴及吸纳相关的业务流程及信息化管理要点，审视本地区或本医疗机构的业务流程管理及药学信息化管理要求，以"合规、高效、闭环"为原则，设计适合本医疗机构的药学信息系统和业务流程。

本书作为信息药师培训与学习的引路者，建议读者结合本书的知识和技能，通过实践—学习—总结—再实践，不断积累信息化管理经验，提升药学服务管理和研究水平。然而，信息技术发展一日千里，技术创新、新知识体系与管理模式不断涌现，对信息药师知识和技能迭代有更高的要求，同时受编者水平所限，本书仍有未尽收录的可能，恳请读者批评和指正。最后，希望在广大信息药师的共同努力下，完善信息药师理论与技能体系，借力信息技术，探索并推动药学创新研究与科学管理水平。

编　者
2023年1月

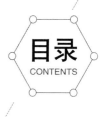

目录
CONTENTS

第一章　信息概论

第一节　信息学基础

1. 信息学

1.1 绪论

1.1.1 相关定义

（1）信息—数据—情报—知识

• 信息：是客观世界中各种事件运动的状态和方式的表征。信息具备客观性、普遍性、传递性、依附性、有序性、累积性、价值性、转换性和共享性特点。

• 数据：是通过有意义的，可以记录、通信以及能被识别的符号集合来表现现实世界中某种实体的特征。与信息主要区别在于，前者具备载体，并通过符号集合进行特征描述；信息是数据经提炼加工而成的结果，信息须以数据形式表现，且信息的外延性大于数据外延。

• 情报：作为信息的一个特殊子集，是指经序化组织，在特定时间内向特定用户传递的知识或信息。情报具备有序性、价值性、时效性和指向性的基本特征。

• 知识：是通过实践、研究、联系或调查获得有关事物事实和状态的认识，是对科学、艺术或者技术的理解，是人类获得关于真理的原理的认识的总和。信息与知识存在并列关系、转化关系、包含关系、分离关系和替代关系。

（2）信息学　是研究信息的表示、获取、处理、传递和利用的规律性的一门新兴学科；是以计算机等技术为研究工具，扩展人类的信息功能为主要目标的一门综合性学科，又称信息科学。信息学包括信息表示学、信息加工学、信息资源管理学、信息安全学、信息传播学及计算机科学。

（3）信息化　是指充分利用信息技术，开发利用信息资源，促进信息交流和知识共享，提高经济增长质量，推动经济社会发展转型的历史进程。信息化由信息资源、信息网络、信息技术、信息设备、信息产业、信息管理、信息政策、信息标准、信息应用和信息人才等要素构成。

1.1.2 卫生信息分类

（1）医学信息学　包括医学计算学、医学计算机科学、计算机医学、医学电子数据处理、医学数据自动化处理、医学信息处理、医学信息科学、医学软件工程和医学计算机技术等。我国医学信息学最早起源于20世纪60年代。随着信息技术和医学的发展，医药信息学还包括临床信息学、药学信息学、护理信息学、医学影像信息学、生物信息学、口腔信息学、公共卫生信息学和医学经济信息学。

（2）药学信息学　2007年美国卫生系统药师学会（ASHP）对药学信息学做出了定义，药学信息学是指药物使用过程中使用和集成数据、信息、知识和自动化技术，以改善健康结果；药学信息学侧重于信息获取和应用管理。药物信息包含药学领域的所有知识和数据，这是由信息系统决定的，其中包括与药物直接相关的药物信息，例如药物的作用机制、不良反应、药代动力学、药物相互作用、药物经济学、妊娠用药风险等，同时也包括间接相关药品信息，如耐药性、疾病变化、生理病理状态，以及医疗保健信息的变化。

1.2 信息标准

1.2.1 基本定义

• 标准：根据《中华人民共和国标准化法》的定义，标准是指农业、工业、服务业以及社会事业等领域需要统一的技术要求；是指通过标准化活动，按照规定的程序经协商一致制定，为各种活动或其结果提供规则、指南或特性，供共同使用和重复使用的文件。

- 数据（Data）：是指对客观事件进行记录并可以鉴别的符号，是对客观事物的性质、状态以及相互关系等进行记载的物理符号或这些物理符号的组合；是数据库中存储的基本对象，主要包括数字、文字、符号、图形、声音和视频等表现形式。
- 数据元（Data Element）：是由一组属性规定其定义、标识、表示和允许值的一个数据单元。数据元包括通用数据元（General Data Element）和规范数据元（Specified Data Element）。数据元分为标识类、定义类、关系类、表示类和管理类。
- 属性（Attribute）：是指一个对象或实体的特征。
- 元数据（Metadata）：是指定义和描述卫生信息资源的数据，即数据元的属性描述。
- 数据集（Data Set）：是指特定领域或主题的数据元的集合。
- 数据类型（Datatype）：是指一些可区分得值的集合，这种区别由这些值的特性以及对这些值的运算所表征。根据HL7 V3标准，数据类型包括字符串（ST）、布尔型（BL）、数据值（ANY）、整数（INT）、比率（RTO）、集合（SET）、时间点（TS）、货币量（MO）等。
- 值域（Value Domain）：是指允许值的集合，主要用于数据字典中代码表的赋值工作。
- 实体对象是指可感知或想象的事物。就数据库而言，实体是指某类事物的集合，每类数据对象的个体称为实体。实体通用E-R图（实体-联系图）描述。
- 数据目录（Data Element Catalog）：又称为数据集，是指按照卫生健康主管部门分类或其他方式对卫生健康主管部门提供和使用的数据元集合的排列。
- 编码（Coding）：是指按一定规则将一个集合的元素映射为另一个集合的元素的过程。元素可以是字符或字符串。编码系统标识符是一种通用数据元，编码系统定义可编码属性的值域；目前卫生信息标准中编码系统标识符包括CS、CV、CE、CD。
- 主题数据（Theme Data）：是指围绕某个业务主题，从其业务数据中收集、归纳、提取的具有供多个应用共享特征的数据。
- 业务数据（Business Data）：在具体的业务处理过程中产生、使用和存储的数据。

1.2.2 标准管理

根据我国GB/T 20000.1-2014《标准化工作指南》定义，标准化是指为了在既定范围内获得最佳秩序，促进共同效益，对现实问题或潜在问题确立共同使用和重复使用的条款，以及编制、发布和应用文件的活动。

标准化机构：国际标准化组织（ISO）、美国国家标准协会（ANSI）、国际电工委员会（IEC）、健康第七层协议组织（HL7）是国际卫生信息标准的主要制订机构。我国目前卫生信息标准化制定机构包括国家卫健委员会统计信息中心、国家卫健委员会医院管理研究所等机构。

1.2.2 标准分类与分级

（1）按照对象和作用分类　包括基础标准、术语标准、符号标准、分类标准、试验标准、规范标准、规程标准、指南标准、产品标准、过程标准、服务标准、接口标准、界面标准、数据选定标准、方法标准、安全标准、卫生标准和环境保护标准等。

（2）按照标准化法定层次分类　包括国际标准、国家标准、行业标准、地方标准、团体标准和企业标准。在国家标准的基础上可细分为强制性国家标准和推荐性国家标准。行业标准根据制订的主管部门分为农业、卫生、民政和信息等。地方标准、团体标准和企业标准不得低于国家强制性标准的相关技术要求。

（3）按照法规约束力分类　包括强制性标准、法规标准、技术标准和推荐性标准。根据约束效力排序为：强制性国家标准、法规标准、推荐性国家标准、行业标准、地方标准、团体标准和企业标准。

（4）按照管理分类　包括技术标准、管理标准和工作标准。其中有关信息管理标准子类包括信息通用管理类、信息资源管理类、基础设施管理类、应用系统管理类、信息服务管理类、信息安全管理类、信息资质管理类。工作标准则包括共性工作类、机构工作类、岗位工作类和其他工作标准类。

（5）按照信息技术标准分类　包括信息通用技术类、信息资源技术类、基础设施技术类、应用系统技术类、信息服务技术类、信息安全技术类和其他信息技术类。

1.2.3 标准制定实施步骤与注意事项

（1）标准制定流程　标准编写参照GB/T 1.1-2020《标准化工作导则 第1部分：标准化文件的结构和起草规则》和GB/T 1.1-2009《标准化工作导则 第1部分：标准的结构和编写》制定。标准编写原则需遵循目标明确性、概念统一性、内容协调性、合法性、真实性、必要性、适用性、一致性和规范性等原则。标准制定流程共分提案、立项、起草、征求意见、审查、批准、发布、复审和盲目阶段。具体见图1-1。

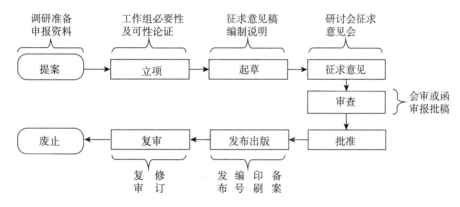

图1-1　标准制定流程图

（2）阶段管理　根据不同的编制阶段，标准编制工作过程文档包括输入文档和输出文档两类，其中各衔接环节阶段所管理文档关系为，上一级输出文档用于下一级输入文档使用，开展阶段文档紧密关联。在标准内容结构编排应按通则、封面、目次、前言、引言、正文、附录、参考文献和索引进行编写。具体阶段工作见表1-1。

表1-1 标准编制阶段工作要点

标准编制阶段	归口负责	周期	输入文档	输出文档
提案阶段	起草单位	长期	项目提案（PWI）	项目建议（NP）
立项阶段	团体、主管部门、技术委员会	<5月	计划下达书 立项申报书 项目建议（NP）	标准修订计划
起草阶段	起草工作组、技术委员会	<10月	标准修订计划 试验、验证技术报告 调查分析报告	工作组草稿（WD） 征求意见稿申报单
征求意见阶段	团体、主管部门、技术委员会	<30天	征求意见稿编制说明 征求意见反馈表	意见汇总处理表 送审稿编制说明 送审最终稿
审查阶段	技术委员会	<5月	送审稿编制说明 送审最终稿 送审稿函审单	报批稿
批准阶段	主管部门	<3月	报批稿	标准最终稿
发布出版阶段	出版机构	3月	标准最终稿	标准编码 标准文件
复审阶段	主管部门	—	—	修订稿
废止阶段	主管部门	—	—	废止公告

（3）标准编写注意事项　团体标准立项申报书可参照全国团体标准信息平台中有关ICS（国际标准分类号）/CCS（国民经济行业分类号）规范编写，或参照GB/T 4754-2017《国民经济行业分类》；向社会申报团体标准时，标准起草单位一般不含起草的社会团体相关法人及工作人员。

• 申报书格式参照表1-2。

表1-2　××学会标准项目建议书

项目名称（中文）					
项目名称（英文）					
制定或修订	□制定　□修订		被修订标准号		
采用程度	□IDT（等同）　□MOD（修改）　□NEQ（非等效）		采标号		T/**** ***_****
国际标准分类号ICS			中国标准分类号CCS		
申请立项主要单位			联系人		
单位地址			E-mail		
联系电话			计划完成年限/建议实施日期		
项目任务的目的、意义或必要性：					
适用范围和主要技术内容：					
国内外情况简要说明：					
前期调研情况：					
申请立项主要起草单位意见	（签字、盖公章）年 月 日	团体标准委员会意见	（签字）年 月 日	**团体意见	（签字、盖公章）年 月 日

• 标准编码规则见表1-3。

表1-3　标准编码规则一览表

标准代号	主管部门	备注
GB	国家主管管理部门	强制性国家标准
GB/T	国家主管管理部门	推荐性国家标准
DB/T****	地方各级主管部门	地方标准
T/****-***-****	社会团体（企业可参与）	团体标准分别由团体标准代号T、社会团体代号、标准顺序号和年代号组成
Q/****-***_****	企业	企业标准由企业标准代号Q、企业代号（拼音首写）、标准顺序号和年代号组成
WS	卫健委及相关部门	行业标准-卫生标准

• 其他要求：团体及企业标准一般不对国家标准、行业标准或地方标准通用术语、分类、量值和符号等进行另行规定。

1.2.4　卫生信息标准

（1）卫生信息标准概论

• 定义：卫生信息标准是指针对卫生领域的产品、过程或服务，综合信息科学与技术领域知识的事件和概念，通过确立共同使用或重复使用的条款，以及编制、发布和应用文件的活动。

• 卫生信息技术分类：专用基本数据集、信息内容标准、信息交换标准、标识标准、隐私与安全标准、功能标准、规范和商业流程等。

• 卫生信息结构框架：根据国家卫生信息标准体系基本框架要求，按照基础类标准、数据类标准、技术类标准和管理类标准对卫生信息标准中的数据元、分类与编码、数据集、共享文档浏览、测试与评价、隐私保护规范、监理与验收、信息安全规范、系统技术规范、系统功能规范、医学术语、卫生信息模型和标准体系与技术指南进行分类与关联。具体卫生信息标准体系见图1-2。

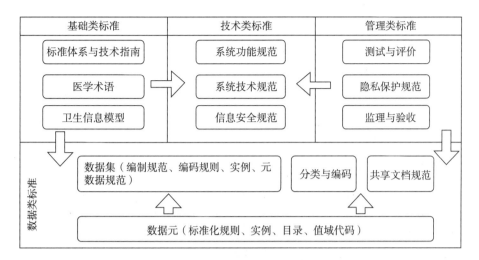

图 1-2　卫生信息标准体系框架图

（2）卫生信息标准化目的　卫生信息技术标准建设的目的是实现互联互通、共享互认、系统重复使用、系统互操作提高工作效率，增强交流合作和降低医疗成本等。自2012年起开始推进卫生信息互联互通标准化成熟度测试工作，以助推医疗机构信息标准化建设，促进信息共享。

（3）卫生信息标准编写要求　根据WS/T 672-2020《国家卫生与人口信息概念数据模型》，卫生信息标准由实体、角色、活动和关联四部分组成，其中实体包括患者、组织机构、场地、物体名称及数量（如设备、药品、耗材等）；角色包括角色关联、从业务者信息；活动包括活动关系、参与活动的时间及人员信息、案例信息、操作信息、用药信息、供应信息、观察结果、票据与费用信息、就医信息等。以药品为例，数据模型包括药品使用活动的各个时间时信息、参与人信息、药品名称、用药速度、单次剂量、最大剂量、总剂量、给药途径、数量等信息构成期标准数据模型。

（4）卫生信息数据编码结构　根据WS 363-2011《卫生信息数据元目录》编写要求，卫生信息的数据集和数据元采用DCC结构编码原则。

• 数据集类目编码包括业务领域代码、一级类目代码、二级类目代码和顺序号构成；其中DCC是按9位字母数字混合码构成，而卫生领域统一用HDS作为业务领域代码，数据集由多个数据元组成，每个数据元对应的数据元值域。

• 数据元标识符编码规则包含主题分类代码（DE）、大类代码（2位码）、小类代码（2位码）、顺序代码（3位码）、附加码（2位码）。

• 根据编码要求，数据集、数据元及数据元值域由不同的要素构成，具体见表1-4。

表 1-4　标准元素中的基本组成要素

标准元素	基本组成要素
数据集	一级类目名称、一级类目代码、二级类目名称、二级类目代码、数据集标识符、数据集名称
数据元	数据元标识符、数据元名称、定义、数据类型、数据格式、允许值
数据元值域	值、值标识含义

（5）卫生信息标准体系　根据《国家卫生信息标准基础框架》标准研究规范与技术要求卫生信息标准体系包括术语标准、分类编码标准、数据集标准、共享文档标准、系统功能标准和系统技术建设规范。按照管理分类可分为药品、临床术语、检验类、医学影像、疾病分类和医疗文档等具体见表1-5。

表 1-5　卫生信息分类与对应编码标准

分类	对应编码标准
药品	NCPDP、YPID
临床术语	SNOMED-CT、WHO-ART、MedDRA
检验类	LONIC
医学影像	DICOM
疾病分类	ICD10，ICD9-CM，DRGS
医疗文档	HL7（CDA，V3）

• WS 363-2011《卫生信息数据元目录》和 WS 364-2011《卫生信息数据元值域代码》由卫生信息标准专业委员提出，标准体系分别各设置17部分，包括总则、卫生信息数据元标识、人口学及社会经济学特征、健康史、健康危险因素、主诉与症状、体格检查、临床辅助检查、实验室检查、医学诊断、医学评估、计划与干预、卫生费用、卫生机构、卫生人员、药品设备与材料和卫生管理。

• WS 365-2011《城乡居民健康档案基本数据集》规定了城乡居民健康档案基本数据集的数据集元数据属性和数据元目录。数据元目录包括城乡居民健康档案个人基本信息、健康体检信息、重点人群健康管理记录和其他医疗卫生服务记录的相关数据元。本标准适用于城乡居民健康档案的信息收集、存储与共享，以及城乡居民健康档案管理信息系统建设。

• WS/T 598-2018《卫生统计指标》共9部分，其标准体系包含卫生资源、药品与卫生材料供应保障、医疗服务、卫生监督、妇幼保健、疾病控制、健康影响因素、居民健康状况和总则。本体系主要负责医疗机构向政府管理部门提供卫生管理相关的核心统计指标。

• WS 599-2018《医院人财物运营管理基本数据集》共4部分，包括医院固定资产管理、医院物资管理、医院财务与成本核算管理以及医院人力资源管理，其中医院物资管理涉及药品管理数据集中的药品采购及库存管理工作。

• WS 375-2017《疾病控制基本数据集》主要按照病种进行数据集汇总，包括艾滋病综合防治、血吸虫病人管理、慢性线虫病病人管理、职业病报告、职业性健康监护、伤害监测报告、农药中毒报告、行为危险因素监测、死亡医学证明、传染病报告、结核病报告、预防接种、职业危害因素监测、学校缺勤缺课监测报告、托幼儿机构缺勤监测报告、结核病人管理、结核病人耐药监测管理、疑似预防接种异常反应报告、疫苗管理、脑卒中登记报告、脑卒中病人管理、宫颈癌筛查登记和大肠癌复查登记等。专病数据元专用属性包括疾病分开代码表、用药各类代码表、服药情况代码表和并发症代码表等。

• WS/T 500-2016《电子病历共享文档规范》标准体系共47部分，是目前卫生信息标准的核心标准。

• WS 445-2014《电子病历基本数据集》主要用于规范电子病历信息的采集、储存、共享及信息系统开发。数据集分17部分，包括病历概要、门（急）诊病历、门（急）诊处方、检查检验记录、一般治疗处置记录、助产记录、护理操作记录、护理评估与计划、住院病案首页、知情告知信息、中医住院病案首页、入院记录、住院病程记录、住院医嘱、出院小结、转诊（院）记录和医疗机构信息。

• WS/T 517-2016《基层医疗卫生信息系统基本功能规范》应用于乡镇卫生院、社区卫生服务机构、村卫生室的基层医疗卫生信息系统及其各功能单位的定义、适用范围以及功能要求。其总体功能主要分为健康档案管理、公共卫生服务、基本医疗服务、健康信息服务、机构运营管理、监管接口6项基本内容。

• WS/T 482-2016《卫生信息共享文档编制规范》规定了卫生信息共享文档的分类体系、内容、架构、文档头和文档体内容记载要求、文档制定的基本规则。具体文档规范的内容至少由封面、目次、前言、范围、规范性引用文件、术语和定义、文档内容构成、文档头规范、文档体规范、资料性附录10部分构成。

• WS/T 483-2016《健康档案共享文档规范》共20部分，包括个人基本健康信息登记、出生医学证明、新生儿家庭访视、儿童健康体检、首次产前随访服务、产前随访服务、产后访视、产后42天健康检查、预防接种报告、传染病报告、死亡医学证明、高血压患者随访服务、2型糖尿病患者随访服务、重型精神疾病患者个人信息登记、重型精神疾病患者随访服务、成人健康体检、门诊摘要、住院摘要、会诊记录和转诊（院）记录。

● WS/T 448-2014《基于居民健康档案的区域卫生信息平台技术规范》规定了基于居民健康档案的区域卫生信息平台的技术架构，区域卫生信息平台注册服务、健康档案整合服务、健康档案存储服务、健康档案管理服务、健康档案调阅服务、健康档案协同服务、区域卫生信息平台信息安全与隐私保护等关键技术要求，区域卫生信息平台IT基础设施建设机构接入要求和性能要求等。区域卫生信息平台总体框架包括信息基础设施、信息资源中心、区域卫生信息平台服务、基于区域卫生信息平台的应用、标准规范、信息安全。

● WS 376-2013《儿童保健基本数据集》共5部分，包括营养性疾病儿童管理、5岁以下儿童死亡报告、新生儿疾病筛查、儿童健康体检和出生医学证明。

● WS 377-2013《妇女保健基本数据集》共7部分，包括孕产妇死亡报告、出生缺陷监测、产前筛查与诊断、孕产期保健与高危管理、计划生育技术服务、妇女常见病复查和婚前保健服务。

● 标准制订规范文件：WS 370-2012《卫生信息基本数据集编制规范》；《国家卫生信息标准基础框架》；WS/T 303-2009《卫生信息数据元标准化规则》；WS/T 305-2009《卫生信息数据集元数据规范》；WS/T 306-2009《卫生信息数据集分类与编码规则》；WS/T 682-2020《卫生信息标识体系 对象标识符编号结构与基本规则》；WS/T 681-2020《卫生信息标识体系 对象标识符注册管理规程》；WS/T 672-2020《国家卫生与人口信息概念数据模型》；WS/T 671-2020《国家卫生与人口信息数据字典》。

● 其他信息系统信息标准：WS/T 449-2014《慢性病监测信息系统基本功能规范》；WS/T 451-2014《院前医疗急救指挥信息系统基本功能规范》；WS/T 452-2014《卫生监督业务信息系统基本功能规范》；WS/T 547-2017《医院感染信息管理系统基本功能规范》。《电子健康档案与区域卫生信息平台标准符合性测试规范》适用于健康档案数据集标准符合性测试、健康档案共享文档标准符合性测试、基于居民健康档案的区域卫生信息平台标准符合性测试。

● ICD10：自1893年提出《国际死亡原因编目》第一版后基本每10年修订一次，后来逐渐演变成疾病诊断分类，目前已成为国际通用的疾病诊断分类代码，其分类依据考虑病因、部位、病种和临床表现。其用途涉及所有医院信息系统，药学信息系统方面用于合理用药系统、移动药事、抗菌药物管理系统、临床路径管理系统、PIVAS管理系统和CDSS等业务系统的诊断信息标准化管理。其分类编码规则见表1-6。

表1-6　ICD10疾病分类编码

名称	编码	归类
传染病寄生虫病	A00-B99	病因
肿瘤	C00-D48	病种
血液及免疫疾病	D50-D89	病因
内分泌及营养代谢	E00-E90	病因
精神和行为障碍	F00-F99	病因
神经系统	G00-G99	部位
眼及其附件	H00-H59	部位
耳及乳突	H60-H95	部位
循环系统	I00-I99	部位
呼吸系统	J00-J99	部位
消化系统	K00-K93	部位
皮肤及其附件	L00-L99	部位
肌肉、骨骼及结缔组织病	M00-M99	部位
泌尿生殖系统疾病	N00-N99	部位
妊娠、分娩及产褥期	O00-O99	病种
围生期	P00-P96	病因
畸形变形及染色体疾病	Q00-Q99	病种
症状、体征及临床表现	R00-R99	症状

续表

名称	编码	归类
损伤中毒性质	S00-T98	临床
操作中毒外因	V01-Y98	外因
影响健康因素	Z00-Z99	外因
特殊目的编码	U00-U99	其他

- 手术操作编码：《国际疾病分类第九版临床修订本手术与操作ICD-9-CM-3）》作为手术及操作分类标准编码，目前国内使用版本为2011年版，共计18章，原卫计委与国家标准于2016年发布GB/T 14396-2016《疾病分类与代码》的配套标准；中国卫生信息与健康医疗大数据学会于2017年基于ICD-9-CM-3为蓝本制订《T/CHIA 001-2017手术、操作分类与代码》团体标准。其用途包括临床路径药品维护工作、围手术期药学监护和I类切口预防用抗菌药物管理等工作；其分类规则见表1-7。

表1-7　ICD-9-CM3手术操作分类编码

名称	编码	分类
超声类操作	00.01-00.09，00.21-00.29	治疗/诊断性操作类
药物注射类	00.10-00.19	治疗性操作类
医学影像操作	00.31-00.48，87.01-88.99，92.01-92.99	治疗性操作类
心血管微创及介入	00.49-00.69，37.60-37.99	介入及诊断性操作
骨骼及关节手术	00.70-00.87，77-82，84	手术
移植手术	00.91-00.93	手术
神经系统-颅脑手术	00.94-02.99	手术
脊柱外科手术	03.01-03.99	手术
周围神经手术	04.01-05.99	手术
甲状腺手术	06.01-06.99	手术
腺体手术	07.01-07.99	手术
眼科手术	08.01-16.99	手术
眼科（白内障手术）	13.01-13.99	手术
腹腔镜手术	17.11-17.39	手术
其他内镜及机器人手术	17.41-17.49	手术
其他介入治疗	17.53-17.69	介入
物理及中医疗法	17.92-17.99，93.00-93.99	治疗性操作
耳部手术	18.01-20.99	手术
鼻腔手术	21.00-22.99	手术
口腔及其附件	23.01-30.40	手术
呼吸系统及胸腔	31.00-34.99	手术
心脏及大血管	35.01-37.55	手术
外周大血管手术	38.00-39.99	手术
淋巴手术	40.00-40.99	手术
骨髓及其他免疫器官	41.00-41.99	手术
食管手术	42.00-42.99	手术
胃部手术	43.00-44.99	手术
肛肠手术	45.00-49.99	手术
肝脏手术	50.00-50.99	手术
胆道手术	51.00-51.99	手术
胰腺手术	52.00-52.99	手术
疝手术	53.00-53.99	手术

续表

名称	编码	分类
腹部手术	54.00–54.99	手术
泌尿系统手术	55.00–60.99	手术
生殖系统手术	61.00–71.99（其中61–64为男性手术，65–71为女性手术）	手术
围产期手术	72.00–75.99	手术
颌面部手术	76.00–76.99	手术
肌肉及肌腱手术	83.00–83.99	手术
乳房手术	85.00–85.99	手术
皮肤及其附件手术	86.00–86.99	手术
心理治疗及评审	94.00–94.99	治疗/诊断性操作类
其他操作	95–99	治疗/诊断性操作类

1.2.5 药房建设信息标准

药房建设信息标准包括环境信息标准、药房自动化设备信息标准及药房信息化建设功能标准等；其中环境信息标准包括药品冷链配送和冷链药品场所监控信息标准，以及气道物流建设标准。药房信息化建设功能标准如《智慧药房建设指南及验收规范》《全国医院信息化建设标准与规范》《全国基层医疗卫生机构信息化建设标准与规范（试行）》和县域医共体信息化建设指南等。

（1）药物临床试验信息标准

• CDISC标准体系：临床数据交换标准协会（Clinical Data Interchange Standards Consortium，CDISC）标准体系，目前作为国际药物临床试验数据交换的通用标准，覆盖治疗性研究、预防性研究、诊断试验、病因学研究、预后研究、流行病学研究、相关因素研究和观察性研究。其数据标准包括SDTM、CDASH、ADaM、SEND以及CFAST治疗等领域标准；CDISC应用于EDC采集和CRF采集数据标准化。CDISC标准在数据集的数据组织形式方面，分别采用水平型数据结构（Horizontal Structure）以及垂直型数据结构（Vertical Structure）两种方式；其核心标准构成见表1–8。

表1–8 CDISC核心标准

标准	描述
研究数据列表模型（SDTM）	有关临床研究病例报告表数据制表标准格式，用于向监管部门递交的内容标准。在临床试验过程，按照观察结果分干预、事件和发现三类；按照主题归为6类30个域；SDTM与CDASH均用于CRF表的设计工作，主要区别在于前者用于临床研究后期数据及衍生数据，后者则用于临床研究前期数据采集FDA要求本标准下的临床试验数据集必须提交
分析数据模型（ADaM）	有关分析数据集及元数据的基本原则和标准，用于向监管部门递交的内容标准。FDA要求本标准下的临床试验数据集必须提交
XML技术标准	包括ODM、Define-XML与Dataset-XML三部分。其中操作数据模型（ODM）是基于XML概要描述如何遵循监管要求获取、交换和归档临床数据和元数据；Define-XML是基于ODM的描述研究数据集的元数据标准；Dataset-XML是基于ODM的描述研究数据集的XML Schema说明。FDA要求本标准下的临床试验数据集必须提交
CDISC受控术语集（CT）	支持CDISC模型/标准所涉及的标准词汇和编码集
CDISC词汇表	常见的词汇，比如EC、MedDRA、药物基因组学（PGX）等
临床数据获取的协调标准（CDASH及CDASHTCM）	用于病例报告表（CRF）中基础数据收集字段的内容标准。其中CDASHTCM用于中医临床数据采集；CDASH域共分18类，包括通用ID变量、通用时间变量、纳入与排除标准、注释、实验室检查结果、伴随用药、病史、人口统计资料、物理检查、处置、方案偏移、试用品使用、受试者特征、心电图检查结果、物质使用、物理疗法、暴露情况和生命体征。CDASHTCM在其基础上增加四诊和症候。2020年发布SAE补充标准
实验室数据模型（LAB）	描述临床实验室和研究申办者/CRO间关于临床实验室数据的获取与交换的内容标准说明细则
非临床数据交换标准（SEND）	描述临床前研究数据的内容标准

标准	描述
方案呈现模型（PR）	基于生物医学研究整合域组（BRIDG）模型来描述临床研究方案元素和关系的工具；主要用于数据语义传输标准
治疗领域数据标准（TA）	为目标治疗领域确定的一套有关概念和研究终点等的标准，以提高语义的理解，支持数据共享，便于全球注册递交。如阿尔茨海默病、心血管病、糖尿病等

（2）药物专用标准术语

• MedDRA标准：《医药事务管理术语词典》（Medical Dictionary for Regulatory Activities，MedDRA）是ICH旗下的国际通用标准医药管理事务术语词典，MedDRA整合了WHO-ART、ICD-9-CM3、ICD10、COSTART等医学标准术语，其多层性和多轴性结构特点更利于医药信息编码工作；MedDRA系统（24.0版）按系统器官分类（SOC）共27类。

➢ 应用场景：目前主要用于药物临床试验中的个例报告中报告不良反应/不良事件（AR/AE）术语及不良反应监测上报工作；此外，还可以用于疾病史、家庭史、社会学特征、实验室及临床检查等编码工作。

➢ 编码结构：MedDRA术语集属于多层结构，分别由低位语、首选语、高位语、高位组语、系统分类组成。

➢ 功能服务：其查询工具为SMQ工具；通过自助服务工具实现移动端查询服务。

➢ 下载地址：https://apps.meddra.org/selfservice/。

• WHO-ART解剖学治疗学及化学分类系统（WHO-ATC）：又名世界卫生组织不良反应术语集，主要用于不良反应监测报告中不良反应术语标准化编码，作为国际主要的药品分类代码。字典数据元构成：药品编码、ATC码、药品名称、给药途径（O\P\TD\R等）、活性成分、DDD值、单位、剂型、规格、状态标识。WHO-ART用于不良反应编码，以及药品分类、抗菌药物剂量和剂型分类等工作。

（3）中医药信息标准 中医药信息标准（Traditional Medicine Informatics Standards，TCM）涵盖中医医疗保健领域、中医药统计信息管理、中医药临床研究、中医药文化教育、中药资源监测以及生产流通等领域的信息化标准研究，医疗机构主要包括中医药临床研究、电子病历相关标准及中药信息标准等，具体如表1-9。

表1-9　中医药信息标准一览表

信息标准	说明
中医电子病历基本规范（试行）和中医住院病案首页	中医电子病历建设规范，医疗机构中医药数据库建设标准
中医药信息标准体系框架与分类	主题域涉及医疗保健、临床研究、文化教育、中药生产、中药资源和信息管理；分别由术语资源、数据资源、信息系统和电子设备组成
中医术语标准	中医药处方点评/审方、中医药学查房，以及中医药处方及病历书写信息标准
参考著作	《中医基本名词术语中英对照国际标准》《中药学术语》《方剂名词术语》《脏腑病机基本术语标准》《中国中医药学主题词表》
医保药品目录-中药饮片	用于医保药品-中药饮片报销目录编制
中医临床术语集	涵盖中医物质、临床所见、病证、操作、治则治法和中药，收录概念词11万余条，术语27万多个
中医药文献元数据规范TCMLM	由元数据子集、元数据实体、元数据元素和元数据元素细化四部分组成，元数据元素包括题名、类型、创建者、主题、描述、日期、标识符、语种、关联、版心题名、内封题名、卷端题名、出版地、印刷地、破损级别、珍稀程度、保存方式、历代医家、医学流派、收藏地点、来源、范围、关系等
《中医药数据集分类编码（草案）》	数据集分类按三级分类，其中一级类目包括中医药事业、中医、中药、针灸、民族医药和古籍
中药处方与调剂规范	地方出台的中药处方标准规范
中药编码相关标准	●《中国药典》中药编码规则基本依据，包括中药来源、用药部位、加工炮制方法和规格要求等信息 ● GJB791.22-1990全军后勤物资分类与代码.中药类 ● 中国方剂编码规则与编码 ● 中药编码规则及编码 ● 中药在供应链管理中的编码与表示

续表

信息标准	说明
中成药编码规则	共分9层，分为中成药标识（2位码）、药品大类（2位码）、药品小类（2位码），药品主要成分（2位码）、药品次要成分（2位码）、制剂标识（2位码）、药品剂型（4位码）、制剂规格（2位码）和包装规格（2位码）

1.3 药品字典管理

药品字典作为药学信息标准的实践应用，是医院信息系统的重要组成部分，也是信息药师主要工作之一。药品字典涉及药品全生命周期关联信息系统的正常运行；维护不当可造成信息系统故障和重大医疗不良事件。字典维护索引目录用于字典日常维护；索引目录根据医院药学信息建设内容进行设计，包括数据库表名称、字典名称、所属系统、维护要点、更新周期和负责人等信息；其中数据库表名称供系统工程师进行数据库后台操作查询使用；维护要点包括必填字段、字段录入类型、字段约束范围值及影响范围。更新周期包括每日、每月、每季度、每年、按新增所需和系统初建时维护等。

1.3.1 药品字典的基本定义

（1）数据字典 数据字典是一种用户可以访问的记录数据库和应用程序元数据的目录，是描述数据的信息集合（又名数据集），是对系统中使用的所有数据元素的定义的集合。数据字典用来约束不同领域的数据元开发，即通用数据元通过使用词表特化为具体的领域规范数据元，出现在各应用系统的数据采集（录入表单）、数据存储（数据库）、统计汇总（数据集）及数据交换（共享文档）等场景中。

（2）药品字典 在狭义方面，是指所有药品目录信息的总称；广义上药品字典，是指所有涉及药品使用、储存、运输和评价管理等方面信息的集合。药品字典作为数据字典中的一部分，按照用途可分为基本字典和规则字典。其中基本字典主要负责系统的基本信息调用或统计标识。药品基本字典参照标准包括药品命名、处方药品固体剂型编码、国际单位制、规范临床药物术语等，具体涉及药品剂型、药品目录、供应商、价格、规格、单位、给药频次、给药途径和DDD值等字典的编码与维护工作。规则字典则负责系统分支流程逻辑判断或参与信息系统控制等工作，如前置审方、处方点评、抗菌药物分级管理等规则字典。

（3）药品贯标 药品贯标是指贯彻《企业知识产权管理规范》国家标准，在药品研制、生产、经营、监督管理中使用由计算机特定信息的编码标识。目前药品贯标包括但不限于药品采购分类代码YPID、药监追溯码、药品批准文号、医院药品编码和医保药品编码等国家及卫生信息标准编码等；以实现按标准编码进行跨平台信息交换。

1.3.2 药品信息标准与编码

（1）概述

• 用途：药品字典不仅规范信息录入，同时系统可根据字典实现系统内部逻辑判断，如审方规则和处方类型字典等，可通过字典信息实现系统功能跳转或限制信息提醒等功能，此外，药品字典也用于数据统计和权限管理等工作。药品字典具体分类用途见图1-3。

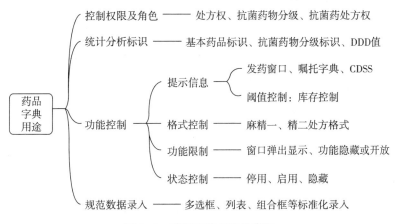

图1-3 药品字典用途分类图

• 分类：在药品目录编码工作方面，根据用途及发布单位分类，国家药品编码本位码、药品电子监管码、药品采购使用管理分类与代码、WHO-ATC、医保药品目录编码、药品追溯码和医院药品内部编码等编码体系。按照数据字典结构可分为数据集和代码表；按照主题域分类可分为药品基本字典、药事质控字典和药学服务字典等，其中药品基本字典包括药物资源信息、药品生产和药品使用等信息标准编码。

• 涉及系统：HIS、合理用药系统、集成平台、临床数据中心、科研数据中心、区域平台、医保系统、静脉输液配置系统、药房自动化设备和其他专科信息系统等。

• 维护要点：药品目录字典根据国家相关管理部门定期更新，其中医保目录字典每年进行增补，各省市根据管理要求进行增补，字典维护工作主要集中于医院药品目录与相关字典的对照工作。

（2）药学信息标准分类与管理　药事管理标准分别从药房建设、中药管理、药学科研、药学服务、药事质控和药品供应等方面实现标准的信息化管理。具体标准见表1-10。

表1-10　药学相关标准

分类	标准内容
药品编码	WS 364.16-2011卫生信息数据元值域代码第16部分：药品、设备与材料、药品追溯码编码要求、WS/T 778-2021 药品采购使用管理分类代码与标识码、WS/T 598.8-2018 卫生统计指标 第8部分：药品与卫生材料供应保障、DB12/T 774-2018 基本医疗保险药品代码、DB11/T 1239-2015 药品信息代码规范等标准制订
药房建设	DB 34/T 3792-2021智慧药房建设指南、DB34/T 3791-2021智慧药房验收规范、GB/T 36088-2018冷链物流信息管理要求、DB13/T 1736-2013 药品冷链运输和储存管理规范、DB14/T 2252-2020 医疗机构冷藏药品温控管理规范、DB15/T 1485-2018 特殊药品储存与运输中防盗系统设置要求、DB22/T 1959-2013 药品库房温湿度管理要求、WB/T 1062-2016 药品阴凉箱的技术要求和试验方法、DB52/T 1629-2021 共享中药房建设与质量安全管理指南、DB34/T 4070-2021 智慧药品供应链建设指南、T/LZZLXH 025-2021 定点医药机构医保药品和耗材库管理规范、全国医院信息化建设标准与规范、全国基层医疗卫生机构信息化建设标准与规范（试行）和县域医共体信息化建设指南等
中药管理	SB/T 11094-2014中药材仓储管理规范、DB32/T 4080.3-2021 中药智能制造技术规程 第3部分：仓储应用系统、T/GDATCM 0008-2021 中药材包装与储运指导原则、T/CACM 1365-2021 中药饮片包装规范、T/CACM 1363-2021 中药配方颗粒包装规范、SB/T 11173-2016 中药材商品规格等级通则、SB/T 11095-2014 中药材仓库技术规范、SB/T 11150-2015 中药材气调养护技术规范、SB/T 11038-2013 中药材流通追溯体系专用术语规范、SB/T 11039-2013 中药材追溯通用标识规范、中医药文献元数据规范 TCMLM、中药处方与调剂规范、JB/T 20199-2021 中药自动化煎制系统、GB/T16751-1997《中医临床诊疗术语 疾病部分》
药学科研	T/CGCPU 014-2020 临床试验用化学药品在临床试验机构内部的管理规范、ICH指南、T/CACM 1061-2018 药物经济学评价报告质量评估指南、CDISC
药学服务	医疗机构药学服务规范、各类药品相关临床使用指导原则
药事质控	T/GSQA 020-2020 过期药品回收管理规范、T/GSQA 017-2020 药品召回操作管理规范、T/GSQA 016-2020 药品储存和养护操作规范、药事管理专业医疗质量控制指标2020版、医疗机构处方审核规范
药品供应	T/CHAS 10-3-2-2019 中国医院质量安全管理 第3-2部分：医疗保障 药品保障、DB32/T 3740-2020 定点医药机构药品"进销存"监管工作规范、DB15/T 1484-2018 冷藏、冷冻药品物流包装要求、DB15/T 1177-2017 药品冷链物流追溯管理要求、DB15/T 920-2015 医药物流药品质量信息管理规范、DB15/T 963-2016 医药物流单证管理、GB/T 24420-2009 供应链风险管理指南、DB22/T 3287-2021 供应链质量管理规范、GB/T 40753-2021 供应链安全管理体系 ISO 28000实施指南

（3）药品基本编码　药品信息标准编码作为药品字典维护的基本工作，可参照以下标准进行对照编码（表1-11）。

表1-11　各类药品目录字典用途与特点

字典名称	发布部门	用途	特点
国家药品编码本位码	国家药监局	药品首次注册时授予	共14位，包含企业信息
医保药品目录编码	国家医保局	医保报销及区域平台数据共享	西药、中成药和中药饮片编码规则有所差异，时效性要求高
医院药品内码	医院内部	医院HIS及其他系统使用	同一通用名称和品规的不同生产厂家获批准文号时采用独立内码
药品采购使用管理分类代码YPID	国家卫健委	医院药品采购、使用和管理	共12位，药理/功能分类一级分类共36类，二级分类184类

续表

字典名称	发布部门	用途	特点
药品批准文号	国家药监局	企业生产新药前审批取得。适用于药品追踪稽查、不良反应、药品验收	存在重码，最早使用的药品代码，定期更新，缺乏唯一性
国家药品标识码	国家药监局	适用于药品追踪稽查、药品经营	提供条形码并在药品包装上印刷
药品追踪码	国家药监局	药品分装、追踪和医院制剂编码	共20位，前7位为药品标识码
药品生产许可证	各级药监局	适用于药品生产企业和医院制剂	不限长度，中西结合制剂根据药品大类组合代码
化学药品（原料、制剂）分类代码	国家医药管理局/原卫生部	适用于药品生产企业和医院制剂	参照中华人民共和国医药行业标准YY2052-1997标准

（4）标准药品编码体系结构

• 药品采购使用管理分类代码又名"YPID"，其分类原则以核心功效为归类原则；特殊管理药物分类优先级最高；全身用药优先于系统用药，系统用药优先于局部用药。分类方法按照药品大类、药理/功效分类、品种、品规、酸根盐基、剂型、制剂单位进行分类。除药理/功效分类代码外，还包括剂型分类代码、中成药子类目代码、计量单位分类代码、贴剂规格分类代码、溶媒容量分类代码和溶媒浓度分类代码。剂型分类代码的一级分类与《卫生信息数据元值域代码第16部分：药品、设备与材料WS364.16-2011》一致，并在其基础上进行二级目录扩展。

• 药品批准文号是药品生产合法性的标志，是药品生产单位在生产新药前，经国家药品监督管理局严格审批后，取得的药品生产批准文号。根据国家药品监督管理局《关于做好统一换发药品批准文号工作的通知》（国药监注〔2001〕582号）要求，药品批准文号由药品大类代码批准、批准年份和序列号组成共9位的编码。批准文号不能作为药品处方、医嘱开具的唯一标识码。

• 医保药品目录编码体系包括西药编码、中成药编码、中药饮片编码、药品剂型编码、协议期内谈判药品编码。医保药品目录参照WHO-ATC（2010版）编制，其一级分类设计在WHO-ATC分类代码前增加"X"作为区别。医保药品目录编码主要用于基本医疗、工伤及生育保险等药品报销工作，对于特殊疾病（重大疾病或慢性疾病）和工伤则另外配置相应的受限药品目录。

• 药品电子监管码主要用于监督国内药品及疫苗来源信息，使用药品追踪、稽查和查询工作。本编码体系于2016年停止使用后，由国家药监局推出国家药品标识码（China National Drug Code，CNDC）替代，并于2019年推出《药品信息化追溯体系建设导则》《药品追溯码编码要求》《药品追溯系统基本技术要求》《疫苗追溯基本数据集》和《疫苗追溯数据交换基本技术要求》5个标准。国家药品标识码用于标识特定某种药品上市许可持有人、生产企业、药品通用名、剂型、制剂规格和包装对应的唯一代码。

• 药品追溯码（Drug Traceability Code，DTC）用来标识最小销售包装药品、中间独立包装药品和外箱独立包装，是药品唯一标识药品各级销售包装单元的代码。2019年国家药监局为进一步推进药品追溯体系建设，推出药品追溯码替代2009年推出的药品本位码。由药品标识码、生产标识码和校验码组成，DTC编码总长度为20个字符，其中前7个为药品标识码。药品标识码关联药品上市许可持有人名称、药品生产企业名称、药品通用名、药品批准文号、药品本位码、剂型、制剂规格和包装规格的唯一代码，在各级别的药品销售包装上保持唯一。参照《药品追溯码编码要求》和《药品追溯系统基本技术要求》要求编制，各药品编码体系结构见表1-12。

表1-12 各药品编码体系结构

药品编码体系	第一层	第二层	第三层	第四层	第五层
国家药品本位码	药品国别码（2位）	药品大类（1位）	生产标识码（5位）	药品标识码（5位）	校验码（1位）
药品采购使用管理分类	药品大类（1位）	药理/功效分类代码（4位）	同药理/功效下各品种流水码（3位）	同品种下各品规流水码（2位）	同品规下各厂家及包装流水码（2位）
批准文号	国药准字（4位）	药品大类码（1位）	年份（4位）	流水码（4位）	—
WHO-ATC	解剖部位编码（1位）	治疗分类码（2位）	治疗分类亚组（1位）	化学/疗法亚组（1位）	化学物质（2位）

续表

药品编码体系	第一层	第二层	第三层	第四层	第五层
医保药品目录（西药）	解剖部位编码（2位）	治疗分类码（2位）	治疗分类亚组（1位）	化学/疗法亚组（1位）	—
医保药品目录（中成药）	中医分科代码（2位）	功能主治分类码（2位）	同功能主治下各子类代码（1位）	同子类亚组代码（1位）	—
医保药品目录（中药饮片）	中药饮片识别码（T）	标准分类码（2位）	功效分类码（2位）	中药饮片名称码（5位）	—
药品追溯码	药品标识码（7位）	生产标识码（9位）	校检码（4位）	—	—
药品许可证编码	省份简称（1位）	批准文号药品大类码（1位）	原料制剂代码（2位）	年份（4位）	序列号（4位）

备注：（1）药品大类：1化学药品，2生物药品，3中成药，9其他。（2）批准文号药品大类码：H化学药品、J进口分包装药品、Z中药、S生物制品、B保健药品、T体外化学诊断试剂、F药物辅料、Y中药饮片、C特殊药品、X其他（如中药提取物或中药配方颗粒）。（3）本位码中校检码计算方法按照GB18937标准执行。医保药品目录中中药饮片识别码不采用批准文号中的Y代码而采用"T"作为识别码。

（5）**医院药品内码**　医院药品内码作为医院药品使用、储存和信息传递的唯一标识代码，是各业务系统调用药品信息的唯一主键。医院药品内码长度视医院管理要求设计，随着医院药品精细化管理要求，医院药品内码从原来的药品使用记录的唯一标识和跨表检索主索引的功能，逐步发展到兼具药品分类管理的功能。为减少跨表检索的资源消耗，医院药品内码结构可参照药品采购使用管理分类代码中的药品大类码和药理/功效分类码，在此基础上组合剂型分类码和序列号；其中，药品大类码解决药品出入库及调配药房的信息分发控制与统计工作，药理/功效分类码负责药品分类管理工作，剂型分类码主要解决系统识别与统计用法和输液管理工作。

（6）**药品目录编码**　包括工伤保险药品目录、国家谈判药品目录、生育保险药品目录和省市药品增补目录等作为医院主要目录的补充部分；除增补目录外，上述目录中的药品大部分来源于药品采购目录药品；因此上述目录编码主要用于国家及省市政策要求编码对照工作。

（7）**分类标识编码**　药品标识码是指用于标识特定于某种与药品上市许可持有人、生产企业、药品通用名、剂型、制剂规格和包装规格对应的药品的唯一性代码。生产标识码是指用于识别药品在生产过程中相关数据的代码。药品大类码一般按照药品主要归类划分，如西药、中成药、中药饮片、疫苗、进口药品和生物制品等，一般用药编码的一级分类标识，根据管理要求，药品批准文号的药品大类码，与药品采购使用管理分类代码和国家药品本位码均有所差异。

1.3.3 药品字典管理

药品字典作为医院三大目录字典，贯穿整个药品生命周期相关的所有信息系统。药品字典的新增、修改或删除均可以影响其相关所有业务，特别是涉及药品管理属性及药品价格等字段，如麻精药品标识、开放关闭标识、剂型、基本药物、皮试标识和重点监控药品标识等。一般情况下，门诊处方和住院医嘱系统共用同一套药品字典，统一由HIS中的药库管理模块进行更新维护；各药房根据药品目录、货架归类和管理要求，分别对药品的开放标志、药品货架、默认给药方式、默认给药频次、默认剂量和医保药品标识。

（1）**药品字典管理原则**　在药品字典管理遵循唯一性和标准化原则；药品字典管理工作包括字典整理、字典编码和字典日常维护工作。

（2）**药品字典设计流程**　药品字典设计作为药学信息系统开发的基础工作；前期通过整理标准药学及药品术语，建立规范标准的数据集清单；设计整理阶段工作主要包括调查、字典框架设计、制订字典标准、资料收集、数据清洗、审核校正和上传字典。具体见图1-4。

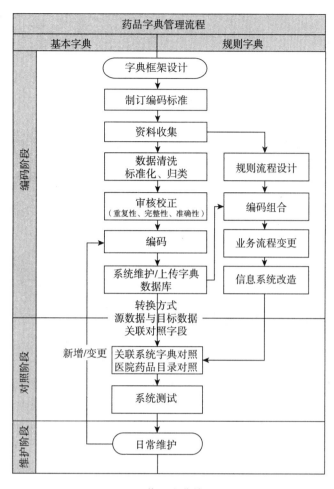

图1-4 药品字典管理流程

• 调查收集：调查包括资源调查和数据元调查；其中资源调查内容包括资源代码、资源名称、业务事项代码、资源说明、提供单位、使用单位、使用方式（查询、修改）、关联系统、共享方式、更新频率、月数据量、资源层次（基础数据、主题数据和业务数据）、主题分类、行业分类、资源形态分类、备注。调查收集方式包括书籍、文献和卫生信息标准等。资料收集主要工作包括整理收集制订字典相关的药品信息，可通过数据库检索和文献检索等途径进行资料收集，并按照数据集元素组成结构进行记录。卫生信息标准参照《WS/T303卫生信息数据元标准化规则》《WS/T305卫生信息数据元数据规范》《WS/T306卫生信息数据集分类与编码规则》和《WS/T370-2012卫生信息基本数据集编制规范》等标准进行编制。对已公布标准中未涉及的药品属性信息，按分层归类的方面进行字典标准化工作，如审方规则和用药嘱托等信息字典。

• 数据处理：包括去除重复项、补充缺失项，同时对于非标准化用语进行标准化处理，对已处理的数据进行分层分类处理。

• 字典设计：包括字典名称、主键、数据项名称、数据项描述（值含义、值域、长度、数据类型、别名、说明及范围等信息）、权限、编码规则、数据流和数据结构等；涉及已具备相关国家或行业标准的字典（即数据元公用属性）部分可在字典对应的数据项描述进行参照说明。在字典设计阶段一般整理业务流程中相关的传递信息进行数据项筛选和数据流设计工作；通过分类和分环节设计数据结构，如药品目录字典和供应商字典虽然存在关联性，特别在不同的业务流程环节中调用时，需要在数据结构设计时通过视图方式进行关联。

• 编码：药品字典编码采用"一一对照""一对多"或"多对多"模式；"多对多"模式由于在实际工

作中增加表结构的复杂性和影响数据查询效率，一般需要分解后再进行"一对一"或"一对多"对照。药品字典编码可通过Excel批量对照后上传数据库，或通过字典维护模块进行维护，采取批量编码模式应做好字典备份，防止因编码异常导致系统出错。

• 审核校正：校正数据的重复性、正确性、完整性、业务颗粒度和标准化程度；避免唯一主键数据出现重复项或空值而导致系统报错。验证项目包括药品字典对应的所有系统信息是否显示正常，以及系统是否报错。

• 字典更新：包括系统界面维护和字典上传两种方式；其中字典上传适于前期已完成编码进行整理上传工作，上传字典主要涉及缺乏维护界面或维护条目数量较大的情况；由于上传字典对于上传数据的质量要求较高，上传前需了解上传目标数据表结构及约束条件，避免因数据元值格式、缺失值、长度和重复数据等问题导致无法上传更新。系统界面维护适用于编码维护数量少的已有编码字典，且具备相应的维护界面。

（3）药品字典维护

• 维护触发条件：由于药品字典与处方（医嘱）管理系统紧密相连，药品字典的设置与维护直接关系到临床处方（医嘱）开具工作。药品字典维护的触发事件，包括医院药品目录调整、新购进药品、药品说明书变更、药品基本信息变更、信息系统功能变更、新信息系统建设、药物治疗相关指南变更、医院业务变更和政策更新等事件。

• 药品字典维护流程：字典维护分别由药库和药房分步完成，药品验收入库后率先由药库完成药品的基本信息、管理属性、价格、供应商信息和医保管理等字典的维护后，创建新的药品条目信息；药房请领入库后主要对药品的货架号、药品使用信息、对应科室或医师权限、审方规则和药品是否开放等字典信息进行维护（图1-5）。

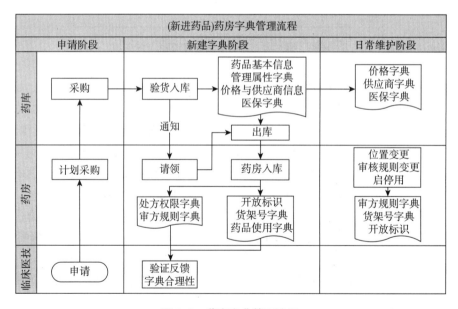

图1-5 药房字典管理流程

• 药品字典维护注意事项：日常维护阶段主要包括新增和修改药品字典工作，为保证历史数据正常运行，旧的药品字典不做删除处理，仅做关闭或隐藏处理。药品字典维护记录可通过数据库日志或者账册登记方式执行，记录药品字典版本和更新记录，便于版本回滚和字典恢复；涉及维护工作量大的药品字典建议在维护前进行字典备份。具体内容见表1-13。

表 1-13　药学信息系统相关字典维护分工与管理要点

字典分类	触发条件及维护要点	分工
处方权	● 触发条件：医师入职、离职、职称变化考核或处罚等 ● 维护内容：处方权、抗菌药物处方权和麻权	医务科、临床药师或信息药师
抗菌药物	● 触发条件：抗菌药物目录变更或临时采购抗菌药物，抗菌药物政策变更 ● 维护内容：切口分类代码、抗菌药物目录、分级目录、抗菌药物处方权、Ⅰ类切口对应式、抗菌药物DDD值	临床药师或信息药师
抗肿瘤药品分级	● 触发条件：抗肿瘤药物临购或目录变更 ● 维护内容：药品名称、等级	
处方审核	● 触发条件：药品变更、说明书更新或管理要求变更 ● 维护内容：按处方审核规则维护	
药学服务	● 触发条件：药品变更和说明书更新变更 ● 维护内容：嘱托字典、用药教育、药品说明书	
医保药品编码	● 触发条件：医保药品目录及政策更新及新进药品 ● 维护内容：病案首页费用项目分类及医保药品编码	医保办、财务、库房药师
双通道药品	● 触发条件：政策更新 ● 维护内容：双通道药品目录，双通道药品对应诊断，双通道药品审方规则	
长期处方药品	● 触发条件：政策目录更新 ● 维护内容：长期处方诊断目录，长期处方药品目录	
药品基本代码	● 触发条件：药品信息变更或新进药品 ● 维护内容：库房系统相关基本编码：包括药品信息、剂型代码表、用法代码表、单位代码表、批号、生产厂家等字典、医保药师编码等	

（4）药库相关字典维护　药库作为药学信息系统字典维护的主要管理部门，除审方规则和专用系统字典维护外，承担着全院药品基本字典的维护工作。具体的维护内容见表1-14。

表 1-14　库房管理字典

字典名称	应用系统	参照标准
药品基本信息	所有涉及药品信息的业务系统	国家医保药品目录、INN
药品目录	HIS、收费	国家基本药品目录
医保药品目录/编码	医保系统、HIS、收费	国家医保药品目录
病案首页费用项目分类代码	HIS	住院病案首页数据填写规范
双通道药品目录		参照本省双通道药品目录
长期处方药品目录		参照本省长期处方药品目录
药品分类字典	HIS、合理用药系统、CHPS	国家医保药品目录
剂型字典		卫生信息数据元值域代码第16部分：药品、设备与材料WS 364.16-2011
用法字典		药典
计量单位字典		国家医保药品目录、药典
管理类型字典	HIS、麻精智能药柜及各类统计报表	根据医院管理要求对特定药品自定义标识

续表

字典名称	应用系统	参照标准
出库类型字典	HIS	药品使用单位追溯基本数据集
入库类型字典	HIS	
特殊药品分类	HIS	
证照管理字典	采购平台、SPD和HIS	《电子证照目录信息规范》GB/T 36902-2018
供应商管理字典		参照省药品采购平台
采购标准数据集		《医院人财物运营管理基本数据集 第3部分 医院物资管理》WS/T 599.3-2018
药品采购使用管理分类代码表		WS/T 778-2021药品采购使用管理分类代码与标识码

（5）临床药学相关字典维护　具体内容见表1-15。

表1-15　临床药学管理字典

字典名称	应用系统	参照标准
审方规则	PIVAS、前置审方系统、医保审方系统、处方点评系统	北京市医疗机构处方点评技术指导原则、广东省"双通道"管理药品范围（2021年）、静脉用药集中调配质量管理规范
药学监护规则	药学监护系统	参照指南共识
药学监护分级代码	药学监护系统	根据指南共识按1-3级进行维护
不良反应术语	CHPS	WHO — ART、MedDRA
药品说明书	CDSS、电子处方集	药品说明书
手术切口代码表	手术麻醉、药学监护系统、合理用药、抗菌药物管理系统	病案首页管理规范
手术切口分类目录		抗菌药物临床使用指导原则
DDD值	抗菌药物管理系统	WHO-DDD
药学服务字典	互联网医院	医疗机构药学服务规范
处方权字典	HIS和手术麻醉管理系统	包括抗菌药物处方权、普通处方权和麻方权
抗菌药物分级目录	HIS和抗菌药物管理系统	根据各省抗菌药物临床应用分级管理目录

（6）药房相关字典维护　具体内容见表1-16。

表1-16　药房管理字典

字典名称	应用系统	参照标准
药品状态代码	HIS	根据本医疗机构药品管理流程设计
嘱托字典		根据药品说明书中的注意事项及储存要求
药品用法用量规则		根据药品说明书及药典等设置最大剂量
库存上下限预警		根据本药房药品实际消耗周期设计
药品用法用量规则	HIS药库及药房	根据药品说明书及药典，各药房设置最大剂量、最小剂量、默认单位、默认频率和默认给药方式等
药品货架字典	HIS、SPD	自定义

续表

字典名称	应用系统	参照标准
发药机药槽字典	HIS、发药机	根据发药机字典设置规范执行
整盒发出目录		默认发出单位为盒和指定发药窗口
处方类型字典	HIS、发药机等	根据各药房药品目录设置对应的处方类型，如门诊处方、门慢处方、急诊处方、中药配方颗粒处方等
药品管理标识	HIS、智能货架等	包括贵重药品、贵细药材、冷藏药品、麻醉精一药品、医用毒性药品、高警示药品、易混淆药品等进行特殊标识，用于药袋打印、货架标识和药品盘点等工作

1.3.4 药品字典分类与管理要点

（1）按业务分类　药品字典根据用途分类可分为药品基本信息和规则字典等；其中药品基本信息字典包括药品目录、剂型、供应商、用法、单位、说明书和不良反应术语等字典；药品基本信息字典承担 HIS、护理系统、医保结算和合理用药等业务系统的基本运行。规则字典包括药事管理标识、审方规则和临床决策支持规则等。

（2）按用途分类

• 标识管理类字典：标识管理字典具备药品标识统计和规范化录入的功能，业务系统，特别是表单工具和统计报表普遍调用此类管理字典，如给药途径和用药单位字典。

• 系统逻辑配置字典：系统逻辑配置字典主要实现系统自动分析工作，通过内置代码或函数调用字典进行分析，减少代码开发量，此类字典一般嵌套相应的代码表，以规范字典的维护录入工作，避免对后台代码的影响；如审方规则作为知识库字典，通过药品对应规则进行后台逻辑判断，实现自动化分析。

• 复合类字典：即具备药品标识作用、以具备系统逻辑控制功能；如麻醉药品代码表，即实现麻精药品标识与统计工作，通过系统后台函数代码（如存储过程或系统配置文件）识别该标识后实现麻醉处方限制和格式调用等功能。

（3）按标准化分类

• 卫生信息标准字典：参照卫生信息标准字典设计，承担医院电子病历评级及互联互通标准化成熟度测评要求建设，是医院信息系统建设的参照标准和核心要求；标准化字典主要参照国家、地方、团体或行业标准执行。

• 专属信息字典：属于一些新的药学业务工作或暂未建立标准字典的主题域数据集；医院机构可根据指南共识制定专属信息字典。

1.3.5 其他药品字典

（1）审方规则字典

• 参照标准：暂无。

• 用途：处方审核、处方点评。

• 分类：适应证、相互作用、配伍禁忌、用法、用量、给药途径、给药频次、重复用药、处方格式等审核规则。

• 涉及系统：合理用药系统、互联网医院和静脉输液配置系统。

• 维护要点：药品目录变更及审方规则变更时及时更新，注意相同药品不同生产厂家适应证、用法和用量等规则的差异。涉及医保审方系统的同时增设医保审方规则。

• 目的：为规范处方审核结果数据共享，根据《医疗机构处方审核规范》和《处方管理办法》等文件制定审核规则字典，保证医疗机构之间信息互联互通和区域审方工作。

• 职责：处方（医嘱）审核软件规则维护工作一般由临床药师或审方药师负责，主要集中于自定义规则维护、新进药品维护和审方规则优化等工作。一般情况下规则维护工作主要集中在系统上线阶段，其中维护频率较高的规则包括适应证、配伍禁忌、用法用量、抗菌药物分级、适用年龄和超说明书用药等。在运维阶段规则维护工作则主要是新入药品规则和政策更新所致的规则调整。随着区域审方工作的开展，区域审方规则维护和审方标准规则配对工作将成为信息药师日常维护处方（医嘱）审核软件的工作重点。

• 参考字典代码表：

表 1-17　处方（医嘱）审核规则字典

值	值含义	说明
A	合法性	参照审方分类代码
A01	具备执业医师资格	处方开具人是否根据《执业医师法》取得医师资格，并执业注册
A02	未取得处方权开具相应药物	
A03	未取得麻方权开具相应药物	麻方权是指具备麻醉、第一类精神药品开具处方权
A04	未取得相应抗菌药物处方权开具相应抗菌药物	
A0401	未取得相应抗菌药物处方权开具抗菌药物的	参照抗菌药物临床应用指导原则分级赋予相应的处方权限。
A0402	未按要求开具限制使用级抗菌药物的	
A0403	未按要求开具特殊使用级抗菌药物的	
A05	未取得医用毒性药物处方权开具相应药物	
A06	未取得放射性药物处方权开具相应药物	处方开具人从事核医学工作且经培训取得
A0601	医疗机构越级使用放射性药物	未按《放射性药品使用许可证》对应等级药品目录开具放射性药品
A0602	医师越级使用放射性药物	未按《放射性药品使用许可证》对应等级开具放射性药品
A09	【中药】未取得中药处方权	需经中医辨证施治后方可使用，包括中药饮片和中成药处方权。《中成药临床应用指导原则》《医院中药饮片管理规范》
A10	未取得疫苗处方权	
A99	其他药物处方权	
A9901	未取得营养药物处方权开具相应药物	根据医疗机构内部管理需求设置
A9902	未取得糖皮质激素处方权	涉及糖皮质激素专科冲击治疗等特殊用法时需要专属处方权
A9903	缺乏互联网医院资质开具处方的	参照《互联网医院管理办法（试行）》，互联网处方具备互联网资格
B	规范性	参照审方分类代码
B01	处方前记书写不规范	
B0101	姓名书写不规范	
B0102	年龄书写不规范	新生儿、婴幼儿应当写日、月龄
B0103	性别书写不规范	
B0104	地址书写不规范	除住院医嘱外其他类型处方
B0105	门诊号/住院号书写不规范	
B0106	床号书写不规范	限住院医嘱
B0107	体重书写不规范	必要时要注明体重的未注明体重
B0108	西医诊断书写不规范	
B0109	【中药】中医诊断和证型书写不规范	中药饮片或中成药处方无中医诊断（证型），或使用不规范用语
B0120	未按药品管理规范开具专用处方	
B0121	麻醉和第一类精神药品专用处方开具不规范	
B0122	医用毒性药品专用处方开具不规范	
B0123	第二类精神药品专用处方开具不规范	
B0129	其他管理要求专用处方开具不规范	

续表

值	值含义	说明
B0199	其他处方前记书写不规范	
B02	处方正文不规范	
B0200	处方开具药品数量不规范	
B0201	西药或中成药处方单张处方药品品种数超过5种	仅适用于处方类型中的：普通处方、急诊处方、儿科处方；不包含溶媒
B0202	麻醉精一处方开具药品品种数不规范	
B0203	医用毒性药品处方开具药品品种数不规范	
B0204	出院医嘱超过5种药物	
B0210	未按处方类型单独开具药物	
B0211	中药饮片处方未单独开具	
B0212	中药注射剂未单独开具	
B0214	【中药】中药处方药味按要求排列（君臣佐使原则）	参照DB4403/T142-2021中药饮片处方审核规范
B0220	未按医保政策开具处方	参照《医疗保障基金使用监督管理条例》，数据经医院信息系统与医保平台对接后提供至区域平台
B0221	非国家基本药物开具医保处方	
B0222	特定病种开具限定目录以外药物	
B0223	慢病患者未按要求开具药物处方	未取得医保慢性病认定的或开具慢性病药物天数超过医保管理要求
B0224	未享受医保待遇人员使用医保药物处方	
B0225	重复享受医保待遇药物处方	由医院信息系统提供药物处方享受待遇情况
B0226	违反互联网医院处方限定药品目录开具药品的	互联网医院除慢性疾病和常见病用药外，不得开具办法限制药物，如麻精药品、输液、医用毒性药品、放射性药品和疫苗等
B0229	其他不符合医保政策要求开具药品	
B0230	药品名称不规范	未按要求使用品通用名称、新活性化合物的专利药品名称和复方制剂药品名称；医院制剂应当使用药品监督管理部门正式批准的名称
B0231	药品用法不规范	有特殊使用要求的药品未注明用法，或未按说明书要求开具
B0232	药品用量不规范	用量包含单次限量、日使用限量或总使用限量要求开具；或未按处方限制使用天数开具的
B0233	药品给药频次不规范	未按药品药典、药物动力学、指南和药品说明书等要求的使用频次要求使用
B0234	药品给药时机不规范	未按围手术期预防使用
B0235	处方正文使用含糊不清字句	参照《处方管理办法》，处方正文不得使用"遵医嘱""自用"等含糊不清字句
B0236	【中药】中药饮片处方用法描述不规范	
B0237	【中药】脚注书写不规范或有特殊炮制要求中药饮片未书写脚注	参照DB4403/T142-2021中药饮片处方审核规范
B0238	【中药】中药剂数不书写不规范	
B0239	【中药】非膏方或肿瘤科中药饮片处方超过18味或总量超过300克	
B0240	药品给药疗程不规范	
B0241	普通药品处方给药疗程不规范	

值	值含义	说明
B0242	麻醉精一药品给药疗程不规范	仅限麻醉精一处方
B0243	抗菌药物围手术期预防使用疗程不规范	仅限住院医嘱
B0244	抗菌药物治疗疗程不规范	
B0245	糖皮质激素使用疗程不规范	
B0250	病程记录书写不规范	B0250-B0259仅限用于住院医嘱处方点评
B0251	住院患者初始选用抗菌药物无相关病程记录	
B0252	住院患者更换或停用抗菌药物无相关病程记录	
B0253	未抗菌药物管理要求进行病原微生物学送检	
B0299	其他处方正文书写不规范	
C	适宜性	参照审方分类代码
C01	药品使用指征不适宜	
C0101	药品与诊断不相符	
C0102	中药与中医诊断不相符	
C02	规定皮试的药品未按要求皮试	
C0201	规定皮试的药品未开具皮试	
C0202	未按皮试要求皮试	
C0203	皮试阳性的患者未按要求处理	
C03	药品使用不适宜	处方剂量、用法和给药途径不适宜
C0301	药品剂量不适宜	
C0302	单次使用量不适宜	
C0303	日使用剂量不适宜	
C0304	总剂量不适宜	
C0305	未按药品说明书要求对特殊人群进行剂量调整	按体重、体表、婴幼儿、老年人及肝肾功能不全等要求调整剂量
C0306	未按实验室结果调整剂量的	
C0310	药品用法不适宜	
C0311	给药频次不适宜	
C0320	给药途径不适宜	药品剂型或给药途径不适宜
C04	药品遴选不适宜	
C0401	未按照要求选择一线药物	
C0402	未按抗菌谱、实验室结果或指南等要求，选择合适抗菌药物	限含抗菌药物处方
C0403	【中药】中药炮制品选择不适宜	参照DB4403/T142-2021中药饮片处方审核规范
C05	药品合用不适宜	审核内容包括重复用药、相互作用及联合用药
C0501	西药与西药重复用药	包括相同通用名或主要药理基团
C0502	西药与（含西药）复方药物重复用药	
C0503	中药与中药（或复方中成药）重复用药	
C0504	开具相同药理或功效的药品	
C0521	西药与西药存在相互作用	
C0522	西药与中药存在相互作用	
C0523	【中药】中药饮片与中药饮片违反"十八畏反"原则开具	参照DB4403/T142-2021中药饮片处方审核规范

续表

值	值含义	说明
C0524	其他潜在临床意义相互作用用药	
C0530	联合用药不适宜	
C0531	缺乏联合用药指征	
C0532	联合用药品种数过多	
C0533	未按要求选择联合用药方案	
C06	配伍禁忌	可根据化学配伍变化或物理配伍变化,包括pH、沉淀、变色、盐析、絮凝等
C07	存在禁忌用药	
C0701	妊娠期妇女禁忌用药	
C0702	哺乳期妇女禁忌用药	
C0703	婴幼儿或儿童禁忌用药	
C0704	老年人禁忌用药	
C0705	肝功能不全禁忌用药	
C0706	肾功能不全禁忌用药	
C0707	其他器官功能障碍禁忌用药	
C0708	食物及药物过敏史禁忌证	
C0709	诊断禁忌证	
C0710	疾病史禁忌证	
C0711	性别禁忌证	
C08	注射剂使用不适宜	仅限含注射剂使用处方(医嘱)
C0801	溶媒选择不适宜	
C0802	静脉输注速度不适宜	
C0803	输液给药浓度配置不适宜	
C0804	输液输入量不适宜	日输入总量超过,不含膀胱冲洗和腹膜透析
C0805	静脉用药给药顺序不适宜	
C0806	多组输液未按要求间隔使用	
C0807	特殊要求输液未按要求冲洗输液管道	含中药注射及肿瘤药物等要求冲洗
C0808	缺乏静脉用药指征	
C0899	其他注射剂使用不适宜	
C09	其他用药不适宜	
C0901	其他不符合本单位药品管理要求而使用药物的情况	
D	超常处方	适用于处方点评
D01	无适应证用药	
D02	无正当理由开具高价药	
D03	无正当理由超说明书用药	含超说明书用药中剂量、适应证、疗程及适用人群时需注明原因
D0301	无循证医学证据超说明书用药	
D0302	未按要求给药未注明原因及再次签名	
D0303	未经本机构备案超说明书用药	

（2）不良反应术语字典

- 参照标准：WHO–ATC、CTCAE标准和MedDRA。
- 用途：标准化药品不良反应术语，与CHPS进行对接及不良反应统计。
- 数据元：不良反应术语、代码、不良反应描述。
- 涉及系统：医院药物警戒管理系统、GCP、过敏管理系统。
- 维护要点：不良反应术语字典相对固定，更新频率较低。

（3）用药错误字典

- 参照标准：《中国医院质量安全管理第4-6部分：医疗管理医疗安全（不良）事件管理T/CHAS10-4-6-2018》《处方环节用药错误防范指导原则》《高警示药品用药错误防范技术指导原则》《盒装药品发药设备应用环节用药错误防范指导原则》《静脉用药调配中心用药错误防范指导原则》《妊娠期和哺乳期患者用药错误防范指导原则》《医疗机构给药环节用药错误防范指导原则》《医疗机构药品实物流与信息流管理相关用药错误防范技术指导原则》《医疗机构中药饮片用药错误防范指导原则》《与药品说明书有关的用药错误防范指导原则》和《智能药柜应用环节用药错误识别与防范指导原则》等。
- 用途：用药错误上报、处理和评价。
- 分类：用药错误发生环节、用药错误类型、用药错误处置措施、监控规则、预防措施、事件分级、原因分析。
- 涉及系统：不良事件管理系统、移动护理。
- 维护要点：相对固定；具体字典设置参照"不良事件"章节。

（4）药学服务字典

- 参照标准：《医疗机构药学服务规范》。
- 用途：统计工作量和岗位职责管理。
- 分类：药学服务目录（表1-18）。
- 涉及系统：HIS、互联网医院和临床药师工作站等。
- 维护要点：参照药学相关指南共识及药学服务规范进行维护。

表1-18 药学服务目录分类代码表

值	值含义
1	用药咨询
2	药学查房
3	用药教育
4	处方审核
5	药物重整
6	用药监护
7	药学门诊
8	居家药学服务

（5）药事管理字典 主要针对处方（医嘱）中涉及药事管理属性的字典设计，包括专项药品管理分类、医保药品标识、高警示药品、特殊人群用药标识等管理属性字典。其中专项药品管理包括重点监控药品、麻醉及第一类精神药品、医疗用毒性药物、放射性药物、营养药物、静脉输液、糖皮质激素、中药注射剂和抗菌药物等专项管理药品。药事管理字典不仅承担处方（医嘱）开具时的专属信息提醒；同时负责权限限制、用量限制、药事管理统计等职能。药事管理字典与其他药品字典主要区别在于，本系列字典涉及HIS改造工作较多，每个字典可有对应的功能模块，且与政策性要求较为密切。

- 参照标准：详见药品管理标识相关代码一览表。
- 用途：系统控制、报表统计和权限控制等。
- 分类：特殊药品管理分类代码、高警示药品目录、重点监控药品目录、特殊使用级抗菌药物目录、围手术期预防用抗菌药物高危因素代码、手术切口分类代码、医保分类标识代码、处方药标识、贵重药品、外购药品、国家集采药品标识、医保费用分类代码表、费用管理标识、处方类型目录代码和特殊人群分类代码（表1-19至表1-31）。

- 涉及系统：所有涉及药品信息的信息系统，BI系统等。
- 维护要点：根据政策变更进行调整，部分字典涉及系统改造。

表1-19　特殊药品管理分类代码表

值	值含义
1	麻醉药品
2	第一类精神药品
3	第二类精神药品
4	医用毒性药品
5	药品类易制毒化药品
6	放射性药品
9	其他

参照标准《药品使用单位追溯基本数据集NMPAB/T1008-2019》；应用系统：HIS、手术麻醉管理系统和麻精智能药柜等。

表1-20　高警示药品目录代码表

值	值含义
1	阿片酊等阿片类
2	阿托品注射液（规格≥5mg/支）
3	高锰酸钾外用制剂
4	加压素，静脉注射或骨髓腔内注射
5	甲氨蝶呤（口服，非肿瘤用途）
6	硫酸镁注射液
7	浓氯化钾注射液
8	凝血酶冻干粉
9	肾上腺素，皮下注射
10	缩宫素，静脉注射
11	硝普钠注射液
12	异丙嗪，静脉注射
13	脂质体的药物
14	静脉注射造影剂
15	胰岛素
16	对育龄人群有生殖毒性的药品（阿维A胶囊、异维A酸片）
17	口服降糖药
18	浓度＞0.9%氯化钠注射液
19	抗血栓药
20	抗心律失常药，静脉注射（如胺碘酮、利多卡因）
21	高渗葡萄糖注射液（20%或以上）
22	茶碱类药物，静脉途径
23	肠外营养制剂
24	强心药，静脉注射（如米力农）
25	神经肌肉阻断剂（如琥珀酰胆碱，罗库溴铵，维库溴铵）
26	麻醉药，普通、吸入或静脉用（如丙泊酚）

参照标准：中国药学会《我国高警示药品推荐目录2019版》；应用系统：移动护理、药品标签系统、静脉输液配置系统、前置审方系统、HIS、临床药师工作站等。

表 1-21　医保分类标识代码表

值	值含义
1	甲类
2	乙类
3	丙类
9	其他

参照标准：自定义；应用系统：HIS（药库、医生工作站、收费系统）。

表 1-22　手术切口分类代码表

值	值含义
1	0类切口
2	Ⅰ类（清洁）切口
3	Ⅱ类（清洁污染）切口
4	Ⅱ类（污染）切口
5	Ⅲ类切口

参照标准：《抗菌药物临床应用指导原则2015版》《病历书写基本规范》和《住院病案首页数据填写规范》；应用系统：HIS、手术麻醉管理系统、合理用药系统、医务系统、医院感染管理系统等。

表 1-23　费用分类标识代码表

值	值含义
01	自费
02	医保目录药品
0201	工伤目录药品
0202	生育保险目录药品
03	免费记账
0301	政策记账
0302	药品临床试验记账
99	其他

参照标准：自定义；应用系统：HIS（药库、医生工作站、收费系统）、药物临床试验系统等。

表 1-24　围手术期高危因素代码表

值	值含义
01	高龄（＞75岁）
02	严重免疫性疾病（对照相应ICD码）
0201	器官移植
0299	其他严重免疫性疾病
03	出血量大于1500ml
04	手术范围大
0401	普通切口＞10ml或以上
0402	眼部切口
05	严重营养不良
06	手术时间长（3小时或以上）
07	植入物
08	重要脏器手术
99	其他

参照标准：《抗菌药物临床应用指导原则2015版》；应用系统：HIS、手术麻醉管理系统、医院感染管理系统、临床药师工作站、合理用药系统。

表 1-25 处方药分类代码表

值	值含义
01	非处方药OTC甲类
02	非处方药OTC乙类
03	处方药
99	其他

应用系统：HIS。

表 1-26 处方类型编码字典

名称	类型	值含义	备注
处方大类	字符串	01普通处方、02急诊处方、03麻醉药品及第一类精神药品、04第二类精神药品、05儿科处方、06中药饮片处方、07放射药品处方、08医疗用毒性药品处方、09运动处方、10营养处方、99其他处方	非空
药品分类属性代码	字符串	01口服药品（西药、中成药），02注射药品，03外用药品	药品分类属性仅限于普通处方、儿科处方和急诊处方
身份类型	字符串	01自费，02医保，03免费，04全部，99其他	非空，默认01
调配属性	字符串	01手工调配、02设备调配、03代煎配送、04互联网配送	可空

参照标准：《处方管理办法》；用途：处方类型编码主要用于处方分类、各药房系统信息分发、医生处方开具权限控制。
备注：（1）医保类型分类下设职工医疗、生育保险、工伤保险、特定门诊、慢性病门诊，其中特定门诊和慢性病门诊根据医保目录对应疾病设置限定药品目录字典，字典结构根据标准ICD码对应相关医院药品编码；该字典可在门诊HIS或前置审方系统中实现。（2）免费类型包括义诊处方、药物临床试验、公费医疗记账和单位记账等；免费处方类型下设相应目录字典，如药物临床试验项目目录对应不同记账药品及处方开具医生。

表 1-27 医嘱（药品）类型编码字典

名称	类型	值含义	备注
医嘱大类	字符串	01长期医嘱、02临时医嘱、03出院医嘱	出院医嘱参照处方类型管理，不区分口服、外用和注射剂属性；非空。
给药途径类型	字符串	01溶媒医嘱、02口服医嘱、03注射剂医嘱、04外用医嘱、99其他途径医嘱	可空
医嘱执行类型	字符串	01住院药房调配医嘱、02中药饮片医嘱、03静脉输液配置医嘱、04基数药医嘱、05备注医嘱、06手术室执行医嘱、99其他执行区域医嘱	基数药医嘱可供临床及医技部分临床使用本科基数药品；非空。

用途：用于控制医嘱分发和调配科室控制，同时实现药品库房分级管理和权限控制需要。
备注：给药途径类型主要限制非注射剂药品与溶媒配伍使用；给药途径类型根据药品给药途径属性及医嘱开具的给药途径进行赋值。

表 1-28 特殊人群分类代码表

值	值含义
01	妊娠期
02	哺乳期
03	新生儿
04	肾功能不全
05	肝功能不全
06	老年人
07	过敏体质
99	其他

参照标准：药物过敏参照《药物过敏国际共识》-WHO-DHRs；应用系统：HIS、合理用药。

表 1-29 抗菌药物分级标识字典

名称	类型	值含义	备注
药品代码	字符串	与药品目录字典对照	主键
分级	字符串	01非限制使用级、02限制使用级、03特殊使用级	非空

用途：用于抗菌药物分级权限控制、报表统计、特殊使用级抗菌药物医嘱开具、会诊申请及围手术期预防抗菌药物限制。

表 1-30 抗菌药物联合指征代码表

值	值含义	备注
01	严重感染	包含原因不明或伴免疫缺陷者
02	混合感染	需氧菌、厌氧菌、真菌、结核分枝杆菌等混合感染
03	细菌耐药	
04	毒性较大抗菌药物	
05	单一用药无效	

参照标准：《抗菌药物临床应用指导原则2015版》；应用系统：合理用药系统、电子病历。

表 1-31 切口感染代码表

值	值含义	备注
01	浅表切口感染	
02	深部切口感染	
03	手术所涉及的器官感染	
04	手术涉及腔隙感染	
05	其他感染	包括感染部位转移及全身感染

参照标准：《抗菌药物临床应用指导原则2015版》《住院病案首页填写规范》；应用系统：医院感染管理系统、手术麻醉管理系统、HIS、合理用药系统等。

（6）药品基本字典

• 参照标准：药典、卫生信息数据元值域代码第16部分，药品、设备与材料WS364.16-2011。

• 用途：所有药品相关信息系统；药品贯标工作。

• 分类：药品基本信息、剂型字典、药理分类字典、用法字典、单位字典、给药频次字典和医保药品分类代码表（表1-32至表1-35）。

• 涉及系统：所有涉及药品信息的信息系统，BI系统等。

• 维护要点：是医院信息系统三大字典之一，更新周期与医院药品目录更新同步；属于药品的基本属性信息。药品基本字典变更影响所有与药品相关的信息系统，因此在维护时注意做好字典备份还原工作。

表 1-32 药品基本信息

名称	类型	值含义	参照标准
药品代码	字符串		医院药品编码，内部使用；自定义编码规则
药品名称	字符串		按药品采购名称
通用名	字符串		参照INN标准
五笔简码	字符串	按照药品名称每个文字首笔五笔码组成	按药品采购名称
拼音简码	字符串	按照药品名称每个文字首笔拼音码组成	按药品采购名称
药品英文名	字符串		按药品说明书执行
药物剂型	字符串	值域标识码CV08.50.002	卫生信息数据元值域代码第16部分：药品、设备与材料WS364.16-2011
制剂规格	字符串		
包装规格	字符串		参照《药品使用单位追溯基本数据集NMPAB/T1008-2019》；按药品包装信息
包装转换比	字符串	数量换算及DDD计算	
药品大类	字符串	可参照医保分类字典或药理分类字典划分	参照药品采购使用管理分类药品大类编码

续表

名称	类型	值含义	参照标准
药理分类	字符串	根据管理要求可设多级药理分类	参照药品采购使用管理分类码药理分类部分
国家药品标识码	字符串		
药品采购使用管理分类码	字符串		药品贯标基本工作，参照上面所述基本编码标准
医保目录编码	字符串		
社保核算分类	字符串		
病历首页费用分类	字符串	参照病案首页费用分类代码表	病案首页书写规范
批准文号	字符串		药品说明书或药品包装
生产厂家	字符串		药品说明书或药品包装
状态标识	数值型	0关闭，1开放，2停用	根据库存量及是否使用人工调整
皮试标识	数值型	0否（默认），1是	药品说明书
麻精药品标识	数值型	0否（默认），1是	国家药监局麻醉药品和精神药品品种目录（2017版）
基本药物	字符串	01甲类，02乙类，03否	国家基本药物管理目录2012版
孕妇使用标识	字符串	01禁用，02慎用，03允许使用	药品说明书及FDA妊娠分级
重点监控标识	数值型	0否（默认），1是	《关于印发第一批国家重点监控合理用药药品目录（化药及生物制品）的通知》
高警示药物标识	数值型	0否（默认），1是	根据中国药学会《我国高警示药品推荐目录2019版》

表 1-33　药品剂型代码字典

编码	值含义	编码	值含义
00	原料	38	搽剂（涂剂、擦剂），外用混悬液剂
01	片剂（素片、压制片），浸膏片，非包衣片	39	油剂，甘油剂
02	糖衣片，包衣片，薄膜衣片	40	棉胶剂（火棉胶剂）
03	咀嚼片，糖片，异型片，糖胶片	41	涂膜剂
04	肠溶片（肠衣片）	42	涂布剂
05	缓释片，控释片，速释片，长效片，多层片	43	滴眼剂，洗眼剂，粉剂眼药
06	泡腾片	44	滴鼻剂，洗鼻剂
07	舌下片	45	滴耳剂，洗耳剂
08	含片，漱口片（含漱片），喉症片（喉片），口腔黏附片	46	口腔药剂，口腔用药，牙科用药
09	外用片，外用膜，坐药片，环型片	47	灌肠剂
10	阴道片，外用阴道膜，阴道用药，阴道栓片	48	软膏剂（油膏剂、水膏剂）
11	水溶片，眼药水片	49	霜剂（乳膏剂）
12	分散片（适应片）	50	糊剂
13	纸片（纸型片），膜片（薄膜片）	51	硬膏剂，橡皮膏
14	丸剂，药丸，眼丸，耳丸，糖丸，糖衣丸，浓缩丸，调释丸，水丸	52	眼膏剂
15	粉针剂（冻干粉针剂），冻干粉	53	散剂（内服散剂、外用散剂、粉剂、撒布粉）
16	注射液（水针剂），油针剂，混悬针剂	54	颗粒剂（冲剂），晶剂（结晶、晶体），干糖浆
17	注射溶媒（在16有冲突时，可代油针剂、混悬针剂）	55	泡腾颗粒剂
18	输液剂，血浆代用品	56	调释颗粒剂，缓释颗粒剂
19	胶囊剂，硬胶囊	57	气雾剂，水雾剂（加抛射剂）
20	软胶囊，滴丸，胶丸	58	喷雾剂（不加抛射剂）

续表

编码	值含义	编码	值含义
21	肠溶胶囊，肠溶胶丸	59	混悬雾剂（水、气、粉三相）
22	调释胶囊，控释胶囊，缓释胶囊	60	吸入药剂（鼻吸式），粉雾剂
23	溶液剂，含漱液，内服混悬液	61	膜剂（口腔膜）
24	合剂	62	海绵剂
25	乳剂，乳胶	63	栓剂，痔疮栓，耳栓
26	凝胶剂，胶剂（胶体），胶冻，胶体微粒	64	植入栓
27	胶浆剂	65	透皮剂，贴剂（贴膏、贴膜），贴片
28	芳香水剂（露剂）	66	控释透皮剂，控释贴片，控释口颊片
29	滴剂	67	划痕剂
30	糖浆剂（蜜浆剂）	68	珠链（泥珠链）
31	口服液	69	锭剂，糖锭
32	浸膏剂	70	微囊胶囊（微丸胶囊）
33	流浸膏剂	71	干混悬剂（干悬乳剂、口服乳干粉）
34	酊剂	72	吸入剂（气体）
35	醋剂	90	试剂盒（诊断用试剂），药盒
36	酏剂	99	其他剂型（空心胶囊、绷带、纱布、胶布）
37	洗剂，阴道冲洗剂		

参照卫生信息数据元值域代码第16部分：药品、设备与材料WS364.16–2011标准，值域统一标识CV08.50.002。

表1-34　医保药品分类代码

医保码	医保分类值含义
XA	消化道和代谢方面的药物
XB	血液和造血器官药
XC	心血管系统
XD	皮肤病用药
XG	泌尿生殖系统药和性激素
XH	除性激素和胰岛素外的全身激素制剂
XJ	全身用抗感染药
XL	抗肿瘤药及免疫调节剂
XM	肌肉－骨骼系统药物
XN	神经系统药物
XP	抗寄生虫药，杀虫药和驱虫药
XR	呼吸系统
XS	感觉器官药物
XV	其他

参照标准：《国家医保药品目录》；应用系统：HIS、DRGS和HQMS等。

表 1-35 病案首页费用项目分类代码

项目名称	代码	项目说明
一般医疗服务费用	11	药学服务费用（药学咨询、会诊、药品调配费用等）
中药特殊调配加工	531	中药代煎
西药类	6	包括有机化学品、无机化学品和生物制剂费用
西药费	61	—
抗菌药物费用	611	使用抗菌药物所产生的费用
中药类	7	—
中成药费	71	中成药是以中草药为原料经加工制成的各种不同剂型的中药制品
医院机构中药制剂费	711	医疗机构中药制剂所产生费用
中草药费	72	含中药饮片和中药配方颗粒等

参照标准：《住院病案首页数据填写规范》，药品收费分类代码适用于住院患者及门急诊患者；应用系统：HIS（药品基本信息中维护）、EMR、HQMS。

2. 信息管理

2.1 信息资源

2.1.1 信息资源管理

（1）定义 信息资源（Information Resource）是指组织机构为达到预定的目标运用现代的管理方法和手段，对相关的信息资源和信息活动进行组织、规划、协调和控制，以实现对信息资源的合理开发和有效利用。信息资源是信息社会生产力的重要构成要素。信息资源功能包括经济功能、管理功能、决策和预测功能。

信息资源管理（Information Resources Management，IRM）是指管理者为达到预定的目标，运用现代化的管理手段和管理方法来研究信息资源在经济活动和其他活动中的利用规律，并依据这些规律对信息资源进行组织、规划、协调、配置和控制的活动。

（2）信息资源分类 狭义的信息资源分类主要依据情报学对文献、期刊、报纸、论文等资源进行集合。广义的信息资源包括信息技术、数据、相关文档、知识成果、设备、设施、管理方法、信息化财政和信息人才等信息活动要素的集合。

（3）管理原则 遵循高效、实效和经济的"3E原则"。

（4）信息资源目录 信息资源目录（Information Resources Catalogue，IRC）是指通过对信息资源依据规范元数据描述，按照一定的分类方法进行排序和编码形成的一组信息，用以描述各个信息资源特征，以便于对信息资源的检索、定位与获取。其中编码原则参照GB/T 7027-2002《信息分类和编码的基本原则和方法》由多级分类编码和信息资源目录流水号组成。信息资源目录编制包括核心元数据信息、扩展元数据信息和自定义元数据信息。信息资源目录由以下部分构成：①核心元数据信息，包括类目名称、信息资源名称、信息资源代码和来源信息系统名称等。②扩展元数据信息，包括关联类目名称、信息资源摘要、目录简称等。③自定义元数据，根据不同信息资源提供方的特殊要求，完成符合本单位资源目录信息描述的元数据项。

• 信息资源目录的分类原则包括按主题分类、按行业分类、按服务分类、按资源形态分类及其他分类方式。资源分类参照GB/T 21063.4-2007《政务信息资源目录体系 第4部分：政务信息资源分类》附录A-D部分；资源目录分类关系具体见图1-6。

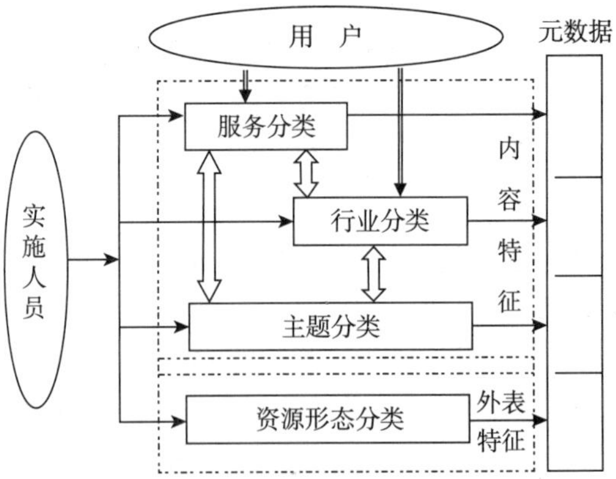

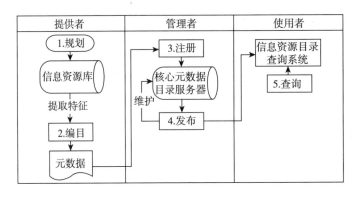

图 1-6 资源目录分类关系

- 信息资源目录实施流程共分三个阶段：规划阶段、信息资源调查阶段和信息资源目录生成阶段。
- 信息资源管理功能要点：编目服务、注册服务、发布服务、查询服务、目录维护、用户管理和接口管理。

（5）卫生信息资源目录　目录服务系统是通过编目、注册、发布和维护卫生信息资源目录内容，实现卫生信息资源发现和定位的系统。信息资源目录生成流程详见图1-7。

图 1-7　卫生信息资源目录生成业务流程图

（6）信息资源管理方法与工具　信息资源科学管理应以目标管理为出发点，平衡和整合"人、机、物、法、环"等信息资源要素，实现系统化管理、整分管理、闭环管理、人本管理、能级管理、弹性与动态管理、追踪反馈管理和效益管理等方法并行。根据信息资源类型其管理重点及方法均有所差异，具体见表1-36。

表 1-36　信息资源分类管理要点

分类	管理重点	管理方法或工具
人	系统化管理如职称、岗位职责、晋升和技能等	人力资源管理系统
	通过建立公平完善绩效管理方案实现人本管理、效益管理和弹性动力管理；定期关注员工满意度	绩效管理系统
机	系统化管理、效益管理和整分管理	医疗设备管理系统、后勤管理系统、自动化设备内嵌管理系统
	弹性与动态管理	
物	系统化管理、整分管理、闭环管理、追踪反馈管理、效益管理和弹性与动态管理	物资管理系统、SPD、医用耗材管理系统
环	系统化管理、整分管理、闭环管理、弹性与动态管理、追踪反馈	冷链监测管理系统
法	系统化管理、闭环管理、能级管理、追踪反馈管理	OA办公自动化系统、科研项目管理系统

2.2 信息工程

2.2.1 信息系统概论

（1）系统　系统是指由相互作用和相互依赖的若干部分组成，具有特定功能的有机整体。信息系统由物质流、能量流和信息流三部分组成。系统特性包括目的性、整体性、动态性、环境适应性、结构层次性和稳定性。

（2）信息系统　信息系统是指以计算机和各种信息技术为基础，为实现某个系统目标，由信息资源处理模型、计算机硬件设备、通信和网络设备、计算机软件、信息资源、用户、规章制度等组成的信息处理统一体；概括地理解，信息系统由管理模型、信息处理模型和系统实现条件共同组成。

（3）信息系统分类特点　信息系统具备开放性、脆弱性和健壮性（也称鲁棒性）的特点。其中开放性决定系统是否被外部环境通过接口进行访问识别；脆弱性是指系统一旦被入侵，其结构、功能和秩序被破坏甚至崩溃；健壮性是指系统抵御干扰、入侵和输入错误等因素的能力及技术，包括冗余技术、容错技术、身份识别技术和可靠性技术。

（4）信息系统架构　可分为客户机/服务器（C/S）结构模式、浏览器/服务器（B/S）结构模式和混合模式三种。在日常应用中遴选不同系统结构的信息系统，应根据实际需要，分别对业务场景、并发用户数量、安全性要求、系统的稳定性、维护成本、兼容性、现有带宽及服务性能等进行综合考虑。而在日常的信息系统主要包括物理层、网络层、应用层和传输层；其中C/S与B/S结构的区别见表1-37。

表 1-37　系统结构模式特点对比

模式	优点	缺点
C/S结构	交互性强、响应速度快、便于大数据处理、通信量低	变更不灵活、维护管理难度大、不利于扩展、通用性及分布差
B/S结构	分布性强、维护方便、易于部署、不需安装其他软件	响应较慢、受服务器性能及网络传输限制、数据传输慢或数据丢失、安全性较差；部分组件受浏览器兼容性影响

2.2.2 信息系统通用功能

（1）信息采集方面呈标准化和多样化发展；采集方式由传统的人工输入向业务协同、物联网智能采集等方式发展。

（2）信息处理是信息系统对数据进行加工处理，处理方式包括排序、分类、归并、查询、统计、预测、模拟以及各种数学运算。

（3）信息存储包括物理存储和逻辑组织两方面。

（4）信息管理是指规定应采集数据的种类、名称和内容等，规定应存储数据的存储介质、逻辑组织方式、传输方式和保存时间等。

（5）信息检索是为用户提供方便查询方式，一般利用数据库技术和方法。

（6）信息传输是指信息从信息采集点传送到处理中心，并经加工处理后传送到用户的过程。

第二节　信息技术

1. 基础技术

信息技术（Information Technology，IT）是用于管理和处理信息所采用的各种技术的总称，包括信息的产生、收集、交换、存储、传输、显示、识别、提取、控制、加工和利用等技术。按工作流程中基本环节的不同，信息技术可分为信息获取技术、信息传递技术、信息存储技术、信息加工技术及信息标准化技术等。

- 信息获取/显示技术：如感应器、语音识别、NFC、人脸识别等技术。
- 信息传递技术：如通信网络技术、接口、集成技术和物联网等技术。

- 信息存储技术：如分布式存储、固态硬盘、内存式硬盘、生物硬盘等技术。
- 信息加工技术：如量子计算技术、人工智能技术等。
- 信息标准化技术：如信息管理标准、字符编码标准和共享文档标准等。
- 其他信息技术：包括信息安全、数据库技术和信息加工等。

1.1 测试技术

1.1.1 功能测试

功能测试又名黑盒测试或数据驱动测试，不需要考虑整个软件的内部结构及代码，一般从软件产品的界面、架构出发，按照测试用例，输入数据在预期结果和实际结果之间进行评测，进而提出更加使产品达到用户使用的要求。

（1）黑盒测试　即通过对程序界面进行操作，是目前非开发人员的主要测试方法。其目的是检查是否按照需求规格说明书的规定实现，如用例测试，通过模拟实际的业务流程场景检查各个系统功能是否符合使用要求。测试用例分为等价类、边界值、输入域范围、判定表、正交试验、流程分析和异常分析等方法。其中等价类测试内容主要检查输入信息的有效性；边界值则检查系统对数值溢出处理是否符合需求设计要求，如提醒或报错等；判定表主要用于测试系统是否满足分支流程需求，是否符合规则条件下的分支操作。以COPE处方开具提醒模块为例进行设计，具体可见表1-38。

表 1-38　COPE 处方开具提醒模块——测试用例设计清单示例

序号	用例名称	输入	输出	判定条件	对应需求	分类
1	超剂量提醒	>当前药品最大剂量	消息框提醒超剂量使用	输入值>对应药品最大剂量字典	超出最大剂量提醒	边界值
2	给药途径不适宜	药品录入非口服剂型；用法录入注射	消息框提醒禁止注射	药品剂型（不包含）用	内置用药途径审核	判断法
3	数量、天数	录入中英文或符号	无法输入	判断录入是否整数或小数	录入规范	输入域范围

（2）白盒测试　也称代码审查，是指经专业机构对程序结构、代码和算法逻辑等进行分析，检测寻找问题。白盒测试有助减少软件缺陷。

1.1.2 安全性测试

根据GB/T 2007-1-2006《信息安全技术信息系统通用安全技术要求》，分别对安全日志、SQL注入、URL地址参数注入等进行测试，安全测试工具包括嗅探工具、数据库漏洞扫描工具、入侵检测工具、服务器扫描工具和web应用程序扫描工具等；分别对实体安全、平台安全、数据安全、通信安全和应用安全等进行测试。

1.1.3 性能测试

性能测试又名压力测试或负载测试，主要考察软件在特定的硬件及网络条件下，连续多并发线程时读写数据的能力。目前性能测试软件包括开源性能测试工具如Apache JMeter，主要用于web应用或接口性能测试，而JSON、XML等WebService协议接口，不适用于动态链接库接口方式的性能测试，测试结果的参考性较差。商用版本主流软件如LoadRunner所支持协议更为广泛。

1.1.4 兼容性测试

兼容性测试包括屏幕分辨率（含移动端）、操作系统、文档格式、字体、编码格式、数据库、硬件、浏览器和其他应用软件兼容性。一般情况下，兼容性测试主要针对操作系统兼容性和网页浏览器兼容性。浏览器兼容性测试内容包括浏览器的兼容情况、网页排版布局和浏览器插件等方面；分别采用IE、FireFox、Safari、Opera、Chrome等不同浏览器进行测试。

（1）常用的浏览器测试工具包括Selenium和QTP（Quick Test Professional）等。Selenium兼容多种操作系统和web应用，不适用于桌面应用程序。

（2）硬件兼容性主要测试硬件操作，如打印机、扫描仪和读卡器等硬件与应用系统是否兼容，其解决方法为更新硬件接口或更换兼容硬件。

1.1.5 容错性测试

容错性测试是检查软件在异常条件下自身是否具有防护性措施或某种灾难性恢复手段。

（1）故障转移能力 指软件在输入异常数据或异常操作后，系统能否提供有效的保护措施以避免系统出错甚至崩溃。

（2）数据恢复能力 通过切断客户机、服务器或通信网络等，考察灾难性恢复能力；根据平均修复时间和可接受范围，评估灾难恢复性能。

1.1.6 接口测试

接口测试主要检查系统与系统之间接口是否按需求及管理要求等情况，实现数据在系统之间的共享交换；接口测试同时包括输入输出结果的正确性和一致性。API接口自动化测试工具包括Fiddler、PostMan及SoapUI等，Fiddler作为HTTP协议接口的常用测试工具，目前仅适用于Windows操作系统，而SoapUI适用于WebService的功能、负载和符合性测试。

1.1.7 数据库测试

数据库测试需要考虑信息系统对数据项增加、修改、删除及数据库并发操作等测试项目，在特殊操作方面，注意测试数据表增加满和删除空操作，检查数据的一致性、容量和性能测试。

1.2 通信与集成技术

1.2.1 系统接口

接口泛指实体把自己提供给外界的一种抽象化物（可以为另一实体），用以由内部操作分离出外部沟通方法，使其能被修改内部而不影响外界其他实体与其交互的方式。接口同时指一组逻辑上相关的函数集合，其函数也被称为接口成员函数，对象通过接口成员函数为客户提供各种形式的服务。目前常用的系统接口包括API、DLL、WebService、JSON、HTTP、存储过程和视图等接口方式等。

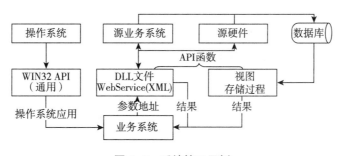

图1-8 系统接口示例

（1）应用程序接口（Application Programming Interface，API） 是软件系统不同组成部分衔接的约定，API函数包含在Windows系统目录下的动态链接库文件，Windows API是一套用来控制Windows各个部件外观和行为的预先定义的Windows函数。

（2）WebService 是一个应用程序，它是一种通过web进行调用的API。目前WebService主要采用XML（标准通用标记语言）和SOAP两种技术进行接口对接。WebService接口是目前医疗机构信息系统互联互通的主要接口方式，具备可靠性、传输数据量大和实时性高的特点；通过XML或JSON等封装和解析，实现系统之间的数据交换传输工作，WebService接口应用于电子病历标准、HL7标准和个案安全报告ICSR报告。

（3）HTTP协议接口 HTTP接口方式包括POST和GET两种请求方法，其中GET是通过把参数加入提交表单的URL地址中；POST是向服务器传送数据后经服务器返回调用页面或数据。HTML（标准通用标记语言）由于其传输数据量较XML少。GET与POST的接口方式主要差异见表1-39。

表 1–39　HTTP 协议接口特点对比

方式	特点	应用
GET	执行效率高；传送数据量少（≤2kb）；安全性差（明文）	普通用户页面调用；公开数据查询页面
POST	传送数据量少（80~100kb）；安全性高	高级或授权用户，可用于敏感数据传输，数据修改、添加和删除

（4）数据库接口

● 视图：具备开发难度低和开发周期短的特点，是目前使用最为广泛的系统接口，适用于数据量较少、并发用户较少的业务系统；其缺点是不适用于并发用户量大且数据查询量大的业务系统之前对接。此外，视图接口的安全性较其他接口方式差，数据交互不能按条件进行数据处理且对数据库性能影响较大，多用户并发时可能造成数据查询、存取超时。视图查询与数据表查询一致；插入、删除和修改并不对视图造成影响。

● 存储过程：是一组为了完成特定功能的 SQL 语句集；存储过程由变量声明、ANSI 标准、控制命令和内部函数组成。存储过程可重复使用，减少开发量，且数据库执行速度快，对数据库性能影响较少，安全性高。

（5）动态链接库（Dynamic Link Library，DLL）　DLL 是操作系统及 CS 架构开发软件常用的接口文件；DLL 文件内置 API 函数进行函数声明、参数传递及内置代码分析处理等；此外，DLL 通过 EXE 文件调用，可封装各功能模块，提高了系统开发效率。DLL 具备占用较少资源和运行速度快的特点。

1.2.2 RFID 技术

射频识别（Radio Frequency Identification，RFID）又称电子标签或无线识别，通过无线电信号自动识别特定目标并读写相关数据，且无须识别系统和特定目标间建立机械或光学接触。根据信号源可分为被动标签（或称无源 RFID）和主动标签（或称有源 RFID 标签）；主动标签读写距离大，但成本较高。

（1）应用　RFID 主要用于重点监管药物的追溯管理，如毒麻精药品追溯管理，以及对贵重药品管理；其中低频应用包括 NFC 近距离无线通信用于身份识别、门禁等方面，而 UWB 超宽带无线技术则用于医院贵重设备和配送物资的精准定位。NFC 支持向下兼容 RFID 技术的 IC 卡、点对点传输模式和电子标签信息。

（2）特点　频率越高，其能量越高，储存信息量越大，成本越高，通信质量越好，传输距离越长，并发接入标签数量越多，但穿透性越差。

（3）具体参数　工作频段及抗干扰能力，主要频段为低频 13.56 ~ 433MHz、高频 2.4GHz、超高频 5.8GHz；具体参数要求如下：

● 读写器读取距离及灵敏度：120~150 米。

● 电池寿命：一般 2~3 年（有源 RFID 标签）。

● 扩展要求：加密算法及定位功能。

● 阅读器并发电子标签数量：433MHz（80~150 个），2.4GHz（100~250 个）。

1.2.3 WIFI 技术

无线保真（Wireless Fidelity，WIFI）是基于 802.11b 标准的无线局域网，覆盖半径可达 100m 左右，一般功率为 60~70mW。WIFI 频段主要分为 2.4G 和 5G，其中 2.4G 信号强、穿墙能力强且覆盖范围广，但传输速率较慢且易受干扰；5G 则传输速率快，抗干扰能力强，但覆盖范围窄，且穿墙能力弱。

1.2.4 硬件接口

（1）通用串行总线（Universal Serial Bus，USB）　是一种标准的输入输出接口技术规范。USB 共发布 5 个版本，主要区别在于传输速率及最大输出电流，具体参数如表 1–40。

表 1-40 不同 USB 版本具体参数

USB 版本	最大传输速率	最大输出电流
1.0	1.5Mbps	
1.1	12Mbps	5V/500mA
2.0	480Mbps	
3.0	5Gbps	5V/900mA
3.1	10Gbps	20V/5A

（2）网络接口 按照IEEE802.3标准，传输速率分别为10、100、1000Mbps，目前常用的以太网接口类型包括RJ-45、RJ-11、SC光纤接口、FDDI接口、USB和Console接口等，其应用及特点见表1-41。

表 1-41 不同以太网接口的应用及特点

项目	RJ-11	RJ-45	SC光纤	USB	FDDI	Console
应用	电话线	最常用	局域网	—	局域网主干	交换机
特点	传输速率慢	支持千兆以太网		自带供电		

1.3 信息安全

1.3.1 信息安全管理

（1）信息安全管理制度 在医院管理层面，信息安全管理制度是医院十八项核心制度之一，其目的规范医院机构内工作人员信息活动行为，包括信息的获取、储存、利用；具备基础的信息安全识别意识和保护信息安全能力。其相关法规包括《网络安全法》《计算机保护条例》《数据安全法》和《个人信息保护法》等。

（2）信息安全标准 根据全国信息安全标准化共分六大类合计215项信息安全标准，其安全包括基础标准、技术和机制标准、安全管理标准、安全测评标准、网络运行安全标准和应用安全标准六部分。具体见表1-42。

表 1-42 药学信息化相关信息安全标准分类与应用

分类	主要标准	药学相关应用
基础标准	GB/T 25069-2010信息安全技术 术语、GB/T 31502-2015信息安全技术 电子支付系统安全保护框架、GB/T 32927-2016信息安全技术 移动智能终端安全架构	处方流转、互联网药学服务、移动药事及药房自动化设备等
技术和机制标准	GB/T 25056-2010信息安全技术 证书认证系统密码及其相关安全技术规范、GB/T 32918.2-2016信息安全技术 SM2椭圆曲线公钥密码算法 第2部分：数字签名算法等	电子签名、电子药历、药学会诊、移动药事、电子药品知情同意书、药历数据留痕
安全管理标准	信息技术 安全技术信息安全风险管理、GB/T 35273-2017信息安全技术 个人信息安全规范、GB/T 31500-2015信息安全技术 存储介质数据恢复服务要求等	信息安全管理、药学数据中心、防统方管理、多中心科研数据共享、电子病历评级
安全测评标准	GB/T 20009-2005信息安全技术 数据库管理系统安全评估准则、GB 17859-1999计算机信息系统安全保护等级划分准则、GB/T 22239-2008信息安全技术 信息系统安全等级保护基本要求、GB/T 34978-2017信息安全技术 移动智能终端个人信息保护技术要求等	HIS及药学数据中心、处方流转、SPD、麻精药品管理、移动药事
网络运行安全标准	GB/T 30276-2013信息安全技术 信息安全漏洞管理规范、GB/T 20984-2007信息安全技术 信息安全风险评估规范、GB/T 24363-2009信息安全技术 信息安全应急响应计划规范、GB/Z 20986-2007信息安全技术 信息安全事件分类分级指南、GB/T 25068.5-2010信息技术 安全技术 IT网络安全 第5部分：使用虚拟专用网的跨网通信安全保护	互联网医院、门急诊药师工作站
应用安全标准	GB/T 31167-2014信息安全技术 云计算服务安全指南、GB/T 35274-2017信息安全技术 大数据服务安全能力要求	互联网药学服务、药学数据中心

（1）信息安全等级分类与要求

• 信息系统安全等级保护：GB/T 22239-2008《信息安全技术 信息系统安全等级保护基本要求》和GB/T 22240-2008《信息安全技术 信息系统安全等级保护定级指南》是医院实行信息安全管理和等级医院评审的主要参考标准。

• 数据库安全等级：根据GB/T 20009-2005《信息安全技术 数据库管理系统安全评估准则》和GB/T 20273-2006《信息安全技术 数据库管理系统安全技术要求》对数据库进行安全等级分类，并制定相关安全保护措施。

（2）信息安全事件分类分级

• 事件分类：根据GB/Z 20986-2007《信息安全技术 信息安全事件分类分级指南》，信息安全事件是指由于自然或者人为以及软硬件本身缺陷或故障的原因，对信息系统造成危害或对社会造成负面影响的事件进行分级。涉及药学信息安全事件分级可参照表1-43。

表1-43 药学部信息安全事件分级表现与处置原则

分级	影响范围	主要业务系统	处置原则
Ⅰ级	业务中止超过30分钟；产生特别重大影响	门诊网络故障、门诊药房信息系统、门诊药房自动发药机无法调配、住院药师工作站；大量患者信息泄露	立即启动应急预案，手工接管业务，逐级上报，信息科及供应商立即介入处理故障
Ⅱ级	重要系统损失	前置审方系统、合理用药系统等、发药机	关闭审方系统，采用人工调配
Ⅲ级	非核心系统，对业务影响较少	冷链管理系统、抗菌药物管理系统、CDSS、用药助手等	人工登记和代替信息系统登记，更新程序和维修软硬件设备
Ⅳ级	系统损失少，影响一般	单机故障、本地文件丢失或办公设备故障	更换设备，文档备份

备注：参照《GB/Z20986-2007信息安全技术 信息安全事件分类分级指南》。

1.3.2 信息安全技术

（1）网络与硬件

• 防火墙（Fire Wall）：是内部用户与外部网络之间的安全屏障。防火墙的工作原理是，通过对源地址、目标地址、端口号、协议状态、文件后缀和应用程序特征等制定过滤拦截策略；过滤具备安全风险的网络访问活动（表1-44）。

表1-44 防火墙相关分类与特点

项目	描述
评价	企业级防火墙应考虑吞吐量、并发用户数量以及安全过滤带宽等性能参数
局限性	无法检测和拦截正常流量下的恶意代码 不能防止内部攻击和过滤策略配置不当引起的安全威胁 不能防止系统漏洞、标准网络协议缺陷、病毒感染文件和数据驱动的攻击
分类	按实现技术分为过滤型防火墙、应用级网关型防火墙和代理服务型防火墙 按用户划分为个人防火墙和企业防火墙

• 虚拟专用网络（Virtual Private Network，VPN）：其连接包括PPTP、L2TP 、IPSec等协议技术，作为远程访问技术，VPN按照网络设备可分为路由式VPN、交换机式VPN和防火墙式VPN，VPN技术作为外网终端访问内部网络技术，可以解决远程办公和移动医疗需求。

• 入侵检测系统（Intrusion Detection Systems，IDS）：是一种网络安全监测设备，依照一定的安全策略对网络和系统运行进行监视。

• 入侵防御系统（Intrusion Prevention Systems，IPS）：主流分类包括基于主机入侵防御HIPS、基于网络入侵防御NIPS和应用入侵防御AIP。

• 堡垒机（Access Gateway）：主要应用于政务网和医疗机构远程访问的安全登录方面工作。

• 统一威胁管理（Unified Threat Manage，UTM）：集防病毒、防火墙、VPN、IDS、IPS和防拒绝服务攻击等功能于一体。

- 加密狗：是一种经计算机并行口软件加密产品，用于政务重要数据及系统应用、特定用户验证登录和数据访问及操作认证等工作。

1.3.3 数据安全

医院机构应在数据安全方面建立分类分级保护制度；医疗机构对内容数据应做到集中统一、高效使用，开展数据安全风险评估、报告、信息共享和监测预警工作。同时制定数据安全应急处置机制，防止数据丢失、泄露和篡改等数据安全事件。

（1）数据安全审查制度　对重要数据的处理者应当明确数据安全负责人和管理机构，落实数据安全保护责任，对涉及国家安全和个人隐私等的数据处理活动进行专人、专用设备、专用网络和专门系统管理。

（2）数据安全采集要求

- 其他医疗机构采集：法律、行政法规对收集、使用数据的目的、范围有规定的，应当在法律、行政法规规定的目的、范围内收集和使用数据。

- 政务机关：按照法定职责收集或使用数据，对在履行职责中知悉的个人隐私、个人信息、商业秘密、保密商务信息等数据应当依法予以保密，不得泄露或者非法向他人提供，涉及区域卫生健康信息共享的数据，应通过政务专线及相关安全设备，通过加密传输技术进行数据自动传输，政务平台数据应遵循政务数据开放目录、统一规范、互联互通和安全可控的原则建设。

- 企业采集：根据国家药品监督管理有关规定开展有关药品上市后安全性监测相关数据，MAH向医疗机构申请采集相关药品在本医疗机构中发生严重或非预期药品不良反应监测数据；个人信息经脱敏后统一由药学和信息部门审批后进行数据提交并留存提交记录。

（3）数据安全事件识别与处置　具体内容见表1-45。

表 1-45　数据安全事件识别、分析和处置

安全事件	特征	原因分析	处置方法
数据篡改	不同时段静态数据出现不一致	网络攻击、病毒及木马等	加入时间戳和电子签名等留痕防抵赖技术；保障网络稳定
数据泄露	药品统计信息或患者个人信息泄露	网络攻击、窃听软件或未经数据脱敏后直接传输数据	数据管理授权，实行专人和专用账号管理，数据传输统一经数据脱敏和加密传输方式传输
数据丢失	归档病历信息不全或按计划完成的录入的数据与数据清单不一致	数据传输中断，输入设备故障或误操作导致数据丢失，网络攻击，其他系统误删除或硬盘损坏等	查询数据管理日志或信息系统日期，确定发生时间及数据处理环境，重新采集或输入数据

1.3.4 信息安全风险管理

信息安全风险控制：根据GB/T 22081-2016《信息技术　安全技术信息安全控制实践指南》有关信息安全风险环境控制的选择、实现和管理的要求。风险处置工作包括风险降低、风险保持（或称接受风险）、风险回避和风险转移工作。风险处置按照风险优先级计划实施时间及工作任务；风险优先级可以参考风险等级、成本效益和后果严重性进行设计。

（1）风险评估

- 信息安全风险评估政策与管理要素：信息安全风险评估是依据有关信息安全技术与管理标准，对信息系统及由其处理、传输和存储的信息的保密性、完整性和可用性等安全属性进行评价的过程。根据《信息技术信息安全风险评估规范》有关规定，风险评估活动包括脆弱性管理、资质安全管理、风险管理、威胁与安全事件管理、安全需求及措施等工作。

- 信息安全风险评估实施流程：实施信息安全风险评估主要针对重要信息系统、业务数据库及外部业务信息系统等，特别是HIS、电子病历、药学统计模块、移动药事等业务系统。信息安全风险评估工作包括风险评估准备、风险识别、风险分析和实施风险管理等工作；其中风险识别包括资产识别、威胁识别和脆弱性识别，风险分析包括已有安全措施确认、风险计算和残余风险评估。具体实施流程如图1-9。

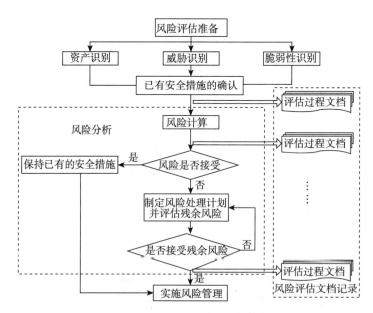

图 1-9　信息安全风险评估实施流程图

（2）风险分析　根据《信息安全技术 信息安全风险管理指南》和《信息技术 信息安全风险评估规范》有关规定，风险分析根据威胁、资产和脆弱度进行计算分析，分别对事件可能性、损失和风险值进行计算，其计算公式和赋值范围如下：

- 安全事件的可能性=L（威胁出现频率，脆弱性）=L（T，V）
- 安全事件造成的损失=F（资产价值，脆弱性严重程度）=F（Ia，Va）
- 风险值＝R（A，T，V）-R［L（T，V），F（Ia，Va）］

其中，R表示安全风险计算函数；A表示资产；T表示威胁；V表示脆弱性；Ia表示安全事件所作用的资产价值；Va表示脆弱性严重程度；L表示威胁利用资产的脆弱性导致安全事件的可能性；F表示安全事件发生后造成的损失。

- 威胁识别：按照环境因素、人力因素、软件硬件以及管理其按发生频率分1~5级进行赋值，其中5级为发生频率最高。

- 资产识别：按照保密性、完整性和重要性进行1~5级分级赋值，资产分为人员、数据、软件、硬件和服务。

- 脆弱性识别：分别从技术和管理进行识别，其中技术脆弱性包括物理环境、网络结构、系统软件、应用中间件和应用系统，其识别内容包括密码、口令、安全访问、安全协议、审计、访问控制生命力、线路保护、供应和数据完整性等；管理脆弱性主要针对组织管理方面，如资产分类控制、人员安全和业务连续性等。根据不同的脆弱性识别项目严重程度，共分为1~5级。

（3）信息化建设的风险评估与干预　根据信息系统生命周期，分别对规划阶段、系统设计阶段、系统实施阶段、运行维护阶段和废弃阶段进行风险评估与措施干预工作，具体见表1-46。

表 1-46　信息系统生命周期信息安全风险评估与措施干预

生命周期	风险评估内容	措施干预
规划阶段	威胁识别应用对象、应用环境、业务状况和操作要求	规划要明确组织业务变更管理要求、开发优先级、信息资产的使用限制及环境配置要求等
设计阶段	资产识别明确设备及软件的功能参数，建设目标、开发规模方法及时间，识别内外部威胁	撰写详细系统设计方案和风险应急措施
实施阶段	政策变更、业务变更、项目干系人变更、实施人员变更和需求变更风险，验收测试的安全及功能需求变更风险	做好项目需求变更管理和质量管理工作

续表

生命周期	风险评估内容	措施干预
运行维护阶段	威胁评估包括安全事件发生频率及程度，脆弱性评估包括运行环境、网络、系统及管理等资质	定期做好软硬件安全巡查、审计及日志检查，定期做好数据备份，软件系统版本升级做好版本备份；存储设备扩容的做好扩容前应急预案
废弃阶段	主要涉及数据资产安全评估；包括数据的连续性和敏感数据储存及脱敏等工作	数据转移备份或数据脱敏；硬件设备的储存单元报废时单独拆除做物理损毁；软件系统做好用户清理工作

2.新兴技术

2.1 智能化应用

2.1.1 机器人流程自动化

机器人流程自动化（Robotic Process Automation，RPA），又名流程机器人，是一种通过模仿最终用户在电脑的手动操作方式，提供用另一种方式来使最终用户手动操作流程自动化的应用程序。RPA技术主要用于高重复、标准化、规则明确的批量事务处理；解决人工重复操作带来的效率低下和易差错等问题。

表 1-47　脚本自动化

项目	测试自动化	RPA	自动填表
共同点	通过预设脚本，自动执行脚本任务		
差异	用户需具备一定的代码编译基础；主要用于WEB系统测试，适用系统压力测试及批量自定义任务，如数据采集、填表等	操作界面模拟用户操作；适用于WEB及其他自定义任务，具备一定代码量；任务流程可视化	代码编写要求较低，具备一定网页开发基础
应用工具	Selenium	开源产品包括UiPath和RPA Express	八爪鱼管理软件等

（1）优点　代替重复性工作，减少人工重复录入的错误；通过循环脚本任务实现批量处理的目的；实现网页数据批量采集或数据批量填写上报任务，提高工作效率。

（2）应用　订单批量处理、固定报告数据录入以及国网监测上报平台报告上报，解决非接口方式下信息系统之间的数据输入和输出问题。

（3）工作原理　机器人流程自动化基于记录应用程序、操作系统或网页等操作流程，或通过调用程序中各功能控制的操作接口参数，通过可视化的流程图设计各任务的规则脚本，如循环规则、触发条件、执行日程或调用关联文件内容等；通过流程脚本模拟人工操作环节及规则，按任务流程控制目标程序的操作流程，以实现代替人工操作的目的。具体可见图1-10。

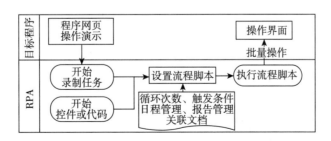

图 1-10　机器人流程自动化工作原理图

（4）推荐工具　机器人流程自动化常用工具特点见表1-48。

表 1-48　机器人流程自动化常用工具特点

程序工具	特点
Uipath	支持云和虚拟机托管，兼容多种应用程度和规则异常处理
Automation Anywhere	收费，低代码操作；支持应用程序、网页和控件操作流程录制，脚本任务编辑、流程编辑、日程管理和触发管理
Blue Prism	可视化设计器，支持数据分析、云平台，支持JAVA脚本
Work Fusion	基于流程低代码工具，支持JAVA脚本

2.1.2 规则机器人

规则引擎是业务规则管理系统（Business Rule Management Systerm，BRMS）的核心元素。目前规则引擎包括 Aviator、Drools、EasyRules、RuleBook、IKexpression、MVEL、JRules、JLisa、QuickRules、QLexpress 和 simpleEL 等，其原理是基于脚本引擎、自定义函数和语法树等经规则引擎实现任务高度自动化处理，其中 Drools 是一种基于 Java 和 JVM 平台的主流开源规则引擎，其基于 Charles Forgy's 的 RETE 算法，具备 DMN 引擎和复杂事件处理（CEP）引擎。规则引擎应用十分广泛，包括临床决策支持系统、GTT 筛选、风险分析和处方审核系统等均可通过规则引擎进行自动审核和推荐工作；BRMS 通过规则脚本形式储存于数据库中，实现业务管理决策与信息系统代码分离，规则引擎适用于无代码编译经验用户建立或修改复杂的业务规则，减少对原业务系统代码影响。规则引擎由规则结构化算法、规则库、调试器组成，具体工作原理见图1-11。

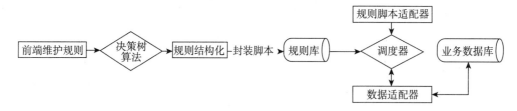

图 1-11　规则引擎工作原理图

2.1.3 智能问答机器人

（1）技术与原理

• 通过知识图谱技术，对实体-事件-关系进行知识图谱三元组数据库构建及训练；用于问题与答案的知识关联工作。

• 基于语音识别技术和自然语言技术对问题进行分析；完成情绪分析、问题分词及参考资料摘要生成等工作。

（2）功能

• 对话管理系统：问答分发管理、工单管理、对话日志记录、语音转换、问答结果生成、问题内容分析等功能。

• 问答模块：包括FAQ、业务对话、文章机器阅读和表格问答等功能。

• 问答训练：建立医学、护理、药学、医保政策及医院后勤服务等知识库，解决药品使用、后勤指引服务和医保药品开具等问题咨询，其问答训练源数据包括药品说明书、共识指南、医疗投诉、药典和医院故障记录等。

• 语音库：语音库需兼容普通话及地方语言，以解决本地患者语音问答或音频指导等业务的开展工作。

• API集成接口：包括知识图谱接口、微信接口、客户服务系统（云呼叫系统）、短信接口和随访系统接口；根据系统应用场景接入不同接口，其中客户服务系统需要配置语音库和语音识别功能，实现AI模拟客服交互问答。

• 知识管理：包括知识挖掘、知识库维护和知识表示管理功能。

（3）应用

• 院内导航：包括预约、签到、取药及用药提醒咨询及位置导航的问答工作。

- 药学咨询：包括药品使用注意事项、药品价格及医保报销政策咨询、药品不良反应处理咨询、药学线上随访等智能问答交互服务。
- 医疗投诉：包括药学服务投诉和用药错误信息收集与回答工作。
- 互联网药学服务：互联网药品销售前进行线上问诊及用药信息咨询工作，如既往用药史、过敏史、年龄、性别、体重、疾病及严重程度等信息收集，以便于互联网处方开具；解决互联网药店药品开具的效率问题。

2.1.4 自然语言处理技术

（1）原理 自然语言处理通过语料库，分别对词法、句法和语义进行分析，其分析算法包括神经网络、支持向量机和相关性分析等，具体技术路线图如图1-12。

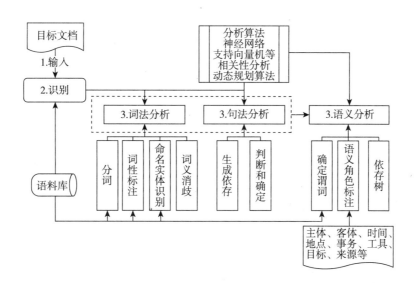

图 1-12 自然语言技术路线图

（2）应用 python工具安装NLTK类包，实现自然语言处理工具包，工具包包括获取处理语料库、字符串处理、记性标识符、分类、分词、语义解释、解析、指标评价、概率与估计等分析功能；并通过相关语料库资源网站（http：//www.nltk.org等）下载语料库，实现医学术语分词；并通过以下算法模型实现自然语言处理：①分类算法包括决策树、最大熵、贝叶斯、EM和K-means等方法。②分词通过正则表达式、n-garm和命名实体进行分词。

2.2 云计算服务

2.2.1 分类简介

（1）IAAS即Infrastructure as a Server的缩写，意思是基础设施即服务。供应商通用云技术搭建IT环境的基础设施，通过出租硬件服务器或者虚拟机服务，用户在此基础上进行数据储存、应用系统、服务器及数据库等操作系统及应用系统的安装与运行，其优势在于具备较高的灵活度，但需要有专业的计算机技术和消耗大量系统环境部署资源。目前市场上IAAS产品包括阿里云、百度云盘和NAS等，其中NAS目前被广泛应用于私有云和混合云。

（2）PAAS是Platform as a Server的缩写，意思是平台即服务。PAAS是药学服务代低码开发的理想云计算服务，涵盖表单管理、流程审批、用户管理和报表分析；PAAS由设计器、中间件、运行库、业务数据库、通用数据集成接口和业务端组成，减少用户二次开发难度，适合具备信息系统基础的信息药师开发，由于版面设计类似Excel表单设计，同时系统内置函数调用等规则，一定程度上能解决较为复杂的业务分析逻辑。目前市场上的PAAS产品包括云表、workfine等。

（3）SAAS是Software as a Server的缩写，意思是软件即服务。在PAAS的基础上把常用的工具进行模块化部署，减少用户代码开发工作量，如表单编辑器、流程审核和统计报表在SAAS应用软件中相当成熟，其缺点主要在于供应商普遍采用公有云部署，一般情况下不与本地数据库进行对接，此外，业务数据字典一般不能重复使用。市场应用包括企业微信、明道云、钉钉等。

（4）DAAS是Date as a Server的缩写，意思是数据即服务。DAAS收集用户需要的基础数据并且做数据分析，最后对分析结构或者算法提供编程接口，让数据成为服务。DAAS平台是未来科研与运营管理数据在线服务，其运行需做好数据治理工作。目前，POWERBI、FineBI和美林数据等通用DAAS产品。

2.2.2 软硬件功能配置

云计算产品的主要差异在于软硬件配置和用户灵活度。具体差异见表1-49。

表1-49　各类云计算服务对象一览表

技术服务项目	IAAS	PAAS	SAAS/DAAS
数据信息	用户	用户	用户
应用软件	用户	用户	供应商
中间件	用户	供应商	供应商
数据库	用户	供应商	供应商
操作系统	用户	供应商	供应商
服务器或虚拟机	供应商	供应商	供应商
物理存储	供应商	供应商	供应商
计算机网络	供应商	供应商	供应商
机房基础设施	供应商	供应商	供应商

2.2.3 云计算服务应用软件部分功能

具体见表1-50。

表1-50　各类云计算服务应用软件功能对照表

功能	PAAS	SAAS	DAAS
用户/角色	系统自带	系统自带	系统自带
表单编辑器	系统自带	系统自带	不支持
统计报表	自动生成/可自定义配置	自动生成，功能相对简单	自动生成/可自定义配置
数据集成	可自定义配置，一般以视图或存储过程进行数据注册	具备/不具备	可自定义配置或数据表格上传
业务流程	支持	支持	不支持
驾驶舱	功能相对简单，需要自定义配置	功能相对简单；一般内置简单驾驶舱	功能丰富，具备丰富的统计算法模型及可视化图表
低代码开发情况	内置函数代码用于逻辑判断及数据调用、分析及回参	模块化开发，代码量少	部分产品支持python类包进行数据挖掘及可视化图表绘制
打印表单	可自定义配置	系统默认	可自定义配置
代理服务器	混合云	公有云	混合云
字典管理	可自定义配置	一般系统自带	/

2.2.4 应用场景

（1）PAAS　适用于审批流程及外部数据库连接，可广泛用于药学服务及质量管理相关登记表单开发。

（2）SAAS　开发难度较小，适用于相对独立的登记表单和问卷等快速开发，同样可广泛用于药学服务（不含药学监护）及质量管理相关登记表单开发。

（3）DAAS　目前以公有云应用为主，机密及个人隐私数据不宜在公有云的DAAS平台中处理；可用于科研及运营数据统计分析业务。

2.2.5 低代码快速开发流程

本文以PAAS为例阐述低代码快速开发流程。

（1）业务理解阶段 整理开发文档，包括软件设计方案；设计方案按照"人机物法环"，分别包括业务参与人员的角色职责（含服务主体和服务对象），业务对应的设备、信息系统及资源（如药品、耗材等），业务实施的场景（如移动操作或电脑操作）以及业务各环节中需采集的信息（表1-51）。

表1-51 低代码快速开发文档设计思路

解决思路	业务流程	开发要点
什么人	人员岗位职责	人员角色清单及角色权限说明
	服务对象（患者）	需采集患者的信息清单
做什么	业务信息	整理各环节需采集的业务信息和信息标准要求，进行数据建模和标准数据字典
	环境：包括实现场景	电脑操作或移动操作，涉及移动服务的设计无线组网方案
怎么做	管理要求	整理流程中关键控制规则以及相应的业务流程图
结果如何	管理目标	基于采集数据设计系统统计指标

（2）准备阶段 按照人员职责、业务采购信息分别进行用户及字典设计。

● 第一步：建立部门、人员及角色。

● 第二步：按照数据模型制作数据字典和分配功能清单。

（3）设计开发阶段

● 第三步：按照业务进行功能分类，建立相应的功能菜单，在菜单下分别新建相关信息采集的表单。

● 第四步：对表单内容进行数据定义和关联引用，如外部数据库或本地数据字典的引用。

● 第五步：按照用户角色权限对各功能表单进行权限分配，并进行用户角色调试表单。

● 第六步：根据业务流程控制规则，在表单中增加控制函数代码，涉及流程审批的，则通过流程审核功能对表单进行设置并测试。

● 第七步：环境配置，如涉及移动应用，应结合信息安全及本地网络环境进行无线组网设计。

● 第八步：正式上线前，进行整体业务流程测试，制作培训教程，如PPT或操作视频，并在上线前进行相关人员操作培训。

（4）运行阶段

● 收集用户使用意见，定期组织需求收集会议，优化功能。

● 按管理要求制定统计指标，设计指标统计算法及查询操作界面。具体见图1-13。

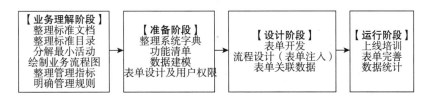

图1-13 低代码开发设计流程

2.2.6 云计算技术应用

（1）问卷调查工具 问卷工具基于SAAS和H5等技术开发，广泛用于在线考试、调查分析、网络投票、测评量表、现场检查表、药学随访和报名投递等业务。其功能包括问卷设计、问题批量导入、自动阅卷、随机抽题、多媒体投票、调查报告、满意度及科研调查等。常用的问卷管理工具包括问卷星和番茄表单管理工具等，上述工具支持移动端和电脑端应用。

（2）文档在线协作工具 OneNote、WPS金山文档和腾讯文档等均提供在线文档编辑功能，有助于团队共享及管理文档。文档在线协作工具主要用于文档版本控制、修改、批注、合同对比和合同审阅。

（3）线上会议及直播　会议平台包括腾讯会议、ZOOM和华为会议等，基于IAAS和直播技术；用于项目沟通、医联体例行会议、公开课、公众科普和学术交流会议等。目前会议软件主要功能包括主持人模式、文件共享、PPT演示共享、会议录制、会议预约、电话号码邀请入会、讲者切换、虚拟背景、举手发言等功能模式。

（4）NAS私有云　NAS全称是Network Attached Storage（独立网络存储器），是目前企业或部门实现知识共享的常用工具。由于NAS搭建的成本较低，也广泛用于家庭多媒体数据储存。NAS支持多种协议，如NFS、CIFS、FTP、HTTP等。用于搭建NAS私有云的操作系统包括UNAS和freeNAS，以freeNAS为例，以镜像文件安装NAS操作系统，配置静态IP及MAC地址，配置Webdav共享文件，配置SSL证书（下选择HTTP和HTTPS），映射公网地址后即可使用。NAS产品评价主要考察产品的数据保护能力、性能、连接性、管理性和附加功能。

第二章　情报管理

第一节　情报检索概论

1. 情报检索工具

1.1 情报检索技巧

（1）定义

• 信息检索（Information Retrieval）：又名情报检索，是指将信息按一定的方式组织和存储起来，并根据信息用户的需要找出有关的信息的过程和技术。

• 网络信息检索：是以计算机及互联网技术为手段，将互联网中的所有信息按一定的方式组织起来，然后根据用户的具体需要寻找相关网络资源信息，并从所有互联网信息中找到相关信息技术过程。

（2）分类

• 按检索对象可分为：文献检索、数据检索和事实检索。其特点如下。

➤ 文献检索：是信息检索的主要形式，通过手工检索工具和计算机检索系统，找出所需的文献。

➤ 数据检索：是指以数据为对象的检索，如查找数学公式、数据图表、某一材料的成分、性能等，是一种确定性检索。

➤ 事实检索：是指是以特定的事实为检索对象，事实内容包括大量的科学事件和社会事件。

• 按检索载体类型分为：文字检索、图像检索、多媒体检索。

1.2 搜索引擎

搜索引擎是指按照一定的策略，根据用户要求，运用相应计算机程序搜集互联网上网页信息，在对信息进行组织索引和相关处理后，提供导航服务，为用户提供检索服务的检索系统。

（1）分类特点

• 按照搜集方法分类：分为目录索引搜索引擎和全文搜索引擎。目录索引搜索引擎是基于人工的语义理解，把互联网信息资源整理为层次型目录结构。全文搜索引擎是目前主流的信息检索工具，采用网络智能抓取网页信息；全文搜索引擎分为通用搜索、垂直搜索和元搜索引擎。其中，垂直搜索引擎采用Lucene框架技术，对数据进行关键词检索。元搜索引擎又称聚合搜索，其显著特点是自身不进行任何数据存储；元搜索引擎通过接口对多个垂直搜索引擎分发检索任务进行搜索，广泛用于数字图书馆建设和聚合搜索平台建设，如MetaCrawler和RSS（Really Simple Syndication，简易信息聚合）订阅等（表2-1）。

表2-1　搜索引擎分类特点

分类	特点	适用范围
全文搜索引擎	信息量大，适合网页全文检索	网络搜索
垂直搜索引擎	适用于文档及关键词检索	期刊数据库、CHPS
元搜索引擎	在多个垂直搜索引擎上进行聚合，与其他搜索对接接口多而复杂，重复收录、互补性差，显著特点是自身不进行任何数据存储	数字图书馆、聚合搜索、RSS订阅
目录搜索引擎	查询使用方便，精度高，但灵活性较差	药品说明书、早期网络搜索引擎

• 按照检索条件格式分类：分为文本搜索引擎、图片搜索引擎、视频搜索引擎等。图片搜索引擎如百度、阿里巴巴、搜狗、Google、Tineye、国搜识图、Idee、GazoPa、Picitup、Tiltomo、Bing、Xcavator和Terragalleria等，本地上传图片通过图片搜索引擎主要用于图片查询、中草药识别和图片溯源（辟谣）等

应用。

• 评价标准：包括收录范围、信息资源更新周期及更新量、检索功能、检索结果显示、检索效率和使用者接口设计等，其中收录范围是目前主要的评价标准。检索效率可通过查全率、重复率、查准率、响应时间和联机容易程度等因素评价。

（2）工作原理

• 网络搜索引擎：属于全文搜索引擎，适用于可直接读取WEB信息的全文搜索应用，由网络遍历程序、索引器、搜索器、缓存系统、索引数据库、链接关系库和接口构成。在开始搜索任务前，搜索引擎通过网络遍历程序遍历整个网络，提出网页内容信息和地址信息，通过网页去重和索引器转换，建立预设的索引表和链接关系库。用户录入检索条件后，搜索器优先判断缓存系统是否有相关信息，若缓存系统没有相关检索信息，搜索器对预设的索引库和链接关系库进行查询，通过内容相似性分析和链接分析，按序生成检索信息，返回检索结果查询页面。

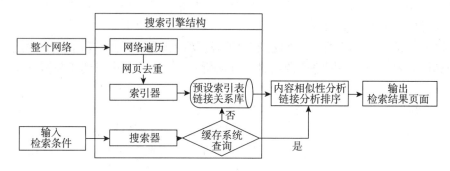

图 2-1 网络搜索引擎技术路线图

• 垂直搜索引擎：作为目前期刊数据库主流的搜索引擎，垂直搜索引擎与全文搜索引擎主要区别是，在网络遍历时，前者仅按照预设规划对页面特定的数据元进行提取分析，如期刊数据库中的作者、发表年份、期刊、DOI、题名、主题词、摘要等信息，形成索引数据库。垂直搜索引擎结构参照网络搜索引擎技术路线图。

• 元搜索引擎：又名为聚合搜索，是通过通用接口对多个独立的垂直搜索引擎分发检索任务。具体技术路线图见图 2-2。

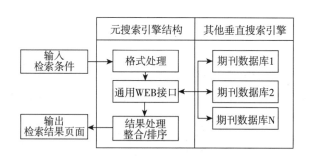

图 2-2 元数据搜索引擎技术路线图

• RSS搜索引擎：除元搜索引擎技术外，聚合搜索中RSS搜索引擎通过XML技术与多个垂直搜索引擎对接。与通用搜索引擎主要区别在于，RSS在预设规则数据库时仅遍历目标网络，并生成RSS订阅规则，用户在设置完成订阅规则后，系统通过自动触发脚本，定时向用户推送搜索结果，免去传统搜索引擎多次手工录入搜索条件的工作。

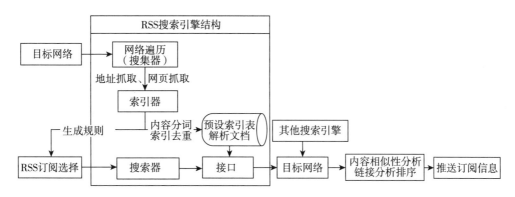

图 2-3　RSS 搜索引擎技术路线图

- 图片识别搜索引擎：是基于搜索引擎技术和图像识别技术，涉及信号处理、人工神经网络、数学形态学和图像编码等理论。图片识别搜索引擎同样采取预设索引库和URL地址库，索引库与全文搜索引擎索引库主要区别在于前者记录全网图片特征数据，全网图片经搜集器收集后，经索引分析器分析、提取图片特征和图片信息维码后储存至索引库中；用户上传本地图片后，通过图片特征提取，与索引库数据进行相似度算法分析，返回相似度高的图片信息。具体技术路线图见图2-4。

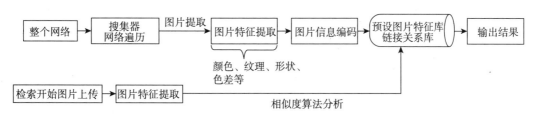

图 2-4　图片搜索引擎技术路线图

- 搜索指数引擎：各互联网搜索平台近年来推出的指数搜索功能，通过平台自带或支付订制关键词进行全网信息采集，并形成分时曲线统计，包括分时分布、人群及区域信息分布、关键词对比分析、搜索占比、目标人群指数（Target Group Index，TGI）。指数引擎有助于用户了解相关信息在不同时段的热度情况，定位信息的目标人群，在实践工作中可用于舆情监测、信息资源区域分布和科普素材调研等工作。指数示例见图2-5，图2-6。

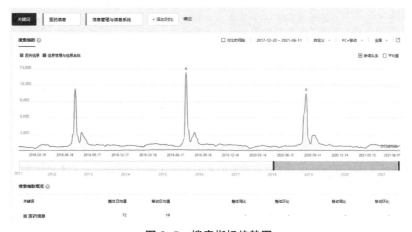

图 2-5　搜索指标趋势图

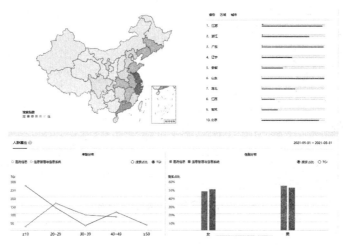

图 2-6　搜索指标区域分布及 TGI 年龄分布

（3）互联网搜索引擎检索技巧　常用高级检索命令见表2-2。

表 2-2　搜索网站常用高级检索命令

操作命令及格式	说明	实例
Index of 检索词	以列表方式列举具有关键词相关的网站的检索结果清单	Index of pdf，列举有 PDF 列表清单的网站
Intitle：检索词	限制检索词在网页标题内，有效减少广告	Intitle：信息药师
Site：网站地址	限制某一网站范围所有网页结果	/
File type：文件类型后缀	限制检索对象为指定文件后缀格式，如PDF、XLS等	File type：pdf
Inurl：	限制检索网址下的所有页面信息	/
｜或空格	作用同文献搜索引擎检索命令	药师 信息
检索词－排除词	作用同文献搜索引擎检索命令	/

（4）FTP检索技巧　FTP搜索引擎由数据采集、数据查询、FTP服务器、Web服务器和站点维护等模块组成。FTP服务器早期用于文件共享，通过本地FTP共享服务，其搜索方式支持目录树查询和关键词查询；实现局域网内文档共享和查询业务。然而，由于FTP权限管理不灵活，不支持全文搜索，文档容易被覆盖且不能做到文件版本管理，以及远程访问安全性风险较大，FTP应用逐步被NAS云服务替代。NAS不仅支持多人在线编辑、文档版本管理、在线浏览和远程浏览器，同时支持数据备份和用户权限管理。

1.3 其他管理工具

1.3.1 翻译工具

目前，市场上主流的网页翻译工具包括百度、谷歌、腾讯翻译、有道词典、科大讯飞、DeepL、Papago、doctranslator和geenmedical等。文档翻译软件包括WPS、Xtranslator、知云文献翻译、SCI translate和灵格斯等。评价翻译工具主要标准包括支持翻译语种、是否支持长句翻译、医学专业词库以及准确率等。除上述评价标准外，翻译工具功能还包括语音识别、文本转换语音、中英文对照、划典翻译和图片文字识别等。

1.3.2 查重管理

（1）查重工具　见表2-3。

表 2-3　查重工具信息一览表

工具	网址	费用
XINCheck	github 开源版地址 github.com/tianlian0/paper_checking_system	免费

续表

工具	网址	费用
大雅网	http://dsa.dayainfo.com	免费
格子达	http://www.gezida.com/contactus	免费
PaperFree	https://www.paperfree.cn	1.5元/1000字
PaperPass	https://www.paperpass.com	1.8元/1000字
PaperRight	http://www.paperright.com	1.2元/1000字

备注：收费标准仅供参考，具体收费报价按官网当时实际报价为准。

（2）文本查重原理

• 比较两个文本相似性的传统的算法，是先将文本分词，再转化为特征向量距离的度量，常见有欧氏距离、余弦角度。

• 利用去重算法可实现对海量文本的筛查，目前常用的算法有Jaccardindex、MinHash、simhash等。

2.专业数据库

2.1 期刊数据库

2.1.1 文献概论

（1）文献级别分类

• 零次文献：是指未经过任何加工的原始文献，如实验记录、手稿、原始录音、原始录像、谈话记录等。零次文献信息来源直接真实，且内容新颖。

• 一次文献：是指作者以本人的研究成果为基本素材而创作或撰写的文献。阅读性图书、期刊论文、科技报告、专利文献、会议文献、学位论文和技术档案等都是一次文献。

• 二次文献：是指文献工作者对分散的无组织的一次文献进行搜集、提炼、浓缩、加工、整理，并按一定的科学方法组织编排、编辑出版的文献，是为了更有效地管理和利用一次文献而编辑的工具性文献。各种目录、题录、文摘及机读型书目数据库、网上检索引擎等都属于二次文献。

• 三次文献：是指对有关的一次文献和二次文献进行广泛深入的分析、研究、对比、综合、评述、概括而撰写的文献，如综述、述评、年度进展报告、百科全书、手册、年鉴、辞典等。其文字精练、叙述简明扼要，具有系统性、综合性、知识性和工具性等特点。

（2）文献检索　检索技术包括布尔逻辑运算、位置算符、命令检索、截词算符、指定字段检索、加权检索和跨语言检索等。布尔逻辑运算作为最常用的检索技术，不仅用于文献检索，同时用于数据检索领域。布尔逻辑运算符号包括：并含AND或含OR、不含NOT和包括（）；其优先级如下："（）＞NOT＞AND＞OR"；根据布尔逻辑运算符号，可以对作者、出处、年份、篇名、主题、关键词、摘要、作者单位、基金来源等信息进行精确或模糊查询。为提高检索效率，文献检索常对目标字段进行限定。

2.1.2 中文期刊数据库

常见中文期刊数据库见表2-7。

表2-7　常用中文期刊数据库

数据库	简介
万方数据库	• 建设机构：万方数据公司开发 • 收录信息：期刊、会议纪要、论文、学术成果、学术会议论文的大型网络数据库，包括理、工、农、医、人文五大类70多个类目共7600种科技类期刊全文，达1100多万条，每年数据更新60多万条。其中《中国学术会议论文全文数据库》收录1998年以来国家级学会、协会、研究会组织召开的全国性学术会议论文，数据范围覆盖自然科学、工程技术、农林、医学等领域 • 网址：www.wanfangdata.com.cn

续表

数据库	简介
中国知网（CNKI）	● 建设机构：清华大学、清华同方 ● 收录信息：收录了9305种期刊，可以直接匿名检索 ● 网址：www.cnki.net
维普网	● 建设机构：重庆维普资讯有限公司（前身为中国科技情报研究所重庆分所数据库研究中心） ● 收录信息：中文期刊12000余种，全文3000余万篇，引文4000余万条，分三个版本（全文版、文摘版、引文版）和8个专辑（社会科学、自然科学、工程技术、农业科学、医药卫生、经济管理、教育科学、图书情报） ● 网址：www.cqvip.com
中国生物医学文献 服务系统（CBM）	● 建设机构：中国医学科学院医学信息研究所 ● 收录信息：仿照美国PubMed系统，翻译引进了医学主题词，自创了中医药相关主题词，整合了中国生物医学文献数据库、西文生物医学文献数据库等8种资源，是集检索、统计分析、全文传递服务于一体的生物医学中外文整合文献服务系统；录了1978年至今的文献题录1000余万篇，年增文献40余万篇，每月更新，不对个人用户开放 ● 网址：www.sinomed.ac.cn

2.1.3 外文期刊数据库

常用外文期刊数据库见表2-8。

表 2-8　常用外文期刊数据库

数据库	简介
PubMed	● 建设机构：美国国立生物技术信息中心（NCBI） ● 收录信息：目前主要的外文期刊文献摘要索引引擎，涉及医学、护理学、牙科学、兽医学、卫生保健和基础医学等。收录了全世界70多个国家和地区的5000余种主要生物医学期刊和免费全文，现有书目文献条目超过1000万条；提供免费的MEDLINE、PREMEDLINE与其他相关数据库接入服务。MEDLINE是一个拥有1亿字条的巨大数据库。PubMed也包含着与提供期刊全文的出版商网址的链接，来自第三方的生物学数据，序列中心的数据等。PubMed还提供与综合分子生物学数据库的链接与接入服务，该数据库归NCBI所有，内容包括DNA与蛋白质序列、基因图数据、3D蛋白构象、人类孟德尔遗传在线等 ● 网址：pubmed.ncbi.nlm.nih.gov
EMbase	● 建设机构：荷兰Elsevier Science出版公司；个人用户无法购买使用，只接受机构或组织订购 ● 收录信息：外文期刊文献摘要索引引擎，收录1974年以来70多个国家出版的4550种左右期刊的医药文献，每年50多万条文献记录，累积约994万条，80%的文献带有文摘。内容涉及药学、临床医学、基础医学、预防医学、法医学和生物医学工程等 ● 网址：www.embase.com
OvidSP	● 收录信息：超过200种专业资料库及60余家出版社之电子期刊，其主题范围涵盖理、工、医、农、人文及社会科学等各学科领域之文献书目、摘要或全文资料，通过OvidSP平台可访问LWW医学电子书、Ovid电子期刊全文数据库、循证医学数据库、美国《生物学文摘》、荷兰《医学文摘》及MEDLINE数据库 ● 网址：ovidsp.ovid.com
国际药学文摘IPA	● 收录信息：数据库收录全球出版的制药和医学期刊索引和摘要，提供包括研究设计、患者数量、剂量和剂型等信息，收录8000多个全球期刊的501000多笔索引和摘要，收录范围可回溯到1970年，主题包括药品不良反应、生物治疗、药物分析、药物评估、药物相互作用、药物代谢与分布、药物经济学、生药学、药理学、制药工程、药物化学、药物稳定性、药物代谢与检测和毒理学等 ● 适用于研究人员、毒理学家、医药公司、医学图书馆员和专业医疗人员 ● 网址：dialog.com/international-pharmaceutical-abstracts/

2.2 生物信息数据库

2.2.1 分子生物学相关的数据库

分子生物信息数据库是生命科学数据信息库的集合，主要有基因组、核酸和蛋白质三类一级数据库，生物大分子三维空间结构数据库，以及以三类一级库和文献为基础的二级库。一级数据库储存原始的基础生物数据资源如DNA序列、蛋白质序列，由晶体衍射获得的蛋白质结构等。二级数据库则是在初级数据库和相关文献等数据基础上经加工和增加相关信息，构成特殊生物学意义和专门用途的数据库。其中，基因组数据库有GDB、Genbank、Ensembl；核酸数据库有ENA（EMBL）、Genbank、DDBJ；蛋白质数据库有

SWISS-PROT、PIR和PDB。

生物信息相关的数据库记录（Entry）由2部分组成：原始序列数据和描述数据的生物学信息注释（Annotation），序列信息和注释信息同样重要。不同数据库、不同基因组版本、对应注释的起始与终止不同，位置起始偏移量的存在（有的数据库以0为起始，有的数据库以1为起始）、注释信息的迭代与更新，使不同数据库存在信息和标注的不对应。生物信息数据库对信息描述有统一的规范，规范格式目的是便于数据收集、整理、交流和应用，且格式较多，常见FASTA、FASTQ、GBFF、GFF格式。

利用生物信息数据库进行DNA和蛋白序列分析，要注意数据库信息冗余，产生冗余的原因有：DNA/蛋白质数据库记录是同一基因和蛋白家族；在不同生物体上发现的同源基因；由于不同机构提交数据库递交相同的序列数据；递交序列是相同的基因，但由于基因组多态性，导致序列看似不同实则相同。

常用生物样本数据库见表2-9。

表2-9 生物样本数据库

数据库	简介
UKbiobank英国生物库	● 建设机构：英国生物银行有限公司；语种：英语 ● 收录信息：全球最大的生物医学样本数据库之一，至今收录；从英国各地招募了50万名年龄在40~69岁的志愿者，收集了大约1500万份血液、尿液和唾液的生物样本，并对所有参与者进行了基因分型和血液生化分析，长期跟踪他们的健康和医疗状况信息；同时包括磁共振成像（MRI）和X射线技术对超过10万名志愿者的大脑、心脏和骨骼进行了分析，以建立一个内部器官扫描图像的数据库，这也是迄今为止世界上最重要的健康成像研究之一，该数据库内容涉及患者隐私信息包括姓名、性别、NHS号码、疾病信息等 ● 网址：www.ukbiobank.ac.uk
BioLINCC	● 建设机构：美国国家心肺血液研究所（NHLBI）；语种：英语 ● 收录信息：1975年以来血液疾病资源部管理管辖的生命周期生物样本库，以及2000年以来由心血管科学研究中心管理的全国生命周期生物样本库，收录了110多个研究机构的临床和流行病学研究数据和生物样本；数据库中的数据和生物样本是免费提供的，但生物样本的运输费由调查人员承担 ● 网址：biolincc.nhlbi.nih.gov

2.2.2 核苷酸及其相关的数据库

核苷酸及基因表型的数据库详见表2-10。

表2-10 核苷酸及基因表型的数据库

数据库	简介
DNA/RNA序列数据库	● EMBL欧洲核苷酸档案库：www.ebi.ac.uk/ena ● 日本DNA数据库DDBJ：www.ddbj.nig.ac.jp ● 美国国家卫生研究院Genbank：www.ncbi.nlm.nih.gov/genbank ● 中国国家数据库CNGBdb：规模、存储量和可访问的数据量皆是全球最大 ● 中国国家基因组科学数据中心生命与健康大数据中心BIGD ● GEPIA数据库：gepia.cancer-pku.cn
其他基因组数据库	● Ensembl人类、鼠、脊椎动物和真核生物基因组自动注释数据库：asia.ensembl.org ● Ensembl Genomes细菌、原生生物、真菌、植物以及无脊椎动物等基因数据库：ensemblgenomes.org ● NCBI genome基因序列、图谱、染色体、拼装、注释：www.ncbi.nlm.nih.gov/genome/ ● UCSC genome browser脊椎动物模式生物拼装注释以及基因组可视化分析数据库：genome.ucsc.edu ● GDB人类基因组原始数据库：www.gdb.org ● RGB鼠表型及基因组数据库：rgd.mcw.edu ● EcoCyc大肠杆菌基因组及转录调控数据库：www.ecocyc.org ● Pharmgbk人类药物代谢基因组数据库：www.pharmgkb.org ● PlantGDB植物基因组数据库：www.plantgdb.org
非编码RNA数据库	● miRBase：www.mirbase.org ● piRNAbank人、老鼠、果蝇基因：pirnabank.ibab.ac.in ● GtRNAdb真核生物、古生菌和细菌：gtrnadb.ucsc.edu ● SILVA真核生物、细菌和古生菌：www.arb-silva.de ● LncRNAdb真核生物长非编码RNA：www.lncrnadb.org ● NONCODE：www.noncode.org ● Rfam编码RNA（ncRNA）家族：rfam.xfam.org

数据库	简介
表型数据库	● PhenCode 人类表型和基因型：phencode.bx.psu.edu ● PhenomicDB 人类、老鼠、果蝇、秀丽线虫以及其他生物： ● www.phenomicdb.de ● PHI-base 病原体寄主表型数据库：www.phi-base.org

2.2.3 蛋白质及其相关的数据库

蛋白质及其相关的数据库详见表2-11。

表 2-11　蛋白质及其相关的数据库

数据库	简介
蛋白质序列数据库	● Uniprot 由 Swiss-Pro 和 TrEMBL 合并，网址：http：//www.uniprot.org/ ● PIR 数据库的数据由美国国家生物技术信息中心（NCBI）来自 GenBank 的 DNA 序列：pir.georgetown.edu/PIR
蛋白质结构数据库	● PDB 国际上主要的蛋白质结构数据库 www.rcsb.org/pdb ● NRL-3D：pir.georgetown.edu/pirwww/search/textnrl3d.html ● HSSP 同源的蛋白质序列：www.sander.embl-heidelberg.de/hssp ● SCOP：scop.mrc-lmb.cam.ac.uk ● CATH：www.biochem.ucl.ac.uk/bsm/cath ● PDBFinder：www.cmbi.kun.nl/swift/pdbfinder/
蛋白质组数据库 PRIDE	● 建设机构：欧洲生物信息研究所建立的主要基于质谱数据的蛋白质组学数据库 ● 网址：www.ebi.ac.uk/pride/archive
蛋白质功能域数据库	● PROSITE（最全面功能域数据库）：prosite.expasy.org ● Pfam 蛋白质家族数据库：pfam.xfam.org ● 其他数据库：ProDom、PRINTS、SMART、CCD、BLOCKS 等
蛋白分子相互作用数据库	● BioGRID 蛋白质之间互作、遗传互作、化学物质互作及翻译后修饰的专业生物数据库：thebiogrid.org ● DIP 蛋白质之间的相互作用的数据库：dip.doe-mbi.ucla.edu/dip/Main.cgi ● IMID 蛋白互作、蛋白小分子互作、蛋白核酸相互作用：www.ebi.ac.uk/intact ● STRING 约900余万种蛋白相互作用：string-db.org

2.2.4 代谢途径等专业数据库

主要用于检索酶、化合物以及基因等成分信息；以下内容为常用代谢途径数据库（表2-12）。

表 2-12　代谢途径等专业数据库

数据库	简介
代谢途径数据库	● IMP：imp.princeton.edu/ ● Plantcyc：www.plantcyc.org/ ● Go：geneontology.org/ ● HPD：discem.uits.iu.edu：8340/HPD ● NCBIBoSystems：www.ncbi.nlm.nih.gov/biosystems ● MetaCycDatabase：www.metacyc.org ● MapMan：mapman.gabipd.org/web/gues/mapmanweb
代谢组数据库和表型 数据库	● ECMDB：www.ecmdb.ca ● YMDB：www.ymdb.ca ● HMDB：www.hmdb.ca ● MetaboLights：www.ebi.ac.uk/metabolights
代谢途径专业数据库	● KEGG 主流代谢途径数据库：www.kegg.jp ● MANET：www.manet.uiuc.edu ● MetaNetX 通路研究、基因组分析、系统生物：metanetx.org

2.3 循证医学数据库

2.3.1 Cochrane Library

（1）Cochrane协作网 以可靠的证据、知情决策、更好的医疗和健康为工作原则，数据库提供高质量独立证据，为医疗保健决策提供信息。同时Cochrane Library提供的《Cochrane干预措施系统评价手册》和《Cochrane诊断测试准确性系统评价手册》是目前国际公认的关于干预措施系统评价研究和诊断性试验研究的标准。Cochrane协作网还提供一款按照协作网的系统性评价协议和标准开发的免费试验的软件——RevMan，是实现系统性评价及meta分析，发表系统性评价meta分析研究的常用工具。

• Cochrane Library可匿名检索，也可以免费注册后检索，注册后可以保存自己的检索策略，方便跟踪新的文献或调整检索策略；支持全文下载。

• 语种：英语。

• 查询方式：支持以标题，摘要，作者，关键词，所有文本，出版类型，来源，doi号等多种方式检索；支持MeSH主题词检索。

• Cochrane Library相关子资源含Cochrane系统评价数据库、Cochrane对照试验中央注册中心等。

• 访问地址：https://www.cochranelibrary.com。

• 配套软件Revman下载地址：http://tech.cochrane.org/revman。

（2）Cochrane系统评价资料库（Cochrane Database of Systematic Review，CDSR） 该库收集了协作网Cochrane系统评价组在统一工作手册指导下对各种健康干预措施制作的系统评价，包括全文（Completed Review）和研究方案（Protocols）。目前主要是根据随机对照试验完成的系统评价，并随着读者的建议和评论以及新的临床试验的出现不断补充和更新。Cochrane图书馆2001年第2期CDSR已收录1081个全文评价和866个研究方案，并以每年新生产200～300多个系统评价的速度递增，协作网所制作的系统评价几乎涵盖临床医学领域。

（3）疗效评价文摘库（Database of Abstracts of Reviews of Effectiveness，DARE） 该库包括非Cochrane系统评价摘要和目录，是对Cochrane系统评价的补充，DARE的特点是其系统评价的摘要包括作者对系统评价质量的评估。与CDSR不同的是，DARE数据库只收集了评论性摘要、题目及出处，而没有全文，并且不一定符合Cochrane系统评价的要求。

（4）Cochrane临床对照试验注册资料库（Cochrane Controlled Trials Register，CCTR） 由专业临床试验资料库以及在MEDLINE上被检索出的随机对照试验（Randomized Controlled Trials，RCT）和临床对照试验（Clinical Controlled Trials，CCT）组成。收录了1948年以来全世界已发表的所有RCT和CCT 30万余条。

（5）Cochrane方法学数据库（Cochrane Methodology Database） 该库包括用于系统评价所有发表的方法学研究报告，以及与系统评价直接相关的临床试验方法学研究。如随机对照试验中的研究方法与偏倚之间的联系。

（6）其他信息源（Other Sources of Information） 包括Cochrane各实体组织，如系统评价小组、各Cochrane中心的简介和联系地址；因特网上与循证医学有关的信息来源和网站介绍；卫生技术评估数据库；系统评价和Cochrane图书馆常用术语以及Cochrane手册。

2.3.2 其他综合循证医学数据库

其他综合循证医学数据库见表2-13。

表2-13 其他综合循证医学数据库

数据库	简介
MICROMEDEX	● 建设机构：美国Thomson Healthcare开发；语种：英语 ● 收录信息：属于综述型事实数据库，其内容是由医药学专家针对全世界2000余种医药学期刊文献；包括药物、疾病、毒物、检测与另类辅助医学等完整信息；提供每个药物与其治疗相关有效性等级、证据等级、推荐等级证据（Thomson分级系统），是药品超说明书用药的重要依据。数据库支持网页检索和APP查询检索，数据库由药物安全知识库、健康与疾病管理知识库、毒物知识库、患教知识库、辅助与替代医学知识库等子库组成，是药物信息相关的综合性数据库，每天更新 ● 网址：www.micromedexsolutions.com

续表

数据库	简介
UpToDate	● 建设机构：美国 WoltersKluwer 开发；语种：英语 ● 收录信息：全球 435 种重要医学期刊、多个主要学会指南及学术会议共识的最佳证据，系统全面覆盖了常见的 25 个临床专科、6000 多种疾病的实用诊疗推荐意见。提供图表导出生成 PPT、重要更新、诊疗实践更新、患者教育、计算器和药物专论等多项功能。支持汉语检索且显示内容为中文。除了电脑网页访问外，推出多种移动客户端版本支持关键词、药品通用名等多种检索 ● 网址：www.uptodate.com
BestPractice 最佳证据	● 建设机构：BMJ 开发；语种：英语 ● 收录信息：以疾病或症状为切入点，收录上千种临床疾病，涵盖 1 万多种诊断方法、3000 项诊断性检测、4000 多篇临床治疗指南、3500 多张参考图片和 6000 多种药品信息。目前每月更新内容，免费注册用户可以访问 1000 个临床主题，可免费使用完整数据库 7 天 ● 网址：bestpractice.bmj.com/evidence
Medscape	● 建设机构：Medscape 开发；属于免费循证知识库。语种：英语 ● 收录信息：1995 至今共收藏了近 20 个临床学科 2.5 万多篇全文文献，是目前网上最大免费提供临床医学全文文献和继续医学教育资源的网站，可选择 Medline、DrugInfo、Toxline 等 10 多种数据库进行检索，可检索图像、音频、视频资料 ● 网址：reference.medscape.com
DynaMedPlus	● 建设机构：EBSCO；语种：英语 ● 收录信息：图像收录超过 4000 幅医学图片；特色内容收录了急诊医学、心脏病、肿瘤、感染性疾病、儿科、妇产科等数千种主题；收录了 Micromedex 药物专论部分，支持移动设备使用，免费 10 个主题词检索 ● 网址：www.dynamed.com
LexiCompOnline	● 建设机构：美国 Lexicomp 公司；语种：英语 ● 收录信息：1978 至今，药物信息数据包括老年人用药、儿童用药、牙科用药、天然药物、原料药、药物与营养损耗及各科核心药物。临床诊断信息包括诊断指南、内科医学指南、感染性疾病数据、毒物与毒理学和实验室检测值，以及患者用药信息普及、药物资讯及图示、药物相互作用检索；Lexi-drugs 是 Lexicomp 网站最全面的数据库，提供的信息包括不良反应、加拿大商品名、剂量、FDA 特别警示、药物安全性问题、药效学/药动学数据以及超过 100 个国家的商品名。Lexi-drugs 的专论涵盖各种特殊用药人群和以下专业：药学、护理学、内科医学、心脏病学、肿瘤学、精神病学、麻醉学和牙科学 ● 服务对象包括医疗机构、医生、护士、药师、医学院校及医学图书馆等，其数据库的内容覆盖药物应用、疾病诊断、治疗、实验室检查、护理、患者用药信息普及等多个方面 ● LexicompOnline 可直接链接到 UpToDate，创建最终的临床决策支持资源库。Lexicomp 药物信息与 UpToDate 相关疾病信息界面可随时切换；智能手机或 PDA 上支持安装 LexiOn-Hand ● 网址：online.lexi.com

2.3.3 真实世界研究数据库

真实世界研究数据库见表 2-14。

表 2-14 真实世界研究数据库

数据库	简介
SEER 数据库	● 建设机构：美国国家癌症研究；语种：英语 ● 收录信息：1973 年至今收集了美国一些州和县的癌症患者发病率、患病率、病死率和循证药物等信息，为临床医务人员提供了癌症疾病的信息，特别是为恶性肿瘤和罕见肿瘤的研究提供了途径；免费获取方式包括 SEER*Stat、SEER 官网下载压缩文件和数据库 DVD 光盘 ● 网址：seer.cancer.gov
MIMIC 数据库	● 建设机构：麻省理工学院计算生理实验室、以色列迪康医学中心、飞利浦医疗联合开发；语种：英语 ● 收录信息：属于重症医学重要的真实世界数据来源，收录危重医学、循证医学、临床大数据挖掘、医疗监护设备数据分析等领域的研究 ● 网址：mimic.physionet.org
eicu-code 数据库	● 建设机构：飞利浦集团与麻省理工学院计算生理学实验室合作创建；免费。语种：英语 ● 收录信息：涵盖了 2014 年和 2015 年 20 多万名 ICU 患者的常规数据，收集了丰富的高质量临床信息，包括生命体征、护理计划、疾病严重程度、诊断和治疗信息 ● 网址：github.com/mit-lcp/eicu-code

续表

数据库	简介
CHNS数据库（中国居民健康与营养调查项目）	●建设机构：北卡罗来纳大学与中国疾病预防控制中心营养与健康中心联合开发；免费访问。语种：英语 ●收录信息：研究内容包括社区组织、家庭和个人经济、人口和社会因素的现状和变化。CHNS网站于2018年6月12日更新了数据集内容，数据集涵盖了从1989年到2015年的10项调查数据的垂直整合数据。调查采用多阶段分层整群随机抽样方式，收集了中国东中西部15个省、自治区、直辖市的数据，截至2018年8月，共纳入社区样本220个、家庭样本7200个、居民样本3万个。数据库涵盖个人和家庭调查数据包括基本人口统计数据、健康状况、营养和饮食状况、健康指标以及医疗保险等数据 ●网址：www.cpc.unc.edu/projects/china/data/datasets
HRS健康和退休研究数据库	●建设机构：密歇根大学；免费访问。语种：英语 ●收录信息：1992年以来公开数据和敏感/受限数据。任何人都可以在HRS数据下载网站上创建账户以获取公共数据，而限制数据和敏感健康数据需要使用单独的应用程序，HRS数据库的多学科数据侧重于对收入和财富、健康、意识和医疗服务使用、工作和退休以及与家人联系的调查，2006年以来，数据收集已扩大到包括生物标志物和遗传学，以及更深入的心理学和社会背景 ●网址：www.src.isr.umich.edu/projects/health-and-retirement-study-hrs
Dryad数据库	●建设机构：美国国家科学基金会；免费使用。语种：英语 ●收录信息：2008年以来医学、生物学和生态学领域的真实研究数据，通过为研究数据分配DOI，可以引用数据 ●网址：datadryad.org/stash
TCGA数据库	●建设机构：NCI；语种：英语 ●收录信息：用于癌症数据研究的真实世界研究和肿瘤科学研究数据库，截至2022年12月，收录病例86000例，共22501基因组，93万份文件；包括临床数据、DNA、RNA、蛋白质等多层次数据，涉及大规模、高通量的基因组测序和基因芯片技术集成多维基因组数据 ●网址：gepia.cancer-pku.cn
NCMI国家人口健康科学数据中心	●建设机构：国家科技部和财政部；公益用途免费，商用用途收费。语种：汉语，英语 ●收录信息：基础医学、临床医学、药学、公共卫生、中医药学、人口与生殖健康等多方面的科学数据资源，截至2021年6月6日共计有1380个项目数据集、数据记录969191.47万条、数据总量113.06TB，目前建立了38个项目其中16项特色专题服务，如农村三级医疗卫生专题服务、国民体质与健康专题服务、面向国际肿瘤转化医学专题服务、热点传染病预警与追踪专题服务，包括冠病毒检测样本检测等 ●网址：www.ncmi.cn

2.4 其他专业数据库

2.4.1 专利数据库

（1）专利检索 专利是一种技术、经济、法律三种情报的载体，是专利制度的产物。按一般的理解，专利主要是指各国专利局和国际性专利组织的官方文件及其他出版物，包括专利说明书、专利公报、专利文摘、专利索引、专利分类表等。

专利文献检索主要经国家知识产权局进行国内专利文献检索，其主要检索途径如下。

- 号码途径：申请号，公开号，分类号。
- 名称途径：人名，地名，单位。
- 主题途径：专利名称，专利摘要。
- 日期途径：申请日，公开日。

（2）专利数据库简介 见表2-15。

表2-15 专利数据库

数据库	简介
中国国家知识产权局专利检索系统	常规检索、高级检索、导航检索、药物检索、命令检索和专利分析；网址：www.cnipa.gov.cn
PCT发明专利检索系统PATENTSCOPE	专利说明书全文、初步检索包括、初步审查意见等PDF下载；平台功能包括专利检索、统计分析、专利挖掘、专利预警、专利交易和专利管理等功能；网址：www.wipo.int/patentscope/zh
美国USPTO	专利数据库；包括实用专利、外观设计专利、植物专利、再公告专利、防卫性公告和法定发明登记；网址：appft.uspto.gov

续表

数据库	简介
欧洲专利局 EspaceNet	快速检索、高级检索、专利号检索、分类号检索；网址：worldwide.espacenet.com
PatSnap 全球专利数据库	网址：analytics.zhihuiya.com
Chemical 医药化工专利数据库	网址：chemical.zhihuiya.com

2.4.2 标准数据库

标准数据库信息见表2-16。

表 2-16　标准数据库

数据库	简介
CNKI国家标准全文数据库	CNKI国家标准全文数据库收录了1950年至今由中国标准出版社出版的，国家标准化管理委员会发布的所有国家标准，标准的内容来源于中国标准出版社，相关的文献、专利、成果等信息来源于CNKI各大数据库。可以通过标准号、中文标准名称、起草单位、起草人、采用标准号、发布日期、中国标准分类号、国际标准分类号等检索项进行检索。网址：https://kns.cnki.net/kns8
中国标准服务网	建设机构：中国标准化研究院。收录内容：国际标准、国内标准、美国标准、欧盟标准及全球其他区域各种行业标准的查询及数据分析服务。语种包括中文、英文、法语、西班牙语、日语等。网址：www.nssi.org.cn

2.4.3 药物评价数据库

（1）安全性评价数据库　见表2-17。

表 2-17　安全性评价数据库

数据库	简介
毒理学数据网络 TOXNET	●建设机构：美国国立医学图书馆（NLM）专业化信息服务部 ●收录信息：TOXNET是目前主要的药物毒理学数据库，包括毒理学、有害化学品、环境卫生及相关领域的文献数据库。分支数据库包括发育与生殖毒理学数据库（DART）、药物及哺乳数据库（LactMed）、化学品性质与结构ChemIDplus、比较毒物基因组学数据库（CTD）、日用品数据库（HPD）、危险物质数据库（HSDB）、Haz-Map职业暴露数据库、综合风险信息系统（IRIS）、国际毒性风险估计（ITER）、化学致癌作用研究信息系统（CCRIS）、致癌性数据库（CPDB）、遗传毒理学数据库（GENE-TOX）、环境健康地图（TOXMAP）和有毒物质排放清单（TRI）等 ●网址：www.nlm.nih.gov/toxnet
化学物质毒性数据库	●建设机构：中科院计算机网络信息中心 ●收录内容收载约15万个化合物（包括大量化学药物）的有关毒理方面的数据，如急性毒性、长期毒性、遗传毒性、致癌与生殖毒性及刺激性数据等 ●查询方式：CAS登记号、英文名、RTECS登记号、化学名称、商品名、研发代号 网址：www.drugfuture.com/toxic/
毒理学数据库APP应用 TOXBASE	●建设机构：英国卫生部毒物信息服务NPIS ●收录信息：包括妊娠毒性信息、化学品事故信息、药物遗传毒性信息等 ●目前仅支持IOS系统
皮斯托亚联盟化学品安全信息数据库	●建设机构：由美国化学文摘社（CAS）和皮斯托亚联盟推出 ●收录信息：该数据库旨在通过帮助科学家访问和分享在实验室中总结的危险反应信息，减轻研究人员在使用潜在危险化学品时因意外化学反应结果而面临的严重风险。这个全新的公开访问平台由CAS开发并管理 ●网址：safescience.cas.org
化学专业数据库	●建设机构：中科院上海有机化学研究所 ●收录信息：数据库目前收录了9900多种药品的商品名和别名、结构、红外光谱、紫外光谱、毒理、适应证、标准等，还收录了来自《日本药典》JP16和《欧洲药典》的天然药物或者植物药材。查询方式：药品的名称涵盖了通用名、别名和商品名、汉语拼音首字母缩写、药品的分类、适应证、生产厂家等来检索 ●网址：www.organchem.csdb.cn/scdb/default.htm

（2）一致性评价数据库　见表2-18。

表2-18　一致性评价数据库

数据库	简介
国家药监局审评中心一致性评价数据库	官方网站"仿制药质量与疗效一致性评价专栏"提供最为权威地通过国家一致性评价药物信息查询，内容涉及"一致性评价任务公示"及"通过一致性评价信息"
药智网	●建设机构：重庆康洲大数据有限公司开发 ●收录内容：药智网的一致性评价数据库提供数据源为国家药监局审评中心上的一致性评价数据信息 ●网址：db.yaozh.com

（3）经济性评价数据库　见表2-19。

表2-19　经济性评价数据库

数据库	简介
GBD数据库	●建设机构：哈佛大学公共卫生学院 ●收录信息：涵盖195个国家/地区的350多种疾病和伤害中捕获过早死亡和残疾。GBD数据库中包含包括所有GBD病种、风险、病因学、损伤、自然损伤和后遗症综合征；衡量全球疾病负担的指标包括：死亡、寿命损失（YLLs）、残疾寿命（YLDs）、残疾调整寿命（DALYs）、患病率、发病率、预期寿命、死亡概率、健康预期寿命（HALE）、产妇死亡率（MMR）和总暴露值（SEV）。覆盖了药物经济学研究及药物干预的经济学研究，内容概括起来主要包括健康和寿命损失、经济损失以及除此之外的其他损失的研究等 ●网址：ghdx.healthdata.org/gbd-results-tool

2.4.4 药物研究数据库

药物研究数据库见表2-20。

表2-20　药物研究数据库

数据库	简介
ElsevierReaxys&RMC化学反应与生物活性数据库	●收录超过16000种同行评议的化学优秀期刊，覆盖化学、材料科学、分析化学、农业与生命科学、生物化学与分子生物学、化学工程、能源、环境、免疫与微生物学、药学、药理毒理学、兽医学、牙科学、宇宙科学等16个化学相关学科。收录了超过3050万小分子生物活性数据（包含体外药效、动物模型、新陈代谢、药代动力学、毒理学），包含620万具备生物活性数据的小分子化合物，超过13600个靶点，9440个细胞系 ●网址：www.reaxys.com
ElsevierPharmaPendium药物研发与监管科学数据库	●收录信息：涵盖FDA和EMA审批上市的药物有关关于药物的药代动力学数据（PK），新陈代谢与转运体数据（MET），药效数据（Efficacy）和药品不良事件报告。可供检索、筛选的药物代谢酶和转运体参数：药物名称、产生的代谢物、CYPs、第二阶段酶、Cint、Km、Vmax、转运蛋白和对转运蛋白的影响、药物作为底物、诱导剂、抑制剂、DDI研究、伴随药物、剂量、路线和物种等信息 ●网址：www.pharmapendium.com
ElsevierClinicalPharmacology临床用药信息数据库	●收录信息包括品名、规格、分类、主要成分、适应证或功能主治、用法、用量、禁忌证、药代动力学、作用机理、不良反应和注意事项、药物相互作用、孕期/哺乳期用药处置、监测参数、FDA用药警告和比尔斯标准。可查询易混淆药品、不可压碎药品、不可分割药品和Beers药品清单、食物相互作用药品清单和高警示药品清单
泛研全球科研项目数据库	●全球科研项目整合检索系统、科研成果关联系统、全球科研项目交互分析系统、个性化基金定制检索及分析 ●网址：www.funresearch.cn
WHO国际临床试验注册平台	●建设机构：世界卫生组织设立了国际临床试验注册平台（International Clinical Trials Registry Platform, ICTRP），平台包含世界各地数据提供者提供的试用注册数据集，满足内容和质量控制的标准 ●网址：trialsearch.who.int

2.4.5 中药数据库

中药数据库见表2-21。

表 2-21　中药数据库

数据库	简介
中国中医药数据库	● 建设单位：中国中医科学院中医药信息研究所 ● 收录情况：1949年以来的中医药文献题录，50%～70%附有文摘，数据库每季度更新一次，每年约增加文献6万篇。目前数据库总数48个，其中专题数据库18个，数据总量120余万条，包括中医药期刊文献数据库、疾病诊疗数据库、各类中药数据库、方剂数据库、民族医药数据库、药品企业数据库、各类国家标准数据库（中医证候治则疾病、药物、方剂）等相关数据库 ● 检索要求：采用美国国立医学图书馆的《医学主题词注释表》（MeSH）及中国中医研究院的《中国中医药学主题词表》进行规范的主题词标引 ● 网址：cintmed.cintcm.com/cintmed/main.html
中医药学科学数据中心数据库	● 建设单位：全国40余家中医药大学、学院及科研机构；语种：汉语 ● 收录情况：目前已有43个主题数据库，形成包含医药期刊文献、疾病诊疗、民族医药等100多个数据库的中医药科技数据库群，数据总量约130G，是国内外中医药与传统医学领域中最大规模、性能优良的科学数据共享平台，是国家人口与健康科学数据共享平台的6大平台之一，国家人口健康科学数据中心的子中心 ● 网址：dbcenter.cintcm.com
验方数据库	● 建设机构：沈阳药科大学；语种：汉语 ● 网址：192.168.68.71/yfdb/yfdblist.asp
中药标本数据库	● 建设机构：沈阳药科大学；语种：汉语 ● 网址：192.168.68.71/chinesedrug/tcmlist.asp
中国中医药数据库	● 收录范围：涵盖中国国内出版的生物医学及其他相关期刊千余种，包含中医药学、针灸、气功、按摩、保健等方面的内容，收录了1949年以来的中医药文献题录近100余万篇，其中50%～70%附有文摘。采用美国国立医学图书馆的《医学主题词注释表》（MeSH）及《中国中医药学主题词表》进行检索，按季度更新，年增长量约6万篇； ● 网址：cintmed.cintcm.com/cintmed/main.html

2.4.6 药品供应情报平台

药品供应情报平台见表2-22。

表 2-22　药品供应情报平台

数据库或平台	简介
首次上市新药数据库	● 建设单位：中国药科大学；语种：汉语 ● 收录情况：包含主库1个、二级库3个，收录1986年至2012年的世界上市新药。上市新药主库包括药品英文/中文通用名、商品名、开发商名称、治疗类别/适应证、上市国家/时间、国产或进口情况等5个字段 ● 网址：202.119.185.45/newdrugs
药智网	● 适应对象：药物临床试验、药品供应采购和MAH ● 收录情况：目前国内最为全面的药品供应信息，数据库包括药品专利、政策、药品市场供应、医疗器械信息、食品及化妆品信息、药品研发、一致性评价、药物临床试验、临床指南、制药工程、药典、药品说明书、注册和标准等 ● 网址：www.yaozh.com
戊戌数据库	● 收录情况：免费提供中国注册及上市药品信息，仿制药一致性评价、日本上市药品信息、药品标准、医保目录、基本药物目录、中国生物制品批签发、欧盟上市药品、药品说明书、药品中标信息、美国及日本橙皮书、中国药企信息、医疗机构信息、器械分类目录及上市信息、药品辅料、原料、合成、杂质对照和注册提供新药信息 ● 检索条件包括批准文号、药品名称、CTR号、NCT号等条件 ● 网址：www.wuxuwang.com

2.4.7 特殊人群数据库

特殊人群数据库见表2-23。

表 2-23 特殊人群数据库

数据库或平台	简介
儿童医学数据库TARGET	● 建设单位：美国NIH肿瘤研究所；免费使用。语种：英语 ● 收录情况：转录组测序数据，拷贝数变异数据，甲基化数据，miRNA数据，基因表达谱芯片数据，全基因组测序数目，靶向测序数据。TARGET由五个项目组成：ALL、AML、KT、NBL和OS，TARGET以儿童肿瘤为目标，主要疾病项目包括急性淋巴细胞白血病（ALL）、急性髓系白血病（AML）、肾脏肿瘤（KT）、神经母细胞瘤（NBL）和骨肉瘤（OS） ● 网址：ocg.cancer.gov/programs/target
中国儿童遗传性肾脏疾病数据库（CCGKDD）	● 建设单位：复旦大学附属儿童医院；免费使用。语种：汉语 ● 收录情况：2017年发起的儿童遗传病专科数据库，数据库涵盖疾病信息、基因库信息、病例档案库、治疗方案库；共收录遗传性肾脏疾病425种，基因350个，表型1517个，治疗方案27个 ● 网址：www.ccgkdd.com.cn
过敏数据库	● 英国过敏和临床免疫学学会BSACI；网址：www.bsaci.org ● 免疫表位数据库（IEDB）传染病、过敏、自身免疫和移植背景下在人类、非人类灵长类动物和其他动物物种中研究的抗体和T细胞表位的实验数据进行了编目具备预测和分析表位的工具；网址：www.iedb.org WHO/IUIS世界卫生组织和国际免疫联合会过敏源数据库：收录一千余种过敏源，数据库结构包括过敏原表征，结构，功能，分子生物学和生物信息，检索按过敏原名称或过敏源来源检索；网址：allergen.org
母亲风险项目Mother To Baby（妊娠用药数据库）	● 建设单位：畸形学信息专家组织；免费。语种：英语和西班牙语 ● 收录情况：有关暴露的安全性/风险的问题，例如药物、疫苗、化学品、草药产品、滥用物质、孕产妇健康状况等 ● 网址：mothertobaby.org
罕见病数据库和平台	● 美国NIH罕见病数据库，收录罕见病病种为9000余种 ● Orphanet全球最大罕见病数据库，法国INSERN和欧盟建立；涵盖症状搜索、疾病描述、诊断、罕见病药物、专家信息、临床研究，提供移动APP；网址：www.orpha.net ● FindZebra具备症状搜索及筛选、查看基因等功能；网址：findzebra.compute.dtu.dk ● 中国罕见病网具备罕见病百科、罕见病患者信息登记系统和中国罕见病医疗地图三大核心数据库；收录267种；网址：www.hanjianbing.org ● CrowdMed数据库中收录罕见病诊断结果和治疗方法；网址：www.crowdmed.com ● Synapse研究开放协作平台；基因组数据上传至平台；网址：www.sagebase.org/synapse ● PatientsLikeMe收集患者病历数据；网址：www.patientslikeme.com ● OrphanDiseasome罕见病遗传地图，基于基因和表型等信息绘制出一个罕见病遗传地；网址：research.cchmc.org/od/index.html ● 中国遗传咨询网是中国科学院遗传与发育生物学研究所设立的公益性网站，遗传咨询门诊；网址：www.gcnet.org.cn ● 罕见病新进展【公众号】：提供罕见病百科、罕见病药典 ● 罕见病用药【小程序】：由广东省各医疗机构联盟建立，提供联盟成员单位罕见病供应药品库存、医院开展病种和相关罕见病专家信息

2.4.8 药典资源

药典资源平台见表2-24。

表 2-24 药典资源平台

数据库或平台	简介
美国药典（USP/NF）	● 建设单位：美国药典委员会；语种：英语 ● 收录情况：1820年以来，美国药典收录药品信息，包括药名、结构式、分子式、CAS登记号、成分和含量说明、包装和贮藏规格、鉴定方法、干燥失重、炽灼残渣、检测方法等常规项目，正文之后还有对各种药品进行测试的方法和要求的通用章节及对各种药物的一般要求的通则 ● 网址：www.usp.org
英国药典（BP）	● 建设单位：英国药品委员会；语种：英语 ● 收录情况：提供了药用和成药配方标准以及公式配药标准，而且也向读者展示了许多明确分类并可参照的欧洲药典专著。《英国药典》是英国药剂和药用物质的官方标准文集，包括出口到英国的产品，更包含《欧洲药典》的所有标准。每年更新，在商业和学术界同时具有极高的国际声誉。最新版本为BP2021版，共6卷 ● 网址：www.pharmacopoeia.org.uk

续表

数据库或平台	简介
欧洲药典（EP）	●建设单位：欧洲药品质量管理局（EDQM）；语种：英语 ●收录情况：现行版本为EP10.5（第10版本第5次增补） ●网址：www.edqm.eu
日本药典（JP）	●建设单位：日本药局方编集委员会；语种：日语 ●收录情况：《日本药局方》分两部出版，第一部收载原料药及其基础制剂，第二部主要收载生药，家庭药制剂和制剂原料，《日本药局方》最新版是2016年4月生效出第十七改正版 ●网址：jpdb.nihs.go.jp/jp14e/index.htm

2.4.9 临床指南资源及标准资源平台

临床指南资源及标准资源平台见表2-25。

表2-25 临床指南资源及标准资源平台

数据库或平台	简介
医脉通指南	●建设单位："医脉通"网站；语种：汉语和英语 ●收录情况：国内外临床指南、解读、翻译，内容较全，国外指南和部分国内指南免费，中华医学会制定的指南需要收费，会员资格提供相应全部检索指南内容的下载 ●网址：guide.medlive.cn
用药助手	●建设单位：丁香园；语种：汉语和英语 ●收录情况：国内外临床指南、解读、翻译 ●平台：提供手机APP应用

第二节 知识工程

1. 知识管理

1.1 知识管理概论

1.1.1 相关定义

（1）知识 是结构化的经验、价值、语境信息、专家见解和直觉的非固定混合体，为评估和利用新经验与信息提供了环境和框架。它源于所知者的头脑，并为之应用。数据和信息是知识的基础，但只有知识才可以被应用。

（2）知识编码 一般指显性知识及隐性知识结构化、数字化的过程。

（3）知识图谱（Knowledge Graph，KG） 是一种用图模型来描述知识和建模世界万物之间的关联关系的技术方法。知识图谱由节点和边组成。

（4）知识元 是对某一知识的完整描述，是指不可再分割的具有完备知识表达的知识单位，可分为概论知识元、事实知识元和数值知识元；如事实、定律、事件、人物等。

（5）知识库 是指信息或知识的集合，一般集中在特定的领域，可以通过内联网或浏览器访问。

（6）知识仓库 作为管理知识的载体，知识仓库是在知识库的基础上，面向主题的知识集合。其特点是不同类型知识提供不同储存结构，如文档、图片、音频等不同储存格式。

（7）知识管理 "知识管理"概念在20世纪90年代开始风行于欧美，知识管理就是将个人知识和企业知识资产有组织地集结、共享，并借此提高效率、生产价值，以及以此为目的而开展的框架构建和技术应用。知识管理是知识的获取、整理、融合与创新的管理研究。

（8）经验教训与最佳实践数据库 是指储存既往经验，取得最优的工作业务或失败的原因，用于借鉴的经验教训等数据库。

（9）知识整合 是指对不同人的隐性知识进行综合，创建团队级的新知识，整合包括了最低限度上基本知识的转移。

（10）知识地图　是一种能在语义和知识层次上描述知识的模型，是一种有效的知识管理工具，它在企业的实际应用中发挥了一定的作用。知识地图可被看作是知识的"黄页簿"或者是一种指向知识的智能数据库。知识地图也是一种知识的指南，显示哪些资源可以利用，而非知识库的内容。

1.1.2 知识的分类

根据知识的表现形式，可以把知识分为显性知识和隐性知识。显性知识是那些可以编码，用系统、正式的语言传递的知识，如文件、数据库、网页、电子邮件、图表等。隐性知识是个人的、与特定语境相关的知识，很难形式化、记录、编码或表述，它存储在人脑中，如个人的技能、经验、诀窍、直觉等表2-26。

表 2-26　知识分类与特征

特征	显性知识	隐性知识
本质	可以编码化、显性化	个人的、特定语境的
形式化	可以编码，并用系统、正式的语言传递	很难形式化、记录、编码或表述
形成过程	产生对隐性知识的说明和对信息的解释	产生于实践中不断试错的过程
存储地点	存储在文件、数据库、网页、电子邮件、图表等介质中	存储在人脑中
转化过程	—	常常通过隐喻和类推等外化方法转化为显性
IT支持	现有IT能很好地支持	很难用IT来管理、共享或支持
需要的媒介	可以通过常规电子渠道传递	需要丰富的沟通媒介

1.1.3 知识的功能

知识具备外部化、内部化、中介化和认知化功能。

（1）外部化　从外部获取知识。目的是让想拥有知识的人拥有通过内部化和中介化而获得的知识。

（2）内部化和中介化　所关注的分别主要是可表述知识和隐含类知识（或称为意会知识）的转移。

（3）认知化　将通过上述三种功能获得的知识加以应用，是知识管理的终极目标。

1.1.4 知识图谱

知识图谱由节点和边构成，节点为实体或抽象概念，边可以是实体的属性或是实体之间的关系。知识图谱旨在从数据中识别、发现和推断事物与概念之间的复杂关系，是事物关系的可计算模型。知识图谱的构建涉及知识建模、关系抽取、图存储、关系推理、实体融合等多方面的技术。知识图谱通过规则推理机或机器学习等知识引擎，实现语义搜索、智能问答、语言理解、媒体理解、推理分析和决策分析等业务。其技术路线如图2-7。

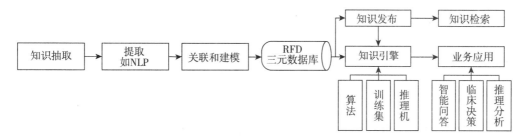

图 2-7　知识图谱技术路线图

1.2 知识管理工具

知识管理工具是实现知识生成、编码和转换技术的集合。与传统的信息管理管理工具不同之处在于，知识管理捕捉复杂语境信息和知识内涵的多样性，以及各种信息之间的相互关系。

1.2.1 文献题录管理工具

- 共同点：支持手动导入、联机检索导入、检索结果生成文件导入，支持本地检索、查重、编辑。
- 区别：分别从功能、费用、兼容格式、期刊数据库资源和插件等方面分析。

常用知识管理工具见表2-27。

表2-27 常用知识管理工具对照表

工具	NoteExpress	EndNote	Mendeley
语种	中文	英文	英文
费用	企业版收费，个人版免费	Web版本部分免费	免费
格式	PDF、CAJ等	PDF	PDF、Bibtex等
知识共享	企业版或第三方云服务同步	支持群组管理，共享用户数量100人，题录共享50000条	免费版只能创建一个私人群组
平台	IOS/安卓、电脑	IOS、电脑端	IOS/安卓、电脑
语言	中文	中英日韩	中文
插件	WPS插件	PDF阅读器	PDF阅读器和WORD插件
检索	不支持全文检索	支持全文检索	支持全文检索
其他功能	支持题录信息转知识图谱，支持公式、表格和图形，笔记管理，词频统计、词云、词共现次数矩阵、词共现关系图、相关系数矩阵和相异系数矩阵	不支持	云同步、共享文献笔记和讨论
数据库	53个外文数据库和51个中文数据库；可自建在线数据库过滤器（需编程基础）	6000多个国外数据库，不支持国内主流数据库；不支持自建在线数据库过滤器	自建在线数据库，免费提供2GB的文献存储和100MB的共享空间

备注：题录管理方面NoteExpress支持自定义题录管理类型，其中包括期刊、书籍、会议论文、毕业、报刊、电子书、专利、技术标准、图片、地图、手稿、网页、报告、艺术品等知识类型；EndNote支持从PubMed、百度学术和GeenMedical直接导出链接。

1.2.2 知识地图构建软件

知识地图构建软件主要包括以下几种，详见表2-28。

表2-28 知识地图相关管理工具

类型	软件	功能
本体构建	protégé	用通用的格式对知识进行描述存储
数据挖掘	SPSS、SAS和Matlab等	发现并提取新知识之间的层次性关系
知识组织	图书分类法，如LCC	发现知识间的层级关系
社会网络分析	Ucinet和Pajek	发现组织中构建隐藏的人际网络
可视化	Gephi和Tableau	对知识进行可视化展示
知识地图软件	KnowledgeX和Visio	基于数据库绘制知识地图
知识图谱软件	CiteSpace和VosViewer	构建某一学科领域的知识地图

1.2.3 知识图谱管理工具

（1）知识图谱数据库　与传统的关系型数据库主要区别在于，知识图谱数据库采用专用的SPARQL查询语句，其数据库类型属于三元组数据库（双称RDF数据库）。知识图谱数据库包括ApacheJena、RDF4J、gStore、AllegroGraph和GraphDB等RDF数据库产品。其中，ApacheJena底层存储类型包括基于内存的存储、基于关系数据库的SDB存储、基于原生三元组的TDB存储和用户定制的存储，支持格式包括RDF/XML、Turtle、N-Triple和RDFa。具体数据库工具如表2-29所示。

表2-29 常用三元组数据库

数据库	简介
ApacheJena	目前主要的开源RDF数据库工具；http://openkg.cn
gStore	北京大学开发；至2019收录40亿条图RDF数；http://www.gstore-pku.com/
AllegroGraph	支持动态物化的RDFS++推理机、OWL2RL推理机、Prolog规则推理系统、时空推理机制、社会网络分析库、可视化RDF图浏览器

（2）知识抽取工具

• DeepKE：是pytorch深度学习的中文关系抽取套件，可实现CNN关系抽取模型、BiLSTM关系抽取模型、PCNN的远程监督关系抽取模型、Capsule的关系抽取模型、Transformer关系抽取模型、GCN的关系抽取模型和BERT语言预训练模型的关系抽取模型。

• OpenUE：作为OpenKG知识抽取工具，可实现实体三元组知识抽取、事件知识抽取和自然语言理解，由models、lit_models和data模块构成；OpenUE网址为：http：//openue.openkg.cn。OpenUE支持中文关系抽取、英文关系抽取、事件抽取、自然语言理解、医疗三元组关系抽取等。

（3）知识图谱本体知识建模工具　根据AISWareKG知识图谱管理工具架构，知识图谱工具主要功能包括语义服务、推理服务、知识抽取服务、算法管理、知识抽取、图谱生产和数据库管理等功能；本体知识建模工具如Protégé，用于知识图谱的类建模、实例编辑、模型处理和模型交换。工具建模需要对OWLClasses（OWL类）、Properties（属性）、Forms（表单）、Individuals（个体）、Metedata（元类）等标签进行设置。具体见图2-8。

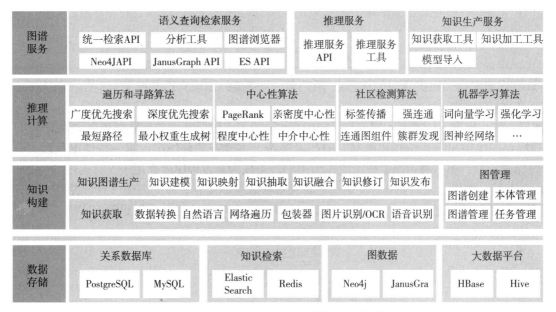

图2-8　AISWareKG知识图谱管理工具架构图

（4）知识图谱绘制工具

• 通用软件：如SPSS，知识图谱研究常常用到其中的多维尺度分析、因子分析和聚类分析；Ucinet和Pajek为目前最流行的社会网络分析软件，常用来分析与展示知识间的关系，其中Ucinet集成了包括Netdraw、Mage和Pajek在内的多个可视化软件；此外，还有词频分析软件Wordsmith Tools和GIS相关软件以及强大的网络可视化软件Gephi和地理可视化软件Geoflow等。

• 专门软件：即专门用于知识图谱绘制的软件，也有许多类型。Cobo等人列出了10种专门软件，即BibExcel、CiteSpace、CoPalRed、IN-SPIRE、Leydesdorff系列软件、Network Workbench Tool、Science of Science Tool、VanagePoint、VosViewer和SciMAT。此外，中国的研究人员也开发出了相关软件，如SATI、NEViewer和CATAR（Content Analysis Toolkit for Academic Research）等。

1.2.4 笔记管理工具

（1）技术原理　目前大部分笔记管理工具是基于markdown技术开发，该技术是一种轻量化标记语言，允许纯文本格式编写文档，经转换XHTML文档；支持图片、图表、数学公式等；其内置功能包括标记、围栏代码块、表格、定义清单、脚注和缩写等。

（2）产品简介　包括英文版notion、Github，中文软件包括我来、石墨文档、有道笔记和印象笔记等。

（3）功能特点　支持多层组件嵌套，包括页面排版、附件及链接插入、思维导图、代码、表格、数学公式、日历视图、仪表板和图集工具等。

（4）应用场景　会议记录、日程管理、项目管理、进度管理、思维导图、学习笔记、日记、电子书和开发代码管理等知识文档管理场景。在药事管理方面，可用于药讯发布、药学制度汇总、药学会议记录、指南共享和排班管理等工作。

1.3 知识管理实务

1.3.1 知识管理实施流程

知识管理实施流程具体步骤见表2-30。

表 2-30　知识管理实施步骤

实施阶段	工作步骤
基础设施评价	分析现有基础设施、协调知识管理和业务战略
知识管理系统分析、设计和开发	知识管理的结构和设计、知识审计和分析、设计知识管理团队、创建知识管理系统蓝图、开发知识管理系统
部署阶段	结果驱动的渐进方法（RDI）进行项目试验和部署、领导和激励机制
评估测算	知识管理的实物期权分析

（1）知识管理架构　知识管理的核心在于设计一个完善的知识管理基础架构。Gartner Group提出了3层结构的企业系统架构模式。

• 数据层：统一提取不同类型不同储存机制的数据（如关系数据库、文本数据和音像数据等）。

• 处理层：描述用户和系统利用数据库的逻辑关系，主要有两种情况。第一种情况是以人作为用户，表现为通过用户界面；第二种情况是以系统作为用户，表现为通过程序界面用于支持运用。

• 用户界面层：提供给人们在处理层通过逻辑关系获取企业信息资源的方法。有学者提出了一种5层结构的知识管理架构，分为用户界面、知识元模型、知识库、知识存取工具、知识管理实施。详见图2-9。

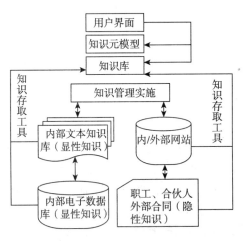

图 2-9　知识管理架构图

（2）知识管理系统建设　知识库管理系统是知识仓库基本构件，集成知识库、模型库和分析任务等功能，对知识以框架、规则、语义网络等形式存储在知识库。知识仓库建设流程包括知识编码、知识抽取、建模、三元组数据库设计、知识管理系统设计等；具体见图2-10。

• 知识整理和分析：知识元来源由临床实践、制度、专著教材、文献和工具书等构成；知识分析方法包括平衡计分卡方法估算、Skandia Navigator和FASB方法。

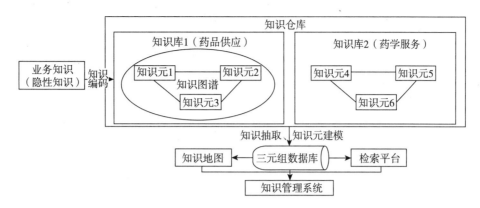

图2-10 知识管理系统建设流程图

• 知识库和知识仓库设计：知识仓库根据应用场景，如实施知识图谱绘制或用于CDSS的知识仓库可使用三元组数据库进行设计，在日常药学知识仓库设计的可以采用常用的关系型数据库进行设计，知识管理设计标准DMA和WebDAV标准。

• 知识元建模：包括属性、关系、类型等；非三元组知识元建模的情况下可参照数据库设计进行知识元建模，其中包括对数据元类型、数据元名称、数据元别名、长度及数据表进行设计。在构建数据表时，建议包括创建人、创建日期、数据元状态和关键词。

• 知识编码：是指对隐性知识的显性化并进行编码，使隐性知识变成可编码知识易于转移、共享。知识编码属于知识创造过程，知识可分为流程知识、事实知识、编目知识、文化知识，对这些知识进行编码和管理，需采用知识库、知识地图等知识编码工具。

• 知识地图：可通过数据索引建立知识检索地图。

• 检索平台：知识图谱检索平台可基于RDF三元组图数模型结构设计关联设计，基于普通数据库建立的知识库，如期刊数据库等，检索平台可参照期刊数据库检索引擎设计，包括数据元别名、数据库、检索时间和检索关键词等，如【数据元：药品名称】="头孢菌素"and【数据元：不良反应】="过敏性皮炎"and【数据表】="药品说明书"。

1.3.2 药学知识仓库建设

（1）药学服务经验教训与最佳实践数据库 包括药学咨询、临床指南、用药教育、药学科普、药事管理制度、不良反应处置和用药错误等药学服务知识。其数据库存储格式以图文为主表2-31。

表2-31 药学服务经验教训与最佳实践数据库知识元参考模型

分类	知识元/数据元
药学科普	药学科普分类、素材类型、关键词、附件
药学咨询	问题分类、适用人群、参考文献、描述、关键词、关联实验室结果
用药教育	关联药品、参考文献、描述、适用人群、涉及流程、关联实验室结果、关键词、用法用量、注意事项
不良反应处置	关联药品、参考文献、描述、适用人群、症状描述、不良术语、关联实验室结果、关键词、处理措施、预防措施、药品说明书附件、严重程度
用药错误管理	关联药品、描述、适用人群、严重程度、用药错误分类、关键词、处理措施、预防措施、发生原因、涉及流程
临床指南	关联诊断、关联药品、关联方案、关联症状、关联实验室结果、指南名称、版本号、发布日期、关键词
药事管理制度	关联药品、政策名称、政策级别、关键词、发布日期、发布单位、管理目标（指标）、涉及流程、关联人员、关联部门、管理周期和关联文档

（2）特殊人群知识库

• 儿科用药知识库：儿科禁慎用药品目录及用法用量知识库，儿科超说明书用药知识库和儿科用药剂量计算知识库等。

• 妊娠期/哺乳期知识库：根据妊娠期/哺乳期禁用及慎用药品目录相关知识库，其数据元包括FDA分级、WHO-ART编码、药品名称、致畸性、影响孕期、胎盘屏障和分子量等。

• 过敏体质知识库：包括药物过敏知识库、致敏基团知识库和药物-食物交叉过敏知识库等，可参照WHO/IUIS进行构建，包括过敏原名称、分子量、过敏原来源（物种、纲目和NCBI分类等）、基因库核苷酸、基因库蛋白、结构、暴露途径（食物、药物、环境等），并在此基础上增加包括过敏类型、实验室检验、注意事项和交叉过敏药品等数据元。

• 肝功能不全知识库：药物肝损伤字典数据元应包括肝功能（Child-Pugh肝功能分级、DILI的判断标准）和肝毒性药物目录以及需要药物剂量调整方案。

• 肾功能不全知识库：肾功能不全用药分级目录、肾损害药品目录字典、肾毒性药物目录以及需要药物剂量调整方案。

• 精准医学知识库：包括TDM监测药品目录及其范围值解读知识库，此外，还包括药物基因多态性检测报告解读知识库和血药浓度计算知识库。

1.4 药讯管理

药讯是医疗机构介绍新药、临床药物治疗和药品不良反应等信息的载体，为医务人员提供药学进展和安全用药信息，解答临床用药疑问，同时指导临床合理用药的简报或院内期刊读物。

1.4.1 药讯编撰要求

（1）专业性　除部分生活饮食类宣教资讯允许以通俗形式叙述外，其他内容，特别是专业定义、治疗指南、术语、英文缩写及公式等须严格符合专业期刊撰写要求，保证与专业著作或相关文献叙述一致；此外，图表数据发表前需完成数据质量审查，避免数据逻辑不一致的问题。

（2）及时性　及时性是指药讯所提供的信息是本期刊物发布周期内的信息，由于信息具备时效性特征，对于超过时效性要求的信息不宜在药讯中刊登，如部分失效的新闻或通知。

（3）实用性　实用性是指以读者需求出发解答临床常见的问题，以满足临床医护人员获取药学信息需求。具体见表2-32。

表2-32　药讯读者需求

对象	读者需求
药师	药事政策法规、新药资讯、细菌耐性监测、药学监测指标、药品不良反应信息通报、药品说明书、用药教育、药品注意事项等
医生	新药资讯、细菌耐性监测、药学监测指标、循证药学信息和药品不良反应信息通报、药品说明书等
护士	药物相互作用与配伍禁忌、用药教育、药品注意事项、药品储存和药物使用方法
科主任	药学监测指标、新药资讯

1.4.2 药讯内容构成

（1）药讯资源主要构成　包括药品前沿研究、药物临床试验、药学科研信息、医院新进药品信息、细菌耐药性监测报告、药品不良反应通报、药学监测指标公示、合理用药信息公告、临床药学和药品说明书修订等。此外，还包括专科用药问题与误区。

（2）分类　药讯根据出版的周期可分为月刊、双月刊、季刊或不定期。根据文章来源可分为原创文章、转载文章和译文；其中原创文章如医院药事管理、临床用药经验总结等作为素材。目前，各医疗机构主要以转载文章的形式编写至药讯中，素材来源包括国家卫健委和国家药监局有关药品安全性及临床应用的相关信息，此外，还包括国内外药品最新研究资讯。

1.4.3 发布

（1）发布方式　药讯发布载体以纸质刊物为主；随着Web技术的发展，部分医疗机构借助医院局域网、互联网医院或内部OA系统等，发表电子版本药讯。与传统药讯相比，电子版本药讯节省了印刷和发布成本，受众范围更广，便于更新与临床查询。

（2）主要栏目　新药信息、药学健康科普信息、突发公共卫生事件药品处理流程、相关药事法规应按照机构内部要求主动公开信息。在创新方面，药讯栏目设计可以增加医护访谈或人物专访，与读者互动，提高读者参与积极性。在主题内容设计方面，药讯编撰小组可通过问卷调查，统计分析读者的主要兴趣点。

（3）管理要求　药讯作为医疗卫生机构信息发布媒介，无论通过纸质及互联网平台，均需要遵守《个人信息保护法》《广告法》和《医疗卫生机构信息公开管理办法》相关规定。

（4）注意事项：①不得泄露患者个人隐私信息；②涉及药品疗效及安全性的不得夸大及虚假报道；③除涉及医院管理要求所提供的统计数据信息外，不得发布统方信息。

2. 知识产权保护

2.1 专利

2.1.1 专利定概论

（1）专利定义　专利一般指由政府机关区域性组织根据申请而颁发的一种文件，我国专利主要分为发明专利、实用新型专利和外观设计专利。

（2）分类

- 发明专利：是指对产品、方法或者其改进所提出的新的技术方案。例如，人们在生产实践中发明的新产品、新的生产方法、新设备以及对现有技术提出的新的改进方案等都属于发明的范畴。
- 实用新型专利：指对产品（包括机器、设备、仪器、装置、用具等有形物）的外形、构造或其结合所提出的适于实用的新的技术方案。
- 外观设计专利：对产品的外形、图案、色彩或其结合做出的富有美感并适于工业应用的新设计。

具体分类适用范围具体见表2-33。

表2-33　专利分类与适用范围

专利分类	定义与范围	适用药学成果
发明专利	指对产品、方法或者其改进所提出的新的技术方案	药品提取、合成或制备工艺，制药材料，中药配方，治疗方法，监测技术或分析模型
实用新型专利	指对产品的形状、构造或者其结合所提出的适于实用的新的技术方案	药品管理及使用的辅助器具，如智能药盒、智能药柜等
外观设计专利	指对产品的形状、图案或其结合以及色彩与形状、图案等工业应用的新设计	药品外观包装

（3）专利的特性

- 独占性：他人未经许可，不得使用、生产、销售已获专利权的发明。
- 时间性：法律规定的保护期限。自申请日或批准日开始算起，发明专利15~20年（我国自申请日算起20年），实用新型和外观设计专利5~10年（我国10年）。
- 地域性：经一国法律认可的发明专利，仅在该国法律管辖的范围内得到保护。

2.1.2 专利申请流程

（1）申请流程　不同类型专利的申请周期及流程有所差异。实用新型与外观设计专利申请流程一致，与发明专利申请主要区别在于，发明专利在初审流程之后增加实质审查工作，包括专利公示；在申请费用方面增加了实质审查费用，实质审查周期延长了专利申报的整体周期。具体流程见图2-11。

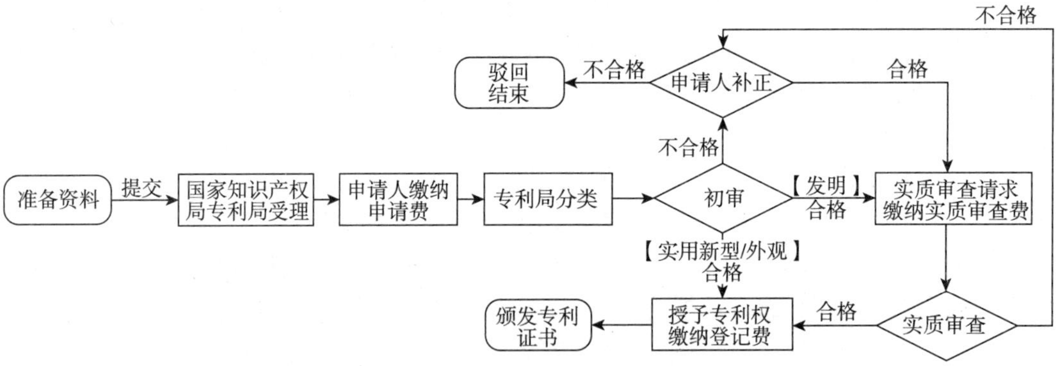

图2-11 专利申报流程

（2）申请资料 包括专利技术交底书、发明人姓名、第一发明人身份证号码、申请人姓名或名称（申请人为个人：提供个人姓名和身份证号码；申请人为单位：提供单位名称）和通信地址和邮编。

2.1.3 专利的应用与意义

（1）申报与评审 目前，专利作为职称晋升、科研成果鉴定、科研项目结题和国家自然科学基金等科研申报的选项信息，是评审专家综合评价的参照依据；同时，专利作为各类奖项评比工作的选填信息，是职称评审体系中的组织部分。

（2）产研转化

• 专利效益评估：评估机构按照资产评估方式对专利进行知识产权价值评估，并出具知识产权价值评估报告，用于专利技术授权及转让时使用。评估报告包括评估基准日、评估对象、评估原则、评估依据、评估双方信息、评估方法、评估过程和评估结论。评估依据一般参照国有资产评估管理办法及无形资产评估准则。评估机构根据专利创新性、独占性等，对市场效益、规模及成本等进行综合分析，估算专利的市场价值。

• 专利授权与转让：机构根据权利人及授权方，按照《知识产权价值评估报告》签订三方合同，包括授权或转让周期、权利责任、合同金额以及分成比例等。

2.2 商标与广告管理

2.2.1 商标管理工作

商标使用管理是指商标管理机关对商标的管理，包括商标使用管理和商标印制管理两方面。

（1）检查是否依规定使用"注册商标"标记，未注册的商标不能使用"注册商标"的标记，否则就视为冒充商标。

（2）检查商标是否在核定的商品范围内使用。

（3）检查是否有擅自改变商标文字、图形或其组合或注册人名义等注册事项，或搁置不同的情况。

（4）撤销违法商标。

（5）及时补发商标注册证。

（6）商标印制管理是指商标管理机关依法对商标印制行为进行监督和检查，并对非法印制商标标识的行为予以查处的活动的总称。

2.2.2 药品广告管理

（1）药品广告发布平台 处方药药品广告不得在公众平台发布，可在专业医药期刊发布；医院药讯不得发布涉及相关药品企业的广告信息；互联网药品信息服务机构取得相关资格证书后，经药监部门审批通过后可在其平台上发布非处方药品广告。

（2）医药广告的禁止性规定 表示功效、安全性的断言或者保证；说明治愈率或者有效率；与其他药品、医疗器械的功效和安全性或者其他医疗机构比较；利用广告代言人的名义或者形象作推荐、证明；法律、行政法规规定禁止的其他内容；特殊监管药品及处方药广告的禁止与限制，包括麻醉药品、精神药品、医疗用毒性药品、放射性药品等特殊药品、药品类易制毒化学品、戒毒治疗药品、医疗器械和治疗方法，不得做广告。

2.3 著作权管理

2.3.1 著作权申报与保护

著作权亦称版权，是指作者对其创作的文学、艺术和科学技术作品所享有的专有权利。著作权是公民、法人依法享有的一种民事权利，属于无形财产权。版权自动产生，不存在申请，仅有登记程序。如果要对自己的作品进行著作权登记，一般经过下列程序。

（1）作品登记应提交的材料：作品登记申请书；作者或其他著作权人的身份证明文件；作品著作权归属证明文件；作品说明书；代理人受托书及其身份证明文件（复印件）。

（2）填写《作品登记表》及《权利保证书》，缴纳作品登记费用。

（3）作品登记机关在接到作品登记申请材料后，按规定进行核查，核查期限一个月，该核查期限自作品登记机关收到申请人提交的所有申请登记的材料之日起计算。

（4）经核查符合作品自愿登记条件的作品由作品登记机关发给作品登记证书，并通过有关版权信息刊物及作品登记机关设立的网站上予以公告。

2.3.2 计算机软件著作权申报与保护

（1）计算机软件著作权申请　进入"中国版权保护中心"点击软件登记，注册账户；进入系统后，点击计算机软件著作权登记申请，在线填写表格；准备申请所需的资料；递交资料；材料受理等下发证书。

（2）申请所需资料　计算机软件著作权登记申请表（第三页盖公章）；准备源代码：每页设置在50行以上，准备60页，不足60页提供全部；准备用户操作手册或者需求文档；公司申请：准备执照副本复印件，个人申请：准备身份证复印件；其他相关材料（视情况而定）。

（3）申请时间要求　普通申请：自材料递交之日起35~40个工作日出证。加急申请：可根据企业的需求办理加急；按加急时间分段收费。

（4）领取证书：普通申请，状态为已发证状态时，3个工作日后领取证书。

第三节　药学信息服务

1.公众号管理

1.1 公众号相关功能介绍

公众号是开发者或商家在微信公众平台上申请的应用账号，该账号与QQ账号互通，平台可实现和特定群体进行文字、图片、语音和视频的全方位沟通互动。

1.1.1 公众号类型与应用

微信公众号相关服务类型区别见表2-34。

表2-34　微信公众号相关服务类型区别

区别项目	订阅号	服务号	小程序
适用场景	科普宣教、新闻	互陪网医院	就医服务、互联网医院
申请主体	个人、组织或企业	企业	个人、组织或企业
推送文章数量	每天群发一次，推文可分享朋友圈	每月4次，推文可分享朋友圈	推文不可分享朋友圈
接口数量	少	丰富的接口类型适合二次开发	丰富的接口类型
消息	微信消息折叠	单独消息提醒	消息可互动

续表

区别项目	订阅号	服务号	小程序
自定义菜单功能	需认证后	自带	可使用模板开发
关注用户数量（多客服服务）	关注量少	关注量大	关注量大
收费功能	无	支持微信支付	需收费组件
认证	收费；认证需粉丝数量达到5000个	认证及每年年费	参照服务号
视频聊天功能	无	不支持	支持
其他	订阅号可升级至服务号	不可转为订阅号	每次修改需腾讯重新审核
第三方工具	图文排版	图文排版	支持定制和模板开发

1.1.2 公众号常用功能介绍

微信公众号常用功能介绍见表2-35。

表2-35　微信公众号常用功能介绍

功能	适用场景	设置项	注意事项
投票功能	满意度投票、问卷调查	投票名称、起止时间、权限、问题内容、答案选项	问题及选项长度不超过35字符；仅关注用户自动推送
授权绑定	公众号协作管理	人员设置和绑定运营者微信	授权用户数量限制，长期用户5个，短期用户20个
自动回复	简单的用药咨询和问答机器人	关键词回复、收到消息回复	规则名称不多于60字、规则上限数量为200个，每个规则关键词不多于200，回复内容字符数量不超过600个
统计分析	公众号后台运营管理	内容、用户、菜单使用、消息发送、接口调试和网页访问分析	统计间隔周期仅限3个月以内
图文发表	健康科普宣教、新闻通知	素材库、草稿箱和原创功能	注意外部引用图片链接地址失效以及排版问题，订阅号每天限发一组群发
自定义菜单	功能分区	图文连接、网页跳转、小程序连接	一级菜单限制3个，二级菜单限制5个，菜单名字不超过8个汉字，名字不支持特殊符号

1.1.3. 主要功能操作步骤

在公众号日常运维过程中，主要操作包括公众号申请流程、其他用户授权、图文发表、投票、自定义菜单、自动回复和开发者对接。详细操作流程见图2-12。

1.1.4 开发与公众号对接

（1）第一步：配置服务器　登录微信公众平台官网后，在公众平台官网的开发基本设置页面，勾选协议成为开发者，点击"修改配置"按钮，填写服务器地址（URL）、Token、EncodingAESKey和选择消息加解密方式。其中access_token是公众号的全局唯一接口调用凭据，access_token有效期为2个小时，需定时刷新，可通过云托管方式存储access_token。同时记录好开发者ID（AppID）、开发者密码（AppSecret）。

（2）第二步：验证服务器地址的有效性　开发者通过微信服务器将发送GET请求到填写的服务器地址URL上，GET通过signature请求参数（微信加密签名）对请求进行校验。若确认此次GET请求原样返回echostr参数内容，则接入生效，否则接入失败。

（3）第三步：依据接口文档实现业务逻辑　验证URL有效性成功后即接入生效即可开始开发创作。开发者之间共通用户账号，开发者可通过OpenID多个应用同时绑定到微信公众号。

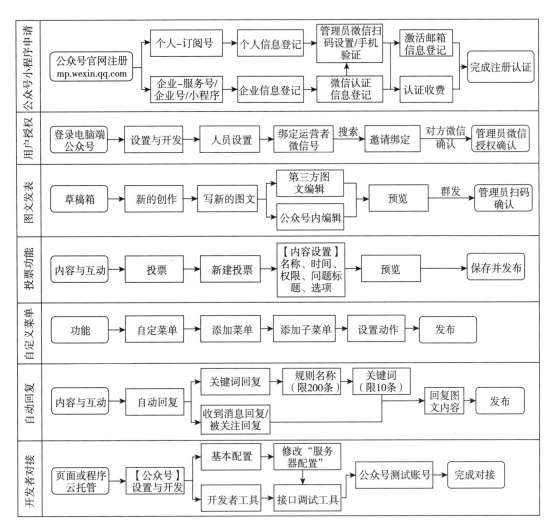

图 2-12　公众号功能与操作流程

1.2 公众号内容选题

1.2.1 指数与热度研究

微信指数是微信官方提供的基于微信大数据分析的移动端指数，它整合了微信上的搜索和浏览行为数据，基于对海量数据的分析，可以形成"关键词"动态指数变化情况，方便看到某个词语在一段时间内的热度趋势和最新指数动态。简言之，就是通过微信指数，可以看到某个关键词在微信上的浏览量及转发量。

操作流程为：进入微信，在顶部搜索框内输入"微信指数"关键字进行搜索；点击"微信指数"进入主页面，然后在微信指数搜索框内，输入你想要查找的关键词，查看数据；目前微信指数只支持24小时、7日、30日、90日内的四个阶段的数据。

1.2.2 主题日

主题日选题是根据医疗相关主题日，如"糖尿病日""肾病日"等，按疾病主题相关的节日进行选题。主题日选题由于具备针对性和可预测性，一般情况下，公众号维护人员每年根据日程安排制定相关主题日素材。素材来源包括主题疾病用药的相关使用注意事项，如特殊剂型给药、药物相互作用以及药品不良反应处置等健康信息。

1.2.3 突发公共卫生事件

突发公共卫生事件选题具备时效性要求高的新闻特点，内容撰写应结合专业特征，整理突发公共卫生事件的相关信息，重点关注网络谣言信息的识别及辟谣工作。

1.2.4 重大卫生政策或医药研究突破

（1）重大卫生政策　主要涉及民生领域或本专业领域的重大管理政策变化；政策报道主要以政策解读为主。一般情况下，政策解读应以权威机构发布为主，医疗机构或个人公众号平台可对政策实践经验进行报道分享。

（2）医药研究突破　应根据研究成果进行全面和客观报道，避免夸大和误导读者，涉及原创的技术及信息应取得授权许可，切忌随意转载第三方报道。同时，报道内容应符合平台信息发布规则及广告法要求。

1.3 素材制作技巧管理

1.3.1 视频素材处理

（1）视频剪辑工具　常用的视频剪辑工具包括剪映、爱剪辑、会声会影、EDIUS和Adobe Premiere等，主要功能包括转场、素材库、画中画、音轨分离、视频剪切、视频调速、回放、滤镜、时间轴、文字添加、关键帧等功能，可实现视频叠加、后期配音、文本自动转录等视频处理需求。

（2）注意事项　公众号上传视频素材支持多种主流格式，视频素材时长一般不超过1小时，超过时长的素材需要经过腾讯视频或其他视频平台进行链接，在图文编辑时可通过链接地址或者多媒体素材库调用。以剪映的"图文成片"和"一键成片"为例；视频时长一般控制在6~10分钟。

（3）制作方法　视频制作可分为PPT教学视频及真人录制视频，前者可通过WPS自带的录屏工具完成录制。其他视频制作方法包括电脑录屏和摄像设备录制，具体优缺点见表2-36。

表2-36　常用的视频制作方法

方法	优势	不足
WPS-PPT录屏	图像清晰，适合正规教学视频录制	课程准备及录制耗时较长，后期需要处理录音过程中的噪声
剪映（一键成片）	适用于已有视频素材快速编辑	转出视频仅按模板版式播放，无法二次编辑素材
剪映（图文成片）	适用于短视频、说明书快速制作，提供自动分句和自动配图；文本快速生成视频	单个视频限1500字，时长较短，6~10分钟视频，自动生成语音库暂不支持地方方言和自定义语速
常规录制	适应所有场景，医学操作演示类视频；视频清晰度最高	成本最高，课程准备及录制耗时较长，后期处理工作量较大
电脑录屏	适合于办公及信息系统操作教学类视频，以及专业类教学视频，制作周期较短	视频清晰度有所影响，文本类信息受屏幕及录制压缩比影响有所下降；后期需要处理录音过程中的噪声

1.3.2 视频制作流程

视频制作流程分为主题确定、脚本制作、素材准备和制作四个环节，其中动画或真人录制在此基础上增加场景及分镜头环节；制作人员根据台词、录制视频和素材进行剪辑。而随着短视频和语音识别技术的发展，短视频制作已实现文本直接转录音频或音频转录教学文本的工作，通过预设讲稿（即台词）和视频展示素材，可以借助PPT快速制作静态图片供视频使用；通过图文成片功能实现文本和图片快速转换成教学视频。具体流程见图2-13。

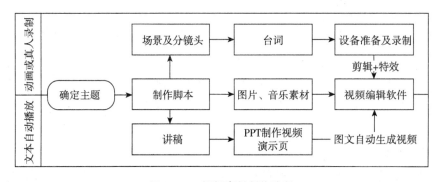

图2-13　视频素材制作流程

2.互联网药学服务

2.1 互联网药品信息服务

2.1.1 管理要点

根据《互联网药品信息服务管理办法》（2017年修订版），互联网药品信息服务是指通过互联网向上网用户提供药品（含医疗器械）信息的服务活动，根据是否有偿提供服务又分为经营性和非经营性两类。管理办法对互联网药品信息服务提出明确要求，互联网药品信息服务机构应当取得《互联网药品信息服务资格证书》。具体管理要点如下。

（1）建设要求 开展互联网药品信息服务活动相适应的2名或以上药学专业人员、设施及相关制度；安全保障方面包括网站安全保障措施、信息安全保密管理制度及用户信息安全管理；证书有效期为5年，有效期届满前6个月内，向原发证机关申请换发；具备基础的运营网站并在相关网信部门进行备案登记；网站相关负责人应具备专业技术背景及相关资格证。

（2）服务范围 互联网药品信息服务的网站不得发布麻醉药品、精神药品、医疗用毒性药品、放射性药品、戒毒药品和医疗机构制剂的产品信息；广告信息方面，发布药品（含医疗器械）广告须经管理部门审批及标注广告审查批准文号；项目审批内容包括互联网药品信息服务提供者单位名称、网站名称、IP地址、注册服务地址、法定代表人、企业负责人、服务方式、服务项目；网站名称不得出现"电子商务""药品招商""药品招标""全国""中国"和"中华"等字样内容；网站所提供的药品信息不得直接撮合药品网上交易。

2.1.2 互联网药品交易服务资格证书

（1）政策与分类 根据《互联网药品交易服务审批暂行规定》（国食药监市〔2005〕480号）及其补充通知要求，从事医药电子商务的企业及平台应取得《互联网药品交易服务资格证书》；证书根经营对象共分为ABC三类，具体如表2-37所示。

表2-37 互联网药品交易服务资格证书分类管理

分类	颁发	经营对象
A	国家局审批	药品生产企业、药品经营企业和医疗机构，不得向个人消费者提供 药品
B	地方局审批	与其他企业进行药品交易
C	地方局审批	向个人消费者提供自营非处方药品

（2）资质申报与评审

•评审：评审周期2周，评审内容包括相关申请文档、管理文档、组织机构文档、售后说明文档、服务文档和权益保障；证书有效期为5年。

•基础要求：运营条件、人力组成、医药专员；在信息安全方面包括IDC机房托管、购置相应的安全设备和软件。必须取得《互联网药品信息服务资格证书》至少三个月；具备完整的交易记录设备和设施；网上交易平台具备查询、订单生成、电子合同和发票等交易服务功能；同时兼具相配套的药品配送系统。

2.2 谣言管理

2.2.1 谣言概论

（1）相关规定 谣言管理政策包括《具有舆论属性或社会动员能力的互联网信息服务安全评估规定》《网络信息内容生态治理规定》《药品管理办法》和《广告法》。

（2）互联网谣言信息来源 包括论坛、博客、微博客、聊天室、通讯群组、公众账号、短视频、网络直播、信息分享、小程序等互联网服务信息。

（3）谣言分类

•按内容分类：包括政治谣言、经济谣言、军事谣言、健康谣言、社会生活谣言和自然现象谣言。

- 根据影响程度和作用对象分类：包括个体谣言和社会谣言。
- 根据传播初衷分类：包括刻意传播谣言和非刻意的谣言。

（4）谣言产生原因　网络时代的信息不对称；传播者有目的地制造谣言；盲目跟风的社会从众心理；网络虚拟环境为谣言的形成与传播提供了便利。

2.2.2 谣言特征

（1）网络谣言特征　在传播形式上，网络谣言具有复合传播的特性，将人际传播、群体传播、大众传播、跨国传播整合起来，以放射状和旋涡状传播为主。在传播特点上，网络谣言传播更加快捷和广泛网络谣言具备模糊性、质疑性、广为流传性、新闻性、诱惑性、频发性、蔓延性、欺骗性和难控性的特点。

（2）健康卫生类谣言的特征　扩散速度快，传播范围广；以健康养生类为主，文字简短且呈现口语化表述；报道的信息、来源普遍采用匿名化处理；信息来源缺乏权威性，常以非专业新闻或医疗机构媒体发表；研究成果片面化，此类信息公众较难辨别真伪，由于研究成果受研究群体、研究方法和条件等因素影响，片面报道研究成果容易导致以偏概全，特别是研究样本量少或特定条件下的研究成果更容易引起误导。健康类谣言常用特征词包括"据某专家、某权威机构、最新研究表明"；常见分类：致癌物质或食物、食物相克、酸碱体质、辅助药物和中医养生类。

2.2.3 谣言识别

（1）识别技巧　看信息的真假；看背后的意图；看其负面影响程度；看言语是否符合社会共同认可和遵守的规范。

（2）谣言表现与识别方法　见表2-38。

表2-38　谣言特征表现与识别技巧

特征	表现与来源	识别方法
频发性	养生类，如致癌食物、药物等信息	查看历史记录，曾多次发表，经重复润饰包装后再次发布；检查图片或文件的来源
欺骗性	某机构研究	图片、引用文献或专家信息张冠李戴；试图假借某机构或学者名义发布
新闻性	热点指数高，短期阅读量大	具备新闻性信息缩写结构，夸大其负面影响程度
质疑性	信息为转载信息，期原创信息来源为非权威机构	信息发布来源为非权威认证的个人或机构；特征词"据某权威机构或据某专家"等模糊描述
诱惑性	文章内容涉及诱导读者消费	了解背后意图，信息存在诱导消费或附加广告信息
片面性	研究成果类报道	对研究成果进行片面报道，断章取义；非专业人员较难识别，需要专业人士多方面信息佐证识别

（3）辟谣工具　主要考察平台识别内容的专业领域及识别载体，按照识别载体包括网络文章、视频、图片和音频等。

- 网络平台：中央网信办违法和不良信息举报中心主办的《中国互联网联合辟谣平台》https://www.piyao.org.cn/各自媒体平台及手机应用均可提供信息举报功能，如微信辟谣助手。
- 图片识别工具：如搜狗图片识别工具。
- 自媒体平台自带举报及辟谣工具：今日头条的GUARD反谣言系统基于谣言分析模型和人工审核，实现谣言文章拦截。
- 信息采集工具：搜索引擎自带指数监测和网页采集工具。

第三章　数据科学

第一节　数据管理

1. 数据库基础

1.1 基本概念

1.1.1 数据库

数据库（DataBase，DB）即存储数据的仓库，严格地讲，是按照一定的数据模型组织的、长期储存在计算机内、可为多个用户共享的大量数据的集合。数据库中的数据具有较小的冗余度、较高的独立性和易扩展性。

1.1.2 数据库管理系统

数据库管理系统（DataBase Management System，DBMS）是专门用于建立和管理数据库的一套管理软件，介于应用程序和操作系统之间。其主要功能包括数据定义功能、数据组织、存储和管理功能、数据操纵功能、数据库的事务管理和运行管理功能、数据库的建立和维护功能等。

关系数据库是表的集合，每个表都赋予一个唯一的名字。每个表包含一组属性（列或字段），并通常存放大量元组（记录或行）。关系中的每个元组代表一个被唯一关键字标识的对象，并被一组属性值描述。语义数据模型，如实体–联系（ER）数据模型，将数据库作为一组实体和它们之间的联系进行建模。通常为关系数据库构造ER模型。

1.1.3 数据库系统

数据库系统（DataBase System，DBS）是由数据库、数据库管理系统（及其应用开发工具）、应用程序和数据库管理员组成的存储、管理、处理和维护数据的系统。由于数据模型是数据库系统的基础，因此，人们常以数据模型来命名数据库系统，如数据模型为层次模型、网状模型或关系模型，则对应的数据库系统就称为层次数据库系统、网状数据库系统或关系数据库系统。

1.1.4 数据湖、数据仓库、数据集市

（1）数据湖　数据湖是一个存储企业的各种各样原始数据的大型仓库，其中的数据可供存取、处理、分析及传输；可以存储结构化（表格或图形）、半结构化（CSV、JSON、日志）、非结构化（电子邮件、文档）和二进制数据（音频、照片等）。数据湖侧重于原始数据服务；适用于业务原始信息的储存与查询。

（2）数据仓库　数据仓库是一个面向主题、集成的、时序的和非易失的数据集合。数据仓库是经过处理后具备高性能和高可用性数据集合；适用于科研及运营数据中心建设。

（3）数据集市　数据集市也叫数据市场，从操作的数据和其他为某个特殊的专业人员团体服务的数据源中收集数据存储，通常用于支持数据仓库环境的展示层，属于数据仓库部门级、功能级或主题域子集，以便用于历史数据集成报表、查询和分析。数据集市存储为特定用户预先计算好的数据，从而满足用户对性能的需求。数据集市可以在一定程度上缓解访问数据仓库的瓶颈。

数据仓库和数据湖的对比见表3–1。

表 3–1　数据仓库和数据湖对比

对比	数据仓库	数据湖
类型	主要处理历史的、结构化的数据，而且这些数据必须与数据仓库事先定义的模型吻合	能处理所用类型的数据，如结构化数据、非结构化数据、半结构化数据等，数据的类型依赖于数据源系统的原始数据格式

续表

对比	数据仓库	数据湖
目的	处理结构化数据，将他们转化为多维数据或者报表，以满足后继的高级报表及数据分析需求	适合于深度分析，拥有足够强大的计算能力用于处理和分析所有类型的数据，分析后的数据会被存储起来提供用户使用
特点	高性能，高可重复性，可持续使用	便于探索、创新，灵活性高

1.1.5 数据库分类

（1）层次数据库　层次数据库是采用层次模型作为数据的组织方式，其典型代表是IBM公司的IMS（Information Management System）。在数据库中定义满足这两个条件的基本层次联系的集合称为层次模型：①有且只有一个结点没有双亲结点，这个结点称为根结点；②根以外的其他结点有且只有一个双亲结点。而每个结点表示一个记录类型，记录类型之间的联系用结点之间的连线（有向边）表示，这种联系是父子之间的一对多的联系。因此，层次数据库以树形结构表示实体及其之间的联系，关系只支持一对多。

（2）网状数据库　网状数据库是采用网状模型作为数据的组织方式，其典型代表是DBTG系统，即数据库任务组（DataBase Task Group）提出的一个系统方案。在数据库中定义满足这两个条件的基本层次联系集合称为网状模型：①允许一个以上的结点无双亲；②一个结点可以有多于一个的双亲。在层次模型中，子女结点与双亲结点的联系是唯一的，而在网状模型中这种联系可以不唯一。因此，网状数据库可以很直观地表现出数据和数据之间的关联关系，但也带来了数据管理的复杂性。

（3）关系数据库　关系数据库是采用关系模型作为数据的组织方式，其典型代表是Oracle和MySQL。关系模型要求关系必须是规范化的，即要求关系必须满足每一个分量必须是一个不可分的数据项。

（4）非关系数据库　非关系数据库（NoSQL）本意是"Not Only SQL"，即"不仅仅是SQL"，而非"No SQL"，因此，其产生并非要否定关系数据库，而是作为一个有效的补充。非关系数据库具体又可分为键值存储数据库（如Memcached、Redis、Ehcache）、列存储数据库（如Cassandra、HBase）、面向文档数据库（如MongoDB、CouchDB）、图形数据库（如Neo4J、InforGrid）、时序数据库（如InfluxDB、Prometheus）、搜索引擎存储数据库（如Elasticsearch、Solr）等。

1.1.6 数据库系统分类

数据库系统按照操作方式可分为联机事务处理OLTP和联机分析处理OLAP系统，主要区别见表3-2。

表3-2　OLTP系统和OLAP系统的比较

特性	OLTP	OLAP
特征	操作处理	信息处理
面向	事务	分析
用户	DBA和专业的数据库工程师	分析员、普遍用户
功能	日常操作	长期信息需求和决策支持
DB设计	基于E-R，面向应用	星形，面向主题
数据	当前最新数据	历史数据
汇总	原始详细数据	汇总数据
存取	读和写	多数仅读
关注	数据进入	数据输出
用户数	数千	数百
访问记录数	数十个	数百万
DB规模	100MB到GB	10GB到TB
度量	事务吞吐量	查询吞吐量、响应时间

1.2 数据库操作

1.2.1 数据库操作程序与流程

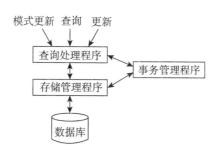

图 3-1 DBMS 的主要组成部分

（1）查询处理程序 查询处理程序的任务是把用较高级的语言所表示的数据库操作（包括查询、更新等）转换成一系列对数据库的请求。查询处理最复杂和最重要的部分是查询优化，即选择一个好的查询计划，使用户减少操作而得到结果。

（2）存储管理程序 存储管理程序包括两个部分，即文件管理程序和缓冲区管理程序。文件管理程序跟踪文件在磁盘上的位置，并负责取出一个或几个数据块，每数据块中含有缓冲区管理程序所要求的文件。缓冲区管理程序控制着主存的使用，即通过文件管理系统从磁盘取得数据块，并选择主存的一个页面来存放它。

（3）事务管理程序 事务，即一组按顺序执行的操作单位，是数据库的基本工作单元，其具有原子性、一致性、隔离性和持久性四个特性。其常用技术包括加锁、日志文件、事务提交等。

（4）客户端/服务器系统结构 使用DBMS时，最常见的系统结构就是客户端/服务器类型（C/S类型）这种结构。服务器用来接收其他程序发出的请求，并对该请求进行相应处理的程序，或是安装了此类程序的设备。与之对应，客户端便是向服务器发出请求的程序，或是安装了该程序的设备。数据库系统由数据服务器与客户端共同组成。其中DBMS的核心部分都属于服务器，而客户端则负责用户接口。对于关系数据库系统，通常用SQL语言表达从客户端到服务器的各种请求，然后由服务器给出回答，用表即关系的形式传给客户端。

1.2.2 SQL 常用语句操作

结构化查询语言（Structured Query language，SQL）是一种最常用的关系数据库语言。用关键字、表名、列名等组合而成一条语句（SQL语句）来描述操作的内容。

（1）CREATE 创建数据库和表等对象。

• 创建表语句：CREATE Table 表名称（字段名1 字段类型（长度），……）。

• 建立索引语句：CREATE Index 索引名称 on 数据表名（字段名1，……）。索引相同于以某一列作为索引目录，提高数据查询效率。

（2）DROP：删除数据库和表等对象。

• 删除表语句：DROP Table 表名称。

• 删除索引语句：DROP Index 索引名称。

（3）ALTER：修改数据库和表等对象的结构。

• 添加列 ALTER TABLE STUDENT ADD NAME CHAR（50）。

• 删除列 ALTER TABLE table_name DROP COLUMN column_name。

（4）SELECT：查询表中的数据。

• 基本查询：select * from 数据表名称 where 查询条件；其中"*"代表返回显示数据表中所有字段，如需单独显示某一字段的查询结果，用对应字段替代"*"；查询语句中字段名后缀"AS 别名"，即表示返回结果标题按别名显示。条件判断包括<、>、=、like、not、and 和 or 等条件；字符串模糊查询可使用 like '%查询字符'。

- 排序查询：在查询语句最后使用 Order by 排序所在字段名称 DESC（降序）/ASC（升序）。
- 分组语句使用 group by 字段；HAVING 与 group by 组合使用作用为二次过滤。其表示方式为：group by 字段 having 条件。
- 运算统计：SQL 常用运算符如下（表 3-3）。

表 3-3 SQL 常用运算符

运算符	意义	查询语句
SUM	列求和	Select SUM（字段名）from 数据表名
AVG	列平均值	Select AVG（字段名）from 数据表名
MIN	列中最小值	Select MIN（字段名）from 数据表名
MAX	列中最大值	Select MAX（字段名）from 数据表名
COUNT	计算列中值个数	Select COUNT（字段名）from 数据表名
Group by	分组	Group by 类别

（5）INSERT：向表中插入新数据，其格式如下

- Sql 语句格式：INSERT INTO R（A1，A2，A3……A）VALUES（V1，V2，V3……V）。其中，R 为数据表名，A 为字段名称，V 为插入值。

（6）UPDATE：更新表中的数据。

- Sql 语句格式：UPDATE R SET A1=V1，A2=V2……where <选择条件>。其中，R 为数据表名，A 为字段名称，V 为更新值。

（7）DELETE：删除表中的数据。

- Sql 语句格式：DELETE FROM R where <选择条件>。其中，R 为数据表名。

（8）SQL 语法编写注意事项

- SQL 语句使用分号（;）结尾。
- SQL 语句不区分大小写，为方便理解，可以把关键字大写或表名的首字母大写；但是，插入表中的数据是区分大小写的。
- 在 SQL 语句中直接书写的字符串、日期或者数字等称为常数。插板阀上各有的书写方式如下表示：SQL 语句中含有字符串时，需使用单引号（''）将字符串括起来，用来标识这是一个字符串，如 'bcd'；SQL 语句中含有日期时，需使用单引号将其括起来，如 '2020-12-01' 或 '01/12/2020' 等；SQL 语句中含有数字时，直接书写，无需使用任何符号标识，如 1000。
- SQL 语句的单词之间需使用半角空格或换行符来进行分隔，而未加分隔或使用全角空格的语句会发生错误，无法正常执行。

1.3 数据模型

1.3.1 概论

（1）定义

- 数据模型（Data Model，DM）：是数据库系统中用以提供信息表示和操作手段的形式构架，也是数据特征的抽象。数据模型是抽象描述现实世界的一种工具和方法，是表示实体与实体之间联系的形式；数据模型是数据治理和数据研究的基础。数据模型一般由数据结构、数据操作和完整性约束三要素组成；按照应用层次分类，数据模型可分为概念模型、逻辑模型和物理模型。

• 数据结构：是描述系统的静态特性，是所研究对象的类型集合；主要用来描述数据类型、内容、性质及数据间的联系；数据操作是描述系统的动态特征，是指对象实例允许操作的集合，如查询、插入、删除和修改的权限；数据约束是描述数据结构内数据间的语法、词义关系、制约和依存关系，以及数据动态变化的规则。

（2）作用与意义　数据建模中的最后一步是确定逻辑数据模型到物理数据模型中到对数据访问性能和存储的具体要求。数据建模定义的不只是数据元素，也包括它们的结构和它们之间的关系。

（3）设计原则　遵循继承性、稳定性、前瞻性和动态性。数据模型应该支持最小数据粒度存储，具备非冗余、运行稳定、业务一致性和操作易用性的特点。

（4）应用　信息系统开发设计；业务流程重组；知识库构建；药物临床试验和真实世界研究等新增数据采集任务；新增统计指标及报表。

1.3.2 数据模型分类

（1）实体–联系模型（entity–relationship model，简称E–R模型）

• 模型构成：由实体、属性和关系构成。

• 模型表示方式：实体集用矩形框表示，矩形框内写上实体名；实体的属性用椭圆框表示，框内写上属性名，并用无向边与其实体集相连；实体间的联系用菱形框表示，联系以适当的含义命名，名字写在菱形框中。具体如图3–2所示。

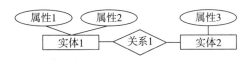

图3–2　E–R模型图

（2）多维模型　多维模型是通过建立数据库引擎，采用预计算、索引策略和其他优化方法，实现多维数据查询管理工作，该模型包括星型模式和雪花模式。

星型模型：由事实表（Fact Table）和维表（Dimension Table）组成。每个维表中都会有一个维作为主键，所有这些维的主键结合成事实表的主键。事实表的非主键属性称为事实，它们一般都是数值或其他可以进行计算的数据。以处方信息表为例，医院开具药品处方时分别调用剂型、用法、频次和剂型等维度字典；具体见图3–3。

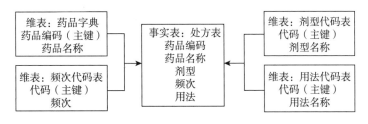

图3–3　星型模型图

雪花模型：一个或多个维表没有直接连接到事实表上，而是通过其他维表连接到事实表上，雪花模型是在星型模型的基础上进行扩展的。以药品盘点表为例，通过药品字典和货架字典两个维度表，与库存表和货位信息表两个事实表进行信息互联互通；具体见图3–4。

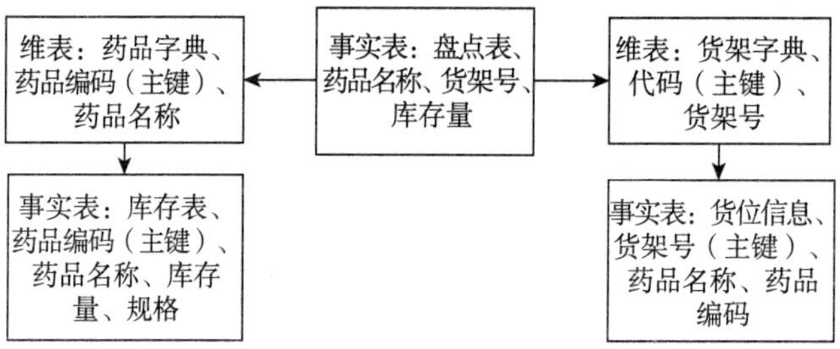

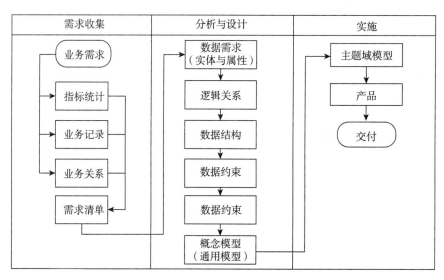

图 3-4　雪花模型图

1.3.3 数据建模流程

（1）收集业务需求　确定业务流程，包括流程图、业务相关信息、关键管理指标和业务操作信息（如操作状态、操作人、操作时间）等。需求收集阶段根据业务需求、业务关系、业务记录信息和统计所需指标，制定需求清单，清洗需求清单中需要记录的实体信息和实体属性，制定数据需求，分析各个实体之间的逻辑关系，用于设计数据结构；并对数据结构中的数据根据业务管理需求赋予数据约束的数据操作描述，形成系统概念模型。

（2）整理数据需求　明确目标数据表，包括事实表（明细表）和维度表（代码表和基本信息字典）等。声明数据粒度，数据粒度可按精细化管理要求，兼具数据可获得性进行综合考虑；数据维度应考虑业务流程事件涉及的"人、机、物、法和环"，进行维度分类设计，维度设计标准可以参考指南、共识或标准等规范性文件进行数据字典设计。根据整理的数据信息进行事实分类，确定事实表明细。

（3）建模部署　根据事实和关系、业务量以及数据复杂程度选择合适的数据模型方式进行部署，分别建立事件表和字典表，涉及复杂业务和交叉检索的业务需求，建议采用雪花模型；涉及独立业务的可以采用E-R模型或星形模型设计。在维度表设计时，注意做好主键设计，以及与事实表外键关联关系。事实表设计时应考虑设计好主索引、外键和各个数据元的数据类型；外键对应数据元属性应与维度表一致。具体建模流程见图3-5。

图 3-5　数据模型构建业务流程图

2.数据管理

2.1 数据管理概论

2.1.1 相关定义

（1）个人数据　是指任何指向一个已识别或可识别的自然人（"数据主体"）的信息。

（2）**数据处理** 是指针对数据或数据集合的任何一个或一系列操作，诸如收集、记录、组织、建构、存储、自适应或修改、检索、咨询、使用、披露、传播或其他的利用，排列、组合、限制、删除或销毁。

（3）**匿名化** 是一种使个人数据在不使用额外信息的情况下，不指向特定数据主体对待个人数据的处理方式。

（4）**整理汇集系统** 是一种依照特定标准，如集中、分散或功能分布或地域基准存取数据的结构化集合。

（5）**控制者** 是能单独或联合决定数据的处理目的和方式的自然人、法人、公共机构、行政机关或其他组织。

（6）**接收者** 是指接收到被传递的数据者，无论其是不是第三方的自然人、法人、公共机构、行政机关或其他组织。

（7）**第三方** 是指数据主体、控制者、处理者以及在控制者或处理者直接授权处理数据者以外的自然人、法人、公共机构、行政机关或其他组织。

（8）**个人数据外泄** 是指个人数据在传输、存储或进行其他处理时的安全问题引发的个人数据被意外或非法破坏、损失、变更、未经授权披露或访问。

（9）**基因数据** 是指与自然人先天或后天的遗传性特征相关的个人数据。这类数据传达了与该自然人生理功能或健康状况相关的独特信息，并且上述数据往往来自对该自然人生物样本的分析结果。

（10）**生物识别数据** 是通过对自然人的物理、生物或行为特征进行特定的技术处理的得到的个人数据。这类数据生成了该自然人的唯一标识，比如人脸图像或指纹识别数据。

（11）**有关健康的数据** 是指与自然人身体或精神健康有关的个人数据，包括能揭示关于他或她的健康状况的健康保健服务所提供的数据。

（12）**指标** 是指预期中打算达到的指数、规格、标准。

（13）**科学数据** 主要包括在自然科学、工程技术科学等领域，通过基础研究、应用研究、试验开发等产生的数据，以及通过观测监测、考察调查、检验检测等方式取得并用于科学研究活动的原始数据及其衍生数据。

（14）**统方** 是指医疗机构、科室或医疗卫生人员根据工作需要，通过一定方式和途径，统计医疗卫生机构、科室及医疗卫生人员使用药品和医用耗材的用量信息。为不正当商业目的的统方，是指医疗卫生机构及科室或医疗卫生人员统计、提供医疗卫生机构、科室及医疗卫生人员使用有关药品、医用耗材的用量信息，或为医药营销人员统计提供便利。

（15）**数据标准** 是指保障数据的内外部使用和交换的一致性和准确性的规范性约束。数据标准一般包括三个要素：标准分类、标准信息项（标准内容）和相关公共代码（如国别代码、邮政编码）。数据标准通常可分为基础类数据标准和指标类数据标准。

2.1.2 数据管理相关制度规范

（1）**科学数据管理办法** 药学科研数据管理包含科研数据管理人才建设、数据采集、保存、汇交、共享和利用等职责要求。其管理遵循科学数据管理的分级管理、安全可控、充分利用的原则，明确责任主体，加强能力建设，促进开放共享。

• 工作职责：加强科学数据人才队伍建设，实现定员定岗，纳入绩效收入和职称评定等。科学数据的分级分类、加工整理和分析挖掘；保障科学数据安全，依法依规推动科学数据开放共享和交流合作；参与推动科学数据中心建设；组织制定科学数据管理制度和标准。

• 数据采集、汇交和保存：做好科学数据质量控制体系，保证数据的准确性和可用性；做好科学数据保密和安全管理工作；建立科学数据保存制度，配备数据存储、管理、服务和安全等必要设施，保障科学数据完整性和安全性。

• 共享与利用：分级分类、加工整理和分析挖掘建立科学数据管理系统，公布科学数据开放目录并及时更新，积极开展科学数据共享服务。

• 保密与安全管理：数据全生命周期安全管理，制定科学数据安全保护措施；加强数据下载的认证、授权等防护管理；医疗机构科研数据采取分级安全管理，信息技术部门提供安全管理工具和科研数据管理系统的权限分配；药学科研数据管理人员负责药学科研数据中心的统筹建设和数据利用的监测工作，参与审核、监控科内科研项目数据采集、利用和共享等活动是否符合数据安全管理要求。定期组织对科研数据脱敏结果进行安全性核查，确保共享数据每个人信息保护条例要求。

• 数据管理原则：科研数据采取统一管理、终身追溯、分级分层、权责分明、价值引导、标准规范和安全原则。

（2）临床数据质量管理规范（GCDMP） 是由临床数据管理学会（Society for Clinical Data Management，SCDM）为其会员所提供的临床数据质量管理规范。临床数据管理学会是一个非营利性专业组织，其成立旨在促进临床数据管理的发展。现行版本为2013年10月版，涉及临床数据质量管理该领域的所有主题。

（3）个人信息保护法（草案） 包括总则、个人信息处理规则、个人信息跨境提供规则、数据主体在个人信息处理活动中的权利、个人信息处理者的义务、个人信息保护的职能部门和法律责任七部分。

（4）通用数据保护条例（General Data Protection Regulation，GDPR） 主要应用于药物临床试验数据管理工作，包括一般规定、总则、数据主体权利、控制者与处理者、第三国或国际组织转让个人资料、独立监督机构、合作与一致性要求、补救责任与处罚、与具体处理情况有关规定、授权与执行行为和附则等内容。个人数据处理时可能造成高风险的，需要对相关组织有义务进行隐私影响评估（Privacy Impact Assessment，PIA），其中PIA评估包括数据处理的机制和目的，以及风险性评估和风险控制措施评价，包括保障措施、安全措施、确保个人数据保护安全的机制以及说明数据主体权利和立法利益方面的合规性举措。在大规模处理个人敏感数据控制者需委派数据保护员。其流程如图3-6。

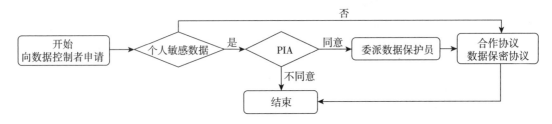

图3-6 隐私影响评估流程

GDPR第五章44-50条明确要求了第三国或国际组织转让个人资料的一般原则、约束规则。

• 个人数据处理原则：处理方式对数据主体合法、公平和透明，处理目的特定明确，且符合最小必要限度原则、准确及时。

• 合法性保护措施：与数据主体签订合同，明确义务、利益和责任，合同内容包括体和目的，个人数据可能披露的目的限制，存储期限，以及处理操作和处理程序。

• 其他要求：处理16岁以下个人数据须征得其父母同意或授权。

• 特定个人数据处理：抵御严重的跨境卫生威胁，确保卫生保健、药品或医疗器械高标准的质量和安全，依据联盟或成员国的法律规定以适当的、特定的措施来保障数据主体的权利与自由。

• 一般数据保护原则：数据目的限制、数据最小化、有限储存期、数据质量、设计和默认情况下的数据保护、处理，处理特殊类别个人数据的法律依据，确保数据安全的措施。

（5）数据安全 《中华人民共和国数据安全法》84号主席令于2021年9月起施行；该法案的目的为规范数据处理活动，保障数据安全，促进数据开发利用，保护个人、组织的合法权益，维护国家主权。该法规定各地区、各部门应当按照数据分类分级保护制度，确定本地区、本部门以及相关行业、领域的重要数据具体目录，对列入目录的数据进行重点保护。

2.1.3 按业务场景分类

（1）医药供应数据

• 数据来源：医药供应数据来源包括WMS仓库管理系统、SPD供应链管理系统、ERP（Enterprise Resource Planning）、MIS（Management Information System）、HIS（Hospital Information System）等构成医药供应数据。

• 数据特点：药品供应数据面临着多点重复链接、信息不对称、效率低、管理难、实施成本高等新问题。

• 采用技术：RFID无线射频识别技术作为医药供应数据传输和识别的主要技术，实现对医药产品从生产、仓储、销售到消费过程的全方位实时监控。

（2）卫生健康数据

• 数据来源：涵盖电子病历信息中包括病历概要、门（急）诊病历、护理评估与计划、住院病案首页、住院病程记录、住院医嘱、出院小结、转诊（院）记录和医疗机构信息中涉及人群的生命体重等健康数据。

• 卫生健康信息标准体系架构分类：基础类、数据类、技术类、管理类、安全类标准5类；截至2021年，已发布卫生健康信息行业标准225项、团体标准37项，其中数据类标准215项，涉及数据元4000余项。

• 应用场景：卫生信息系统建设和数据共享标准，同时作为医疗机构信息系统评级的主要依据。

• 数据标准：卫生健康信息标准是卫生健康信息化顶层设计的重要组成部分；其中包括WS 445–2014《电子病历基本数据集》、WS/T 517–2016《基层医疗卫生信息系统基本功能规范》、WS/T 448–2014《基于居民健康档案的区域卫生信息平台技术规范》、WS 376–2013《儿童保健基本数据集》、WS/T 449–2014《慢性病监测信息系统基本功能规范》、WS/T 451–2014《院前医疗急救指挥信息系统基本功能规范》、WS/T 452–2014《卫生监督业务信息系统基本功能规范》和WS/T 547–2017《医院感染信息管理系统基本功能规范》等。

（3）生命体征数据

• 数据来源：生命体征数据主要来自医院HIS、电子病历（Electronic Medical Record，EMR）、手术麻醉管理系统、专科管理系统、院前急救管理系统、重症监护管理系统及各种电子穿戴设备所产生的健康数据。

• 应用场景：危重症患者监护数据共享，以及患者居家医学监护管理工作。

• 数据标准：参照卫生健康信息标准中涉及生命体重相关的个人基本健康信息登记数据、出生医学证明、新生儿家庭访视、儿童健康体检、首次产前随访服务、产前随访服务、产后访视、产后42天健康检查、预防接种报告、传染病报告、死亡医学证明、高血压患者随访服务、2型糖尿病患者随访服务、重型精神疾病患者个人信息登记、重型精神疾病患者随访服务、成人健康体检、门诊摘要、住院摘要、会诊记录和转诊（院）记录。

2.1.4 数据管理原则

（1）数据的价值管理　作为一种资产，数据的可测量和数据质量决定了数据价值。数据资产与其他资产的主要区别在于，其在使用过程中不产生消耗。数据的价值主要体现在以下几点：获取、存储、处理、分析及改进数据的成本；数据丢失或更换的成本及组织影响；数据潜在成本输出的收入；第三方依托数据服务输出的费用；数据潜在风险及风险缓解成本。

（2）数据的全生命周期管理　数据质量与安全在数据的全生命周期管理中，要考虑数据计划、设计、获取、储存、使用和处置各阶段的质量与安全需求；降低影响数据治理的相关风险，明确各周期的人员职责。具体周期见图3-7。

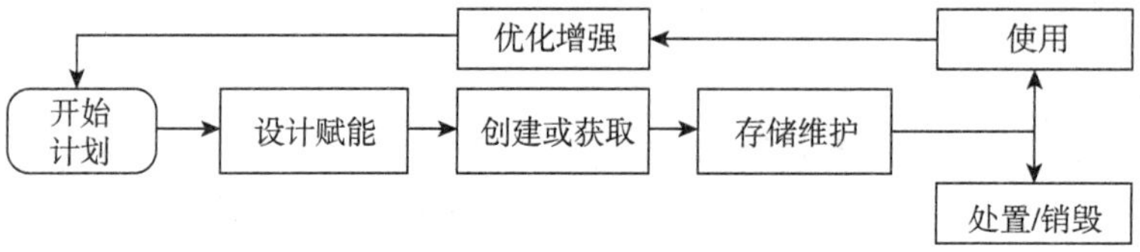

图 3-7 数据生命周期图

（3）数据道德管理

• 数据隐私管理原则：数据隐私保护是指对单位和个人敏感的数据进行保护的措施。

• 数据道德与伦理：大数据伦理是指由于大数据技术的产生和使用而引发的社会问题，是集体及人与人之间关系的行为准则问题。

2.2 数据治理

2.2.1 数据治理概论

（1）定义　数据治理（Data Governance）又称数据资产管理，是在管理数据资产过程中行使权力和管控，包括计划、监控和实施。其职能是指导所有数据管理领域活动，目的是确保数据管理制度和最佳实践正确的管理数据。通过建立数据标准，进行数据处理，消除数据不一致性，提高数据质量，实现数据的广泛共享，并应用于业务管理和决策分析工作，使数据资源能够充分发挥其价值。广义上讲，数据治理是对数据的全生命周期进行管理，包含数据采集、清洗、转换等传统数据集成和存储环节的工作，同时还包含数据资产目录、数据标准、质量、安全、数据开发、数据价值、数据服务与应用等综合治理工作。

（2）数据治理的背景意义

• 数据治理工作是基于数据资产价值管理背景下，将数据作为组织的宝贵资产应用于业务、管理、战略决策中，发挥数据资产价值的一种管理方式。

• 数据治理是数据价值的基本保障，是释放数据价值的关键环节。

• 数据治理是数据开放共享的基础。

• 数据治理有助提升数据利用和企事业管理效率。

• 数据治理是确保数据真实性、完整性、一致性等特性的基本手段；是科学数据研究的基本保障。

• 数据治理的目标是提高数据的质量（准确性和完整性），保证数据的安全性（保密性、完整性及可用性），实现数据资源在各组织机构部门的共享，推进信息资源的整合、对接和共享，从而提升组织单位信息化水平，充分发挥信息化作用。

（3）数据治理原则与主要工作内容

• 治理原则：溯源性、可归属性、清晰易读性（数据结构化、标准编码）、同步性、原始性、真实性和准确性。

• 主要工作内容：建立信息治理组织，整合元数据，加强对敏感数据的隐私保护，数据质量（包括测量、提升和论证质量）管理及整合组织数据的方法，以及业务流程整合、主数据整合和信息生命周期管理。

（4）数据治理规范　《医疗机构数据治理规范》T/GZBC37-2020主要用于数据治理现状自我评估，数据治理体系的建立；数据治理域和过程的明确，数据治理实施落地的指导；数据治理相关的软件或解决方案的研发、选择和评价；数据治理能力和绩效的内部、外部和第三方评价。其中，医疗数据治理框架中有关数据治理过程主要包括统筹规划、构建运行、监控评价以及改进四个阶段；在数据治理域方面，医疗机构数据沟通包括数据标准、数据质量、数据安全、元数据管理、数据生命周期和数据价值管理。目前医疗行业数据治理分级评估标准见表3-4。

表 3-4 医疗行业数据治理分级评估

数据治理等级	描述	电子病历应用水平
初始级	科室级别数据集成；尚未建立统一的数据管理流程	0~2级
受管理级	建立全院级别数据集成，有专职数据管理人员，建立初步的数据管理流程和数据备份机制	3~4级
稳健级	建立全院数据仓库，制定标准统一的数据管理流程	5级
量化管理级	建立全院医疗数据仓库，专职人员管理，具备完善的制度及管理平台，量化分析和监控数据资源	6~7级
优化级	建立数据治理闭环管理体系，具备持续优化机制	8级

（5）数据治理管理职责 除人员角色职责管理外，参照数据管理角色，对数据全生命周期业务实现分工协作；具体工作分工表如下（表3-5）。

表 3-5 数据管理业务分工表

过程	角色	管理工作	工作内容
决策	数据决策方	各类BI软件	配置告警阈值、告警规则、数据对账和决策策略等
管理	数据管理方	集成平台、数据仓库或数据平台等数据资源池	完成数据治理工作，定期监控数据平台运行情况，监控入库异常值、运送状态异常、数据质量异常等情况，定期数据备份任务；规范数据分级分类，数据资源目录及应用资源目录等，根据数据资源分类建库，包括原始库、资源库、主题库、专题库、知识库、元数据库
接入处理	数据提供者	数据平台相关业务系统数据	数据采集阶段，各业务系统通过接入平台标准化接口，提取业务系统数据，经读取、探查、定义、抽取、清洗、关联、比对、标识和入库工作后统一管理
利用共享	数据消费者	统计报表及其他调用平台数据的关联业务系统	数据报表质控和各关联业务系统数据调用的准确性、及时性、完整性评价；开展查询检索服务、比对订阅服务、统计分析服务、数据推送服务、数据汇聚服务、资源目录查询服务

（6）DAMA数据治理模型 按照功能和环境元素划分，其中功能包括数据架构管理、数据开发、数据操作管理、数据安全管理、数据质量管理、参考数据和主数据管理、数据仓库和商务智能管理、文档和内容管理、元数据管理。环境要素包括输入要求、人员、活动、交付成果和技术驱动等方面。具体见图3-8。

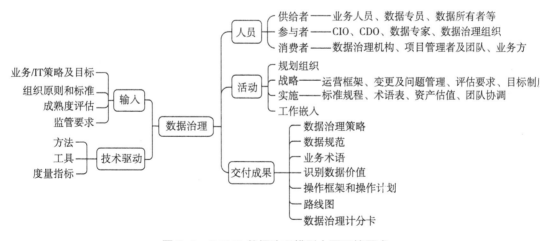

图 3-8 DAMA 数据治理模型主要环境要求

（7）医院数据治理流程 包括规划、实施、评估优化三个阶段，具体见图3-9。

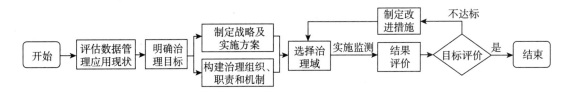

图 3-9 数据治理流程图

其中治理域分别按照数据治理功能进行细化管理。

根据数据管理知识体系指南——数据治理工具和技术、数据治理实施指南和数据治理关键指标，数据管理（Data Management Book of Knowledge，DAMA-DMBoK）框架采用 3×3 的 BARC 9 场矩阵，分别对应组织、业务和技术、战略战术和运营。数据治理模型包括 DAMA 模型、ISACA 模型和 HESA 模型。参照《信息技术服务治理 第 5 部分：数据治理规范》GB／T 34960.5-2018。

2.2.2 数据治理框架

（1）整体框架　数据治理框架涉及数据全生命周期管理，包括数据规划设计、数据实现维护和使用增强阶段，通过建立数据治理战略、数据估值、数据治理原则、数据治理策略措施和数据管理职责制度等，开展包括安全管理、数据质量管理和元数据管理等活动。具体框架如图 3-10。

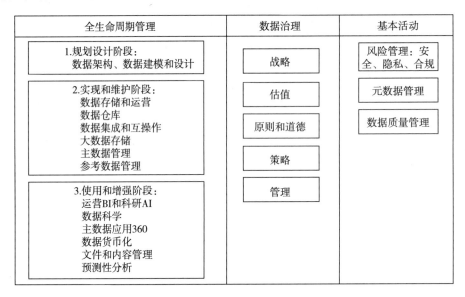

图 3-10 数据治理功能框架图

（2）DAMA-DMBOK2框架　按 DAMA-DMBOK2 框架要求，其框架主要由定义、目标、业务驱动下的输入、活动、输出成果以及相关人员和技术驱动因素等构成。具体框架样式见表 3-6。

表 3-6 数据管理框架——数据治理分支工作的框架模板

定义：		
目标：		
业务驱动因素		
输入	活动	输出（交付成果）
如：管理策略	如：制定数据治理战略	如：路线图
……	……	……
供给者	参与者	消费者
如：数据专员	如：数据专家	如：项目管理者

续表

技术驱动因素		
方法	工具	度量指标
如：联系人列表	如：业务术语表、计分卡	如：价值、有效性

- 药学数据架构：见表3-7。

表 3-7 数据治理和药学数据架构

定义：识别药学的数据需求、设计和维护药学数据架构蓝图，指导数据集成、控制数据资产，使药学数据与业务战略（运营与科研）保持一致

目标：**数据存储和处理需求，满足当前及长期的数据需求，组织和利用好药学数据**

业务驱动因素		
输入	活动	输出（交付成果）
药学业务架构（药学主题域模型及逻辑模型）、药学数据标准、药学指标体系、药学发展规划	● 制定药学数据使用路线图 ● 药学数据来源及需求调研 ● 与其他业务集成药学数据	数据流、数据价值链、通用及专用数据模型、实施路线图、数据架构设计
供给者	参与者	消费者
数据管理专员和数据分析师	数据架构师和数据建模师	数据库管理员、软件开发人员、项目团队

技术驱动因素		
方法	工具	度量指标
生命周期评价、图标使用规范	数据建模工具、图形设计应用程序（如VISIO）、资产管理软件	架构标准接受率、业务价格度量指标

- 数据质量管理：见表3-8。

表 3-8　数据治理和药学数据质量管理

定义：识别药学数据质量控制目标、数据质量控制标准等，使药学数据与业务战略（运营与科研）保持一致

目标：建立药学数据质量管理规范，包括药学数据来源质量标准及质量控制措施，结合卫生行政管理部门要求，加强数据质量监控、预警及处置工作

输入	活动	输出（交付成果）
数据质量管理计划、科研数据质量标准、科研数据接口标准、药事管理指标相关标准等	● 药学数据监控与干预 ● 异常数据检测与处理 ● 数据录入及质控培训 ● 数据编码与数据审核	药学指标质量控制标准规程、指标测量方法、评价标准及异常数据处理措施、数据质量检查表
供给者	参与者	消费者
数据录入员	数据库管理员、药学专家、数据分析师	数据库管理员、项目团队

技术驱动因素		
方法	工具	度量指标
卫生统计分析方法、药物经济学、循证医学等	BI、SPSS、SAS、python、Excel和ETL等工具	药事管理KPI、公立医院绩效指标、科研统计分析验证结果等

- 数据治理与数据建模设计：见表3-9。

表3-9 数据治理和药学数据建模

定义：参与药品数据中心相关专病数据模型设计、命名规范、定义标准、标准域等，以及CHPS药学科研通用数据模型的建设与使用

目标：确诊并记录不同视角对数据需求的理解，确保应用程序理合当前和未来业务需求

业务驱动因素

输入	活动	输出（交付成果）
现有数据模型和数据库、数据标准、数据集、数据需求、数据架构	● 规划数据建模 ● 建立数据模型 ● 审核和维护数据模型	概念数据模型 逻辑数据模型 物理数据模型
供给者	参与者	消费者
数据架构师、数据管理员、业务分析师	数据建模师、业务分析师	数据质量分析师、数据用户、数据管理员、业务分析师等

技术驱动因素

方法	工具	度量指标
命名规范 数据库设计规范 数据库类型选择	数据建模工具、数据血缘工具、数据分析工具、元数据资料库、行业数据模型（CHPS通用模型）	数据模型检验指标

2.2.3 数据治理管理工具

数据治理管理工具用于落实数据管理体系，实现数据管理自动化，提高数据管理效率，确保数据质量、实现安全数据共享；主要包括数据门户地图、主数据管理、数据指标、元数据管理、数据模型工具、数据交换与服务工具、数据资产管理、数据开发、数据质量管理、数据安全。

（1）数据资产管理 根据中国信息通信研究院云计算与大数据研究所《数据资产管理实践白皮书2.0》；数据资产管理工作包括制定数据资产管理相关制度、流程及技术规范文件，明确各方职责分工；其数据资产管理架构见图3-11。

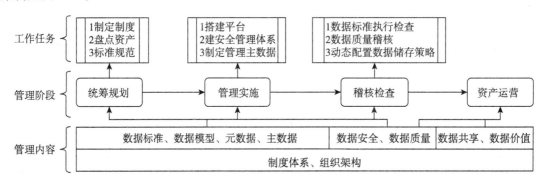

图3-11 数据资产管理架构图

职责分工：围绕业务开展所设立的人员和组织机构的情况；明确管理方、提供方、决策方、开发方和消费方等各方的职责与权利。具体职责分工如表3-10。

表3-10 数据管理组织架构与职责分工表

组织结构	角色	角色描述	角色主要职责
数据资产管理委员会	数据决策者	由公司主管领导和各业务部门领导组成	负责领导数据资产管理工作；决策数据资产管理重大工作内容和方向。在数据角色方出现问题时负责仲裁。
数据资产管理中心	数据管理者	数据管理中心机构的平台运营人员	负责牵头制定数据资产管理的政策、标准、规则、流程，协调认责冲突；监督各项数据规则和规范的约束的落实情况；负责数据资产管理平台中整体数据的管控流程制定和平台功能系统支撑的实施；负责数据平台的整体运营、组织、协调

续表

组织结构	角色	角色描述	角色主要职责
各业务/技术部门	数据提供者	相关数据所有人和权限管理人员	配合制定相关数据标准、数据制度和规则；遵守和执行数据标准管控相关的流程，根据数据标准要求提供相关数据规范。作为数据出现质量问题时的主要责任者
	数据开发者	数据开发人员	负责数据开发，有责任执行数据标准和数据质量内容，负责从技术角度解决数据质量问题。作为数据出现质量问题时的次要责任者。包括数据库程序员、数据库测试人员
	数据消费者	数据使用人员，包含内部用户和外部用户	作为数据资产管理平台数据的使用者，负责反馈数据效果，作为数据资产管理平台数据闭环流程的发起人

• 技术管理规范包括元数据管理规范、生命周期管理规范、数据质量管理规范以及数据安全管理规范等对应活动职能的具体规范。阶段流程：统筹规划阶段、管理实施阶段、稽核检查阶段和资产运营阶段，实现事前规范，事中检查和事件监控的闭环管理要求。

• 管理内容：数据标准、数据模型、元数据、主数据、数据质量、数据安全、数据共享和数据安全进行综合管理。

（2）元数据管理

• 元数据分类：按用途不同分为技术元数据、业务元数据和管理元数据。

• 元数据管理关键活动：理解企业元数据管理需求；开发和维护元数据标准；建设元数据管理工具；创建、采集、整合元数据；管理元数据存储库；分发和使用元数据。

• 药学元数据管理工作：HIS与其他药学相关信息系统中药品字典设计与维护工作，保证药品及药学服务数据符合相关卫生及药品管理信息标准。

（3）主数据管理

• 定义：主数据（Master Data）是指用来描述企业核心业务实体的数据，是企业核心业务对象、交易业务的执行主体，是在整个价值链上被重复、共享应用于多个业务流程的、跨越各个业务部门、各个系统之间共享的、高价值的基础数据，是各业务应用和各系统之间进行信息交互的基础。主数据管理（Master Data Management，MDM）是一系列规则、应用和技术，用以协调和管理与企业的核心业务实体相关的系统记录数据。

• 主数据管理的关键活动：理解主数据的整合需求；识别主数据的来源；定义和维护数据整合架构；实施主数据解决方案；定义和维护数据匹配规则；根据业务规则和数据质量标准对收集到的主数据进行；加工清理；建立主数据创建、变更的流程审批机制；实现各个关联系统与主数据存储库数据同步；方便修改、监控、更新关联系统主数据变化。

• 药学主数据管理内容：业务系统授权管理工作，如处方权、抗菌药物权限等数据字典的实时更新工作，保障用户在合理授权的情况下录入、查询及使用药学相关数据。

（4）数据存储和操作 医院数据中心定期对核心药品业务数据进行备份；而涉及临时性的数据，如发药机中间数据和CHPS中间数据存储，应根据业务系统性能、存储空间等因素决策数据存储周期及处置策略，避免临时数据对主业务系统的影响。

（5）数据集成和互操作 基于互联互通成熟度测评要求和数据集成平台建设，涉及院内及区域药学数据集成和互操作性的业务系统建设协调工作，包括接口集成测试、用例测试、集成数据完整性和准确性分析等。掌握医院数据集成工具，协助临床、药学及信息中心使用和管理药学数据，不断优化数据集成工具。

（6）文件和内容管理 包括药品数据接口文件、测试文件、字典维护文件和数据库运维文件等。

（7）数据仓库和商务智能 建立专病或专药数据仓库，结合医院评级、运营管理和科研创新等需求，建立标准的药学指标及药学数据卢齐标准规范，提高运营BI及科研AI系统的整体使用水平。

2.2.4 数据安全管理

（1）数据安全管理要求　理解数据安全需求及监管要求；定义业务敏感数据对象、数据安全策略、数据安全强度，划分信息等级、数据安全标准和数据安全控制及措施；管理用户、密码和用户组成员；管理数据访问视图与权限；监控用户身份认证和访问行为；部署数据安全防控系统或工具；审计数据安全；建立个人信息、数据隐私性及使用、数据迁移及超出知情同意范围的工作规程和责任制度；定期审查和更新数据管理流程，确保符合现行数据隐私性SOP和监管要求；建立特别敏感数据（如遗传信息）安全转移、存储、接触、加工和报告规程。

（2）数据安全管理操作要点　见表3-11。

表3-11　相关数据管理期间相关保密操作规程要点

个人信息及数据保护	根据《网络安全法》涉及用户个人信息的，应当遵守《网络安全法》和有关法律、行政法规关于个人信息保护的规定；根据《网络安全法》网络运营者收集、使用个人信息，应当遵循合法、正当、必要的原则，公开收集、使用规则，公示收集、使用信息的目的、方式和范围，并经被收集者同意；根据《科学数据管理办法》涉及国家秘密、国家安全、社会公共利益、商业秘密和个人隐私的科学数据，不得对外开放共享；确需对外开放的，要对利用目的、用户资质、保密条件等进行审查，并严格控制知悉范围。根据《网络安全法》网络运营者应当采取技术措施和其他必要措施，确保其收集的个人信息安全，防止信息泄露、毁损、丢失。网络安全监督管理职责的部门及其工作人员，必须对在履行职责中知悉的个人信息、隐私和商业秘密严格保密，不得泄露、出售或者非法向他人提供
数据脱敏加密	一个完整的数据脱敏工作流程包括发现敏感数据、标识敏感数据、确定脱敏方法、定义脱敏规则、执行脱敏操作和评估脱敏效果等步骤
数据迁移	根据《科学数据管理办法》第二十九条科学数据中心应建立应急管理和容灾备份机制，按照要求建立应急管理系统，对重要的科学数据进行异地备份
数据加工	根据《网络安全法》，关键信息基础设施的运营者在中华人民共和国境内运营中收集和产生的个人信息和重要数据应当在境内存储
数据报告或展示	根据《网络安全法》，任何个人和组织不得窃取或者以其他非法方式获取个人信息，不得非法出售或者非法向他人提供个人信息；网络安全监督管理职责的部门及其工作人员，必须对在履行职责中知悉的个人信息、隐私和商业秘密严格保密，不得泄露、出售或者非法向他人提供

（3）数据安全管理工具

- 数据获取安全：能够支持数据获取需要经过申请与审批流程，保障数据获取安全。
- 数据脱敏：能够支持数据脱敏规则、脱敏算法及脱敏任务的管理及应用。数据脱敏包括动态脱敏和静态脱敏：动态脱敏是指在调用时脱敏，而静态脱敏则是在使用前脱敏处理，如在数据层、通用数据层或主题库层进行脱敏。脱敏方式包括替代、混洗、数值变换、加密、遮挡、空置插入和删除等。日常数据脱敏业务以加密和遮挡为主，其中数据加密算法一般采MD5、DES、AES、ARS等加密算法；遮挡则以"*、#、%"等符号替换原来字符，由于后者难以还原，一般用于一过性的数据展示业务，而数据加密算法可以对加密数据进行还原，因此常用于随机双盲试验的数据脱敏工作。而涉及多中心临床试验的数据共享，除加密算法外，可采用替代或变换的数据脱敏技术进行数据处理。敏感信息具体见表3-12。

表3-12　敏感信息范围与管理要求

条例法案	内容范围
欧盟《通用数据保护条例》	种族或民族出身、政治观点、宗教、哲学信仰、工会成员身份、基因数据、经处理可识别的特定个人生物识别数据（如指纹、瞳孔或面部数据）等
个人信息保护法（草案）	姓名、出生日期、身份证件号码、个人生物识别信息、住址、通信通讯联系方式、通信记录和内容、账号密码、财产信息、征信信息、行踪轨迹、住宿信息、健康生理信息、交易信息等
信息安全技术个人信息安全规范	姓名、出生日期、身份证件号码、个人生物识别信息、住址、通信通讯联系方式、通信记录和内容、账号密码、财产信息、征信信息、行踪轨迹、住宿信息、健康生理信息、交易信息等
其他	医务人员信息和处方药品信息，以及药品对照试验或临床试验时药品供应企业等信息

- 统一认证：定义数据安全策略，定义用户组设立和密码标准等。
- 用户隔离管理：管理用户，密码，用户组和权限。

- 角色授权：划分信息等级，使用密级分类模式，对企事业数据和信息产品进行分类。
- 日志审计：审计数据安全，监控用户身份认证和访问行为，支持经常性分析。
- 个人信息处理申请需提供：个人信息处理目的、处理方式，处理个人信息种类和保存期限等相关说明资料。

（4）数据安全风险 见表3-13。

表 3-13 数据库安全风险

风险	风险说明
未授权访问	未开启用户身份认证，可导致未授权访问
默认账户和密码	任意用户可通过默认账号密码登录
身份验证绕过	协议缺陷导致用户可禁用身份验证检查，绕过身份认证
权限控制	缺乏对每个数据库用户的权限控制，缺乏细粒度的访问控制能力，导致任意数据库用户都拥有数据最高操作权限
审计缺失	日志的记录缺乏特征的判断和自动提示的功能
通讯加密缺失	明文传输
数据加密缺失	明文形式存储
NoSQL注入	存在 NoSQL 注入威胁
缓冲区溢出	调用的函数可能存在缓冲区溢出漏洞，会导致代码执行或宕机。
任意系统命令执行	自身配置文件引入了外部执行命令程序，通过未授权访问修改配置，可实现系统命令执行
远程代码执行	存在缓冲区溢出漏洞，可导致任意代码执行
权限绕过	用户可以越过权限控制获得更高权限或其他用户的权限
信息泄露	错误的配置导致信息泄露
拒绝服务	存在逻辑错误，导致拒绝服务

2.2.5 数据质量控制

（1）数据质量管理概论

- 定义：数据质量管理是指运用相关技术来衡量、提高和确保数据质量的规划、实施与控制等一系列活动。
- 相关政策与活动内容：临床试验数据质量活动：根据美国临床试验数据管理学会（SCDM）提出的《临床数据质量管理规范》（GCDMP）要求；明确数据保密、数据管理计划、项目管理、逻辑核查、电子数据采集、数据库验证、工具设计开发、数据质量评价指标、数据质量保证和数据质量评价等提出最低标准和最佳实践要求。
- 数据质量管理原则（ALCOA）：溯源性、易读性、同时性、原始性、准确性。

（2）数据质量管理要求

- 准确度：是指数据实体、属性及值域准确，其检查规则为实体属性及所对应的值准确。
- 完整度：完整度按照记录完整、数据属性完整及数据关系完整进行度量；在实际药学数据中主要表现为记录缺失。
- 一致度：当属性冗余保存的状态时，其对应的值必须保持一致性，同一属性冗余值须符合其对应域值规定并且符合统一数据质量规则。
- 现实度：对现实世界的真实反馈。
- 唯一性：属性名称、属性定义、实体标识和实例变量是单一管理。

（3）数据质量管理实践 提升数据质量意识；定义数据质量需求；剖析、分析和评估数据质量；定义数据质量测量指标；定义数据质量业务规则；测试和验证数据质量需求；确定与评估数据质量服务水平；持续测量和监控数据质量；管理数据质量问题；分析产生数据质量问题的根本原因；制定数据质量改善方案；清洗和纠正数据质量缺陷；设计并实施数据质量管理工具；监控数据质量管理操作程序和绩效。

（4）数据质量属性

• 全面性：数据质量说明文件应全面说明数据采用的标准、数据采集和录入、数据操作的程序、衍生数据、数据的更新和使用详细内容。

• 数据完整性：是数据质量的基本要素，包含缺失率、真实性、数据值及分布特征、最大和最小值等。

• 重复数据：即特定字段中，记录或数据集出现系统内或跨系统的不必要的重复数据。

• 表述质量：是指某些信息格式与表达直接关系到数据质量；如涉及定性判断的表述，直接影响到定性的分层分类数据。

• 可信度：数据管理人员对数据质量控制的认知及对重要变量的理解等在一定程度上反映同对数据质量的控制能力。

• 其他数据质量属性包括准确性、一致性、规范性、时效性和唯一性；根据数据质量属性存在问题制定相应的评价指标，以便对数据质量管理水平进行量表考核。具体指标见表3-14。

表 3-14 数据质量评价指标

指标类型	指标名称	计算公式
完整性	数据记录完整性	被赋值数据记录个数/期望被赋值数据记录个数
	数据项完整性	被赋值数据项个数/期望被赋值数据荐个数
规范性	数据格式合规性	满足格式要求的数据项的个数/期望满足格式要求的数据项的个数
	数据值域有效性	满足值域要求的数据项个数/期望满足值域要求的数据项个数
准确性	数据内容正确性	满足数据正确性要求的数据项个数/期望满足数据正确性要求的数据项个数
	业务合理性	满足业务合理性要求的数据个数/期望满足业务合理性要求的数据个数
唯一性	主键唯一性	满足主键唯一性要求的数据个数/期望满足主键唯一性要求的数据个数
	数据唯一性	满足数据唯一性要求的数据的个数/期望满足数据唯一性要求的数据的个数
一致性	相同数据一致性	满足相同数据一致性要求的数据个数/期望满足相同数据一致性要求的数据个数
	关联数据一致性	满足关联数据一致性要求的数据个数/期望满足关联数据一致性要求的数据个数
时效性	接入时效性	满足接入时效性要求的数据个数/期望满足接入时效性要求的数据个数
	更新时效性	满足更新时效性要求的数据个数/期望满足更新时效性要求的数据个数

（5）常见药品数据质量问题表现及原因

• 缺失值：如药物临床试验随访失访和药品使用打印信息缺失等；其原因在于录入或传输数据时未对必填数据进行系统限制或校验。

• 数据溢出：录入数据类型或长度超过数据元预设属性要求；数据统计超过系统限制长度；未按要求录入或传输数据。

• 违反数据库主键：数据表设计时数据类型、长度设计不当或重复录入数据。

• 财务报表无法平衡：财务报表上报时，删除或新增数据未与原报表数据同步。

• 社保上传药品出错：药品编码未完成医保码映射对照工作。

• 药品统计报表数值异常或存在逻辑性问题：药品编码维护不当或统计有误。

（6）数据质量风险与后果　社保报销风险；采购计划问题；财务对账问题；科研结果问题；公立医院绩效问题；医疗事故或医疗纠纷。

（7）数据质量管理工具　数据质量管理工具需具备以下功能。

• 质量需求管理：对数据使用过程中产生的问题进行收集、存储、分类并提供查询检索功能，为质量规则的制定提供依据。

• 规则设置：提供稽核规则设置功能，设置稽核规则应用于哪类数据。

• 规则校验：执行数据质量规则的校验任务。

• 任务管理：能够提供稽核任务调度功能，指定稽核任务周期执行。

• 报告生成：能够对校验结果的质量问题进行记录。

• 形成问题知识库，并生成报告，在此基础上，能够根据检核结果，对问题数据的质量提供建议，并可直接修改数据。

（8）数据质量管理措施　见表3-15。

表 3-15　数据质量管理措施

管理阶段	质量控制措施
数据库设计阶段	按照标准医学术语集和卫生信息标准设计数据库
数据采集阶段	人员培训：数据填写或录入SOP培训，CRF填写或系统操作指南
数据汇聚阶段	通过数据库同步、埋点、网络遍历、消息队列等方式将各种异构数据源的数据方便地采集到数据中台中进行集中存储，为后续的加工建模做准备。可采取离线批量汇聚和实时采集
数据加工阶段	完成数据汇聚，定义数据治理对象和内容，选取以下若干个指标作为数据质量评价指标，建立数据质量评估模型，按照数据唯一性、完整性、准确性、一致性、关联性和及时性对业务数据进行评估和测量，完成数据加工

2.3 药学数据管理

2.3.1 药学数据分类

（1）药学管理数据分类

• 按数据应用分类：运营管理数据、药事质量控制数据和药学科研数据。

• 按信息来源分类：文献信息、电子病历系统数据、HIS数据、检验检查系统数据、受试者管理数据、随访管理数据、药物流行病学/问卷调查数据。具体分类特征见表3-16。

表 3-16　药学科研数据特征与应用场景（按信息来源）

数据来源	特征	应用场景
文献期刊	文献质量不一，数据预处理步骤相对复杂，普遍缺乏源数据	荟萃分析、卫生技术评估
电子病历	半结构化或非结构化，需结合自然语言处理技术进行结构化处理	所有药学科研场景，其中HIS和LIS应用频率最高（适用于定量分析和客观性评价）
HIS	结构化程度高，数据量大，数据客观可靠	
LIS		
PACS/RIS	以文本报告为主，影像利用程度不高	
专科系统	专科评估及专科治疗数据，专科病历数据异构化较多（眼、口腔）	专科用药场景
随访系统	容易失访导致数据缺失，周期较长	药物临床试验及前瞻性研究
网络问卷	数据一般缺乏标准化，导致数据难以复用；一般不与健康数据整合	药物流行病学研究、药事管理研究
不良反应/事件	报告质控尚缺标准，数据量与真实情况存在较大误差，容易误判	安全性评价、药品目录遴选
医保系统	数据量大，以价格、支付信息及病案首页信息为主，数据结构化程度较高且完整，涉及处方行为	药物经济学评价、运营管理及药品目录遴选

• 按研究类型：真实世界研究、药物临床试验、荟萃分析。

• 按药品评价方法分类：药物安全性研究数据、药物经济学研究数据、药物一致性研究数据。

• 按数据格式：结构化数据和非结构化数据（文档、XML、HTML、报表、图像、音频及视频数据）。

2.3.2 药学数据管理流程

参照药物临床试验数据管理与医院数据治理流程，按阶段可分为事前管理、过程管理和事后管理三部分。其中，事前管理工作主要包括数据标准化、数据模型设计、外部数据标准化集成和数据库资源配置等准备工作；事前管理是数据质量和数据安全管理的前提基础。过程管理工作包括数据采集、数据汇聚和数据加工过程，通过数据质量核查和安全管理技术，确保数据在采集、传输、储存和加工等过程的完整性、一致性、及时性和准确性。事后管理通过指标质量控制或数据复查等工作，形成数据质量管理报告；提高数据治理能力。具体工作流程见图3-12。

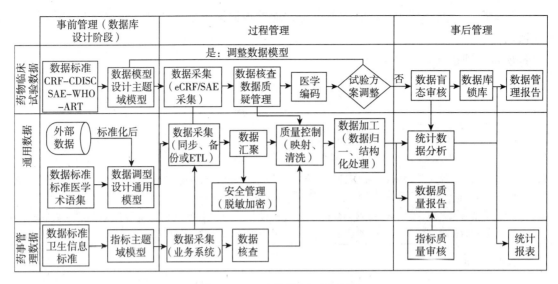

图3-12　医院药学数据管理流程

不同来源数据质量问题　不同数据来源的常见问题与注意事项见表3-17。

表3-17　不同数据来源的常见问题与注意事项

	常见问题与注意事项
电子病历	大数据抽取（网络掉包）导致的数据缺失 数据封装报错：含特殊符号如"#/<>"等在封装编码或解码XML时出错 结构化转换时出错：缺乏规范的病程记录或自然语言处理词料库未完善 个人信息泄露：部分病程记录中描述患者信息，难以进行自动识别并脱敏 病历更新未及时同步：科研数据库数据与电子病历数据库不一致
HIS	录入错误：医嘱、诊断、性别、个人基本信息 标准不规范：未按ICD标准录入诊断或手术名称等 基础字典维护不及时：成套医嘱、临床路径、药品字典、处方权、CDSS配对字典、审方规则字典等模板未及时维护 出院数据不一致：存在出院医嘱返回及出院结算延迟等原因 门诊数据不一致：统计口径
LIS	多中心研究的实验室数据中，其实验方法、设备、试剂及样本不一致，无法使数据归一，仅能进行亚组分析 药物临床试验研究数据在方案设计及试验采购阶段统一管理 样本采集方法、部位及送检时限管理一致
随访数据	退出或失访，导致临床结局数据缺失 随访表单未按标准化设计，如临床转归、不良反应术语、体征、并发症等 数据录入不规范，导致值异常或数据冗余等问题

2.3.3 药物临床试验数据管理

（1）整体管理流程　药物临床试验数据管理流程包括以下活动要素：采集/管理系统建立、CRF及数据库的设计、数据接收与录入、数据核查与质疑、医学编码、外部数据管理、盲态审核、数据库锁定、数据导出及传输、数据及数据管理文档归档。数据管理流程：临床试验的数据管理共分4个阶段，包括起始规划阶段、启动阶段、运行实施阶段和结束阶段。具体工作流程见图3-13。

• 数据提供方管理：数据提供方是指临床研究数据库所涉及的外部数据库，其中包括HIS数据、LIS数据、PACS数据和电子病历数据。外部数据库与药事管理数据库的构建流程步骤一致；并根据临床试验方案在通用数据模型的基础上拓展相应的数据库字段。通过患者唯一标识码关联LIS、PACS、电子病历及患者用药信息。

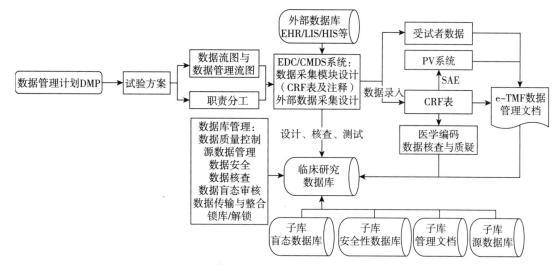

图 3-13 临床试验数据全生命周期管理流程图

源数据管理除外部数据库数据外，还包括 CRF 表数据、受试者数据、自我评估表、原始纸质记录、知情同意、严重不良事件等数据。源数据管理参照 ICH E6-GCP 管理要求管理，其全生命周期流程见图 3-14。

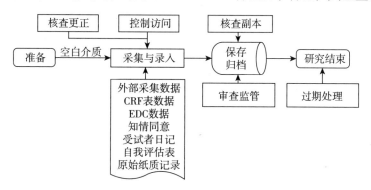

图 3-14 源数据全生命周期管理流程图

• 数据管理方管理：数据管理方应加强和规范数据管理和备份工作，保证合理存储历史数据集数据使用的安全性，防止因硬件故障、意外等因素造成数据的丢失，保护知识产权和技术资料的储备。数据管理方同时应该做好数据审查监管工作、保存归档、定期检查副本等，待研究结束后对既往数据做过期处理。

• 数据使用方管理：在使用过程中，遵守数据保密原则，在统计过程中按照实验方案进行分析。

（2）病例报告表设计　病例报告表（Case Report Form，CRF）元数据包括访问信息、表单信息、字段名称、类型和长度等属性信息。CRF 通过电子数据采集（EDC）系统进行设计与信息收集。

数据标准：CRF 的数据标准参照临床数据交换标准协会（CDISC）制定的临床数据采集标准协调（CDASH）的要求设置（表 3-18）。

表 3-18 CDISC 数据标准

分类	子项
专用域	CO-评论和 DM-人口
干预类域	CM-既往及伴随用药、EC-采集暴露和前暴露、PR-程序和 SU-物质使用
事件类域	AE-不良事件、CE-临床事件、DS-处置、DV-方案偏差、HO-医疗保健遭遇和 MH-病史
查找类域	DA-药物责任、DD-死亡细节、EG-心电图测试结果、IE-不符合包含/排除标准、LB-实验室测试结果、MB-微生物标本、MS-微生物敏感性、MI-显微发现、PC-药代动力学采样、PE-体格检查、QRS-问卷或评级和量表、RP-生殖系统结果、RS-疾病反应和临床分类、SC-学科特征、TU-肿瘤/病变识别域、TR-病变结果、VS-生命体征、FA-关于事件或干预的发现、SR-皮肤反应、AP-相关人员

· 注释CRF：在数据库设计前制定注释CRF说明文件，便于数据库工程师按照临床研究的变量要求，包括格式、类型、长度和逻辑关系等，进行数据建模工作；统一CRF中各数据项的位置、变量名称和编码等。

· CRF数据库设计　CRF数据库设计时需要整合注释CRF数据元描述属性，根据CRF采集的数据类型设置好数据库中字段属性，包括格式类型、字段长度和值域范围等。CRF数据库结构尽量参照CDISC标准数据库结构设置。CRF数据库可调用医院数据库中的以下信息，包括生命体征、体格检查、电子病历和实验室检验指标等。具备CDR（临床数据中心）的医疗机构；可通过接口方式，按研究所需数据调用临床研究所需外源性数据。

· 主题域数据模型设计包括安全性数据、受试者标识数据、受试者用药数据、随访、项目信息、PK/PD及毒理学数据、试验分组及编号数据、观察项目信息和测量数据等。其中观察项目信息和测量数据基于CRF和外部数据进行设计。

➢ 项目信息包括试验编码、UTN编码、项目来源、项目申报者、起始日期和结束日期等。

➢ 受试者用药数据包括受试者姓名缩写、药品编码、发放药品时间、接受药品时间、药品种类、试验编码、随机号、受试者编码、药物使用情况和操作人。

➢ 安全性数据包括不良事件和特异性实验性指标，如肝功能、肾功能等。

➢ 测量数据包括终点指标、中间指标、特异性指标、主观指标和客观指标等。

（3）数据接收与录入　临床试验的分析数据集包括全分析集（Full Analysis Set，FAS）、符合方案集（Per Protocol Set，PPS）、安全性数据集（Safety Set，SS）。

· 全分析集：是指尽可能接近符合意向性分析原则的理想的受试者集，是从随机列表中经最少的和合理的方法剔除受试者后得出的受试者集。注意进行主要指标缺失值估计工作。

· 符合方案集：亦称为可评价病例，是全分析集中的子集。符合方案集应在数据揭盲前完成。

（4）数据核查　数据核查目的是确保数据的完整性、有效性和正确性，数据核查工作包括随机化核查、一致性核查、违背方案核查、时间窗核查、逻辑核查和范围检查等。

· 随机化核：查主要检查入组随机化实施情况。

· 一致性核查：包括SAE一致性核查和CRF收集数据一致性核查两部分，其中SAE一致性核查说明本试验期间观察的SAE例次、试验药物相关的SAE例次、月度发生频率、一致性核查资料和不一致的SAE例次。

· 违背方案核查：检查受试者入选/排除标准、试验用药计划及合并用药的规定内容。

· 时间窗核查：主要核查入组时间、随访时间之间的顺序多年及依从性情况。

· 逻辑核查：是指相应事件之间的逻辑关联来识别可能存在的数据错误。

· 范围核查：对生理上不可能出现或者在研究人群的正常变化范围外的极端数值进行识别检出。

（5）临床试验数据质量控制与稽查　参照数据质量控制要求，分别对数据完整性、准确性和唯一性进行质量控制；其中以CRF计算错误率为质量评价标准。计算错误率=查出错误数/所有数据项总和。临床试验数据质量准确性较电子病历评级有关的数据质量要求高，根据SCDM业内可接受质量水平为总错误率为5‰，关键变量错误率控制在1‰以内；非关键变量错误率控制在2‰~10‰；其他质量控制指标包括质疑生成数、问题数量、关键指标和非关键指标核查数等。

本阶段对整理数据质疑和数据清理包括疑问总体情况、疑问处理情况及主要问题，其中总体情况汇报包括汇总疑问类型、疑问数量和高频疑问的产生原因。疑问处理情况登记表则记录疑问产生平均天数及范围天数，以及疑问回复平均天数和范围天数。疑问管理的主要问题包括疑问重点问题、研究单位名称、实际问题发生天数或数量，以及原因说明。

• 临床药物试验科研数据质量控制方法：见表3-19。

表3-19 临床药物试验科研数据质量控制

问题分类	主要表现	原因	方法
数据重复	病历信息、用药信息和检验结果重复录入	录入原因	SQL查重、培训、删除重复项
完整性	患者自测数据缺失	录入原因、物联网采集设备故障	回访和原始资料补登
一致性	医疗逻辑判断（性别/年龄与诊断、疾病转归/治疗部位与病案记录）	病历录入原因（模板粘贴）	首页信息内部进行关系逻辑判断
异常值分析	检验值异常、时间、用药信息、患者自测数据异常	送检操作原因、信息录入原因、物联网采集设备故障	加强培训、范围值检测

• 数据冗余处理措施：包括数据库查询语句和Excel操作，前者适合数据量大的科研数据，后者的处理方法包括删除重复项或使用函数vlookup或index（match）进行重复数据检索。

• 缺失值处理措施：包括整条记录删除和插补缺失值；其中插补缺失值可采用均值插补、邻近值插补、推理插补、回归替代、热卡填充和多重替代等方法。

• 异常值数据平滑处理：可采取分箱、聚类、人工检查和回归等方法。

（6）医学编码 医学编码主要对CRF收集信息，包括不良事件、医学诊断、合并用药、既往用药、既往病史等描述与标准词典的术语进行匹配的过程。用于临床试验领域的编码词典包括MedDRA和WHOdrug，前者由ICH主办，涉及药品不良事件的可使用WHO-ART。WHOdrug下设WHO-DD基础版本、WHO-DDE增强版、WHO-HD草药词典和综合词典四部分。医学诊断使用ICD-10或SonmedCT进行编码转换；实验室检验数据则按照LOINC编码标准执行。医学编码可在CRF设计初期按照标准字典实施，但须在锁库前完成编码工作。常用的医学电子编码工具包括Inform Central Coding Tool、OCTMS等。

医学编码流程包括启动会议、建立电子编码系统、用户测试与培训、医学编码、审查编码报告（UTR）和数据提交六个阶段。其中启动会议参会人员包括编码员、医学专员和数据库管理员；会议内容急迫性确定编码系统、编码字典及版本、编码对象、同义词表及UTR格式与审查频率等。

（7）盲态数据管理 盲态审核是指试验结束后，最后一个病例报告表输入数据库以后，直到第一次揭盲之前，对数据库内数据进行的核对和评价。盲态审核是数据管理结束与统计分析开始的中间阶段，盲态审核工作应在数据库锁定前完成；其主要内容包括审核确认研究方案及其修改内容。审核确认研究数据的完整性和安全性，减少脱落数据，保障主要疗效指标数据质量。盲态审核分三个阶段实施，包括启动阶段、盲态审核会议和会议后阶段，具体工作及相关准备资料见表3-20。

表3-20 盲态审核材料清单表

阶段	相关材料
启动	数据清单、盲态审核报告（草稿）、不同介质CRF、数据库、质疑表单、密封盲底、编盲记录、应急信封和盲态决议草案
会议	可进行多次盲态审核会议，会议提供相关会议记录及问题数据、方案修正意见等；讨论统计分析计划书，清理疑问数据，评估临床数据质量，检查严重不良事件，确认变量是否需要转换及统计分析方法，确认数据完整性，签署盲态审核统计人群分类决议等工作
会议后	修正盲态审核报告，处理会议决议所提出的问题，锁定统计分析计划书，锁定数据库，受试者分组揭盲

盲态审核团队包括申办者、主要研究者、统计学家、监查员和数据管理者共同管理。具体职责分工如下。

• 申办方负责发起及组织盲态审核会议，医疗机构申办方承担医学审核和数据统计分析职责。

• 数据管理员负责盲态审核前的数据管理文档，提供盲态审核所需的数据、表格及数据清单，协助撰写盲态审核报告，审核期间协助审核小组查找受试者数据、提供补充数据及清单，对盲态审核会议提出有关数据的问题进行处理；在各方无异议后执行数据库锁定工作。

• 主要研究者盲态审核职责包括：对数据质量、数据有效性及安全性评价，从医学角度审核受试者病史、治疗史及相关检验检查结果是否符合研究方案，包括入排标准、主要评价指标等；同时审核不良事件、检验异常值等安全性数据。

• 监查员盲态审核时主要协助团队对疑问数据的复核与进一步说明工作，如联系受试者解释疑问数据。

• 统计师审核期间检查缺失及离群数据，讨论确认各统计分析集。主持撰写盲态审核会议决议、盲态审核报告和统计分析计划书。

（8）数据库锁定　是为防止对数据库文档进行无意或未授权的更改，而取消的数据库编辑权限。数据库锁定过程和时间应有明确的文档记录和数据库锁定清单，对于盲法临床试验，数据库锁定后才可以揭盲。

（9）数据管理相关文档　临床研究数据管理文档保存与归档按照《ICH临床试验管理规范》《药物临床试验质量管理规范》和《临床试验的电子数据采集技术指导原则》等。存储文档格式包括CSV和XML（数据文档格式）、XPS或PDF格式。

（10）数据管理总结报告　对药物临床试验数据管理流程中各个环节工作记录进行汇总（表3-21）。

表3-21　数据管理总结报告

封面部分		
版本号	版本日期：	
方案名称		
方案代码：		
申办单位：		
数据管理单位		
报告编制人：	数据负责人：	申办方数据管理负责人：
正文部分		
1.试验文件记录		
2.数据管理项目参与单位/部门及职责		
3.数据管理主要时间节点		
4. CRF及数据库设计		
5.数据核查		
6.数据质疑与数据清理		
6.1疑问的总体情况		
6.2疑问的处理情况		
6.3疑问管理中的主要问题		
7.医学编码		
8.外源数据管理		
9.数据质控和稽查		
9.1.数据质量评估		
9.2.人工数据核查评估		
9.3.数据管理过程稽查		
10.临床试验数据集提交		
11.数据管理实际过程与数据管理计划不一致		

（11）药学科研数据模型　药学科研数据参照临药物临床试验数据管理要求，以及临床研究的实际需求进行数据模型设计，可参考CHPS系统下通用数据模型，结合CRF或问卷进行科研专项数据和随访数据采集，或通过抽取其他业务系统，如随访系统、互联网医院、药品不良反应监测系统、药库管理端等，其中药学科研数据通用数据模型如图3-15。

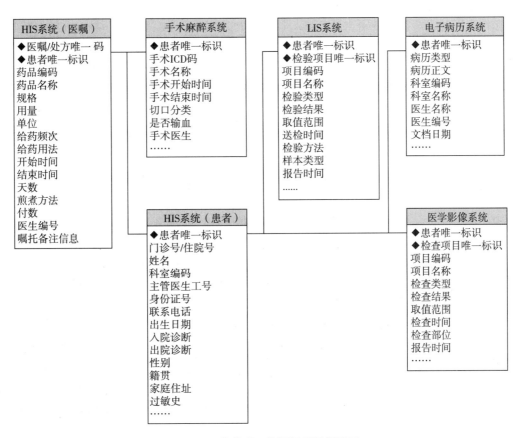

图 3-15 药学科研数据通用数据模型

2.3.4 药学运营数据管理

（1）管理要求

• 严格遵循《关于加强医疗卫生机构统方管理的规定》（国卫纠发〔2014〕1号）文件要求；实行药学管理数据专人加密管理，涉及药品用量统计的需设置专职人员，并经过相关保密和信息安全培训，避免不正当商业目的统方。

• 各类药学指标上报前需经过数据质量评价，控制统计误差、部分数据缺失或统计方法等因素，提高药学指标的数据质量。

• 信息系统中要设置重要和敏感信息查询留痕功能，建立数据库及HIS查询日志，定期分析，及时发现异常情况并进行处理。

• 安装新系统、新设备的信息技术人员和机构签署信息保密协议，并设置合理的访问权限。外来的信息技术人员和机构完成工作后要履行交接手续，确保密码、设备、技术资料及相关敏感信息等按照规范程序移交。

（2）运营数据库设计

• 设计原则：医院运营数据库根据《三甲综合医院评审标准实施细则》，药学运营数据包括合理用药监测指标和医院基本监测指标；医院运营数据中心涉及药品管理、物资管理等业务应用。具体见图3-16。

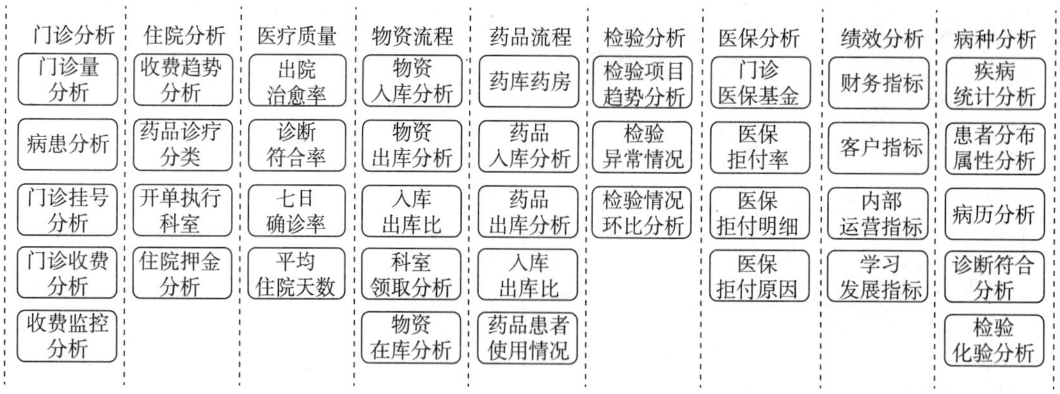

门诊分析	住院分析	医疗质量	物资流程	药品流程	检验分析	医保分析	绩效分析	病种分析
门诊量分析	收费趋势分析	出院治愈率	物资入库分析	药库药房	检验项目趋势分析	门诊医保基金	财务指标	疾病统计分析
病患分析	药品诊疗分类	诊断符合率	物资出库分析	药品入库分析	检验异常情况	医保拒付率	客户指标	患者分布属性分析
门诊挂号分析	开单执行科室	七日确诊率	入库出库比	药品出库分析	检验情况环比分析	医保拒付明细	内部运营指标	病历分析
门诊收费分析	住院押金分析	平均住院天数	科室领取分析	入库出库比		医保拒付原因	学习发展指标	诊断符合分析
收费监控分析			物资在库分析	药品患者使用情况				检验化验分析

图3-16　医院运营数据中心应用服务

● 注意事项：由于药品数据统计涉及统方的可能性，因此运营数据库在数据安全方面要求更高，运营数据库除设置数据访问权限外，还包括数据库访问白名单和日志追踪；相关的运营管理软件根据医院授权，仅限于相关人员进行统计查询，整理运营监测指标体系，详见第十二章指标管理。

（3）数据集成　药品运营数据集成强制数据来源唯一、真实和安全的原则；按照标准指标管理管理文档；整理相关信息系统及其数据表来源数据，制作数据采集明细清单，供数据管理员和系统工程师进行数据模型设计和数据接口开发。

数据集成包括流程时间点、操作人员、流程名称、药品使用信息和状态信息等内容；数据通过EMPI和药品唯一编码进行跨表关联，以保证数据的一致性。数据集成后按运营管理指标制作指标管理目录清单，具体指标管理文档格式见表3-22。

表3-22　指标管理文档

【指标名称】	
【指标属性】	定量指标/定性指标
【计量单位】	%，例，元，人次，日等
【指标定义】	考核××药物的合理性
【计算方法】	列明计算公式
【指标说明】	（1）分子：……（2）分母：……
【指标意义】	说明本指标的用途及意义，必要时可说明本指标的适用对象等
【指标导向】	逐步提高、逐步降低、维护（××~××）范围
【数据来源】	手工填报或具体信息系统，如HIS、LIS等；可具体到系统中子功能模块中或数据表中指定字段
【指标解释】	政策文件

备注：具体药事管理指标详见第十二章；文档格式参照《国家三级公立医院绩效考核操作手册》。

（4）运营数据模型

● 药品运营通用数据模型：运营数据符包括但不限于HIS有关药品编码、药品名称、药品规格、基本药物标识、药品数量、药品单价、各药品操作时间点、处方（医嘱）医师及科室等信息；形成包括药品金额、使用量、盈亏和使用分布等内容的统计报表。

● 药品运营主题域数据包括手术麻醉系统、血液透析系统、互联网医院、SPD和药房自动化设备管理系统等药品数据集成工作。

（5）药品运营数据质量控制技巧　药品运营数据质量控制分别从唯一性、完整性、一致性和逻辑性进行核查。根据药品运营数据应用领域分别从运营类数据、监测上报数据、基本药品信息和管理指标四方面进行质量控制，其表现、发生原因和处置方法见表3-23至表3-26。

● 运营类数据质量控制

表 3-23　药品运营数据质量诊断与控制

问题	主要表现	原因	方法
数据重复	出入库数据重复	操作员误差	培训
完整性	统计周期内新停用药品数据缺失	月统计时，排除停用标识药品导致过滤新停用药品数据	更新数据库或人工补录
一致性	财务数据与业务数据，药品盘点数据与库存数据，药品价格，各药房药品库存等数据不一致	退药及申领未取药、药品调价出错、药品库存调拨出错、药品字典变更	平衡报表

- 监测上报数据质控示例

表 3-24　抗菌药物监测网数据质量诊断与控制

问题	主要表现	原因	方法
数据重复	耐药报告相关病历重复上报	跨科室就诊导致重复录入，单个患者多次药敏结果	以最终出院科室数据为准
完整性	复查细菌耐药结果缺失或医嘱缺失等	数据传输失败或特殊原因未复查相关细菌培养	更新数据库或录入
一致性	用药例次、人次及费用不一致；药品使用天数不一致；处方药品信息与已缴费处方信息不一致	统计周期；个别病历存在出院退药情况；处方未缴费	与财务协定统计周期
异常值分析	检验数据异常、DDD值异常、百分率同比及环比偏离、个别病例药品用量异常	其他病理状态影响，仪器误差，操作原因（采样或检验），医嘱录入误操作	规范送检样品采集、配送和检验流程，上样仪器校验

- 指标类数据质控示例

时点指标质控要求：只能间断计数，不能累计；数值大小与时间间隔长短无直接关系。重点复核各项累计与"合计"是否一致。

时期指标质控要求：可以连续计数，可累加，数值大小受时期长短影响。复核日报、周报、月报、季报及年报的大小、累计关系是否符合逻辑关系。

表 3-25　阳光用药指标质量诊断与控制

问题	主要表现	原因	方法
数据重复	调科人员数据重复统计、处方重复计算	医生调动、患者重复缴纳处方	数据查重，关闭重复
完整性	门诊处方数据缺失	门诊数据掉包（业务高峰期服务器负载或网络故障）	提升门诊服务器性能
一致性	专项药品科室累计金额与个人累计金额不一致	计算方法不一致（结算周期），例外数据未纳入统计	平衡表法
异常值分析	百分率溢出、使用量超过采购量、DDD值异常、医生排名、金额排名	计算方法及分子分母未归一处理，药品分类标识字典未更新，系统设计原因，统计周期不一致，医生调动，药品调价	平衡表法、纠正计算方法

- 基本药品信息数据质控示例

表 3-26　药品基本信息数据质量诊断与控制

问题	主要表现	原因	方法
数据重复	同一批准文号药品数据重复	停用药品未停用，批准文号未更新	更新维护药品字典
完整性	药品字典，药品信息或医嘱不能保存	未对新药进行更新维护，未按照新的政策规定维护药品标识，药品信息包含特殊字符或字符串长度、类型与业务系统数据库不匹配	
一致性	各药学部门之间药品规格信息，药品说明书与在用药品说明不一致	各药房系统未共用同一药品字典，未更新药品说明书	
异常值分析	药品特殊标识符无法显示（乱码），药品大、中和小包装单位转换异常	使用替代字符或调整数据库类型和编码格式，药品规格转换字典、转换方法及标准不清晰	统一编码格式

第二节　数据应用技术

1. 数据获取

1.1 数据获取管理

1.1.1 数据获取概论

（1）定义　数据获取是指利用工具，把来自各个数据源的数据自动收集到某一装置中。

（2）管理要点　数据获取应遵循标准、合法合规和信息安全要求的框架执行；数据获取工作应做到专人专职管理，制定包括但不限于数据统计制度及流程，数据共享管理细则及数据共享保密协议等规范文件；同时应做好防统方和患者个人隐私信息保护工作。

（3）数据获取流程　数据获取流程包括数据获取计划，数据获取方案和数据储存设备管理等工作。具体见图3-17。

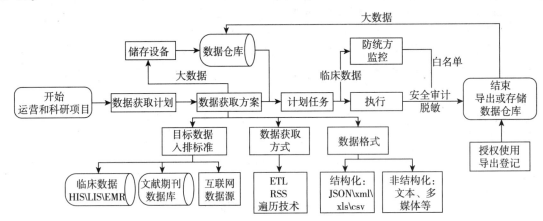

图 3-17　数据获取流程图

（4）数据获取注意事项

● 数据获取计划：制定计划前应考虑获取数据量，涉及大数据获取应提前准备数据存储设备和设计相应的数据仓库；数据仓库的使用和管理应做好权限控制和安全审计工作。

● 数据获取方案：应遵循数据标准要求；医院影像数据获取应参照DICOM标准，临床数据如诊断应符合ICD编码标准，病历及文档类应基于HL7相关共享文档标准，涉及药品数据除医院药品编码外，还应包括医保编码、药理分类编码、批准文号等数据标准编码。

● 涉及大量数据获取的，应在制定数据获取计划方案时准备好数据存储空间。如设计相应项目的数据仓库，用于存储获取数据。

● 执行：临床数据获取应考虑系统和数据库性能，计划任务避免业务高峰时段执行；在日常数据获取执行时，特别是涉及医院运营数据，如医生开具处方医嘱信息、患者个人隐私信息的数据获取行为，应纳入防统方软件监测范围，根据用户申请及需求，建立监测白名单。

● 数据导出：数据量较小的情况下（如数万条以内数据）可以按XLS格式导出，十万级以上数据量的建议采用CSV格式导出；此外，导出数据应准备做好储存介质、数据加密、敏感数据脱敏和数据去向登记等工作，做好数据共享可追溯的准备；实行谁使用谁负责的原则。

1.1.2 数据获取分类

（1）按来源分类包括文献检索、临床与实验室数据以及互联网数据等。

● 文献来源：包括文献期刊、论文、会议文献和报道等数据；一般通过网站提供的工具批量获取数据；其检索资源及方式可参照本书第二章。

- 临床和实验室数据：一般通过集成平台或医院信息系统HIS等业务系统的统计分析模块、ETL工具、数据库查询工具等实现数据获取。数据包括HIS、LIS、PACS和电子病历等。
- 互联网来源：一般通过搜索引擎、网络遍历或RSS等工具实现数据获取。
- 按格式分类：可分为结构化数据和非结构化数据；此外，还包括文本、图片、视频或音频数据。

1.2 数据获取技术

数据获取方式主要包括数据同步、数据备份、数据镜像、ETL抽取、增量抽取和网络遍历等，详见表3-27。

表 3-27 数据获取技术一览表

获取方式	要求与应用
数据同步	数据实时性要求高；对服务器资源消耗大；适用于大部分数据管理场景，不适用于数据深度加工；如药物临床试验中有关病历非结构化数据向结构化转换的同步要求
数据备份	数据备份前，特别是药物临床试验数据经CDR数据备份前，需做好数据脱敏处理；不适用于实时性要求的数据处理
数据镜像	数据镜像对网络要求和服务存储资源要求非常高，是数据同步或数据备份的替代方案
ETL抽取	ETL是指抽-转换-加载；是目前CDR主要的数据采集方式；通过EMPI、数据字典转换和数据字段映射等工作，实现研究数据通用模型和运营数据通用模型
增量抽取	增量抽取是在ETL工具采集的基本上，基于触发器、时间戳的方法、全量表删除插入、全量表比对或日志表方法进行增量数据采集，其优点是对服务器资源消耗较低，数据同步性能较佳
网络遍历	主要用于网络资源的自动化检索和提取业务，通过python或相关工具，以网络脚本的形式进行数据自动获取任务

1.2.1 ETL技术

（1）简介 ETL技术具备数据抽取、转换、清洗、脱敏、加载功能；适于敏感数据、非结构化数据结构化处理等要求的数据获取工作，是目前医院集成平台的主要技术，同时是电子病历与CHPS进行数据集成时的主要技术之一；通过ETL工具，实现数据实时同步工作。ETL内置多种数据处理组件，如元数模型节点、Excel节点、数据脱敏节点、SQL执行节点、数据加密/解密节点、JSON转换器、XML解析器等。

（2）应用场景 医院集成平台、CHPS系统、数据中心和临床试验系统数据集成等工作。

（3）技术路线图 如图3-18所示。

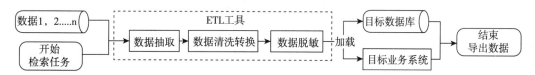

图 3-18 ETL 技术数据获取技术路线图

1.2.2 云计算技术

（1）简介 具体参照本书第一章。

（2）应用场景 云计算技术主要应用于补充日常医院信息系统未能获取数据的应用场景；根据公有云和私有云决定数据获取类型，如公有云主要用于制作及获取非敏感数据，如问卷、考试、设备日常维修记录、温湿度监控记录等；私有云则可通过数据注册与医院业务数据进行互联互通；开展包括药学服务、药品供应和临床试验CRF数据的获取。

（3）技术路线图 如图3-19所示。

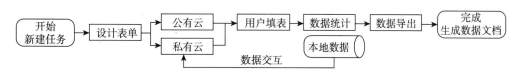

图 3-19 云计算技术数据获取技术路线图

1.2.3 网络遍历技术

（1）简介　网络遍历技术通过python或网络脚本管理工具，如八爪鱼和爬山虎等。目前网络遍历技术时应注意网站是否授权。网络遍历技术包括聚集网络遍历、增量抓取、表层静态网页抓取和深层动态网页抓取。

（2）应用场景　适合各种网络免费信息资源；包括新药资讯，药品注册、召回和撤市信息，相关更新政策，临床试验，FAERS和免费循证资源等。

（3）技术路线图　根据抓取和增量抓取技术原理，其技术路线见图3-20。

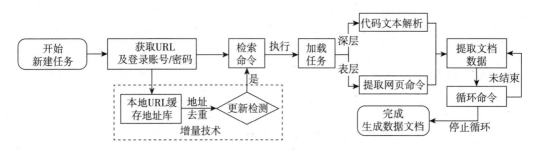

图 3-20　网页遍历技术数据获取路线图

1.2.4 RSS订阅技术

（1）简介　RSS全称 Really Simple Syndication，即简易信息聚合，RSS订阅包括订阅工具和订阅源，其中订阅工具包括InoReader、irreader和feedly等，订阅源制作包括feed43、RSSHub和Huginn等。

（2）应用场景　科普资讯，新药资讯，药品召回、撤市和不良反应通报等信息。

（3）技术路线图　如图3-21所示。

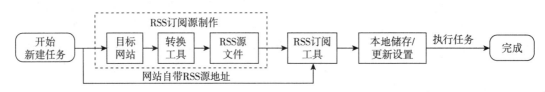

图 3-21　RSS 技术数据获取路线图

1.2.5 基于CHPS的真实世界数据获取流程

（1）简介　CHPS是中国医院药物警戒系统的简称，其数据获取功能是基于2.0版本以上进行药物评价系统模块开展的数据获取服务，有助于医疗机构开展机构内药物安全性、有效性和经济性研究；具备数据建模、清洗、脱敏和检索等功能。

（2）应用场景　药学真实世界数据研究、疾病预测、不良反应预测和GTT触发器研究等。

（3）技术路线图　如图3-22所示。

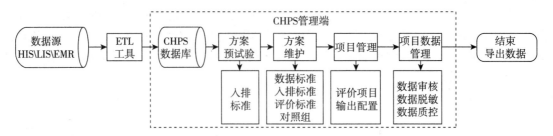

图 3-22　CHPS 数据获取路线图

2.数据处理

2.1 数据处理概论

数据处理（Data Processing）是对数据的采集、存储、检索、加工、变换和传输。其目的是对杂乱无章和难以理解的数据中抽取并推导出某些特定人们来说有价值和有意义的数据，是实现数据价值的前提基础。根据处理设备的结构方式、工作方式，以及数据的时间空间分布方式的不同，数据处理有不同的方式。

2.1.1 处理方式

（1）按处理时间分配方式分　批处理、分时处理和实时处理。其中数据批处理是目前医疗业务中主要使用的数据处理方式，主要见于处方点评数据；而实时处理主要见于实时性要求高的业务数据处理，如门诊处方、发药调配、药学会诊和处方前置审核等实时业务数据的获取与发布。

（2）按处理空间分　集中式处理和分布式处理。

2.1.2 数据处理过程

数据处理流程包括数据探查、数据定义、数据清洗、数据关联、数据标识和数据比对工作，具体要求见表3-28。

表3-28　数据处理流程要求

阶段	子功能要求	主要工作
数据探查	业务探查	原始表中业务数据定义是否清晰明确
	字段探查	空值、值域、类型、格式、实体命名
	数据集探查	数据总量是否一致，数据记录是否重复准确
	问题数据探查	不规范数据
数据定义	数据格式定义	源数据中原始字段项与标准数据元的映射关系
	资源目录注册	数据资源注册到资源目录
	策略定义	数据提取、数据清洗、数据关联、数据比对、数据标识
	数据类目定义	按数据来源、结构和所属业务定义数据类目
	数据质量核验规则定义	数据资源的质量核检规则
数据清洗	缺失值	处理策略包括忽略元组数据，采用均填回补等方法
	数据过滤	基于规则和基于样本数据的垃圾数据过滤
	去重	对数据进行重复性辨别和合并处理
	格式转换	非标准数据转换成统一的标准格式
	噪声（或异常值）	数据平滑处理包括分箱、聚类、人工检查和回归等方法实现降噪
	检验	空值校验、取值范围校验、居民身份证号码等校验、数值校验、长度校验、精度校验
数据关联	关联回填	关联的信息回填到日志数据
	关联提取	对各类数据资源中的业务要素和关联关系进行提取
数据标识	规则解析	获取相应的参数信息
	规则路由	根据类型、数据分布、系统可用资源等指向执行平台
	规则编译	编译生成执行平台能够识别的任务
	规则执行	包括任务调度、状态反馈
数据比对	结构化数据比对	基于标准医学术语集进行数据比对
	非结构化数据比对	无法用二维关系展示的数据，电子病历和检查报告等非结构化数据基于NLP技术与标准医学语集和词料库进行比对

（1）医学数据清洗

• 医学数据清洗策略：根据数据类型及其来源等采取不同策略详见表3-29。

表3-29　医学数据清洗策略

表现	策略
医学影像学数据可读性差	重新检查或使用图像修复或增强技术，包括色差、灰度、缺损等问题
结构化数据缺失	检测数据源，重新获取数据
文本等非结构化数据识别率低	规范数据录入，优化自然语言处理算法及词料库

• 数据清洗流程主要对数据的完整性、数据的一致性、数据的冗余和异常数据的识别和纠正（图3-23）。

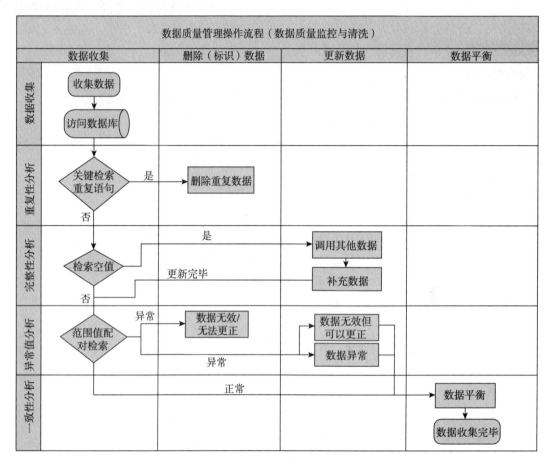

图3-23　数据质量管理流程（数据清洗）

• 常用数据质量问题与数据清洗措施：见表3-30。

表3-30　常用数据质量问题与数据清洗措施

类型	分析与数据清洗措施
完整性	• 表现：数据缺失 • 原因分析：网络或系统中断导致数据保存及传输时出现掉包现象；数据表设计不合理，字段长度设置过短导致无法保存；必填项目数据未作系统限制 • 分析方法：数据操作语句 "where 字段名 is null or 字段名 = ' '"；Excel操作 "筛选功能" • 适用范围：原始数据 • 控制措施：EDC数据接口或CRF表设计中，对药物临床试验中有完整性要求的数据项，在表单保存或数据传输时系统进行完整性审核，判断是否为空值；否则不能保存或系统报错；防止数据漏录 • 预防措施：必填信息对应数据表设计字段设置为非空要求（不允许null值）；信息系统设计时对于必填项进行提示；系统保存或传输数据时进行完整性检测；完成保存或传输操作返回是否成功信息

续表

类型	分析与数据清洗措施
一致性	• 表现：性别与诊断存在逻辑缺陷；不同信息系统调用相同数据时不一致，如ADR报告严重程度与评价内容不一致，或处方医嘱信息不一致等 • 原因分析：数据录入不一致，缺乏数据校正功能和一致性检测功能 • 适用范围：ADR报告质控、药品进销存数据、处方医嘱数据、电子病历内容质控 • 分析方法：平衡表法主要用于药品进销存数据一致性，电子病历则通过质控软件进行分析；处方医嘱则通过唯一ID统计分析各环节中数据是否缺失或内容是否一致 • 控制措施：配合质控平台或规则引擎进行一致性审查 • 预防措施：制订数据录入规范和人员培训
数据冗余	• 表现：数据重复 • 原因分析：用户重复保存或网络中断重发 • 适用范围：所有数据 • 分析方法：追踪数据库日志和网络运行日志，提出网络中断和消息重发的日志信息 • 控制措施：删除重复数据项 • 预防措施：定期检查维护网络、信息系统和数据库服务器；信息系统保存数据前需校验数据的唯一性 • 处理方法：数据SQL去重查询语句；或对导出数据通过Excel进行数据去重处理 • 数据库查重语句示例：select 字段1，count（1）AS 显示名称 from 表名；group by 字段1 having 显示名称＞1 • 数据库数据去重查询：select distinct 字段1 from 表名 • Excel数据重复查询操作：方法1：使用函数countif（目标列，"条件"），条件可以文本或当前单元格；方法2：WPS中选择目标列后，数据→重复项→设置高亮重复项 • Excel数据重复删除操作：WPS中选择目标列后，数据→重复项→删除重复项
数据溢出	• 表现：主要发生在数据保存阶段报错和指标统计期间发现数据异常；其中指标统计时溢出分为正常溢出和非正常溢出，非正常指标溢出包括抗菌药物使用率、围手术预防抗菌药物百分率、耐药率、基本药物使用率和药占比。正常溢出指标包括业务增长率、价格增幅和床位周转率 • 原因分析：指标统计方面分子与分母统计的时间范围不一致；或分子分母的定义范围不一致 • 适用范围：指标统计分析 • 分析方法：范围值法适用于参照标准的非正常溢出指标，参照标准包括文献、政策要求和历史数据测算范围值。正常溢出指标分析比较关联指标发展趋势是否一致，包括数据增长幅度是否接近；如业务增长率下降，在疾病谱维护不变的情况下床位周转率上升，需要分析床位周转率的数据来源是否存在质量问题 • 控制措施：纠正更新问题数据
异常值	• 表现：数据取值违反逻辑或出现极大值或极小值 • 原因分析：数据录入出错、系统传输出错或设备检测出错等原因 • 适用范围：检验指标分析或病历数据质控 • 分析方法：采用范围值法或置信区间法 • 控制措施：纠正更新问题数据

其中异常值分析Excel操作见表3-31。

表3-31 Excel分析数据异常值技巧对照表

对比项目	范围值法	置信区间法
字典要求	提前准备上下限范围值字典	不需要
处理函数	vlookup或index/match	STDEV、CONFIDENCE、average
扩展性	静态、经常维护	动态变化
适用范围	计数统计和计量统计	计量统计
Excel操作	计算数据量count（列），countif（列，＞0） 计算标准差STDEV（列），均值average（列） 设置分析范围值	计算数据量count（列），countif（列，＞0） 计算标准差STDEV（列），均值average（列） 计算置信区间CONFIDENCE（百分率，标准差，总数据量） 单元格 if(or(判断单元格＞均值+置信区间值，判断单元格＜均值-置信区间值)，"异常"，"")

（2）数据集成（或称为汇总）　数据集成阶段根据数据主题域模型构建相应的数据集市和数据仓库，通过相关性分析检测冗余数据，对数据值冲突进行校验。

（3）数据转换　科研统计工作对数据值型数据进行对数、平方根等方式转换，而字符数据根据研究，若采用描述性研究则进行分类分层转换；对于非标准数据，可通过关键词检索与数据字典进行配对后转换为标准数据，如统计同类药品使用量时，"注射用头孢曲松"和"头孢曲松注射液"均按照通用名"头孢曲松"进行标准化转化，便于后续统计分析工作。

（4）数据归纳　包括数据方聚集、数据归一、结构化处理、数据压缩、维归约、数值压缩、离散化和概论分层产生等。

• 维归约（数据降维）：处理方法包括主成分分析PCA、线性判别法LDA、局部线性嵌入算法LLE、ISOMap、KPCA和t-SNE等（表3-32）。

表3-32　数据降维方法特点

方法	特点
PCA	无监督学习降维技术，常用于减少数据集的维数，不考虑样本类别输出
LDA	监督学习降维技术，数据集的每个样本有类别输出的，数据在低维度上进行投影，投影后类内方差最小，类间方差最大，不同类别的数据的类别中心之间的距离尽可能的大
LLE	流行学习的一种无监督学习降维技术，通过多种邻近算法计算邻域内样本之间的线性关系进行数据降维；邻近算法包括暴力搜索法、KDTree算法和BallTree算法等
ISOMap	流行学习的一种无监督学习降维技术，通过等距映射的非线性降维
KPCA	类似于PCA，属于无监督技术，除了可以实现数据降维外，也可以升维
t-SNE	用于在二维或三维的低维空间中表示高维数据集

• 数据结构化处理：主要用于对非结构化数据进行结构化处理，便于后续数据分析工作。具体要素见图3-24。

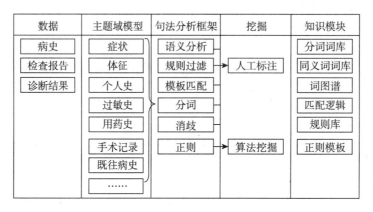

图3-24　数据结构化处理流程

2.2 数据处理工具

2.2.1 SPSSPRO数据预处理功能简介

（1）数据标签

• 应用场景：对分类数据进行标签备注说明。

• 数据准备：提供数据为数值型，且具备类别特征。

（2）数据编码

• 应用场景：分组或分层研究。

• 数据处理：包括范围值编码分组，均值分组、二分位数、三分位和四分位数分组。

（3）异常值处理

• 应用场景：提供自定义值（范围值或均值）和自动识别，其中识别算法包括MAD异常值识别（服从正态分布50%置信区域）、IQR异常值识别（四分位距差值1.5倍）和3sigma异常值识别（服从正态分布

99.7%置信区域）。

• 数据准备：数值型数据直接提取并汇总统计分析表格；非数据值型数据应进行结构化后，根据词库进行语义分组后汇总成结构化数据，供后续数据处理阶段。

• 数据处理：包括转换为空值、平均值、中位数、众数、随机数等方法。

（4）缩尾或截尾

• 应用场景：样本数据足够多时，为了剔除一些极端值对研究的影响，一般会对连续变量进行缩尾或截尾处理。会在从小到大排列后，处理超出变量特定百分位范围的数值，标准为低于下限和超出上限。缩尾是替换为其特定百分位数值，截尾是直接删除值。

• 数据准备：数据量足够大且满足研究最低样本量需要。

（5）数据降维　参照本章中维归约内容。

（6）缺失值处理

• 应用场景：适用于数值型及文本缺失值处理。

• 数据处理：分别对空值、特征字符串或自定义词语进行缺失值识别，并对缺失值进行统计量或规则填充。数值型数据采用统计量填充，文本型数据采用规则填充。

（7）特征筛选

• 数据准备：数据应准备自变量和因变量。

• 数据处理：包括方差、随机森林特征重要度、XGBOOST、相关系数法、卡方检验法、方差膨胀系数（VIF）和递归消除特征法。

（8）数据标准化

• 应用场景：数据变换。

• 数据处理：min-max标准化和归一法（使用原始数据变换后落在0-1区间），Z-score使变量值在0上下浮动，中心化（数据变换后平均值为0）。

（9）数据变换

• 应用场景：信号分析和非正态分布分析前的数据变换工作。

• 数据处理：傅里叶变换、Box-cox幂变换（适用于不服从正态分布数据）。

2.2.2 Excel数据预处理实例

（1）药学运营数据Excel常用操作　见表3-33。

表 3-33　运营数据预处理 Excel 操作

实例	应用	使用功能
表格提醒	有效期到期提醒、合同到期提醒、数据重复提醒或库存量预警提醒等	使用【条件格式】中的【突出显示单元格规则】或【新建规则】
数据汇总	财务报表	超级表、数据透视表、countif、sum、sumif sumproduct等
数据分拆	处方或医嘱数据分析	【数据】功能中的【分列】
数据去重	重复处方、医嘱、患者就诊或病历数据	【数据】功能中的【重复项】
数据配对	药品字典配置、规则配对等	VLOOPUP
自动序号	隔行序号或不规则合并单元格序号	选择列进行【定位】空值查找，对第一个空值单元格使用函数max（a1：a1）+1后Ctrl+Enter
	连续自动序号	使用函数row（）-1

• 单条件查询：VLookup或index+match组合函数处理；其函数公式为：VLOOKUP（查询单元格，数据表，列序号，0）；INDEX（目标列，MATCH（查询单元格，条件列，0））。

• 注意：无论VLOOKUP还是INDEX函数，均查询对象在目标列中出现多次则返回符合条件的第一个结果；VLOOKUP查询目标列应在默认情况下放置在数据表第一列。具体函数应用图解见图3-25。

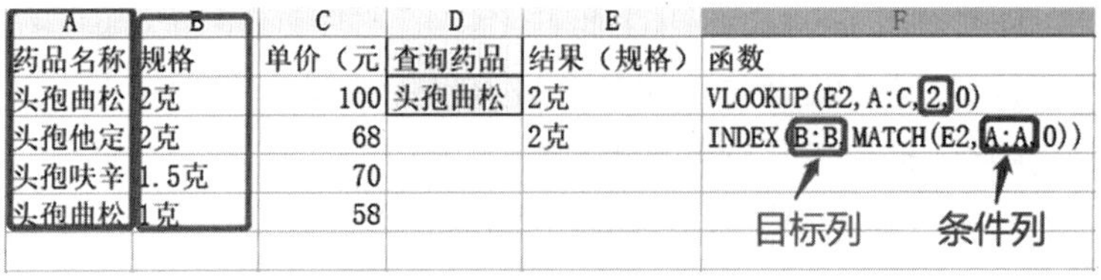

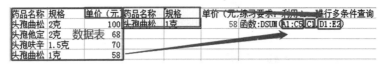

图 3-25　VLOOKUP 和 INDEX 查询函数实例图解

• 多条件查询：使用 dsum 或 dget；其函数公式如下：DSUM（数据表，目标列标题单元格，查询标题及条件单元格，0）；Dget（数据表，目标列标题单元格，查询标题及条件单元格，0）。具体见图 3-26。

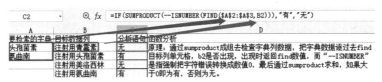

图 3-26　多条件查询 DSUM 函数操作图解

• 包含字段查询：IF（SUMPRODUCT（--ISNUMBER（FIND（$A$2：$A$3，B2））），"有"，"无"）

其函数原理是通过 sumproduct 成组检查字典列数据，把字典数据逐个去 find 目标列单元格，B2 是否出现，出现时返回 find 数值，而"--ISNUMBER"是指强制把错误字符转换成数值 0，最后通过 sumproduct 求和，如果大于 0 即为有，否则为无。注意向下填充时对要检索列进行锁定。具体实例如图 3-27。

C2		Q fx	=IF(SUMPRODUCT(--ISNUMBER(FIND($A$2:$A$3,B2))),"有","无")

A	B	C	
要检索的字典	目标数据列	分析语句	函数分析
头孢菌素	注射用青霉素	无	原理，通过 sumproduct 成组去检查字典列数据，把字典数据逐个去 find
氨曲南	注射用头孢菌素	有	目标列单元格，b2 是否出现，出现时返回 find 数值，而"--ISNUMBER"
	注射用美洛西林	无	是指强制把字符错误转换成数值 0，最后通过 sumproduct 求和，如果大
	注射用氨曲南	有	于 0 即为有，否则为无。

图 3-27　sumproduct 包含字段配对查询函数操作图解

• 一对多条件查询：由于日常工作中，通用药品名称下可能出现多种规格药品信息，VLOOKUP 难以实现一对多的数据查询配对工作，涉及重复查询条件配对使用 FILter 函数；其函数公式如下：FILTER（$C$2：$C$5，（A2：A5=D2）*（B2：B5=E2））；录入函数前应用选择多个单元格用于结果返回；完成函数录入时按 ctrl+shift+enter 转换成数组，填充所选单元格。具体见图 3-28。

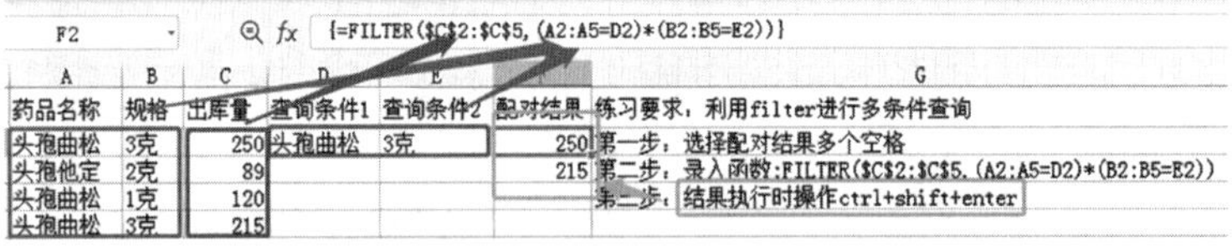

F2			Q fx	{=FILTER($C$2:$C$5,(A2:A5=D2)*(B2:B5=E2))}

A	B	C	D	E	F	G
药品名称	规格	出库量	查询条件1	查询条件2	配对结果	练习要求，利用 filter 进行多条件查询
头孢曲松	3克	250	头孢曲松	3克	250	第一步，选择配对结果多个空格
头孢他定	2克	89			215	第二步，录入函数:FILTER($C$2:$C$5,(A2:A5=D2)*(B2:B5=E2))
头孢曲松	1克	120				第三步，结果执行时操作ctrl+shift+enter
头孢曲松	3克	215				

图 3-28　重复查询条件项 FILTER 函数操作图解

（2）药学科研数据质控 Excel 操作　见表 3-34。

表 3-34　科研数据预处理 Excel 常用操作

实例	应用	使用功能
数据脱敏	病历数据共享时对身份证、药品名称、生产厂家、电话、患者姓名等敏感信息进行脱敏	使用函数 replace，对敏感信息使用"＊"进行替换，对有固定标识的文本可使用【替换】功能统一替代；或采用 FIND 与 MID 函数组合替换
数据分拆	处方或医嘱数据分析	【数据】功能中的【分列】
数据去重	重复处方、医嘱、患者就诊或病历数据	【数据】功能中的【重复项】
数据映射	标准术语映射或药品分类字典映射，临床试验研究的医学编码	一对一数据映射情况下使用 VLOOKUP 或 INDEX 函数，一对多映射采用 filter 函数，使用缩略词或药品字典映射的可使用 sumproduct 函数

续表

实例	应用	使用功能
数据缺失	随访数据、检验数据及病历数据等完整性检测	Countblank函数计算空值，或通过【筛选】空值后删除
错误值	异常值或错误值分析，包括超出预警范围的数据或其他数据质量要求以外的数值或文本	使用条件格式、iferror函数、sumproduct或IFS函数进行范围值预设对单元格进行分析。对于数据收集表设计时可采用数据有效性中的序列进行限制录入，防范错误值录入
数据提取	电子病历和检查报告	使用FIND进行关键词内容提取，如诊断信息、报告结果、检查所见等信息提取
数据转换	描述性数据进行分层分组转换	使用IF和FIND函数进行组合

• 诊断提取：其原理是通过FIND检索诊断出现位置后，使用MID截词函数进行提取。

• 性别分层中为避免嵌套条件函数出错时导致整个结果报错，一般采用iserror屏蔽错误值。

• 某诊断病例标记：采用IF+find函数进行组合查找。具体操作见图3-29。

A	B	C	D	E
使用函数	MID(A3,1,1)&"*"	MID(A3,FIND("诊断",A3)+3,LEN(A3)-FIND("诊断",A3)-3)	if(iserror(find("男",A3)>0)=FALSE,1,if(iserror(find("女",A3)>0)=FALSE,2,"未描述"))	IF(ISERROR(FIND($E$2,A3))=FALSE,1,"")
病历源数据	数据脱敏	诊断提取	性别分层	高血压
张三，男性，年龄：48岁，诊断：高血压，糖尿病。	张*	高血压，糖尿病	1	1
李四，女性，年龄：3岁，诊断：高热惊厥，肺炎。	李*	高热惊厥，肺炎	2	
陈二二，男性，年龄：24岁，诊断：高血压，肾功能不全。	陈*	高血压，肾功能不全	1	1
白小姐，女性，年龄：14岁，诊断：白血病，肺部感染。	白*	白血病，肺部感染	2	
张三，年龄：48岁，诊断：高尿酸血症	张*	高尿酸血	未描述	

图 3-29　科研病例数据常见预处理函数操作图解

3. 数据分析

3.1 数据分析概论

3.1.1 定义

• 数据分析：是指根据分析目的，用适当的统计分析方法及工具，对收集来的数据进行处理与分析，提取有价值的信息，发挥数据的作用。

• 数据挖掘（Data Mining）：又名数据中知识发现（Knowledge Discover in Database，KDD），指从大量的数据中自动搜索隐藏于其中的有着特殊关系性的信息的过程。数据挖掘工作分别由数据准备、规律寻找和规律表示组成。

数据分析与数据挖掘异同点见表3-35。

表 3-35　数据分析与数据挖掘对比表

项目	数据分析	数据挖掘
相同点	数据处理流程基本一致，部分算法均适用于数据分析和数据挖掘	
差异	主要采用对比分析、分组分析、交叉分析、回归分析等常用分析方法；数据量较少；算法精度要求高；一般用于指标统计，对服务器及系统性能要求相对较低	数据量大，数据异构化及数据质量较前者差；算法精确要求较低；支持自主无监督学习；算法复杂程度较低且可循环（迭代）运行
应用与扩展	BI、科研统计	CDSS、AI

• 算法定义与分类：算法的基本数学原理：问题样本规模、函数的增长率、性能分析、基准测试和终点

指标。算法分类包括排序算法、查找算法、分类算法、图算法、评价模型算法和预测模型算法等（表3-36）。

表3-36 算法分类与应用

算法分类	具体应用
排序算法	冒泡算法、插入排序
查找算法	二叉查找树
图算法	最短路径、最小生成树
分类算法	聚类算法、神经网络分类、判别分类、相关系数
评价模型	层次分析法AHP、组合评价法、模糊综合评价法、神经网络综合评价法
预测模型	回归分析、时间序列分析、灰色预测法、支持向量机、神经网络

3.1.2 数据分析和数据挖掘流程

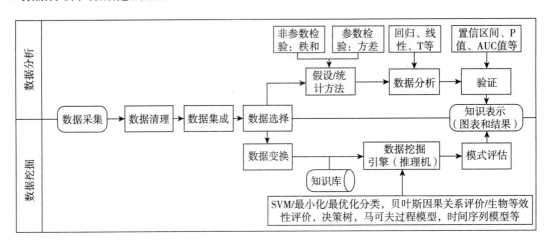

图3-30 数据分析与数据挖掘操作流程图

• 问题定义：属于数据分析项目规划阶段，期间应建立数据分析团队；问题定义工作应在采集数据前开始执行，问题发起可以通过既往研究未解决的问题，或临床发生的新问题进行筛选，分析问题相关影响因素及其信息特征，以及信息来源等；制定数据采集计划。

• 数据抽取：根据其研究类型，抽取流程、抽取方式及抽取范围均有所差异（表3-37）。

表3-37 各类研究的数据抽取流程、方式及范围差异

研究类型	抽取流程	抽取方式	抽取范围
药物临床试验数据抽取	数据库锁表后抽取	全量抽取和复制数据库	药物临床试验数据
运营数据抽取	实时动态抽取	增量抽取或全量抽取	运营数据
真实世界数据研究	非前瞻性研究的在完成统计分析计划和入排标准后抽取	局部抽取、数据库导出	按照入排标准

• 数据探索：是初步检验数据的阶段，确定数据类型和统计分析方法。数据探索可尝试多种可视化图表初步搜寻其特征规划。

• 数据可视化工具众多，常用的工具包括Excel图表工具、SPSS和R语言等数据可视化处理。随着数据挖掘技术和工具的广泛推广；集成数据统计算法和数据抽取的数据管理工具如BI和知识图谱。

• 数据建模包括一般统计数据模型和预测模型两种。数据建模的步骤：选择模型→训练模型→评估模型→应用模型→优化模型（图3-31）。

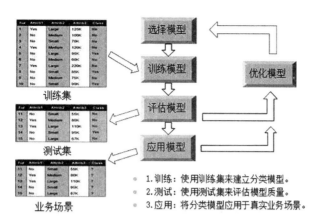

● 1.训练: 使用训练集来建立分类模型。
● 2.测试: 使用测试集来评估模型质量。
● 3.应用: 将分类模型应用于真实业务场景。

图 3-31　数据建模

● 预测模型验证和测试: 模型验证根据验证集和训练集进行交叉验证和网格搜索, 或直接使用验证集比较模型和实际输出结果, 得出预测错误率; 得出有效性区间。预测模型只有放在临床实际应用场景中并具有稳健性、精确率、召回率这才是数据建模达到的目的。

● 结果可视化和阐释: 分析报告内容包括分析结果、决策部署、风险分析和临床意义。

3.2 算法

常用算法公式如表3-38。

表 3-38　算法常用公式解释与 EXCEI 对应操作

公式	定义	Excel操作
$\sum\limits_{k=1}^{n} a_k$	$a_1+a_2+a_3+\cdots\cdots a_n$ 累计和, 即当K=1时开始求和, K为起始项, n为个数	Sum (a_1 : a_n)
$\lim\limits_{n\to\infty}\sum\limits_{k=1}^{n} a_k$	$a_1+a_2+a_3+\cdots\cdots$ 无穷和, 或表示为 $\sum\limits_{k=1}^{\infty} a_k$	Sum (a: a)
$\sum\limits_{k=0}^{\infty} kx^k$	积分级数与微分级数	
$\prod\limits_{k=1}^{n} a_k$	有穷积, 即 $a_1\times a_2\times\cdots\cdots a_n$	PRODUCT (a1: an)
其他符号定义	f (X) 函数, Z整数集, R实数集, N自然数集, $x\in A$ 是指集合A中包含对象x; lal绝对值a	/
F: A→B	b=f (a) 即集合A为定义域进行函数运算得出集合B相应对象; 本函数中a为f的自变量	/
$\dfrac{n!}{(n-k)!}$	n (n-1) (n-2) (n-3) (n-k+1) 阶乘法	FACT (a_n) 或FACT (n)
lnX、logX、lgX	对数运算	LN (单元格)
$\sum\limits_{k=1}^{n}(a_k-\bar{a})$	$(a_1-\bar{a})+(a_2-\bar{a})+(a_3-\bar{a})\cdots a_n-\bar{a})$　各数值与均数差值后的累计和	Sum (a_1 : a_n) −n*average (a_1 : a_n)
P{A|B}	在发生事件B的条件下发生事件A的概率P	/
P{ [a, b] }	区间 [a, b] 中连续发生的概率分布	/
二叉树建堆	数组A [(n/2+1) ……n], 其中n为数据组数据个数, 二叉树内节点数为2h-1, h为高度	/
决策树高度h	$h=\Omega$ (nlgn)	LN (n) *n
欧几里德公式	用于SVM和K-means等;　$d(x,y)=\sum\sqrt{(x-y)^2}$	POWER (X-Y, 2) ^1/2; 后用sum累计

续表

公式	定义	Excel操作
时间复杂度	$O(1)$、$O(\sqrt{n})$、$O(n)$、$O(n\log_2 n)$、$O(n^2)$，主要用于大数据算法研究中确定循环语句的执行次数的所需时间；时间复杂度根据循环次数及嵌套循环数量决定其次数及耗时。	/
$\Phi(X)$	即 $\lim_{n\to\infty} Fn(x)$，标准正态分布函数的中心极限	/

3.2.1 贝叶斯法

（1）适用范围　药物警戒信号检测和因果关系评价、生物等效性评价等场景；Ⅰ期药物临床试验的药物剂量探索；Ⅱ期临床试验的研发策略研究；Ⅲ期临床试验无效性推断和预测分析。

（2）特点与不足　NBC模型所需估计的参数很少，对缺失数据不太敏感。理论上，NBC模型与其他分类方法相比具有最小的误差率；NBC模型的分类效率比不上决策树模型。而在属性相关性较小时，NBC模型的性能最为良好。

（3）建模步骤　其算法原理是先计算先验概率，然后通过联合概率来求各条件概率，最后利用贝叶斯计算公式计算样本的条件概率，取出最大概率，进行分类。

- 构建分类器，在训练阶段用已知的实例集练实例集来训练分类器。
- 分类未知实例，在测试阶段，用已经构建好的分类器对未知实例进行分类。

其计算公式：$P(B|A) = \dfrac{P(A \cdot B)}{P(A)}$

（4）数据准备　在准备这个阶段需要确定特征属性，并对每个特征属性进行适当划分，一部分数据进行分类，形成训练样本。其质量对整个过程将有重要影响，分类器的质量很大程度上由特征属性、特征属性划分及训练样本质量决定。在估计条件概率 $P(x_i|c)$ 时，若 x_i 为离散值属性，那么只需计算每个属性取值占所有样本的数量比例。但是如果 x_i 是连续值属性，那么用概率密度函数。

（5）验证要求　以sklearn的贝叶斯算法分类器为例，其自带网格搜索交叉验证API（sklearn.grid_search.GridSearchCV），完成算法流程后可以使用输出准确率、召回率。

3.2.2 决策树

决策树是一种通过图示解决有关步骤、条件及结果的方法。决策树构成要素包括决策节点、方案枝、状态节点、概率枝。决策树通过对训练集进行递归分割，其判断终点为所有分割子集的所有数据被分割到同一类中；分割方法采用不同的分类器。具体如下（表3-39）。

表3-39　决策树分类器与算法公式

算法分类	算法原理	算法公式
决策树分类C4.5	使用信息增益率	$\text{GainRatio} = \dfrac{\text{Gain}(a)}{\text{Entropy}(a)}$
决策树分类器ID3	使用的是信息增益	$H = -\sum p(x)\log p(x)$
决策树分类器CART	使用的是Gini系数	$gini(T) = 1 - \sum p_j^2$

（1）适用范围　CDSS、处方审核、机器学习；可以用于治疗方案选择CDSS、成本效益决策及风险决策等。

表 3-40　决策树特点

优点	缺点
只需要很少的数据准备不用归一化 可以处理数值型数据和类别型数据 使用白盒模型输出结果容易通过模型的结构来解释 可以很好地处理大规模数据	决策树的训练采用启发式搜索算法如贪心算法以达到局部最优 难以解决异或等问题

（2）决策树构建流程　决策树构建流程包括选择合适的分类器，建立训练集，并对源数据进行分类，建立属性表和绘制决策树；并对决策树进行剪枝优化（图3-32）。

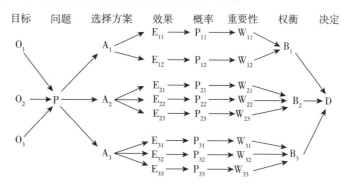

图 3-32　决策树构建技术路线图

（3）决策树剪枝方法

• C4.5悲观剪枝法：在训练集中把错误分类数量估算未知实例上的错误率或概率，通过递归计算目标节点分支的错误率获得目标节点错误率。目标节点错误率 $\sum_{j=1}^{n} \frac{E+0.5 \times L}{n}$ ，其中 E 为错误个数，L 为叶节点数，n 为实例数量。

（4）数据准备原则　决策树构造算法只适用于标称型数据，因此数值型数据必须离散化。

3.2.3 回归分析与相关性分析

回归分析常用于因变量与自变量的数据拟合，日常研究及管理常使用的回归分析类型包括线性回归、逻辑回归和多项式回归。

表 3-41　回归分析分类与应用

回归分类	应用与计算方法
线性回归	适合单个自变量的研究；Y=a+bX
logistic回归	因变量为二分类或多分类变量，通过log等对数函数进行拟合；常用于危险因素分析。病因及危险因素研究，临床研究广泛； $$\ln\left(\frac{P(Y=j)}{P(Y=g)}\right) = \beta_{0j} + \beta_{1j}X_1 + \beta_{2j}X_2 + \beta_{mj}X_m$$
多项式回归	一元多次多项式回归 $\hat{y}=b_0+b_1x+b_2x^2+...+b_mx^m$ ；适用于多个自变量研究
COX回归	$\ln[h(t,X)/h_0(t)]=\ln RR=\beta_1X_1+\beta_2X_2+\cdots\beta_mX_m$

（1）线性回归

• 操作流程：Durbin-Watson检验（是否符合独立性）→Casowise-Diagnostics检验（是否存在异常值）→带正态曲线的柱状图或PP图（是否满足正态性）→回归结果（可否预测因变量）。

• 计算公式：Y（因变量）=a*X（自变量）+b+c，b为斜率，a为截距，c误差项；数据准备原则；其中，

$$\beta=\frac{\sum_{i=1}^{s}(x_i-\bar{x})(y_i-\bar{y})}{\sum_{i=1}^{s}(x_i-\bar{x})^2}$$

$$\beta=y-\beta\bar{x}$$

- 注意事项：检查连续变量和是否满足线性关系。
- 数据准备原则：数据需为连续变量，且具有线性关系。
- 验证要求：判断自变量解释因变量变异的比例，自变量预测因变量的情况。

（2）logistic回归

操作流程：以SPSS为例，在数据准备阶段，研究变量按列分别列举，同时对符合各变量进行观察频数统计，在SPSS中选择【数据】→【个案加权】，加入观察频数进行加权计算。具体操作流程如图3-33。

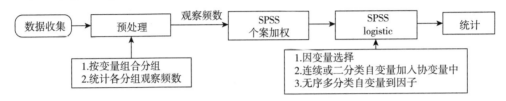

图 3-33 Logistic 回归分析流程

- 注意事项：如果自变量为字符型需要进行重新编码，自变量宜取连续变量。
- 验证要求：似然比检验、Wald检验、计分检验。

相关性分析与回归分析异同点见表4-42。

表 3-42 相关性分析与回归分析异同点

区别	相关性分析	回归分析
定义	变量之间的相关程度；是回归分析的前提基础	变量之间的相互关系
输出	相关系数r（-1，1）	一般以方程式表示和回归曲线表示
变量	所有变量均为随机变量	自变量确定，因变量是随机

3.2.4 聚类

聚类是将数据元组视为对象，基于距离进行划分，即对象在空间中接近程度，将对象划分为群或聚类，使得一个聚类的对象分为一组。聚类质心是指每个聚类对象的平均距离。聚类算法又分为KNN算法和K-mean算法。其区别如下（表3-43）。

表 3-43 聚类算法分类与特点

算法	优点	缺点
K-means	优势在于原理相对简单，收敛速度快，仅需对k进行调参	k值需要预先设定，在实际情况下难以设定，不仅影响到初始质心的选取，采用迭代处理后一般取得局部最优，无法实现全局最优
KNN	算法简单，适应大样本自动分析，重新训练代价低；适用于分类数难以确定的情况；无需估计参数，无需训练，支持增量学习	类别分类不标准化、可解释性不强、计算量大和不均衡性；分析速度慢

（1）KNN算法 又称为k最近邻分类（k-nearest neighbor classification）算法，本算法涉及三个考虑因素，包括训练集、距离与相似度和k的大小。其构建流程见图3-35。

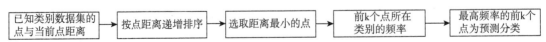

图 3-35 KNN 算法构建流程图

（2）K-means算法 属于迭代型聚类算法，把数据集分成k个聚类簇；适用于无监督学习，K-means算法实质为非负代价函数。其构建流程见图3-36。

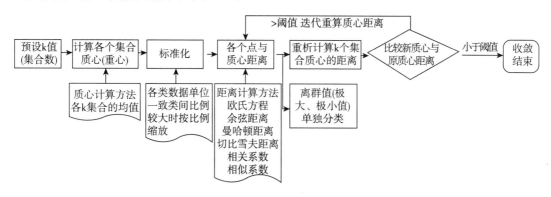

图 3-36　K-means 算法流程图

（3）质心确定方法普遍采用各维向量均值；在计算各个点与质心距离时，应进行数据标准化，对于单位不一致的或各组数据存在较大差距时，应按比例进行缩放处理，为后续的距离计算做准备。而计算各个点与质心距离的方法包括欧氏距离、余弦距离、相关系数、相似系数、曼哈顿距离和切比雪夫距离等。

3.2.5 最小路径

（1）适用范围　货架设计、路线规划、制成合成路径设计、成本评估和项目工程任务规划等。最小路径通过 Dijkstra算法遍历计算所有节点效率或成本；从而获取最短路径或最优解；除Dijkstra外，还包括Bellman-Ford 算法和 Floyd 算法等。

（2）数据准备原则
- 节点编号：作为路线规划的先后顺序，开始及结束节点是运算开始与结束的标志。
- 节点间距：代表效率，时间、成本等量化结果。
- 建立数组：包括节点也节点名称，以及之间间距，如（AB，1）。

3.2.6 支持向量机

支持向量机（Support Vector Machine，SVM）是一种以核函数统计方法，寻找最优超平面，实现最小化或最优化分类。

（1）适用范围　小样本量或高维数据分类。

（2）特点与不足　SVM算法通过使用不同核函数，如多项式核函数、Gauss径向基核函数等进行数据训练。其应用包括经典模糊支持向量机、隶属度函数、二叉树模糊支持向量机等。

（3）技术原理　见图3-37。

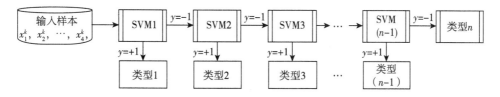

图 3-37　SVM 二叉树算法技术原理图

（4）SVM技术路线　见图3-38。

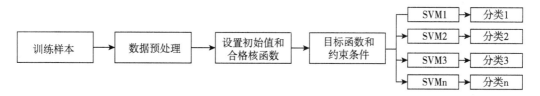

图 3-38　SVM 技术路线图

（5）验证要求　支持向量机是利用已知数据类别的样本为训练样本，寻找同类数据的空间聚集特征，从而对测试样本进行分类验证，通过验证可将分类错误的数据进行更正。以体检数据为数据背景，首先通过因子分析将高维数据进行降维，由此将所有指标整合成几个综合性指标；以降低指标之间的衡量标准引起的误差。

3.2.7 机器学习算法

（1）分类特点

- 监督学习算法包括：线性和逻辑回归、朴素贝叶斯、支持向量机、决策树和随机森林、人工神经网络。
- 无监督学习算法包括K-means均值聚类法实现聚类分析、变量降维处理和主成分分析（PCA）。

3.2.8 马尔可夫链蒙特卡洛模型（MCMC）

（1）原理与算法　马尔可夫过程模型通过计算隐含状态数量和每个状态的转换概率，输出可见状态，即结果概率。其中x为状态数量，y当前状态下的发生概率。马尔可夫模型除了用于药物经济学研究分析外，还可以用于自然语言分析和无后效性分析等。其算法公式如下：

$$P(x_1, y_1, \ldots, x_n, y_n) = P(y_1)P(x_1/y_1)\prod_{i=2}^{n} P(y_i/y_i-1)P(x/y_i)$$

（2）应用与建模过程　马尔可夫过程模型主要用于药物经济学评价中有关QALYs的分析；是用于分析对象在不同时间及状态的矩阵分析；如QALYs分别以健康、疾病和死亡在不同时间段进行3X3矩阵分析；研究不同时间段的患者QALYs的概率分布情况。构建马可夫过程模型建模过程包括：定义初始状态；定义初始时间时的状态概率，即初始向量；收集不同状态下的概率向量进行递推。

3.2.9 时间序列模型

时间序列模型也是一种回归模型，就是将预测对象按照时间顺序排列起来，根据这一组时间序列过去的变化规律，推断今后变化的可能性及变化趋势、变化规律。

该模型的优点是简单易行，便于掌握，能够充分运用原时间序列的各项数据，计算速度快，对模型参数有动态确定的能力，精度较好，采用组合的时间序列或者把时间序列和其他模型组合效果更好。缺点是不能反映事物的内在联系，不能分析两个因素的相关关系，只适用于短期预测。

3.2.10 神经网络模型

神经网络在系统辨识、模式识别、智能控制等领域有着广泛而吸引人的前景，特别是在智能控制中，人们对神经网络的自学习功能尤其感兴趣，并且把神经网络这一重要特点看作是解决自动控制中控制器适应能力这个难题的关键钥匙之一。

3.2.11 大数据算法

（1）定义　大数据算法是指在给定资源约束下，以大数据为输入，在给定时间约束内可以计算出给定问题结果的算法，是需要新处理模式才能具有更强决策力、洞察发现力和流程优化能力的海量、高增长率和多样化的信息资产。

（2）特征　大数据具备5V特征。

- Volume规模：计量单位以Pb级别作起始计量。
- Variety多样：包括结构化、半结构化和非结构化数据。
- Value价值：数据价值密度相对较低。
- Velocity高速：数据增长速度快，处理速度也快，时效性要求高。
- Veracity：数据的准确性和可信赖度，即数据的质量高。

大数据算法具备有穷性、运算操作确定性和可行性、输入和输出受时间及资源约束等特点。大数据算法与传统算法的差异点见下表（表3-44）。

表 3-44 传统算法与大数据算法差异

项目	传统算法	大数据算法
数据量	Kb–Gb	Pb 级别以上
运算	单机串行计算，内存计算，备份数据或输出数据运算	串行或并行计算；由内存及外部存储并行运算；与业务数据同步进行实时性运算
约束性	精确度要求高、缺失值不多于20%	限定时间内完成、运算及储存资源限制；根据时间约束要求可能放弃访问部分数据，采用时间亚线性算法
工具	SPSS、R、SAS、Excel等	MapReduce、hadoop
算法分类	卫生统计常用算法如回归算法、聚类算法等、最优解算法）	精确算法参照传统算法，并行算法、近似算法、随机化算法、数据流算法、外存算法
复杂度	算法转换代码运算操作步骤较多	代码运算操作步骤较为简单，数据无法全部放入内存运行、多台通信设备及数据库
关注点	精确度和数据质量	运算性能（有限时间及资源约束范围内处理更多数据）；对算法精确度要求较前者低

（3）医疗大数据场景 如区域医疗健康数据、基因组学数据和医保数据等。

表 3-45 大数据常用算法

算法1	Floyd插点法
公式	A= [a (i, j)] n×n
运算原理	利用穷举方法对，加权图中各个路径长度进行计算，求解最短路径
应用	空间亚线性优化，时间复杂度高不适合时间类大数据分析
复杂度	时间复杂度：O（n^3），空间复杂度：O（n^2）
输出	直径和距离最大D值
算法2	近似算法
公式	二分查找法 $O\ (\log_2 n)$
应用	近似算法主要解决优化问题
复杂度	—
输出	近似比、相对误差、1+近似
算法3	最小生成树代价估计
公式	G= (V, E)，可使用Prim算法或Kruskal算法
运算原理	利用特定子图连通分量的数量估计最小生成树的权重
应用	时间亚线性研究
复杂度	时间复杂度 $\Omega\ (dn)$
输出	连通分量的个数
算法4	水库抽样算法
公式	$\frac{k}{i} \times \prod_n^i (1-\frac{1}{i+n})$ ，i 为第 i 个选中的概率，n 为抽样个数据
应用	空间亚线性
复杂度	O（k）
输出	组数据的 k 个均匀抽样

（4）注意事项 在开展对大数据算法分析前，应对时间资源限制、空间资源、内外存资源、结果精度及并行设备通信复杂度进行分析再决定算法方案。

3.3 数据分析工具

3.3.1 Python

（1）安装和环境配置

• 第一步：下载 https：//www.python.org/。

● 第二步：开始安装。

Window 下安装："Add Python3.8 to PATH"。

Mac OS 下安装：使用 Homebrew 并通过命令 brew install python3 进行安装。

Linux 下安装：命令行输入：sudo apt-get update & sudo apt-get install python3。

● 第三步：环境配置。

方法一：环境变量配置流程如下：计算机→右键→属性→高级系统设置→环境变量→列表中选择"path"→更改"变量值"用"；"增加 python 的安装路径。

方法二：在 CMD 中键入 path=%path%；python 的安装详细目录。

Linux 操作系统下环境变量配置流程如下语句。

Csh shell 输入：setenv path= "$path：/usr/local/bin/python"。

Bash shell 输入：export path= "$path：/usr/local/bin/python"。

ksh shell 输入：path= "$path：/usr/local/bin/python"。

其中 /usr/local/bin/python 为 python 的安装目录。

（2）集成开发环境介绍　集成开发环境（Integrated Development Environment，IDE）是用于提供程序开发环境的应用程序，一般包括代码（文本）编辑器、编译器、装配自动化工具、调试器和图形用户界面等工具。集成了代码编写功能、分析功能、编译功能、调试功能等一体化的开发软件服务套。

● Pycharm 功能包括调试、语法高亮、Project 管理、代码跳转、智能提示、自动完成。其下载地址为：https：//www.jetbrains.com/pycharm/download/。

● Visual Studio Code 内置 Git、自定义工具扩展插件、断点调试和交互式控制台等功能；支持在编辑器中直接 debug。

● Atom：除兼容 Python，同时支持兼容包括 PHP、Java 等多种编译语言。其下载地址为：https：//atom.io。

● Spyder：主要用于数据分析工作，合并多个数据分析库，如 NumPy、Matplotlib 和 SciPy。其下载地址为：https：//www.spyder-ide.org/。

● Pyzo：免费开源的 Python IED 平台；与任意 Python 解释器一起使用，甚至是 Conda 环境。其下载地址为：https：//pyzo.org/start.html。

● Anaconda：自带 Jupyter Notebook 和 Spyder。其下载网址：https：//www.anaconda.com/download/。

（3）Python 数据分析类包简介　Python 自带包管理器称为 pip（package installer for Python），更多关于 pip 的内容请参考 pip 官方文档，地址为：https：//pip.pypa.io/en/latest/。Python 具有非常丰富的工具包可供选择，极大地拓展了 Python 的应用领域，下面简单介绍 NumPy、Pandas 和 Scipy 等常用的工具包。

● NumPy：是 Numerical Python 的简称，是一个 Python 科学计算的基础包。

➤ 特点与用途：NumPy 是一个运行速度非常快的数学库，主要用于数组计算，包含：一个强大的 N 维数组对象 ndarray；广播功能函数；整合 C/C++/Fortran 代码的工具；线性代数、傅里叶变换、随机数生成等功能。

➤ 数据类型：见表 3-46。

表 3-46　NumPy 数据类型

类型	描述
bool_	布尔型数据类型（True 或者 False）
int_	默认的整数类型（类似于 C 语言中的 long，int32 或 int64）
intc	与 C 的 int 类型一样，一般是 int32 或 int 64
intp	用于索引的整数类型（一般情况下仍然是 int32 或 int64）
int8	字节（-128 to 127）
int16	整数（-32768 to 32767）
int32	整数（-2147483648 to 2147483647）
int64	整数（-9223372036854775808 to 9223372036854775807）

续表

类型	描述
uint8	无符号整数（0 to 255）
uint16	无符号整数（0 to 65535）
uint32	无符号整数（0 to 4294967295）
uint64	无符号整数（0 to 18446744073709551615）
float_	float64 类型的简写
float16	半精度浮点数，包括 1 个符号位、5 个指数位、10 个尾数位
float32	单精度浮点数，包括 1 个符号位、8 个指数位、23 个尾数位
float64	双精度浮点数，包括 1 个符号位、11 个指数位、52 个尾数位
complex_	complex128 类型的简写，即 128 位复数
complex64	复数，表示双 32 位浮点数（实数部分和虚数部分）
complex128	复数，表示双 64 位浮点数（实数部分和虚数部分）

➤ 常用函数功能：见表3-47。

表 3-47　NumPy 常用函数功能

函数	功能描述	函数	功能描述
numpy.array	将输入的数据转换为 ndarray 数组形式	numpy.replace	使用新字符串替换字符串中的所有子字符串
numpy.arange	Python 内建函数 range 的数组版，返回一个数组	numpy.decode	数组元素依次调用 str.decode
numpy.ones	根据给定形状和数据类型生成全为 1 的数组	numpy.encode	数组元素依次调用 str.encode
numpy.ones_like	根据所给的数组生成一个形状一样的全为 1 的数组	numpy.around	函数返回指定数字的四舍五入值
numpy.zeros	根据给定形状和数据类型生成全为 0 的数组	numpy.floor	返回小于或者等于指定表达式的最大整数，即向下取整
numpy.zeros_like	根据所给的数组生成一个形状一样的全为 0 的数组	numpy.ceil	返回大于或者等于指定表达式的最小整数，即向上取整
numpy.empty	根据给定形状和数据类型生成一个没有初始化数值的空数组	numpy.rint	将元素保留到整数位
numpy.empty_like	根据所给的数组生成一个形状一样但没有初始化数值的空数组	numpy.modf	分别将数组的整数部分和小数部分按照按数组形式返回
numpy.full	根据给定形状和数据类型生成指定数值的数组	add、subtract、multiply、divide	加减乘除算数函数
numpy.full_like	根据所给的数组生成一个形状一样但内容是指定数值的数组	sin、cos、tan、arcsin	三角函数
numpy.eye	生成一个 N×N 特征矩阵（对角线位置都是 1，其余位置都是 0）	arccos、arctan	反三角函数
numpy.identity	生成一个 N×N 特征矩阵（对角线位置都是 1，其余位置都是 0），identity 函数的返回值需要经过 eye（）处理后返回	numpy.reciprocal	取倒数
ndarray.ndim	秩，即轴的数量或维度的数量	numpy.power	求幂
ndarray.shape	数组的维度，对于矩阵，n 行 m 列	numpy.exp	求自然指数值
ndarray.size	数组元素的总个数，相当于 .shape 中 n*m 的值	log、log10、log2	自然对数，10 为底对数，2 为底对数
ndarray.dtype	ndarray 对象的元素类型	numpy.sign	返回元素的符号值：1 正数，-1 负数，0
ndarray.itemsize	ndarray 对象中每个元素的大小，以字节为单位	numpy.sqrt	开方
ndarray.flags	ndarray 对象的内存信息	numpy.mod	求余数
ndarray.real	ndarray 元素的实部	numpy.sum	沿着轴向计算所有元素的和
ndarray.imag	ndarray 元素的虚部	numpy.cumsum	从 0 开始元素累积和

续表

函数	功能描述	函数	功能描述
numpy.reshape	不改变数据的条件下修改形状	numpy.cumprod	从1开始元素累积积
numpy.ndarray.flat	数组元素迭代器	numpy.amin	计算数组中的元素沿指定轴的最小值
numpy.ndarray.flatten	返回一份数组拷贝，对拷贝所做的修改不会影响原始数组	numpy.amax	计算数组中的元素沿指定轴的最大值
numpy.ravel	返回展开数组	numpy.ptp	计算数组中元素最大值与最小值的差（最大值 – 最小值）
numpy.transpose	对换数组的维度	numpy.percentile	百分位数是统计中使用的度量，表示小于这个值的观察值的百分比
ndarray.T	同 numpy.transpose	numpy.median	计算数组 a 中元素的中位数（中值）
numpy.rollaxis	向后滚动指定的轴	numpy.mean	算术平均值
numpy.swapaxes	对换数组的两个轴	numpy.average	据在另一个数组中给出的各自的权重计算数组中元素的加权平均值
numpy.concatenate	连接沿现有轴的数组序列	numpy.std	求标准差
numpy.stack	沿着新的轴加入一系列数组	numpy.var	求方差
numpy.hstack	水平堆叠序列中的数组（列方向）	numpy.sort	返回输入数组的排序副本
numpy.vstack	竖直堆叠序列中的数组（行方向）	numpy.argsort	返回的是数组值从小到大的索引值
numpy.split	将一个数组分割为多个子数组	numpy.argmax	沿给定轴返回最大元素的索引
numpy.hsplit	将一个数组水平分割为多个子数组（按列）	numpy.argmin	沿给定轴返回最小元素的索引
numpy.vsplit	将一个数组垂直分割为多个子数组（按行）	numpy.nonzero	返回输入数组中非零元素的索引
numpy.resize	返回指定形状的新数组	numpy.where	返回输入数组中满足给定条件的元素的索引
numpy.append	将值添加到数组末尾	numpy.extract	根据某个条件从数组中抽取元素，返回满条件的元素
numpy.insert	沿指定轴将值插入到指定下标之前	numpy.dot	计算内积
numpy.delete	删掉某个轴的子数组，并返回删除后的新数组	numpy.vdot	计算点积
numpy.add	对两个数组的逐个字符串元素进行连接	numpy.random.seed	向随机数生成器传递随机状态种子
numpy.multiply	返回按元素多重连接后的字符串	numpy.random.random	产生（0.0, 1.0）之间的浮点数
numpy.center	居中字符串	numpy.random.rand	生成给定形状的随机值
numpy.capitalize	将字符串第一个字母转换为大写	numpy.random.randint	一个随机整型数
numpy.title	将字符串的每个单词的第一个字母转换为大写	numpy.random.randn	生成标准正态分布随机数
numpy.lower	数组元素转换为小写	numpy.unique（x）	计算 x 的唯一值，并排序
numpy.upper	数组元素转换为大写	numpy.intersect1d（x,y）	计算 x 和 y 的交集，并排序
numpy.split	指定分隔符对字符串进行分割，并返回数组列表	numpy.union1d（x, y）	计算 x 和 y 的并集，并排序
numpy.splitlines	返回元素中的行列表，以换行符分割	numpy.in1d（x, y）	计算 x 中的元素是否包含在 y 中，返回一个布尔值数组
numpy.strip	移除元素开头或者结尾处的特定字符	numpy.setdiff1d（x, y）	差集，在 x 中但不在 y 中的 x 的元素
numpy.join	通过指定分隔符来连接数组中的元素	numpy.setxor1d（x, y）	异或集，在 x 或 y 中，但不属于 x，y 交集的元素

● Pandas：是一个强大的分析结构化数据的工具集，基础是 Numpy（提供高性能的矩阵运算）。Pandas 可以从各种文件格式比如 CSV、JSON、SQL、Microsoft Excel 导入数据，再对数据进行运算操作，比如归并、再成形、选择，具备数据清洗和数据加工特征，广泛应用在学术、金融、统计学等各个数据分析领域，是数据分析必备的工具包。其常用函数功能见表 3–48。

表 3-48 Pandas 常用函数功能

函数	功能描述
pandas.series	创建 series 对象
pandas.read_csv	将逗号分隔值（csv）文件读入 DataFrame
pandas.read_excel	将 Excel 文件读入 Pandas DataFrame
pandas.read_html	将 HTML 表读入 DataFrame 对象列表
pandas.read_xml	将 XML 文档读入 DataFrame 对象
pandas.read_spss	从文件路径加载一个 SPSS 文件，返回一个 DataFrame
pandas.read_sql	将 SQL 查询或数据库表读入 DataFrame
pandas.crosstab	计算两个（或更多）因素的简单交叉表。默认情况下计算因子的频率表，除非传递值数组和聚合函数
pandas.cut	将值转换为离散间隔。支持分箱成相等数量的分箱，或预先指定的分箱阵列
pandas.qcut	基于分位数的离散化函数
pandas.concat	沿特定轴连接 Pandas 对象，沿其他轴使用可选的设置逻辑
pandas.get_dummies	将分类变量转换为虚拟/指标变量
pandas.Series.str.contains	测试模式或正则表达式是否包含在系列或索引的字符串中
pandas.Series.str.replace	替换系列/索引中每次出现的模式/正则表达式
pandas.Series.str.split	围绕给定的分隔符/分隔符拆分字符串。在指定的分隔符字符串处从头开始拆分系列/索引中的字符串
pandas.Index.values	返回一个表示索引中数据的数组
pandas.io.formats.style.Styler	使用 HTML 和 CSS 根据数据帮助设置 DataFrame 或 Series 的样式
pandas.DataFrame	创建 dataframe 对象
pandas.DataFrame.index	DataFrame 的索引（行标签）
pandas.DataFrame.columns	DataFrame 的列标签
pandas.DataFrame.dtypes	返回 DataFrame 中的数据类型
pandas.DataFrame.info	打印 DataFrame 的简明摘要
pandas.DataFrame.select_dtypes	返回具有指定数据类型的列组成的新的 DataFrame
pandas.DataFrame.values	返回 DataFrame 数据，以 numpy 的 ndarray 形式表示
pandas.DataFrame.axes	返回表示 DataFrame 对象的数据轴的列表，对于 DataFrame 而言，这个属性始终是 2，第一个数据轴表示行，第二个数据轴表示列
pandas.DataFrame.ndim	返回轴数/数组维数
pandas.DataFrame.size	返回对象的元素数
pandas.DataFrame.shape	以元组形式返回 DataFrame 的行数和列数（形状）
pandas.DataFrame.memory_usage	以字节为单位返回每列的内存使用情况
pandas.DataFrame.empty	DataFrame 是否为空，如果 DataFrame 为空，则返回 True，否则返回 False
pandas.DataFrame.astype	将 pandas 对象转换为指定的数据类型
pandas.DataFrame.copy	复制此对象的索引和数据
pandas.DataFrame.head	返回前 n 行
pandas.DataFrame.at	访问行/列标签对的单个值
pandas.DataFrame.iat	按整数位置访问行/列对的单个值
pandas.DataFrame.loc	通过标签或布尔数组选择 DataFrame 的一组行和列
pandas.DataFrame.iloc	根据整数位置选择 DataFrame 的一组行或列
pandas.DataFrame.insert	在指定位置将列插入到 DataFrame 中
pandas.DataFrame.items	迭代 DataFrame 列，返回一个包含列名和内容作为系列的元组
pandas.DataFrame.pop	返回项目并从 DataFrame 中删除
pandas.DataFrame.tail	返回最后 n 行
pandas.DataFrame.get	从给定键的对象中获取项目（例如：DataFrame 列），类似字典
pandas.DataFrame.isin	DataFrame 中的每个元素是否包含在值中，以布尔值型显示 DataFrame 中的每个元素是否包含在值中

函数	功能描述
pandas.DataFrame.where	返回一个同样 shape 的 df，当满足条件为 TRUE 时，从本身返回结果，否则替换条件为 False 的值，默认情况下，不满足条件的行将填充为 NaN 值
pandas.DataFrame.mask	与 where 相反，替换条件为 True 的值
pandas.DataFrame.query	使用布尔表达式查询 DataFrame 的列
pandas.DataFrame.combine	与另一个 DataFrame 执行按列组合
pandas.DataFrame.combine_first	通过用来自另一个 DataFrame 的非空值填充一个 DataFrame 中的空值来组合两个 DataFrame 对象。生成的 DataFrame 的行和列索引将是两者的并集
pandas.DataFrame.apply	沿 DataFrame 的轴应用函数
pandas.DataFrame.applymap	将函数应用于 Dataframe 元素
pandas.DataFrame.agg	在指定轴上使用一项或多项操作进行聚合
pandas.DataFrame.transform	调用函数生成具有转换值的 DataFrame，生成的 DataFrame 将具有与自身相同的轴长度
pandas.DataFrame.groupby	根据某个（多个）字段划分为不同的群体（group）
pandas.DataFrame.abs	返回每个元素的绝对数值
pandas.DataFrame.all	返回是否所有元素都为 True
pandas.DataFrame.any	返回是否有任何元素为 True
pandas.DataFrame.clip	修剪输入阈值处的值，将边界外的值分配给边界值
pandas.DataFrame.corr	计算单个 DataFrame 列的成对相关性，不包括 NA/空值
pandas.DataFrame.corrwith	两个 DataFrame 的行或列之间的相关性计算
pandas.DataFrame.count	计算每列或每行的非 NA 单元格
pandas.DataFrame.cov	计算列的成对协方差，不包括 NA/空值
pandas.DataFrame.cummax	返回 DataFrame 或 Series 轴上的累积最大值
pandas.DataFrame.cummin	返回 DataFrame 或 Series 轴上的累积最小值
pandas.DataFrame.cumprod	通过 DataFrame 或 Series 轴返回累积乘积
pandas.DataFrame.cumsum	返回 DataFrame 或 Series 轴上的累积总和
pandas.DataFrame.describe	描述性统计包括总结数据集分布的集中趋势、分散和形状的统计，不包括 NaN 值
pandas.DataFrame.diff	计算 Dataframe 元素与 Dataframe 中另一个元素的差异（默认为上一行中的元素）
pandas.DataFrame.eval	函数使用字符串表达式来计算对 DataFrame 的操作
pandas.DataFrame.kurt	在请求的轴上返回无偏峰度
pandas.DataFrame.mad	返回请求轴上值的平均绝对偏差
pandas.DataFrame.max	返回请求轴上的最大值
pandas.DataFrame.mean	返回请求轴上值的平均值
pandas.DataFrame.median	返回请求轴上的值的中位数
pandas.DataFrame.min	返回请求轴上的值的最小值
pandas.DataFrame.mode	获取沿所选轴的每个元素的模式。为每个标签的每种模式添加一行，并用 nan 填充空格
pandas.DataFrame.pct_change	当前元素和先前元素之间的百分比变化，默认情况下计算前一行的百分比变化。这在比较元素时间序列的变化百分比时很有用
pandas.DataFrame.prod	返回请求轴上的值的乘积
pandas.DataFrame.quantile	返回请求轴上给定分位数的值
pandas.DataFrame.rank	返回的是当前数据的排名名次
pandas.DataFrame.round	将 DataFrame 舍入到可变的小数位数
pandas.DataFrame.sem	返回请求轴上平均值的无偏标准误差
pandas.DataFrame.skew	在请求的轴上返回偏度
pandas.DataFrame.sum	返回请求轴上的值的总和

续表

函数	功能描述
pandas.DataFrame.std	返回请求轴上的样本标准偏差
pandas.DataFrame.var	返回请求轴上的无偏方差
pandas.DataFrame.nunique	计算指定轴上唯一值的数量
pandas.DataFrame.value_counts	返回一个包含 DataFrame 中唯一行计数的系列
pandas.DataFrame.align	将轴上的两个对象与指定的连接方法对齐
pandas.DataFrame.at_time	选择一天中特定时间的值
pandas.DataFrame.between_time	选择一天中特定时间之间的值
pandas.DataFrame.drop	从行或列中删除指定的标签
pandas.DataFrame.drop_duplicates	返回删除了重复行的 DataFrame
pandas.DataFrame.duplicated	返回表示重复行的布尔系列
pandas.DataFrame.equals	测试两个对象是否包含相同的元素
pandas.DataFrame.filter	用于过滤序列，过滤掉不符合条件的元素，返回由符合条件元素组成的新列表
pandas.DataFrame.first	根据日期偏移量选择时间序列数据的初始时间段
pandas.DataFrame.idxmax	返回请求轴上第一次出现最大值的索引
pandas.DataFrame.idxmin	返回请求轴上第一次出现最小值的索引
pandas.DataFrame.last	根据日期偏移量选择时间序列数据的最终周期
pandas.DataFrame.reindex	添加或者删除索引
pandas.DataFrame.rename	更改轴标签
pandas.DataFrame.rename_axis	设置索引或列的轴名称
pandas.DataFrame.reset_index	重置索引
pandas.DataFrame.sample	用于从 DataFrame 中随机选择行和列
pandas.DataFrame.set_axis	将所需的索引分配给给定的轴
pandas.DataFrame.set_index	使用现有列设置 DataFrame 索引
pandas.DataFrame.truncate	在某个索引值之前和之后截断 Series 或 DataFrame
pandas.DataFrame.dropna	删除缺失值
pandas.DataFrame.fillna	使用指定的方法填充 NA/NaN 值
pandas.DataFrame.isna	检测缺失值
pandas.DataFrame.isnull	检测缺失值
pandas.DataFrame.notna	检测非缺失值
pandas.DataFrame.notnull	检测非缺失值
pandas.DataFrame.replace	DataFrame 替换为其他值
pandas.DataFrame.droplevel	返回删除指定的索引/列级别的 DataFrame
pandas.DataFrame.pivot	返回按给定索引/列值组织的重塑 DataFrame，类似 excel 的透视表
pandas.DataFrame.pivot_table	创建一个电子表格样式的数据透视表
pandas.DataFrame.sort_values	按任一轴上的值排序
pandas.DataFrame.sort_index	按标签（沿轴）对对象进行排序
pandas.DataFrame.nlargest	返回按列降序排列的前 n 行
pandas.DataFrame.nsmallest	返回按列升序排列的前 n 行
pandas.DataFrame.stack	从列到索引堆叠规定的级别，返回一个重构的 DataFrame 或 Series，它具有多级索引，与当前 DataFrame 相比，具有一个或多个新的最内层
pandas.DataFrame.unstack	旋转一个级别（必须是分层的）索引标签。返回具有新级别的列标签的 DataFrame，其最内层由旋转索引标签组成
pandas.DataFrame.melt	将 DataFrame 从宽格式转为长格式，可选择保留设置的标识符
pandas.DataFrame.T	转置
pandas.DataFrame.transpose	转置

续表

函数	功能描述
pandas.DataFrame.append	向dataframe对象中添加新的行，如果添加的列名不在dataframe对象中，将会被当作新的列进行添加
pandas.DataFrame.compare	与另一个 DataFrame 进行比较并显示差异
pandas.DataFrame.join	连接另一个 DataFrame 的列在索引或键列上将列与其他 DataFrame 连接。通过传递一个列表，一次通过索引有效地连接多个 DataFrame 对象
pandas.DataFrame.merge	使用数据库样式的连接合并 DataFrame
pandas.DataFrame.shift	使用可选的时间频率按所需的周期数移动索引
pandas.DataFrame.resample	重新采样时间序列数据
pandas.DataFrame.plot	绘制 Series 或 DataFrame 的图
pandas.DataFrame.from_dict	从类数组或字典的字典构造数据帧
pandas.DataFrame.to_csv	将对象写入逗号分隔值（csv）文件
pandas.DataFrame.to_sql	将存储在 DataFrame 中的记录写入 SQL 数据库
pandas.DataFrame.to_excel	将存储在 DataFrame 中的记录写入 excel 文件
pandas.DataFrame.to_json	将对象转换为 JSON 字符串
pandas.DataFrame.to_html	将 DataFrame 呈现为 HTML 表格
pandas.DataFrame.to_markdown	以 Markdown 友好格式打印 DataFrame
pandas.DataFrame.style	返回一个 Styler 对象。包含用于构建 DataFrame 的样式化 HTML 表示的方法

• Scipy：是一个开源的数学、科学和工程计算包。Scipy 主要包含了 8 个模块，不同的模块有不同的应用，如用于插值、积分、优化、处理图像和特殊函数等。模块的内容如表3-49所示。

表 3-49　Scipy 模块分类说明

模块名称	简介
scipy.integrate	数值积分和微分方程求解器
scipy.linalg	扩展了由 numpy.linalg 提供的线性代数求解和矩阵分解功能
scipy.optimize	函数优化器（最小化器）以及根查找算法
scipy.signal	信号处理工具
scipy.sparse	稀疏矩阵和稀疏线性系统求解器
scipy.special	SPECFUN这是一个实现了许多常用数学函数（如伽马函数）的Fortran库的包装
scipy.stats	检验连续和离散概率分布（如密度函数、采样器、连续分布函数等）的函数与方法各种统计检验的函数与方法，以及各类描述性统计的函数与方法
scipy.weave	利用内联 C++ 代码加速数组计算的工具

• Scikit-Learn：是一个简单有效的数据挖掘和数据分析工具，可以供用户在各种环境下重复使用。目前，Scikit-Learn的基本模块主要有数据预处理、模型选择、分类、聚类、数据降维和回归。所有的算法，只需要简单地调用Scikit-Learn库里的模块就可以。Ipnu 地址：www.datacamp.com；常用功能包括：数据加载、数据训练和测试、模型适配、预测、创建模型、调整模型、运算数据和评价模型等功能。

• Keras：是一个用Python编写的高级神经网络API，它能够以 TensorFlow、CNTK 或者 Theano 作为后端运行。其特点：允许简单而快速的原型设计；同时支持卷积神经网络和循环神经网络，以及两者的组合；在CPU和GPU上无缝运行。

• TensorFlow：是基于深度学习的系统，适用于数据流图分析及云计算应用。

3.3.2 SPSS

SPSS是目前科研分析的主流分析软件，具有完整的数据输入、编辑、统计分析、报表、图形制作等功能，内置一百多个分析函数；偏向临床科研管理应用；支持多种数据分析工作；图形处理以二维图片为主。

（1）数据输入

• 变量：具有可变化特征的因素，变量值表述了研究对象的具体属性是什么，即变量所描述的属性或特征；在SPSS操作中变量操作包括因变量、固定因子、自变量和协变量等。

➢ 因变量：是一个研究中被引起、被解释、被预测的量，因变量就是结果变量。

➢ 分类因子：主体间因子将样本划分为离散的子组，如男性和女性，在数据准备阶段分类因子可用数值或字符串表示。

➢ 自变量：是指用于引起、解释、预测因变量。一般情况下，自变量影响因变量，自变量就是原因变量。

➢ 协变量：是一个独立变量，是与因变量有线性相关的变量，不为实验控制，但影响实验结果。其变量输入操作项目见图3-36。

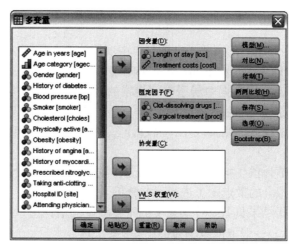

图 3-36　SPSS 变量操作界面

• 描述性数据：频数分析、集中趋势分析、离散程度分析、分布；常用于分类因子。在SPSS中，变量使用时可用于因变量或固定因子等，主要用于研究流行病学调查、病例报告研究等。

（2）数据处理常用操作

• 方差齐性检验：用于分析不同定类数据组别对定量数据时的波动情况是否一致；一般情况下，对于非正态分布数据进行方差分析前进行方差齐性检验，原则上方差不齐数据不进行方差分析。其具体的应用场景如下表（表3-50）。

表 3-50　方差齐性检验的应用场景

方差齐性检验	应用场景
Bonferroni	多重比较检验，数据量少时
Tukey's	多重比较检验，数据量大量，检验更有效，常用检验方法
Dunnett	成对多重比较的 t 检验
Duncan	多范围检验
Waller-Duncan	t 检验使用 Bayesian 方法；适用于样本大小不相等

• 方差成分分析：其方法见表3-51。

表 3-51　方差成分分析方法

成分分析方法	应用场景
MINQUE（最小范数二次无偏估计）	相对于固定效应不变的估计值，常用于数据服从正态分布且估计值正确的情况
ANOVA（方差分析）	类型 I 或类型 III 平方和计算无偏估计；当结果为负数时提示模型不正确
最大似然性（ML）	渐近正态分布；本法不考虑估计固定效应时使用的自由度
约束最大似然法（REML）	对固定效应进行调整，因此其标准误应比 ML 方法的标准误要小。本法考虑估计固定效应时使用的自由度

• 权重：是指某一因素或指标相对于某一事物的重要程度。在回归分析中权重估计操作为【分析】→【回归】→【权重分析】；而对抽样要重分析可采用分析向导中的【样本权重】以样本中的变量进行权重分析。

• 置信区间调节：又称估计区间，用来估计参数的取值范围。选择最小显著性差异（LSD）、Bonferroni或对置信区间和显著性的Sidak调整。

• 置信水平：指特定个体对待特定命题真实性相信的程度，概率是对个人信念合理性的量度。置信水平与置信区间关系为，置信水平越高，其置信区间越窄。在临床统计分析中，置信水平一般取值99%和95%，而置信区间普遍在50% ～ 70%之间；置信区间与置信水平通过 置信水平Z值表进行换算，90%置信水平Z=1.64，95% Z=1.96，99% Z=2.58，其换算公式为$\overline{\chi} \pm Z \times \dfrac{\sigma}{\sqrt{n}}$，其中$\overline{\chi} = \dfrac{1}{n}\sum\limits_{i=1}^{n} x_i$ 。

（3）SPSS结果输出内容

• 方差检验F值：是指组间和组内的离差平方和与自由度的比值，显著性就是与F统计量对应的显著性水平，0.001说明拒绝原假设，即单因素的不同水平之间有显著差异。

• 中位数：是按顺序排列的一组数据中居于中间位置的数；中位数与均值的计算方法主要差异在于，前者通过数组排序取得，后者通过累加后计算，后者容易受极大或极小值影响。

• 众数：是一组数据的集中程度，用M表示，通过计算数组某个数据出现频次获得，主要用于描述类数据和高斯分布研究。

• 残差：指实际观察值与估计值（拟合值）之间的差；主要用于回归分析检验是否近似正态分布或方差齐性等；一般通过残差图（拟合的散点图）进行残差分析。

• P值（显著性差异）：是指结果具备统计学意义的真实程度的估计值，P值大于可靠性呈负相关性。P值在SPSS结果输出时以sig表示；一般取值范围为$0.01 < P < 0.05$。

（4）SPSS相关算法与数据准备　见表3-52。

表3-52　SPSS功能简介与数据准备

应用	数据准备与功能简介
直方图	应用场景：输出频数分布直方图 系统操作：图形选项－－图表构建程序－－点击确定 数据准备：选择直方图（或条形图、散点图、饼图），拖到右上方区域，设置X轴Y轴，选正态曲线绘制，点击应用，在预览图中有一个曲线 注意事项：注意一般X轴是变量的连续数值，Y轴表示变量的频率，比如X轴表示月份，Y轴表示每个月份新增客户数量
卡方检验	传入数据或输入数据；数据加权处理；卡方检验操作
t检验	t检验是用t分布理论来推论差异发生的概率，从而比较两个平均数的差异是否显著。
箱线图（Box-plot）	又称盒须图、盒式图或箱线图，是一种用作显示一组数据分散情况资料的统计图。因其形状如箱子而得名
线性模型	● 应用场景：追本溯源，即追溯因变量的变化与哪些自变量的相关 ● 系统操作：①根据预测目标，确定自变量和因变量：围绕业务问题和目标，从经验、常识、历史数据研究等，初步确定自变量和因变量。②进行相关分析：通过绘制散点图的方式，从图形化的角度初步判断自变量和因变量之间是否具有相关关系；通过皮尔逊相关系数r值，判断自变量与因变量之间的相关程度和方向。③采用最小二乘法进行模型参数的估计，建立回归模型 ● 注意事项：①不要使用最佳拟合线对超出数据范围的点进行预测。②一条由过去数据得到的最佳拟合线对现在和未来的预测都是无效的。③不要对与样本所在总体不同的总体进行预测。④当相关性不显著或呈现非线性关系时，拟合的线没有意义
COX回归	● 应用场景：生存周期研究 ● 系统操作：以SPSS为例，【分析】→【生存函数】→【COX回归】→【设置】时间变量、状态变量、协变量、方法和分层→【COX回归图】→【保存】：偏残差 ● 数据准备：时间和事件变量数据准备，因子则为分类预测变量可为数值或字符串，而协变量必须为数值型；涉及分层分析的，输入数据应做好子组归类 ● 输出：给定时间累积剩余函数值、负对数据累积生存函数对数、危险函数、偏残差、X*Beta线性预测变量得分、DfBeta和COX回归图 ● 注意事项：COX回归与其他分析主要区别在于其估计采用多次迭代分析，在SPSS设置时用户需要设置迭代次数；生存函数估算方法包括efron、breslow和产品限制方法

续表

应用	数据准备与功能简介
非线性回归	• 应用场景：logistic 回归 • 系统操作：【分析】→【回归】→【非线性回归】→【设置】因变量、模型表达式和初始值参数→【损失函数】→【参数约束】 • 具体模型表达式如下： 渐近回归：B1+b2*exp（b3*x）或 B1−b2*（b3**x） 密度：（B1+b2*x）**（−1/b3） 对数 logistic：B1−ln（1+b2*exp（−b3*x）） Johnson−Schumacher：B1*exp（−b2/（x+b3）） Richards：b1/((1+b3*exp（−b2*x))**(1/b4)) Verhulst：b1/(1+b3*exp（−b2*x)) 三次比：(b1+b2*x+b3*x**2+b4*x**3)/(b5*x**3) 四次比：(b1+b2*x+b3*x**2)/(b4*x**2) Weibull：b1−b2*exp（−b3*x**b4） • 数据准备：至少准备 3 组变量，其中包括因变量数据；变量数据应为数值型数据 • 输出：残差、预测值、导数和损失函数值 • 注意事项：初始值设置不合理会影响收敛，注意迭代次数的参数设置；涉及大数据值的幂运算或指数运算可能导致数据溢出或下溢问题，导致无法计算
多变量分析	• 应用场景：观察均值、标准差和计数；Levene 的方差齐性检验 • 输出：图型包括分布−水平图、残差图以及轮廓图；数据包括预测值、加权未标准化预测值下、cook 距离、杠杆值、置信区间、均值等 • 系统操作：【分析】→【一般线性模型】→【多变量】→【模型】→【均值两两比较检验】 • 数据准备：协变量是与因变量相关的定量变量 • 注意事项：系统分析时选择至少两个变量；在模型设定时选择主效应因子与协变量
GLM 重复测量	• 应用场景：每个主体或个案多次执行相同的测量时提供方差分析 • 系统操作：【分析】→【一般线性模型】→【重复测量】→【重复度量定义因子】→【重复度量】→【模型】→【重复度量对比】→【均值两两比较检验】 • 数据准备：因变量是定量，主体间因子将样本划分为离散的子组（分类因子），主体因子是重复测量定义因子，每个主体的多次测量数据划分为一组 • 输出：偏差、差分、重复、多项式等 • 注意事项：重复度量群体内部变量及因子列表
方差成分分析	• 应用场景：最小范数二次无偏估计（MINQUE）、方差分析（ANOVA）、最大似然（ML）和受约束的最大似然（REML） • 系统操作：【分析】→【一般线性模型】→【方差成分】→【模型】→【选项】→【均值两两比较检验】 • 数据准备：因变量是定量，因子是分类变量，至少一个因子是随机，上述数据中最多 8 个字节的字符串值 • 输出：平方和，期望均值平方 • 注意事项：【选项】中方法共分 4 种包括最小范数二次无偏估计（MINQUE）、方差分析（ANOVA）、最大似然（ML）和受约束的最大似然（REML）
主成分分析	• 应用场景：探索性数据分析和预测模型的工具 • 系统操作：【分析】→【降维】→【最优尺度】→【定义度量和权重】序数→【离散设置】分组方法→【缺失值方案】插补、排除→【选项设置】正态化方法、补充对象、图维数设置、收敛性和最大迭代数等→【输出设置】对象得分、成人载入、迭代历史等 • 数据准备：字符串变量值总是按升序字母数值顺序转换为正整数。用户定义的缺失值、系统缺失值以及小于 1 的值都视为缺失值；可重新编码小于 1 的变量，或者给值小于 1 的变量加上一个常数，以使其成为非缺失值 • 输出：频率；缺失值；最佳度量水平；众数；按质心坐标、矢量坐标、每变量和每维总计解释的方差

（5）在线科研分析工作（SPSSPRO）

• 主要应用：科研数据处理、分析与可视化，以及部分运营数据展示、持续改进项目根因分析等工作。

• 官方网址：www.spsspro.com。

• 数据支持格式：支持 Excel、CSV 和 SPSS 格式文件上传。

• 功能介绍

➢数据处理功能：支持多种数据分析算法。具体分析功能见图3-37。

➢可视化工具：支持词云、矩形树图、桑基图、玫瑰图、金字塔图等。

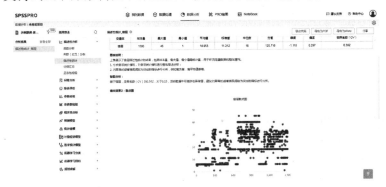

图 3-37　SPSSPRO 可视化绘图工具

3.3.3 Excel

以下操作说明参照WPS最新版本进行阐述。

（1）Excel常用基本操作　见表3-53。

表 3-53　Excel 常用快捷操作

操作名称	快捷键	备注
定位	Ctrl+G	常用于查找空值、列或行单元格差异
智能填充	Ctrl+E	对选取的行智能填充
创建表	Ctrl+T	对所选取的区域内容快速生成超级表
创建超链接	Ctrl+K	对当前单元格添加超链接
恢复操作	Ctrl+Y	恢复上一步操作
撤销操作	Ctrl+Z	撤销当前操作
数组自动填充	Ctrl+Shift+Enter	WPS操作，对整个数组实现公式自动填充
向下填充	Ctrl+Enter	—
Ctrl+D	向下填充	—
全选	Ctrl+ 空格键	全选工作簿
自动求和	Alt+ =	当前列自动求和
锁定	F4键	相当于$，对选取单元格、列或行进行全锁定

（2）常用功能

• 数据筛选：包括唯一值、重复值、单元格颜色、内容模糊筛选等功能，同时兼顾升降序和分类筛选。

• 数据去重：仅适用于整行数据完全相同的情况下进行重复行删除或标注。

• 数据分拆：选择分隔符后列数据自动向右填充，分列时注意预留空白列，以免分列数据覆盖当前表数据。

• 数据规范（有效性）：数据有效性状态下，单元格禁止录入范围以外的信息。

• 定位：主要用于对照报表的差异值、异常值、分类统计和隔行自动序号。

• 数据透视表：是一交互式表格，用于Excel调取多种外部数据源，如 Access、dBASE、SQL Server 或 Web 服务器上创建的数据；数据透视表具备切片器（筛选器）和字段配置等，实现分类汇总，汇总方式包括求积、最大值、平均值 和计数等统计需求。

• 合并表格：合并相同表、合并相同内容和合并工作簿。

• 超级表：具备自动样式、自动汇总、切片器等功能。

（3）Excel 函数操作

• 函数编写注意事项

➢ 数据量与函数条目数：数据量大时注意控制函数条目数量；当行*列的数据量达到"万量级"的情况下，Excel 表中函数条目数量与表格储存容量成倍数上升，直接影响到表格运算速度，甚至因超时而报错。

➢ 函数编写格式：函数编写应符合系统要求格式，其标点符号统一采用英文半角格式，涉及字符内容的统一使用""；由于某些单元格中数值被强制转换为文本型，涉及数值运算的函数应对调用单元格数据进行强制转换成数值型。

➢ 编写思路：嵌套函数编写思路应遵循"由内及外，边写边调试"的原则编写，当每完成一段函数后，通过分析整列或整行结果，观察函数是否屏蔽对空格或异常值结果，如否，则通过嵌套添加 iferror 或 if 函数等进行修饰。

• 函数常用操作符号：见表3-54。

表3-54　函数常用操作符号

示例	应用	示例	备注
{}	数组	{3，4，5，6}	结果全部显示按 Ctrl+Shift+Enter
$	单元格锁定	$A$1	自动填充时锁定单元格函数
&	文本连接	"文本一"&"文本二"	作用等同于 CONCATENATE 函数
*	乘法运算、模糊查询或多条件查询	3*5，（A：A=5）*（B：B=3）	多条件查询时注意对各个条件使用（）进行分隔

• 函数分类

➢ 数学运算类函数：见表3-55。

表3-55　数学运算类函数

函数名称	EXCEl名称	操作示例	应用	备注
绝对值	ABS	ABS（单元格）	通用计算	/
取整	INT	INT（单元格）		去除小数点后所有数值
向下舍入	FLOOR	FLOOR（数值或单元格，舍入基数）		舍入基数为0.1或0.01等
向上舍入	CEILING	CEILING（数值或单元格，舍入基数）		舍入基数为0.1或0.01等；四舍五入
整除	MOD	MOD（除数，被除数）		/
取最大值	MIN	MIN（列或多个单元格）		允许多列
取最小值	MAX	MAX（列或多个单元格）		
平均值	AVERAGE	AVERAGE（单元格1，单元格2……）或 AVERAGE（列）	运营及指标统计	允许多列求均值
单条件求均值	AVERAGEIF	AVERAGEIF（均值目标列，条件单元格，条件查询列）		条件单元格可用文本或数字代替
多条件求均值	AVERAGEIFS	AVERAGEIFS（均值目标列，条件查询列1，条件单元格1，条件查询列2，条件单元格2）		
求和	SUM	SUM（单元格1，单元格2……）或 SUM（列）		允许多列求和
条件求和	SUMIF	SUMIF（求和目标列，条件单元格，条件查询列）		条件单元格可用文本或数字代替
多条件求和	SUMIFS	SUMIFS（求和目标列，条件查询列1，条件单元格1，条件查询列2，条件单元格2）		
阶乘	FACT	FACT（数值或单元格）	算法应用	即 n
累计乘积	PRODUCT	PRODUCT（单元格1，单元格2……）或 PRODUCT（列或行）		/
条件累乘积	DPRODUCT	DPRODUCT（累乘积目标列，条件单元格，条件查询列）		/

续表

函数名称	EXCEI名称	操作示例	应用	备注
多组数据乘积和	SUMPRODUCT	SUMPRODUCT（数组列1，数组列2……）	算法应用	适用累计和及查询应用
e的N次幂	EXP	EXP（单元格）		单元格为n值
自然对数	LN	LN（单元格）		/
对数	LOG	LOG（单元格或数值，底数）		底数2或10，缺失时默认为10
样本方差	VAR	VAR（单元格1，单元格2……）或VAR（列）		支持多样本方差
方差	FTEST	FTEST（数组列1，数组列2）		F检验单侧概率方差
标准差	STDEV（）	STDEV（单元格1，单元格2……）或STDEV（列）		$\sigma = \sqrt{\dfrac{1}{n}\sum_{i=1}^{n}(x_i - \bar{x})^2}$
协方差	COVAR（）	COVAR（数组列1，数组列2）	方差分析或回归分析	ρXY两种数据的相关系数
线性回归（标准差）	STEYX	STEYX（Y列数组，X列数组）	线性回归	Y=a+bx
指数回归拟合曲线	LOGEST	LOGEST（Y列数组，X列数组，截距）		截距一般默认为0
最小二阶乘直线拟合	LINEST	LINEST（Y列数组，X列数组，截距）		使用最小二阶乘法直线拟合
平方和	SUMSQ	SUMSQ（单元格1，单元格2……）或SUMSQ（列）	算法应用	/
两组数据平方差和	SUMX2MY2	SUMX2MY2（X列数组，Y列数组）	分类或预测算法	$\sum(x^2 - y^2)$
两组数据平方和的和	SUMX2PY2	SUMX2PY2（X列数组，Y列数组）		$\sum(x^2 + y^2)$
两组数据数值差平方和	SUMXMY2	SUMXMY2（X列数组，Y列数组）		$\sum(x - y)^2$

➢ 日期与文本操作类函数：见表3-56。

表3-56　文本与日期操作类函数

函数	名称	操作示例	应用	备注
判断函数	IF	IF（条件，是返回结果，否返回结果）	常用	支持嵌套条件，2003之前版本支持7级嵌套
当前日期	NOW或TODAY	NOW（）或TODAY（）		NOW显示当前年月日时分，TODAY显示年月日
日期间隔计算	DATEDIF	DATEDIF（开始日期，结束日期，比较单位）	日期处理	根据比较单位Y\M\D，可自定义返回间隔年月日
	DAYS360	DAYS360（开始日期，结束日期）		按每月30天计算返回间隔天数
	DAYS	DAYS（开始日期，结束日期）		返回间隔天数
显示当前星期	WEEKDAY	WEEKDAY（日期）		默认情况下1为星期天
计算文本长度	LEN	LEN	文本处理、数据脱敏或文本提取	注意中文和特殊符号占2个字符，半角的英文和阿拉伯数字占1个字符
取文本左边	LEFT	LEFT（目标单元格，取字符数量）		
取文本右边	RIGHT	RIGHT（目标单元格，取字符数量）		
取文本中间	MID	MID（目标单元格，开始位置，取字符数量）		
替代文本	replace	replace（目标单元格，开始位置，替代字符数量，"替代字符"）	数据脱敏	适合单次出现字符串替换或定位明确文本
替代文本	SUBSTITUTE	SUBSTITUTE（目标单元格，被替代目标字符，替换字符，替换次数）		适合文本中重复出现的或未定位字符串替换

续表

函数	名称	操作示例	应用	备注
判断是否为错误	ISERROR	ISERROR（判断内容，错误的返回值）	屏蔽错误结果	与其他查询语句组合使用，判断内容可以文本或其他函数，结果返回TURE或FALSE
查找文本位置	FIND	FIND（查询条件，被查询单元格，开始位置）	关键词检索及提取	返回字符所在位置，报错即，开始位置空时默认文本最开始搜索，查询条件可为文本或单元格
查询函数	INDEX	INDEX（数组列，行号，列号）	文本配对	INDEX一般与MATCH配对使用；组合语句为INDEX（目标列，MATCH（条件，条件列，0））
	MATCH	MATCH（条件，条件列，配对类型默认0）		
	VLOOKUP	VLookup（查找值，数据表所有数据，目标返回列序号，匹配条件）		匹配条件空值时和True时默认为大致匹配；主要用于一对一和单条件查询，不适用于一对多匹配；注意数据表第1列应为查找值条件列
	sumproduct	1、包含字条查找：IF（SUMPRODUCT（--ISNUMBER（FIND（$A$1：$A$100，目标单元格）））,"有","无"）; 2、多条件累计：SUMPRODUCT（（B2：B12=条件1）*（C2：C12=条件2）*要统计数据列）		适用于目标单元格中部分字条与字典内容进行匹配查询，如药品通用名或病历中症状、诊断信息查找；同时适用于多条件累计和统计
	Dget或Dsum	Dsum（数据表，目标列标题单元格，条件查询区域）		适合多条件查询系统，不适用多条数据匹配；注意条件查询区域标题与数据表标题一致
	filter	Filter（数组，包括，空值）		用于一对多查询，返回数组，结果返回时须同时按ctrl+shift+enter填充
文本计算	COUNT	COUNT（目标列），COUNTA（目标列）	文本计算	排除空值单元格
条件文本计算	COUNTIF	COUNTIF（目标列，条件）		数值判断条件需加""，如">5"

（4）条件格式管理　条件格式规则包括按数值逻辑（大于、小于、等于、排名前十位等），文本包含、日期比较或自定义函数公式等进行单元格格式自动设置，可用于异常值、重复值、有效期到期提醒等功能；同时条件格式中具备数据条功能，可用于单元格进度汇总。具体示例见图3-38。

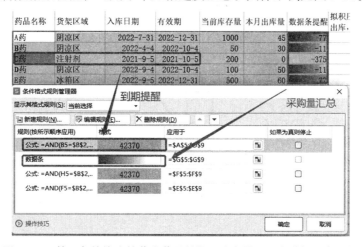

图3-38　基于条件格式的药库药品效期及库存量汇总自动提醒表图解

（5）数据透视表　主要用于数据汇总和数据共享；通过设置行和列字段，汇总方法和筛选器。具体见图3-39。

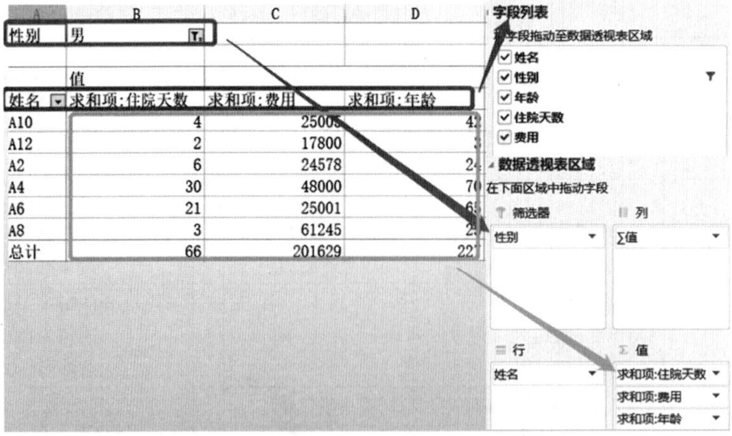

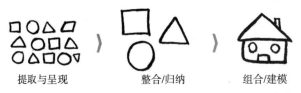

图 3-39　数据透视表操作示例图解

（6）Excel插件

● EasyCharts除提供常规的散点图、柱形图、环形图和极坐标图外，在此基础上增加核密度估计图、相关系数矩阵图、马赛克图、阶梯折线图、仪表盘、南丁格尔玫瑰图等数据的分析与图表的自动绘制。

● 方方格子功能包括表格的格式处理、公式设计、图片批量处理、收藏夹、审计公式、日历转换、汉字转换等。

（7）宏与VBA　宏是一堆操作指令，将进行的操作录制下来，之后可以重复执行达到简化操作的目的，也可以作为编程工作中查询代码使用。为了统一各种应用程序下的宏，Microsoft推出了VBA（Visual Basic for Applications）语言。VBA适用于各种Windows应用程序，可以解决各应用程序的宏语言不统一的问题；适用于复杂的操作命令，如各工作表数据配对分析工作，目前可借助CHATGPT实现VBA代码自动编写工作。

3.4 数据可视化

3.4.1 视觉思维与数据可视化概论

（1）视觉思维（Visual Thinking）　最初是于20世纪60年代末由哈佛大学心理学教授鲁道夫·阿恩海姆提出的理论。简而言之，就是用可视化的方式来提取信息，呈现想法以及梳理思路，表达那些用文字很难描述清楚的想法及概念，从而帮助我们解决问题。

（2）视觉思维的内涵与优点　视觉思维包含两个方面，即抽象概念的视觉化和思维过程的可视化。其核心的逻辑链条是：明确目标 – 提取与呈现关键信息 – 整合/归纳 – 以某逻辑组合与建模。

提取与呈现　　　　　整合/归纳　　　　　组合/建模

图 3-40　视觉思维核心的逻辑链条示意图

（3）可视化流程

● 明确目标：目标制定可遵循SMART原则：Specific（具体）——Measurable+meaningful（可测量+有意义）——Achievable（可实现）——Relevant（有关联性）——Timed（有截止日期）。

● 提取与呈现关键信息：视觉化思维有一个化繁为简的过程，把收集到的信息尽可能完整地呈现出来，找到核心阶段，过滤无用数据，精炼数据的实际价值。

● 整合/归纳：归纳可以理解为分类整理数据信息，预处理数据，形成逻辑关系和有效数据信息，构成知识和智慧（DIKW体系，见图3-41）。

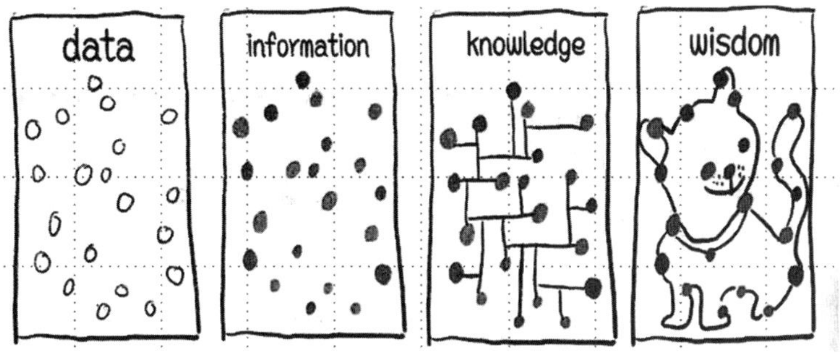

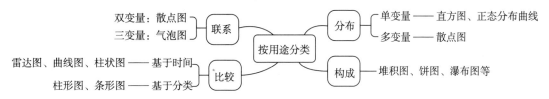

图 3-41　DIKW 体系

• 组合与建模：视觉化思维除了能聚焦思维、有效地呈现信息结果外，还可明确其之间的关系链。关系链往往呈现事件的因果，关系链的建立能有效地帮助我们分析事件发生原因。按照某种逻辑对关键信息进行排列组合得到想要的解决方案。

（4）可视化应用场景　多数的视觉化工具使用者都简单地认为视觉化只是帮助我们分析问题的工具，但随着深入理解，会发现视觉化工具就会升级为视觉化思维。通过可视化，可提升沟通效果和帮助记忆。具体应用包括学习与记忆、表达与沟通、创新与沙盘路演、团队会议与集体学习、演讲与展示和头脑风暴与复盘等。

（5）图表制作注意事项

• 图表格式：论文插图常用格式包括矢量图和位图，其中矢量图包括 ai、pdf、eps 等格式后缀，位图包括 tif、jpg、psd 等格式后缀。

• 分辨率要求：不同类型的图片要求如下。

➢ 线条图：TIFF 格式，分辨率至少 1000dpi，坐标轴黑线，绘图区横向网格线去除；Eps 格式，同一论文不同插图线条粗细、字体、字号一致。

➢ 灰度图（电镜照片、电泳条带等）：TIFF 格式，分辨率至少 300dpi（建议 400dpi 或 500dpi）；Eps 格式，分辨率至少 300dpi。

➢ 彩色图：Tiff 格式，分辨率至少 300dpi（建议 400dpi 或 500dpi）；Eps 格式，分辨率至少 300dpi；复合类型图 Tif 格式，分辨率至少 500dpi。

➢ 医学模式图：电脑软件人工绘制的用以辅助反映一个医学过程的图像，建议用彩色模式以及矢量图格式提交。Tiff 格式，分辨率至少 500dpi。

• 色彩搭配要求：RGB / CMYK / 灰度；制作时用 RGB 模式，投递前转化为 CMYK 色彩模式（看期刊要求）灰度图需用灰度模式。

• 描述性文本撰写要求：图片尺寸要符合规范；只接受指定格式的图片；插图上元素要求对位整齐；图片清晰度要求符合印刷要求；插图中相同类型的文字大小应统一；文字字体选择要符合要求并保持一致；线条粗细应统一。

3.4.2 可视化图表

（1）图表分类与应用　日常图表根据用途目的可分为相关性、比较型、分布型和构成占比型四类；在日常管理中，除数据呈现目的分类外，还包括流程类和时间序列类图表。常用图表分类具体见图 3-42。

图 3-42　常用可视化图表按用途分类思维导图

（2）常用图表

• 运营与科研类图表：制作工具广泛，包括SPSS和Excel等工具。在运营与科研数据可视化工作中，主要使用以下图表，包括直方图、线图、条形图、饼图、ROC曲线、箱式图和生存曲线等。具体见表3-57。

表3-57 研究分析类图表示例

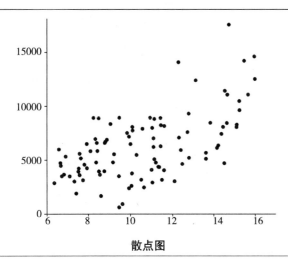

散点图

• 定义：用于发现各变量之间的关系。将所有的数据以点的形式展现在直角坐标系上，以显示变量之间的相互影响程度，点的位置由变量的数值决定
• 应用：主要用于回归分析和类别聚合；通过对函数拟合进行预测和分类等；适用于离散数据分析
• 数据准备要求：整理数据矩阵
• 工具实施：大部分工具，准备X列和Y列数组数据
• 其他扩展应用：气泡图；P-P图是指变量累积比例与指定分布的累积比例之间的关系；Q-Q图又称分位数–分位数图，是比较两个概率分布的图形

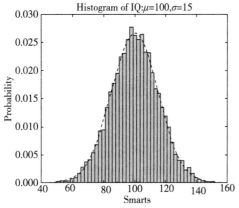

直方图

• 定义：又称质量分布图
• 应用：正态分布研究，针对频率分布数量进行图形化展示
• 数据准备要求：样本量不宜少于50例，数据应以连续变量；分组数量不宜过多
• 工具实施：计算样本量、最大最小值、平均值和标准差等；设置组距和分组组数，其中组距计算公式为=组距的计算公式为：（最大值–最小值）/（分组数量–1）绘制频数分布表，绘制直方图。直方图横轴是数值型变量本身的值，纵轴是频数
• 其他扩展应用：正态分布曲线是在直方图的基础上服从；在EXCEl工具中使用拆线图功能，输入区间值、平均值和标准差进行绘制

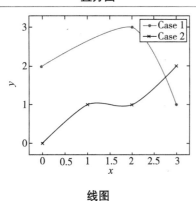

线图

• 定义：用于发现各变量之间的关系。将所有的数据以线的形式展现在直角坐标系上，以显示自变量和因变量之间变化程度，点的位置由变量的数值决定
• 应用：主要用关联分析、数据对比分析、描述变化趋势、ROC曲线
• 数据准备要求：整理数据矩阵，X列和Y列数组数据
• 工具实施：SPSS

续表

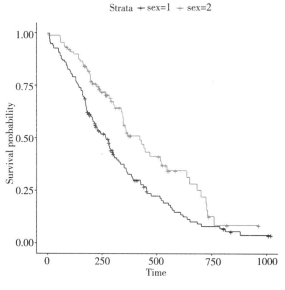

生存曲线

- 定义：Kaplan-Meier曲线或称存活曲线
- 应用：应用场景为分析肿瘤患者生存情况，患者病历随访相关的临床研究
- 工具实施：在R里，有多种实现方法R包中的survival和survminer
- 数据准备要求：第一种是观测到生存时间，通常用1表示，第二种则是删除。通常用0表示

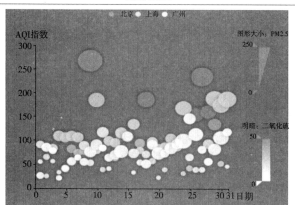

气泡图

- 应用：多变量分布
- 气泡图属于散点图的扩展应用，气泡的大小是映射到面积与百分比占正相关
- 数据准备要求：参照散点图
- 特点：基于散点图发展而成，与散点图区别在于，气泡图每个气泡都有分类信息（他们显示在点旁边或者作为图例）。每一个气泡的面积代表第三个数值数据

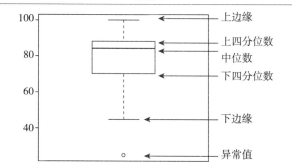

箱式图

- 定义：Box-plot，又称为盒须图、箱形图或箱线图
- 应用：作显示一组数据分散情况资料的统计图显示出一组数据的最大值、最小值、中位数及上下四分位数
- 数据准备要求：结合柱状图、线图（点线图）使用，需要提供各组数据中的样本所有值即可
- 工具实施：实验作图软件origin或R语言包为最佳实施工具
- 特点：展示样本数据的情况并实施描述，方盒和线段的长短描述分布是集中还是分散；分析中位线和异常值的位置展示数据分布的偏态如何，使数据批间的比较更加直观明白

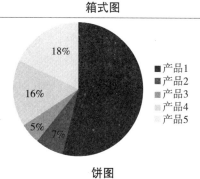

饼图

- 定义：饼图英文名为Sector Graph，又名Pie Graph，常用于统计学模块
- 应用：展示数据中各个部分构成比例的情况，直接以图形的方式直接显示各个组成部分所占比例
- 工具实施：Excel，数据仅仅需要有一个要绘制的数据系列即可
- 其他扩展应用：玫瑰图、旭日图、环图

续表

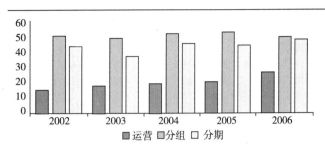

柱状图

- 定义：以长方形的长度为变量的表达图形的统计报告图，由一系列高度不等的纵向条纹表示数据分布的情况，用来比较两个或以上的价值
- 应用：运营或实验分组、分期数据对照展示
- 工具实施：Excel，各组数据包含分组和时间信息
- 其他扩展应用：直方图、堆积柱状图、百分比堆积柱状图

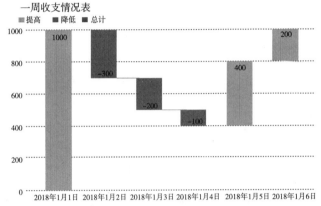

瀑布图

- 定义：采用绝对值与相对值结合的方式，展示各成分分布构成情况，表达数据的累进关系
- 应用：适用于展示数据的累计演变过程，如各类药品占比或使用量变化
- 工具实施：tableau
- 数据准备：准备某药品周期内详细使用量数据，导入tableau后选择【表计算】的计算类型为【差异】

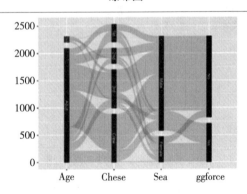

桑基图

- 定义：特定类型的流程图，通过延伸分支的宽度对应数据流量的大小
- 特征：分支的宽度对应数据流量的大小，起始流量总和始终与结束流量总和保持平衡，比如能量流动等
- 应用：适用于表示数据的流向，如药品消耗及流向
- 工具实施：R语言和ggforce

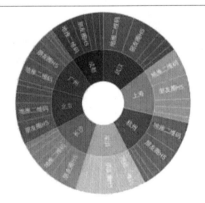

旭日图

- 定义：属于多级饼图，通过层次比例结构显示层次数据的关系构成
- 应用：药品分类统计
- 数据准备要求：做好数据分层分类排除，如一级字段、二级字段等，以及底层项目数值
- 工具实施：EXCEl

续表

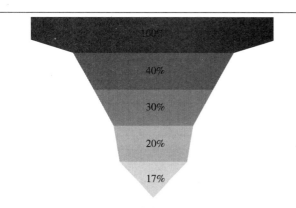

漏斗图

● 定义：反映研究在一定样本量或精确性下单个研究的干预效应估计值
● 应用：主要用于meta分析工作中检查报告偏倚的可能性
● 数据准备要求：横轴数据为研究效应估计值，纵轴为研究样本量
● 工具实施：python、R语言、Tableau和SPSSpro等

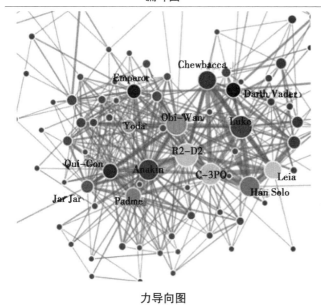

力导向图

● 定义：算出引力和排斥力综合的合力，再由此合力来移动节点的位置
● 应用：属于知识图谱一种分类应用，药物治疗与疾病知识图谱
● 数据准备要求：节点名称、节点权重或频次分布
● 工具实施：python、R语言、亿图、gre等

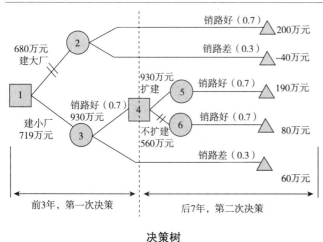

决策树

● 定义：是一个预测模型；是对象属性与对象值之间的一种映射关系
● 应用：多个解决方案时又不知道如何选出最优解时用的一种图表
● 数据准备要求：算法采用ID3，C4.5和C5.0生成树算法使用熵；绘制时包括决策点、状态节点（期望值）和结果
● 工具实施：python、R语言、亿图、VISIO等

● 其他图表

➢ 状态表：用于跟踪项目进程时十分有效。它不包含项目持续时间和任务关系等细节，但是更注重项目状态和完成的过程。项目状态表的极佳功能是，它也包含任务的负责人，如此一来，项目负责人可以更好地评估员工的业绩，知晓问题发生时该由谁负责，通常使用Excel、Visio/亿图来制作（图3-43）。

➢ 流程图：是流经一个系统的信息流、观点流或部件流的图形代表。为便于识别，绘制流程图的习惯做法是：圆角矩形表示"开始"与"结束"；矩形表示行动方案、普通工作环节用；菱形表示问题判断或判定（审核/审批/评审）环节；用平行四边形表示输入输出；箭头代表工作流方向。其基本结构类型有顺序结构、条件结构（又称选择结构）、循环结构、分支结构。通常可以使用WPS流程图绘图并展示。

项目管理表（研发部）

序号	单位名称	项目名称	优先级	计划完成时间/节点	世纪完成时间	项目组	责任人	小组人员	跟踪人	目前工作	存在问题	项目溯源
实施阶段项目												
1			★	4月25日		4						
2			★★★	4月15日		5						
3			★	3月18日	3月18日	2						
			★	3月18日	3月18日							
			★	3月18日	3月18日							
			★	4月8日								
4			★	3月31日		3						
5			★★★	3月30日		1						
			★★★			3						
6			★	3月21日	3月24日	1						
			★	3月28日		1						
			★★	4月1日		1						
7			★	4月10日		1						
8			★★★	3月23日		2						
9			★★	3月30日		2						

图 3-43　项目管理表

3.4.3 可视化绘图工具

（1）科研数据可视化工具

• 专业科研可视化软件包括SPSS、origin、GraphPad Prism。

• R语言：免费且开源，R语言标准画图代码可以直接使用help（funciton）查找，实例数据基本都来自内置包的数据。

• python可视化工具包：其中Plotly是一款用来做数据分析和可视化的在线平台，功能非常强大，可以在线绘制很多图形，比如条形图、散点图、饼图、直方图等；此外还包括hiplot，支持一百多种类型的统计图和生物信息的图片绘制。在基因分析方面，imageGP除传统的科研图谱工具包外，还支持基因分析、蛋白组等可视化图谱绘制。官方网址如下：http://www.ehbio.com/Cloud_Platform/front/#/。

（2）运营数据可视化工具

• Excel绘图：Excel作为常用的数据处理分析工作，同时兼具日常运营管理图表的制作功能，如柱状图、拆线图、饼图等可视化图表的制作。

• PowerBI绘图：PowerBI可基于本地或云数据，数据格式包括Excel或数据库等数据格式，实现数据汇总和可视化转换；通过移动端和电脑端，实现用户对可视化报表实时共享业务，有利于科室数据汇报和动态更新工作；其可视化图表类型较为丰富。

• 其他云数据可视化平台：见表3-58。

表 3-58　其他云数据可视化平台

产品	产品简介
BDP	• 主要应用：医院运营数据汇总 • 系统特点：平台采用属于DAAS的云计算技术 • 数据源：支持多种数据库，同时支持百度、公众号等云数据接入 • 主要功能包括仪表盘设计、数据源接入和模板库功能 官方网址：me.bdp.cn
图表秀	• 数据源支持：Excel或网站数据 • 图表类型包括：仪表盘、词云、矩形树图、桑基图、关系图、旭日图、箱线图、堆积面积图、热力图、兴趣图、漏斗图、K线（瀑布图）

续表

产品	产品简介
镝数图表	● 数据源支持：个人版支持Excel，收费产品 ● 图表类型包括：动态条形图、动态拆线排名图、动态堆积图、甘特图、区域分布地图、桑基图、玫瑰图、河流图、词云、矩形树图、漏斗图、旭日图、阶梯折线图、仪表盘、力导向图、维诺图、热力图、三元图、蝴蝶图、极坐标图
九数云	● 数据源支持：Sql、Excel ● 功能特征：支持多维度分析和数据汇总，支持自定义分析流程和内嵌函数计算公式，数据量大，常用表格、仪表盘和数据透视等，收费产品
OurwayBI	● 数据源支持：支持多种数据库及webapi等数据接入，以及Excel数据上传 ● 用途：主要用于报表展示，收费产品
美林tempodata	● 数据源支持：支持多种数据库 ● 系统特征：内置python模块，可实现多种python类包的扩展编程应用；具备自定义数据预处理流程设计，可实现模型构建、评估和分析工作；支持文本算法和分布式算法

第四章 药事管理

本章分别从药事政策流程信息管理、药事质量管理、绩效管理、药学管理工具和药事管理分类等方面全面阐述药事管理工作和信息化建设要求。

第一节 药事管理

1.政策 – 流程 – 信息化管理

1.1 政策科学

1.1.1 概论

（1）政策的定义　政策分析是指特定环境下，个体、团体或政府有计划的活动过程，以实现某个既定目标的行动或规定的行为准则；侧重于对问题界定、分析并提出解决方案。政策是一系列令、措施、办法、方法和条例等的总称。

（2）政策构成基本要素　包括政策对象（主体和客体）、特定目标或目的、行为准则或规范和行动过程四部分组成。

（3）政策分类

• 按照周期性长短划分：见表4–1。

表 4–1　按周期性政策分类特点

分类	政策特点
法律及管理条例	颁布周期较长，强制约束性，信息系统优先建设
年度性政策	医保政策及战略性规划，如专项行动
临时性通知	以专项管理为主，一般以重大或紧急卫生事件，优先级高，以指标统计为主但不一定需要信息化改造

• 按照政策效力级别由高至低依次为宪法、法律、法规、地方性法规、自治法规、部门规章等。此外，还包括共识和指导原则等。

1.1.2 政策解读

政策解读是指对政策的调研、制订、分析、筛选、实施和评价的全过程进行研究的方法。

结构良好的政策具备确定性的结果或风险，其效应或价值可量化且取得一致共识，涉及标准评价的指标可量化或可通过比较进行评价。

（1）政策分析模型　政策解读一般通过政策分析过程框架，包括奎德模型、琼斯模型、巴顿和沙维奇模型、斯托基和扎克豪斯模型等模型实现。

（2）政策分析流程　政策主要分析流程参照巴顿和沙维奇模型，包括资料收集与问题界定、制定标准、方案搜索、结果预测、方案抉择、政策执行与监测目标和结果评价。具体见图4–1。

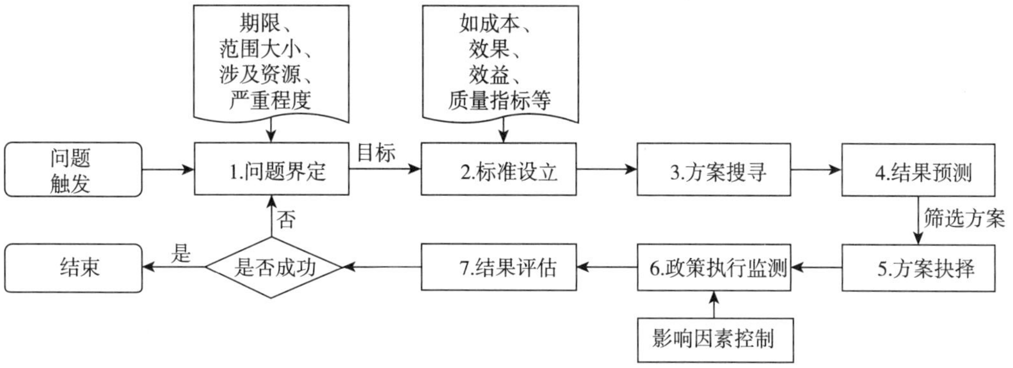

图 4-1　政策分析流程

● 政策问题界定：是政策分析的主要工作，根据发布政策确定政策的监督主体机构、政策适用对象、政策实施起效及失效时间范围、政策对应业务范围、关联政策和政策管理目标等，均需要在分析前进行标注抽取，并按分类进行重点整理。

● 政策标准制订：政策问题界定完成后形成的目标共识是政策标准制订的基础，同时是整个政策分析的重要环节，通过对标准的解析与量化，形成成本、效益、效率、安全性、满意度等政策指标。

● 方案搜寻：其方法包括不作为分析、同行调查方法、文献检索、实践经验比较、SWOT法、调查法、头脑风暴卡片法和被动收集分类等方法。

● 政策评估：对政策实施中的价值因素和事实因素进行分析，目的在于利用这些政策相关信息，对政策的未来走向做出基本的判断。政策评估是决定政策变化、政策终结的基础依据。政策评估的基本内容包括指标、信息、测定、分析、建议。

● 政策执行：包括宣传政策、计划制定、组织落实、政策试点、全面实施、协调控制、追踪决策七个步骤。政策执行模型主要包括过程模型、互动模型、循环模型、系统模型、综合模型。

● 政策解读文档管理：传统的政策解读是在政策文件基础上标注重点内容，与业务及信息的耦合程度低，不仅不利于业务流程及信息系统功能的需求追溯，同时，政策分析因受当时资源和解读能力等因素限制，造成政策分析不准确和业务流程错误。

政策分析报告模板见表4-2。

表 4-2　政策分析报告模板

政策基本信息	1.政策名称： 2.公文号：　　　3.政策分类：法律　法规　通知类　指导原则 4.发布时间：　　　5.关键词： 6.完成时间：			
管理重点摘要	如政策中目标、期限及对象的描述			
关联性	包括关联政策、关联业务、关联人员等			
问题界定——标准制订阶段				
分析	人	机	物	环
对象范围	西药房药师	药房设备、设施	药品退药	病房零库存
标准评价指标	例：患者满意度	例：发药速度、故障率	例：减少药品退回	例：提高库房场地利用率
约束或要求	权限	接口技术、参数	规格、包装等	储存及运行环境
对应业务	如西药房药品退回业务流程			
难点	根据上述按政策要求执行时，本单位人、机、物、环等资源约束			
流程建议	附流程图			

信息化需求	信息化建设需要，可按照标准评价指标数据为导向或以流程为导向设计信息系统的业务流程和数据流，其中政策分析中的约束要求则为信息系统的关键环节控制点。政策分析中的范围，包括人、机、物分别对应信息系统中的角色权限、软硬件对接接口和管理药品或物资信息
监测评估	运行后通过流程绩效或统计指标评价是否达到预期，如按要求升高或降低

1.2 流程管理

1.2.1 流程管理基础

流程（Process）又称为业务流程或过程，根据ISO9000定义为一组将输入转化输出的相互关联或相互作用的活动，是指存在相互联系，且为共同目标提供价值的一系列活动。

（1）流程活动成员　分别由流程所有者（又称流程主管）、流程承担者（具体执行人）和流程协作者共同完成。

（2）流程活动分类　包括业务流程优化、业务流程重组和业务流程再造。

（3）流程诊断　是指对现有流程进行诊断，找出其中存在的问题和根本原因，以便对流程进行改进和优化。流程诊断是流程设计和流程再造的前提条件。流程诊断常用鱼骨分析法、标杆对比法和经验分析法。

（4）业务流程建模（Business Process Modeling，BPM）是指用规范性或标准化的公共语言和符号对业务流程进行描述，建立流程模型。主要针对流程要求中的属性及要素关系进行描述，业务流程建模要素包括：流程对象（描述对象）、事件、活动、关口、连接对象、顺序流、消息流、关联、泳道、池、道、器物、数据对象、组和注释。其中核心要素为事件、活动和关口。

（4）流程设计　是确定流程中各个活动及其相互关系的过程，是对通过这些活动将投入转换为产出所需的输入要素、资源、工作流及方法的选择。流程设计遵循实用、简明和系统性原则。

（5）流程评价　是基于流程绩效指标（Process Performance Indication，PPI）是评估流程运作效率的指标，一般从质量、成本、交付、服务、技术、资产和员工等方面衡量流程绩效；常用的流程绩效指标见表4-3。

表4-3　流程绩效指标分类说明

指标分类	指标说明
质量指标	符合性指标：差错、合格率、阳性率、DDD值等 稳定性指标：变差、均值、过程能力、用药差错发生率等 过程性能指标：过程能力指数、性能指数、返修率、首次通过率
成本指标	作业成本指标、物料消耗指标、人力成本支出、药占比、能源与办公支出
交付（效率）	业务流程周期、关键点响应速度、成果交付时间、平均住院天数、平均使用天数、床位使用率、平均审核时间、平均等候时间等
服务	满意度（患者、员工）
资产	资产利用率、库存周转率、床位周转率、设备综合效率
员工	人均产出、培训次数、离职率

（6）流程的组成要素

- 流程输入：指用户需求。
- 活动：又叫节点、作业，是流程的基本组成单元。
- 关系结构：是活动之间的关系结构，显示活动之间的先后顺序和关联方式。
- 流程输出：是指最终结果，如产品或服务。
- 顾客对象：是指流程的对象主体，分为内部顾客和外部顾客。
- 价值：流程产生的价值，如产品价值或顾客满意度。

（7）流程分类

- 按流程对象可分为：战略流程、运营流程和业务流程。战略流程包括制定战略、市场定位、资源配置计划、投入采购等运营流程是为战略实施人员，即管理者在制定计划过程中提供指导和说明，运营流程面向内部人员管理，在医疗机构中，运营流程管理包括运营信息管理、资金管理、物流管理和人员管理等方面，其指标包括金额占比、投入产出比、固定资产、使用率和效率指标。业务流程是指创造价值活动的组织，其流程对象包括医务人员及患者，如临床操作和患者服务流程等。

• 按流程组织范围可分为：个人间流程、部门间流程、组织间流程。个人间流程在医疗环境中可理解为科室内部流程；部门间流程是指跨部门流程，可理解为医院流程；组织间流程是指跨越组织与外部关联的流程。

（8）业务流程管理价值　规范作业，提升机构内容运营效率；明确业务关系、职责分工，实现有效监控，提升管理水平；为建立科学合理的绩效考核机制奠定基础，提升员工士气；为机构快速发展，提供标准化、服务质量稳定的成熟管理体系。

1.2.2 流程管理与分工

（1）职能　职能作为流程的组成部分，各部门存在目标差异，然而，当各部门的目标与总体目标不一致时，会造成流程断点，导致流程效率低下甚至影响机构运营目标。根据业务活动相似性设立的职能管理部门采用职能管理模式，可以做到专业优势和局部高效，维护最高行政指挥权威和组织统一性，有利于员工培训、交流和技术提升。然而，职能管理模式也存在局限性，具体表现如下：部门考虑局部利益难以兼顾组织整体利益；部门之间的职责和绩效考核分配困难，服务响应速度慢；缺乏流程执行标准，导致员工缺乏遵循依据，难以进行流程绩效评估；管理层级较多，导致决策权过度集中和高层管理负担，不利于下层具体工作高效实施；以短期或局部利益为中心，不利于长远或整体利益。

流程管理模式与职能管理模式的比较见表4-4。

表 4-4　流程管理模式与职能管理模式的比较

维度	流程管理模式	职能管理模式
管理层级	扁平化管理	层级架构管理
视角	组织全局	部门局部
业务规则设计	以业务流程为主线	以部门业务设计
职责	流程所有活动职责明晰	部门内部清晰、跨部门接口模糊
管理	专设流程管理部门、明确流程管理者	各部门负责各部门业务
协调难易度	容易	困难
绩效	组织整体绩效	部门局部绩效

（2）流程管理团队　由首席流程官、流程办公室经理、流程架构师、流程专家、流程咨询顾问、各流程办公室主管、流程所有者和流程专员组成；具体分工职责如下（表4-5）。

表 4-5　流程管理团队职责分工表

团队成员	职责
首席流程官	倡导流程管理思想和文化、战略执行
流程办公室经理	出台流程政策、制度和措施
流程架构师	流程框架设计、开发和维护流程图、监控流程绩效
流程专家	提供意见、制定流程标准、维护最佳流程管理方法
流程咨询顾问	流程分析、诊断、设计和实施指导
各流程办公室主管	确保组织内流程运行
流程所有者	发布流程绩效目标、实施流程
流程专员	培训指导、绘制流程图、流程监控和绩效反馈

1.2.3 业务流程管理实践

业务流程管理内容包括流程梳理、流程分析和诊断、流程设计、流程绩效指标、流程建模、流程实施方法论、流程稽查、流程审计和流程管理测评等。

（1）流程分析内容　包括流程是否满足用户需求，流程目的和目标，存在风险及是否能控制有效，以及筛选影响流程的关键环节；完成流程分析时需提供流程分析表供后续流程诊断和绘制流程图等工作提供依据。具体流程分析文档如下（表4-6）。

表4-6　流程分析文档

流程名称：			
时间要求：	流程编号：	流程所有者：	流程改造紧急程度：
与本流程相关的流程：			
序号1：			
活动节点编号：		活动名称：	
存在问题：			
原因分析：			
附件（文件/手册/模板/表单等）			
备注：			
编制人：	编制日期：	审核人：	审核日期：

（2）流程管理　测评内容后组织绩效、流程绩效和岗位绩效评价工作；其步骤为：确定流程测评指标和标准，用标杆对比设计PPI，监测流程并记录；收集整理资料；汇总、对比，提出改进要求。

（3）流程设计　根据分析结果，小组成员提出流程方案并通过讨论投票，取得初步共识，包括备选方案及目标流程绩效指标；其中绩效指标一般涵盖效率、成本、质量和满意度等。

（4）流程验证　包括小范围试点测试运行、监控和改进流程。本阶段主要验证各个方案是否达到预期流程绩效指标；涉及必须信息化环节的，应以最小化方案进行信息化改造，以避免重复开发；必要时可在测试系统使用测试用例来验证数据流是否符合业务流要求。

（5）总结经验、全面推广　本阶段通过验证和修改后，标准化业务流程中的各个环节任务的职责、输入、输出及环节关系等，形成流程相关制度和标准化作业书；同时，对业务流程相关人员进行培训。

（6）药房流程　按照卫生事务类型可划分为质量控制过程、服务类控制过程、辅助过程和判断决策过程；药房流程绩效指标：差错率、处方合格率、取药等候时间、投诉次数、患者满意度、账物相符率、库存周转率和人员配备等（表4-7）。

表4-7　药房流程分类管理

过程环节	优先级	PPI指标	管理要求	场景
质量控制	最高	合理率、干预率、达标率	流程核心环节，不可跳过或影响最终结果	调配和发药确认环节
判断决策	高	准确率、时间	一般作为关键环节，影响整体业务流程流向，可通过规则约束实施业务自动化	抗菌药品/麻精药品等级与医师权限控制，特殊使用类抗菌药物会诊控制
辅助过程	低	主流程效率或质量	可缺失或跳过本过程、辅助流程过多会影响整体效率	药品包装、货架或药篮管理等
服务控制	中	效率、质量、满意度	动态调整，根据服务效果反馈调整服务控制活动	药品调配、患者宣教

1.2.4 流程图管理

（1）概述　流程图直观反映业务活动的前后衔接关系，是显示系统中各要素之间相互关系的图标。流程分类框架是由美国生产力与质量中心（APQC）提出的通用公司业务流程模型，分别由流程类别（Category）、流程群组（Process Group）、作业流程（Process）、作业活动（Activity）、任务（Task）五级构成。流程描述是指通过流程图和说明文档对所涉及的范围、责任人、最小活动和当前绩效指标进行描述、诊断和分析（问题根因分析）。

（2）流程图绘制

• 流程图交付标准与要求如下：明确的流程范围，即有起点、终点及环节（活动）；各环节（活动）有对应的部门或责任人；各环节（活动）有明确输入输出；从左到右、从上到下的顺序排列，处理流程须以单一入口和单一出口绘制，同一路径的指示箭头应只有一个；各环节（活动）为最小有效单元；清晰易懂；必要时注释执行时间、成本或增加绩效考核指标。菱形为判断符号，必须要有"是和否（或Y和N）"两种处理结果；流程处理关系为并行关系的，需要将流程放在同一高度；

- 业务流程图关键要素：执行操作、顺序、输入输出、规则。
- 流程图绘制软件包括WPS、VISIO、Control、ARIS、PROVISION和ULtimus等。
- 流程图绘制符号依据《GB1526-89（ISO5807-1985）信息处理——数据流程图、程序流程图、系统流程图、程序网络图和系统资源图的文件编号符号及约定》执行，各类符号说明见表4-8。

表4-8 流程图符号分类说明表

流程符号图示	说明
⬭	终止和开始符号：表示流程的开始或结束
▭	处理符号：表示一个的过程、功能、行动、处理等，是流程图中最常用的符号之一
◇	判定符号：处理流程中需要判定或存在分叉点的情况，判定符号提供了一个解决分歧的方法。依据一定判定条件传送至不同的路径
或→	流线符号：表示进展或过程的流程方向（流线箭头指向）
○	联系符号：表示同一流程不同环节的出口或者入口。通常被用来中端一个流程然后在其他处继续。在连接符号内标注页码或字母可以方便地定位连接位置
⬠	离页连接符号：表示流程在另一页继续。通常情况下使用页码标注在符号内来简单指引流程去向
🗋	文档符号：表示流程中输入、输出的表格、报告等各类型文档
🗇	多文档符号：多副本的文档符号
⌐	注解符号：对流程某环节进行解释、备注或说明
⊢	分割符号：在流程中做区分使用
⬡	输入/输出符号：表示一个有效数据输入或数据输出过程
▱	人工输入符号：表示人工输入建立资料的过程
⏢	人工操作符号：表示需人工操作处理的事项
⬡	准备/启动设定符号：流程作业过程中起始状态设定或资料准备作业
🛢	数据库符号：表示流程中的电子存储信息，数据库的名称和说明写在符号内

- 流程图绘制模型分为普通模型和SIPOC模型两种。其中普通模型记录流程图名称、编号、绘制人、绘制日期、审批人、审批日期、发布日期、版本号、页码及密级等信息；SIPOC模型则包括供应者、输入、流程、输出和顾客五部分。SIPOC模型主要用于过程管理和改进的工作，有助于解决复杂及不好界定范围的项目，如特殊类抗菌药物临床使用流程图，具体见图4-2。

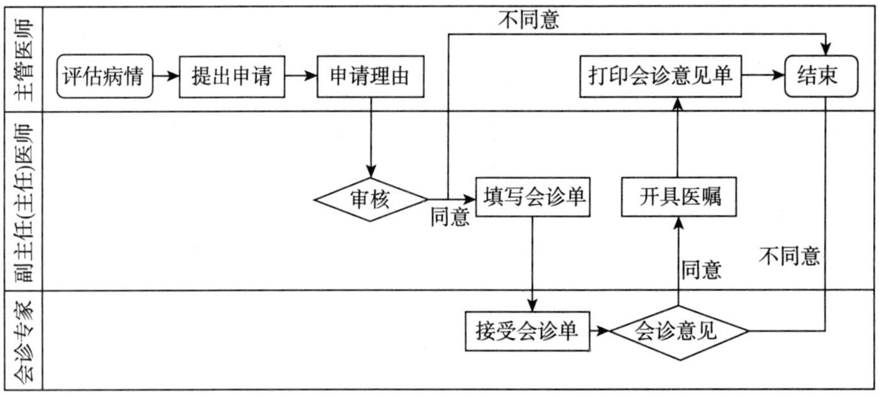

图 4-2　示例特殊类抗菌药物临床使用流程图

1.2.5 流程管理文档

流程管理文档包括作业指导书、操作规程、管理制度、法律法规、流程绩效指标和流程活动记录等。

（1）通用流程管理文档　见表4-9。

表 4-9　流程管理文档

档案编号：　　　　发布日期：　　　　版本号：　　　　制定人员：

一、流程名称

二、目的

三、适用范围

四、流程主体：流程过程中涉及的相关角色，如流程所有者、流程承担者、流程协助者等

五、流程边界：即活动的起止及连接，具备输入、输出、起点、终点和过程

六、流程图：

七、流程操作说明及相关技术文档

八、流程绩效指标：

（2）流程活动记录表　见表4-10。

表 4-10　业务流程活动记录

业务流程名称：

编号：　　　　版本：　　　　修订日期：　　　　修订人：

生效时间：流程正式运行、生效的日期

一、流程说明

1.目的：制定与执行流程计划起到的作用和达到的目的

2.适用范围：流程所适用的业务类型或范围

3.流程主体：流程中涉及的相关角色，具体包括流程所有者、流程承担者及流程协助者

4.流程边界：流程信息和活动的起止点，是不同流程之间的接口，保证流程的顺畅衔接；流程边界由流程所有者和办公室共同确定

5.信息输入：流程与上道流程的接口，表现形式为表单

6.信息输出：流程与下道流程的接口，表现形式为表单

7.活动起点：主体流程活动的起始点

8.活动终点：主体流程活动的终止点

9.来源标准：如参考某法律法规、章程、指导意见或行业标准等来源文件要求

二、流程描述

1.流程图：适用规范绘图符号及要求，通过图形模式描述流程过程

2.流程步骤：以文字方式详细描述流程步骤，注意各步骤必须有明确的活动主体

3.运行指标：流程运行要达到的要求、时间、质量、成本、效率、交付、服务等7方面（PPI可选，如无明确的要求，则忽略）

4.角色职责：流程具体参与者的职责（可选，如参与者职责明确则不必描述）

5.费用承担：流程涉及费用的承担原则（可选，若费用承担明确则不必描述）

三、附录

1.图例及名词解释：流程图中图例说明及相关名词的解释（可选，如无特殊需要解释的术语及概念则忽略）

2.表单：流程中相关的表单及表单填写规范（可选，如无表单可忽略）

（3）流程绩效指标 见表4-11。

表 4-11 流程绩效指标常用表格（样式）

指标类型	指标名称	定义和计算公式	目标值	红绿灯设置	权重	指标属性	考核周期	频率	管理跟踪部门

1.3 信息化转化

政策流程信息化是指政策科学解读后，通过对业务流程转换成数据流的过程，根据业务流程各环节的责任人及保存信息进行标准化和信息化建设。

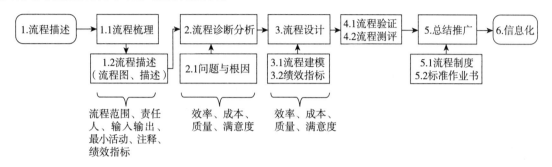

图 4-3 流程信息转换技术路线图

1.3.1 政策-流程-信息化

（1）转化关系 政策、流程和信息化管理三者相互关联，通过对政策分析解读，制定工作方案、目标、标准要求和边界等，指导业务流程制定与实施工作，并在业务实施期间验证比较各备选方案，从而提供最优解决方案，根据方案和标准化需求，实现信息化建设。信息管理经过实践形成各项绩效指标反馈到政策制定机构，推动政策调整和改进。三者关系见图4-4和表4-12。

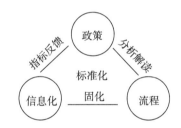

图 4-4 政策-流程-信息化关系图

表 4-12 政策-业务流程-信息系统转化对照表

政策	业务流程	信息系统
政策目标	流程绩效	输出结果/指标统计
适用对象（边界）	负责人/部门，药品和设备等	用户权限、药品字典和接口
适用活动范围（边界）	活动/过程/泳道	功能点
起止日期（边界）	流程启用及停用日期	系统上线及停用日期
声明	描述说明	提醒信息
备选方案	业务流程	数据流/工作流
关联性	流程关联	内外部接口或数据
发布单位	任务来源	上报平台或对应业务系统
标准化对象（标准文档）	标准作业书/操作规范	数据字典
政策风险	流程风险	系统漏洞/缺陷
方案评估	流程验证/流程测评	系统测试
管理约束模型	业务流（E-R图）	数据流（数据模型）
管理约束要求	流程分支判断或审核规则	系统规则库（知识库），模块控制逻辑

（2）转化流程　包括政策解读（政策分析、约束对象、管理目标和优先级分析等）、业务流程优化或再造，以及标准化流程信息化改造工作。具体转化流程见图4-5。

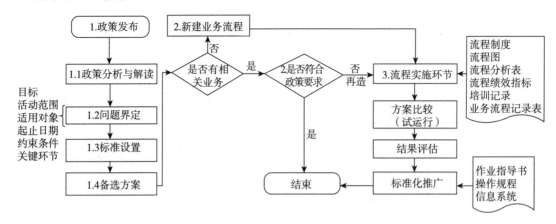

图4-5　政策－流程－信息转化流程图

1.3.2 信息化转化实践

（1）各类政策信息化转化要点　见表4-13。

表4-13　各政府部门政策特点及信息化管理要求

颁布机构	特点	信息化管理要求
国务院	政策的更新周期最长，其他部门政策相抵触时按国务院颁布的政策法令执行。处理优先级最高	药事服务的基本业务流程及基本功能范围
卫健委	主要以药品使用安全与质量及药学服务质量管理为主；政策的更新速度较快，目标监测指标时效性要求较高，但涉及系统改造周期相对较长	业务流程新建或再造；或进行某项指标监测，涉及系统功能新建、改造和统计报表创建
药监局	以药品自身质量管理为主，包括生产、流通、经营和储存管理的基本准则；并辅以药物试验及工艺技术指导原则	以新建表单功能为主，建立药品全生命周期档案，登记各过程信息
医保局	按年度更新，主要以价格及目录字典变更为主；政策处理除国务院颁布的政策外的优先级普遍最高	以数据字典维护为主，如变更药品基本字典、报销比例、集采药品目录

（2）政策优先级分析　药事政策分别根据政策发布时间、政策类型、政策级别、政策目标、管理要求可进行分类。除通报类外，医疗机构开展药事政策解读与分类的类型包括法律、法规、指示性通知、建议函、管理办法、管理细则、部门规章和制度。按照发布部门其重要程度依次为国务院＞国家部委＞省级＞市（县）级＞镇级＞院内。可以根据四象限法对政策进行处理，主要原则见表4-14。

表4-14　政策优先处理原则

政策特征	处理意见
重要、容易、频率高或限期整改/完成通知	优先处理
（一般、容易、频率高）/（重要、难度大、频率高）	次优先处理
重要、难度大/风险高、频率低	暂缓处理
一般、难度大/风险高、频率低	不处理

（3）政策与业务流程转化　政策分析、标准化和备选方案是实施业务流程管理前的主要工作，其中通过将管理对象、管理目标和约束模型分别转化为业务流程活动、流程绩效和流程建模等方面内容，对政策内容按照"人－机－物－法－环"进行流程化转化，形成政策解读与流程转化文档。

（4）流程信息化转化　业务流程信息化管理以流程需求管理向信息化项目需求转换为核心，是基于业务流向数据流转化的过程，根据业务流程中的责任人、过程和关系等要素进行信息系统设计，根据关键环节的过程控制原则，设计信息系统功能开关和逻辑判断模型，按照业务流程规则建立信息系统可储存、识别、处理和分析的数据流。各信息系统通过接口技术，解决各业务流程之间的业务及数据关联和传递工作。流程信息化转化步骤工作如下。

- 信息系统设计：确定流程活动中的信息流程、业务流程及人员职责，设计相应的信息系统功能、用户角色权限和信息登记表单，如涉及外部业务，则根据业务对应的信息流制定相应的接口文档。
- 业务与信息标准化：根据业务流程管理的标准作业书设计信息系统字典。
- 规则与控制逻辑：根据业务流程管理规则设计开发信息系统控制逻辑，可通过规则字典或后台代码进行控制系统表单或数据之间的关联操作。
- 指标统计：经信息系统开发、调试和运行稳定后，以流程绩效为参考依据设计统计指标。

1.3.3 药事政策信息化转化

药事政策转化案例见表4-15。

表 4-15　药事政策转化案例

标　　题：国家卫健委办公厅关于持续做好抗菌药物临床应用管理工作的通知
发文机关：国家卫健委办公厅
发文字号：国卫办医发〔2020〕8号
来　　源：卫健委网站
公文种类：通知
发文日期：2020年07月20日

1.政策分析
（1）资料收集：上位法、相关政策及文献
（2）管理对象：识别政策要求下所有参与的对象要素；"物"如抗菌药物，耐药监测检验项目；法"管理细则"，人"医生处方权限，检验科技师上报，药师耐药监测报告及预警"
（3）管理目标：如特殊抗菌药物送检率＞80%、耐药率等按政策列举出来
（4）管理约束要求（即实现目标的限制条件）
时间约束：治疗使用前
措施约束：开具检查
对象约束：特殊使用级抗菌药物、病原微生物、取得相应抗菌药物处方权医师
约束模型构建：

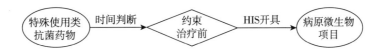

2.问题与难点
（1）问题界定：识别（所需资源、风险、价值、后果）
（2）问题分层：重要性划分、发生频率、缓急性划分、难易度划分
（3）标准化处理：分解政策管理要求的各个子单元（为后续子任务、流程对象及数据字典等作准备）
（4）解决方案与业务流程
- 提出多个备选方案——方案比较及结果验证
- 业务流程绩效指标（按管理目标预设验证结果，可以按时间效率、成本、服务质量等指标进行方案对比）
- 流程诊断与分析（政策管理对象各要素在业务流程中的分工、流向及输入输出结果）
- 绘制流程图（对应不同政策子项可以列出多个流程图）
- 关键流程说明及影响因素说明
（5）信息化建设
- 标准化对象：标准数据字典，如药理分类、抗菌药物分级及病原微生物学，耐药标识等
- 功能说明：重点说明功能操作、数据采集内容、管理约束对应的信息系统规则和其他关联信息系统；在需求管理阶段，同时对功能建设任务登记任务的优先级、改造周期、成本资源、难度和存在风险等
- 监测指标：与管理目标相对应的指标（如耐药率，送检率等）
（6）效果评价：基于流程绩效指标或信息系统监测指标，对质量、效率、成本或满意度等进行信息化前后的改善情况进行评价

2.质量控制管理

医院药学质量控制管理由医疗质量管理委员会，以及药事管理与药物治疗学委员会等部门主导；实行采购分级管理；负责行为指导、检查、评价和监督的职能。目前，国内药事质量管理体系仍处于探索阶

段，作为医疗质量安全体系的一部分，目前药事质量管理主要以合理用药评价和相关指标监控为主；涉及药品质量、药学服务质量、药品供应质量、药学试验质量和药品调配质量等，需要进行体系化建设。

（1）管理要求　质量与安全管理方法药事质量管理工作包括基础质控、过程质控、结果质控三个阶段管理，实现事前、事中和事后管理。

表 4-16　药事质量按阶段管理要求

阶段分类	工作要点	质控要点	信息系统
基础质控（事前）	● "人机物法环"配置：人员资质及岗位配置；环境功能分区及设施配套；制度、岗位和业务流程；药品目录及质量保障措施 ● 指标设置：院科两级药事质控指标	政策相符性，业务流程、人员岗位配置合理，设施分区及标识合理，指标设置科学、可连续观测及与业务相关	公立医院绩效考核管理系统；医院BI
过程质控（事中）	● 工作记录：交接班、出入库记录、药品盘点表、温湿度监测表、退药登记表、验收记录、清场-清洁-消毒记录、不良事件报告等 ● 关键环节：质量安全干预及处理措施；应急保障措施可行	质控工作采取案例追踪、现场检查和人员考核等措施。开展工作记录完整性、准确性和及时性检查，以及人员流程操作合规性和熟悉程序检查	合理用药系统、不良反应/不良事件管理系统、HIS、电子病历、麻精管理系统、SPD、冷链管理系统、静脉药物配置管理系统、药师工作站等
结果质控（事后）	● 账目质控：药品财务报表 ● 药学文书：处方、药历、治疗药物浓度监测报告、不良反应报告、药学会诊 ● 指标管理：按运营、服务、药品、效率、成本 ● 医疗投诉处理：药品供应、药学服务及药品质量	质控工作采取案例追踪、现场检查和指标监控措施；根据实际需要对药学文书建立质控评分表。做好指标来源数据的质量管理以及异常指标的干预和改进措施	HIS、合理用药系统、抗菌药物管理系统、临床药师工作站、公立医院绩效考核管理系统；医院BI

（2）质控方法

● 案例追踪：案例追踪是一种综合监督手段，可通过案例进行业务流程全生命周期的跟踪，挖掘业务流程相关痛点及存在问题，如严重不良事件调查、应急演练和三甲医院评审常采用案例追踪方式进行。

● 指标监控：指标监控作为目前医疗机构质量管理中最常用的监督方面，具备实时性高、容易量化对比等优点。

涉及药品供应、药品储存、药学服务和药学研究环节时，从"人机物法环"角度综合评价；分析药品自身属性、环境、设施和设备对药品质量管理的影响；通过日常质量检查工作采集相关数据，汇总成温湿度、消毒、衡器合格率、设备故障率、账物相符率、员工知晓率和人员培训达标率等监测指标；并通过对预定阈值实现报警。除通用的监测指标外，根据各个部门的工作制定专项指标，具体如下（表4-17）。

表 4-17　各部门质量检查指标

部门	质量检查指标
药库	验收合格率、缺货率、账物相符率、平均缺货时间等
药房	调配差错率、患者满意评分、平均候药时间
医院制剂	制剂成品合格率、制剂消毒合格率、标签损耗率、原料药退回率等
病区	调配差错率、病区药品合格率、抢救药品（备用）齐备率
煎药室	调配差错率、平均配送时间
PIVAS	调配差错率、压差登记、手卫生达标率、生物安全柜和水平层流台每日的清洁记录、平均配送时间

● 现场检查：根据相关政策及管理要求制定现场检查表，现场检查适用于难以通过指标进行监控的事务，或通过现场检查核实指标的正确性。此外，现场检查适用于考核员工知晓情况、员工执行力及相关手工记录表格的完成情况等。具体如下（表4-18）。

表4-18 各部门质量工作记录登记表汇总

部门	质量检查项目
通用记录	环境质控监测记录、贵重药品和特殊管理药品交换班记录、部门盘点表、效期检查记录、培训记录、清洁消毒记录、设备维护保养记录、用药差错报告
药库	验收记录、采购计划、临购记录、每月对账表、字典维护记录、和召回退回记录
药房	药学服务评价记录、设备维护记录等
医院制剂	物料进销存记录、验收记录、成品验收入库记录、特殊物料管理记录、生产计划与物料消耗、设备清洁消毒记录、废物处理记录等
病区	特殊药品管理记录、药品摆放及储存环境监测、药品有效期检查记录等
煎药室	煎药记录、设备清洁消毒记录
PIVAS	清场记录、洗涤用具清洁消毒、环境消毒记录、手卫生检查、生物安全柜保养记录、破损药品记录、职业暴露登记、摆药贴签及核对记录、批次包装复核记录

2.1 环境与设施质量管理

2.1.1 温湿度质量控制与监测

药品存储条件温湿度要求及冷链药品质量管理要求分别见表4-19和4-20。

表4-19 温湿度监测要求

存储条件	监测工具或方法	监测周期	温度要求	湿度要求
常温环境	温湿度计		10~30℃	35%~75%
阴凉库	温湿度计	24小时	≤20℃	
冷藏柜	温度计		2~8℃	

表4-20 冷链药品质量信息化管理

环节	设备及要求	记录文档
购药配送	车载温湿度监测仪或保温箱监测记录仪；实行动态连续监测；间隔时间5~30分钟不等	配送温湿度记录
验收入库	PDA打印配送温湿度记录	验收记录
储存	24小时监测探头和配套冰箱；设备动态监测间隔时间至少30分钟一次；自动温度监测记录的数据保存1年；具备移动管理端和预警	温湿度记录表
发放使用	标签打印	发药单、嘱托或药袋

2.1.2 洁净度与消毒质量控制与监测

（1）各部门洁净度要求 洁净度根据不同区域要求，按层级要求实现动态监测，沉降菌落数采集检测每月监测记录（表4-21）。

表4-21 各部门洁净度要求

部门	室间	监测周期	洁净度层级
PIVAS	一次更衣室、洗衣洁具室	一个月	十万级
	仓储区和发药区	一个月	三十万级
	二次更衣室	一个月	万级（C级）
	加药混合调配操作间	每周	万级（C级）
	层流操作台、生物安全柜	每周	百级（A级）
TDM实验室	一次更衣室	一个月	三十万级
	阳性对照间	每周	
	气闸	一个月	万级（C级）
	二次更衣室	一个月	
	微生物限量间	每周	

续表

部门		室间	监测周期	洁净度层级
医院制剂	生产区	非无菌制剂（最终灭菌口服液体制剂、口服固体制剂、表皮外用制剂、直肠用药制剂的配制、分装），灭菌消毒区，直接接触药品包装	定期	三十万级
		最终灭菌注射剂：称量、配液、过滤 供角膜创伤或手术用的滴眼剂：配制、灌封	定期	万级（C级）
		非无菌制剂：非最终灭菌口服液体制剂、深部组织创伤外用制剂、眼用制剂，除直肠用药外的腔道制剂的配制、分装	定期	十万级
		注射剂： 最终灭菌的≥50 ml注射剂灌封、分装、压塞和轧盖 非最终灭菌制剂灌封、灌装前不需除菌过滤的药品的配制 冻干制剂生产及转运 其他非最终灭菌，如无菌原料粉碎、过筛、混合和分装	定期	百级
	仓储区		定期	三十万级
医院制剂	质控区	送检样品的接收/贮存区、试剂标准品的接收/贮存区、清洁洗涤区、危化品存放间、气瓶间、应用冲淋区域、特殊作业区、留样观察室	定期	三十万级
		分析实验区	定期	万级（C级）
	辅助区	一次更衣室、盥洗室	一个月	三十万级
		二次更衣室	一个月	万级（C级）

（2）医院制剂环境洁净度分级与质控要求　具体见表4-22。

表4-22　医院制剂环境洁净度分级与质控要求（GMP2010版）

		100级	10000级	100000级	300000级
静态尘粒最大允许数（个/m³）	≥0.5μm	3500	350000	3500000	10500000
	≥5μm	0	2000	20000	60000
动态尘粒最大允许数（个/m³）	≥0.5μm	3500	350000	3500000	不作规定
	≥5μm	20	29000	不作规定	不作规定
浮游菌（cfu/m³）		5	100	500	不作规定
沉降菌（cfu/φ90mm）/4h		1	3	10	15

（3）PIVAS环境洁净度分级与质控标准　具体见表4-23。

表4-23　PIVAS环境洁净度分级与质控标准

管理要求		A（100）级	C（10000）级	D（100000）级
最少培养皿数（φ90mm）		3	3	3
沉降菌cfu/φ.0.5h（静态）		≤1	≤3	≤10
沉降菌cfu/φ.0.5h（动态）		不作规定	≤3	≤10
换气次数		不作规定	≥25次/h	≥15次/h
悬浮粒子最小采样量	≥0.5μm	5.66	2.83	2.83
	≥5μm	8.5	8.5	8.5
悬浮粒子最大允许数（个/m³）	≥0.5μm	3500	350000	3500000
	≥5μm	0	2000	20000
菌落数限定值（静态）	设施表面（cfu/碟）	≤3	≤5	不作规定
	地面（cfu/碟）	≤3	≤10	不作规定
	手套表面（cfu/碟）	≤3	≤10	不作规定
	洁净服表面（cfu/碟）	≤5	≤20	不作规定

续表

管理要求		A（100）级	C（10000）级	D（100000）级
最少采样点数目（面积平方米）	<10	2～3	2	2
	≥10～<20	4	2	2
	≥20～<40	8	2	2
	≥40～<100	16	4	2
	≥100～<200	40	10	3

（4）各类洁净度要求设备设施参数要求　见表4-24。

表4-24　PIVAS调配设备洁净度参数

设施类型	基本参数	适用场景
IIB2生物安全柜	洁净度等级ISO5（百级），沉降菌浓度≤5CFU/次，平均风速0.5m/s，压差5~10Pa；气体100%外排（IIB1型30%外排）；具备负压风道和垂直气流	放置于PIVAS万级洁净区；危害品、试验用药、毒性药品及抗菌药物等配制。放射性药品、挥发性化学品、中低危险微生物操作，不宜明火操作
水平层流台	洁净度等级ISO5（百级），平均风速0.2~0.5m/s、沉降菌浓度≤0.5CFU/（皿·0.5h）；水平气流方向，缺乏负压风道和安全防护玻璃	肠外营养液、普通药品

备注：生物安全柜操作及养护记录，包括开关机信息登记、HEPA滤膜更换记录、设备内清洁消毒记录、沉降菌浓度检测记录、压差和风速检测记录等信息。

（5）洁净区更衣路线　见图4-6。

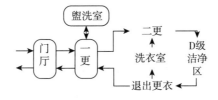

图4-6　洁净区更衣路线

2.1.3 环境监测样本管理

根据关于印发静脉用药调配中心建设与管理指南（试行）的通知，国卫办医函〔2021〕598号的附件文件《静脉用药集中调配质量监测技术规范》制定PIVAS环境质控指标标准和工作原则，指导PIVAS药师进行日常的环境质控工作。

（1）采样管理　建立采样方法字典，字典包括采样方法、适用范围、采样要求及判断指标（表4-25）。

表4-25　样本管理（采样方法）

方法	适用范围	采样要求	判断指标
静态采样法	空气微生物	净化系统开启至少30分钟，按培养皿数及洁净度要求采用，采样高度为0.8~1.5m，培养皿暴露30分钟以上	菌落数限定值
擦拭采样法	物体表面微生物、手卫生监测	平整规则的物体表面，洁净工作台，5个采样点	
拭子采样法		不规则物体表面，一支浸有无菌洗脱液的棉拭子和10ml含无菌洗脱液试管，4个采样点	
压印采样法（接触碟法）		平整规则的物体表面，接触约5秒钟，适用范围最广	
激光尘埃粒子计数器	洁净区尘埃粒子监测	净化系统开启至少30分钟；仪器开机、预热和校正后方向采样，不小于2个，离地面0.8m高度	UCL

采用周期：应每3个月进行一次采样检测，采样点避开回风口，采用人员应在采样口的下风侧并尽量减少活动

（2）留样管理

• 留样记录：包括留样观察室温湿度记录、留样样品信息等；样品信息包括样品保存时间、有效期、

储存货位、数量及储存条件等信息；系统应根据有效期致3个月后进行提醒，特殊要求样品可延长保存期。

- 保存期满，进行质量评价并记录；超过留样期限的样品，每半年集中销毁一次，并做好记录。
- 留样观察记录应保存至制剂有效期后一年，但不得少于3年。

（3）洁净区仪器设备管理

- 检测仪器应每年进行一次校正，包括水平层流洁净台和生物安全柜等。
- 定期检查水平层流洁净台预过滤器的无纺布滤材，并进行清洁消毒或更换。
- 做好空气处理机组和新风机组维护记录，根据上次维护时间及项目，按照管理周期进行信息提醒。

具体维护信息见表4-26。

表4-26 空气处理机组和新风机组检测维护周期

空气处理机组件	清洁周期	更换周期
新风机组风口滤网	每月1~3次	/
初效过滤器	每月1次	2~4个月
中效过滤器	每2个月1次	3~6个月
末端高效过滤器	每年检查一次	2~3年
定期检查回风口过滤网	每日擦拭回风口，每周一次	1年

2.1.4 消毒质量管理

（1）环境消毒质量管理 PIVAS、药检室和制剂室作为环境消毒主要管理部门，应按要求定期对相关环境设施进行相应清洁消毒，并按监测周期做好清洁消毒登记。具体要求如表4-27所示。

表4-27 环境消毒记录一览表

场景	对应设施	消毒频率	清洁消毒液
非洁净区	工作台、凳椅、门框及门把手、塑料、配制间	每日一次	次氯酸钠季铵类阳离子表面活性剂或甲酚皂溶液
	地面	每周一次	
	成品输送密闭容器、药车、不锈钢设备	每周一次	75%乙醇
洁净区	层流操作台面、生物安全柜、传递窗、把手及台面，凳椅，照明灯开关等	每日一次	75%乙醇
	墙壁、顶棚	每月一次	次氯酸钠季铵类阳离子表面活性剂或甲酚皂溶液

（2）医疗制剂消毒质量管理 根据《医疗机构制剂质量管理规范》和《药品生产质量管理规范》要求，包括纯化水、注射用水、制剂消毒记录。

2.1.5 工作台质量管理

工作台质量管理包括调剂台、发药工作台和生物安全柜等进行质量信息登记，工作台管理采用5S法，检查药品清点、清洁、消毒和操作等记录的完整性。

2.2 设备与物资质量控制

2.2.1 设备差错与故障管理

随着药房自动化设备的不断普及，因设备故障导致的用药错误事件呈上升趋势；设备差错作为药品不良事件管理类型，其报告信息纳入不良事件报告系统作统一管理。与其他不良事件报告登记信息区别在于，设备差错报告包括设备差错发生时设备所在状态（包括待机、运行、停机）、设备报错情况、故障表现、故障原因、停机持续时间、恢复时间和维修费用等信息。各类设备故障要点详见药房自动化设备章节。

2.2.2 设备日常养护管理

（1）药房自动化设备

- 药学人员定期清理药槽及储药空间；防止过期药品积压或药品阻塞输送单元。
- 设备供应商定期检查设备状态，更换易损耗零部件，备份和维护设备相关信息系统及数据库，检查数据库故障日志，及时向开发人员反馈，解决潜在设备故障的相关诱因。

- 每年至少与检查设备相关的电气线路，包括电源、路由器和网线；避免因线路原因导致设备运行故障。
- 根据设备相关不良事件进行追踪调查，进行专项设备维护和应急处理。
- 制定和定期进行重要药房自动化设备故障的相关应急演练工作。

（2）计算机辅助设备

- 定期培训药学人员掌握打印机连接、共享、墨盒更换和故障分析的基本技能。
- 定期检查部门电脑程序和运行状态，加强外网电脑的安全管理。
- 整理药房网线及计算机外部设备接线，避免"乱接乱拉"。

（3）校准设备目录　参照《中华人民共和国强制检定的工作计量器具检定管理办法》标准，具体如下。

- 药库：电子温湿度计、电子秤。
- 药房：砝码、电子温湿度计、电子秤。
- 病区：电子温湿度计。
- 实验室：有害气体分析仪、电子温湿度计、砝码、电子温湿度计、电子秤、酸度计、高效液相、气相及质谱仪、分光光度计、压力表及风压表。
- PIVAS：电子温湿度计、压力表及风压表等。
- 核医学科：活度计、电离辐射防护仪、照射量计。
- 医院制剂室：砝码、压力表、定量包装机、电子秤。

（4）校准设备信息管理要求

- 校准设备档案：对各个校准设备建立专门档案，包括档案号、设备类型、生产厂家、购置日期、购置人、资产归属部门、建档日期、建档人、校准标准和校准周期。
- 设备校准记录：包括设备名称、档案号、校准机构、送检日期、校准人、送检人、校准日期、购置日期、校准结果、误差范围、校准费用和处理措施与意见等信息。
- 设备校准提醒模块：根据设备的购置日期、校准日期和校准周期，提前1~3个月对设备所在部门用户信息送检信息提醒；高效液相、气相及质谱仪每次运行时进行室间校准不作为系统校准提醒。
- 校准设备维修记录：校准设备维修可能涉及设备测量的准确性，需要进行重新校准送检工作；维修记录中增加维修后校准信息。

2.2.3 标签标识质量管理

药品标签是记录药品的基本使用信息、嘱托信息等载体；用于药瓶、药袋和输液等场景；标签内容信息和自身质量直接影响药品调配及临床使用。药品标签采取文字与图形相结合的形式，除特殊管理药品、外用药和（非）处方药品有规定的标签外，其他药品标签可根据实际管理要求进行设计。标签分类信息与要求见表4-28。

表4-28　常用标签信息

标签分类	基本记录信息及要求
拆零药品标签	品名、规格、数量、原批号、有效期、拆零时间
开封药品标签	开封日期、失效日期
近效期药品标签	4~6个月，3个月以内及过期药品
输液标签	品名、特殊标识、规格、用法、用量、数量、患者姓名、科室、床号、门诊号或住院号
药袋标签	品名、特殊标识、规格、用法、用量、数量、疗程、患者基本信息和嘱托
特殊管理药品标签	包括麻醉药品、第一类精神药品、第二类精神药品、医疗用毒性药品、易制毒类化学品、放射性药品、高警示药品
其他管理标签	危险化学品、易跌倒、禁止驾驶、抢救药品、听似形似、处方药品、非处方药品、外用药品
医院制剂标签	按照药品说明书及制剂基本信息，如制剂单位、批准文号、品名、规格、批号、装量、用法、剂量、生产日期、有效期等内容

（2）标签质量管理要点

• 医院药品相关标签应遵循科学、统一和清晰的原则；控制标签打印区域内容长度，避免超出打印区域。

• 统一管理药品相关标签应由药学部统一设计并发放。

• 定期检查药房、病区标签摆放或粘贴区域是否正常。

• 医院制剂标签实行专柜加锁、专册和专人管理。

• 应按实际生产计划数量核发，做好使用数量、破损数量、剩余数量和销毁的登记工作；标签粘贴应符合相关规定；质量检查对象包括医院制剂、PIVAS静脉用药标签和药房调配药品标签管理，考察标签内容是否符合规定，粘贴位置是否脱落或是否遮挡药品基本信息。

• 药品标签基本信息字典维护时避免使用特殊符号如"#%∧"等作为系统标识，以防报错。

2.3 药品质量管理

2.3.1 药品供应质量评价指标

（1）药品计划与采购质量管理　包括短缺药品采购与备货情况；药品库存周转率：85%以上药品库存周转率少于 10～15 日；过期药品金额占比；二级库账物相符率＞99.9%；各临床基数药品平均周转率。

（2）出入库质量管理　特殊管理药品账物相符率100%；贵重药品账物相符率100%；全院的急救等备用药品按照规定管理，中成药与西药＜0.2%，饮片＜0.5%；库房、药房发出药品合格率100%；特殊管理药品账物相符率100%；基数药品存储条件管理合格率。

2.3.2 药品调配质控内容与要求

（1）药品分类调配质控　药品调配质量控制分别从药品调配数量、剂量、名称和规格等与处方要求是否一致，此外还包括调配药品包装及标签信息是否准备表达处方嘱托要求；调研场所及操作流程是否合理、特殊管理药品管理信息是否完整，特殊储存药品是否按储存要求执行等。其管理项目与要求见表4-29。

表 4-29　药品调配质量控制项目与要求明细

管理项目	中药饮片	西药（口服及外用）	注射剂
重量或数量误差	每剂重量误差控制 ±5%	分装口服液体制剂剂量误差；药品发放数量不当	配置输液是否符合处方剂量要求
标签信息	方剂的煎煮方法及注意事项是否完整	用法用量和嘱托信息是否完整；标签粘贴是否覆盖药品基本信息及有效期	输液瓶签或输液卡信息打印错误；瓶签粘贴是否符合要求
药品与处方不符	调配药品的名称或规格与处方要求的药品不相符		
外用药物	外用药物（方剂）不得与内服药品标签及包装混淆		/
药品性状	药品无霉变、潮解、粘连等问题	药品无霉变、潮解、粘连、碎片、变色等问题	药品无混浊、结晶、沉淀、变色等问题
有效期	/	未拆零药品按有效期内的发出；拆零分装药品按分装有效期内发出	发出有效期内的待配制注射剂；已配制输液放置时间符合规定，批次管理设计是否符合药品稳定性要求
特殊管理药品	医疗用毒性药物处方剂量不超过二日极量；储存区域及包装符合规定	高警示药品进行单独标识和发放。麻醉精一处方调配登记记录完整，药品调配遵守双人复检和专柜开锁取药；按处方保存年限追溯检查处方是否妥善管理	
调配场所及流程	中药饮片调剂串斗；调剂台是否整理干净	调剂台药瓶摆放是否正确、有序	细胞毒性药物、肠外营养液及抗菌药物的调配环境及操作记录；操作台准备、清场和消毒记录完整性
特殊储存药品	/	已调剂的冷藏药品在等候患者取药超时单独摆放至冰箱，并标明储存环境要求	避光药品是否密封避光调配或发放
检查方式	现场抽查、用药差错记录、医疗投诉		

（2）药品调配记录质量控制　具体见4-30。

表4-30　药品调配记录分类管理

记录类型	检查内容	管理信息
拆零药品	拆零记录、拆零药品标签、效期	拆零日期、药品名称、原规格、数量、批号、有效期、操作人
静脉用药调配记录	批次记录、成品检查记录、打包记录、摆药记录、分拣记录、出库记录、处方审核记录	冲配（混合调配）操作前后药品、注射器等数量是否一致；完成三查八对信息完整：包括床号、患者姓名、药品名称、浓度、剂量、用法、时间和有效期；以及条码和科室信息
特殊药品调配记录	患者档案、患者处方、专册记录及实物信息	患者基本信息、处方信息、签名、药名、规格、使用数量、结余数量、批号
医院制剂配制记录	原料药申请单、成品记录、标签领用记录	编号、制剂名称、配制日期、制剂批号、有关设备名称与操作记录、原料用量、成品和半成品数量、配制过程的控制记录及特殊情况处理记录和各工序的操作者、复核者和清场者的签名等

（3）各药学部门调配质量检查内容　具体见4-31。

表4-31　各药学部门调配质量记录

部门	检查项目	检查要点
静脉用药调配中心	成品输液	外观变化（混浊、沉淀、变色、结晶、异物），包装容器（挤压、渗漏、加药口）、标签洁净清晰（条码信息、药品信息、人员签名完整、特殊提示），平均残留量（1~10ml：≤5%，20ml：≤3%，粉针以5ml稀释液计，粉针应完全溶解不得有残留挂壁）
	日志记录	设备准备及状态记录、操作台清洁消毒记录是否完整规范、医疗废物处理记录是否完备
门诊药房	处方	抽查处方签名是否落实，全样检查麻精及医用毒性处方内容是否规范
	药品及操作台	操作台清洁消毒记录是否完整规范，药架是否存在药物混放问题，易混淆药品及高警示药品摆放是否正确，各操作台开封药品是否标注开封日期及是否及时处理过期药品；协定处方中拆零分装药品是信息是否完整且效期管理是否到位
	日志记录	设备养护及状态记录、麻精药品患者档案是否完整及，贵重药品高警示药品及麻精药品调配登记是否准确完整及账物是否一致
住院药房	医嘱	医嘱单是否落实审核、调配和发药签名
	药品及操作	操作台清洁消毒记录是否完整规范，药架是否存在药物混放问题，易混淆药品及高警示药品摆放是否正确，各操作台开封药品是否标注开封日期及是否及时处理过期药品
	日志记录	摆药机养护记录是否完整及时，是否定期清理摆药机内药盒
中药房	处方	抽查处方签名是否完整，现场抽查每剂药品剂量误差小于5%；重点抽查毒性中药处方、妊娠患者中药处方、特殊炮制中药材处方、贵重中药材处方和特殊管理中药处方等是否按要求开具、审核干预和保存等
	药品及操作台	现场检查操作台清洁消毒记录是否完整规范，药斗内是否存在药物混放问题，中药是否有虫蛀、发霉变质等问题
	日志记录	养护记录是否完整及时，医用毒性药品使用登记是否做到账物相符及每日盘点，涉及自动化设备的应提供设备养护记录及设备内药品养护及清理记录，检查中药房衡器计量校检记录

（4）处方调配质控管理指标　饮片盘点误差率，主要考虑饮片调配目标控制在≤1‰；处方调配差错率＜1/10000；调剂室年出门差错率≤0.01%；PIVAS成品输液合格率达100%；中药饮片调配装量差异达标率；取药服务窗口等候时间≤10分钟；麻醉药品和精神药品处方合格率100%；麻醉、第一类精神药品门诊患者建档率100%；账物相符率（麻醉、第一类精神药品、医用毒性药品、高警示药品、贵重药品）达100%。

2.3.3 药品储存质量管理

药品储存质量管理要点见表4-32。

表 4-32　药品储存质量管理要点

类型	质控要点
药品标识	● 药品标签是否准确、清晰 ● 对看似、听似、多规药品的存放是否符合规定，是否有明确的"警示标识" ● 特殊管理药品及高危药品专属标识是否完备 ● 药品是否按储存分区标识正确摆放，建立重点分区药品目录进行检查 ● 拆零药品是否记录拆零日期
药房储存	● 二级库房药品质量验收记录是否完整 ● 药品报损登记是否完整，报损率＜0.3% ● 药品储存、调配区域温湿度记录是否准确、完整 ● 需冷藏药品的储存条件是否达标，温度记录是否准确、完整 ● 需避光、凉暗、防潮和冷藏等储存条件的药品是否按规定保存 ● 药品储存、调配药品区域环境无"脏、乱、差"现象 ● 抢救车及基数药品是否按规定基数配置 ● 放射性药品储存区域的防护设施设备是否完好，且放射性监测记录是否完善 ● 特殊管理、高危药品、贵重药品及抢救车药品是否建立专用账册且是否做好交班记录，确保账物相符率达到100% ● 药房拆零药品是否集中摆放，分装药品记录是否完整，抽查分装药品标识的拆零日期、分装数量及分装批号是否准确 ● 麻精药品登记记录是否完整，保险柜和防盗设施是否正常运行 ● PIVAS、注射剂药房及住院药房的大输液账物是否相符
中药养护	● 中药养护记录是否完整 ● 挥发性药物是否单独存储 ● 中药养护处理药品记录是否完整，处理措施是否适宜
药品有效期	● 药库系统检查是否存在近效期药品 ● 架上是否有过期失效药品 ● 近效期药品是否有标识 ● 药品摆放是否按"先进先出、近期先用"原则 ● 药品召回记录是否完整
医院制剂	● 物料、原料药、中间产品、成品及辅料等是否按要求环境分区存放，标识是否清晰准确 ● 是否有完整的专用账册管理；涉及易制毒类的如麻黄及其中间体、半成品应有完整的进销存记录并保存3年备查，实行双人双锁和专用库房 ● 洁净区不得作为药品存放区域 ● 留样样本应符合相关储存规定并做好留样记录，留样储存设备设施日常记录完整

3.绩效管理

3.1 部门绩效管理

3.1.1 部门绩效分类

（1）业务部门　业务部门人员绩效由计量绩效、教学绩效、管理绩效和个人绩效四部分绩效构成；各类部门对绩效岗位可根据其自身管理需要适度调整绩效岗位系数。其中值班按单独绩效发放，奖励、科研成果等按额外绩效处理。药品质控岗位包括药学部业务部门按要求定期开展药品效期管理、特殊管理药品信息登记与盘点工作，以及药品不良反应、用药错误等信息登记管理工作。

（2）管理部门　管理部门主要包括临床药学室、药学部办公室、药库及药学信息室等；临床药学室兼具部分计量绩效和管理绩效，如处方点评数量、会诊次数、用药咨询次数等计量绩效。其他管理部门的管理绩效一般按照科室平均绩效×部门系数×个人系数进行计算，其中部门系数主要按照部门岗位的平均工作强度和工作难度设计，个人系数包括职称、年限及工作完成情况等考核指标。

（3）部门管理绩效　根据《医院管理评价指南》和《中医医院管理评价指南》等规定，医院医疗服务包括药品调剂、药品供应、医院制剂、临床药学、技术信息和药学服务等部分。参照雷培等研究分别对不同药学服务质量效益和结合互联网医院工作，共计四十余项指标，用于考核各部门工作效益，具体见表4-33。

表 4-33 药学各部门绩效考核指标

药品调剂	药品加成率、效期合格率、特殊药品管理符合率、账物相符率、处方差错率、处方合格率、称量合格率、药品调价符合率、取药时间符合率（或平均取药时间）、满意度评分
药品供应	资金周转率、账物相符率、药品利润率、药品供应符合率、质量验收合格率、药品适销率、药品完好率、突发事件应对平均耗时
医院制剂	制剂利润率、物料平衡率、成品合格率、质量自检率、标签合格率、设备完好率、记录完整率
临床药学	会诊及时处理比例、人次查房次数、处方审核率、处方合理率、处方/医嘱干预率、处方点评比例、不良反应报告处理及时率、药学监护百分率、用药教育例数、用药咨询例数、各类不规范处方、用药不适宜处方、超常处方数量及占比、单张或单人处方应答时间、干预时间、审核处方科室覆盖率和医师覆盖率、处方合理性判断错误率、处方干预正确率和成功率
信息药学	药学报表质量符合率、咨询检索例数、报表提交及时率、信息系统需求处理完成率
其他药学	互联网药品配送例数、配送及时率

3.1.2 岗位绩效分类

根据各个部门的工作性质和部门属性分别设置绩效岗位，包括调配岗位、发药岗位、核对岗位、冲配岗位、配制准备岗位、审核/点评岗位、临床药学岗位、作业岗位、事务处理岗位、辅助管理岗位和药品质控岗位等。除科研教学岗位因成果输出周期较长原因采用奖励性绩效外，其他岗位采用计量绩效或管理绩效，详细见表4-34。

表 4-34 药学部人员岗位绩效计算方式

岗位类型	适用部门	适用对象
调配	门急诊药房、住院药房、PIVAS	计量绩效
发药	门急诊药房、住院药房、PIVAS	计量绩效
核对	住院药房	计量绩效
冲配	PIVAS	计量绩效
配制准备	PIVAS	计量绩效
审核/点评	门急诊药房、住院药房、PIVAS、临床药学室	计量绩效
临床药学	临床药学室	计量绩效、教学绩效
作业岗位	制剂部门	计量绩效
药学门诊	临床药学	计量绩效
采购	药库	管理绩效
库房管理	药库	管理绩效
药学部秘书	药学部办公室	管理绩效
科研教学	临床药学	计量、奖励及教学绩效
补药	所有药学部门	管理绩效
事务处理	所有药学部门	管理绩效
辅助管理	所有药学部门	管理绩效
药品质控	所有药学部门	管理绩效
信息药师	药学信息室	管理绩效

（1）计量绩效计算方法

• 简化版计量绩效计算方式：计量绩效 = M × N

• 精细版计量绩效计算方式：计量绩效 = $M \times \sum_N n^* m$

备注：M代表绩效岗位系数，N代表统计周期内业务量，m代表业务难度系数，n代表业务操作次数。

（2）其他岗位绩效计算方法

• 岗位绩效系数：各部门岗位内岗位绩效系数设计包括岗位重要程度、难度及技术要求等，通过调查计算各个岗位的权重系数。详见表4-35。

表 4-35　示例：××岗位绩效系数调查表

投票人员	重要性	难度	技术要求
A 药师			
B 药师			

备注：1分一般，3较为重要，5分重要。

• 业务量作为计量绩效中主要的计算变量，在不同药学部门均有所差异，主要包括处方调配数量、处方中药品品种数量、发药处方数量、处方审核/点评数量、生产药品盒数、会诊数量、用药咨询数量和输液冲配数量等。

3.2 人员绩效管理

3.2.1 人员岗位设置

资质管理属于医院药物能力素质中有关经验的部分，是药师学习和工作的经历，包括职称、学历、工作年限、专业、专业培训资质和其他资质。

3.2.2 排班管理

（1）排班涉及工作岗位以及对应资质和业务高峰时段等因素，班次设计时，应考虑责任属性、工作时数、班次描述、出勤天数和绩效系数等维度属性。

（2）排班原则

• 合规性原则：合规性是指要求排班系统对班种在维度设计时明确责任岗，责任岗有对应的职称或资质管理要求，在手工或自动排班时具备最高优先等级。

• 合理性原则：班次与班次之间的逻辑关系合理，如连续不间断上班，或设计24小时调配或发药班等不合理现象。

• 公平性原则：在排班时兼顾高低绩效系数搭配、值班数总量和休息天数等符合公平性。

• 连续性原则：是指部门内班次呈梯形连续排序，连续性排班有利用部门管理者提前排班。

（3）排班算法　目前常用的排班算法主要包括插点算法、蚁群算法及套版法；在排班算法设计时需要预留节假日班次及重要岗位的班次；目前国内主流使用套版法排班。

（4）出勤与请假管理　目前出勤及请假管理信息主要依赖于人事管理系统或OA管理、钉钉和企业微信等。出勤与请假管理紧密相连，假期类别包括公差、产假、国家节假日、病假、事假、进修等类型；按照假期属性计算个人绩效。

3.2.3 KPI 关键绩效指标

（1）KPI指标设计原则与原理

• 设计工具：平衡计分卡法是常见的绩效考核方式之一，平衡计分卡是从财务、客户、内部运营、学习与成长角度分析，将组织的战略落实为可操作的衡量指标和目标值的一种新型绩效管理体系。

• 设计原则：SMART原则是指具体的（Specific）、可以衡量的（Measurable）、可以达到的（Attainable）、要与其他目标具有一定的相关性（Relevant）、具有明确的截止期限（Time-bound）。

（2）KPI特点

• KPI来自对药学部战略目标的分解：KPI是对部门战略目标的进一步细化和发展，需以构成部门战略目标的有效组成部分或支持体系作为自身的主要职责，当战略侧重点转移时，关键绩效指标必须予以修正，以反映部门战略新的内容。

• KPI是对绩效构成中可控部分的衡量：是内外因综合作用的结果，应尽量反映员工工作的直接可控效果。

• KPI是对重点技术服务行为的衡量，而不是对所有操作过程的反映。

• KPI是组织上下认同的：它的制定过程由上级与员工共同参与完成，是双方所达成的一致意见的体现。

（3）流程与KPI指标管理　见图4-7。

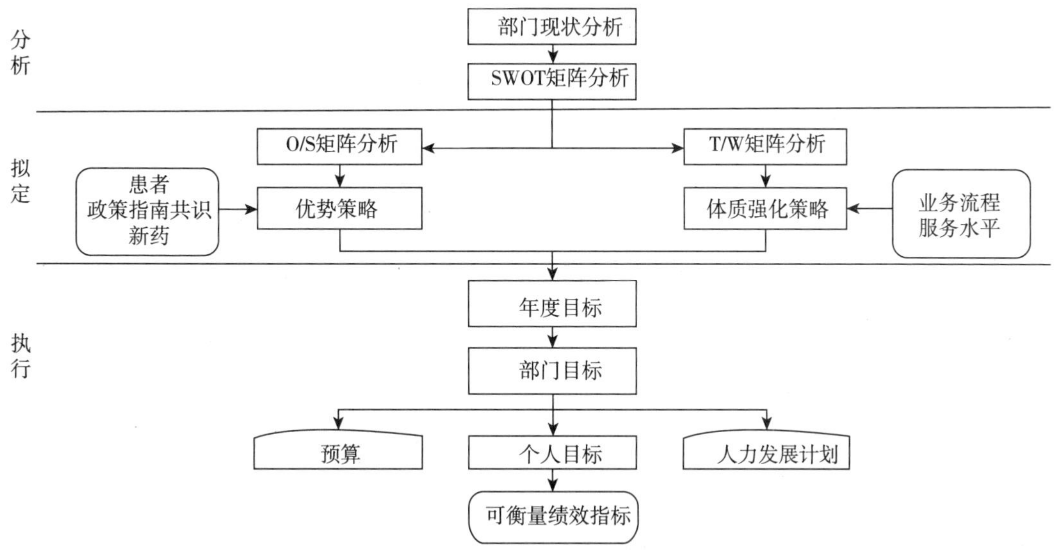

图 4-7　流程与 KPI 指标管理

3.2.4 绩效指标

以临床药师岗位为例制定的KPIs库，其他岗位，如调剂药师、制剂药师等，可用类似方法制定相应的KPIs库；分别从药学服务、药事管理、信息药师和临床药师发展绩效指标分析。具体见表4-36。

表 4-36　药学服务关键绩效参考指标库

工作名称	具体工作	KPI指标库
查房	参与医师查房、进行药学查房	临床查房次数、药学查房次数、监护总病例数和重点病例数量、干预数量、采纳数量、临床团队的认可度（SLA评估）
会诊	院内外会诊	院内外会诊次数、采纳数量、有效率、跟踪随访
药物重整	入院、转科及出院医嘱重整	审核病例数/条目数、干预率/数、重整率/数
用药教育	对患者进行用药教育；编写合理用药指引和手册	患教人次；宣传资料编写的次数和章节
精准药学	TDM；药物基因组学检测；个体化治疗方案设计及调整	TDM检测数量、根据TDM结果调整用药次数、基因检测数量
不良反应/不良事件	收集、判别、填写、协助医师上报、处理药物不良反应；发现用药错误，分析原因并作系统干预；药物不良反应事件通报、药物安全警戒	上报数量；新的和严重ADR数量比例；用药错误病例跟踪数量；发布药物安全警戒次数
药学门诊	药学门诊	患者建档数、用药咨询例数、用药宣教例数、用药干预例数、患者满意度
居家药学服务	社区居民安全用药宣教；协助建立社区居民健康档案；回答用药咨询	参照药学门诊；家庭药箱处理例数、用药随访例数、依从性评估例数
用药咨询	指导医生护士合理使用药品；解决医护用药咨询；及时发布药品供应信息及其他相关信息	咨询次数、采纳次数、专题讲课次数及满意度、药品信息发布数量
处方审核	处方及医嘱审核	审核条目数、干预例数、合格率

表 4-37　药品管理关键绩效指标库

工作名称	具体工作	KPI指标库
药品处方集制定与遴选	新药评价；超药品说明书用药的评价；参与基本药物目录的拟定与调整；参与药品处方集的制定与更新	新药评价数量；超药品说明书评价数量；处方集更新品种数量
建立合理用药制度	编写本院的各类用药制度、目录及指引	用药指引发布数量；制度编撰及更新的及时性；结合制度开展相关工作

续表

工作名称	具体工作	KPI指标库
药事质控	处方点评、住院医嘱点评、抗菌药物点评、专项点评等；病区药品质量控制；用药评价、指标分析；单病种临床路径中的药物方案制定与评价	指标质控：处方点评数、医嘱点评数、专项点评项目数量、处方点评正确率、病区药品管理指标达成、用药评价指标分析次数、参与单病种临床路径药物方案制定次数、单病种临床路径药物评价病例数量 自查质控：包括有效期自查、特殊药品自查等工作完成率

表4-38　信息药师关键绩效指标库

工作名称	具体工作	KPI指标库
系统建设与维护	现有信息系统建设、维护和需求收集；药品数据字典维护，含药品编码和医院信息化评级工作	药品编码贯标条目数、参与新系统开发或实施工时数、新系统需求处理次数及复杂度；参与信息化评级工时数
数据管理	数据统计上报及监控网数据上报 参与医院药学数据治理；科研项目数据管理	数据上报的及时性与准确性、数据统计次数、数据质控次数。
信息系统培训	药学信息系统人员操作培训	开展药学信息系统培训次数
情报管理	公众号、药讯及处方集维护；药咨询相关文献检索	公众号文章发表次数、完成情况咨询次数、回复满意度

3.2.5 绩效信息化管理

药学人员绩效信息根据工作性质及工作内容涉及以下信息系统。

- 合理用药系统：包括处方点评结果、处方审核结果以及药学相关指标。
- HIS：包括处方、PIVAS和药单调配数据；同时包括药学会诊数据。
- 人事管理系统：包括人员排班、出勤和加班等数据。
- 科研管理系统：用于评价科研绩效，包括科研立项、成果和论文发表等。

第二节　管理工具

1. 质量管理工具

随着医疗质量与安全管理工作的开展，医疗机构质量管理吸收和改良了不少工业领域的质量管理工具，如戴明环、六西格玛、质量屋、SPC统计过程控制、FMEA和5S管理法；分别对药品供应、储存以及使用的全程质量管理工作，同时对药学服务、人员管理和制度建设。具体工具与应用场景对应关系如表4-39。

表4-39　质量管理工具与应用场景对应关系表

质量工具	其他辅助工具	应用场景
戴明环	头脑风暴、问卷调查、卡片法、RCA、鱼骨图、帕累托、5W1H法、甘特图等	适应范围最广
5S管理	PDCA	场所或设备管理
FMEA	头脑风暴、卡片法、RCA、问卷调查	风险预防和应急管理；不良事件及隐患排除
六西格玛	头脑风暴、卡片法、RCA、鱼骨图、帕累托等	主要用于质量管理
FTA故障分析法	决策树、帕累托等	不良事件、设备故障分析

1.1 戴明环

1.1.1 定义

戴明环又称PDCA循环，是由美国质量管理专家沃特·阿曼德·休哈特（Walter A. Shewhart）首先提出的。全面质量管理的思想基础和方法依据就是PDCA循环。PDCA循环将质量管理分为四个阶段，即Plan（计划）、Do（执行）、Check（检查）和Act（处理）。

1.1.2 操作步骤

- P（Plan）——计划：包括方针和目标的确定，以及活动规划、目标值设置等。
- D（Do）——执行：根据已知的信息，设计具体的方法、方案和计划布局；再根据设计和布局，进行具体运作，实现计划中的内容。
- C（Check）——检查：总结执行计划的结果，通过帕累托图、直方图和雷达图等进行效果确认。
- A（Act）——处理：对总结检查的结果进行处理，对经改进的业务流程和操作手册进行标准化，同时对下一步工作进行检讨和改进计划。

1.1.3 信息系统辅助

- 使用问卷星等工具，收集部门及问题所涉及的对象，按照人机物法环则设置问题后统计各类问题占比，按照二八法则挖掘主要问题，利用WPS或其他绘图工具绘制鱼骨图。
- 使用手机投票工具或问卷星进行主要原因投票和根因投票，收集数据经Excel进行帕累托图绘制。根据调查和根因分析结果，通过5W1H法制定对策拟定表，包括真因、改进目标、对策、起止时间、负责人和地点等。
- 计划阶段根据当前问题的发生率或实际可观察的量化指标，结合团队成员圈能力进行目标值计算；同时根据改善前计划改善项目设计，优化流程图及任务甘特图，分配各组任务及职责。
- 目标值计算：目标值=现况值-（现况值×累计百分比×圈员能力）；其中圈员能力评分表由项目组成员进行打分，对各项能力进行1、3、5打分，计算平均值后除以5×100%即为圈能力。评分项包括职称、工作年限、学历、信息能力和沟通能力等；累计百分比又名为改善重点，即从帕累托图中接近80%的改善重点事项的累计百分比。
- 检查阶段建立目标达成率，其计算公式为：

$$目标达成率 = \frac{改善后指标-改善前指标}{目标值-改善前指标} \times 100\%$$

1.2 六西格玛

1.2.1 定义

六西格玛（6 Sigma）由DMAIC和DMADV组成；其中DMAIC代表定义、测量、分析、改进和控制。六西格玛应用于药学服务流程优化、药事管理和药品质量管理等，如医院药物制剂、协定处方分装、药品调配和库存控制等工作。其应用及管理指标见表4-40。

表4-40 药事与药品部质量管理度量参考指标

涉及部门	相关度量指标
PIVAS	不合理医嘱审核审出率、标签粘贴合格率、摆药差错率、配置差错率、环境卫生达标率、批次打包合格率
药库	过期药品比例、药品周转率、账物相符率
临床药学	慢病患者自备药品依从率、患者满意度、临床满意度、不良反应报告达标率/合格率
药房	药品调配合格率、协定处方药品分装合格率、药房内差、药房外差、重点药品账物相符率、患者满意度、处方审核合格率
临床	过期药品退回率
医院制剂	账物相符率、产品合格率

（1）操作流程 按照实施前、实施中和实施后分阶段划分，PDCA与六西格玛法通过环节包括确定问题、设定度量指标、原因分析、改进方案和控制管理。二者区别主要在于，六西格玛的管理度量指标相对固定，以缺陷率或错误率为主要监测指标，剪除了根因分析、检查计划和标准化作业环节；详细流程见图4-8。

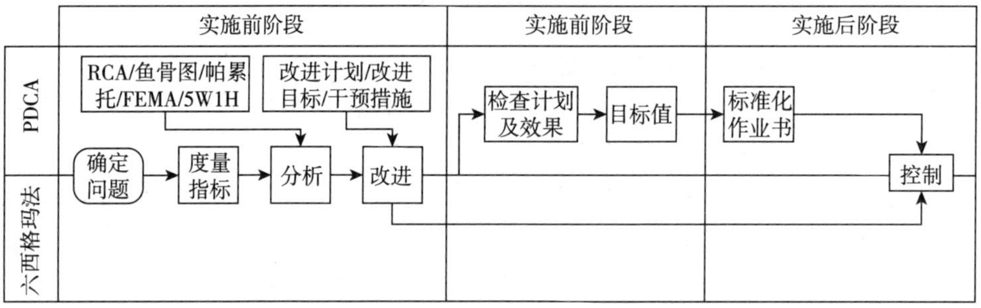

图 4-8　PDCA 与六西格玛法管理流程图

（2）计算　DPMO 值（每百万采样数缺陷率）=（总的缺陷数/机会或总样本数）× 百万分之百万；其中机会是指总执行的量，在流程中"机会"可以理解为总执行的环节数。在表单填写中"机会"可理解为表单中表格总数；在数据管理中"机会"可以理解为数据总条目数。DPMO 值与六西格玛管理的"合格率或正品率"换算方法为 σ 值 =1–DPMO 值。

1.3 质量屋

1.3.1 定义

质量屋是质量功能配置（QFD）的核心。质量屋通过一种直观的矩阵框架表达形式，以图示方法描述顾客需求和相应产品或服务性能之间的联系。质量屋的基本框架为，给予输入信息，通过分析评价得到输出信息，从而实现一种需求转换。质量屋作为需求、目标、任务和措施的关系图谱，系统且直观地分析所研究对象之间的关系。

1.3.2 应用

（1）药械产品设计：涉及产品的患者人群需求、外观设计需求、药理、药动学等需求；根据产品的同行竞争指数进行筛选和评价，如 BE、CADD 等工作可选用。

（2）药品质量风险分析：包括药品储存、医院制剂生产和药品调配等涉及药品质量控制工作。

（3）医院药房自动化设备质量控制；包括设备设计、设备遴选、设备日常维护和风险预防措施等工作，以便药房检查相关工作及效果。

（4）药学服务流程设计：根据药学服务对象需求，如处方审核对象为处方、药品发放对象为患者等需求，按照目标管理要求设计工作任务，以解决影响服务流程效率、质量及成本等因素。

1.3.3 绘制

（1）构成　质量屋由以下几个广义矩阵部分组成。

• 左墙：WHATS 矩阵，包含需求及需求的重要度。

• 天花板：HOWS 矩阵，表示解决需求的相关措施。

• 右墙：市场竞争性评估矩阵，表示本需求与同类技术的差别或现状与目标的差距。

• 屋顶：HOWS 的相互关系矩阵，表示各措施之间的相互关系。质量屋屋顶由关系符号构成，主要表达正负关系强度。

• 房间：关系矩阵，描述需求与措施的关系矩阵，可用 1、3、5 或符号 ◎、○、△ 分别表示关系紧密、关系一般、关系不紧密。

• 地板及地下室：包括技术竞争性评估、目标价值和工程措施的重要度。竞争力分析可采用卡诺 KANO 模型计算绝对权重，绝对权重 = 重要度 × 提高因子 × 创新性；其中提高因子 = 目标值/当前评分，提高因素越大，虽然越难实现，但取得的效果越好。

具体见图 4-9。

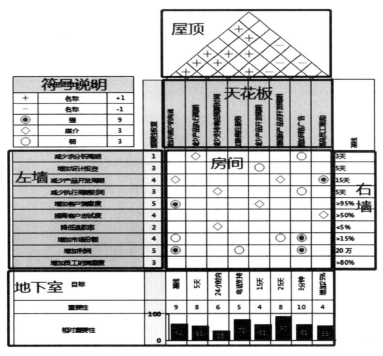

图 4-9 质量屋构成

（2）绘制工具　质量屋的绘制工具包括 Microsoft Visio、亿图、SmartDraw、QfdHouse 等，其中，Microsoft Visio、亿图、SmartDraw 为通用的收费绘图软件，兼具质量屋绘制模式，QfdHouse 免费使用，可以导出图形和文件。

（3）绘制流程　质量屋绘制共分 8 个步骤，包括需求收集、需求列举、需求重要度分析、竞争力分析、工作任务书、工作任务与需求关系表、工作目标值、工作任务与需求关系评价。其流程见图 4-10。

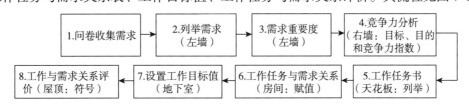

图 4-10 质量屋绘制流程

1.4 失效模式和效果分析

1.4.1 分类

失效模式和效果分析（Failure Mode and Effect Analysis，FMEA）是故障影响分析和风险分析工作常用工具。FMEA 根据对象及阶段可划分为 DFMEA（产品）、PFMEA（过程或采购）和 SFMEA（服务或系统）；其与 APQP、PPAP、SPC、MSA 并称为 TS16949 五大工具。FEMA 在医疗质量与安全管理中主要用于医院制剂质量管理、医疗服务质量管理和药品不良事件管理等工作。具体特点如下（表 4-41）。

表 4-41　FMEA 分类管理特点

项目	DFMEA产品或设计	PFMEA过程/采购	SFMEA服务/系统
共同点	● RPN值作为评估值 ● 对未发生风险的事务进行评估（隐患排查分析） ● 均按严重程度、频度、可检测度进行评估分析 ● 均需要输入失效潜在原因		
差异	评估阶段在设计初期；输入及分析对象主要针对产品、设备或信息系统设计	评估阶段在流程设计完成之后；输入及分析主要针对业务流程	风险识别输入包括投诉对象、系统故障点等，除失效模式外单独标注失效后果

项目	DFMEA产品或设计	PFMEA过程/采购	SFMEA服务/系统
应用场景	医院制剂设计与生产，实验设计	药品采购、药学调配、业务流程管理等	药学服务、满意度、信息系统、药房自动化设备风险预防管理

1.4.2 风险评估表

风险评估表分别由风险识别、风险分析、原因分析、措施过程控制和措施结果分析五部分构成。工作组在措施实施前后均进行一次严重度、频度、风险等级进行记录，以评价干预（改进）措施的效果。不同类型FMEA主要区别在于风险识别的信息输入，具体见表4-42。

表4-42 FMEA风险评估表

对应模式	风险识别		风险分析				原因分析	措施过程			措施结果				
PFMEA过程	失效过程	失效模式	严重度（S）	频度（O）	风险等级	探测度（D）	RCA	控制措施	措施分类	责任人及完成日期	采取措施	严重度（S）	频度（O）	探测度（D）	风险优先指数
SFMEA系统	功能要求	失效模式和后果													
DFMEA产品	缺陷产品	缺陷描述													

1.4.3 风险优先指数

风险优先指数（Risk Priority Number，RPN）是根据严重度（S）、频度（O）和探测度（D）评分计算出的，其计算公式为RPN=S×O×D；通过问卷或现场调查，根据风险排名等级对严重度、频度和探测度进行赋值后计算各种失效模式的PRN值，若某失效模式的PRN值高于设定监测阈值，则对该失效模式进行根因分析和干预措施。

表4-43 过程/产品FMEA风险排名

等级	严重度	频度	探测度
10	影响医疗安全或严重不良事件	非常高	肯定不可能检测出来
9	违反相关法规、制度	很高	控制方法可能检测不出，需要间接检测
8	失效导致临床或患者严重不满意；产生医疗投诉	高	控制方法检测出的概率很低，建议日测
7	临床或患者不满意，影响部门工作	较高	控制方法检测出的概率较低
6	严重影响业务流程执行或治疗	中等偏高	控制方法可能检测出（中等偏低）
5	轻微影响业务流程执行或治疗	中等	控制方法可能检测出（中等）
4	影响其他岗位后续工作，程度较轻微	中等偏低	控制方法检测出概率较高
3	影响后续工作，程度较轻微	低	控制方法检测出概率高
2	影响本岗位后续工作	非常低	控制方法几乎一定能检测出
1	临床或患者可能不会注意到	很少	控制方法一定检测出

备注：涉及药品风险排名的频度可参照药品说明书中有关不良反应发生率进行风险频度等级设计，根据国际医学科学组织委员会（CIOMS）推荐包括十分常见（≥10%），常见（1%~10%）、偶见（0.1%~1%）、罕见（0.01%~0.1%）、十分罕见（<0.01%）共5个等级；可根据十分常见和常见进行频度等级细分；而其他不良事件发生可根据发生间隔进行划分，如非常高（每日发生多次）、很高（每日发生一次）、高（每周发生多次）、较高（每周发生一次）、中等偏高（每月1~3次）、中等（每季1~2次）、中等偏低（每年2~3次）、低（每年1次）、非常低（每几年1次）、很少（截止至今发生一次）。

1.4.4 操作流程

FMEA根据分类其输入内容有所差异，FMEA管理包括信息采集或输入阶段、现行控制阶段分析、评估阶段、措施干预评价阶段四部分；分类分级、探测度和发生频率是其主要收集的数据。在日常管理工作中，如医院不良事件管理在收集有关用药错误报告时，应充分考虑A级隐患事件的发生频率及探测难易程度；通过干预措施对照改进前后RPN值评价措施的实施效果。具体流程如图4-11。

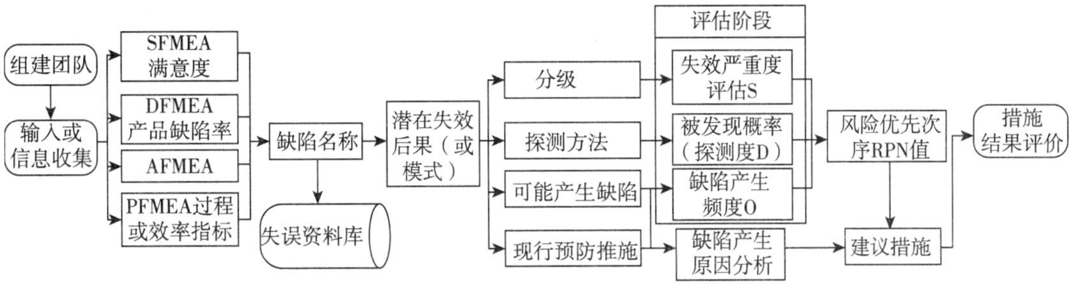

图 4-11 FMEA 操作管理流程

1.4.5 FMEA 的信息化管理

（1）失效模式知识库 失效模式知识库主要收集失效模式、失效后果、严重度、频度、探测度和 RPN 值。

（2）触发机制 FMEA 可通过 CHPS、检验系统、医患投诉管理系统、随访系统、医疗不良事件管理系统、医院运营管理系统和智能药房设备等系统事务数据进行触发；涉及药品采购供应、药学服务、药品质量和药品运输等方面的潜在失效模式。其中频度数据可根据统计报表或数据库日志数据进行转换，探测度及严重度可通过问卷或相关评分表进行分级打分。

（3）档案管理 包括风险评估表、失效模式调查数据、措施控制过程文档和措施后果评价记录等资料；其中措施控制过程文档包括责任分工表、工作进度表、相关会议纪要、相关措施日常记录等。

1.5 5S 管理法

5S 管理主要用于场所和设备管理，5S 管理由整理、整顿、清扫、清洁和素养共同构成。通过对"人机物法环"进行整理，整顿规划科学的布局、流程制度或操作指引等，清扫场所或设备日常维护，并进行清洁消毒等保养工作，确保环境和设备在最佳状态运行；培养员工上述工作素质。5S 管理主要用于自动化设备、实验室、调剂台、PIVAS 和医院制剂生产车间等。

2.问题分析工具

2.1 思维导图

2.1.1 定义

思维导图又叫心智导图，是表达发散性思维的有效的图形思维工具，其运用图文并重的技巧，把各级主题的关系用相互隶属与相关的层级图表现出来，把主题关键词与图像、颜色等建立记忆链接。

2.1.2 应用场景

视觉化地记录头脑风暴，理清思维的结构与相互关系，有条理地整理记忆、知识、观点，易于与伙伴进行沟通、快速学习，将知识结构化、网格化。具体场景如下。

• 学习笔记：学习笔记按照知识分类进行组织。

• 课程或书籍大纲：一级标题为书籍或课程标题，二级标题为章节标题，三级标题为章节内主要知识要点。

• 会议准备：会议讨论主要包括为什么、做什么、怎么做和谁负责。为提高会议效率，会议组织者在会议准备时使用思维，让与会者快速了解会议要点，提高会议效率。根据会议讨论内容划分为：一级标题，为会议主题；二级标题，包括任务分工、传达内容、相关资源亟待讨论问题等。

2.1.3 绘制工具

思维导图的绘制工具包括 Processon、Xmind、幕布和 WPS 等软件，以 WPS 内置工具为例，思维导图模块的【一键脑图】可按照思维导图的层级自动排版生成相应的 PPT。思维导图设计需注意布局，如左右分布、自由分布、树状结构、组织结构和时间轴结构，以及图形风格样式。

2.2 鱼骨图

2.2.1 定义

鱼骨图又名石川图或因果图，是一种发现问题"根本原因"的方法。鱼骨图原本用于质量管理；将各方根因与特性值一起，按相互关联性整理而成的层次分明、条理清楚，并标出重要因素的图形称为特性要因图。鱼骨图主要用于问题分析会议，涉及多人参与的头脑风暴会议等，通过对"人–机–物–法–环"进行层次分类投票和分析，挖掘问题根因。

2.2.2 绘制流程

（1）使用WPS思维导图工具查鱼骨图样式或在思维导图绘制时选择结构，选用鱼骨图样式。

（2）鱼头作为计划解决的问题或现象；按照"人–机–物–法–环"等一级分类因素，绘制主骨。

（3）收集小组意见，按一级分类进行初步分类，并在一级分类基础上按照同类原则进行问题及要因挖掘，列举二级及三级分组；一般情况问题分层不超过三层。

（4）在各级分组合并同类及邻近项，并在鱼骨上标注好要因。

（5）对各要因进行投票及征求意见，总结出正确的原因。具体示例见图4–12。

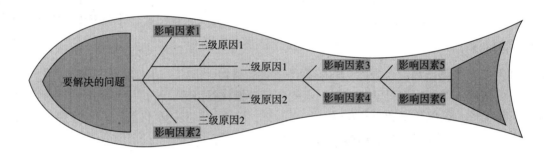

图 4–12　鱼骨图示例

2.3 帕累托图

2.3.1 原理

80/20效率法则又称为帕累托法则、帕累托定律、最省力法则、不平衡原则或犹太法则。帕累托图（Pareto Chart）又叫排列图或主次图，是按照发生频率大小顺序绘制的直方图，表示有多少结果是由已确认类型或范畴的原因所造成，是将出现的质量问题和质量改进项目按照重要程度依次排列而采用的一种图表。

2.3.2 适用范围

帕累托图用于分析质量问题，确定产生质量问题的主要因素，广泛用于质量问题分析工作。按等级排序的目的是指导如何采取纠正措施：项目组应首先采取措施纠正造成最多数量缺陷的问题，组织和优化从最高到最低的数据，用来识别消耗了最多资源的少部分因素的统计分析方法。

2.3.3 绘制流程

（1）数据准备　准备数据应包括项目名称（或问题、原因等）、例数和累计占比，其中累计占比需要在例数降序排列之后进行统计。

（2）Excel绘制步骤　包括降序、计算累计占比、绘制柱状图和更改"累计占比"数据为拆线图。具体见图4–13。

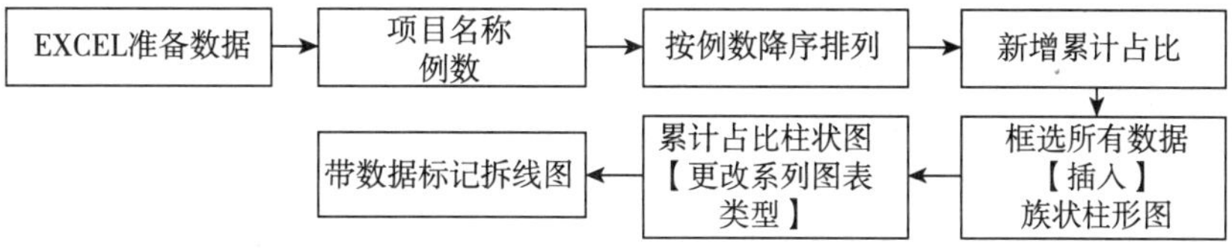
EXCEL准备数据
项目名称
例数
按例数降序排列
新增累计占比
框选所有数据
【插入】
簇状柱形图
累计占比柱状图
【更改系列图表
类型】
带数据标记折线图

图 4-13　帕累托图绘制流程图

2.4 头脑风暴卡片法

头脑风暴法（Brian Storming，BS法）又称智力激励法或自由思考法，包括直接头脑风暴和反头脑风暴法两种，前者作为最常用的群体决策方法，用于各类会议和问题分析工作，与卡片法、PDCA等工具合并使用。反头脑风暴法主要用于问题分析、方案可行性分析及变革性创新方案挖掘等工作。头脑风暴法可理解为精简版的德尔菲法，由于其实施效率高、简单易组织和潜在人际冲突较低而被广泛应用。

2.4.1 适用范围

问题分析、项目可行性分析、需求管理、业务流程及产品设计等。

2.4.2 准备

头脑风暴法开始前，注意明确议题；准备足够数量的卡片及白板，卡片数量根据参会的人数而定。人数过多时宜进行分组讨论后汇总，建议每组成员5~10人；每组设置记录员和主持各一名。

2.4.3 步骤流程

（1）参加者对会前所提示的主题进行设想，并把设想写在卡片上，然后带入会场（每张卡片写一个设想，每人提出5个以上的设想）。

（2）在开会时，各人把卡片放在桌子上，输流进行解说（5~ 8人为一小组）。

（3）倾听他人设想时，如果自己有新构想，应立即写在备用的卡片上，并把它放在桌子上。

（4）参加者发言完毕以后，将内容相似的卡片集中起来，并加上标题。

（5）分好类的卡片把标题列在最前头，横排成一列。

（6）主持人决定分类题的重要程度（图4-14）。

会议准备
（分组通知、卡片、白板）
会议主题及
目标解说
分组讨论及
填写卡片
参与者发表解释
卡片归类
排列统计
重要度分析
遴选结果

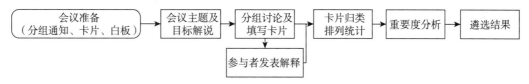

图 4-14　头脑风暴卡片法流程图

2.4.4 注意事项

（1）头脑风暴成员以5~10人为宜，组合卡片法使用时以5~8为宜。

（2）桌子需大致能铺200张卡片。

（3）主持人需注意控制时间在1小时内，且不得对各成员意见进行评论，主持人应由方法论者担任。

（4）可采取匿名卡片和匿名投票，激发内向成员抒发意见的同时，避免意见不一导致相互指责。

（5）小组成员相互认识的，应尽量避免领导参与，以免造成压力；小组成员来自不同领域且互不认识的，应对其专业及职称进行隐藏。

2.5 德尔菲法

2.5.1 适用范围

德尔菲法在管理科学中应用广泛，通过调查分析各调查要素的权重有助于解决包括指标体系设计、药品库存管理、能力素质模型设计和资源分配管理工作。

2.5.2 步骤流程

（1）流程

• 确定调查题目，拟定调查提纲，准备向专家提供的资料（包括预测目的、期限、调查表以及填写方法等）。

• 组成专家小组。按照课题所需要的知识范围，确定专家。专家人数的多少，可根据预测课题的大小和涉及面的宽窄而定，一般不超过20人。

• 向所有专家提出所要预测的问题及有关要求，并附上有关这个问题的所有背景材料，同时请专家提出还需要什么材料。然后，由专家做书面答复。

• 各个专家根据他们所收到的材料，提出自己的预测意见，并说明自己是怎样利用这些材料并提出预测值的。

• 将各位专家第一次判断意见汇总，列成图表，进行对比，再分发给各位专家，让专家比较自己同他人的不同意见，修改自己的意见和判断。也可以把各位专家的意见加以整理，或请身份更高的其他专家加以评论，然后把这些意见再分送给各位专家，以便他们参考后修改自己的意见。

• 收集所有专家的修改意见，再次分发给各位专家做第二次修改。逐轮收集意见并反馈信息直到每一个专家不再改变自己的意见为止。收集意见和信息反馈一般要经过3~4轮。

• 对专家的意见进行汇总处理，经过权重分析。具体业务流程见图4-15。

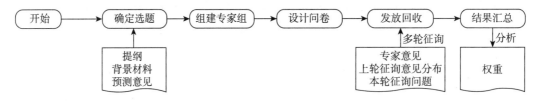

图4-15　德尔菲法流程图

（2）问卷设计　问卷设计时按照熟悉程度"非常熟悉、熟悉、有所了解、了解较少和不了解"或重要程度"非常重要、重要、一般、不重要、非常不重要"分别赋予"9、7、5、3、1"分。

（3）评分方法　采用权重法、指数法或最大值法；德尔菲权重赋值作为主观赋权法的一种被广泛应用。权重计算需要完成权威系数、问卷回收率、意见集中程度和意见变异度综合分析。

• 专家权威系数（Cr）：判断依据（Ca）、专家对问题的熟悉程度（Cs）；Cr=（Ca+Cs）/2，专家权威系数Cr介于0 ~ 1之间，Cr≥0.7即可表明专家意见可靠。

• 意见集中程度（M）：$M=\frac{1}{m}\sum_{i=1}^{m}B_i$；m是参加某项指标评价的专家数，Bi是第i个专家对该指标的评分值。M值越大，说明该项指标越重要。

• 意见变异度（CV）：CV=S/M，S是指标的标准偏差，M是指标的重要性。CV越小，说明专家的协调程度越高。

• 权重计算：对各个评分项按照重要程度均值、标准差和权数计算权重。

2.6 故障树分析

故障树分析法（Fault Tree Analysis，FTA），最早用于航空领域故障分析工作，常与FMEA联合使用。FTA分析包括定量分析和定性分析两种。

2.6.1 应用

故障树分析主要用于问题分析，故障树分析法作为一种树状结构的分析方法，与鱼骨图分析方法较为相似，主要区别在于，FTA对分枝较限制较少，FTA各个不同属性的节点（事件）采用不同的符号标识，并赋予相应的概率进行运算，事件之间的关系增加了逻辑连接符号。在药事管理方面主要应用于高危药品、手术麻醉室药品管理、麻精药品管理、原料药、网上购药等质量与风险控制分析，可进行定量和定性分析。

（1）定性分析 定性分析采用最小割集，即含最少数量有必需性底事件的子集；最小割集的计算常使用赛迈特里斯算法和富赛尔算法。

（2）定量分析 定量分析则分别通过概率计算和重要度计算进行分析。其中概率计算包括相互独立事件概率、排斥事件概率、相容事件概率和顶事件发生概率，重要度计算包括概率重要度、结构重要度和关键重要度计算。

2.6.2 绘制

（1）绘制流程 故障树分析图绘制流程包括顶事件（故障事件）调查，调查相关原因事件，确立边界条件，包括可能、不可能发生底事件，以及相关关系、概率和层级结构等信息。根据故障树分析图绘制原则绘制；通过对故障树进行定量分析和定性分析挖掘引起故障的主要原因（图4-16）。

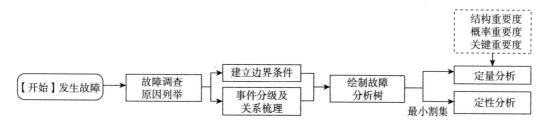

图4-16 FTA绘制流程图

（2）绘制工具 Visio、亿图、CAFTA、AutoFTA软件、OpenFTA、Isograph和ITEM等软件。

（3）注意事项 在绘制故障树时输入事件与输出事件的关系与传统的顺序有所差异，是自下而上进行输入输出。故障树绘制对各个符号有特殊要求，具体见表4-44。

表4-44 故障树分析法符号定义

事件	符号	含义
顶事件	⊓	FTA最顶端事件，即故障的最终事件
中间事件	中	基本事件与顶事件之间的结果事件
基本事件	○	不需要探明其发生原因，或原因明确的底事件
未探明事件	◇	需要进一步探明原因或不能探明的底事件
条件事件	⬭	满足给定条件后对应相关逻辑门才能作用的特殊事件
开关事件	⌂	正常条件下必然发生或必然不发生的特殊事件
逻辑与	⌂	表示全部输入事件才能发生输出事件
逻辑或	⌒	表示输入事件中某一个事件发生即可使用输出事件发生
逻辑非	⊙	输出与输出事件是对立关系

3.项目管理工具

3.1 工作分解结构法

工作分解结构法（Work Breakdown Structure，WBS）是把一个项目按一定的原则分解成任务，任务再分解成工作，再把工作分配到每个人的日常活动中，直到无法分解为止；即项目→任务→工作→日常活动。主要用于范围管理，是编制项目进度计划、成本计划、质量计划的基础。

3.1.1 应用

工作分解结构法是信息系统项目管理最常用的管理工具，适用于中大型或复杂程度高的项目管理工作，由于工作分解结构法信息录入较多，日常维护工作量大，不宜用于简单项目管理，如指标统计或系统优化需求等临时性或简单任务，则不宜使用工作分解结构法。

3.1.2 绘制

（1）绘制工具　专业管理软件包括Project或采用Excel进行绘制，其中Excel可参照甘特图模板可按WBS要求进行修改绘制。

（2）绘制流程　WBS图形与甘特图较为类似，由于子任务众多，WBS增设任务编码及多级任务和前置任务。人员信息方面除负责人外，增加参与人信息。具体流程见图4-17。

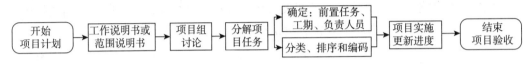

图 4-17　WBS 绘制流程图

3.2 计划评估和审查技术

计划评估和审查技术（Program Evaluation and Review Technique，PERT）是利用网络分析制定计划以及对计划予以评价的技术。

3.2.1 应用

（1）项目管理　用于协调整个项目计划的各道工序，合理安排人力、物力、时间、资金，加速计划的完成。

（2）应用场景

● 适用场景：大型及复杂性项目。

● 不适用场景：紧急项目、小型项目、项目细节无法阐明的或缺乏技术设备的均不宜采用PERT方法。

3.2.2 绘制

（1）数据准备　制作工作表，收集活动代号、活动名称，紧前活动，最短完成时间、最长完成时间，中位数和期望工期等数据。按三时间估计法计算期望工期，期望工期=（最早完成时间+4×正常时间+最迟完成时间）/6。绘制前明确事件、活动和关键路线序列。

（2）绘制工具　亿图、WPS等。

（3）绘制流程　PERT绘制共分5个步骤，包括准备和绘制网络图和PERT图、网络计划计算、求解关键路径、计算工期及概率、网络计划优化（图4-18）。

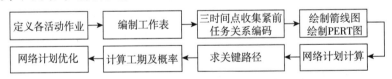

图 4-18　PERT 绘制流程图

其中PERT图格式如图4-19所示。

最早开始日期	期望工期	最早结束日期		任务名称	
任务名称			计划开始日期		计划完成日期
最迟结束日期	所需工期	最迟结束日期	实际开始日期		实际完成日期

图 4-19　PERT 图

3.3 关键路径法

关键路径法（Critical Path Method，CPM）用于时间管理或进度管理，便于对项目资源配置，优先完成关键路径工作，提醒项目执行效率。关键路径法采用箭线图（ADM，又名双代号网络图）和前导图（PDM，又名单代码网络图）；绘制关键路径的要素包括最早开始时间、最早结束时间、最迟开始时间、最迟结束时间和总时差。关键路径法的原理参照最小路径法或蚁群算法等，基于路径长度或时间长度计算最优路径。由于CPM和PERT在绘图时较为类似，在实际使用时容易混淆。

3.3.1 应用

（1）项目管理 关键路径法在信息工程项目管理主要用于信息系统进度管理，除耗时外，还包括人力投入和费用投入等变量进行规划；便于项目组进行关键活动与非关键活动确定、任务活动增删。

（2）药事管理 关键路径法在药事管理工作中可用于物流系统线路规划、药房位置布局、药架布局、发药机药槽布局、冷链物流管理等工作。此外，关键路径法可用于业务流程优化或业务流程再造工作，根据各流程绩效（如成本、效率及效益）等变量挖掘关键路径。

3.3.2 绘制流程

（1）关键路径图绘制流程 包括列举项目活动清单、确定活动、估算活动时间、绘制网络图和建模求解。具体见图4-20。

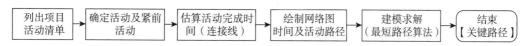

图 4-20 关键路径图绘制流程图

（2）绘制工具 WINQSB、Office、Project、Matlab和Lingo等软件。

（3）数据准备 列举活动名称、对应作业关系、紧前活动和活动耗时，除活动耗时外，如增加所需人员数量或活动费用支出等变量的情况下，可通过变量乘积进行定量描述，如人天数。

（4）绘制网络图时可分别绘制活动路径图和时间路径图，直观了解各活动路径耗时。具体箭线图见图4-21。

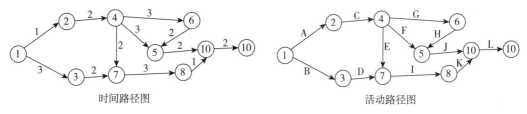

图 4-21 时间路径和活动路径图

（5）建模算法 使用最小路径算法，计算不同路径的耗时取最小耗时路径。其算法式为：$\min\sum_{i\in v}x_i$；其中，v为路径数，i为活动数量。

3.4 甘特图

甘特图（Gantt Chart）又称为横道图、条状图（Bar Chart）。以图示通过活动列表和时间刻度表示出特定项目的顺序与持续时间。其中，横轴表示时间，纵轴表示项目，分别表示计划和实际完成情况，实现进度可视化管理。

3.4.1 应用与分类

（1）应用 甘特图作为项目管理最常用的工作，目前广泛应用于项目进度管理，包括信息化项目建设、科研项目管理、工程项目建设、PDCA项目和战略规划等项目及任务进度管理工作。

（2）分类 包括任务型甘特图和项目型甘特图，其分类特点见表4-45。

表 4-45　甘特图分类应用

分类	适用对象	构成内容
项目型甘特图	项目组成员	项目名称、子项目名称、开始日期、结束日期、总工期、子项目工期、负责人、进度、日期进度栏、里程碑事件标识、备注
任务型甘特图	任务执行者和监督员	任务名称、计划/实际开始日期、计划/结束日期、计划/实际工期、负责人、日期进度栏、备注

项目进度图详细见图4-22。

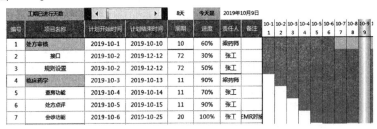

图 4-22　甘特图示例

3.4.2 绘制

（1）绘制工具　WPS、Microsoft Office Project、GanttProject、VARCHART Xgantt、jQuery.Gantt等。

（2）绘制流程　甘特图在项目规划或任务计划时绘制，并在项目或任务执行时定期更新。以Excel为例，搜索WPS自带的甘特图模板进行绘制；对功能模式或项目按实施的先后顺序依次列举；细化各功能、项目或任务的子功能、子项目或子任务。按照工期设置计划开始及结束时间；在项目或任务执行阶段定期更新实际开始时间、实际结束时间、实际工期、进度和进度栏等信息；如因其他因素影响导致进度变更的需在备注栏标注。

（3）注意事项　绘制甘特图时注意重点信息填写，包括模块或子项目名称、子任务名称、开始时间、预测完成时间、完成度、任务负责人、存在问题和重要紧急程度等信息。以方便项目管理者了解项目整体进度和存在问题；是以关键任务完成情况作为里程碑事件，衡量实现项目目标的进展情况，是向内部和外部利益相关者传达项目状态的重要工具。

3.5 六顶思考帽

3.5.1 定义与分类

六顶思考帽（思维训练模式）又称为六色帽子法，是指使用六种不同颜色的帽子代表六种不同的思维训练模式，属于平行思维或全面思考问题模型。

- 白色思考帽：中立而客观；思考的是关注客观的事实和数据。
- 绿色思考帽：寓意创造力和想象力；具有创造性思考、头脑风暴、求异思维等功能。
- 黄色思考帽：代表价值与肯定；正面考虑问题，表达乐观的、满怀希望的、建设性的观点。
- 黑色思考帽：运用否定、怀疑、质疑的看法，合乎逻辑地进行批判，尽情发表负面的意见，找出逻辑上的错误。
- 红色思考帽：表现自己的情绪；可以表达直觉、感受、预感等方面的看法。
- 蓝色思考帽：负责控制和调节思维过程；控制各种思考帽的使用顺序，规划和管理整个思考过程，并负责做出结论。

3.5.2 应用

六顶思考帽主要应用于问题分析、产品设计、软件开发、政策解读以及业务流程优化等工作；通过不同角色特点，客观全面分析问题，提供多种创新性方案和挖掘存在风险，便于团队决策最优方案。

3.5.3 实施步骤

陈述问题（白帽）→提出解决问题的方案（绿帽）→评估该方案的优点（黄帽）→列举该方案的缺点（黑帽）→对该方案进行直觉判断（红帽）→总结陈述，通过投票或其他工具客观做出决策（蓝帽）。

3.6 2*2矩阵

2*2矩阵常用于决策和优化级分析工作，在日常管理工作中演化工具包括SWOT法和时间管理法。

3.6.1 SWOT法

所谓SWOT分析，即基于内外部环境的态势分析，内部优势、劣势和外部的机会和威胁等依照矩阵形式排列，从中采取不同战略方式；其组合结果如下（表4-46）。

表4-46　SWOT分析

外内	优势（S）	劣势（W）
机会（O）	SO（强推荐，增长型战略）	WO（弱推荐，扭转型战略）
威胁（T）	ST（中推荐，多元化战略）	WT（不推荐，防御性战略）

3.6.2 四象限法

四象限法又称时间管理法，主要用于日常任务管理、会务安排和项目需求优先级管理；分别对缓急程度和重要程度进行交叉分析，把要做的事情按照紧急、不紧急、重要、不重要的排列组合分成四个象限，这四个象限的划分有利于我们对时间进行深刻的认识及有效的管理。其策略如下。

（1）重要且紧急的事：马上做。

（2）重要不紧急的事：计划做。

（3）紧急不重要的事：授权做。

（4）不重要不紧急的事：减少做。

第三节　药事管理分类

药事管理分类是按照医院药事管理相关政策，分别对管理目的、管理手段和管理目录进行分类；药品分类管理在信息化建设方面主要体现在信息系统功能改造、信息系统控制逻辑、药品字典以及统计指标等方面的差异；根据不同药事管理政策进行分类，具体包括国家基本药物/医保药品、专项管理药品和特殊管理药品。具体分类特点与要求见图4-23。

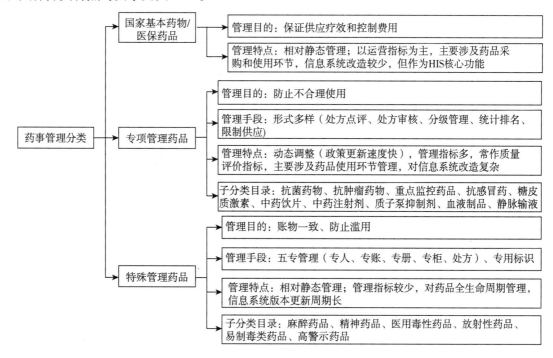

图4-23　药事管理分类特点与要求图

1.国家基本药物与医保药品

国家管理药品是指具备宏观指导作用的国家药品目录，主要指导医疗机构制医院药品目录；包括国家基本药物、国家谈判药品、国家医保药品和双通道药物等（表4-47）。

表4-47　国家管理药品目录分类

管理类型	制定机构	特点	更新	专项要点	应用
国家基本药物	卫健委	目录涉及药品不指定具体生产厂家	版本更新周期较长	专项处方点评规则	医疗机构药品配备目录指引、临床路径及医保费用支付和处方集制定
国家谈判药品（药品集中带量采购）	国家医保局	目录详细列举药品采购信息	按合同期结束时进行批量变更	采购完成率和同类药品使用监测	适用于药库采购人员使用、医保科及药物经济评价
国家医保药品目录	国家医保局	上位法《基本医疗保险用药管理暂行办法》	每年修订一次	医保药品规则审核	医院及药店医保结算药品目录标准
双通道药物	各省市医保管理部门	医院向社会药店实现处方流转	按各省实际调整	专属处方	处方流转、药店及外购药品等

1.1 国家基本药物

1.1.1 管理要求

（1）政策要求

- 参照《国家基本药物目录》2018版、《国家基本药物临床应用指南》制定。
- 三级综合医院评审标准要求制定医院相应的国家基本药品目录、处方集和基本药物价格公示工作。

（2）管理目的　随着国家医保局的建立，在国家基本药物目录的基础上，陆续推出国家医保药品目录、国家谈判药品目录、双通道药物目录等，其主要目的如下。

- 指导医疗机构药品目录制定及药品供应。
- 通用调整药品报销比例和采购价格，以价格的杠杆效应引导医疗机构药品采购。
- 通过集中带量采购，压缩流通环节成本，有效降低药品价格。

（3）点评规则

- "无正当理由"可理解为缺乏最新的治疗指南推荐、缺乏相应的药物治疗学基础及循证医学证据等情况。
- 国家基本药物目录包括两部分：基层医疗卫生机构配备使用部分和其他医疗机构配备使用部分。

1.1.2 信息化建设

（1）涉及系统　HIS、合理用药系统、医保系统、双通道系统和电子处方集。参照《国家基本药物目录》和医院目录制定本院的电子处方集，已建设合理用药系统的医疗机构，添加基本药物标识；对于未建设合理用药系统的医疗机构，可通过自建药品说明书数据库或电子书工具，制作国家基本药物处方集。

（2）药品字典　HIS药品基本字典维护基本目录药品标识，同时建立医院基本药品目录和基本药品电子处方集；通过基本目录药品标识和药品编码进行关联查询医保报销比例、集采药物标识；通过基本药物标识，在药品说明书模块中实现按分类检索。

（3）统计指标　国家基本药物统计指标包括医疗机构基本药物配备率、基本药物未首选用处方百分率、使用基本药物的处方数、基本药物处方百分率、基本药物用药品种总数、单张处方基本药品品种数、基本药物占处方用药品种百分率、处方中基本药物总品种数、单张处方使用基本药物品种数、基本药物占处方用药金额百分率、基本药物平均品种单价、单张处方使用基本药物金额、处方中基本药物金额。

1.2 国家医保药品

1.2.1 管理要求

（1）政策要求 参照《基本医疗保险用药管理暂行办法》〔2020〕1号和《医疗机构医疗保障定点管理暂行办法》〔2020〕2号及地方医保政策文件，开展医保药品目录、国家谈判药品目录及双通道药品等药品管理工作，以及DRGS、DIP、医保药品审核和药品采购等管理工作。

（2）相关业务 长期处方管理；门诊慢性病和特定门诊药品目录管理；医保处方药品审核规则和审核引擎；医保药品费用结算。

（3）医保药品排除标准

• 中药：滋补类、国家珍贵或濒危野生动植物类药材。

• 特殊剂型：酒制剂，茶制剂，果味制剂（特殊情况儿童用药除外），口腔含服和泡腾剂（特殊情况除外）。

• 诊疗项目内，无法单独收费的药品，如造影剂、中医治疗相关药包等。

• 预防性疫苗和避孕药品。

• 保健药品。

• 增强性功能、治疗脱发、减肥、美容、戒烟或戒酒等作用的药品。

• 政府负面清单药品。

• 风险大于效益药品临床疗效不确切且有其他更好替代药品，或同行治疗领域缺乏经济学和疗效优势的。

（4）医保药品管理流程 主要涉及医保药品目录和结算规则均有所差异，具体见表4-48。

表4-48 门诊－住院患者医保药品管理要求

管理要点	门诊处方	住院医嘱
医保身份判断时机	处方开具前	出院结算时
目录管理	双通道目录、门慢门特目录	医保药品目录
医保审核规则	部分药品限制门诊使用	部分药品限制住院使用
结算比例	视地方医保政策和医院级别，相同药品在门诊与住院结算比例有所差异	

门诊处方与住院医嘱在医保结算时均进行医保身份判断，二者主要区别在于门诊处方对医保患者身份判断前置于药品开具，而住院医嘱则在患者出院结算时才进行医保患者身份判断。

• 门诊医保药品处方管理流程 见图4-24。

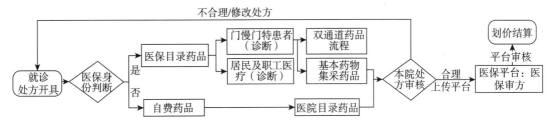

图4-24 门诊医保药品处方管理流程图

• 住院医保药品医嘱管理流程 见图4-25。

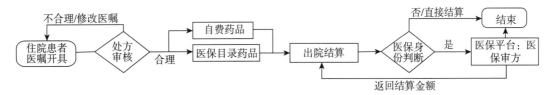

图4-25 住院医保药品医嘱管理流程图

1.2.2 信息化建设

（1）涉及系统　内部系统包括HIS和处方审核系统、病案首页管理系统，外部系统包括医疗保障信息平台和处方流转平台。目前，由于医保药品结算统一由医疗保障信息平台进行审核和结算，HIS通过实时接口上传处方及医嘱信息，医保信息平台返回审核结果和结算金额进行实时结算。

（2）医保药品审核规则　包括政策性支付合理性规则、适宜性规则、规范性规则和医疗行为异常监控规则。其中适宜性和规范性规则参照处方审核规则。

• 政策性支付合理性规则：药品使用与医保支付类型不适宜；超出限定支付天数，或周期内多次开具长期处方；未按医疗机构限定级别开具对应药品；费用明细数据异常；分解处方；重复开药。

• 医方行为异常监控规则：单张处方药品种类超过限定要求（西药≤5种，中成药≤5种，中药饮片≤25味）；未按限定人群使用；未按限定年龄使用；药品超出限定疾病（适应证）目录；限抢救或特殊状态下报销药品常规使用；未按阶梯用药要求开具药品（一、二及三级用药）；报销结算异常；冒用患者开具药品和串换药品。

（3）医保药品编码标准化（贯标）　根据《基本医疗保险用药管理暂行办法》要求，药品目录包括凡例、西药、中成药、协议期内谈判药品和中药饮片；省级医保部门可在国家目录基础上进行增补；药品目录数据库采用药品通用名，每年医保药品目录进行更新；编码规则按医保药品目录编码规则制定。

• 西药医保目录：医保药品目录分类代码参照WHO—ART的分类标准进行编码制定，主要依照药理进行分类；其字典数据元包括药品分类代码、药品分类名称、药品名称、剂型、医保支付类型代码、编号、规格和医保限定规则。

• 中成药医保目录：其字典数据元包括药品功效分类代码、药品分类名称、药品名称、剂型、医保支付类型代码、编号、规格和医保限定规则。

• 中药饮片医保目录：中药饮片标准编码字典，参照国家医保局《医保药品中药饮片和医疗机构制剂统一编码规则和方法》（医保办发〔2020〕42号）制定中药版本标准字典，用于HIS中药库房中药饮片基本信息及医保系统基本信息字典维护；具体编码规则结构见图4–26。

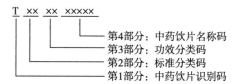

$$T \quad xx \quad xx \quad xxxxx$$

第4部分：中药饮片名称码
第3部分：功效分类码
第2部分：标准分类码
第1部分：中药饮片识别码

图4–26　医保中药饮片编码结构图

• 协议期内药品目录：主要用于药品采购、药品合同管理和集采药品统计管理工作；目录字典数据元包括药品分类代码、药品分类、药品名称、医保支付标准、医保支付类型代码、药品规格、医保限定规则和协议有效期。

• 药品价格数据库：检查药品价格数据库的药品采购价格及零售价格是否及时更新，是否按照医保报销要求调整药品价格；同时检查医疗机构信息公开平台，如官网、微信公众号或自助机等是否与药品价格数据库实现同步更新。

• 医保支付类型字典：又名医保身份类型，包括基本医疗、工伤保险、生育保险和自费；根据不同的支持类型对应不同的支付标准。

• 病案首页费用分类字典：本字典经HIS药品基本信息字典进行维护，分别经HIS、发票管理、病案首页和医保结算清单等系统使用，涉及药品发票及医保报销管理工作。涉及药品部分代码见表4–49。

表 4-49 费用分类编码——药品部分

费用分类	代码	说明
中药特殊调配加工	531	如中药代煎及其他中药特殊炮制加工费用
西药费	61	包括有机化学物、无机化学药品和生物制品费用，不含血液制品
抗菌药物费用	611	抗菌药物使用产生的费用
中成药费	71	经制剂加工制成各种不同剂型的中药制品
医疗机构中药制剂费	711	医疗机构中药制剂产生的费用
中草药费	72	包括植物药、动物药及矿物药等，包括中药饮片和中药配方颗粒

备注：血液制品费用编码参照本节血液制品部分内容。

• 其他医保药品维护字典：见表4-50。

表 4-50 医保药品目录字典分类应用

字典分类	应用	数据元
医保分类字典	收费系统，负责药品按医保支付类型	药品名称、药品编码、规格、剂型、医保药品类型、支付比例
长期处方药品目录	HIS长期处方开具	药品名称、药品编码、规格、剂型、诊断
门慢门特药品目录	门慢门特处方报销	药品名称、药品编码、规格、剂型、诊断、报销类型
双通道药品目录	双通道药品处方开具	药品通用名、剂型、规格、医疗机构级别、年龄限制

备注：医保药品类型代码包括甲类、乙类和丙类；其中丙类为自费药物，甲类药品是疗效确切费用低廉药品，一般参照国家基本药物目录制定，甲类药品不含自付比例，而乙类药品含自付比例，在结算报销时率先按自付比例扣减后再按医保报销比例核算。

（4）统计指标 医保药品费用占比（甲类/乙类，门诊及住院）；长期处方例次及金额占比；门慢及门特药品费用占比；协议期内谈判药品采购金额、占比、排名和用量；处方医保药品审核不合理率。

2. 专项管理药品

2.1 处方点评管理

2.1.1 政策背景

处方点评规则设置，参照《医疗机构处方审核规范》（国卫办医发〔2018〕14号）、《医疗机构药事管理规定》（卫医政发〔2011〕11号）、《处方管理办法》（卫生部令第53号）、《医院处方点评管理规范（试行）》（卫医管发〔2010〕28号）、《北京市医疗机构处方点评指导原则》（京卫药械字〔2012〕76号）和《北京市医疗机构处方专项点评指南（试行）》（卫办医管函〔2012〕1179号）等文件规定。处方点评与处方审核主要区别在于处方点评作为事后管理，在合法性、适宜性和规范性的基础上，增加了超常处方点评以及拓展专项药品点评。

2.1.2 处方点评流程

处方点评流程图见图4-27。

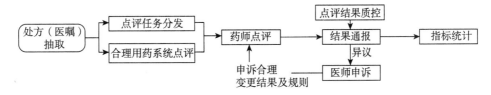

图 4-27 处方点评流程图

（1）抽样

• 处方抽样：采用随机抽样的方式，其中每月门急诊处方抽样总量为总处方量的1‰，为达到公平全面的目的，同时减少重复工作，随机抽样尽量抽取包括专项点评药品的处方，可对出诊医生按同等比例（即该医师当月门急诊处方总量的1‰，不足1例的按1例计算）随机抽取。

- 医嘱抽样：每月随机抽取住院病历的1%计算。
- 专项处方抽样：中药注射剂抽样按住院医嘱随机抽取，抽取原则按药品批准文号中包括Z或药品大类为中药、剂型为注射剂的处方。国家基本药物专项点评按全样本或随机抽取方式进行。
- 抽样数据：为开展处方点评工作，抽样数据包括就诊分类（门诊、急诊、住院）、时间、科室（可指定任意科室）、医生（可指定任意医生）、切口等级、手术名称、药品名称、专项药品类型、用药途径、患者、处方ID、基本药物、输液处方、金额（支持单张或合并处方累计金额）、药理分类、指定药品、诊断等。
- 抽样规则：按照专项药品类型、药理分类、处方金额、诊断、医生、专科等条件按随机、排名和等差等方式进行抽取。

（2）点评任务分发　按照临床药师分工科室进行处方点评任务自动分发，分发的药师获取处方点评任务清单，包括处方号、处方日期、医师、患者姓名等处方基本信息。

（3）药师点评　药师根据任务和处方点评规则开展处方点评工作；处方点评工作包括通用处方点评和专项药品处方点评两部分。

（4）处方点评结果申诉　处方点评结果纳入医师不良行为记录；按照积分制对周期内扣分情况进行信息提醒；有条件的医疗机构对连续不合理用药的医师，将系统中的不良行为信息关联到HIS，通过系统关联取消其处方权。

（5）处方点评结果质控　按照日期、点评分类、点评人、抽取方式、是否合理、处方数量或百分百对已点评处方/医嘱进行抽取。提供抽取处方/医嘱任务分配功能，方便科内药师交叉检查。

（6）处方点评指标　处方点评指标包括但不限于统计点评处方总数、合理处方数、合理处方占点评处方百分率、不合理处方数、不合理处方占点评处方百分率、用药不适宜处方数、用药不适宜处方占点评处方百分率、用药不适宜处方占问题处方百分率、超常处方数、超常处方占点评处方百分率、超常处方占问题处方百分率、不规范处方数、不规范处方占点评处方百分率、不规范处方占问题处方百分率报表等。

2.1.3 通用处方点评规则

处方点评规则参照处方审核规则而设计，按一级分类划分为处方规范性、适宜性和超常处方规则，具体见表4-51。

表4-51　不合理处方统计表

医疗机构名称：				处方日期：　年　月		
统计人：				审核人：		
序号		问题代码	存在问题	门诊处方	急诊处方	医嘱单
1	不规范处方	1-1	处方的前记、正文、后记内容缺项，书写不规范或者字迹难以辨认的			
2		1-2	医师签名、签章不规范或者与签名、签章的留样不一致的			
3		1-3	药师未对处方进行适宜性审核的（处方后记的审核、调配、核对、发药栏目无审核调配药师及核对发药药师签名，或者单人值班调剂未执行双签名规定）			
4		1-4	新生儿、婴幼儿处方未写明日、月龄的			
5		1-5	西药、中成药与中药饮片未分别开具处方的			
6		1-6	未使用药品规范名称开具处方的；			

续表

7	不规范处方	1-7	药品的剂量、规格、数量、单位等书写不规范或不清楚的			
8		1-8	用法、用量使用"遵医嘱""自用"等含糊不清字句的			
9		1-9	处方修改未签名并注明修改日期，或药品超剂量使用未注明原因和再次签名的			
10		1-10	开具处方未写临床诊断或临床诊断书写不全的			
11		1-11	单张门急诊处方超过五种药品的			
12		1-12	无特殊情况下，门诊处方超过7日用量，急诊处方超过3日用量，慢性病、老年病或特殊情况下需要适当延长处方用量未注明理由的			
13		1-13	开具麻醉药品、精神药品、医疗用毒性药品、放射性药品等特殊管理药品处方未执行国家有关规定的			
14		1-14	医师未按照抗菌药物临床应用管理规定开具抗菌药物处方的			
15		1-15	中药饮片处方药物未按照"君、臣、佐、使"的顺序排列，或未按要求标注药物调剂、煎煮等特殊要求的			
小计1						
16	用药不适宜处方	2-1	适应证不适宜的			
17		2-2	遴选的药品不适宜的			
18		2-3	药品剂型或给药途径不适宜的			
19		2-4	无正当理由不首选国家基本药物的			
20		2-5	用法、用量不适宜的			
21		2-6	联合用药不适宜的			
22		2-7	重复给药的			
23		2-8	有配伍禁忌或者不良相互作用的			
24		2-9	其他用药不适宜情况的			
小计2						
25	超常处方	3-1	无适应证用药			
26		3-2	无正当理由开具高价药的			
27		3-3	无正当理由超说明书用药的			
28		3-4	无正当理由为同一患者同时开具2种以上药理作用相同药物的			
小计3						
总数						
点评数						
不合理数						
不合理比例（%）						
不合理张数						
不合理张数的比例（%）						

2.2 专项药品管理要求

参照《北京市医疗机构处方专项点评指南（试行）》，专项药品指在临床使用或者制度管理有特殊要求的药品，包括有特殊统计、特殊的储存、使用、点评、处方格式及标识等要求的药品。目前专项药品管理主要以专项药品点评工作为基础。本节同时介绍其他有特殊管理要求的药品分类，其分类方式包括但不限于药理分类、药事管理分类和剂型等方式。具体分类管理要求见表4-52。

表 4-52　专项药品管理要求一览表

类别	账目	档案	指标	处方格式	分级	专属审核规则
抗菌药物	无	特殊抗菌药物会诊单	DDD值、使用率等	无	三级	越级、联用、送检
抗感冒药	无	无	无	无	无	复方制剂重复用药、含易制毒类药品管理
抗肿瘤药物	无	无	住院限制级使用率、金额占比等	无	二级	越级使用
静脉输液	无	无	住院使用率	无	无	滴注速度、相容性、稳定性、溶媒选择
糖皮质激素	无	无	无	无	中级职称	疗程评价
重点监控药品	有	无	金额排名	无	无	超常及适宜性评价
国家基本药品	有	无	金额占比	无	医保报销分类	优先选择国家基本药物
中药饮片	有	无	使用率	有		中医处方专用点评规则
中药注射剂	有	无	使用率	无	无	参照静脉输液，增加间隔冲管、中医辨证
血液制品	无	知情同意书	费用占比	无	视医疗机构管理而定	滴速、配伍、溶媒

2.2.1 抗菌药物

（1）抗菌药物管理

• 相关政策：《抗菌药物临床应用管理办法》2012年卫生部84令、《抗菌药物临床应用指导原则》2015版国卫办医发〔2015〕43号、《降钙素原指导抗菌药物临床合理应用专家共识》。

• 相关指标要求：医院感染管理医疗质量控制指标（2015年版）、国家医疗质量安全改进目标（2021版）、2021"提高住院患者抗菌药物治疗前病原学送检率"专项行动指导意见。

• 管理难点及要点：抗菌药物分级管理，抗菌药物联用及特殊使用级抗菌药物使用前送检，门诊限制使用抗菌药物注射剂，抗菌药物专项点评，抗菌药物DDD值统计以及围手术期预防使用抗菌药物管理等工作。

（2）抗菌药物管理业务流程

• 围手术期预防使用抗菌药物：根据预防使用对应手术或诊断ICD码目录和危险因素目录进行判断是否具备预防使用指征。具体业务流程如图4-28。

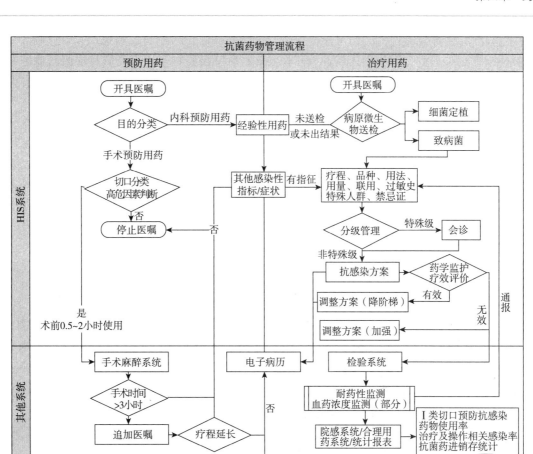

图 4-28 预防和治疗使用菌药物流程图

• 抗菌药物分级管理流程：包括特殊使用级抗菌药物会诊流程及临时越级使用流程，与普通抗菌药物开具流程区别在于，其对会诊内容、触发机制、越级条件等均有特殊要求，按照长期医嘱及临时医嘱其流程有所区别，具体参照图4-29。

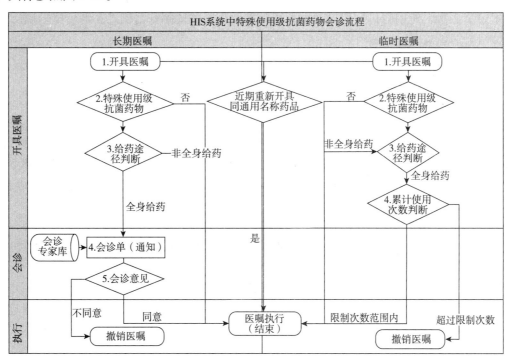

图 4-29 特殊使用级抗菌药物使用及会诊流程图

（3）抗菌药物专项点评

• 专项点评规则：医疗机构组织感染、药学、微生物等相关专业技术人员对抗菌药物处方、医嘱实施专项点评。（去甲）万古霉素处方点评内容与其他处方点评主要区别在于，点评表格增加实验室检测指标和影像学检查指标，并对用药前后指标变化进行连续监测。根据MIC值选择万古霉素治疗是否适宜，以及是否需要根据TDM调整给药方案。在通用处方点评规则基础上增加越级使用情况登记。

• 基本点评规则：医师越权使用抗菌药物的，药品名称、剂量、规格、数量、单位等书写不规范或不清楚的，药品用法、用量使用"遵医嘱""自用"等含糊不清字句的，未在病程记录中对抗菌药物变更原因进行说明的，适应证不适宜的，遴选的药品不适宜的，无正当理由未首选国家基本药物的，用法、用量不适宜的，联合用药不适宜的，有配伍禁忌或者不良相互作用的，其他。

• 围手术期预防使用抗菌药物处方点评规则：无指征（高危因素）使用、使用时机不当、用药疗程不当、抗菌药物品种选择不适宜、用法用量不适宜、联合用药不适宜。

• 抽样规则：每个月组织对25%具有抗菌药物处方权的医师所开具的处方、医嘱进行点评，每名医师不少于50份处方、医嘱，重点抽查感染科、外科、呼吸科、重症医学科等临床科室以及Ⅰ类切口手术和介入诊疗病例。

（4）抗菌药物信息化管理

• 信息化建设标准：电子病历评级、互联互通标准化成熟度测评、公立医院等级评审基本要求。

• 功能建设标准要求：参照全国医院信息化建设标准与规范（试行）2018要求，具备抗菌药物管理系统须具备知识库设置、抗菌药物分级规则设置、使用分级授权、审批提醒、用药效果评估和指标统计功能，其中二级医院符合3项，三级乙等医院符合4项功能，三级甲等医院符合5项功能。

• 关联业务系统：HIS、LIS、合理用药系统、临床药师工作站、抗菌药物管理系统和全国细菌耐药监测网。

• 特殊功能要求

➢ 特殊抗菌药物会诊单：触发环节为HIS开具含特殊抗菌药物标志的药品医嘱。数据采集内容及来源包括HIS患者基本信息，LIS病原微生物检验项目结果，会诊申请原因，开具药品信息，会诊申请科室、医师及时间，会诊医师（药师），会诊意见等信息。

➢ 清洁手术预防用药管理：在HIS或手术麻醉管理系统中的手术申请登记高危因素，药品信息；术中记录包括术中出血量，使用时机，切口大小，切口类型，追加抗菌药物信息；术后电子病历或病案首页提取切口愈合情况信息及术后抗菌药物使用信息。

➢ 围手术期预防使用抗菌药物管理要点：包括切口分类、切口愈合情况、高危因素、预防使用时机、使用疗程、延长预防使用指标、追加使用指征和抗菌药物遴选。

➢ 规则与知识库管理：包括抗菌药品字典、医生分级字典及抗菌药品分级字典等维护功能。

➢ 用药效果评估：药学监护或电子病历系统中提取抗菌药物使用后评估记录，可通过预制用药评估登记表进行信息登记，采集信息包括药品使用信息、手术及诊断信息、体温及感染性指标趋势分析图。

➢ 处方点评与处方审核功能：参照合理用药系统。HIS自带分级管理的可免除越级审核规则。

➢ 特殊使用级抗菌药物：门诊处方类型限制开具，HIS开具医嘱时必须完成特殊抗菌药物电子会诊单，首次开具时检索LIS申请或是否含病原微生物项目。

➢ 越级限制：根据要求抗菌药品分级分别为非限制使用级、限制使用级与特殊使用级三种；医生权限等级与药品分级相对应；当医生等级低于药品等级时，通过检索药品字典，限制长期医嘱和门诊处方。可通过HIS或合理用药软件实现越级限制；越级开具医嘱疗程不得超过24小时。

➢ 药库系统药品：基本药品字典增设DDD值字典和转换系数，用于后期统计各种药品DDD值。

➢ 手术切口管理：根据手术切口分类字典及手术ICD码限制抗菌药品类别，可通过审方软件或HIS实现清洁切口抗菌药物遴选限制。此外，可在抗菌药物管理系统中设置手术切口预防管理模块中对患者的高危因素进行识别与限制。防止无高危因素下预防使用抗菌药物。

➢ 重点抗菌药物联用限制：根据2021版提高病原学送检率专项行动指导意见要求，联用重点抗菌药物的住院患者必须在联用前开具病原学送检申请，HIS或审方系统在医师开具两种含重点抗菌药物标识的药品时，系统检索本次住院期间医嘱是否含有病原学检验医嘱，如否则限制医师开具。

- 统计分析
  ➤ 门诊/住院抗菌药物使用率，分别为≤20%和≤60%。
  ➤ 住院用抗菌药物患者病原学检查百分率≥30%。
  ➤ Ⅰ类切口预防性抗菌药物使用率≤30%。
  ➤ 抗菌药物金额排名。
  ➤ 抗菌药物联用比例。
  ➤ 住院（门诊）人均使用抗菌药物品种数。
  ➤ 住院人均使用抗菌药物费用。
  ➤ 住院患者抗菌药人均使用天数。
  ➤ 抗菌药物使用强度。
  ➤ 抗菌药物费用占药费总额的百分率。
  ➤ 抗菌药物非限制/限制类/特殊类使用级使用量占抗菌药物使用量的百分率。
  ➤ 住院非限制/限制/特殊使用级抗菌药物使用前病原微生物送检率。
  ➤ 抗菌药物注射剂型使用量占抗菌药物使用量的百分率。
  ➤ 住院患者介入治疗抗菌药物预防使用率。
  ➤ 特殊使用类抗菌药物使用率。
  ➤ 特殊使用类抗菌药物使用强度。
  ➤ 住院患者围手术期预防抗菌药物人数/使用率。
  ➤ 住院患者抗菌药物联合使用比例。
  ➤ 住院患者占抗菌药用药人数比例（两联，一天之内）。
  ➤ 住院患者占总用药人数比例（两联，一天之内）。
  ➤ 住院患者抗菌药物联合使用比例（三联，住院期间）。
  ➤ 住院患者占抗菌药用药人数比例（三联，一天之内）。
  ➤ 住院患者占总用药人数比例（三联，一天之内）。
  ➤ 住院患者抗菌药物静脉输液百分率。
  ➤ 重点专科指标：ICU抗菌药物治疗前病原学送检率、CAP患者住院期间抗感染治疗前病原学送检比例。
  ➤ 指标统计维度：包括全院、专科和个人及药品，或者按照门诊和住院，以及按照抗菌药物分类或分级进行分维度统计。具体指标定义及计算方法详细见指标管理章节。

住院患者抗菌药物治疗前病原学送检率控制目标见表4-53。

表4-53 住院患者抗菌药物治疗前病原送检率控制目标

指标名称	目标值
特殊使用级抗菌药物病原微生物送检率	≥80%
限制级抗菌药物病原微生物送检率	≥50%
非限制使用级抗菌药物病原微生物送检率	≥30%
住院患者抗菌药物治疗前送检率（总）	≥50%
医院感染患者（经院感上报）病原学送检率	≥90%
二联或以上重点抗菌药物	100%

参见标准：《2013年全国抗菌药物临床应用专项整治活动方案》（卫办医政发〔2013〕37号）；《医院感染管理医疗质量控制指标（2015年版）》；《国家医疗质量安全改进目标（2021版）》调整控制目标值；2021"提高住院患者抗菌药物治疗前病原学送检率"专项行动指导意见。

  ➤ 根据医疗机构类型，DDDs值及抗菌药物使用率均有所差异，具体见表4-54。

表 4-54　各类医疗机构抗菌药物使用率与 DDDs 控制目标

医疗机构类型	住院使用率	门诊使用率	急诊使用率	每百人天 DDDs
综合医院	＜60%	＜20%	＜40%	＜40
肿瘤医院	＜40%	＜10%	＜10%	＜30
口腔医院	＜70%	＜20%	＜50%	＜40
儿童医院	＜60%	＜25%	＜50%	＜20
精神病医院	＜5%	＜5%	＜10%	＜5
妇幼医院	＜60%	＜20%	＜20%	＜40

（5）字典

• 公用字典：手术操作 ICD9-CM-3 字典，诊断标准 ICD10 字典。

• 专属字典：医生抗菌药物处方权字典、抗菌药物分级字典、抗菌药品 DDD 值字典、DDD 值本地剂量换算字典、手术切口对照字典、切口感染情况字典、手术预防高危因素字典、内科经验治疗高危因素字典、病原微生物送检目录字典。其中 DDD 值参照 WHOCC-ATC/DDD Index 版相关抗菌药物 DDD 值。具体见表 4-55 和 4-56。

表 4-55　手术切口对照字典

指导原则	病案首页管理规范
0 类切口	0 类切口
Ⅰ类切口	Ⅰ类切口
Ⅱ类切口	Ⅱ类切口
Ⅲ类切口	Ⅱ类切口
Ⅳ类切口	Ⅲ类切口

表 4-56　抗菌药物分级管理要求

药品分级	临床应用分线	医师对应分级资质
非限制使用级	一线用药	取得抗菌药师处方权医师
限制使用级	二线用药	主治或以上
特殊使用级	三线用药（不良反应）	具备相应专业背景高级职称

• 病原微生物送检目录：（参照国卫医研函〔2021〕198 号文）包括细菌培养、真菌培养、需厌氧菌、分枝杆菌和支原体；免疫学检测（肺炎链球菌、军团菌等非典型致病菌抗体抗原检测）；显微镜检查（涂片、六胺银染色、抗酸染色、淋球菌及隐球菌染色）、分子快速诊断（相关病原体 PCR、质谱分析及基因测序）、相关标志物〔降钙素原检测、白介素 -6 检测、真菌 1-3-β-D 葡聚糖检测（G 试验）、半乳糖甘露醇聚糖抗原检测〕；注意不含白细胞计数。

• 重点药物（联用）目录：碳青霉烯类、糖肽类、替加环素、利奈唑胺、多黏菌素、头孢哌酮舒巴坦、抗真菌类（伏立康唑、伊曲康唑、卡泊芬净）；由于涉及头孢哌酮舒巴坦，注意建设系统字典时不能调用特殊使用级抗菌药品目录。

• 手术预防高危因素字典：高龄（≥75 岁）、严重营养不良、严重免疫性疾病、切口大、出血量大于 1500ml，手术时间超过 3 小时、污染风险、是否涉及重要脏器、是否有植入物可根据手麻系统进行设置。

• 内科经验治疗高危因素字典：包括年龄（儿童及老年人）、过敏史、禁忌证、异常的检验指标、妊娠及哺乳状态、肝功能损伤分级（Child-Pugh 评分）、肾功能不全分级（CKD 分期）可通过 HIS 及 LIS 的数据对其进行设置。

• DDD 值字典：DDD 值参照世界卫生组织（WHO）抗菌药物规定日剂量（DDD）目录，各医疗机构在设置本单位 DDD 值字典时需要根据本单位各抗菌药物在药库登记的最小单位进行设置，门诊及住院因最小单位的差异，在统计方面需要分包或整盒包装的药品按最小单位进行转换计算，对于复合制剂需要按照主药的剂量进行维护，对于一些特殊的剂量单位需统一按重量单位进行转换。

2.2.2 抗感冒药

（1）管理要点 抗感冒药点评参照《流行性感冒诊疗方案（2020年版）》（国卫办医函〔2020〕893号）要求执行。其适应证入选范围为西医诊断范围：流行性感冒、病毒性感冒、胃肠型感冒、上呼吸道感染和感冒相关诊断；中医诊断范围：风热犯卫证、风寒束表证、湿热壅滞证和表寒里热证。临床表现包括高热（腋下体温≥38℃）、畏寒、头痛、头晕、浑身酸痛、乏力等中毒症状及咽痛、干咳、白细胞总数不高或偏低，淋巴细胞相对增加等。

（2）抗感冒药主要字典 抗感冒药物成分表：复方抗感冒药普遍包括对乙酰氨基酚、伪麻黄碱、右美沙芬等成分，根据药品说明书制定抗感冒药成分字典，主要用于处方审核系统进行重复用药或剂量审核（表4-57）。

表 4-57 常用抗感冒药成分表

常用抗感冒药	主要成分
酚麻美敏片/氨麻美敏片Ⅱ（夜片）	对乙酰氨基酚、伪麻黄碱、右美沙芬、氯苯那敏
氨酚伪麻美芬片Ⅱ（日片）/氨酚伪麻美芬片（日片）	对乙酰氨基酚、伪麻黄碱、右美沙芬
氨麻苯美片（夜片）	对乙酰氨基酚、伪麻黄碱、右美沙芬、苯海拉明
复方氨酚烷胺	对乙酰氨基酚、金刚烷胺、人工牛黄、咖啡因
复方氨酚烷胺胶囊	对乙酰氨基酚、氯苯那敏、金刚烷胺、咖啡因、人工牛黄
氨咖黄敏胶囊/小儿速效感冒冲剂	对乙酰氨基酚、氯苯那敏、人工牛黄、咖啡因
特酚伪麻片	对乙酰氨基酚、伪麻黄碱、特非那定
氨酚伪麻那敏片	对乙酰氨基酚、伪麻黄碱、氯苯那敏
对乙酰氨基酚缓释片	对乙酰氨基酚
氨酚曲麻片	对乙酰氨基酚、水杨酰胺、伪麻黄碱、咖啡因、曲普利啶
酚咖片	对乙酰氨基酚、咖啡因
氨酚伪麻片Ⅱ	对乙酰氨基酚、伪麻黄碱
复方对乙酰氨基酚片	对乙酰氨基酚、异丙安替比林、咖啡因
酚氨咖敏片	氨基比林、非那西丁、氯苯那敏、咖啡因
精制银翘解毒片	对乙酰氨基酚、金银花、连翘、牛蒡子、薄荷脑
新复方大青叶片	对乙酰氨基酚、咖啡因、异戊巴比妥、维生素C、复方大青叶提取物
复方盐酸伪麻黄碱缓释胶囊	伪麻黄碱、氯苯那敏
索美宁	对乙酰氨基酚、氯苯那敏、人工牛黄
布洛芬混悬液	布洛芬
一力感冒清	对乙酰氨基酚、氯苯那敏、吗啉胍、南板蓝根、大青叶、金盏银盘、岗梅、山芝麻、穿心莲叶
感冒灵颗粒	对乙酰氨基酚、氯苯那敏、咖啡因、三叉苦、金盏银盘、岗梅、野菊花
复方氯苯那敏	阿司匹林、非那西丁、咖啡因、氯苯那敏
复方阿司匹林	阿司匹林、非那西丁、咖啡因
阿司匹林泡腾	阿司匹林
氯芬黄敏片	双氯芬酸钠、氯苯那敏、人工牛黄
布洛伪麻片	布洛芬、伪麻黄碱
复方锌布颗粒剂	布洛芬、氯苯那敏、葡萄糖酸锌
特洛伪麻胶囊	布洛芬、特非那丁、伪麻黄碱

- 中药抗感冒制剂分类字典：见表4-58。

表 4-58　常用的中药抗感冒制剂

风寒感冒药	风热感冒药	气虚及其他类型感冒药
风寒感冒颗粒、荆防颗粒、感冒清热颗粒、感冒软胶囊、感冒疏风片、解热感冒片、调胃消滞丸、姜枣祛寒冲剂、扑感片、外感风寒颗粒、发汗散、热丸搜风理肺丸、正气片	风热感冒颗粒、羚翘解毒丸、桑菊感冒片、银翘解毒片、银柴颗粒、双黄连口服液、柴胡口服液、复方金银花冲剂、复方桑菊感冒冲剂、复方桑菊感冒片、复方四季青片、复方野菊花感冒颗粒、感冒舒颗粒、维C银翘片、感冒解热冲剂、精制银翘解毒片、清热感冒冲剂、小儿感冒颗粒、小儿热速清口服液、小儿风热清口服液、小儿解表颗粒、小儿清咽冲剂	参苏丸、板蓝根颗粒、板蓝根咀嚼片、感冒解表丸、香菊感冒颗粒、桑姜感冒片、伤风感冒冲剂、感冒解毒颗粒、清热灵颗粒、复方藿香片、荆防败毒片、加味藿香正气丸、荆菊感冒片、梅苏冲剂、感冒安片、感冒灵冲剂、感冒灵胶囊、复方公英片、感特灵胶囊、伤风停胶囊、香石双解袋泡剂、感冒咳嗽冲剂

2.2.3 抗肿瘤及免疫治疗药物管理

（1）管理要求

- 政策依据：《抗肿瘤药物临床应用管理办法（试行）》（2020年）及《新型抗肿瘤药物临床应用指导原则》（2020年版）、《关于开展全国抗肿瘤药物临床应用监测工作的通知》（国卫办医函〔2018〕1108号）。
- 特殊管理要求：分级权限和分级目录管理、药品临购流程、双通道药品处方和超说明书用药备案。
- 遵守合理用药和处方干预规则。
- 根据安全性、可及性、经济性等因素，将抗肿瘤药物分为限制使用级和普通使用级。
- 具备完整的组织或细胞学病理结果或特殊分子病理诊断结果后开具抗肿瘤药物。
- 副主任医师或未经会诊情况下越级开具限制级抗肿瘤药物。
- 需进行生物标志物送检的靶向抗肿瘤药物未进行送检。
- 至少每半年一次专项点评；评价抗肿瘤药物处方的适宜性、合理性。
- 化疗方案是否合适。化疗药物使用顺序以及针对化疗不良反应，例如紫杉醇、多西他赛、培美曲塞、西妥昔单抗等药物，需关注、预防化疗药物不良反应严重的药物是否在化疗药物之前给药。

（2）通用点评规则　包括适应证、用法用量等。具体处方点评表内见图4-30。

序号	住院号	出院/当前科室	主管医生	病人姓名	年龄	性别	入院日期	出院日期	出院诊断	药品品种数	抗肿瘤药品品种数	药品金额（元）	抗肿瘤药品金额	品种数（种）							金额（元）							存在问题（代码）	问题分析	点评人	药品使用情况（具体用法）								
														烷化剂	抗代谢药	抗生素类	植物来源类	激素类	其他		烷化剂	抗代谢药	抗生素类	植物来源类	激素类	肿瘤辅助用药	其他				药品名称	剂型	规格	用法用量	给药途径	溶媒	开嘱时间	停嘱时间	化疗周期
合计										A=	C=	E=	G=															I=											
平均										B=		F=																												
%											D=		K=															J=											

图 4-30　抗肿瘤药物专项处方点评表

（3）管理指标

- 限制使用级和普通使用级抗肿瘤药物的使用率。
- 抗肿瘤药物使用金额占比。
- 抗肿瘤药物不良反应报告数量及报告率。
- 抗肿瘤药物临床应用监测及相关数据上报情况。

- 累计抗肿瘤药物品种数。
- 平均每份医嘱用药品品种数 =A/参与统计医嘱数。
- 累计抗肿瘤药品种数；抗肿瘤药品种使用率 =C/A。
- 平均每份医嘱金额 =E/参与统计医嘱数。
- 抗肿瘤药总金额。
- 抗肿瘤药物合理医嘱总数。
- 抗肿瘤药物合理医嘱百分率 =I/参与统计医嘱数。

（4）监测网上报

- 全国抗肿瘤药物临床应用监测网上报平台地址：www.natdss.cn。
- 上报方式：通过官网下载上报模板后进行数据匹配、质控及上传。
- 上报信息：包括病案首页、病程记录、病理检查记录、常规检查记录、常规检验记录、出院记录、分子病理检测记录、患者基本信息、药品不良反应记录、诊断记录、抗肿瘤药物采购记录、抗肿瘤药物使用记录、临床放疗记录、门诊病历记录、门诊患者基本信息、入院记录、随访记录、微生物检验记录、住院护理记录、住院收费记录、住院患者信息、住院医嘱记录和住院手术记录等。

（5）抗肿瘤药物专属字典管理

- 抗肿瘤药物分级管理字典：包括限制使用级和普通使用级。具体划分标准如下：限制使用级抗肿瘤药物包括药物毒副作用大，纳入毒性药品管理，适应证严格，禁忌证多，须由具有丰富临床经验的医务人员使用，使用不当可能对人体造成严重损害的抗肿瘤药物；上市时间短、用药经验少的新型抗肿瘤药物；价格昂贵、经济负担沉重的抗肿瘤药物。
- 抗肿瘤治疗方案字典：包括治疗方案名称、适应证、肿瘤分期、治疗药物、剂量、用法用量、疗程和注意事项等。
- 肿瘤分期字典：肿瘤的分期是根据原发肿瘤的大小、浸润的深度、范围以及是否累及邻近器官、有无局部和远处淋巴结的转移、有无血源性或其他远处转移等参数来确定的。

表 4-59 肿瘤分期

分期	说明
T1	指无淋巴结转移的表浅型肿瘤，或肿瘤虽已侵及肌层但不超过一个分区 1/2 者
T2	指有淋巴结转移的表浅癌、T2 和 T3 癌，没有淋巴结转移的 T3 癌也属此期
T3	指有第二站淋巴结转移的各种大小肿瘤，或仅有第一站淋巴结转移甚或无淋巴结转移的肿瘤大小已超过一个分区者
T4	凡伴有第三站淋巴结转移或远处转移的，不论肿瘤大小，均属此期
N0	没有淋巴结转移
N1	局限性淋巴结转移
N2	广泛淋巴结转移
N3	更多远处淋巴结转移
M0	无远处转移
M1	远处转移

- 肿瘤细胞分化字典：肿瘤细胞分化是指肿瘤细胞逐渐演化成熟的过程，反映的是肿瘤组织在组织结构和细胞形态上与其来源的正常组织细胞间不同程度的形态差异；按三级分类见表 4-60。

表 4-60 肿瘤细胞分化分级字典

分级	描述
Ⅰ级（G1）	分化良好者称为高分化，肿瘤细胞接近相应的正常发源组织，恶性程度低
Ⅱ级（G2）	组织异型性介于 Ⅰ级和Ⅲ级之间者，恶性程度居中。简明三级分级方案多用于分化性恶性肿瘤，如腺癌、鳞癌等的异型性分级
Ⅲ级（G3）	分化较低的细胞称为低分化，肿瘤细胞与相应的正常发源组织区别大、分化差，为高度恶性

• 需生物标志物检测的药品提醒字典：包括吉非替尼、厄洛替尼、埃克替尼、阿法替尼、奥希替尼、塞瑞替尼、纳武利尤单抗、曲妥珠单抗、伊马替尼、西妥昔单抗、达沙替尼、拉帕替尼、维莫非尼、尼妥珠单抗、尼洛替尼和利妥昔单抗。

2.2.4 中医药管理

（1）管理要求　中成药临床应用指导原则（国中医药医政发〔2010〕30号）、《中医体质分类与判定》《全国中药饮片炮制规范》《中医基础理论术语》。

（2）信息化建设标准　建设标准：TCMLM中医药文献元数据技术规范，ISO/AWI TS 18602：在术语系统中草药表示的语义范畴结构，ISO/WD18662-1术语-第1部分：中药材，ISO/WD18668-1中药编码系统-第1部分：饮片编码规则，ISO/WD18668-2中药编码系统-第2部分：饮片规则，ISO/AWI 20334中药编码系统-第4部分：方剂及其编码，ISO/AWI 19465中医临床术语系统的层级分类等标准。

（3）信息系统功能

• 中医仪器对接：包括舌象仪、脉象仪等辅助诊断及中医特色治疗仪器。

• 中药智能设备对接：包括中药配方颗粒自动调配设备、自动中药煎煮设备和中药饮片智能药柜等设备的处方数据传输和中药调配信息对接。

• 中医病历和中药饮片电子处方等文档格式管理和数据交互要求。

• 中成药、中药注射剂和中药饮片处方审核规则维护。

• 中药注射剂输液管理。

• 中药药物警戒管理及中药饮片不良反应报告。

2.2.5 中药代煎和配送信息化管理

（1）中药处方审核与处方点评规则

• 处方规范：中药饮片处方开具人员需具备中药处方权，处方中医诊断符合规范，中药饮片处方列明付数、煎煮方法和按照君臣佐使要求书写；医用毒性中药单独开具；中药饮片处方；中药饮片处方或中药注射剂处方未单独开具。

• 药品审核规则：违反辨证施治原则用药、药品遴选不合理、中成药重复用药、中成药与西药存在相互作用或配伍禁忌、中药注射剂未予以间隔或冲管、中药注射剂配伍禁忌、中药饮片与中药饮片违反"十八畏反"原则开具、中药注射剂输液给药浓度配置不适宜。

（2）业务流程管理　中医药业务涉及中药养护管理、中医管理和中药使用管理三部分，其中包括中药饮片代煎服务流程、中药处方开具、中药和处方审核流程等；其中专项管理包括处方审核和处方点评工作，其他管理业务包括不良反应上报、中药代煎和中药养护等。具体见图4-31。

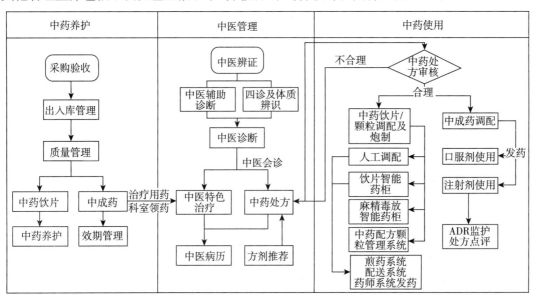

图4-31　中医药整体业务流程简图

• 中药饮片代煎业务：包括院内代煎和第三方代煎服务；根据《医疗机构中药煎药室管理规范》国中医药发〔2009〕3号文件要求，中药代煎包括中药饮片处方、中药摆药、煎煮设备清洁、煎煮过程登记和煎煮室人员健康档案等文档管理工作，操作流程详见图4-32。

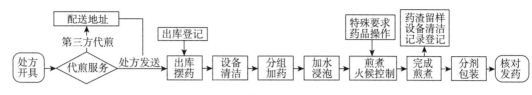

图4-32　中药代煎业务流程图

• 中药饮片代煎服务管理档案包括：每年收集一次煎药人员健康体检结果；设施和衡器的维护、清洁和消毒记录；人员培训考核记录；煎煮用水质量监测记录、包装材料质检证明、煎煮操作记录、药品配送记录、领药和摆药记录、分装记录、急煎记录和药渣处置记录等。

2.2.6 中医药信息管理

中医药学信息化管理涉及多个中医特色管理系统，包括中药煎药管理系统、方剂管理系统、中医特色治疗管理系统和中药智能设备等；具体见图4-33。

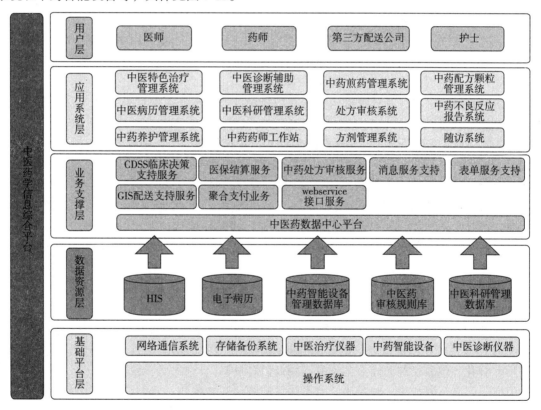

图4-33　中医药学信息综合平台架构图

（1）功能简介

• 中药煎药管理系统：负责记录药品处理流程相关信息，包括处理环节、执行人员和执行时间；业务流转统一使用条码管理，分别对门诊及住院患者中药处方进行统一煎煮管理；中药煎煮包括院内煎煮和中药代煎服务；汤剂标签包括条码、住院号/门诊号、患者姓名、处方号、药品用法、处方日期等。

• 中药饮片不良反应报告上报：中成药不良反应报告可参照《药品不良反应报告》格式要求上报，然而中药饮片信息有其特殊性，如药品信息部分，根据药典有关中药饮片的标签信息应包括品名、批号、生产日期、规格和产地。

- 中药药房自动化设备功能对接：中药药房自动化设备包括中药配方颗粒自动发药机、中药饮片自动发药机和智能药柜等设施；HIS与智能设备对接以webservice或DLL等实时接口为主，系统间传输处方信息包括药品编码、药品名称、规格、数量、给药方法、给药频次、备注信息、患者姓名、年龄、门诊/住院号等基本信息。

- 中药饮片电子处方集：负责记录中药饮片说明书，包括药品中药分类、功能主治、炮制要求、注意事项、性状及养护要求。

- 方剂管理系统：包括方剂名称、方剂来源、方剂组成、功能主治、加减原则和煎服方法等信息；其中方剂组成包括饮片信息、炮制方法和剂量。

- 中医药病历信息：根据《中医病历书写规范（试行）》和《中医、中西医结合病历书写基本规范（试行）》要求，目前中医电子病历除中医四诊信息、中药处方信息、中医诊断和辨证施治原则等与传统西医电子病历有所差异外，其他病历信息基本一致。

（2）统计指标　参照处方审核和处方点评指标，增设门诊/住院中成药总金额及同期药费占比，门诊/住院中药饮片总金额及同期药费占比，中药注射剂使用例数，中药处方审核合理率等指标。

（3）字典　中药炮制方式标准字典、医用毒性中药字典、症候标准字典、药性标准字典体质标准字典、中药纲目标准字典、中药标准图谱、药用部位字典、ISO/PRF TS17938中医药语言系统主义网络框架、ISO/PRF TS17948中医药文献元数据和TCM中医临床术语系统分类等。

- TCM中医临床术语系统分类结构参照SNOMED CT和ISO/TC249/WG5专家组意见用于中医临床术语分类需要，其中顶层分类共17个大类，包括症状体征、四诊对象、病证、中医操作/方法、病因病机、原理和经验、治则治法、中药、机体形态、分期与传变、中医体内物质、中医环境和地理定位、中医器械设备、中医计量单位和量词、连接概念、医案结构、短语。

- 中药注射剂目录字典：各医疗机构根据院内目录设置中药注射剂目录字典，设置原则根据国药准字号要求及剂型进行设置。

- 中医证候字典：参照标准为《中医临床诊疗术语（证候部分）》，字典内容包括证候编码、证候名称、分类、症状表现注释以及同义词。

- 方剂字典：可以参照方剂数据库进行常用方剂及院内特色方剂字典建设；方剂字典包括方剂名称、方剂编码、出处、方剂组成、功效分类、方剂类型（经典方）、功能主治、方解、参照西医诊断和方剂演变。

- 中药注射剂字典：在药库管理系统中，对新入目录药品中涉及剂型为注射剂以及分类为中药的制剂作为医院管理的中药注射剂字典。

- 中药药性字典：主要字段包括中药类型（包括饮片、方剂、组分）、四气、五味、归经、毒性和功能属性，其他附加字段可补充脏象、经络和升降浮沉。

- 中药煎煮要求代码：主要用于HIS端中药饮片开具的煎煮要求录入，以及药袋标签和中药煎煮管理系统调用；在煎煮系统中，煎煮要求的药品与其他中药在煎煮前摆药实现自动分组。其数据元包括先煎、后下、另煎、烊化、包煎、煎汤代水、久煎、冲服和泡服等。

- 中药炮制字典：酒炙法、蜜炙法、醋炙法、醋煮法、盐炙法、水煎、姜汁炙法、清炒法、烫法、酒炖法、酒蒸法、麸炒法、水飞法、炒炭法、明煅法、煅淬法、制霜法、照燀法等。

- 毒性中药目录：川乌、马钱子、半夏、甘遂、草乌、闹羊花等。

- 通用字典：通用字典包括药物配伍禁忌字典、疗程字典、给药途径、用法字典和特殊人群字典等用药中药注射剂处方专项点评工作。

2.2.7 糖皮质激素管理

（1）相关政策　糖皮质激素类药物临床应用指导原则卫办医政发〔2011〕23号、北京市医疗机构处方专项点评指南（试行）。

（2）业务流程控制　处方开具→疗程方案/剂量分析→权限控制→长期用药（不良反应监测）。

（3）信息化管理

- 分级管理：冲击疗法和长程疗法要求主治医师以上专业技术职务任职资格的医师开具。
- 越级使用仅限3天使用量。
- 儿童用量计算方式：按体重及体表面积计算。
- 药学监护

  ➤ 信息提醒：判断医嘱是否符合冲击疗法和长程疗程时，系统根据监护字典进行提醒，字典以检验项目为主，如血钾、血脂。

  ➤ 不良反应监测：参照全面触发工具GTT技术，建立基于糖皮质激素、监测检验指标、慎用疾病、合用（相互作用）药物以及疗程方案进行预警或不良反应挖掘工作。

  ➤ 药学随访：分别针对疗程或剂量方案进行药学随访人群入组，包括冲击疗程、长程和终身替代治疗进行药学随访。

- 治疗方案管理：包括冲击治疗、短程治疗、中程治疗、长程治疗和终身替代治疗。
- 处方审核系统对接，或进行糖皮质激素剂量方案、糖皮质激素疗程限制及适用证及慎用疾病审核功能，审核规则参照字典维护进行设计。
- 字典：包括糖皮质分级字典、糖皮质激素效价换算字典、疗程方案规则字典、适应证对照字典、糖皮质激素慎用疾病字典和吸入剂剂量分级字典。疗程方案规则字典如表4-61。

表 4-61　疗程方案规则字典

疗程方案	疗程	疾病目录	不适宜对象	权限
冲击治疗	<5天	危重患者（病例分类CD型）暴发型感染、过敏性休克、严重哮喘持续状态、过敏性喉头水肿、狼疮性脑病、重症大疱性皮肤病、重症药疹、急进性肾炎	孕妇	中级职称医师
短程治疗	<1个月	感染或变态反应疾病：结核性脑膜炎及胸膜炎、剥脱性皮炎或器官移植急性排斥反应	/	/
中程治疗	1~3个月	病程较长且多器官受累性疾病，如风湿热	哺乳期妇女	/
长程治疗	>3个月	器官移植后排斥反应的预防和治疗及反复发作、多器官受累的慢性自身免疫病，如系统性红斑狼疮、溶血性贫血、系统性血管炎、结节病、大疱性皮肤病等	/	/
终身替代治疗	不限	原发性或继发性慢性肾上腺皮质功能减退症	/	中级职称、内分泌专业

  ➤ 剂量等效换价字典：HIS在进行剂量方案分析时，以氢化可的松不同剂量疗法的剂量为基础，通过剂量等效换价表进行转计算其他糖皮质激的剂量方案。具体等效换价表如下（表4-62）。

表 4-62　糖皮质激素剂量等效换价字典

类别	药物	对糖皮质激素受体的亲和力	水盐代谢（比值）	糖代谢（比值）	抗炎作用（比值）	等效剂量（mg）	血浆半衰期（min）	作用持续时间（h）
短效	氢化可的松	1.00	1.0	1.0	1.0	20.00	90	8~12
	可的松	0.01	0.8	0.8	0.8	25.00	30	8~12
中效	泼尼松	0.05	0.8	4.0	3.5	5.00	60	12~36
	泼尼松龙	2.20	0.8	4.0	4.0	5.00	200	12~36
	甲泼尼龙	11.90	0.5	5.0	5.0	4.00	180	12~36
	曲安西龙	1.90	0	5.0	5.0	4.00	>200	12~36
长效	地塞米松	7.10	0	20.0 ~ 30.0	30.0	0.75	100~300	36~54
	倍他米松	5.40	0	20.0 ~ 30.0	25.0 ~ 35.0	0.60	100~300	36~54

注：表中水盐代谢、糖代谢、抗炎作用的比值均以氢化可的松为1计；等效剂量以氢化可的松为标准计。

➤ 糖皮质激素慎用疾病目录：包括对糖皮质激素类药物过敏、严重精神病史、癫痫、活动性消化性溃疡、新近胃肠吻合术后、骨折、创伤修复期、单纯疱疹性角、结膜炎及溃疡性角膜炎、角膜溃疡、严重高血压、严重糖尿病、未能控制的感染（如水痘、真菌感染、病毒性感染）、较严重活动性肺结核的骨质疏松、妊娠初期及产褥期、妊娠及哺乳期妇女应慎用、寻常型银屑病、单纯发热、库欣综合征、动脉粥样硬化、肠道疾病或慢性营养不良的患者及近期手术后、急性心力衰竭。

➤ 剂量方案字典：以泼尼松为准进行换算，对不同剂量方案进行权限和疗程限制。具体见表4-63。

表4-63 剂量方案字典

剂量方案	剂量	参照标准
维持剂量	2.5（15.0 mg/d）	以泼尼松为准
小剂量	<0.5mg/（kg·d）	
中等剂量	0.5~1.0 mg/（kg·d）	
大剂量	1.0 mg/（kg·d）	
冲击剂量	7.5~30.0 mg/（kg·d）	以甲泼尼龙为准

• 除口服和静脉通道给药方案外，吸入剂型剂量分级字典作为处方审核的规则，用于剂量合理性评价。具体见表4-64。

表4-64 呼吸系统疾病常用吸入型糖皮质激素的每天剂量（μg）

药物	低剂量	中剂量	高剂量
二丙酸倍氯米松	200~500	500~1000	>1000~2000
布地奈德	200~400	400~800	>800~1600
丙酸氟替卡松	100~250	250~500	>500~1000
环索奈德	80~160	160~320	>320~1280

2.2.8 重点监控药品管理

（1）管理要点

• 政策依据《关于做好辅助用药临床应用管理有关工作的通知》《第一批国家重点监控合理用药药品目录（化药及生物制品）》〔2019〕558号和《国家重点监控合理用药药品目录调整工作规程》国卫办医函〔2021〕474号。

• 开展处方审核、处方点评、使用预警和统计分析工作。

• 入选原则：临床使用不合理问题较多、使用金额异常偏高、对用药合理性影响较大的化学药品和生物制品；目录调整不少于3年，品种一般控制30种。

（2）业务流程 重点监控药品监控对象包括目录内的新调出目录药品，其监控周期分别为3年和1年；省级卫健部门和二级以上医疗机构可根据实际工作在国家目录基础上进行增补。具体流程如图4-34。

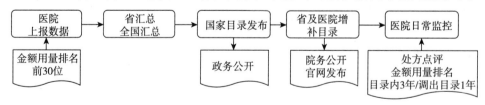

图4-34 重点监控药品业务流程图

（3）分类与目录字典 根据国卫办医改函[2023]9号第二批重点监控药品目录文件要求，目前纳入目录的药品包括奥美拉唑、人血白蛋白、头孢哌酮舒巴坦、依达拉奉、银杏叶提取物、泮托拉唑、复方氨基酸、地佐辛、倍他司汀、布地奈德、烟酰胺、头孢他啶、哌拉西林他唑巴坦、艾司奥美拉唑、吡拉西坦、左氧氟沙星、法莫替丁、奥拉西坦、雷贝拉唑、前列地尔、骨肽、罂粟碱、烟酸、乙酰谷酰胺、兰索拉唑、脑蛋白水解物、美罗培南、磷酸肌酸、单唾液酸四己糖神经节苷脂和头孢噻肟。

（4）统计指标 目录内药品使用量、使用例次、金额及排名、同比指标、超剂量使用和无指征使用百分比。

2.2.9 超说明书用药管理

超说明书用药（Off Label Drug Uses，OLDU）又名非标签用途使用药物或药品未注册用法，是指药品使用的适应证、给药剂量、适用人群或给药途径等不在药品监督管理部门批准的说明书之内的用法。

（1）管理要求 中华人民共和国医师法、超说明书用药专家共识、中国药典、医疗机构处方审核规范、医疗机构药事管理规定、《超说明书用药循证评价规范》团体标准T/GDPA 1-2021、《超说明书用药专家共识（2015年》、《山东省超药品说明书用药专家共识（2021年版）》、广东省药学会关于《超药品说明书用药目录（2021年版）》。

（2）业务流程管理

• 超说明书用药管理流程包括超说明书用药处方专项点评、处方审核、超说明书用药卫生技术评价和超说明书用药申请备案管理等环节（图4-35）。

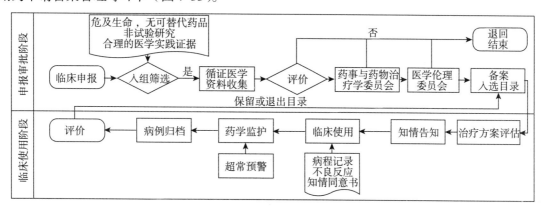

图4-35 超说明书用药管理流程图

• 超说明书用药处方审核具体业务流程见图4-36。

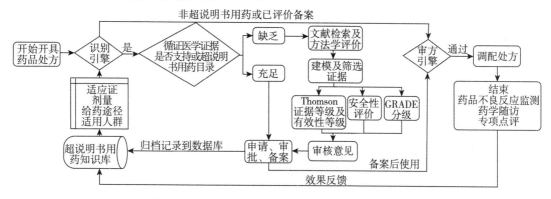

图4-36 超说明书用药处方审核业务流程

（3）超说明书用药申请备案 超说明书用药申请备案功能可借助OA系统或SAAS的流程表单功能实现；经医务科及医学伦理委员会通过后备案结果，包括药品适用人群、适应证、剂量及给药途径等超说明书用药信息提取到超说明书用药知识库；CDSS、审方软件或HIS在医师开具医嘱处方时识别审核；部分医院机构采取按"专科、专病或专人"开具相应的超说明用药处方。

（4）循证医学证据评价分析

• 评价主要内容：循证药物评价是指全面、系统收集药物临床研究与使用证据，严格综合评价药物用于疾病预防、治疗实际过程中的安全性、有效性、经济性和适应性。其评价优先顺序分别为原研国药品说明书、Micromexdex数据库收录情况、循证医学文献获取与评价。

• 用药评价表：主要用于评价研究质量，便于后续系统筛选和分析。表单编辑器在设计用药评价表时包括问题描述，答案选项以及选项对应分值；通过专家对各项问题进行评价获得研究。根据不同研究类型采用不同的评价量表工具。根据不同的研究方法使用不同量表和评价规则，用药评价表参照《T/GDPA1-2021中超说明书用药循证评价表》标准制定，由药品基本信息、超说明书用药类别、原研药循证、循证文献类别、推荐级别和证据级别组成。其评价表格式及用药评价规则分别见表4-65，表4-66。

表4-65 超说明书用药循证评价表

超说明书用药内容	药品名称： 剂型： 超说明书内容：		
超说明书用药类别	超适应证、超用法用量、超给药途径、超特殊人群、其他		
循证审核情况	原研药品说明书、医学文献、国外药品说明书、专业循证医学期刊数据库		
原研药说明书审核	基本信息及注册批准内容		
推荐级别和证据级别	□Ⅰ级证据	随机对照试验（RCT）的系统评价或Meta分析	最高，金标准
	□Ⅱ级证据	单个样本量足够的RCT	可靠性较高，建议使用
	□Ⅲ级证据	设有对照组但未用随机方法分组（非RCT）	有一定的可靠性，可以采用
	□Ⅳ级证据	无对照的病例观察	可靠性较差，可供参考
	□Ⅴ级证据	个人经验和观点	可靠性最差，仅供参考
医学文献类型及数量	临床指南、专家共识、系统评价、随机对照试验、非随机对照试验、队列研究、病例对照研究、个案报道、医学书籍和其他		
总结意见			

表4-66 用药评价规则

研究与评价方法	工具	评价内容	评分规则
RCT研究	JADAD量表	随机序列产生方法分配隐藏措施、盲法、退出和失访	<4分低质量，≥4高质量
非随机对照干预研究	MINORS量表		<13分低质量，13~18分中等质量中，>18高质量
病例对照和队列研究	NOS量表	人群、组间可比性、暴露评价和结果测量	得分越高质量越好
医学文献有效性评价	Thomson分级	Ⅰ治疗有效，Ⅱa证据支持有效，Ⅱb有效性具备争议（专家共识、个案报道）、Ⅲ无效或无证据	4个级别，级别越高越好
证据等级评价	GRADE分级	推荐级别5级，证据级别3级	

（5）超说明书用药知识库　主要用于储存识别规则和审方规则。其中识别规则包括超说明用药的药品名称、通用名称、剂型、给药途径、日最大剂量、总剂量、适用人群列表、租用适应性、Thomson级别、GRADE分级和适应证等信息。

（6）文档管理

● 超说明书用药管理同时包含《药品未注册用法知情同意书》《超说明书用药申请表》、风险及应急预案；临床通过提供充足的循证医学证据和《超说明书用药申请表》，向药物治疗学委员会及伦理委员会伦理会提交相关申请，审核通过并备案后方可开具相关的超说明书药品。知情同意书包括但不限于治疗方案、预后情况及可能发生风险。

● 其他文档包括超药品说明书用药申报表、药品说明书、循证医学证据（国家或专业学会/协会发布的治疗指南、药物临床应用指导原则、临床路径、诊疗规范、专业期刊发表的文章等打印件或复印件）。

（7）专项点评

● 超说明书用药主要评价内容包括给药剂量、给药途径和适用人群；对于绝对禁忌证的药品不得开具超说明书用药处方。根据2014年广东省药学会印发的《医疗机构超药品说明书用药管理专家共识》。

● 处方点评规则包括是否符合超说明书备案流程执行、超特殊人群用药与药品说明书中的禁忌人群相违反、超适应证与药品说明书禁忌证相违反、未按用药评价要求使用药物、缺乏知情同意、缺乏或违背医学伦要求。

表 4-67　超说明书用药规则管理

规则类型	规则说明
识别规则	处方诊断 ≠ 药品说明书诊断 or 药品剂量 > 药品说明书最大剂量 or 患者人群分类 not in 药品说明书适用人群 or 药品给药途径 ≠ 药品说明书给药途径
审方规则	• 在影响患者生活质量或危及生命的情况下 • 无合理的可替代药品 • 用药目的不是试验研究 • 有合理的医学实践证据 • 经医院药事管理与药物治疗学委员会及伦理委员会批准 • 保护患者的知情权

备注：患者人群分类是指患者属于老年人、婴幼儿、妊娠期、哺乳期、肝肾功能不全等特殊人群。

（8）信息化建设

• 系统架构：根据目前超说明书用药信息化管理，主要包括超说明书用药备案管理、超说明用药方案登记、循证医学决策系统和监护管理四部分。具体系统设计架构图如下（图4-37）。

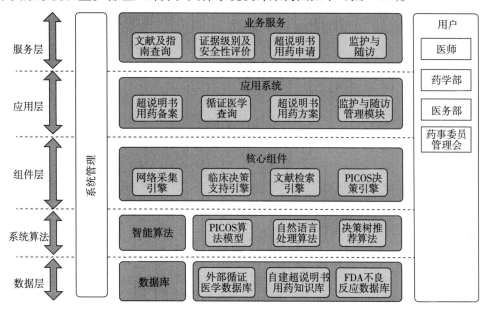

图 4-37　超说明书用药管理系统架构图

• 智能引擎：智能审核引擎和PISCO算法引擎分别承担超说明书用药处方审核和临床申请智能审核。

• 审批功能：可通过PAAS或OA等系统进行审批表申请，支持多人员会签及投票功能，同时支持退回返修、通过、附件在线查询和重发子功能。具休格式参照表4-68。

表 4-68　超药品说明书用药论证审批表

申报药品通用名		商品名	
申报的超药品说明书用法			
论证项目	审 批 结 果		
以试验研究为目的	是 □	否 □	不确定□
资料提供齐全	是 □	否 □	不确定□
提供依据充分	是 □	否 □	不确定□
药品使用利大于弊	是 □	否 □	不确定□

续表

申报药品通用名			商品名	
临床应用经验		是 □	否 □	不确定□
论证意见		通过 □	不通过 □	
分级建议	A级 知情同意	同意 □		
	B级 告知记录	同意 □		
论证专家			日期	
编号				

备注　A级：超药品说明书用药行为可能出现的风险较高，例如不良反应较大、特殊给药途径、特殊人群、超大剂量等。B级：超药品说明书用药行为可能出现的风险较低，例如临床使用较广泛、疗效确切、不良反应低等。

- 字典管理
  ➢ 研究质量等级字典：包括低质量、中等质量和高质量。
  ➢ 文献研究类型字典：用于有效性Thomson分级以及其他用药评分表研究质量筛选时使用；包括RCT、非随机试验、病例对照试验、队列研究、专家共识、个例报道等。
  ➢ 研究范围字典：包括多中心大规模、多中心小规模、单中心大规模、单中心小规模。
  ➢ GRADE分级字典：包括高级证据、中级证据、低级证据和极低级证据；GRADE分级为评审的主要判断标准（表4-69）。

表4-69　循证医学等级评价元数据字典

元数据	数据类型	值含义
证据编码	字符串	唯一主键
级别名称	字符串	各循证级别名称
级别描述	字符串	各循证级别的备注说明信息
级别分类	字符串	01——Thomson等级，02——GRADE推荐等级，03——GRADE证据等级

➢ 超说明书药品基本字典数据元：包括通用名、别名、剂型、规格、适应证、剂量、适用人群、给药途径、具体用法、疗程和主要依据（表4-70）。

表4-70　超说明书用药目录基础字典

元数据	数据类型	值含义
超说明书编码	字符串	唯一主键
药品编码	字符串	调用医院药品编码字典
药品名称	字符串	配对调用医院药品目录中的药品名称
剂型	字符串	配对调用医院药品目录中的剂型信息
规格	字符串	配对调用医院药品目录中的规格信息
通用名	字符串	药品通用名，按照INN标准制定
证据编码	字符串	外键，负责关联循证医学等级评价元数据字典
超说明书用药描述	字符串	具体描述超说明书用药的用法、用量、频次和适用人群等信息
描述类型	字符串	01超适应证，02超剂量，03超给药途径，04超给药速度，05超给药间隔，06超适用人群，99其他
适用范围	字符串	01全院范围，02专科或专病，99其他
申请日期	日期型	临床申请日期
审批日期	日期型	药事与药物治疗学委员会或医学伦理委员会审批完成日期
备案日期	日期型	医务部门备案日期
证据来源	字符串	录入证据来源信息

续表

元数据	数据类型	值含义
证据来源类型	字符串	01国外原研药说明书，02指南共识，03专业循证数据库，04文献及临床研究，99其他
附件	字节集	收录相关证据附件，如研究结果、申报书和评价表等
当前状态	字符串	01申报阶段，02资料收集，03循证评价，04审批中，05备案，06在用，07停用，99其他
药学监护要点	字符串	记录药学监护意见，用于提供开具医师药学监护要点信息
应用预案	字符串	提供应急处理预案建议信息

• 外部接口：HIS、OA、审方软件、临床药师工作站。

• 知识库：来源包括超说明书用药目录，可参考广东省药学会超说明书用药目录，包括超适应证、超剂量、超适用人群和超给药途径。其他参考资源包括美国、欧洲、日本原研国药品说明书；《中国药典临床用药须知》《临床诊疗指南》、国际主流指南或共识、Micromedex有效性、推荐等级在Ⅱb级、证据等级B级或以上、主流医学期刊发表的高质量RCT研究以及循证医学研究等。官方网站包括美国FDA官网：http://www.fda.gov；欧洲EMA官网：http://www.ema.europa.eu/ema；日本PDMA官网：www.pmda.go.jp。

2.2.10 质子泵抑制剂管理

（1）相关政策　质子泵抑制剂临床应用指导原则（2020版）、医院处方点评管理规范（试行）。

（2）管理要点　质子泵抑制剂专项处方点评；处方前置审核限制质子泵抑制剂严格遵循适应证使用，规则包括剂量、疗程、用法、适应证及其他；重点监控超适应证用药、超剂量和超疗程医嘱处方；区分诊断性治疗、预防性治疗、维持性治疗、初始治疗。

（3）信息化管理

• 处方点评规则：适应证是否适宜、预防用药是否适宜、品种遴选是否适宜、剂型及给药途径是否适宜、用法用量是否适宜、联合用药是否存在相互作用（表4-71）。

表4-71　质子泵抑制剂处方点评规则

入组条件	组合条件	规则	规则分类
诊断归类为创作或医嘱为危重症患者	危险因素数量>0	使用疗程≥3天，给药方式：静脉途径	疗程
Ⅲ、Ⅳ级手术	SRMD危险因素>0	术前口服预防使用	使用指征
预防性用药指征目录	危险因素数量<2	不推荐使用	使用指征
检验或诊断提示肝功能异常患者	/	日剂量≤20mg	剂量
妊娠的第1~3个月	/	避免使用任何质子泵抑制剂	注意事项
妊娠妇女	诊断为难治性或严重胃食管反流病	除奥美拉唑外，其他质子泵抑制剂提醒	使用指征
手术时间/质子泵抑制剂开始使用时间大于2天	预防性使用	病程记录中须记录原因	其他
普食或肠内营养制剂医嘱≥2天	预防性使用	病程记录中须记录原因	其他
单次使用剂量或日剂量>说明书剂量要求	/	病程记录中须记录原因	其他
医嘱中质子泵抑制剂和H_2RA	二者开始或结束时间间隔不超过2天	病程记录中须记录原因	其他
用法	/	不超过每天2次	用法不当
兰索拉唑	注射剂	不超过7天	疗程
雷贝拉唑	注射剂	不超过5天	疗程
雷贝拉唑注射剂批次管理	临床使用时间-PIVAS冲配时间	护士签收输液时提醒2小时内完成混合及使用	静脉用药点评
艾司奥美拉唑，诊断GERD	注射剂	不超过7天	疗程
艾司奥美拉唑，Forrest分级Ⅰ1c-Ⅱ1的急性胃或十二指肠溃疡出血	注射剂	不超过5天	疗程

续表

入组条件	组合条件	规则	规则分类
十二指肠溃疡	口服剂型	<6周	疗程
胃溃疡、NSAIDs相关的消化性溃疡治疗	口服剂型	<8周	疗程
上消化道出血			
长期双联抗血小板药	凝血指标异常	<6个月	疗程
胃EMR及ESD手术	/	出血后或手术当天使用，且疗程不超过3天	用药时机

● 功能：处方审核软件完善PPI审核点评规则；HIS增加预防危险因素字典及PPI预防使用评估量表，进行危险因素采集和临床决策支持。统计分析模块增加相应指标。此外，可在移动护理增加雷贝拉唑注射剂执行超时提醒功能；对手术用药时机监控方面，采集手术麻醉记录中PPI使用时间及出血时间进行时机合理性评价。

● 字典管理

➤ 预防用药诊断目录字典：包括诊断名称、手术名称、ICD码、PPI和使用疗程。

➤ 溃疡风险等级字典：按高、中和低风险分级；包括年龄大于65岁、高剂量使用NSAIDs联用、有溃疡病史但无并发症，以及合并使用NSAIDs、抗凝剂或糖皮质激素；其中危险因素2个或以上属于高风险，1~2个属于中风险，无危险因素属于低风险。

➤ 预防使用的相关危险因素字典：按级别分为严重危险因素和潜在危险因素，按照分值赋予严重危险因素2分，潜在危险因素1分，当分值达到2分时允许预防使用；危险因素信息包括症状、执行医嘱、检验和诊断等。具体分类赋值见表4-72。

表 4-72　预防使用 PPI 危险因素分值表

数据类型	危险因素	危险因素分类	分值
医嘱	机械通气超过48小时、体外生命支持、抗凝或抗血小板药物	严重危险因素	2
检验	INR>1.5或血小板<50×10⁹/L或APTT大于正常值2倍		2
诊断	病史含消化道溃疡、出血		2
诊断	严重颅脑颈脊髓外伤、严重创伤、多发伤、严重烧伤（体表面积大于30%）、休克、脓毒血症、慢性肝脏疾病、急性肝功能衰竭、ARDS、急性肾功能衰竭、肾功能替代治疗、心血管意外、严重心理应激		2
诊断/手麻记录	复杂手术（Ⅲ~Ⅳ级手术）手术时间超过3小时		2
病程记录	持续低血压		2
医嘱	ICU住院超过1周	潜在危险因素	1
检验	大便潜血持续时间3天或以上		1
医嘱	大剂量使用糖皮质激素，参照糖皮质激素效价表，大于氢化可的松250mg/d		1
医嘱	合并使用NSAIDs		1

➤ 治疗目录字典：卓艾综合征、消化性溃疡、胃食管反流病（GERD）、幽门螺杆菌根除、急性非静脉曲线性上消化道出血。

➤ 预防使用诊断目录字典：NSAIDs相关性溃疡、应激性黏膜病变（含严重创伤、危重疾病或严重心理疾病等情况下应激）、肿瘤化疗后的上消化道疾病。

➤ 辅助检查项目字典：CYP2C19和CYP3A4基因检测、胃泌素及血镁。

➤ 适应证规则字典：包括诊断名称、药品名称、药品编码和诊断编码。

➤ 统计指标：使用量、NSAIDs相关性溃疡和应激性黏膜病变平均使用疗程，门诊及住院PPI费用占比。

2.2.11 血液制品管理

（1）政策要求　《药品生产质量管理规范（血液制品附件）》〔2020〕77号、卫生部关于加强生物制品和血液制品管理的规定。

（2）分类管理 血液制品特指人血浆蛋白类制品，在临床使用过程中容易与生物制品、体外诊断试剂和成分血混淆；而生物制品主要包括抗毒血清、类毒素、疫苗和菌苗。上述制品在制备、储存和使用管理较为相似，具体区别见表4-73。

表 4-73 血液制品、生物制品和成分血区别

分类	类型	工艺与要求
血液制品	白蛋白、免疫球蛋白、纤维蛋白原、因子、凝血酶原复合物	原料是血浆，经化学方法制备和病毒灭活；符合生物制品规程，取得国家药品批准文号和合格证书
生物制剂	抗毒血清、类毒素、疫苗和菌苗	原料广泛；符合生物制品规程，取得国家药品批准文号
成分血	全血、红细胞、血小板、血浆、冷沉淀等	原料是人全血；经物理方法提纯或浓缩制备；血站或医疗机构

（3）管理要点

• 静脉输液配伍管理：包括药品预热提醒、溶媒选择、浓度管理、滴速管理及配制使用限时提醒。

• 质量管理：血液制品的质量管理重点是药品的全程冷链管理；包括药品配送、验收、储存和调配，以及使用的全程冷链保存和信息记录。

• 处方点评：处方采用一药一处方；根据医疗机构自身管理需求，限制专病、专科或职称开具血液制品，防止药品滥用。

• 知情同意管理：参照药品使用的知情同意书对血液制品在使用前签署知情同意书。

• 医保管理审核：部分血液制品医保报销部分主要见于抢救及工作保险部分。

• 涉及抢救使用的血液制品需要关注药品疗程及病危医嘱持续时间；防止使用疗程过长。

• 溯源管理：部分医疗机构可在处方或指定专用账册记录发出血液制品信息，包括药品名称、规格、生产厂家、批号、发出日期、床号、住院号和患者姓名；便于进行溯源管理。

（4）血液制品管理流程

• 血液制品管理流程：包括全生命周期的冷链监控，临床使用时的处方审核、药品调配质量、输液管理和事后处方点评等业务。血液制品重点关注药品质量、配伍、滴速及时限性；具体见图4-38。

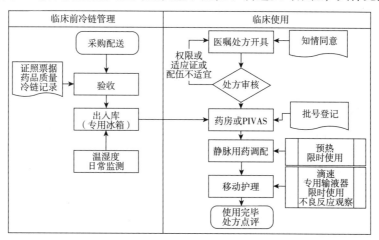

图 4-38 血液制品业务管理流程

• 知情同意书：一般情况下，血液制品知情同意书主要以静脉通道用药为主的药品，如人血白蛋白、静脉注射人免疫球蛋白、凝血酶原复合物、凝血因子和人纤维蛋白原等；风险告知信息包括过敏性休克、心力衰竭、传染病（病毒性肝炎、HIV、梅毒等）等。

• 药物配制：由于部分血液制品需要预热至室温或体温水平，且开封后在限定时间内使用，一般3小时内使用；血液制品普遍在临床中现配现用。

• 药品溯源：考虑到血液制品质量溯源工作，可在输液标签、处方、专用账册或发药单等档案文件登记药品名称、药品批号、生产厂家和规格信息。

• 药品费用管理与报销：血液制品在病案首页及医保结算费用清单进行单独结算，通过 HIS 药品基本信息进行血液制品标识；在医保审核规则方面，除特殊适应证、急救和抢救外，血液制品不作为医保报销范围。

（5）血液制品专项点评规则　适应证不适宜的；遴选的药品不适宜的；药品剂型或给药途径不适宜的；用法、用量不适宜的；联合用药不适宜的；重复给药的；有配伍禁忌或有不良相互作用的；如白蛋白的溶媒及浓度；静脉用药方式、滴速及输液器选择是否适宜；除溶媒外，不得与其他药物混合滴注。具体配伍要求见表4-74。

表 4-74　血液制品配伍及给药方式要求

药物	溶媒与浓度	给药方式与速度
人血白蛋白	5%葡萄糖，100g/L	静脉滴注15分钟内缓慢，IV不超过2ml/min
人免疫球蛋白	5%葡萄糖，稀释1~2倍	分肌注型和静注型；开始滴速1ml/min（约20滴）；最高不超过60滴/分
乙肝免疫球蛋白	注射用水100U/ml	IM或IV
狂犬免疫球蛋白	剂量一般不超过20IU/kg	伤口浸润注射及大腿肌肉分部位注射；单独注射器
破伤风免疫球蛋白	/	不需皮试，只限臀部肌肉注射，禁止IV
纤维蛋白原	使用时升温至30~37℃	静脉滴注40~60滴/分，滤网输血器
凝血因子（包括Ⅷ、Ⅸ、Ⅶa）	灭菌注射用水；剂量计算：Ⅷ=体重（公斤）×预期的因子Ⅷ升高值（IU/dl或%）×0.5	Ⅷ：治疗用药（IV）2~3次每天，滴速不超过10ml/min，根据出《控制出血和围手术期给药量的指南》调用剂量及步次；预防用药间隔周期为2~3天一次，剂量20~40IU/kg
凝血酶原复合物	氯化钠注射液或5%葡萄糖注射液稀释成50~100ml；10~20IU/kg；预热至20~25℃	IVgtt开始15滴/分，15分钟后40~60滴/分，开瓶后3小时内使用；输液时间30~60分钟滴完

（6）信息系统建设

• 相关系统接口：HIS、输血管理系统、合理用药系统、临床药师工作站、护理系统、冷链管理系统。

• 信息系统改造：药学监护包括增加滴速、限时使用和不良反应监测功能，移动护理中增加使用时限消息提醒，避免超过限定时间；HIS在开具血液制品时弹出知情同意书并判断是否登记录入。

• 统计指标：包括不适宜处方数（张），点评处方总数（张），不适宜处方比例（%）。

• 字典维护

➢ 血液制品费用类型字典：一般在 HIS 药库药品基本信息字典进行维护，并在医保结算清单费用、病案首页费用类型和发票费用类型中调用；血液制品费用类型字典包括血液和血液制品类（代码8），细分为白蛋白类制品费（代码82）、球蛋白类制品费（代码83）、凝血因子类制品费（代码84）和细胞因子类制品费（代码85）。

➢ 药品目录：人血白蛋白、人免疫球蛋白、人胎盘血免疫球蛋白、特异性免疫球蛋白、人凝血因子Ⅷ、人凝血酶原复合物、抗人淋巴细胞免疫球蛋白、狂犬病人血白蛋白、干扰素、转移因子、破伤风免疫球蛋白、人纤维蛋白原和乙型肝炎免疫球蛋白。

3.特殊管理药品

根据《关于加强医疗机构药事管理促进合理用药的意见》明确各类特殊管理药品的管理要求，由于高警示药品具备安全使用风险，部分参照医疗用毒性药物管理原则，因此本文把高警示药品同时纳入特殊管理药品部分进行阐述。其基本管理要求如下（表4-75）。

表 4-75　特殊管理药品基本管理要求

药品分类	管理要求
麻醉药品及第一类精神药品	五专管理：红色专用处方，处方药品数量限制一种；麻醉药品3年备查，精神药品2年。医师麻方权管理。专人管理。专柜加锁（监控及报警装置），专用账册：验收及出入库账册，保存不少于5年。专册登记包括患者档案、发出记录、回收记录和销毁记录。印有专用标志

续表

药品分类	管理要求
第二类精神药品	精二专用处方，处方保存期限为2年，印有专用标志
易制毒类化学品	除I类单剂量药品（麻黄碱类）外参照麻精一处方，并实行五专管理；其他可参照普通处方格式执行；实行专人管理、专柜加锁和专用账册；部分医疗机构对I类复方制剂或原料使用进行专册登记
医用毒性药品	处方保存期限为2年，处方单独开具，2日极量；印有专用标志
放射性药品	印有专用标志；处方保存期限为2年；IV类需具备副主任药师职称资格人员参与管理；专人管理、专用账册和专册登记
高警示药品	参照特殊药品管理制定"专用标志、专人管理和专区管理"

特殊管理药品是国家明确规定实行特殊管理要求的药品分类，特殊管理药品重点防范药物滥用和重大安全事故等，涉及药品的全生命周期信息管理，本文分别从专项管理、环节管理、文档管理和信息化管理分别阐述特殊管理药品。参照《广东省医疗机构麻醉药品、第一类药品管理实施细则》等五项实施细则的通知，本文整理了特殊管理药品中通用管理要点，包括专用账册、药品储存及库存量控制等管理要点。其分类管理概要清单如表4-76。

表4-76　特殊管理药品分类管理概要清单

特殊管理药品分类	专项管理						环节管理				交接班记录	文档管理							资质证明
	专人管理	专柜加锁	专用账册	专册管理	专用处方	专用标识	采购	储存	使用	回收销毁		回收记录	余液登记记录	过期破损销毁申请	药房/临床使用记录	档案/病历/知情同意书	验收记/缺损登记	药房领药/临床基数申请	
麻醉、精一药品/麻黄碱类	√	√	√	√	√	√	印鉴卡	监控系统视频，保存不少于180天	日剂量及使用天数限制，处方点评	√	√	√	√	√	√	√	√	√	印鉴卡
医疗用毒性药品	√	√	√	/	/	/	常规采购			√	√	√	/	√	√	/	√	/	/
易制毒化学品	√	√	√	√	√	/	印鉴卡			√	√	√	/	√	√	/	√	/	I类制剂需印鉴卡
放射性药品	√	√	√	√	/	√	快速验收	防盗及辐射标志	三查八对和个人防护	/	√	/	/	放射性药品废物处置	/	/	出厂剂量测量单	/	放射性药品使用许可证
高警示药品	√	/	/	/	/	√	常规采购	专用区域	风险分级	/	√	/	/	/	/	/	/	普通药品基数	/
管理通则																			
专用账册	包括药库、药房和临床交接班记录，采用日结日清，验收记录，缺损登记表，药房领药申请，临床基数申请；账册采用三级管理机制，包括药库、药房和科室。																		
药品储存	放射性药品采用铅防护贮源柜保存，高警示药品按专区或专门货架管理，其余药品采用专柜加锁管理。																		
库存量控制通则	药库药品储备天数预警以15~30天全院消耗量；值班柜3天消耗量；药房、病区及医技科室7天消耗量。																		

3.1 麻精药品

3.1.1 管理要求

（1）相关政策　麻精药品管理政策包括《麻醉药品和精神药品管理条例》2005国务院令第442号、《处方管理办法》《医疗机构麻醉药品、第一类精神药品管理规定》和《关于进一步加强含麻醉药品和曲马多口服复方制剂购销管理的通知》和《麻醉和精神药品智能化闭环管理规程》和公立医院等级评审标准等。

（2）管理范围　药品医保编码范围包括XN02A阿片类、XN05精神安定类以及麻黄碱注射液。

（3）职责分工

• 麻精一药品的采购、验收、储存、保管、发放、调剂、使用、回收、报残损、销毁、丢失及被盗报告、值班巡查、使用专项检查、废弃液管理、应急预案制度。

• 麻精一药品的处方/医嘱审核、点评、保管、使用、销毁管理制度。

• 麻精一药品空安瓿/废贴的回收、登记、清点、销毁管理制度。

（4）管理要点　五专管理及相关登记表的记录、查询和归档；系统对账物相符的监控与统计；患者或代办人身份核实、余液处理及空安瓿回收的证据链管理；跨天、跨院或跨科麻精处方重复领取审核；住院及医技科室麻精药品处方开具及药品回收管理。

3.1.2 管理业务流程

（1）麻精药品门诊与住院管理流程　麻醉及第一类精神药品管理流程包括门急诊业务和住院业务；门急诊与住院业务流程主要区别在于住院药房发放麻精药品时免除患者建档环节，且考虑到临床科室及手术室等用量较大的需求，部分医疗机构在麻精药品出入库阶段参照基数药品管理模式，采取按基数批量领取补充；而门诊则需要进行患者建档和代办人审查。住院流程包括单张处方药品领取及批量领取两个分支流程；住院患者开具麻精药品处方格式参照门诊麻醉及第一类精神药品处方格式。考虑住院麻精药品的医保报销及病历记录的完整性，可通过改造住院医生工作站，在医嘱开具中对麻精药品医嘱按麻精药品处方格式要求生成相应的纸质处方，用于请领药品和归档记录。具体见图4-39。

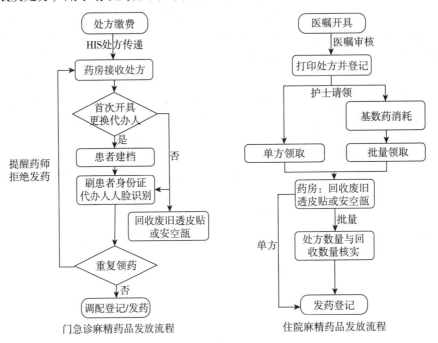

图4-39　门急诊及住院麻精药品管理流程图

（2）麻精药品手术室管理流程

• 手术药箱管理流程：目前国内手术药箱主要以基数药形式，与其他药品打包封装发放；实行当天发放补充和回收清点。手术药箱主要用于手术业务量大或配备手术药房的大型医疗机构；其流程见图4-40。

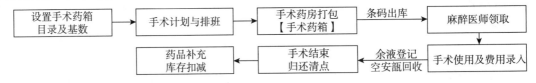

图4-40　手术药箱管理流程图

• 镇痛泵管理流程：见图4-41。

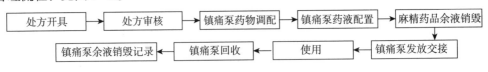

图4-41　镇痛泵管理流程图

3.1.3 信息系统管理

（1）信息化标准　麻精药品信息化建设参照根据全国医院信息化建设标准与规范（试行）2018和 WST 500.11-2016 电子病历共享文档规范 第11部分：麻醉记录等文件要求进行信息化建设。

（2）麻精药品管理系统基本功能　麻精药品管理系统主要包括麻精药品登记、患者档案管理、预警提醒、人员身份识别、回收登记、销毁登记、调配发出管理、账物管理、麻精智能药柜和处方权管理等功能。目前市场上的麻精智能药柜常见功能包括解决药品的专用账册、专柜加锁和双人开锁以及药品回收管理。然而在患者档案、麻精处方审核等方面由于设备原因无法全部实现。详见图4-42。

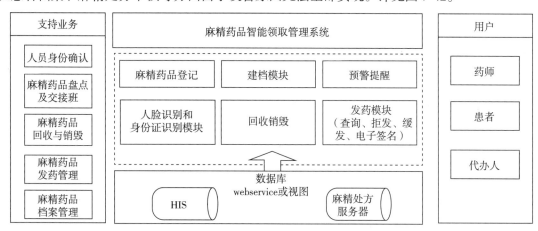

图4-42　麻精药品管理系统架构图

• 回收管理：登记麻醉精神药品回收信息，包括余液回收和药品回收；其中余液回信息包括余液回收类型（空安瓿、透皮贴）、余液量（含镇痛泵余液及麻精药品余液）、回收日期、回收部门、回收数量、包装批号、登记人、处方号、患者姓名、身份证号和操作人；回收登记支持单张登记和批量登记。回收信息与销毁登记、移动护理等进行信息互联互通。

• 销毁登记：指管理或使用部门对余液、回收安瓿或科室回收的过期/损坏麻精进行个别或集中销毁的过程，系统登记信息包括销毁时间、销毁人、证明人、上传附件和销毁数量等信息；销毁登记流程在回收管理之后。根据管理要求，销毁管理模块需支持视频或图片等附件上传功能，供上级管理部门监督稽查。销毁登记应结合实际操作场景，建议采用移动端实现取证和登记一体化。

• 患者档案管理：包括患者的基本信息、药物过敏史、麻醉药物使用史、诊断、诊断时间、疾病信息、肿瘤或慢性疼痛患者的疼痛分级信息等，同时包括代办人姓名、身份证、工作单位和家庭住址。医联体及医共体等区域性健康信息平台应具备跨院区调用麻精药品取药信息功能。

• 基数管理：麻精药品基数管理主要用于急诊病房和部分医技部门；部分医疗机构允许病区开放使用麻精药品基数均按基数管理原则；科室向药学部申请麻精药基数时应提交申请数据及历史日最大消耗数；药学部按储备要求设置基数量和库存预警规则，具体如下：二级库房及基数药请领科室（如病区、手术室等）的储药量一般不宜超过7天消耗量；值班柜储药量一般不超过3天消耗量。

• 麻精药柜及手术药箱管理：麻精药柜通过HIS实现库存及使用数据同步，麻精药柜记录处方信息和操作药师信息。信息系统可通过二维码技术建立手术药箱药品清单信息记录；回收时核查实际消耗数量并补充药品，手术室药房对手术药箱以【盘点出库】的形式进行消耗量扣减；同时对使用的空安瓿进行余液登记和批号登记。

• 癌痛、急性疼痛和重度慢性疼痛：采购患者肿瘤信息及增高疼痛评估表；系统对评估得分为急性和重度疼痛的患者在处方审核时放宽其麻精处方药品用量及频次等要求。建立疼痛评分表包括NRS评分、面部表情疼痛评分量表、主诉疼痛程度分级量表VRS和视觉模拟评分量表VAS；评估内容信息包括疼痛部位、范围、性质、发作时间、频率、程度、发作因素、生活质量影响、疼痛治疗史和当前疼痛阶梯镇痛治疗级别等信息。

• 镇痛泵信息管理：包括镇痛泵配置、发放和回收登记信息，同时包括麻精药品余液和镇泵余液两种余液的信息登记。

• 医源性药物依赖的防范与报告：参照本书"药物警戒"章节中的药物滥用设计医源性药物依赖报告

上报表单。

• 交换班信息登记：采用日盘点表形式，分别登记药品名称、规格、厂家、交接日期日间、上日结存、领入数、领入批号、领药操作人/复核人、消耗数、结存数、结存批号、结存效期、交班和接班人等信息。

• 麻醉药品、第一类精神药品专用病历：整合麻精药品患者档案、麻醉药品使用记录信息、代办人请领记录信息、病理及手术记录信息、麻精一药品使用知情同意书、疼痛评分记录信息和镇痛泵使用记录信息、医源性药物依赖的防范与报告和药品不良反应报告信息等；患者可在电子病历中增设麻醉药品、第一类精神药品专用病历模块，模板内容信息包括但不限于麻精药品处方信息、本次疼痛评分结果、临床诊断和症状等信息；中重度疼痛患者首次开具或更换麻精药品时应在病历中记录；违反间隔取药和使用限量的情况应在专用病历中记录原因。

（3）处方审核规则

• 处方审核规则要点：使用天数、适应证、药品条目数及处方规范性。

• 处方权限制：制定麻方权医师目录字典。

• 处方类型限制规则：限制长期处方和互联网处方开具麻精药品。

• 处方药品数量限制：麻醉、精一及精二处方中开具超过1种药品，溶媒除外。

• 代办人及患者身份信息审核规则：同一天内重复，同一患者或同一代办人领取具有麻醉、精一药品标识的药物处方。

• 跨天处方审核：跨天处方审核对HIS资源消耗大，容易导致查询超时；因此涉及麻精药品跨天审核需要建立麻精处方中间数据库，存储每天HIS产生的麻精处方，审方引擎根据患者或代办人的身份证号或门诊号等信息进行当前HIS处方和中间数据库处方进行轮询比较，实现麻精处方的跨天审核工作。

• 注射剂管理规则：每张处方限一次使用量；信息登记须记录空安瓿回收信息。

• 疗程规则：根据麻烦药品及参照麻精药品管理药品，通过字典或审方规则限制，限制单次剂量、日剂量和总使用天数。

➢ 1次用量：镇痛泵、盐酸二氢埃托啡（二级以上医疗机构使用）、盐酸哌替啶（医疗机构内使用）。

➢ 1天常用量：住院患者逐日开具。

➢ 不超过3天常用量：门急性和中重度疼痛麻精一处方中控缓释剂型。

➢ 不超过7天常用量：第二类精神药品、控缓释剂型及门急性和中重度疼痛麻精一处方中的非控缓释口服或外用剂型；出院带药麻精一非控缓释口服或外用剂型。

➢ 不超过15天常用量：出院带药控缓释剂型，哌醋甲酯治疗儿童多动症时；普通科室医生开具精二口服药品不超过15天。

具体审核技术路线图如下（图4-43）。

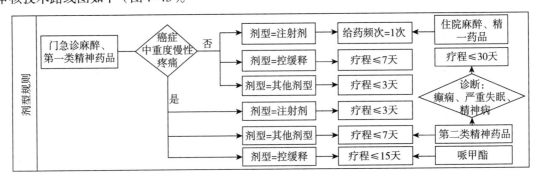

图4-43 门诊麻精药品审核规则

（4）处方点评 麻精一药品的处方数量，不少于当期麻精一药品处方量的30%，麻精一药品处方量不足100张的需全部进行点评；超常处方点评规则为日剂量大于限定日剂量3倍以上或联用2种以上麻精一药品。

（5）五专管理信息化

• 专册管理：采购HIS历史处方信息中有关麻精药品品种、品名、规格，每张处方消耗量、批号，处方编号、发药日期、调配药师、发药药师，患者姓名、身份证号、性别、年龄、疾病名称、门诊或住院号等信息；专册信息可根据麻精药品品种类别分类汇总。

• 专账管理：建立每日盘点台账，对处方消耗量及实际库存进行对比，当账物不一致时做出系统报警；各级库房应建立相应的专账管理信息；信息包括出入库及使用信息，具体包括药品名称、规格、数量、上日结存、凭证号（或出入库单号）、批号、有效期、入库数、出库数、结存数、结存批号、操作人、核对人等。

➢ 临床科室专用账册信息包括交接班信息和使用账册信息，其中交接班信息包括药品名称、规格、日期时间、上日结存、领入数、结存数、批号、交班人和接班人，使用账册信息包括日期时间、药品名称、规格、使用剂量、批号、患者名称、住院号、余液量、执行人/核对人。

➢ 药房专用账册：包括回收登记记录、发出记录、患者使用账册和患者档案等。

• 专人管理：管理专员开通有关专册管理及专账管理页面的权限，以及专柜开锁设置。

• 专柜加锁：麻精智能药柜采用双次确认开锁模块，通过密码或指纹开锁技术实现智能开锁；除专柜加锁外，医疗机构应其安装安全监控设备；视频监控系统储存空间应按储存不少于180天的数据量为标准设计。

• 专门处方：HIS中建立麻醉精一处方和精二处方格式，处方增设患者身份证、代办人姓名、代办人身份证、药品批号登记、麻精处方档案号、回收批号等信息；专用处方与麻方权及麻精药品字典进行组合控制，以实现具备麻精药品处方权资质医师开具目录规定下的药品；麻精处方涉及门急诊处方、麻精药品医嘱、手术室处方及出院医嘱等类型。

（6）系统接口　麻精药品管理系统须与HIS、手术麻醉管理系统和智能麻精药柜进行对接，其中HIS处方数据通过麻精药品标识进行实时传输，手术麻醉管理系统主要接口包括麻醉药品处方打印数据的出入库数据对接；医院外部系统包括医疗印鉴卡管理系统和视频监控系统。

（7）字典管理　麻方权医师目录字典、麻醉精一药品字典、精二药品字典、使用天数字典、疼痛评分字典、麻精处方审核规则等。

（8）统计指标

• 储存管理指标：麻醉及第一类精神药品账物相符率需达到100%；药库药品储备天数预警以15~30天全院消耗量为宜。

• 运营管理指标：系统消耗量、实际消耗量及结余量；若系统消耗量/实际消耗量不等于100%则需要进行追踪调查及上报相关管理部门。运营管理指标应进行日结日清，系统具备每日动态更新当天指标信息。

3.2 医疗用毒性药品

医疗用毒性药品是指毒性剧烈、治疗剂量与中毒剂量相近，使用不当会致人中毒或死亡的药品。

3.2.1 管理要求

（1）政策标准　参照《医疗用毒性药品管理办法》、国药管安〔1999〕257号《关于加强 亚砷酸注射液管理工作的通知》、国食药监办〔2008〕405号《关于将A型肉毒毒素列入毒性药品管理的通知》，其中A型肉毒毒素限制2日使用量和专用账册管理。

（2）管理范围

• 中药部分：砒石（红砒、白砒）、砒霜、水银、生马钱子、生川乌、生草乌、生白附子、生附子、生半夏、生南星、生巴豆、斑蝥、青娘虫、红娘虫、生甘遂、生狼毒、生藤黄、生千金子、生天仙子、闹羊花、雪上一枝蒿、红升丹、白降丹、蟾酥、洋金花、红粉、轻粉、雄黄。

• 西药部分：去乙酰毛花苷C、阿托品、洋地黄毒苷、氢溴酸后马托品、三氧化二砷、毛果芸香碱、升汞、水杨酸毒扁豆碱、亚砷酸钾、氢溴酸东莨菪碱、士的宁、A型肉毒毒素。

（3）管理要点　医疗用毒性药品除未有明确要求"专用处方格式"要求外，实行"专人管理、专柜专锁、专用账册"。视频监控保存天数、值班柜基数储备量、基数申请、交接班记录、药品回收（不含余液回收）、药品过期破损销毁申请、病区管理专用账册管理参照麻精药品管理要求执行。

3.2.2 信息系统管理

（1）处方审核规则　增加2天限量处方审核规则；含毒性药品标识的普遍处方药品数量不超过2种；开放处方审核平台跨天处方审核功能，开放天数不超过2天，注意开放跨天审核天数过长严重影响系统性能；增加孕妇及其他特殊人群禁用规则。

（2）HIS改造　增加医疗用毒性药品字典，同时限制药品开具天数及含医用毒性处方药品数量；开具饮片处方限制医疗用毒性中药时必须填写炮制方法。

3.3 易制毒化学品

易制毒化学品是指国家规定管制的可用于制造毒品的前体、原料和化学助剂等物质。易制毒化学品管理及培训可参照麻醉精一药品管理。

3.3.1 管理要点

（1）参照标准　参照2010版《药品类易制毒化学品管理办法》、2005《易制毒化学品管理条例》《麻黄素管理办法》（试行）（国家药监局〔1999〕12号令）、关于进一步加强含麻醉药品和曲马多口服复方制剂购销管理的通知。

（2）分类　根据《易制毒化学品管理条例》（2018年9月18日修正版）共分为三类：第一类是可以用于制毒的主要原料，如麻黄碱注射液和麦角新碱等药品，麻黄碱注射液参照麻醉精神药品管理办法执行。第二类、第三类是可以用于制毒的化学试剂。

（3）管理范围　医院制剂室相关制剂原料药；门诊药房常用感冒药物；检验科、病理室、药检室及药学科研等相关试剂；药品类：麦角新碱类（麦角酸、麦角胺、麦角新碱）、麻黄素类（麻黄素、伪麻黄素、消旋麻黄素、去甲麻黄素、甲基麻黄素、麻黄浸膏、麻黄浸膏粉）等。

3.3.2 业务流程

易制毒类药品/化学品根据分类及应用场景的差异，其管理流程均有所差异；分别包括原料药、试剂及含易制毒类药品的使用管理等；涵盖药品采购、资质证照、票据、出入库记录、财务账套、退回、处方格式、废液处理及销毁管理等内容。具体见图4-44。

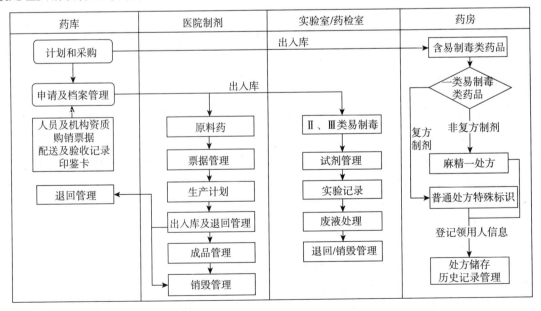

图4-44　易制毒化学品管理流程

3.3.3 信息管理

在信息化管理方面易制毒类化学品除危险化学品管理外，Ⅰ类易制毒化学品参照麻精药品管理系统设计思路进行信息化管理。此外，易制毒类化学品除用于临床治疗外，还包括医院制剂制备、检验检查和科研试剂应用等；因此涉及数据共享的平台较多。

（1）智能化设备配套　不良事件管理中，易制毒类药品不良事件管理主要涉及药品被盗、被抢、丢失、流入其他非法渠道等情况。

（2）药品采购　分别在全国易制药化学品管理平台、科研试剂采购平台和药品采购平台等进行采购；记录药品生产企业、供应及配送企业基本信息和证照信息。

（3）处方管理　对含有易制毒化学品的药品进行汇总管理，记录患者基本信息、药品信息、调配和发药信息等。易制毒化学品的购用参照麻精药品管理，除麻黄碱注射液、麻黄碱滴鼻液和麦角新碱按麻醉精一处方格式要求执行外，其他二、三类和含一类成分的复方制剂易制毒药品以普通处方格式管理为主；处方审核及调配时按专项管理要求，如"抗感冒药物处方审核"和"药袋专项标识"，以便于药师审核。在处方审核方面，为防止患者大量领取含易制毒化学品的药品，制定相应的审核规则，具体如下。

• 重复用药拦截：易制毒药品中相同的化学基团可经化学合成工艺合成制备，在规则设计上对含有或经化学合成后的同类成分，如麻黄碱或伪麻黄碱药品同时开具时进行系统拦截。

• 大剂量拦截：根据不同易制毒药品最小包装规格及剂型，限制处方量总领取量及最小包装领取量；含易制毒类药品的复方制剂按成分含量计算；其中含麻黄碱类复方制剂每个最小包装规格麻黄碱含量口服固体制剂不超过720mg，口服液体制剂不超过800mg；含量大于30mg的复方制剂在药品属性中归类为处方药品。

• 重复领取拦截：由于易制毒药品使用普通处方，未能进行代办人信息记录；系统只对患者本人信息，如门诊号、健康码或身份证号码进行重复领取的自动审核工作。

• 疗程控制：麻黄素单方制剂处方每次疗程不超过7天常用量。

（4）库存管理方面　包括药品、原料药及试剂的综合管理。原料药专用统领单实现生产计划与原料药用量科学计算；同时包括成品出入库管理和原料药退回、生产废液处理登记等记录。

（5）档案管理

• 单位档案：开展相关易制毒化学品的医院制剂生产的医疗机构应备案《药品生产许可证》《药品生产质量管理规范》认证证书、《药品类易制毒化学品生产许可批件》《购用证明》、营业执照及组织架构图。

• 人员档案：企业法定代表人及相关工作人员无毒品犯罪记录的证明。

• 进销存档案：参照麻精药品进销存管理要求执行，建立专用账册，账册保存期限应当自药品类易制毒化学品有效期期满之日起不少于2年；涉及原料药及实验试剂的需具体记录每次领用及退回记录信息。根据管理规定要求做好票据登记信息储存工作。

（6）相关字典

• 分类目录字典数据元：包括分类类型、化学品编码、化学品通用名称、商品名称和限定使用部门；分为三类，第一类包括麻黄类（麻黄碱和麻黄素）、麦角胺类、黄樟类（黄樟素和黄樟油）和邻氨基苯酸类等。

• 化学品基本信息字典：在药品基本信息字典基础上增加易制毒类分类标识、化学分子式、用途、CAS号、易制毒类药品成分含量（复方制剂成分表）和分子量等信息。

• 处方格式字典：在麻醉精一处方限制目录字典中增加麻黄碱注射液及麦角新碱。

（7）系统集成

• 初级集成：根据医疗机构信息化互联互通要求，包括HIS药库信息与处方信息、处方与智能麻精药柜、HIS与处方审核平台的互联互通工作。

• 高级集成：实现试剂、药库系统、处方审核平台、药房工作站、医疗制剂管理系统与试剂管理平台等平台的数据的互联互通；包括采购、出入库、使用、余液回收、废液处理、化学品及药品销毁等信息共享工作。

• 外部系统：医疗印鉴卡管理系统、公安部视频监控系统、全国易制药化学品管理平台、易制毒化学品监管系统、全国易制毒化学品网上报备管理系统等。

3.4 放射性药品

放射性药品是指用于临床诊断或治疗的放射性核素制剂或者其标记化合物。放射性药品包括诊断用体内放射药物、治疗用放射药物和体外放射诊断试剂。放射性药品处方仅适用于诊断用体内放射药物和治疗用放射药物。与常规治疗药物相比，放射性药品具备诊断功能、放射性、即时制备、因放射性核素衰变等特性、化学组成成分及质量占比随时间改变、临床用药的质量剂量低及用药次数少、具有辐射损伤风险等特点，对系统信息采集、录入和校对时效性要求高。按照医保分类编码为XV09放射性药品及放射性前体药物。

3.4.1 管理要点

（1）政策及管理难度　参照《放射性药品管理办法》《放射性药品研究指南》《放射性药品化学前体研究指南》《放射性体内诊断药物临床评价技术指导原则》

（2）业务流程　放射性药品管理包括药品生产、经营及配送企业的资质管理，以及涉及生产、配送和使用管理人员的健康管理。在医院内流程包括患者放射性药品使用前评估、确定方案、预约制备、验收检测、使用和监护等环节。具体见图4-45。

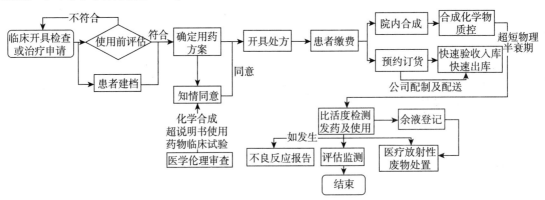

图4-45　放射性药品管理流程

3.4.2 信息化管理

（1）功能简介　放射部位及治疗量计算、放射药品预约、配送和验收及使用管理、放射治疗人员档案管理。

• 放射性药品管理档案：包括供应企业提供的《放射性药品生产企业许可证》《放射性药品使用许可证》、放射性药品检验报告和放射性药品说明书。医疗机构内部需保存好《放射性药品经营企业许可证》、放射性药品预约记录及订货记录、放射性药品处方、验收记录、发票和放射性药品管理人员健康档案等资料；系统根据证照有效期提前提醒续办。

• 放射性药品说明书：说明书信息包括药品名、放射性比活度、装量、生产单位、批准文号、批号、主要成分、出厂日期、放射性核素半衰期、适应证、用法、用量、禁忌证、有效期、注意事项及适用检查治疗项目等。

• 放射性药品预约登记：包括预约使用日期及时间、药品名、规格、装量、放射性比活度、患者信息、生产及配送企业、金额。预约登记时要标明详细的使用时间，遵守"现配现送和现用"的原则。

• 放射性药品处方：处方格式除患者的基本信息和溶媒外，其他非放射性药品不得在放射性处方开具。处方中标明治疗或诊断用比活度、使用部位、检查参数和注射时间；放射性药品处方采用"三查八对"制度。详细格式参照图（图4-46）。

医院许可证级别（例Ⅱ类）

×××医院　　　　　放
放射性药品处方笺

科别：　费别：　门诊/住院号：　　处方日期：年　月　日
姓名：　年龄：岁（月、天）　　性别：□男□女　体重：
临床诊断：1
禁忌人群：　　使用目的：□诊断 □治疗 □示踪研究
身份证号码：
代办人姓名：　　代办人身份证号码：
检查类型：____　检查部位：____　药物执行部位：____

R

溶媒名称 规格 用量 单位
药品名称 规格 用量（1）剂量 单位*用法 给药方式 执行部位1
　　　　　　　　　（2）剂量 单位*用法 给药方式 执行部位2

医师：　　审核：　　金额：
调配：　　调配时间：　　核对：
发药：　　发药时间：　　剩余比活度/有效期：
配制单位：　　配制时间：　　批号：

图4-46　放射性药品处方

• 验收：采用快速验收，一般情况下由科室护士进行移动快速验收入库，药库人员进行票据录入工作；验收时供应商应提供出厂剂量测量单，测量单信息至少包括药品品名、药品装量、药品半衰期、批号、制备时间、药品出厂药品比活度及验收时剩余比活度。

• 放射性药品废物处置登记：包括处置药品名称、操作人、处置方式、放射源监测结果、监测时间等。

• 人员健康管理：包括人员健康检查记录及个人放射剂量监测记录，其中后者的监测提醒周期为每月一次，最长间隔提醒周期不超过一个季度。Ⅳ类放射药性药品需要副高以上药学人员，因此在人员培训、资质及健康监测档案方面均需一并纳入管理。

• 移动护理：采取"三查八对"制度，查对信息包括姓名、性别、病史、检查日期、检查项目、药名、性状、剂量及体积、注射和显像时间、用药方法和部位；此外，还包括过敏史和药品信息。使用时须对放射源活度、注射显像时间进行登记，以及进行放射性废物处置登记。

（2）外部接口　HIS、放射治疗管理系统、核医学管理系统、医学影像管理系统和SPD。

（3）管理字典

• 按照医疗机构放射性药品使用许可证等级限制放射性药品使用目录。详见表4-77。

表4-77　放射性药品使用许可证分类对照表

等级分类	允许使用放射性药品目录
Ⅰ类	体外诊断用放射性核素药盒
Ⅱ类	体内诊断、治疗用一般性放射药品及即可标记物，如I^{131}、氯化亚铊、含锝注射剂等
Ⅲ类	包括Ⅱ类药物，可自制18F-FDG、18F-NaF、13N-NH$_4^+$、15O-H$_2$O、11C-Aceate、11C-CO、11C-Methionine、11C-Choline、11C-FMZ、11C-Raclopride、11C-CTF、11C-NMSP共12种正电子类放射性药品进行人体显像研究
Ⅳ类	自行研发的其他新型PET药物及0期药物临床试验

• 放射性药品基本字典：由于放射性药品的特殊性，在传统基本药品字典基础上增加、放射性比活度、装量单位、放射性核素半衰期、检测方法标准和装量容器要求。

• 部位与用量字典：根据不同的使用部位，放射性药品的用量均有所差异，部位与用量字典主要用于用药方案评估时进行用量推荐。

（4）系统控制规则

• 权限控制：制定相关的人员字典，限制取得相关资质的医师开具放射性药品；并根据资质的有效期设置开放权限有效期。Ⅰ、Ⅱ和Ⅲ类放射性药品开具需具备中级以上职称医师，Ⅳ类需正高职称且10年以上核医学经验医师。

• 人群限制：系统根据患者的病生理状态进行判断，限制孕妇及其他放射性药品禁忌人群开具。

• 用法限制：不得开具"自用""领走"和"遵医嘱"等用法。

• 处方审核规则：适宜性评价方面除常规的适宜性评价，还包括执行部位是否适宜、防护措施是否适宜和监护措施是否适宜。

• 物联网技术应用：主要用于药品配送的快速验收、防护措施及使用时信息快速登记；提供核医学工作人员效率，缩短出入库到使用间隔时间，避免放射性药品比活度下降，影响诊断或治疗效果。

（5）统计管理指标　具体见表4-78。

表4-78　放射性药品处方质量控制指标

指标名称1	不合理放射性药品处方占比
计算公式	不合理放射性药品处方张数/同期总放射性药品处方张数×100%
指标说明	按照放射性药品处方审核规范，凡符合其中一项不合理的视为不合理放射性药品处方
指标名称2	失效药物百分率
计算公式	失效药物放射性药品处方张数/同期总放射性药品处方张数×100%
指标说明	失效药物是指放射性药品调配时间已超过有效期
指标名称3	超时发药处方占比
计算公式	超时发药的放射性药品处方张数/同期总放射性药品处方张数×100%
指标说明	超时发药是指放射性药品发药时间已超过有效期
指标名称4	缺货率
计算公式	某种放射性药品周期内未配送药物总量/该放射性药品周期内总申请量×100%
指标说明	本指标考察供应商供应能力；同一药品涉及多家供应商的按供应商细分申请量和未配送药物总量

3.5 高警示药品

根据ISMP和《中国高警示药品临床使用与管理专家共识》2017定义，高警示药品是指药理作用显著且迅速，易危害人体的药品，即药物本身毒性大、不良反应严重，或因使用不当极易发生严重后果甚至危及生命的药品。医疗机构可根据药品造成不良事件的严重程度和使用频率进行分级或分标识管理。高警示药品管理实行"专人管理、专用标识和专用区域"管理原则。高警示药品在执行时严格遵守5R原则。

3.5.1 高警示药品管理概要

在临床实践中，高警示药品包括药物毒性大（治疗窗窄）、不良反应严重且作用迅速，使用不当容易发生严重后果甚至危及生命的药品。在定义方面、高警示药品与医疗用毒性药品较为接近；其管理要求部分参照医疗用毒性药物管理要求执行，二者区别主要在于标识、供应商资质、处方药品数量及极量。

（1）目录编制原则

• 药理作用显著，治疗窗较窄，用药错误易造成严重后果的药品。

• 药品不良反应发生频率高且严重的药品。

• 给药方法复杂或特殊途径给药，需要专门监测的药品。

• 易发生药物相互作用或易与其他药品发生混淆的药品。

• 其他易发生用药错误或发生用药错误后易导致严重不良后果的药品。

（2）参考目录　高警示药品参考目录见表4-79。

4-79 高警示药品参考目录

类别	药品名称表
肾上腺素受体激动剂	肾上腺素注射剂、去甲肾上腺素注射剂、异丙肾上腺素注射剂、间羟胺注射剂、多巴胺注射剂、多巴酚丁胺注射剂、东莨菪碱注射剂▲
静脉用肾上腺素能受体拮抗药	酚妥拉明注射剂、美托洛尔注射剂
吸入或静脉麻醉药	丙泊酚注射剂、艾司氯胺酮注射剂、七氟烷吸入剂、咪达唑仑注射剂、苯巴比妥注射剂
强心药	去乙酰毛花苷▲注射剂、地高辛片剂
静脉用抗心律失常药	利多卡因注射剂、胺碘酮注射剂
造影剂静脉注射	碘海醇注射剂、碘佛醇注射剂、碘克沙醇注射剂、碘化油注射剂、轧喷酸葡胺注射剂
茶碱类药物静脉途径	氨茶碱注射剂、二羟丙茶碱注射剂、多索茶碱注射剂、阿替普酶注射液、尿激酶注射剂
抗血栓药	阿替普酶、尿激酶
其他	阿托品注射液（规格≥5mg/支）、非肠道和化疗药、口服降糖药、凝血酶冻干粉、50%葡萄糖注射剂、胰岛素注射剂、25%硫酸镁注射剂、10%氯化钾注射剂、灭菌注射用水注射剂、硝普钠注射剂、10%氯化钠注射剂、缩宫素注射剂

备注：▲同时纳入医疗用毒性药品管理。

（3）分级管理 高警示药品分级原则见表4-80。

表 4-80 高警示药品分级原则

分级	分级原则
A	一旦发生用药错误，可导致患者死亡即风险等级最高的药品；医疗机构必须重点管理和监护
B	一旦发生用药错误，会给患者造成严重伤害，但给患者造成伤害的风险等级较A级低的药品
C	一旦发生用药错误，会给患者造成伤害但较B级轻的药品

高警示药物分级根据高警示药品发生用药错误时的严重程序进行划分，其分级目的在于协助药学部制定分级预防措施，包括双人核对、专人管理、专区管理、专用标识和专用账目等。

（4）分类管理

• 剂量限制类：治疗窗较窄，给药剂量、速度应严格控制，超过剂量或速度过快会发生严重危险。

• 药物相互作用类：当与其他药品联合使用时，易发生性状、药动学、药效学等方面的改变，故而给患者造成严重伤害。

• 给药途径类：对给药途径有严格限制，给药途径错误会发生严重伤害。

• 限制适应证和适用人群类：有严格禁忌证、禁忌人群，如年龄限制、肝肾功能用药限制、特殊疾病用药限制等。不同基因型或不同种族药物代谢及药效差异大，适应证或适用人群选择错误易造成严重伤害。

• 理化性质不稳定类：由于药品理化性质特殊，要求储存和运输的条件较为严格，否则易失效或产生毒性作用。

3.5.2 信息化管理

在实际业务中，高警示药品业务管理包括标识管理、货架管理、储存管理、风险管理、使用管理和账目管理等工作，随着新兴技术发展，高警示药品管理配置智能微量输液泵、自动摆药装置、体液药物浓度检测及基因检测设备，使用防护用具、非聚氯乙烯（PVC）输液器具及包装，设立静脉药物调配中心等。移动护理实现5R管理：核对药品名称、床号、患者姓名、药品剂量及给药途径。

处方审核平台对某些高警示药品给药剂量或给药途径进行智能提醒和拦截。对高警示药品摆放、加药、调配、发药、核对、执行使用等环节的信息实行闭环和提醒。

（1）系统改造 高警示药品管理涉及多个业务系统改造，包括HIS、PIVAS管理系统、不良事件管理系统、合理用药系统、标签管理系统和移动护理等系统。

（2）基本功能　高警示药品信息化管理基本功能见表4-81。

表4-81　高警示药品信息化管理基本功能

环节	管理内容
标识管理	货架标识：高警示药品存放区域、药架及药柜均粘贴警示标识牌 使用标识：涉及HIS医嘱开具、移动护理使用、静脉输液调配、药房调配发出时进行信息提醒，其中抢救药、备用药品和药袋粘贴高警示标识
储存管理	按照高警示药品分级进行分区域摆放
风险预警	具备处方审核功能，与处方审核软件主要区别在于处方审核功能嵌入HIS及PIVAS系统，处方审核软件用于处方开具环节，而高警示药品风险预警则贯穿药品储存、处方开具、调配、发出和使用全生命周期。涉及货架管理模块、HIS处方开具模块、药师工作站调配模块、发药模块、药袋标签打印模块、输液管理模块和PIVAS系统等均需要进行预约，根据风险预警规则实际拦截、提醒和双人核对确认等
账目管理	根据高警示药品目录，定期建立交班盘点表或专用账册；并汇总报表

（3）字典管理　HIS作为高警示药品管理主要管理系统，其改造内容包括建立高警示药品目录字典，字典包括高警示药品标识、分级和分类；HIS药房工作站及护理工作站在打印药品标签、药袋及输液卡时根据字典标识样式进行打印，便于药师或护士在药品调配、发药或使用操作。同时，HIS对进行目录维护的药品消耗、药品盘点表进行分类统计，形成高警示药品账目报表；实现实时监控其使用情况，同时配合合理用药系统实现风险提示。

• 高警示药品参考目录字典：字典包括药品名称、单剂限量、给药频次、剂型和配伍禁忌药物等信息。

• 高警示药品预警规则字典：包括规则编码、药品名称、预警分类（参照分类原则划分）、预警级别（按照分级要求设计）、预警条件、预警信息描述。其中预警条件作为预警规则的核心，支持多条件录入。

• 标识管理字典：包括药品名称、药单标识、药袋标识、瓶签标识和标识描述等字典。

第五章　药品供应管理

本章通过阐述药品供应管理全生命周期的管理要点、业务流程及信息化建设要求；分别对医疗机构药品目录及非医疗机构药品目录进行分类管理及信息化建设说明。同时针对库房管理相关信息化系统进行介绍，包括仓库管理系统、供应链管理系统、冷链药品监测管理系统、药库移动管理平台、药品采购平台、短缺药品管理平台、医院制剂仓储管理系统等。

第一节　进销存管理

1. 药品采购

1.1 采购管理

1.1.1 采购管理

（1）相关定义

• 国家谈判药品：又名协议期内谈判药品，是国家医保局与药企进行谈判确定药品价格后，医保部门与药企签订协议（协议期一般最多两年）进行试投放；在协议期内的谈判药品价格全国统一，并按医保乙类报销的药品。

• 网上药品集中采购：是指医疗机构通过政府指定的网络采购平台进行的药品采购活动。

• 带量采购：指在集中采购过程中开展招投标或谈判议价时，明确采购数量，让企业针对具体药品数量报价，根据《广东省医疗机构落实药品集采科学管理专家建议》提出带量采购科学化管理（Volume-based Procurement Stewardship，VPS）意见。

• 非竞价议价药品：是指按照规定可同采购人自主采购的药品。

• 国家基本药品目录：是适应基本医疗卫生需求，剂型适宜，价格合理，能够保障供应，公众可公平获得的药品目录；是医疗机构配备使用药品的依据。国药基本药品目录最早由国家卫生部于2009年颁布，后经多次修订，2018年版国家基本药物目录总品种由原来的520种增至685种，包括西药417种、中成药268种。国家基本药品目录同时是国家医保药品目录和医院电子处方集编制的依据；是公立医院绩效考核和处方点评工作的重要组成部分。

（2）相关政策　《中华人民共和国招标投标法》《医疗机构药品集中招标采购监督管理暂行办法》《合同法》《药品管理法》和《反不正当竞争法》、《国家组织药品集中采购和使用试点方案》的通知（国办发〔2019〕2号）、《关于国家组织药品集中采购和使用试点扩大区域范围的实施意见》（医保发〔2019〕56号）、《关于推动药品集中带量采购工作常态化制度化开展的意见》（国办发〔2021〕2号）、《关于国家组织药品集中采购中医保资金结余留用的指导意见》（医保发〔2020〕26号）。

（3）采购方式分类

• 按照采购平台可分为：线上采购和线下采购。

• 按照招投标法可分为：集中采购、公开招标、单一来源采购、竞争性磋商和议价等采购方式，具体见表5-1。

表 5-1　采购方式分类表

采购方式	适用范围	注意事项
集中采购	挂网品种	政府平台采购无需招标
公开招标	非挂网品种	年采购金额达到招标规定
单一来源采购	专利药、短缺药或临床急需进口药品	需组织专家讨论评定
竞争性磋商	专利药、短缺药或临床急需进口药品	需组织专家讨论评定
议价	所有药品	年采购金额未达到招标规定

（4）药品集中带量采购

• 重点：合同完成情况追踪管理；药品目录与采购量制定；短缺药品与配送。

• 集采药品目录管理参照依据：《广东省医疗机构落实药品集采科学管理专家建议》，对于用量偏少药品不宜纳入集采药品目录。

• 任务分解：

    ➢ 建议全年任务量按10或11个月平均分配。

    ➢ 科室或病区指标量由医务部门和药学部门共同设置，医生指标量由科主任或病区主任设置。

    ➢ 将指标任务按上一年度各科实际用量，按比例分解给临床二级科主任和病区主任。

    ➢ 非专科科室门诊优先使用中选品种。

• 采购量设计：按上年度实际使用量（以同类药总使用量计算）报量及分解各科任务量；或按需报量，根据临床申请调整采购量。

• 目录遴选：以慢病中选药品为主，结合国家发布的中选药品及医院历史用药（同类药）使用情况进行目录遴选。

1.1.2 采购流程

（1）通用药品采购流程　根据医院目录和临床需求制订采购计划和药品采购预算管理，同时涉及药品验收、票据录入、合同管理和费用支付等环节；具体流程见图5-1。

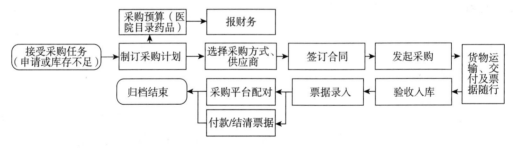

图 5-1　药品通用采购闭环管理流程图

（2）各类库房管理模式下药品采购流程：根据药库管理模式及特殊管理药品采购其细化采购流程，具体见图5-2。

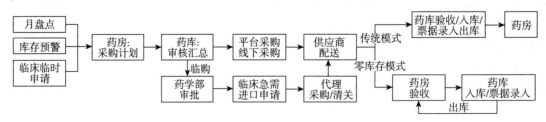

图 5-2　不同库房模式下药品采购流程图

（3）国家药品采中带量采购业务流程　国家药品采中带量采购（以下简称集采）的业务流程涵盖采购

量预填报、遴选中选企业、任务是分解、合同签订、集采药品字典维护、任务量进度管理和费用结算等业务。具体见图5-3。

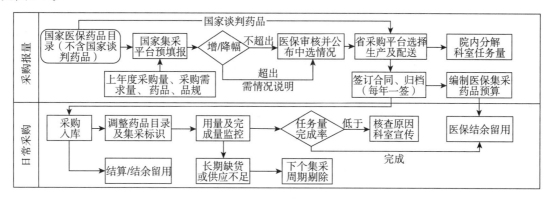

图5-3 国家药品集中带量采购业务流程图

采购量预填报是指医疗机构根据每年国家医保目录内为基础，结合医疗机构内上一年度实际采购量与临床需求制定预采购量，制定医疗机构集采药品目录和采购量，在国家平台进行填报。国家平台网址http://blxt.smpaa.cn，截图如下（图5-4）。

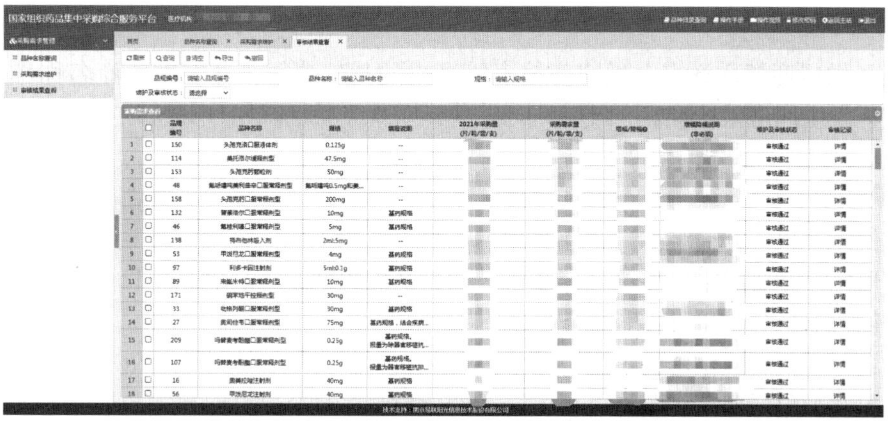

图5-4 国药集中采购药品综合服务平台操作界面

• 预采购量与上年度采购量的增降幅较大的品种，需要在"填报说明"中进行情况说明。

• 审核与公告中选情况：国家医保局通过审核、汇总和集中采购，公告中标企业及ABCD分组情况。

• 遴选药品生产与配送企业：医院机构根据本省的省采购平台，结合医院实际需求量和生产配送企业本地供应能力进行遴选。

• 合同管理：通过省级药品集中采购平台中的合同管理模块进行线上合同签订；国家集采药品合同每年一签，一般情况下中选厂家合同周期为1~3年；集采周期内药品价格不得调整。

• 任务量分解：根据合同签订情况调整医院药品目录，医疗机构内根据本批次周期内各药品的采购需求量，以及临床科室实际用量分解院内各临床科室任务量。

• 采购入库：按照医院的采购周期频率或实际需求量分摊药品采购计划；新进集采药品需及时做好药品字典管理维护，包括设置集采药品标识、药品价格、包装规格、生产及配送及同类药品标识等信息；具备集中采购药品审核模块的医疗机构，可通过HIS或合理用药系统设置优先选用集采药品用药规则。

• 进度管理：药学部每月分别统计采购任务量完成情况以及临床各科任务完成情况，对完成率低于正常进度的品种及科室进行原因分析，加强采购和临床使用的监督和宣传工作。

• 结算管理：每月及时核对HIS入库数据及配送企业发票信息，完成30天回款要求；合同周期结束前，进行医保资金结余管理，其方法为采购周期量医保资金总预算与实际采购完成率进行结算清点；即医保资金结余=总预算金额−实际采购金额。

（4）采购渠道与采购流程　根据不同药品类型，其管理部门及采购渠道有所不同，表5-2以广东省药品采购为例进行说明。

表5-2　采购渠道与业务流程对照表

采购渠道	药品类型	流程
省采购平台	西药、中成药及国家谈判药品	按采购任务量报采购计划→库房负责人审核→药剂科主任审核→采购员采购→平台报量→配送验收→平台结算支付
线下采购	中药饮片、颗粒、原料药、部分放射性药品等	采购申请→库房审核→汇总采购计划→药剂科主任审核→采购员采购→线下采购（招标、议价或竞争性磋商等）→结算转账
疾控中心	疫苗	医院申报采购计划→疾控中心审批→疾控中心集中采购
临床急需进口药品采购	国内紧缺进口药品	科室申请→采购计划→医院审批→牵头医院及代理机构申报→药监申请同意备案→采购→清关
其他采购平台	危化品、试剂等	科室申请→采购计划→医院审批→相关行政部门申请备案→供应商资格审批→平台采购

1.1.3 采购计划

采购员根据药库、门诊药房、住院药房等各库房的库存和消耗情况可通过手工编辑、系统自动补货算法和药房缺货制定药品采购计划。采购计划审核后，采购员通过SPD系统上传至采购平台或直接通过省采购平台下单。

1.1.4 供应商管理

基本信息和供应商资质证书是供应商信息管理中的基础功能，其中供应商名称作为库存管理字典中的基础字典，不仅供库房系统和HIS调用，同时供其他业务系统调用，如价格公示和药品不良反应报告系统等。

（1）证照管理

企业基本信息：包括企业名称、企业类型、三合一证照编码、证照有效期、经营范围、注册地点、法人代表、经营形式、注册资本、注册日期及有效期、区域内联系人、联系电话、联系地址和邮编等。其中企业类型主要包括配送企业和药品生产企业。

材料信息：材料信息提供查询界面，查询界面包括材料类型、企业名称、更新日期和材料到期日期等查询条件。材料类型包括药品经营许可证、药品经营质量管理规范认证证书、法人授权委托书、质量保证书、企业法人营业执照、组织机构代码证、税务登记证、配送人员上岗证及身份证。

（2）供应商目录　目录信息来源为各省药品采购平台及工商注册信息。

（3）供应商评价

• 信用中国网站查询企业信用情况：https：//www.creditchina.gov.cn/。

• 采购平台评价：企业是否存在未按合同规定提供药品或替代中标药品的行为；企业在采购阶段违反《招标投标法》和《关于禁止商业贿赂的行为暂行规定》的要求。

1.1.5 档案管理

（1）供应商遴选档案　根据医疗机构用药目录、供应商经营范围、省级药品集中采购平台药品目录及供应商是否取得相应配送权等进行遴选确定，上述遴选工作的相关纸质材料注意留档备查。

（2）供应商资质管理　对供应商资质进行建档存放，设置资质到期预警，变更事项及时更新。

（3）供应商满意度评价管理　定期对供应商进行评估管理，包括供应商资质、销售人员资格、供应药品质量、配送能力、服务能力等进行评分，根据评分结果及时调整下一周期供应方案。

（4）供应商配送记录　通过HIS入库记录及省级药品集中采购平台订单配送情况进行配送记录管理，对多次供应不及时或缺货的品种核实原因后进行相应调整。

1.1.6 采购风险管理

• 参照标准：GB/T 24420-2009供应链风险管理指南。

• 风险管理应用：药品供应风险评估，供应商评价、供应商遴选和医院药品目录遴选等。

• 供应链风险管理信息采集

➢ 内部信息：医疗机构内有关药品采购的资金、时间、人力、过程、系统和技术等方面信息；供应链信息系统、信息流和决策过程；内部利益相关者及其价值观和风险偏好；组织的方针、目标以及现有的实现目标的策略；药品供应管理的历史数据；组织采购的风险准则；组织结构、任务和责任等。

➢ 外部信息：国内外政策法规（如医保、卫健委和药监局等）；药品上市信息及技术；供应商的资质、信用、支付能力、管理状况和合作历史。

• 风险因素识别：质量、环境、安全、政策经济、满意度、人力资源、交付能力、次级供应和改进活动等（表5-3）。

表5-3 供应链风险因素识别

风险因素	风险因素解释
质量	按照顾客质量要求交付药品和服务的能力
安全	包括药品配送、包装、储存、人员和信息安全等安全管理工作
环境和安全	对可能影响药品符合性的温度、湿度、照明、清洁、防静电等储存及配送环境因素的管理能力
地理、政治和道德	对可能影响药品供应的社会、地理、政治、经济和道德因素和政策
财务	对影响项目或方案的财务因素的管理能力
顾客满意	影响顾客期望的因素
人力资源	影响质量和顾客人力资源因素，包括人员资质要求
改进活动	持续改进的能力
准时交付	根据顾客的进度要求提供药品和服务的能力
制造能力和潜力	按合同要求提供制造服务的能力
次级供应链控制	对供应链中所有次级供应商的管理和控制能力

• 风险后果与影响评估：见表5-4。

表5-4 风险后果与影响评估

等级表现		确定风险的影响或后果	
		计划进度	损失（C）
1	极低	极小或没有影响	极小或没有影响
2	低	可接受但会降低正面绩效表现（如盈利等）	需要更多资源，但能按时完成（C＜5%）
3	中	可接受但会大大降低正面绩效表现（如盈利等）	关键计划目标轻微延误，不能按时完成计划（5%≤C＜7%）
4	高	可接受但会导致无正面绩效表现	关键计划目标较大延误，或关键实施路径受到影响（7%≤C＜10%）
5	极高	不可接受	不能实现主要团队或主要项目的关键计划目标（C≥10%）

• 风险可能性分级：共5级，分别为不可能，不太可能、可能、非常可能和肯定。

• 风险应对措施：多个供货源、缓冲库存、终止供货合同、增加多个供应商、购买商业保险、提高质量标准、加强药品验收检验、人员培训和维持现状。

1.2 合同管理

1.2.1 合同

（1）省平台合同签订操作流程 目前，我国部分省市自治区的药品采购平台陆续建设合同管理模块，该功能模块包括电子合同生成、线上签章、统计和合同解除等功能，省平台合同复核流程包括遴选集采药品供应商、确定采购药品数量及采购周期等措施。具体见图5-5。

平台合同模块
查询拟采购目录药品
遴选供应商
采购数量
确定合同周期
双方确认签章

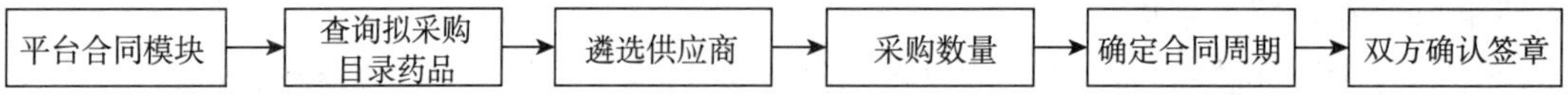

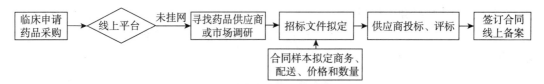

图 5–5　省采购平台合同签订流程

（2）线下药品采购流程　见图5–6。

临床申请药品采购
线上平台
未挂网
寻找药品供应商或市场调研
招标文件拟定
供应商投标、评标
签订合同线上备案
合同样本拟定商务、配送、价格和数量

图 5–6　线下药品采购合同签订流程

1.2.2 合同样式

省采购平台合同样式　药房采购人员根据采购方式、药品类型以及财务管理要求进行合同分类管理；分为平台合同和线下合同两类。

（1）平台合同根据各省药品采购平台而定，一般具备统一的电子格式，通过平台填写相应的资料信息后自动生成电子合同。具体合同样式如下（表5–5）。

表 5–5　××省药品采购合同样式

甲方：某医院机构

乙方：成交人（供应商）

一、成交药品

药品通用名称	剂型	规格	单位	包装或材质	生产企业	成交价	成效数量

二、采购周期（按照国家集采药品的采购周期签订，部分非国家集采的平台药品可根据医疗机构实际情况拟定采购周期）

三、采购方式（如平台采购、直接议价或竞争性磋商等）

四、采购数量（甲方实际采购的成交药品数量；线下合同按单次采购的可具体列明采购数量）

五、配送（按订单确定配送供货的时限要求，包括一般药品和急救药品的送达时间；不同省的配送要求有所差异）

六、验收（列举药品验收的相关事宜，包括有效期、包装、数量、随货单证等是否符合要求，有关冷链药品、麻醉药品、精神药品及放射性药品验收应额外说明验收要求）

七、付款（约束甲方在验收合格入库且取得销售发票后的结算转账期限，以及付款方式及结算频率，如按资结算、按月结算等方式进行详细说明）

八、退货（乙方应接受滞销品、近效期及因质量问题产生的药品退货，退货费用由乙方承担，同时按退货数量在限定时间内退还药款至甲方）

九、双方责任（由双方另行协商另行订立）

十、违约责任（乙方提供药品质量不达标、缺药断货或调包等行为；甲方未按要求开具网采证明或拒不履行结算等；同时列明违约金比例）

十一、不可抗力（双方在不可抗力的情况下可延迟履行合同）

十二、合同解除（列举解除合同的相关情况）

十三、合同争议解决方式（确定提出仲裁调解的相关【地市】法院）

十四、附则（国家及各省药品采购的相关政策要求）

合同后记（双方签章页）

（2）线下合同　医疗机构可根据省平台合同样式制作适用于本医疗机构的药品采购合同，然而在实际工作中，由于部分药品的物理、化学特性，以及相关政府管理部门要求，在合同执行时，如验收要求、退货、供应商资质要求、配送要求以及单证要求等均有所差异。特别是临床急需进口药品、麻醉第一类精神药品、放射性药品、冷链药品、中药饮片、易制毒类化学品和危化品等在采购和拟定合同条款时，应明确标志物及服务条款，以保障药品供应质量。

1.2.3 合同履行

2019年开始，全国各省市陆续颁布有关《医药价格和药品供应保障信息监测工作》的通知文件，在健

全药品供应保障信息采集工作机制方面，实行药品供应保障异常信息的报告制度（生产企业）、月报制度（配送企业）、直报制度（医疗机构）以及调查和发布制度（管理部门），对于药品供应保障异常信息及时预警，并依据相关规定对购销双方违约违规行为做出处理。

（1）集采合同履行要点

• 超量完成：根据《全国药品集中采购文件（GY-YD2021-2）》，若合同期内医疗机构提前完成约定采购量，超出部分中选企业仍按中选价进行供应，直至采购周期届满；超量采购部分按合同单价进行结算。

• 重新挂网：根据《国务院办公厅关于推动药品集中带量采购工作常态化制度化开展的意见》（国办发〔2021〕2号），鼓励公立医疗机构对药品实际需求量超出约定采购量以外的部分，优先采购中选产品，也可通过省级药品集中采购平台采购其他价格适宜的挂网品种。

• 未完成采购量：医疗机构与合同签订企业按照实际供货数量进行结算，未完成部分向当地医保部门进行原因说明；集采药品完成率是医保考核的一项重要指标。

（2）合同变更

• 中选品种价格变更：仿制药一致性评价批量、变更生产设备（将半自动设备改为全自动等）、将进口辅料变更为国产辅料、变更包材供应商、变更包装规格等因素导致中选品种价格变更。

• 采购量变更

➢ 医疗机构报量与实际需求差距较大，如果超出采购报量，企业为扩大生产需要变更批量。

➢ 外部因素引起产能不足，如因搬迁或环保等因素导致原料药生产受到限制、制剂中间体供应不足等。

• 药品属性变更：药品生产企业如因剂型、辅料、包装及其他情况引起的质量安全问题进行工艺改进、变更制剂处方中的辅料、变更制剂生产工艺、变更制剂所用原料药的供应商、变更生产批量、变更注册标准、变更包装材料和容器、变更有效期和贮藏条件、增加规格、变更生产场地等情形。

1.3 采购实践

1.3.1 采购决策方法

目前用于药品采购计划设计的算法包括ABC分类法和周期订货法，其中ABC分类法被广泛应用于药品采购管理工作，国家集采药品分类在ABC分类法的基础上按市场占用率进行ABCD分组管理。有助于提升药品周转率，减少库存积压。

（1）ABC分类法　见表5-6。

表5-6　ABC分类法

分类	库存成本	库存量	采购策略
A类	60%~80%	15%	缩短采购周期、降低单次采购数量、快进快出
B类	15%~25%	30%	定期、定量采购
C类	5%~15%	55%	一次性批量采购
优点	• 提高周转效率，提高管理成效 • 库存结构合理化，降低管理成本 • 减少库存空间占用，减低库存总额		
不足	• 不能综合单价和数量对于库存的综合影响，对于C类中某些库存量很少、单价很高的品种无法列入重点管理对象 • 对A类中某些单价低，但库存量大的品种没有排除重点管理对象 • 对C类中临床治疗不可或缺的品种无法列入重点管理对象 • C类药品中品种数过于庞大，易造成近效期药品积压，其中混杂着许多滞销、待淘汰、待报废的品种，不仅干扰正常的管理工作，而且占据了库存经费、空间和管理时间		
ABC目录设计	第一步：采购上年度各个药品采购数量及金额 第二步：通过Excel对各个药品采购总额进行降序排序，并统计各个药品在总采购金额中的百分比 第一步：对各个药品金额百分比进行累加，按ABC的累计库存成本进行ABC分类		

（2）周期订货法　周期订货法的原理是预先确定一个订货周期T和一个最高库存量Q，周期性地检查

库存并发出订货，订货批量的大小应使得订货后的"名义"库存量达到额定的最高库存量Q。设，Q_0为订货量；Q_1为现有库存量。即得，$Q_0=Q-Q_1$，在进行库存控制管理时，采用每周二下药品领用单、周四进行药品补充的周期订货法，因此需确定库存量的周最高库存数量。设，Q为周最高库存数量；$\bar{R}$为每周平均需求量；T为订货周期；$\bar{T}$为订货提前期（从发出订货单至收到货物的时间）；α为服务水平系数；σ_R为需求的标准差；σ_T为订货提前期的标准差。其数学模型为：

$$Q=\bar{R}\times(T+\bar{T})\times a\times\sqrt{(T+\bar{T})\times\sigma_R^2+R^2\times\sigma_T^2}$$

2. 验收入库管理

2.1 验收管理

2.1.1 药品验收

（1）定义　药品验收是验收员按照验收凭证对照药品实物进行清点、查验的过程。验收的目的是保证购进药品数量准确，质量合格，防止不合格药品入库。药品验收员对购进的药品，要及时进行入库验收。验收时应根据生效的采购计划表，严格按照有关规定逐批次对待验收药品的品名、剂型、规格、生产企业、批准文号、生产批号、有效期、数量、中标价格、配送企业及药品合格证明等逐一进行验收。

（2）验收操作原则　验收操作在药品待验区内完成，冷藏、冷冻药品应当在冷库内完成，货到即验。整箱药品根据不同批号逐批验收，清点至每一箱。零散药品按实数逐个验收，清点至每一个中包装或小包装。

（3）验收内容　见表5-7。

表5-7　药品验收内容

检查分类	检查内容
文档审查	特殊管理药品、临床急需进口药品及危化品等资质及备案文档是否齐全
单证验收	供应商，药品检测证明，药品名称、规格、生产厂家及数量，票据信息是否与实物一致
药品质量	● 内外包装：是否完好，检查外包装有无外溢、霉变等异常现象；有无破损、受潮、污染和药液渗漏、短缺等情况；破损大于5%的药品不得入库；外用药品在其所有包装的标签上应有符合规定的标志 ● 药品性状：药品是否存在变色、霉变、污染、无异味、串味、干软和黏结等问题 ● 药品有效期是否符合规定
规格数量	配送药品规格、数量是否与随货发票一致、是否与采购计划一致
其他信息	● 冷藏药品温湿度追踪表是否符合规定 ● 放射性药品检测其放射性活度

（4）分类药品验收登记内容　包括药品的基本信息及验收内容情况；通用验收记录包括验收日期、发票票号、发货单号及相关资质证明、配送人、验收人信息；药品信息包括药品名称、发货数量、规格、批号、接收数量、合格数量、退回数量和退回原因等信息。具体见表5-8。

表5-8　分类药品在药库入库验收登记信息管理要求

药品分类	质量验收信息
普通药品	供货单位，药品名称、规格、生产批号、效期、生产厂家及数量；同时包括药品发票和药品合格证明，集采包括药品购销合同信息
冷藏药品	在普通药品信息基础上，增加冷藏药品运输跟踪表，包括装货时间、连续监测温度、验收时间
放射性药品	特定的验收场所，根据放射性药品的短衰减周期药品优先核对其比活度、装量、品名、容器编号、质量检测报告和规格符合后入库并做事后补录。其他验收补录信息包括批号、制备时间和质量检测报告等信息

续表

药品分类	质量验收信息
特殊管理验收	主要针对麻醉药品、第一类精神药品及易制毒药类药品等药品验收信息，在基本药品验收信息基础上，查核最小单位下药品的批号和性状；除检查合格证明外，检查各项资质证明是否到期
临床急需进口药品	出具的《进口药品检验报告书》、清关证明等资料
中药饮片	参照《医院中药饮片管理规范》（国中医药发〔2007〕11号）；验收人员应当对品名、产地、生产企业、产品批号、生产日期、合格标识、质量检验报告书、数量、验收结果及验收日期
非采购渠道药品	包括捐赠药品、政府调拨药品和药物临床试验药品应详细记录药品来源信息，药品发货组织单位信息、药品名称、规格、批号、数量、票据信息、日期、验收人员信息、配送信息和药品用途说明；其中药物临床试验药品的用途说明包括GCP研究项目编号、项目名称、使用科室或研究组成员信息等
危化品	危化品储存、运输配送和包装是否符合规定，采购数量是否与计划及公安备案数量一致

（5）验收文档　冷链药品配备温湿度监测表、药品合格报告和发票等档案信息。

（6）验收规则

• 药品验收质量的基本要求：数量准确、质量完好、说明书符合规定、包装无损、记录完整，交接清楚。

• 验收质量汇总表：包括药品名称、规格、验收日期、送货数量、入库数量、批号、有效期、验收人员、验收情况、退回原因。

（7）验收工具　可基于条码识别技术实现PDA扫码验收。

（8）验收结果处理　经验收合格的药品允许入库，验收不合格的药品拒绝入库。

（9）验收目的　保证入库药品数量准确、质量完好，防止不合格药品和不符合药品包装规定要求的药品入库。

（10）其他验收要求

• 验收记录必须保存至超过药品有效期1年，但不得少于3年。

• 质量验收不合格的，不准入库。

• 效期在6个月以内的药品，如非临床急需等特殊情况不得入库。

2.2 入库管理

2.2.1 管理要点

（1）入库类型　采购入库、退货入库、盘点入库、归还入库。

（2）注意事项

• 涉及药品信息（如规格、批准文号、生产厂家等）变更的，按新药品入库处理，新药品入库须完成药品货架、标识、医院药品编码等新增工作，并通知相关药房及临床科室请领。

• 临购药品入库后应做好药品使用科室信息登记、采购日期及积压检查提醒等工作，防止临购药品积压。

• 特殊管理药品入库应做好批号、数量、有效期等信息登记管理工作。

• 放射性药品入库应在核医学及具备相关储存环境下进行快速验收和快速入库，药库人员根据票据进行补录入库工作。

2.2.2 库房管理模式

（1）传统模式药品入库　传统模式药库实行大量的实物库存管理，药品验收与票据验收同时在药库进行，采购的药品入库到药库并上架存放，药库每月一次或数次制定采购计划补充库存，根据药房请领需求分次进行出库并配送到各药房。传统模式药库具有库房药品存量大、药架空间占用大、库存周期长、药品效期批次相对均一、受配送商物流影响小等特点。

（2）零库存模式药品入库　零库存模式药库实行无实物库存管理，药品验收由药房负责，药库通常只设一个办公室进行票据验收和账务管理，采购的药品入到药库后直接出库到药房，并上架待调配发药销售，通常由药房制定采购计划提交库房采购人员汇总整理后提交。零库存药库具有库房药品存量小、药架空间占用小、库存周期短、药品效期批次驳杂、受配送商物流影响大等特点。

（3）第三方配送VMI（Vendor Managed Inventory）模式　又称供应商库存管理模式，通常用于互联网医院的一种新型库房管理模式，建立在QR（快速响应，Quick Response）和ECR（有效客户响应，Efficient Customer Response）的基础上，对信息化要求较高。VMI的医院药库和药房均实行无实物库存管理，医院接收到药品的销售订单（处方、医嘱）需求后，直接发送给供货商实行即时采购，供货商接到订单后将药品在协议时间（通常在1~2小时）内配送到药房，药房无需上架直接调配发药。可以认为，VMI是先销售后采购的新模式。

- 优点：具有无库房、无库存、无资金积压、药品效期批次新；受供货商物流影响大等特点。VMI的优势是能够尽最大可能地减少由于不确定性导致的商流、物流和信息流的浪费，降低了供应链的总成本。
- 风险与注意事项：库存目标既不能过高，也不能过低，供应商具备相应的仓库和风险承担能力，以及成熟的区域物流配送体系。

2.2.3 单证管理

（1）票据管理　购进药品时应当索取、留存供货单位的合法票据，做到票、账、货相符。合法票据包括税票及详细清单，清单上必须载明供货单位名称、药品通用名称、生产企业、批号、数量、价格等内容，票据保存期不得少于3年。

（2）证照管理

- 新进药品证照管理：包括临床科室采购申请、供应商资质证明材料及合同等进行归档管理。
- 特殊管理及进口药品证明管理：包括麻醉药品管理条例或进口药品管理相关政策，提交如印鉴卡、清关单等证明、进口代理证明材料等证照材料。
- 普通药品证照日常管理：包括药品批号、有效期及合格证明材料等。

2.3 召回管理

2.3.1 召回管理概论

（1）参照标准　T/GSQA 017-2020 药品召回操作管理规范和《药品召回管理办法》药监令〔2022〕92号。

（2）定义　药品召回是指药品生产企业（包括进口药品的境外制药厂商，下同）按照规定的程序收回已上市销售的存在安全隐患的药品。所谓安全隐患，是指由于研发、生产等原因可能使药品具有的危及人体健康和生命安全的不合理危险。

（3）召回分类　包括主动召回和责令召回，其中责令召回是指药品监管部门经过调查评估，认为存在安全隐患，药品生产企业应当召回药品而未主动召回的，责令药品生产企业召回药品。

（4）召回分级　按三级管理要求执行，根据药品安全隐患的严重程度分级。药品召回作为药品生成企业应对药品安全隐患的主要措施，在医疗机构内部质量与安全管理工作，药品召回与药品不良事件管理、效期管理、药品日常养护等工作紧密相连。医疗机构配合药监部分和自身质量与安全管理需要，针对群体性药品不良事件中调查、评估及干预后仍未能有效药品不良事件的，采取内部召回（表5-9）。

表 5-9　药品召回等级分类

召回等级	严重程度	不良事件等级	召回时限
一级召回	可能引起严重健康危害	Ⅰ级	24小时
二级召回	可能引起暂时的或者可逆的健康危害	Ⅱ~Ⅲ级	48小时
三级召回	一般不会引起健康危害，但由于其他原因需要召回	Ⅳ级	72小时

（5）召回规则　召回程序符合下列情况之一的应立刻启动。

- 药品上市许可持有人、药品生产企业、药品经营企业或药品使用单位上报药品监督管理部门发布召回通知的药品。
- 客户投诉或患者使用药品后的异常症状与药品质量状况可能存在关联性的药品，或继续销售可能产生不利影响的药品。

- 在验收、养护、销售、运输等过程中，发现质量异常，并涉及已售出的可能发生质量事故的药品。
- 因近效期、销售策略调整等原因需销后退回和购进退出的药品。
- 临床在使用过程中出现群发性严重不良反应的药品。

2.3.2 医院药品召回

医疗机构配合药品经营企业开展药品安全隐患调查和药品安全隐患评估工作；药库人员定期开展药品安全信息收集工作其信息来源见表5-10。

表 5-10　药品召回信息来源与原因

信息来源	召回原因
药监部门公告	质量不合格药品，包括假药、劣药或因存在安全隐患而责令召回的药品
生产及配送企业主动通知	生产商、供应商主动要求召回的药品；涉及药品质量问题或上市持有人监测异常信号需要召回
不良事件报告系统	调剂、发放错误的药品；使用过程中发生影响较大并造成严重后果的药品群体不良事件的药品
日常养护记录	已证实或高度怀疑被污染、变质或已过期失效的药品

（1）药品安全隐患调查内容　见表5-11。

表 5-11　药品安全隐患调查表

调查对象	调查内容
药品不良事件报告	已发生药品不良事件的种类、范围、发生频率、严重程度及原因
HIS用药信息	是否符合药品说明书及标签规定的适应证、用法用量
药品储存信息	储存、调配环境是否符合规定；拆零药品及近效期药品标识是否齐备
同批次药品调查	可能存在安全隐患的药品批次、数量及流通病区和范围；同批次药品使用科室不良事件发生情况、使用量及结余量
召回登记表	做好药品召回的相关记录，记录内容应填写规范、真实准确、可追溯，建档保存
供应商配送记录	药品储存、运输是否符合要求

（2）药品安全隐患评估内容　该药品引发危害的可能性，以及是否已经对人体健康造成了危害；对主要使用人群的危害影响；对特殊人群，尤其是高危人群的危害影响，如老年、儿童、孕妇、肝肾功能不全者、外科患者等；危害的严重与紧急程度以及导致的后果。

（3）医院药品召回注意事项　根据召回分级按召回时限要求执行；对库房内的该药品及退回的召回药品进行集中存放管理，与其他药品有效隔离，放置明显标志，指定专人负责，不准许擅自动用。

（4）召回业务流程　在临床使用中，当发现或高度怀疑使用的药品存在安全隐患时，临床科室（病区）应及时反馈到药学部，必要时药学部报告分管院长，药学部以最短时间确认基本事实后，立即停用、收回、封存该药品，并通知配送企业或药品生产企业，必要时向卫生主管部门和药品监督管理部门报告。同时与供应商联系退货，追回货款。药学部根据不同的信息来源启动药品召回操作并登记药品召回登记表。具体操作流程如下（图5-7）。

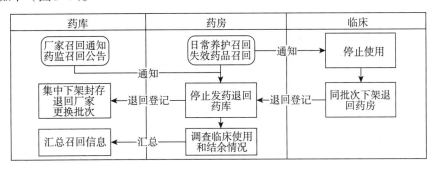

图 5-7　医院药品召回业务流程图

2.3.3 药品封存

（1）药房药品退回封存　按照批次进行就地封存，并由药库按照流程登记并退回仓库，于仓库中进行单独存放，待查明问题后，按照处理要求，进行放开使用或退回配送企业等操作；在问题处理期间，药品不得以任何理由重新进入流通使用环节。药品封存和召回一般是同步进行，对于因效期退回库房的药品，应按药品储存环境要求单独存放并进行相关标识，防止库房人员误发。

（2）不良反应药品封存

- 封存条件：涉及严重群体不良事件或重大药品相关的医疗纠纷。
- 封存对象：药学部应对使用的药品及同批次药品（含辅助药具、溶媒）等进行封存，待进一步送检。
- 处置要求：药学部根据事件等级，选择继续使用或停止同批次药品。
- 其他封存资料：包括药品配送记录、使用记录（处方、医嘱单或输液卡等）、药品出厂检验合格报告和药品说明书。
- 封存送检量：封存应根据封存送检药品数量应需检验需求3倍剂量进行封存。

2.3.4 相关文档

（1）召回事件记录文档

表 5-12　药品召回登记表

通知时间：	年　　　月　　　日　　　时		召回时间：　　　年　　　月　　　日　　　时		
召回类型	□上级召回　□主动召回　□药品质量问题　□安全隐患　□调剂错误　□其他				
召回级别、时限	□一级召回（24小时）　□二级召回（48小时）　□三级召回（72小时）				
召回范围	□全院　□全院加患者				
召回部门	□药房　□药库　□社康中心　□科室　□其他				
召回药品信息					
药品名称		规　格		批准文号	
生产批号		有效期		召回数量（附明细）	
生产商					
配送商					
召回原因					
召回药品处理（药库填写及报批）					
处理方式	药监局查封，附查封清单　　□退回供货公司，附退货单 销毁，附医疗废物销毁记录　　□其他				
分管主任意见					
药学部主任意见					
备注					

（2）药品召回通知书　包括药品停止使用的说明和召回原因；客户单位的名称、地址、联系电话、联系人；需召回药品的品名、剂型、规格、生产企业、产品批号、发货数量；继续使用该药品可能造成的后果；召回范围及时限要求；销售企业的联系电话、收货地址、联系人。

2.3.5 退回

（1）药库药品退回原因　通知需召回的药品；存在质量问题或缺陷的药品，如色泽异常、字迹模糊、存在异物等；破损或污染的药品，包括原装破损/污染、储存或发放过程中破损；近效期药品，效期≤6个月；其他符合退货条件的药品。

（2）临床退回原因　上级行政单位召回或药库召回的，经药品退费处理；因院内运输原因导致药品质量变质的；患者因特殊原因（如出院或死亡），且未使用配制开封的注射剂或盒装药品（未拆封），经药房包装验收合格同意退回。

（3）药库退货操作　库房药师应严格按照退货操作要求，清点实物，对零散退回药品逐一复核至最小包装，保证退药申请电子信息与实物100%一致，退药操作完成应及时打印退药明细单。药房提交退货申请，应尽快将实物退至药库，库管在24小时内完成药品退货操作。退货药品应按要求存放于退货区。库管定期通过信息系统调取退药信息进行统计分析，持续改进管理工作。

3.出库管理

3.1 药品出库

3.1.1 管理要点

（1）药品出库的原则　先进先出，易变先出，近期先出。

（2）出库类型　销售出库、退货出库、盘点出库和领用出库。

（3）注意事项　药库不得直接对患者发药。麻醉药品、一类精神药品、毒性药品等出入库要严格实行双人复核制度。药品送到各领药科室后，各药房负责人核对无误后，在出库单上签字，并在HIS中确认药品领入。

3.1.2 出库流程

向药库领药时，领药科室需要首先在HIS中申请领药，把所需药品的品种、数量等在HIS中提前输入、请领。库管人员接收到请领单后打印出科室请领单，经领药科室人员签字后，方可发药，并要严格按请领单发药出库。

3.2 药库调拨

（1）调拨召回　由于药品质量或短缺原因需进行召回的，药库通知调出药房相关药品按要求调回药库，一般等同于直接退货出库并记录。

（2）近效期调拨　每月近效期药品处理，药库主导效期药品的调拨处理工作，根据各调剂部门用药量情况给出调拨建议通知，各调剂部门自觉调拨，按照调拨流程执行。

（3）药库提供的药品急缺品种或其他原因调拨建议，由库管人员通知调出及调入双方调剂部门，统一调拨意见后方可进行调拨，按照调拨流程执行。

4.库房管理

4.1 库存管理

4.1.1 库存预警

库存预警是指在系统中设定一个库存预警线（值），当库存达到或低于该预警线（值）的时候及时提醒补充库存，库存预警线（值）的设置可参考药品平时消耗情况。当库存预警发生时，库房管理员应根据实际情况制定药品计划，及时补充库存。库存预警应有醒目的标识或颜色进行区分提醒。

库存实行上下限管理库存上限是指药品储存允许的最大库存量，即目标库存；库存下限是指药品储存允许的最小库存量，即安全库存。设定库存上下限的目的是保持合理的库存量，既能防止药品积压或占用过多资金，又能防止缺货，保证临床药品正常的供应使用。库存上下限是一个相对合理的具体数值，需通过公式计算得出，并在HIS中设定。

例：A药品的库存上限为7日用量，库存下限为3日用量。则，

$$A药品的库存上限 = A药品每日平均用量 \times 7$$
$$A药品的库存下限 = A药品每日平均用量 \times 3$$

4.1.2 短缺药品管理

（1）上报要求　根据《关于做好公立医疗卫生机构短缺药品信息直报工作的通知》国卫办药政发〔2018〕26号；通过全国卫生医疗机构短缺药品信息直报系统，填写内容包括药品通用名、剂型、规格、短缺时间、采购方式、采购价格、生产企业和用量大小等信息。目前国家建有短缺药品清单及短缺药品上报监测平台，通过动态监测国内药品短缺情况，各省根据当地实际需要在省级药品采购平台邀请相关企业自主报价挂网采购，如无企业挂网或未列入集采目录的短缺药品，医疗机构可通过线下采购，平台备案的方式进行采购。具体流程见图5-8。

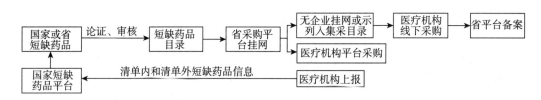

图5-8　短缺药品管理流程

（2）监测目录　根据《关于印发国家短缺药品清单的通知》（国卫办药政发〔2020〕25号）和《国家短缺药品清单管理办法（试行）》（国卫办药政发〔2020〕5号）；短缺药品目录包括甲氨蝶呤注射剂、垂体后叶注射液、苄星青霉素、米托蒽醌注射剂、新斯的明注射剂和硫代硫酸钠注射剂；易短缺重点监测药品包括氯法齐明胶囊、别嘌醇片、溴吡斯的明片、苯马比妥注射剂、甘露酸注射剂、尼可刹米注射剂、洛贝林注射剂、地西泮注射剂、硝酸甘油（片剂和注射剂）、普罗帕酮注射剂、胺碘酮注射剂、维拉帕米注射剂、地高辛、去乙酰毛花苷注射剂、硝普钠注射剂、硫酸镁注射剂、酚妥拉明注射剂、肾上腺素注射剂、去甲肾上腺素注射剂、异丙肾上腺素注射剂、多巴胺注射剂、阿托品注射剂、精氨酸注射剂、呋塞米注射剂、凝血酶冻干粉、维生素K_1注射剂、鱼精蛋白注射剂、尿激酶注射剂、氢化可的松注射剂、促皮激素注射剂、甲巯咪唑片、环磷酰胺注射剂、巯嘌呤片、阿糖胞苷注射剂、依托泊苷注射剂、平阳霉素注射剂、丝裂霉素注射剂、博来霉素注射剂、长春新碱注射剂、维A酸片、葡萄糖酸钙注射剂、氯解磷定注射剂、亚甲蓝注射剂、纳洛酮注射剂、乙酰胺注射剂、青霉胺片、二巯丙磺钠注射剂、抗蛇毒血清注射剂、缩宫素注射剂和依沙吖啶注射剂。

（3）短缺药品上报系统　见表5-13。

表5-13　全国卫生医疗机构短缺药品信息直报系统

主管部门	国家卫健委员会
登录地址	http: //59.252.102.32
适用范围	短缺药品
主要功能	● 重点监测药品清单填报：药品清单页面、填报任务页面 ● 清单外填报：模糊检索页面、填报页面 ● 已上报药品处置情况
上报周期	清单内药品按月上报，清单外药品不限时次，按实际短缺情况随时上报
主要采集信息	药品通用名称、月供应量、单年历史用量、采购价格、采购方式、是否使用替代药品、短缺原因、库存估量、短缺时间、本次需求量等信息

● 清单内药品上报流程

第一步：进行重点清单内药品信息，根据本机构短缺情况对应的药品进行勾选；详见图5-9。

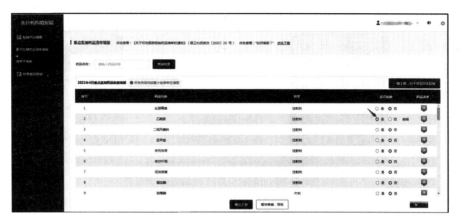

图 5-9 重点清单药品信息

第二步：进入短缺药品信息详情页填报（图5-10）。

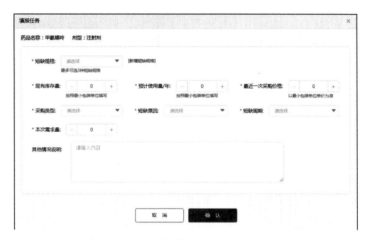

图 5-10 短缺药品信息详情页

第三步：确认后上报，填报确认后可进行暂存草稿或预览操作。

• 清单外药品上报流程

第一步：进入填报列表后，点击"填报短缺药品"；输入药品名称进行模糊查询（图5-11）。

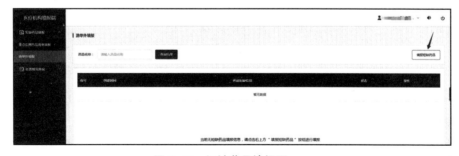

图 5-11 短缺药品填报页

第二步：根据本单位短缺情况填写药品信息后保存上报（图5-12）。

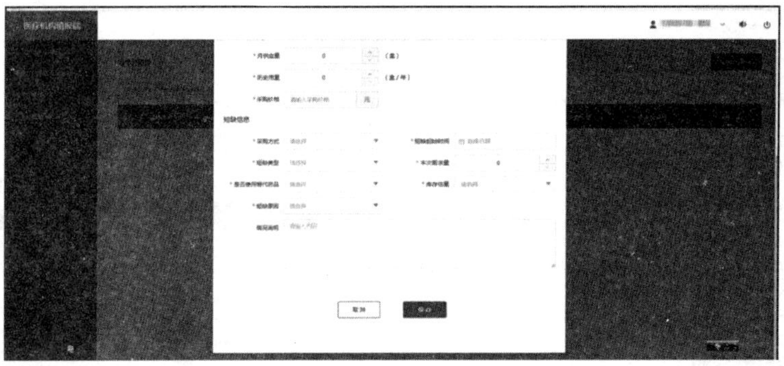

图 5-12　清单外短缺药品信息填报页

4.2 库房分类与分级管理

分级库房根据存储场地、设备及管理要求划分；除日常定义的中西药房、急诊药房、住院药房和PIVAS外，还包括手术室、内镜室、介入治疗室、智能药柜、发热门诊药房、药物临床试验病房和药物实验室等。

4.2.1 药房分类储存

（1）按照药品的储存条件和药品属性的分类　按药品储存条件分为常温库、阴凉库和冷藏库；按照药品属性分为非注射剂库、注射剂库、特殊药品库、中药饮片库或制剂库等。药品库房应保持环境整洁，无污染物，地面完好清洁，有中空透气的垫脚和货架；墙面光滑平整、门窗结构严密、牢固。配有制冷、湿度机、防尘、防虫、防鼠、避光及消防安全等设施。

（2）按验收情况　分别为药品待验区、退货区（黄色）；合格药品区、待发区（绿色）；不合格药品区（红色）。

（3）按类别分开存放　药品与非药品分开存放，内服制剂与外用制剂分开存放，口服制剂、注射制剂、外用制剂分开存放，特殊药品专库管理。

4.2.2 分级库房管理

（1）分级药品目录管理

• 门急诊西药房药品目录：包括特殊管理药品目录、贵重药品目录、易混淆药品目录、医保药品目录、高警示药品和冷藏药品目录等。

• 住院药房药品目录：包括短缺药品目录、贵重药品目录、注射剂目录、口服制剂目录、易混淆药品目录、医保药品目录特殊管理药品目录、高警示药品目录、外用药目录、配伍禁忌表、临床麻精药品目录和抢救车药品目录等。

• 病区药房药品目录：抢救车药品基数目录具体见表5-14。

表 5-14　病区抢救车药品基数目录管理要点

要求	说明
参照标准	湖南省卫健委.湖南省医疗机构抢救车药品配备与管理技术规范（第1版）湘卫函〔2021〕100号
遴选原则	● 按临床诊疗指南推荐紧急情况优先使用的药品 ● 易于保存、方便取用且保质期长的注射剂，不包括外用、麻醉、一类精神药品、剧毒、大输液及冷藏药品 ● 优先国家基本药品目录遴选 ● 配备数量需满足2人抢救常用量
注意事项	药品名称、种类、有效期及标签等信息，至少每月清点一次，清点完毕后进行一次锁扣或封条（使用频率高的抢救车每日清点，可不使用一次性锁扣），每次抢救完毕后及时补充抢救药品，药品采用先进先出、近效期先用原则，有效期小于1个月的应及时报损或退回药房
推荐目录	肾上腺素、异丙肾上腺素、去甲肾上腺素、多巴胺、利卡多因、去乙酰毛花苷（二级以下医院选配）、阿托品、地塞米松、呋塞米、10%葡萄糖酸钙、艾司洛尔、氨甲环酸、胺碘酮和地西泮等（注：未特殊说明其剂型均为注射剂）

- PIVAS/注射剂药房药品目录管理：包括药品配伍禁忌表、皮试药品目录、高警示药品目录、特殊人群禁用、慎用注射制剂目录、特殊药品质量检测项目目录、特殊冲配要求药品目录和滴速要求药品目录表等，用于包括处方审核、药品冲配管理和质量检查等工作。

- 中药房药品目录管理：中药房药品目录包括毒性中药品种、十八畏反中药目录、特殊炮制方法中药目录和特殊中药养护中药目录，便于中药处方审核、中药养护和中药调配等管理要求。

- 医技部门药品目录管理：医技部门根据实际工作，包括内镜、介入室、放射科和麻醉手术室等（表5-15）。

表 5-15　放射科基数药品推荐目录（参照放射科管理规范与质控标准 2017 版）

药品	对应检查
碘对比剂	造影：窦道、瘘管、关节腔、子宫、输卵管、胆道T管、逆行胰胆管
钆对比剂	神经、胸部、腹部、盆腔、四肢等脏器组织增强扫描、MR血管增强成像、灌注成像
抗胆碱药物：654-2、阿托品	低张双对比造影检查、消化道CT及MR检查
铁制剂	磁共振胰胆管成像MRCP
肠道清洁剂：甘露醇、蓖麻油、番泻叶	胃肠道、腹部造影及CT、MRI检查前肠道准备
利尿剂	CT或MR尿路造影
血管扩张剂：硝酸甘油	冠状动脉CTA或MRA检查
β受体阻断剂：美托洛尔	

- 专科门诊药品目录管理：包括发热门诊药房、互联网门诊、儿科门诊药房和自助发药机等根据专科疾病谱特定制定相应目录，做成协定处方药品、HIS专用处方类型和对应目录字典，提高临床诊疗和药房调配管理效率。

（2）分级库房的虚拟库存管理

- 定义：虚拟仓库是指建立在计算机和网络通信基础上，将地理上分散的、属于不同所有者物品的存储、保管和远程控制的物流设施进行整理，形成具有统一目标、统一任务、统一流程的暂时性物资存储与控制组织。

- 虚拟药库建设目的：解决临床药品医嘱开具需求，解决第三方药品配送模式的药品信息流转需要。

- 应用场景：病区大输液；门诊双通道药品、第三方库存互联网配送及中药代煎品种、中药配方颗粒（智能设备调配）。

- 功能定位：参与药品使用量及使用金额统计，以及处方或药品医嘱的信息转录工作；但不适用于实施药品调价下的药费统计工作。

- 存在问题：导致进销存与实际使用数据不一致；特别是医保检查时，可能导致上述数据与实物及出入库信息严重不符。

4.3 价格管理

4.3.1 药品定价

（1）定价原则　《国家发展改革委定价范围内的低价药品清单》和《基本医疗保险用药管理暂行办法》等文件要求进行药品定价。

（2）药品价格信息维护

- 信息标准：根据《医院人财物运营管理基本数据集 第2部分：医院财务与成本核算管理》，药品价格信息主要包括预（结）算类别和支出预算项目均设置药品费，收入预算项目字典包括西药收入、中成药收入和中草药收入三部分；同时对白蛋白类制品收入、球蛋白类制品收入进行独立核算。价格类别字典包括西药（值代码A）和中药（值代码B）。

- 维护内容：包括药品购入价格、药品零售价格、药品加成比例、医保药品费用类别和病案首面费用类别信息。

• 价格维护时机及触发条件：由于集采药品一般在合同期内价格不做调整，因此价格维护包括非中选药品采购以及集采药品换标时价格维护，同时价格调整包括医保支付政策更新，如药品医保分类变更或药品加成比例变更等情况，均需要进行价格信息维护工作。药品价格维护分为实时维护和延时维护，价格维护完成后应做好药品调价表，供每月药品账务对账时使用。

（3）药品价格信息公开　药品价格信息公开是医保药品管理及等级医院评审要求内容，目的是促进药品价格公开透明，加强群众监督。目前药品价格信息公开普遍采用电子公示的方式，通过调用HIS中药库工作站中药品价格信息，实现信息同步。药品价格公开途径包括自助机、电子公示屏、微信公众号、互联网医院APP等方式。公开内容包括药品名称、生产厂家、规格、价格以及医保药品分类等信息。

4.3.2 药品对账管理

定期盘点药库和药房，让财务部门能够保证好药库药房的总账金额情况，与此同时，采购部门还应该定期盘点对账，将药品的实物与账目数据进行有效核对，在领用药品过程中，需要药房会计清理出库存药品的具体种类和数量，在药品出库之前，由相关管理工作人员清点之后方可领取。

4.4 库房盘点

4.4.1 盘点管理概论

（1）参照标准　DB52/T 1641–2021医院药品盘点管理规范。

（2）定义

• 盘点表（Inventory Table）：分为明盘表和盲盘表两种，盘点内容包括但不限于货架号、通用名、药品名称、规格、生产厂家、批号、有效期、单位、账盘数量、实盘数量和备注等，其中盲盘表不设账盘数量而增加备注栏。

• 滞销药品：是指连续3个月调剂发放、调拨信用为零的药品，或符合医院滞销管理要求的药品。

（3）分类特征　分别按自动化程度、盘点对象及盘点方式进行分类，在日常工作中一般采用多种盘点方式进行组合盘点；包括人工盘点、自动盘点、明盘、盲盘、抽查盘点、动态盘点和静态盘点。具体特征与用途如表5-16所示。

表5-16　盘点方式分类特征说明

盘点方式	特征用途
人工盘点	作为最常用的盘点方式，适用所有药品盘点工作；可借助条码技术、RFID技术和移动盘点等工具进行辅助
自动盘点	适用于智能药架或智能药柜；通过图像识别及重量感应技术实现自动盘点；部分智能识别采用数据盘点而非实物盘点
明盘	由HIS药房工作站导出，分别对货位码、药品名称、规格进行系统数量与实物进行对照盘点；是日盘点常用方式
盲盘	盲盘是指不知晓账盘数量的情况下进行盘点；是目前药房和药库月盘点的主要盘点方式
抽查盘点	是监盘的主要盘点方式
动态盘点	主要用于24小时药房盘点
静态盘点	是目前药房和药库月盘点的主要盘点方式

（4）盘点周期

• 日盘点：一般针对麻醉药品、第一类精神药品、特殊管理类抗肿瘤药品、贵重药品等药品实施日盘点。

• 月盘点：每月底或下旬（固定日期）对所有在库药品进行实物清点。

4.4.2 盘点质量管理

（1）盘点流程　药品盘点流程包括盘前准备、盘中盘点和盘后提交等环节，具体流程见图5-13。

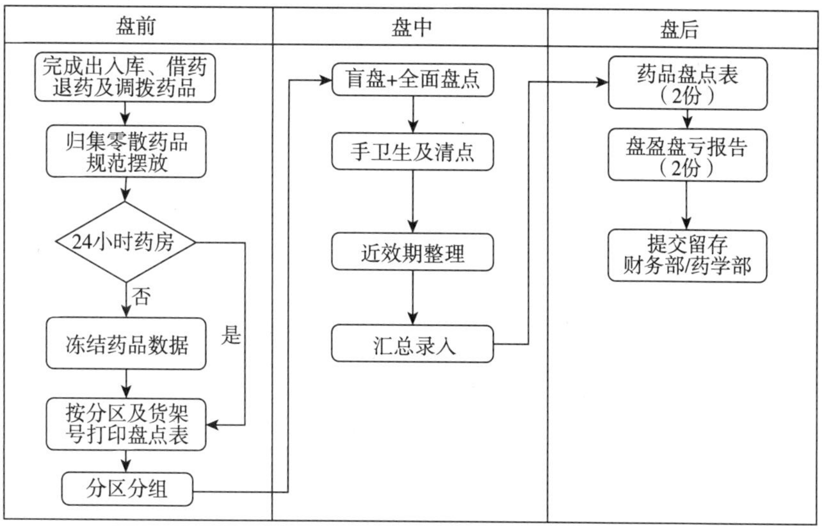

图5-13　药品盘点管理流程图

（2）盘前要求　建立盘点管理制度和专项培训；划分盘点区域及手卫生管理；应依借药登记表整理出尚未归还的借药数据，待录入实盘数据时一并录入；分散放置的同品规零星药品宜收集归放到一处，且区分不同批号和有效期；应整理和规范药架上药品摆放便于盘点；应清理入库和出库、调药和领药的票据和账册；涉及调价的药品应在盘点前做调价工作。

（3）盘点要求

● 药库盘点：采用盲盘+全面盘点+静态盘点方式；盘点时间选择冻结HIS数据后的时间，冻结系统数据前应完成当日药品出入库及票据录入工作。

● 未执行24小时上班药房盘点：采用盲盘+全面盘点和静态盘点，如门诊西药房、门诊中药房和PIVAS等，应完成当日调剂发放、调拨领用；确定历史未发出处方后冻结HIS药房工作站数据后盘点。

● 执行24小时上班药房：采用盲盘+全面盘点+动态盘点方式，如急诊药房和住院药房，盘点时间宜选择当日取药人数较少时间。

（4）盘后管理　盘点记录及凭证保存期限不少于3年；药品盘点表及盘盈盘亏报告均一式两份提交财务部和药学部。

（5）药品处理

● 滞销药品处理：检查采购计划，通知申购临床科室，与药品配送公司或生产厂家协商退药。

● 近效期药品处置：明显标识且单独放置；通知申购科室；与药品配送公司或生产厂家协商退药或换药。

● 过期、破损与变质药品处置：麻精及第一类药品按规定销毁要求执行；普通药品向医院提出过期、破损与变质药品报损申请，且按《医疗废物管理条例》要求执行处置。

（6）文档管理

● 盘点表参照格式：如表5-17所示。

表5-17　药品盘点表示例

××药库（药房）药品盘点表（明盘表）

盘点起止时间：　　　　　　　盘点人：　　　　　　核对人：

货位码	名称	规格	厂家	批号	有效期	单位	账盘数量	实盘数量

监盘人：

● 药库药品盘点报表参照格式：如表5-18所示。

表 5-18　药库药品盘点报表（元）示例

起止日期：　　　　　　　　　　　　　　　　　　　编报部门：

项目		药品分类			合计
		西药	中药	中成药	
上期盘存金额					
本期入库	采购金额				
	退药金额				
	涨价金额				
	其他入库金额				
	合计				
本期出库	出库金额				
	退公司金额				
	降价金额				
	报损金额				
	其他出库金额				
	合计				
本期账盘金额 （上期盘存金额＋本期入库−本期出库）					
本期实盘金额					
盘盈盘亏					

科室负责人：　　　　　　　采购人：　　　　　　保管人：　　　　　　编报人：

备注：

- 药房药品盘点报表：如表 5-19 所示。

表 5-19　药房药品盘点报表（元）示例

起止日期：　　　　　　　　　　　　　　　　　　　编报部门：

项目		药品分类			合计
		西药	中药	中成药	
上期盘存金额					
本期入库	请领金额				
	调入金额				
	退药金额				
	涨价金额				
	其他入库金额				
	合计				
本期出库	发药金额				
	调出金额				
	退药库金额				

续表

项目		药品分类			合计
		西药	中药	中成药	
本期出库	降价金额				
	报损金额				
	其他出库金额				
	合计				
本期账盘金额 （上期盘存金额＋本期入库－本期出库）					
本期实盘金额					
盘盈盘亏					

起止日期： 编报部门：

科室负责人： 采购人： 保管人： 编报人：
备注：

- 药房应急借药登记表：如表5-20所示。

表5-20 药房应急借药登记表盘点表示例

借药信息										还药信息			
日期	科室	借药人	电话号码	药品通用名	规格	批号	数量	厂家	经办药师	日期	处方编码	还药人	经办药师

4.4.3 有效期管理

药品有效期是指药品在既定条件下，能够保持药品质量的期限。近效期药品是指当前时间接近药品有效期的药品。在临床实际工作中，除中药饮片外，其他药品按效期管理要求开展质量管理工作。药品效期管理遵循"先进先出、近效期先出"原则。目前，药品有效期质量管理主要集中于未开封药品的效期管理，拆零开封药品的有效期由于较为分散，且各种剂型药品拆零开封后效期变化较大，拆零开封药品效期标识缺失以及评价标准不一，容易造成管理盲区。具备检测条件的医疗机构可通过长期稳定性试验和加速试验对拆零、原料药及已配置的静脉输液等进行效期研究。

（1）效期管理要求：见表5-21。

表5-21 各部门效期管理要求

部门	近效期	提醒与处理
临床	3个月以内	近效期标识、先进先出、退回药房
药房	6个月以内	近效期标识、先进先出、退回药库；除短缺或抢救药品外，使用量较少的近效期一般情况下不作领取。建立近效期药品一览表
药库	6个月以内	近效期标识，除特殊临床需求外，不得入库；出库时需对入库部门及经办人进行提醒；药品退回处理；建立近效期药品一览表；有效期少于6个月的药品不予验收入库
	3个月以内	应向科室领导汇报，除短缺药品外暂停出库，通知供应商退货处理
通用	1周内	未使用完毕的下架提醒
	过期	药品下架处理，禁止出库操作，禁止临床使用，按药品退回退货流程操作，不能退回退货处理的，按报损操作处理

- 效期记录：验收记录、智能药柜补药模块、智能麻精药柜和药品分包标签。
- 效期质量管理：临床及药房每月清查所有药品的有效期。

（2）有效期分级管理　有效期分级共按三级管理划分，其中4~6个月Ⅲ级，3个月内Ⅱ级，过期药物按Ⅰ级管理；药库根据系统记录的有效期与当前系统时间对比而实现动态分级。考虑到药房及临床请领药品时未进行效期信息登记，需要通过每月或季度检查对近效期药品信息，包括品名、规格、失效日期、批号、检查日期、存放区域、数量、是否开封等进行记录。药库、药房和临床对近效期药品应按分级进行动态提醒，采购全部退回、销毁或失效前使用完毕。根据不同时段等级实行不同的管理要求，具体见图5-14。

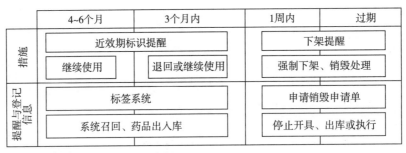

图5-14　药品近效期管理措施与信息化要求

（3）智能药柜药品有效期管理　智能药柜普遍采取先进先出原则；药品储存类别以常用药为主，在加药环节避免添加含近效期药品；定期清点药槽积压药品（表5-22）。

表5-22　各类药品有效期管理要求

分类	主要对象	管理策略
包装药品效期	所有药品	按照药品包装有效或失效期管理
分装药品效期	药房协定处方分装药品	标记分装日期、分装批号、有效期或失效期
开封药品效期	第二类精神药品、其他拆零药品、外用及口服液等	每周检查；标记开封日期
静脉用药效期	已调配的静脉用药	进行室间质量管理，建立静脉用药配伍使用时限表，抽查PIVAS或临床科室配药室的调配至执行时间间隔；已调配的静脉用药受温度、光照及pH等因素影响，按批次调配发药
原料药	医院制剂原料药	根据GMP和ICH Q7要求有效期、失效期及复验期；部分化学品、中药材、中药饮片、外购提取物、个别辅料及包材没有明确有效期的需制定物料复验期；复验期一般不超过3年

（4）拆零药品有效期管理　拆零药品效期可根据拆零方式、剂型、贮存环境等建立失效期对照表；具体见表5-23。

表5-23　各类拆零药品效期管理要求

剂型及药品	储存环境及有效期
瓶装药品（片剂）	常温下2个月
液体制剂	1~3个月
软膏剂/栓剂	常温下2个月
胰岛素	常温下保存28天
滴眼液	医院内1周；居家小于4周

参考：健康报2013.6第四版。

　　药品拆零主要见于病区基数药品和药房常用的瓶装药品和液体制剂；在实际的有效期管理工作中，病区护士和药师可参照上表对相应剂型药品按时清点，并在拆零包装上标注好有效期；同时，药房做好拆零药品工作记录，以便后期开展效期质量检查工作；避免盲目拆零分装，导致分装药品积压和过期。

　　（5）过期药品销毁　定期检查科室及各药房药品申请销毁记录，申请销毁记录适用于近效期1周内或过期药品。申请销毁记录信息包括药品名称、数量、剂型、规格、生产厂家、申请人、申请日期、有效期、销毁原因、回收日期、药学部主任意见、领导意见、是否特殊管理药品、销毁方式、销毁人员、销毁日期、监督人员及相关附件。过期药品销毁申请及销毁操作记录应备案存档；涉及临床科室过期药品召回销毁的，临床科室按盘亏处理；涉及特殊管理药品的需同时详细登记药品批号，临床科室不得自行销毁。

（6）药品近效期标签信息管理　药品近效期标签分为独立包装药品及拆零药品包括标签；应根据实际场景进行设计，包括呈现方式及标签尺寸（表5-24）。

表5-24　药品效期标签打印要求

药品包装方式	标签包含信息	呈现方式
独立包装药品	统一的警示标识如（4~6个月，3个月以内）	货架或药品包装
拆零药品（药品）	开封日期、失效日期	药瓶（小标签）
分包药品	品名、规格、数量、药品有效期、分包日期、分包有效期、药品批准文号、批号、贮存要求	药袋
已调配静脉用药	品名、规格、调配时间、最佳使用时间、贮存要求	移动护理、PIVAS管理系统、药师工作站

4.4.4 药品损溢管理

（1）日常药品损溢流程　见图5-15。

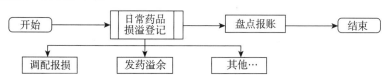

图5-15　药品损溢管理流程

日常的药品损溢一般包括：药品调配、拆零过程中的损耗；药品使用中的差错损失；执行中的使用溢余；患者个人原因造成的已缴费不取药。

（2）盘点　财务对账盈亏反馈流程见图5-16。

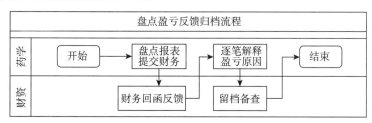

图5-16　药品盘点盈亏归档流程

财务反馈函一般以金额盈亏的形式，要求药学以盘点单元为单位逐笔解释。盘点的财务盈亏一般包括：药品盘点差错；药品损溢遗漏登记；各盘点单元间调拨差错；非静态盘点（边盘点边配发药）导致的账务时间差。

4.5 基础设施管理

4.5.1 仓储环境与设备管理

（1）温湿度管理要求

• 参照标准：SB/T 11094-2014 中药材仓储管理规范、DB42/T 1510-2019 医药仓储操作规范、DB22/T1959-2013 药品库房温湿度管理要求。

• 温湿监控要求：见表5-25。

表 5-25　各部门场所药品贮存温湿度要求

部门	场所分类	温湿度要求
医院制剂	包装材料	温度 10~30℃，相对湿度 35%~75%
	原辅料库	温度 10~30℃，相对湿度 35%~75%
	空心胶囊库	温度 15~25℃，相对湿度 35%~65%
	成品库	温度 10~30℃，相对湿度 30%~75%
中西药库	危险品库	温度 < 20℃，相对湿度 35%~75%
	阴凉库	温度 10~30℃，相对湿度 35%~75%
	冷藏库	温度 2~10℃
	常温区	温度 10~30℃，相对湿度 35%~75%

备注：0~40℃最大允许误差在 ±0.5℃，-25~0℃最大允许误差在 ±0.5℃。相对湿度 ±3%。

（2）其他贮藏要求

- 按质量状态划分区域：合格药品为绿色，不合格药品为红色，待确定药品为黄色。
- 储存药品应当按照要求采取避光、遮光、通风、防潮、防虫、防鼠等措施。
- 符合安全用电的照明设施、消防、安全、防盗等设施。
- 药品与非药品、外用药与其他药品分开存放，中药材和中药饮片分库存放。
- 特殊管理的药品应当按照国家有关规定储存。
- 药品按批号堆，不同批号的药品不得混垛，垛间距不小于5cm，与库房内墙、顶、温度调控设备及管道等设施间距不小于30cm，与地面间距不小于10cm。
- 储存药品的货架、托盘等设施设备应当保持清洁，无破损和杂物堆放。
- 未经批准人员不得进入储存作业区，储存作业区内的人员不得有影响药品质量和安全的行为。
- 药品储存作业区内不得存放与储存管理无关的物品。

4.5.2 货位管理

（1）西药房货位管理

- 货位信息：包括药品通用名称、规格、货位号、药品标识和货位条码等信息。
- 货位码作用：货位码不仅用于规范药品摆放工作，同时实现药品的快速定位、盘点表排序、盘点扫码和药单调配导航等作用。
- 编码规则意见：编码规则包括分区码（英文字母）+货架层数码（1位）+序列号（2~3位）。
- 药房货位编排原则

  ➤ 按管理分区：包括高警示药品区、冷藏药品区、麻精药品区、贵重药品货位、外用药、固体口服制剂、口服液体制剂和注射剂等独立分区。

  ➤ 协定处方分装药品因分型存在的，应采用不同货位码，可在原包装药品货位码基础上进行扩展货位码，如维生素 C 0.1g 100 片货位码为 A101，而分装药品维生素 C 0.1g 18 片/包的货位码按 A101-01 进行编码，既便于药品单独存放需求，也便于后期盘点进行归集、盘点表打印排序需要。

  ➤ 按药理分区：是传统的药品分区方法，编码操作简单，易于记忆；但由于按药理分类易造成同一区域无法避免剂型储存差异以及听似、形似药品造成的用药错误，且同类药品由于使用频率差异较大，还可能导致药品调配路径延长，降低调配效率。

  ➤ 使用频率分区：按使用频率分区是目前主流的药房货位号编码方式，通过最小路径算法优化货位码编码规则，可以有效提高药师调配速度。

  - 药库货位编排原则

  ➤ 按管理分区：包括阴凉库、冷藏库、外用药品库、注射剂、麻精药品库、贵重药品库、固体制剂库和中药饮片库等独立分区编码。

  ➤ 按药理分区：除按管理分区原则外，药库多采用按药理分区的方法。

- 货架管理：货架分为整件区和零区，其中整件区货架宜采用重开组合式货架；货架不宜少于3层。
- 货位管理信息化建设

➢ 硬件建设：电子货架标签和WIFI或蓝牙网络搭建，采用电子标签辅助拣货系统DPS。

➢ 功能：货位信息通过接口与HIS同步、智能盘点、药品调配导航和缺货提醒等功能。

（2）中药房货位（斗谱）管理

- 斗谱编码目的：规范中药摆放，减轻劳动强度、避免差错事故、提高调剂质量、确保患者用药的安全。
- 货位信息：包括药品名称、产地、等级和货位码。
- 编码分类原则：按药性排序编码、按药品名称排除、按功效、按自然分类法分类（门、纲目、科和属分类）、按入药部位（根茎类、茎木类、皮类、叶类、花类、种子与果实类、全草类和矿物类等）、按使用频率进行编码、按化学成分分类。
- 中药斗谱编码原则

➢ 目前临床中药材药斗货位编码普遍采用功能分类方式进行编码，除此以外，由于管理要求还配套其他编码规则。

➢ 涉及贵重中药材、毒性中药材及特殊储存要求的中药材，应设单独专柜和专用货位码。

➢ 易串味及药性畏反的中药材编码不能邻近编码。

➢ 易混淆中药材包括不同炮制方式中药材和同名异物，其中不同炮制方式的中药材由于功效及毒性等可能存在差异，邻近摆放容易发生加药差错和调配差错；因此，此类中药材采用货位码应分开编码。

➢ 内外服中药材应分开编码。

➢ 中药材按"单位重量、高轻低重"原则进行编码，质重中药材，如矿物类，编码层数宜采用低层代码。

4.5.3 药品标识管理

（1）标识分类

- 特殊管理药品（麻醉药品、精神药品、毒性药品和药品类易制毒化学品、放射性药品）的标识。
- 对于看似、听似、多规格或治疗窗窄的高警示药品应单独摆放和在货架贴上高警示药品标识。
- 外用药品也需要有单独的药品标识。
- 特殊贮存要求标识，主要包括冷藏、避光和干燥等贮存环境要求药物。

（2）标识图谱　见表5-26。

表5-26　医院药学标识图谱示例

药品类型	标识图片	药品类型	标识图片	应用分类
麻精药品	麻	精神药品	精神药品	包装类、货架类
医疗用毒性药物	毒	放射性药品		
外用药品	外	高警示药品		
近效期药品	近效期	听似	听似	货架类
看似	看似	多品规药品	多规	

续表

药品类型	标识图片	药品类型	标识图片	应用分类
冷藏		医疗废物		场所类或货架类
非处方药			OTC	
危险化学品				包装类、货架类和场所类

4.5.4 专项管理

（1）专册登记　专册记录应做到逐笔记录进、出情况，并记录每笔进出药品的批号。

（2）专人管理　实施专人管理药品类型包括麻醉药品、第一类精神药品、特殊管理类抗肿瘤药品、毒性药品、放射性药品、易制毒类药品；人员相对固定，具有初级及以上职称、责任心强、有工作经验，经培训、考试合格后才能上岗，每年接受培训。

（3）专柜加锁　实施专柜加锁药品类型包括麻醉药品、第一类精神药品、特殊管理类抗肿瘤药品、毒性药品、放射性药品、易制毒类药品；实行双锁管理。专柜加锁采用智能麻精药柜，其功能包括生物标识开锁、RFID和密码等多种方式开锁，药柜具备处方扫描、药库自动扣减和视频监控等功能。

（4）专用处方　开具麻、精一药品须使用麻、精一药品专用处方（包括电子处方），应规范处方的书写。

（5）专用标识　专用标识在药房储存、调配和发出环节实现提醒告知作用，与药品的分类标识的用途有所差异。专用标识包括储存提醒类标识和调配警示类标识。

4.6 运营管理

4.6.1 固定资产与成本核算

构成药学部成本管理包括人力成本、固定资产、药品损耗、场地设施。其中固定资产管理信息主要包括资产采购的经费来源、折旧方法、启用日期、报废日期、净值、残值、残值率、获取方式、资产用途、维修费用、报废收入和资产状态等。药学部固定资产包括运输设备、通信设备、计算机设备、空调设备、供水设备、供暖设备、科研教学设备、图书音像印刷品、医学工程装备等。其中自动化药房、药检室、静脉输液配置中心和制剂中心对固定资产的投入成本较高，在成本核算、资产折旧等方面各医疗机构根据管理需要调整期成本分配方案。

4.6.2 运营管理监测指标

药学部门的运营管理中，最重要指标包含药占比及周转率等相关指标。

（1）药占比　为更好地管理好药占比，医疗机构常常会采用以下一些措施。

• 建立医疗费用控制责任制：通过历年药占比数据，制定各个科室历年药占比、占医院收入系数、科室收入构成等因素制定临床科室的药占比要求。

• 对医疗费用控制结果进行院内公示并对数据进行分析。

• 把药占比纳入医院和科室绩效考核体系。

（2）周转率　药品库存和药品供应管理医院药学部门运营管理中重要的一部分，对于医疗机构而言，药品成本是医院成本很重要的一部分，据有关数据统计，药品库存成本占医院流动资金的30%~40%。在《三级医院评审实施细则2020（广东版）》的条文中，关于药房库存周转率的要求已无2011版中的明确天数要求，其描述调整为：药品储备量与功能、任务和服务量相适应；根据药品用量评估 药品储备情况，库存药品每月周转1次以上。目前公认的周转率的计算公式=月销售金额/月库存金额，周转天数=当月天数/库存周转率。通过计算85%品种的销售金额、库存金额，按以上公式计算85%的药品的库存周转天数。

（3）药品周转金　包括以下内容。

- 药品储备定额：上年药品实际消耗额 × 储备期 ÷ 12。
- 药品盈余数量与金额。
- 药品亏损数量与份额。
- 药品综合加成率（部分药物）。
- 药品销售成本额。
- 药品进销差价。

4.6.3 药品账务管理

药库管理员根据药品使用情况及库存量在HIS制定采购计划，经部门负责人及分管院领导审核批准后，由药品采购员在省级药品集中采购平台制定并向供应商发送采购订单，及时追踪管理采购订单及到货信息，对未及时配送的订单进行原因核实，根据用药紧急程度进行相应调整。

（1）应付管理 药款结算见表5-27。

表 5-27 药款结算

采购分类	结算方式	结算周期
集采药品	医保基金按不低于年度约定采购金额的30%专项预付给医疗机构；省平台结算中心	医疗机构向企业结清并支付时间不得超过每次交货验收合格后次月底
非集采药品（线上）	省平台结算中心	当月月底汇总结算
线下采购	转账	按次

（2）药品款项结算

- 集采药品：医院从药品交货验收合格到付款的时间不得超过30天。结合政策引导，医院可公开招标选择开户银行，由银行药品周转金服务，加快医院付款时间，降低流通成本；避免出现拖延付款时间的现象和行为。国家将药品支出纳入预算管理和年度考核。

- 非集采药品：医院根据与各家上游医药公司签订的服务合同，按照合同约定的结算时限进行结算。

- 其他免费药品：常见的免费药品，如计生用的"叶酸片剂""免费HIV药品"等，常根据历史使用量或就诊患者的用药方案，结合相应免费药品的管理规定，所在医院承担的职责进行管理，做好免费药品发放信息及身份认证记录登记工作。

4.7 库房药品质量管理

4.7.1 库房药品质量检查

（1）西药库质量检查 药品质量的主要工作包括效期检查、清理过期或失效药品、清理变质药品、消除影响药品质量的潜在危害、检查药品储存记录信息。重点监测药品剂型包括软膏剂、散剂、颗粒剂、水溶液、糖浆剂和栓剂等。

- 西药养护：库存每年至少开展1~2次全面检查；病区和住院药房每季度在开展效期管理时同时完成药品养护工作。霉变、防虫和防鼠管理；除检查药房和药库防虫和防鼠设施外，定期检查药品包装是否出现破损。

- 储存要求：包括温度、湿度、避光、冷藏、密封、常温、阴凉库等。

（2）中药库质量检查与养护

- 中药养护流程：中药养护工作包括建立重点养护目录、环境及设施建设和日常养护检查登记。

- 养护记录表：包括药品编码、药品名称、规格、生产厂家、产地（中药材）、批号、有效期、数量、库房名称、处理措施、质量检测情况、养护结论、养护检查日期、检查人员（表5-28）。

表 5-28　养护记录表参照格式

序号	重点监控内容	药品名称	产地	单位	批号	生产日期	抽查数量	养护项目 外观变化、虫蛀、吸潮、霉变、泛油、变色、酸败、气味散失、风化	是否合格	备注

抽查数量合计：		合格数量合计：		
合格率（%）		抽检人：	复核人：	

备注：表格来源山东千佛山医院。

● 中药饮片养护要点：根据不同的性状变化采取相应的养护措施，养护管理主要包括温度控制、湿度控制、通风控制、密封和避光等措施。具体如表5-29所示。

表 5-29　中药养护分类表现与措施

表现	中药类型	养护措施
蛀虫	淀粉、糖分或脂肪含量较高中药	清洁、密封、晾晒、烘烤、气调法或药剂熏蒸
变色	含有黄酮类、鞣质类、羟基蒽醌类聚合或氧化反应	加强加工炮制质量管理、避光密封
泛油	含脂肪、挥发油或类糖；如果实类和动物类中药	晾晒或烘烤、控制温湿度、温度控制34℃以下
气散味失	挥发油类中药	密封、干燥、阴凉库、部分避免过度干燥和空调风吹
风化	含结晶水类无机盐矿物	密封、阴凉、避风、避光、避免过度干燥
潮解	部分矿物类及盐制饮片	干燥（控制温湿度）、密封
挥发	挥发成分	控制温度、避光和密封保存
霉变	含脂肪或蛋白质类中药	温度控制34℃以下，或采用低温法、气调法
粘连	散剂或颗粒剂型	密封和控制湿度

备注：通用温度要求常温15~25℃；相对湿度75%以内，一般含水量控制7%~13%。

4.7.2 药品质量干预措施与管理指标

（1）干预措施

● 结合临床采购申请、疾病谱变化及用药目录等信息，实现按需采购，做到采购计划精细化管理，合理控制药品库存量，提高药品周转速度，减少药品积压。

● 定期开展有效期检查，做好先进先出和近效期标识，及时更新近效期药品信息。

● 加强药品养护环境设施建设，合理布局，实现智能化环境监控。

● 加强药房药师和护士等人员的药品质量管理与养护技能。

（2）药品质量信息采集　目前，国内有关药品质量信息采集的软件较为分散，主要产品为HIS自带的有效期管理信息以及冷链管理系统，对药品拆零管理、日常养护、质量检查均缺乏系统性工具。由于药品在各个库房分散储存，常以后纸质登记为主。根据各业务部门需求，药品质量管理信息系统功能设计如表5-30所示。

表 5-30　各部门药品质量管理系统功能需求表

功能	药库	西药房	中药房	住院药房	病房
效期提醒	√	√	√	√	√
效期登记	√	√	√	√	√
召回管理	√	√	√	√	√
拆零管理	○	√	○	√	√
养护登记	○	○	√	○	○
现场检查	√	√	√	√	√
设备管理	√	√	√	√	√
环境记录	√	√	√	√	○
财务管理	√	√	√	√	√
不良事件	√	√	√	√	√

（3）药品质量管理指标

• 验收合格率：是药品质量管理最主要指标；作为药品进入医疗机构的首要管理环节，验收合格率有助于考察供应商药品质量水平；为药品采购及遴选提供依据。

• 拆零分装药品失效百分比：主要考察拆零分装药品的分装计划是否合理，是否存在药品积压问题。

• 药品召回数量：本指标为非固定周期指标，是根据实际召回事件进行统计；以评估召回事件对医疗机构的影响范围。

• 药品质量合格率：定期对药库、调剂室药品质量进行抽检，目标控制合格率达99.8%以上。

4.7.3 库房药品质量管理字典

（1）西药质量管理字典　西药质量检查项目——药品变质字典：熔化、风化、挥发、吸湿、潮解、结块、稀释、升华、沉淀、絮凝、结晶、混浊、变色、分层、乳化、霉变、虫蛀等。

（2）中药质量管理字典

• 中药养护知识库：根据药品剂型、养护要点（如温湿度、避光、密封等要求）、检查间隔要求以及养护预警规则；药品养护人员可根据温湿度、光照等参数预警，通过智能提醒，采取相应的药品养护措施。

• 中药养护管理字典

➢ 中药养护重点目录数据元：包括中药名称、中药编码、中药性味改变代码。

➢ 养护检查项目字典：有效期、失效期、pH、澄明度、温度、湿度。

➢ 药品养护措施：抽样检查、抽湿、防虫、退回、召回和销毁等。

➢ 中药性味改变目录：蛀虫、变色、泛油、气散味失、风化、升华、软化融化、粘连、潮解和霉变。

➢ 中药养护措施目录：主要用于中药养护管理分类及信息提醒；目录代码包括密封、低温法、气调法、避光、避风、干燥法、晾晒和药剂熏蒸。

第二节　药品目录管理

1. 医院药品目录

1.1 目录管理

1.1.1 管理概论

（1）定义　医院药品目录是指一定周期内基本满足医疗机构内日常用于预防、治疗和诊断用药需求，并经医院药事管理与治疗学委员会科学决策，定期遴选调整，以足够的数量、适当的剂型和规格，并且以个人和社会能够负担的价格可以获得的药品目录。

（2）参照标准　《广东省医疗机构基本用药供应目录管理指南》三级公立医院评级－国家基本药物部分条款、国家基本药品目录、国家医保药品目录、省长期处方药品目录。

（3）药品目录构成要素　包括药品名称、通用名称、剂型、规格、批准文号和生产厂家等信息。

（4）组织架构　二级以上医院应当设立药事管理与药物治疗学委员会；其他医疗机构应当成立药事管理与药物治疗学组；下设分组（抗微生物、抗肿瘤分组及特殊管理工作组）。

（5）评价信息来源标准　包括药品编码、名称、规格、剂型、包装、价格、生产厂家等信息。

（6）国家基本药物占医院常规目录的比例是否保持稳定（年调整≤5%）。

（7）基本药品目录　在基层医疗机构配备＞90%，二级公立医院＞80%，三级公立医院＞70%。

（8）品规管理　同一通用名药品的品种，注射剂型和口服剂型各不得超过2种，处方组成类同的复方制剂1~2种。

（9）品种管理要求　三级综合医院不超过1500种品规；三级专科原则不超过1200种品规；二级综合不超过1000种品规；二级专科不超过800种品规；其他医疗机构不超过600种品规。

（10）抗菌药品目录设计原则　三级综合医院抗菌药物品种原则上不超过50种；二级综合医院抗菌药物品种原则上不超过35种；口腔医院抗菌药物品种原则上不超过35种；肿瘤医院抗菌药物品种原则上不

超过35种；儿童医院抗菌药物品种原则上不超过50种；精神病医院抗菌药物品种原则上不超过10种；妇产医院（含妇幼保健院）抗菌药物品种原则上不超过40种；同一通用名注射剂型和口服剂型各不超过2种，具有相似或者相同药理学特征的抗菌药物不得重复采购；头霉素类抗菌药物不超过2个品规；第三代及第四代头孢菌素类抗菌药物（含复方制剂）口服剂型不超过5个品规，注射剂型不超过8个品规；碳青霉烯类抗菌药物注射剂型不超过3个品规；氟喹诺酮类抗菌药物口服剂型和注射剂型各不超过4个品规；深部抗真菌类抗菌药物不超过5个品规。

1.1.2 目录分类

（1）按质量层次分类　参照中国医疗机构药品评价与遴选快速指南和广东省他汀类药物评价与遴选专家共识，其用途主要用于药品评价及目录制订时决策支持工作，其分类具体见表5-31。

表 5-31　药品目录评价分类要点

第一质量层	专利药品、国家一类新药、获得国家科技奖药品
第二质量层	原研药品、单独定价药品、优质优价中成药、仿制药品
第三质量层	中药保护品种、欧美认证药品、普通GMP药品、百强企业药品

（2）按管理属性——采购途径分类　基本药物目录、集采药物目录、同类可替代药物目录、双通道药物目录和短缺药品目录。本分类目录除了用于采购计划、医保费用计算和分析等工作。

（3）按管理属性——使用分类　抗菌药物目录（重点管理、DDD目录、分级目录）、抗肿瘤分级目录、特殊管理药品目录（麻精药品、医用毒性药品）、贵重药品目录、长期处方药品目录、辅助药品目录（国家重点监控药品目录）、高警示药品目录和妊娠分级目录。本类目录通过维护HIS中药品基本字典以及相关功能模块实现特殊管理功能，如抗菌药物分级权限、DDD统计和特殊使用级抗菌药物会诊等。

（4）按管理属性——储存分类　冷链药品目录、贵重药品目录、中药养护目录、抢救药品目录、应急管理药品目录。本类目录主要用于建立专用账册、盘点及质量检查表格。

（5）按管理属性——储存地点分类　急诊处方药品目录、卫星（GCP）药房药品目录、发热门诊药品目录、注射剂药房药品目录、PIVAS药品目录、住院药房药品目录、病区基数药品目录和医技科室药品目录。本目录主要用于HIS进行处方开具时的执行地点控制功能，各药房可根据自身库房实时维护药品的开放及关闭标识。

1.1.3 目录调整流程与原则

（1）流程　医院药品目录遴选流程见图5-17。

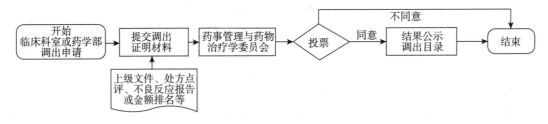

图 5-17　医院药品目录遴选流程

（2）目录遴选原则　临床急需且不可替代药品；国家基本药物目录；国谈药品（30%以上）。

（3）调出目录原则　国家药监等权威部门召回、撤市或撤销其批准文号药品；发生严重不良反应且不宜在临床使用的；经临床综合评估，有更佳的风险效益或成本效益比的替代药品替代；医保及相关政策调整；临床使用量大且存在明显不合理用药问题突出；细菌耐药问题严重的抗菌药物。

1.1.4 目录信息化

（1）信息化维护　目录维护按照药品字典管理要求进行信息化维护；新增目录或HIS更换的情况下须对当前药品目录，包括医院药品目录及管理属性目录进行维护。

（2）目录作用

• 统计标识：一般用于管理属性药品的使用统计分析工作，如抗菌药物金额排名、DDD值统计、预防使用类抗菌药物使用率和重点监控药品等。

• 系统权限控制：如特殊使用级抗菌药物会诊单、抗菌药物分级管理、病原微生物送检功能限制、麻醉精一药品处方等药品 权限控制。

• 限定处方格式：双通道药品处方限制、医用毒性药品目录和麻醉精一药品处方等。

• 处方执行部门限制：管理属性使用分类目录，限定HIS中处方的执行地点，如发热门诊、西药房和住院药房等。

• 特殊功能：如抗菌药物目录用于抗菌药物围术期使用信息登记和特殊使用级抗菌药物会诊功能。

1.2 卫生技术评价

1.2.1 卫生技术评估概论

（1）卫生技术评估（Health Technology Assessment，HTA） 是指运用循证医学和卫生经济学的原理和方法对卫生技术的技术特性、临床安全性、有效性、经济学特性及社会适应性进行系统全面的评价，为各层次的决策者提供合理选择卫生技术的科学信息和决策依据。

（2）应用场景

• 医保药品目录及医院药品目录遴选与调出。

• 医保药品分析、药品定价格和采购价格谈判，如采用基于PBCA药物经济评价或ASMR评级定价方法等。

• 国家及地方进行药物政策决策。

1.2.2 卫生技术评估管理要点

（1）评价维度 卫生技术评估根据《药品临床综合评价管理指南》分别开展安全性、有效性、经济性、创新性、适宜性和可及性评价研究（表5-32）。

表5-32 药品临床综合评价维度、研究内容与指标要求

评价维度	研究内容与指标要求
安全性	药品临床试验数据、药品说明书内容、不良反应、不良事件、药品质量、药品疗效稳定性信息
有效性	• 研究内容：全因死亡、药品对应专病的死亡、相关疾病事件发生率、疾病控制率以及对应药品及疾病的指南共识所对应的临床症状、实验室指标或医学影像结果 • 数据来源：文献、随访记录、电子病历（死亡时间、死亡原因、检验检查结果、病历首页）
经济性	• 研究内容：包括CEA、CUA、CBA、CMA、ICER和ICUR研究，生存时长、质量调整生命年QALY、生存率、贴现率、健康量表得分、直接成本、间接成本、药品价格、DDD值 • 数据来源：包括医保报销数据、药品使用数据、药品进销存管理数据等 • 研究模型：普遍采用决策树和马尔科夫模型进行分析，评价模块采用表面效度、内部效度、外部效度、交叉效度和预测效度验证
创新性	• 临床创新：填补临床治疗空白；具备广阔的增量前景 • 服务创新性：提高服务效率 • 产品与如创新药、改良型新药、专利原研药品、作用机制（如特殊分子结构、靶点）、剂型、辅料以及创新设备工艺等创新研究。指标包括热度指数、引文量、影响因子、创新指数（投入指数、产出指数、成效指数、专利授权量、市场增量）等 • 数据来源：创新性评价可参照国内外期刊数据库及专利数据库进行创新性评价
适宜性	• 药品技术适宜性：药品标签及说明书标注明确，起效速度、分布器官、药物监护（用药后是否需要监测或随访服务）、用药依从性、是否有特殊的存储条件、口服制剂的口味/形状大小是否适宜患者服用、药品包装是否合适且不会出现误服情况、药品包装标签标注的完整性等适宜 • 药品使用适宜性：给药途径难易程度、依从性、服药时间间隔、药品剂型、药品疗程（长疗程用药依从性）、临床使用是否存在超说明书适应证使用的情况、超药品说明书用药是否有充分理由、疾病与药品药理特点等适宜性研究；以及处方审核相关指标如金额占比、药品品呈是否适宜患者的年龄、体重、体表面积和身体状况、患者用药是否容易出现不耐受的情况、药物－药物相互作用或药物－食物相互作用是否给处方带来限制、使用率、干预率和合理率等 • 药品使用体系与管理适宜性：三医联动是否适宜，如医疗机构等级是否适宜使用该药物治疗，患者身份是否适宜、门诊或住院用药目录是否适宜、医保报销范围是否适宜。其他管理适宜性包括涉及分级管理的如糖皮质激素、抗菌药物、抗肿瘤药物和麻醉精神类药品评价越级或违规开具的比例 • 数据来源：医保支付费用信息、HIS费用信息（如总费、药品费、检查费、诊查费等）

续表

评价维度	研究内容与指标要求
可及性	• 研究内容：包括价格水平、可获得性和可负担性；在实践研究中可结合医保药数据、医疗机构内药品使用信息、行业协会数据、政府数据、药品集采数据、医疗机构调查报告、市场研究报告、供应商评价结果以及短缺药品信息等进行可及性研究 • 可获得性指标：包括药品各类药品可获得率，药品种类和产量、医院药店地理分布、药品配备率、配送企业数量、配送渠道能力、短缺情况、平均配送周期、配送企业数量药品种类和产量等指标；药品可获得率 R_M=配备该药品的机构数/调查机构总数 ×100%。国际上对药品可获得率没有严格统一的标准，一般认为配备率＜50% 为可获得率较低，50% ~ 80% 为可获得率较好，＞80% 为可获得率很好。药品配备率＝配备该药品的机构数/调查机构总数 ×100% • 可负担指标：根据WHO/HAI可及性标准化方法进行评价，指标包括地区年度人均用药治疗费用、人均用药治疗费用占居民家庭年人均可支配收入比重和药品的灾难性支出影响

1.2.3 卫生技术评估数据管理

（1）数据管理要求　数据模型应有效支持医疗机构开展安全性、有效性和经济性研究；数据模型在研究方法的支持方面，应至少支持回顾性分析、病例对照试验等科研方法研究。

（2）研究时长　长期用药研究持续跟踪时间通常不少于3年。

（3）主要数据来源

• 医疗机构信息系统（HIS）：适用于有效性和经济性研究，其数据部分可用于安全性研究包括结构化和非结构化数据字段的数字化患者记录，如患者的人口学特征、临床特征、诊断、治疗、实验室检查、安全性和临床结局等。

• 疾病登记系统：适用于创新性研究，内容包括特定疾病（通常是慢性病）患者的数据库，通常来源于医院的疾病人群队列登记，获取专病人群信息。

• 国家药品不良反应监测哨点联盟（CASSA）和AE系统：适用于安全性研究，利用医疗机构电子数据建立药品及医疗器械安全性的主动监测与评价系统，获取心血管药物的不良反应数据。

• 自然人群队列数据库：适用于有效性、经济性和安全性研究，国内已经建立或正在建立的自然人群队列和专病队列数据库，可成为潜在的真实世界数据。

• 死亡登记数据库：适用于安全性和有效性研究，由医院、疾病预防控制中心和户籍部门联合确认的死亡登记所形成的数据库，获取专病患者的死亡率等数据。

• 药品供销及采购数据库：适用于可及性和经济性研究，通过医保、商务、工信、采购等部门关于药品生产、流通、销售、招标、采购等数据库，获取药品作为商品在市场制造、流通及供销信息。

• 政府网站数据：适用于安全性、创新性和可级性研究，包括国家药品监督管理局（NMPA）、美国食品药品监督管理局（FDA）、国家药品不良反应监测中心、国家统计局等政府网站。

• 专家咨询或问卷：适用于创新性、可及性、适宜性等方面研究，包括定量咨询数据和定性咨询数据。定量数据模型包括问题大纲、抽样方法、调研人数、调研方式、调研数据处理方法；定性访谈数据模型包括访谈对象对于安全性、有效性、经济性、创新性、适宜性和可及性的看法、认知及感受等信息。

• 文献期刊及专利数据库等：适用于安全性、经济性、创新性等方面。情报资源包括CRD、NICHSR、INAHTA、EMbase、PubMed、The Cochrane Library、Web of Science、CNKI、VIP、CBM、PsycINFO、AMED、CINAHL及万方数据库，还包括咨询公司、大学、制药企业的数据库、权威报告、药品说明书、注册资料、企业申报资料、FDA 网站、NMPA 网站、新闻媒体、市场调查资料和世界卫生组织国际临床试验注册平台（WHO ICTRP）等数据。

（4）其他参数指标　药品预算影响分析参数与指标见表5-33。

表 5-33　药品预算影响分析参数与指标

参数类别	指标
人口及流行病数据	全国/地区儿童数、医保覆盖率、疾病发病率、疾病患病率、可治疗的目标患儿数、在治疗患儿数
治疗	初始治疗数量（占比）、继续治疗数量（占比）、联合用药人群数量（占比）、目标患儿数
用药	用药情况（规格、剂量、频次、时长）、药品价格（元/单位）、同类药品价格（元/单位）、人均购药月数（个）、人均治疗谢用（元）

续表

参数类别	指标
报销	医保报销比例（根据不同医保类型标注）、医保覆盖人群、人均基金负担、医保覆盖人群人均自付
市场	药品使用机构分布（%），即三级医院用药占比和基层用药占比；市场份额（%），即不同规格及不同产品份额情况；主要同类药品的市场份额（%），通常为近3年数据；未来3~5年市场份额变化（%）
医保影响	医保覆盖人数、用药总量/费用、基金总负担费用（万元）

1.2.4 卫生技术评估主要流程

（1）实施流程　卫生技术评估根据信息来源和管理平台等其研究方法及流程均有所差异，评价信息平台操作流程具体如图5-18。

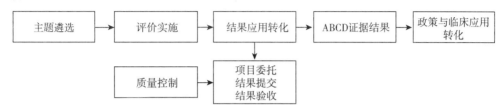

图5-18　药物临床综合评价信息平台（通用研究流程）

（2）PICOS详细实施流程相关注意事项

• 文献检索与筛选：注意对重复文献及误排文献的筛选，文献遴选可参照cochrane系统评价指导手册。

• 数据提取：纳入研究基本信息（文献题目、第一作者、发表时间、发表国家、文献来源），研究方法（分级方法、是否盲法、是否对失访退出描述、是否存在选择性报道），研究对（入排标准、例数、年龄、性别），干预措施（药品名称、给药途径、剂量、治疗 时间和对照方式等），结局指标（终点事件发生率和不良反应发生率等），结果（分类变量、连续变量中包含样本量、失访人数、可信区间精度及亚组分析情况），混杂因素（作者关键性结论、作者对混杂因素的评价等）。

1.2.5 工具与方法

（1）评价体系　药品临床综合评价分为快速综合评价和完整综合评价，其中快速评价采用MACD法或快速评价技术实施评价工作；完整综合评价则分别利用模型研究、一手或二手数据进行研究分析。具体分类研究方法如下（图5-19）。

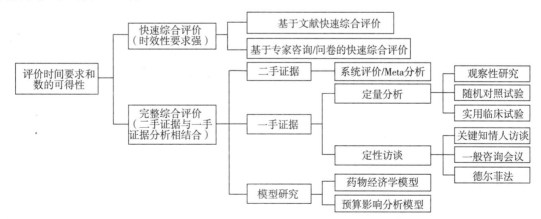

图5-19　药品临床综合评价方法体系

（2）评价原则　PICOS原则是目前临床综合评估的常用方法，即通过明确目标人群（P）、干预措施（I）、对照措施（C）、结局指标（O）和总体设计（S）。PICOS评价结果一般按证据分级进行推荐；具体证据分级评价标准及转化见表5-34。

表5-34 证据分级评价标准对照表

证据级别	评价标准	转化
A级证据	证据充分结果确定；严谨的 Meta 分析/系统综述、大型多中心的随机对照临床研究（样本量>300 例）	可直接转化为相关政策或基本临床用药依据
B级证据	证据比较充分结果明确；一般质量的 Meta 分析、小型随机对照临床研究（样本量<300 例）、设计良好的大型回顾性研究、病例–对照研究以及队列研究	有条件转化为临床用药依据
C级证据	一定证据支持，部分结果明确；无对照的单臂临床研究、病例报告、专家观点	可用于一定区域或特定医疗机构开展临床用药政策
D级证据	证据不足，结果不确定	不建议转化为临床用药政策

（3）偏倚控制　根据研究方法其风险评估内容及工具均有所区别；目前PICOS研究相关的偏倚风险评估包括Meta分析、真实世界研究和多准则决策分析法。具体见表5-35。

表5-35 偏倚控制内容与方法对照表

研究方法	风险评估内容	评估模型及工具
Meta分析	总体证据质量分级和单个研究偏倚风险评估	AMSRAR-2量表或ROBIS工具
真实世界研究	入院偏倚（非全体目标人群）、研究对象基线特征（如既往病、疾病进展、种族、性别、年龄ECOG评分等）、信息偏倚包括异常值检测、未知混杂因素	倾向性评分（包括PSM匹配法、倾向性评分分层法、倾向性评分协变量调整法等）主要对多协变量条件下暴露的混杂偏倚评分，以及逆概率加权法、多变量分析（logistic回归、线性回归、泊松回归、cox比例风险回归）；未知混杂因素采用双重差分法（DID法）和工具变量法（Ⅳ）
多准则决策分析（MCDA）	按照1很差、2较差、3相同、4较好、5很好进行量表设计用于计划指标赋分。	维度数据采集使用李克特量表；在维度及指标赋权方法采用层次分析法AHP、德尔菲法、摇摆赋权法、离散选择实验法DEC 临床应用：《中国医疗机构药品评价与遴选快速指南》

（3）经济性评价工具

• 质量调整生命年（Quality-Adjusted Life Years，QALYs）：可以比较同一状况下不同医疗干预的效果，为经济性研究的主要终点指标；其计算公式为 $QALYs = \sum_{i=1}^{M} q_i T_i$ ；其中，M 为健康状态分期（如健康状态，疾病状态分别赋予不同的q值），T_i 为i的持续时间，q_i 为健康相关生命质量状况，q值介于0~1，<0的表示死亡更差的健康状态。

• 欧洲五维健康量表（EuroQoL Five Dimensions Questionnaire，EQ-5D）和六维健康调查简表（Short-Form Six-Dimensions，SF-6D）。

• 标准博弈法（Standard Gamble，SG）。

• 时间权衡法（Time Trade-Off，TTO）：主要用于健康效用值研究；TTO研究方法包括传统TTO、前置健康时间权衡法、后置时间权衡法和复合时间权衡法。其计算公式如下：$U = t_{健康年}/t_{状态年}$，$U = s_{状态年}/s_{健康年}$

• 模拟视觉标尺法（Visual Analogue Scale，VAS）。

• 研究算法模型：主要使用决策树模型、马尔科夫模型和离散事件模拟模型。

• 敏感性分析：主要用于分析不确定因素，对某些评价关键变量一定范围内的估计值，如贴现率、药品价格、住院天数和治愈率等。敏感性分析采用单因素分析、多因素分析、极端值分析法、阈度法和概率分析法。

• 预测影响评估模型（BIA）：主要用于治疗方案发生改变后，对医保基金/医疗机构预算的收入和支出的影响；其数据来源包括患病率、发病率、确诊率、治疗率等；各省级卫生行政部门开展的BIA需要收集本辖区范围内研究疾病的患病率、发病率、确诊率、治疗率等数据。具体数据模型处理流程见图5-20。

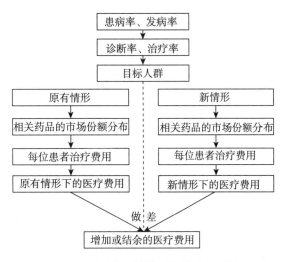

图 5-20　预测影响评估模型实施流程示例

（5）多准则决策分析MCDA

• 应用：应用于专家咨询或问卷调查等，方法简单且易于操作；但问题设计要求相关专家进行科学设计。

• 指标赋值：借鉴李克特量表将重要性分为不重要、不太重要、一般、比较重要以及非常重要 5 个等级，赋值 1~5 分或按效果等级赋值，很差、较差、相同、较好和很好。

• 分值计算分级：按ABCD四级作为推荐级别，其中A级为最高级别，即评审结果证据。

1.2.5 药品临床综合评价实践

（1）中国医疗机构药品评价与遴选快速指南特点

• 优点：快捷简便，易于理解操作；适用大部分药物的临床综合评价工作，评价结果可量化对比。

• 不足：新上市药品、中成药、中药饮片、超说明书用药及国外撤市的基本药物等评价结果存在偏倚，导致上述药品与同类药品评分存在较大差异，不利于上述药品目录遴选工作。

（2）抗肿瘤药品临床综合评价　评价指标与数据来源见表5-36。

表 5-36　抗肿瘤药品临床综合评价指标与数据来源

评价内容	指标	数据来源
安全性	ADR/AE发生率、新或严重ADR/AE发生率	ADR系统及AE系统，病案首页
	质量监管信息：产品召回、撤市及警告信息、药品说明书修订信息、质量抽检信息	国内外药监平台发布信息或政策文件等
	相对安全性：同类药品安全性研究	文献数据库
有效性	主要临床结局指标（总生存期OS、无进展生存期PFS），次要临床结局指标（疾病控制率DCR、完全缓解率CR、部分缓解率PR、稳定率SD、至疾病进展时间TTP、无病生存期DFS、无远处转移生存期DDFS、客观缓解率ORR）	电子病历
	其他客观指标如肿瘤大小、密度及患者报告结局	PACS系统、死亡卡和不良事件报告系统
经济性	健康贴现率宜采用5%计划；研究指标参照药品临床综合评价经济性部分；参数包括药品价格，转移概率、后续治疗成本、状态效用值	直接医疗成本数据：住院门诊费用、药品使用信息及医保报销情况；间接成本包括：交通费、营养费、陪护费、误工费等。药品价格成本采用市场加权
创新性	临床创新性：疫苗、罕见病肿瘤药、儿童肿瘤药	文献研究、访谈及二手数据
	服务创新性：可优化服务流程或提高服务效率	
	产业创新性：靶点创新、儿童专用剂型规格、国际专利、国内专利、自主原研、制剂创新、分子实体创新	文献研究、说明书、专利信息、二手数据、访谈

续表

评价内容	指标	数据来源
适宜性	限制级与普通级抗肿瘤药物使用率、金额占比、合理率、干预率和不良反应报告数量及报告率；长期用药依从性（失访率和中止治疗比例）	合理用药软件、药品不良反应报告系统、国家抗肿瘤药物监测网和HIS
可及性	参照评价维度研究内项目	市场分析报告、药库配送相关记录及医疗机构调查结果

参考文献：国家卫健委办公厅《抗肿瘤药品临床综合评价技术指南》2021年版（试行）

（3）心血管病药品临床综合评价技术指南　见表5-37。

表 5-37　心血管病药品临床综合评价指标与数据来源

评价内容	指标	数据来源
安全性	药品安全信息（禁忌证、注意事项、药物相互作用、药物过量、特殊人群用药、人种间安全性差异、遗传毒性、生殖毒性、致癌性等）	药品说明书
	ADR/AE发生率、新或严重ADR/AE发生率及严重程度、用药错误信息（业务环节用药错误、管理环节用药错误等）	ADR系统及AE系统，病案首页
	质量监管信息：产品召回、撤市及警告信息、药品说明书修订信息、质量抽检信息	国内外药监平台发布信息或政策文件等
	相对安全性：同类药品安全性研究	文献数据库
有效性	主要临床结局指标：死亡率（如全因死亡、心血管死亡等）、心血管事件发生率（心肌梗死、卒中、心力衰竭、血运重建等）	电子病历、诊疗指南、死亡卡、文献证据
	其他客观指标：如心力衰竭体征、肾脏功能（肌酐、肌酐清除率、尿素、肾小球滤过率）、心功能指标（BNP、射血分类、收缩和/或舒张期左室内径、心率）、血压（达标率、谷峰比值、平滑指数、血压变异率）、6分钟步行试验、MR/PET/CT心脏显像、负荷试验、靶器官保护、血脂达标率、血小板功能和凝血指标	PACS系统、LIS系统
经济性	就医费用、药品费用、用药时长、健康结果、心血管病患者生存质量的相关疾病特异性量表评分、生存时间、质量调整生命年、健康效用值、门诊诊及住院总费用及间接成本等，贴现根据同类药物治疗疗程进行调整	HIS
创新性	临床创新性：是否填补心血管病临床防治空白或新目标疾病，是否属于新型作用机制、剂型、方案、适用人群、给药间隔途径、储存分包等属于技术创新，改善依从性	文献研究、访谈及二手数据
	服务创新性：可优化服务流程或提高服务效率	
	产业务创新性：国内专利、自主原研、创新药、改良型新药	文献研究、说明书、专利信息、二手数据、访谈
适宜性	药品口味、形状及储存条件是否适宜，不容易出现误服，说明书记录详尽包括使用用法及特殊使用人群使用注意事项等；长期用药依从性，给药及用药适宜性、用途适宜性	合理用药软件、药品不良反应报告系统、国家抗肿瘤药物监测网和HIS
可及性	参照评价维度研究内项目	市场分析报告、药库配送相关记录及医疗机构调查结果评价维度研究内

参考文献：国家卫健委办公厅《心血管病药品临床综合评价技术指南》2021年版（试行）

（4）儿童临床技术评估

• 评价方法：参照PICOS原则收集儿童用药相关循证医学数据库及罕见病相关数据库；由于儿童用药研究样本量相对较少，可通过真实世界研究进行研究补充；涉及上市时间较长的儿童用药研究，可基于医院信息平台，如CHPS的药学通用数据模型，建立儿童用药的真实世界研究；开展回顾性研究和上市后安全性研究；对于新上市或新进药品，除循证医学研究方法外，可以药物临床试验为主、PCT真实世界研究为辅的方式进行研究。

• 研究内容：在研究内容方面，儿童用药临床综合评估主要区别在于，创新性和适宜性研究内容与成人用药有所差异。在创新性方面，评估儿童剂型及规格是否适合不同年龄段儿童使用，如药品3D打印及药品分装技术等；在适宜性方面，则涉及儿童用药依从性、给药途径、适口性和用药周期是否适宜（表

5-38）。

表 5-38 儿童药品临床综合评价指标与数据来源

评价内容	指标	数据来源
安全性	药品安全信息（禁忌证、注意事项、药物相互作用、药物过量、特殊人群用药、人种间安全性差异、遗传毒性、生殖毒性、致癌性等）	药品说明书
	ADR/AE发生率、新或严重ADR/AE发生率及严重程度、用药错误信息（业务环节用药错误、管理环节用药错误等）	ADR系统及AE系统，病案首页
	质量监管信息：产品召回、撤市及警告信息、药品说明书修订信息、质量抽检信息	国内外药监平台发布信息或政策文件等
	相对安全性：同类药品安全性研究	文献数据库
有效性	主要临床结局指标：死亡率、治愈率、缓解率和发病率等，根据年龄分组进行有效性评估，包括新生儿、婴儿、幼儿、学龄前儿童、学龄儿童和青春期	电子病历、诊疗指南、死亡卡、文献证据
	其他客观指标：如生存率、质量调整生命年（QALYs）、健康效用值、疾病控制率，替代性中间指标如生物学指标和影像学指标等	PACS、LIS
经济性	就医费用、药品费用、用药时长、健康结果、无症状天数、质量调整生命年、健康效用值、门诊及住院总费用及间接成本和临床结果外推等。贴现根据同类药物治疗疗程进行调整	HIS
创新性	临床创新性：创新剂型具备显著优势，如稳定性、生物利用度、给药方式和药动学特性等，满足待定临床用药需求如罕见病治疗	文献研究、访谈及二手数据
	服务创新性：是否优化儿科诊疗服务流程，提高儿科诊疗服务资源利用效率以及提升患儿及家属服务感受	
	产业务创新性：国内专利、自主原研、创新药、改良型新药和儿童专用剂型	文献研究、说明书、专利信息、二手数据、访谈
适宜性	● 药品技术适宜性：药品说明书是否明确标注年龄别、体重别或体表面积别剂量标准，剂型和口味是否适宜于儿童服用，是否有特殊的存储条件，是否需要特殊装置，儿童用药依从性，用药后是否需要监测或随访 ● 药中使用适宜性：是否符合说明书使用范围，超药品说明书用药是否有充分理由，用药是否针对适应证（是否准确排除禁忌证），是否符合临床指南规范用药，用药适宜性（用量是否符合患儿的年龄、体重、体表面积和当时的身体状况，给药途径是否根据病人情况和药物特点来选择，给药时间是否正确，患儿服药时间间隔是否恰当，用药疗程长短是否符合患儿、疾病、药理特点）	合理用药软件、药品不良反应报告系统、国家抗肿瘤药物监测网和HIS及调查访谈
可及性	可获得性：配备率、通用名药品可获得率、配送企业数量及配送渠道能力、短缺情况，可参照WHO/HAI推荐指标及WHO儿童药品可及性项目调查结果	短缺药品信息平台和采购平台

参考文献：国家卫健委办公厅《儿童药品临床综合评价技术指南》2022年版（试行）

1.2.6 相关文档表格

中国医疗机构药品评价与遴选快速指南评分表 见表5-39。

表 5-39 中国医疗机构药品评价与遴选快速指南评分表

评分项	子评分项及信息来源	评分标准
药物特性（20分）	适应证（3分）：参照药品说明书诊疗规范、临床路径、权威指南、国家药监局网站	□3 临床必需，首选 □2 临床需要，次选 □1 可选药品较多
	药理作用（3分）：药品说明书、药品注册资料、《马丁代尔药物大典》《新编药物学》《临床用药须知》《国家处方集》及中英文期刊数据库	□3 临床疗效确切，作用机制明确 □2 临床疗效确切，作用机制尚不十分明确 □1 临床疗效一般，作用机制尚不明确
	体内过程（3分）：资料来源同药理作用	□3 体内过程明确，药动学参数完整 □2 体内过程基本明确，药动学参数不完整 □1 体内过程尚不明确，无药动学相关研究

续表

评分项	子评分项及信息来源	评分标准
药物特性 （20分）	药剂学与使用方法（可多选）（6分）：资料来源同药理作用	□1 主要成分及辅料明确 □2 剂型适宜 □1 给药剂量便于掌握 □1 给药频次适宜 □1 使用方便
	一致性评价（5分）：药品包装/说明书，中国上市药品目录集，国家药监局、国家药监局药品评审中心	□5 原研药品/参比药品 □3 通过一致性评价的仿制药品
药物有效性 （20分）	GRADE证据等级与推荐等级	□20 诊疗规范推荐（国家卫生行政部门） □指南 I 级推荐（A级证据18，B级17，C级16，其他15） □指南 II 级及以下推荐（A级证据14，B级13，C级12，其他11） □10 专家共识 □6 以上均无推荐
安全性 （20分）	不良反应分级或CTCAE分级（7）：按不良反应分级或不良事件通用术语标准–中文（CTCAE–V5.0）标准分级	□7 症状轻微，无需治疗或CTC 1级 □6 症状较轻，需要干预或CTC 2级 □5 症状明显，需要干预或CTC 3级 □4 症状严重，危及生命或CTC 4~5级，发生率＜0.1% □3 症状严重，危及生命或CTC 4~5级，发生率（0.1%~1%） □2 症状严重，危及生命或CTC 4~5级，发生率（＞1%~10%） □1 症状严重，危及生命或CTC 4~5级，发生率＞10%
	特殊人群（可多选）（7分）：数据来源参照药理作用，检查参照数据来源是否记录相关可用信息	□2 儿童可用 □1 老人可用 □1 孕妇可用 □1 哺乳期妇女可用 □1 肝功能异常可用 □1 肾功能异常可用
	药物相互作用所致不良反应（3分）：数据来源参照药理作用	□3 轻中度：一般无需调整用药剂 □2 重度：需要调整剂量 □1 禁忌：禁止在同一时间段使用
	其他（3分）：数据来源参照药理作用	□1 不良反应均为可逆性 □1 无致畸、致癌 □1 无特别用药警示
经济性 （20分）	同通用名药品（5分）：数据来源：药品集中采购平台、阳光采购平台、企业网站信息、国家药监局、国家医疗保障局等	□5 日均治疗费用最低 □4 日均治疗费用低于中位数 □3 日均治疗费用居中 □2 日均治疗费用高于中位数 □1 日均治疗费用最高
	主要适应证可替代药品（15分）：数据来源参照同通用名药品	□15 日均治疗费用最低 □13 日均治疗费用低于中位数 □11 日均治疗费用居中 □9 日均治疗费用高于中位数 □7 日均治疗费用最高
其他属性 （20分）	国家医保（5分）：参照《国家医保目录》	□5 国家医保甲类，且没有支付限制条件 □4 国家医保甲类，有支付限制条件 □3 国家医保乙类/国家谈判药品，且没有支付限制条件 □2 国家医保乙类/国家谈判药品，有支付限制条件 □1 不在国家医保目录
	基本药物（3分）：参照《国家基本药物目录》	□3 在《国家基本药物目录》，没有特殊资质或管理要求 □2 在《国家基本药物目录》，有特殊资质或管理要求 □1 不在《国家基本药物目录》

续表

评分项	子评分项及信息来源	评分标准
其他属性（20分）	贮藏条件（3分）：药品说明书	□3 常温贮藏 □2.5 常温贮藏，避光或遮光 □2 阴凉贮藏 □1.5 阴凉贮藏，避光或遮光 □1 冷藏/冷冻贮藏
	药品有效期（3分）：药品说明书	□3 >36个月 □2 24~36个月 □1 <24个月
	全球使用情况（3分）：国家药监局、FDA、EMA、PMDA 官方网站的药品审评审批、上市信息	□3 美国、欧洲、日本均已上市 □2 美国或欧洲或日本上市 □1 美国、欧洲、日本均未上市
	生产企业状况（3分）：《制药经理人》发布的世界销量前50制药企业；工信部发布的医药工业百强榜	□3 生产企业为世界销量前50制药企业（美国制药经理人） □2 生产企业在国家工业和信息化部医药工业百强榜 □1 其他企业
总得分		□70分以上建议为强推荐 □60~70分，根据临床是否有替代治疗药物，建议为弱推荐或不推荐 □60分以下建议为不推荐

2.非医疗机构目录药品管理

2.1 非医疗机构目录药品管理

2.1.1 管理要点

（1）定义　非医疗机构目录药品是指未经医院药事管理学委员会通过认定的医院常用目录的药品，包括因临床必需、抢救及特殊治疗、突发公共卫生事件及药物临床试验等需求，医院《基本用药供应目录》内药品的药理或剂型等不能满足时，通过委托临时采购、接受捐赠或患者自主采购等方式而进入医疗机构内使用的药品。

（2）适用范围　临床急（抢）救；特殊治疗或医疗救助；新技术或药物临床试验。

（3）排除标准　与医疗机构当前目录药品为同一品种及剂型；因存在严重安全隐患退市的药品；不得采购使用假药劣药；如因特殊治疗需要的使用国内未注册进口药品，应在具备相应资质的医疗机构开具；非国药准字号或进字号的药品，或没有我国批文的药品（已通过药品监督管理局资格认证的临时采购国内未注册药品或港澳药械通认证单位及药品除外）；本医疗机构不具备相应使用资质的药品。

2.1.2 分类管理

（1）分类　临购药品、捐赠药品、免费记账药品、临床试验药品、患者自备药品、外购药品、医保双通道药品和政府应急管理药品。

• 捐赠药品：是指社会团体组织或政府管理部门因特殊使用要求、慈善求助或突发公共卫生事件等情况，向医疗机构无偿捐赠的药品。

• 自备药品：是指患者在院内使用本人或家属带入而非本院药学部供应的药品；自备药品与外购药品主要区别在于，自备药品（慢病长期用药）；在其治疗疗程内入院治疗，为避免浪费，经医生同意继续使用。

• 双通道药品：是指为了解决国家医保目录中"谈判药品"供应保障、临床使用等方面的合理需求，可通过定点医疗机构和定点零售药店两个渠道，并同步纳入医保支付的药品。

以上三种药品的管理对比见表5-40。

表 5-40　外购药品、自备药品和双通道药品管理对比

区别	外购药品	自备药品	双通道药品
药品来源	本医疗机构开具，本医疗机构外正规渠道购买；双通道药品以外药品	患者自行购买或其他医疗机构开具并发出	国家谈判药品目录（本医疗机构未配备）或省双通道药品目录药品，本医疗机构开具，定点药店购买
办理手续	患者向主管医院申请；使用前提供药品购销证明	不需要办理申请	需具备医保患者身份、签订知情同意告知书及相关诊断条件
共同点	一般情况下，患者自行保管；使用时做好查对制度；确认药品有效期和质量是否符合管理要求；严密观察病情变化；一旦发生药品不良反应，立即停止使用和上报		

（2）政策依据

• 捐赠药品：依据《国家药监局 关于印发捐赠药品进口管理规定的通知》（食药监药化管〔2016〕66号）。

• 双通道药品：依据《国家医保局 国家卫健委关于建立完善国家医保谈判药品"双通道"管理机制的指导意见》（医保发〔2021〕28号）。

• 外购药品：广东省依据广东省卫健委《关于进一步加强医疗机构外购药物管理工作的通知》（2021）和广东省医药 质量管理协会《医疗机构外购药品管理指导意见》（粤医质管会〔2021〕46号）。

• 临床试验药品：广东省依据《药物临床试验 广东共识》（2020版）。

（3）分类管理要求　根据非医疗机构目录药品的来源特点及药品进销存管理流程，分别从使用要求、档案、业务流程、信息化管理和专项管理。具体异同点见表5-41。

表 5-41　非医疗机构目录管理要点

分类管理要求		临购药品	捐赠药品	免费记账药品	临床试验药品	患者自备药品	外购药品	双通道药品	政府应急管理药品
排除条件		除捐赠药品、免费记账药品和政府应急管理药品外，一般情况医院目录内同类药品不作为采购范围；其他情况下，中成药、辅助性药物、临床非紧急/非必需和特殊管理要求药品应排除在外；此外，由患者购买储存的药品（如外购药品、自备药品及双通道药品）应排除注射用抗菌药物、生物制剂、疫苗制剂及其他冷链管理药品							
使用申请		临购申请	捐赠协议	政府部门认定	知情告知同意书				政府部门认定
		药治委审批（项目/工作方案）							
档案管理		申请表、采购合同	捐赠协议书、药品交接登记表	药品交接登记表	项目资料、应急信封/盲底、药品交接登记表	购买凭证	处方、购买凭证	处方、购买凭证	药品交接登记表
		产品质量相关材料							
采购	采购方式	招标或自主采购	招标或自主采购	专项采购	自主采购	自主采购	自主采购	自主采购	专项采购
	采购申请	需要	不需要	制定采购计划	不需要	不需要	需要	不需要	不需要
	采购主体	医疗机构	捐赠方	医疗机构或政府	申办者	患者	患者	患者	医疗机构或政府
	采购对象	供应商	供应商	供应商	国内供应商或国外代理机构	药店	药店	患者	供应商
录入HIS		录入	建议录入	录入	建议录入	/	部分产品资料录入		建议录入
		不得与医院《基本用药供应目录》药品混淆							
储存场所		普通库房	专用库房		GCP药房、卫星药房	病区或患者自行储存			专用库房
库存控制		依据申请数量，检查积压	/	依据使用数量	按项目使用数量，分批入库	/	/	/	科学设置基数

续表

分类管理要求		临购药品	捐赠药品	免费记账药品	临床试验药品	患者自备药品	外购药品	双通道药品	政府应急管理药品
专项管理	专用处方	临时采购国内未注册药品	√	/	√	/	√	√	/
	专用账册	临时采购国内未注册药品	√	√	√	/	/	/	√
	药品标识	/	捐赠品已查验	免费	仅用于临床试验及申办者		/	/	/
	使用安全性管理	权限管理，专人专用/专病专用，知情同意，合理使用监督，不良反应监测等							

2.1.3 管理流程

（1）临购药品管理流程　临购药品分为紧急采购和非紧急采购两种，其中紧急采购因临床急需（抢救）时进行口头申请后1~2天内补充临购药品申请（图5-21）。

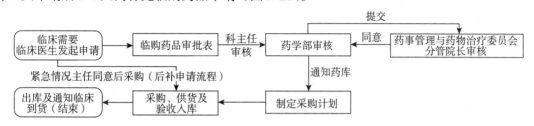

图 5-21　临购药品管理流程图

根据国家药监局《临床急需药品临时进口工作方案》2022版，进口药品临购与普通药品临购主要区别在于进口药品临购需向国家药监局和海关等部门进行申请、审批和清关许可等工作，同时与其他临购药品管理区别在于进口药品临购实行"五专管理"和临床用药监护与评价工作。具体见图5-22。

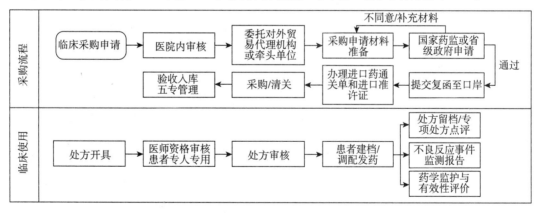

图 5-22　进口药品临购管理流程图

（2）捐赠药品管理流程　捐赠药品管理涉及捐赠药品验收、登记和专册、专库管理和信息公开等工作，除此以外，其库房管理流程与其他药品一致。

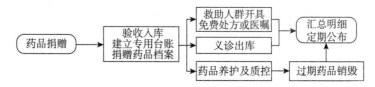

图 5-23　捐赠药品管理流程图

（3）免费记账药品管理流程　免费记账药品中非医院目录部分应遵从专人及专项采购计划执行，医师在开具免费记账药品时应勾选专项标识和记账单位部门，涉及GCP研究的需同时标注研究项目编号；药房或GCP办公室判断患者身份是否符合免费记账发放要求后，扣减相应库存，同时发放记录汇总成报表供药学管理部门向相关记账单位报销。具体见图5-24。

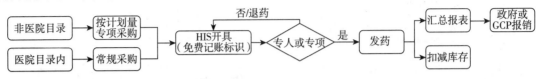

图5-24　免费记账药品管理流程图

（4）临床试验药品管理流程　见图5-25。

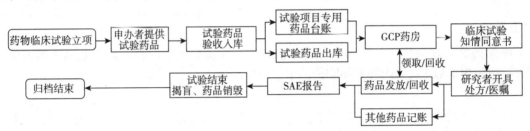

图5-25　临床试验药品管理流程图

（5）双通道药品管理流程　双通道药品除医生开具处方、处方上传医保平台和医保平台审核外，其他业务流程与自备药品管理流程相一致（图5-26）。

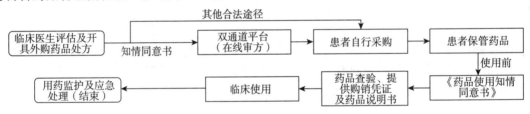

图5-26　双通道药品管理流程图

（6）外购药品管理流程　外购药品作为双通道药品采购的补充，以解决患者临床急需需求；开具前应排除双通道药品目录药品；由于暂未有政府外购药品管理平台，其流程在双通道药品流程基础上删减处方上传环节（图5-27）。

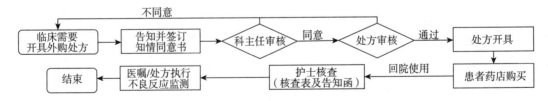

图5-27　外购药品管理流程图

（7）应急管理药品管理流程　政府应急管理药品根据采购主体可分为政府采购和医院依目录要求采购行为；除政府采购流程外，其余业务流程与医院普通药品或临购药品流程基本一致（图5-28）。

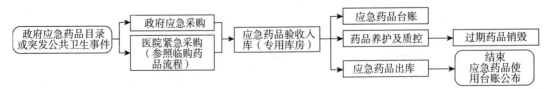

图5-28　应急管理药品管理流程图

2.1.4 管理文档

（1）非医疗机构目录药品采购申请表 见表5-42。

表 5-42 非医疗机构目录药品采购申请表

申请日期：		申请编号：			
申请人		电话		科室	
药品名称		规格			
申请数量		使用对象			
生产厂家		厂家电话			
供应配送企业		配送电话			
使用原因	□抢救 □特殊治疗 □新技术 □药物临床试验 □其他				
主要适应证					
禁忌证					
主要不良反应					
科主任意见					
药学部意见					
医务科意见					

（2）药品知情同意书 参照通用药品知情同意书编制，主要区别在于风险告知事项根据使用的药品对其不良反应风险进行补充说明。具体样式见表5-43。

表 5-43 非医疗机构目录药品知情同意书（通用模板）

××医院
药品使用风险知情告知书

患者姓名　　　性别：　　　年龄：　　　科别：　　　床号：　　　住院（卡）号：

诊断：

一、医师风险告知事项

患者坚持要求使用本药品，特向患方对相关风险作出告知，使用本药品可能对患者健康甚至生命安全造成的危险及不良后果包括但不限于：

1.患者因个体差异等特殊情况对药物发生过敏、中毒等不良反应，导致休克、心跳、呼吸骤停、脑死亡、严重多脏器功能损害等。

2.相关的药物不良反应。

3.其他难以预料的意外和并发症。

4.本药品为变质、变性、失效、假药、劣药等。

5.将可能会使原来的各项治疗花费变成浪费。

6.将可能使患者疾病诊断和治疗延误，将会使以后的治疗变得更困难，甚至无法治愈或丧失最佳治疗时机。

7.其他：

二、建议替代治疗方案

告知医师签名：　　　　签名时间：　　　年　月　日　时　分

三、患者声明

我已经获得充足的时间就患者的状况及使用该药品可能后果提出问题，医务人员已经向本人解释详细了解此医疗措施在医学上所存在风险的依据和可能性。经慎重考虑，我对使用该药品可能出现的风险表示充分的理解，本人自愿承担使用该药品的风险和后果。因使用该药品引发的上述情况，我方认为与医院及医务人员无关，并放弃通过行政、司法等途径来主张权利。本人要求并授权医院使用该药品，签字为证。

附：药品基本信息

药品名称	规格	批号	数量	效期	生产厂家	用法用量

患者（亲属）签字：　　　　　；　亲属与患者的关系：　　　　　；

签名时间：　　　年　月　日　时

（3）自备药品使用知情同意书 见表5-44。

表 5-44　自备药品使用知情同意书样板（仅供参考）

××医院自备药品使用知情同意书

科室：　　　　姓名：　　　　性别：　　　　年龄：　　　岁　　　住院号：　　　　自备药品：

尊敬的患者或患者授权委托人：

一、药品质量关系到患者的生命安全，其生产厂家、流通环节、外包装、保存温湿度等因素均会影响药品质量，患者使用自购药品有可能出现过敏反应、不良反应等严重后果。医院无法保证患者自备药品的质量安全，为保障患者的用药安全和治疗效果，原则上不建议使用自备药品。

二、若因使用自购药品出现不良反应及不良后果，责任由患方承担；医院将秉持人道主义原则积极履行救治义务，但相关费用及不良后果由患方承担。

三、以下自备药品拒绝使用：标签不清；无药品说明书；需冷藏或避光等但无适合贮存条件；过期药品；无批准文号；来路不明及质量可疑等。

四、患者需向主管医生告知自备药品品种及其详细情况，不得遗漏和隐瞒，并提供其合法购进凭证和药品说明书，以便主管医生了解使用自备药品是否会影响治疗方案，保证治疗效果和安全。

五、患者需严格按照药品说明书的要求妥善保管自备药品。

六、凡药品均可能有副作用，尤其对特殊体质及合并多种疾病、年老体弱的患者，详见药品说明书。

患者本人或代理人意见

主管医生已向患者本人或代理人详细告知以上使用自备药品的风险等相关情况，患方仍然要求使用自备药物并愿意承担由此产生的一切风险及不良后果。

患者或患者代理人签名：　　　　　　　　主管医生签名：

日期：　　　年　　月　　日

（4）捐赠药品定向使用登记表　见表5-45。

表 5-45　捐赠药品定向使用登记（仅供参考）

捐赠档案编号		捐赠企业代码	
捐赠企业名称		发票号	
捐赠日期		捐赠人	
联系电话		院方接收人	
药品明细	药品名称1　规格　　数量　　批号　　批准文号　　有效期　　生产厂家		
定向科室	□是 □否		
定向人群	□是 □否 □职业、□低保户、□军人、□重大疾病、□罕见病、□其他		
定向疾病	□是 □否　诊断ICD及相关诊断		
定向个人	□是 □否　姓名　　住院号　　身份证号		

（5）捐赠药品管理账册　见表5-46。

表 5-46　捐赠药品定向使用专用账册（仅供参考）

捐赠档案编号		捐赠企业代码	
患者基本信息	就诊科室　　诊断　　门诊住院号　　人群分类　　身份证信息		
药品使用情况	捐赠药品名称1 规格　　用量　　用法　　频次　　批号　　总数量　　开始日期　　结束日期		

2.2 信息化管理

2.2.1 临购药品信息化管理

（1）信息化改造　HIS库房端增加药品申请科室或申请个人信息维护，用于通知及限制科室使用相关临购药品，同时，库房端增加临购药品积压提醒功能；医生端或OA增加临购药品申请功能；药房端增加临购药品到货功能提醒。

（2）字典维护要点　在药品字典方面增加临购药品标识，用于统计临购药品累计采购金额，便于下一个采购周期评估医院药品采购目录。

（3）统计分析　对临购药品金额及同类药品总采购金额统计；其中临购药品采购总额预警值为年度药品总采购金额的5%。

2.2.2 捐赠药品信息管理

（1）信息化改造　HIS或OA系统增高捐赠药品信息登记表，并定期统计捐赠药品出入库及使用信息；捐赠药品处方及医嘱数据不上传至医保平台；捐赠药品不得与其他药品开具同一张处方。验收入库时系统增设有效期提醒规则不超过1年。

（2）字典维护要点　药品管理字典增加捐赠药品标识，含有捐赠药品标识的药品采用独立的医院药品编码，不宜与现有药品编码混淆；此外，在药品基本信息维护时捐赠药品按货物票据单价维护采购价格，而销售价格则按0元处理；医保药品编码、YPID以及医保药品分类编码可不进行维护，HIS开具处方时对捐赠药品上述编码不进行扫描判断。

（3）统计分析　包括入库、出库、使用及过期销毁药品数量及金额统计。

2.2.3 免费记账药品信息管理

（1）信息化改造　HIS中药品基本信息应新增采购单位信息（疾控或指定专科医疗机构统一采购），建立专用库房和免费记账药品标识，处方（医嘱）开具时应记录免费记账对应项目及免费记账人员身份判断。

（2）字典维护要点　免费记账药品一般情况包括免疫规划疫苗（Ⅰ类疫苗）、预防艾滋病母婴传播药物、叶酸及部分地方病免费发放药品；同时建立免费记录项目字典（包括诊断及特殊人群）用于系统判断处方（医嘱）开具是否合理。

（3）统计分析　免费发放药品数量及费用统计、记账单位机构费用统计和免费发放药品处方统计等。

2.2.4 临床试验药品信息管理

（1）信息化改造　参照免费记账管理药品信息化改造；HIS或临床试验管理系统建立专用处方，专用处方增加项目名称、项目编号、药品编号、药品批号等信息；涉及盲法试验的药品处方开具应支持按药品编码开具；临床试验药品处方（医嘱）采取单独结账或记账等方式；其业务数据不需要向医保平台进行上传。

（2）字典维护要点　字典维护需符合药物临床试验数据标准规范执行。

（3）统计分析　项目记账药品费用统计、发放及回收药品统计和药物临床试验处方统计等。

2.2.5 双通道药品信息管理

（1）信息化改造　新建双通道药品专用处方；HIS内置双通道药品审核规则，同一处方不得开具双通道药品以外药物；开具双通道药品前系统提示填写"患者知情告知同意书"；住院医嘱系统在执行双通道药品时可开具描述性医嘱执行，其中描述性医嘱中的药品名称、规格及用量等信息可在输液标签或药袋中显示；涉及系统采集的变量信息，包括药品名称、剂型、诊断、BMI指数、使用时机、给药疗程、相关检验结果、二线用药和特殊人群标识等数据，用于规则审核。

（2）字典维护要点　双通道药品目录和双通道药品对应诊断目录字典；双通道医保审核规则参照《广东省医保药品目录》制定，其医保审核规则包括非限定规则、限二线以上用药、年龄限制、支付天数限制、适应证限制和急性抢救治疗限制等分类规则。

- 非限定规则药品：如意珍宝片、红花如意丸、安儿宁颗粒和筋骨止痛凝胶等。
- 限二线或以上用药：布林佐胺、溴莫尼定、布林佐胺、噻吗洛尔和尖吻蝮蛇凝血酶等。
- 限二级以上医疗机构开具：丹红注射液、注射用丹参多酚酸盐和重组人脑利钠肽等。
- 年龄限制：儿童开具（头孢托仑匹酯、水合氯醛），芬戈莫德（10岁以上复发型多发性硬化（RMS）的患者）、波生坦32mg/片（分散片）限3-12岁特发性或先天性肺动脉高压患者，培门冬酶限用于儿童急性淋巴细胞白血病患者的一线治疗。
- 支付天数限制：不超过14天［注射用益气复脉（冻干）、银杏二萜内酯葡胺注射液、银杏内酯注射液、注射用丹参多酚酸、康莱特注射液、丹参酮ⅡA、丁苯酞氯化钠、依达拉奉右莰醇］，不超过3天（重组人脑利钠肽），支付不超过20天（丁苯酞），支付不超过21天（尤瑞克林）。

    • 限相关适应证用药：伊沙佐米、泽布替尼、曲美替尼、达拉非尼和安罗替尼等；

    • 限急性期抢救治疗用药：AMI 12小时内或脑梗死发病3小时内（阿替普酶），AMI 发病12小时内（重组人尿激酶原、重组人组织型纤溶酶原激酶衍生物、阿昔替尼）。

（3）接口　HIS与医保双通道平台进行接口对接，医疗机构向处方流转中心传输电子处方、处方状态及处方结算信息等，经流转平台进行在线审核及结算后向院外药店推送电子处方；具体接口数据流见图5-29。

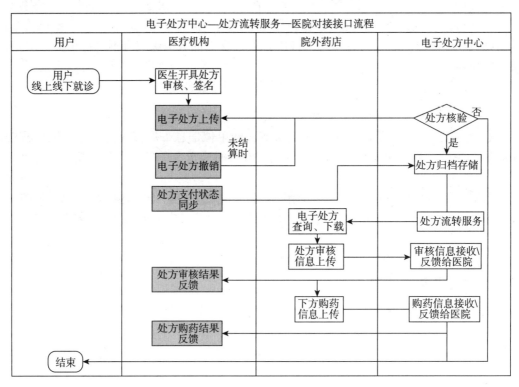

图 5-29　双通道药品系统接口流程图（广东省医保平台）

2.2.6 外购药品信息管理

（1）信息化改造　外购药品申请信息化可通过OA系统建立外购药品申请表；HIS中住院医嘱可通过描述性医嘱开具外购药品；门诊医生工作站中可建立外购处方类型，外购处方不得开具本机构目录内药品，外购处方药品信息录入时，跳过药品字典检测，允许医师对药品名称、规格进行自由编辑；HIS处方开具前填写知情告知同意书；处方开具时弹出外购申请登记，外购申请登记允许本科室主任、药学部及医务部进行审批；住院护士工作站提供外购药品回院信息登记，同时，根据患者身份证号检索外购处方信息进行核对。

（2）字典维护要点　药品通用名字典和外购原因字典。

2.2.7 政府应急管理药品信息管理

（1）信息化改造　建立单独的应急管理药品目录库房；政府应急药品出库仅限领用出库和退回出库方式；政府应急管理药品所开具处方及医嘱信息进行单独储存，并按应急事件类型、程度、医疗救助和政府要求等决定是否向医保信息系统上传。

（2）字典维护要点

    • 药品编码方面：如政府应急管理药品目录药品与本医疗机构目录药品一致的情况下，可采用相关药品编码。

    • 政府应急管理药品零售价为0元。

• 目录字典：根据医疗机构应急药品储备建议清单及拓展目录制订政府应急管理药品目录字典，一般情况根据地区疾病谱、灾害特点制定药品目录，同时参照国家短缺药品目录和本医疗机构药品目录进行制订（表5-47）。

表5-47 通用建议目录与按疾病类型增补药品目录

目录分类	增补药品
通用药品目录	尼可刹米注射液、氨茶碱注射液、沙丁胺醇气雾剂、地塞米松片、氟马西尼注射液、纳洛酮注射液、炉甘石、甘露醇、肾上腺素、多巴胺、去甲肾上腺素、硝酸甘油、胺碘酮、利多卡因、肝素钠、氯化钾、地西泮、阿托品注射液、吗啡注射液、碳酸氢钠注射液、浓氯化钠、碘伏、乙醇、过氧化氢、呋塞米、一二代头孢菌素、糖皮质激素外用制剂、破伤风注射液、青蒿素、新斯的明、利多卡因、丙泊酚、奥美拉唑和氨甲环酸等
外伤	云南白药气雾剂、人血白蛋白、乳酸依沙吖啶溶液、曲马多片、布盐酸桂嗪注射液、聚维酮碘溶液、酮康唑乳膏
消化道疾病	盐酸小檗碱、双歧杆菌三联胶囊
创伤后应激综合征	奥美拉唑、枸橼酸莫沙必利片、咪达唑仑或艾司唑仑片等镇静催眠药
呼吸道疾病	氨溴索、平喘药物和糖皮质激素
中毒	参照中毒处置中药品应急管理参照《WS/T 679-2020突发中毒事件卫生应急处置技术规范 总则》

第三节 药品供应信息化建设

药品供应信息分别经HIS（仓库管理系统WMS）、SPD、TIM和HRP等系统形成信息闭环；其关系见图5-30。

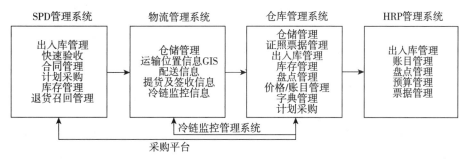

图5-30 药品供应信息管理系统关系图

1.药库管理系统

仓库管理系统（warehouse-management-system，WMS）对物品入库、出库、盘点及其他相关仓库作业，仓储设施与设备，库区库位等实施全面管理的计算机信息系统。仓库管理系统是医疗机构药品管理的主要系统；与企业仓库管理系统主要区别在于，医院仓库管理系统在基本作业功能基础上，对药品的属性信息进行扩展管理，其药品属性和管理属性信息均通过仓库管理系统进行更新维护，以便其他医院信息系统调用。

1.1 药库管理系统

1.1.1 建设标准

根据《智慧药房建设指南》，建设智慧药库要求在药库标准化建设基础上加强信息化和自动化建设，包括药房管理系统、医院药品供应链管理系统、冷链设施设备、智能传输设备、智能二级库、智能货架设备、智能化环境、数据交互系统和安全保障体系组成。其中药房管理系统、医院药品供应链管理系统和冷链设施设备是药库信息化建设主要基础，其他信息化建设与药房共同建设。

1.1.2 功能要求

（1）药房管理系统　以下为药库部分功能。

- 具备药品申领、调拨、库存、盘点、报损、退药、统计查询和数据维护等功能。
- 具备药品出库信息决策分析功能。
- 具备药品零差价、有效期和批次管理。
- 具备预警和统计滞销、近效期药品品种、数量和金额。
- 支持多种药品计费划价、扣费、账务核算功能。
- 支持自动生成申领计划及审核功能。
- 药房自动化设备应具备设备内存放药品品种、数量以及槽位信息；可动态调整槽位品种使用。

具体功能要点见表5-48。

表 5-48　药库管理系统功能要点

功能模块	功能说明	管理信息
请领计划	申领计划单、进度查询、合并采购计划、采购计划、审核计划	采购计划单号、供应商信息、采购数量、采购计划与审核计划人员
入库管理	入库单、入库查询、药品验收、入库审核	入库单号、药品信息、厂家信息、供应商信息、凭证号、目标仓库等信息、验收人员、入库人员
出库管理	出库单、出库查询、退货	出库单号、出库科室/部门、领入科室/部门、领货人、发货人等信息
药品调价	调价单、查询、审核、生效	新旧价格（购入价、零售价）及生效日期
药品盘点	盘点表生成、数据录入、盘存登账、报表汇总、财务结转、结果上报	药品名称、规格、生产厂家、数量、购入价、零售价、货架号、日期、结转金额、盘点人等
发票管理	发票登记、送缴、付款、查询	发票号、发票金额、配送商
统计报表	进销存报表、供应商入库明细报表、出入库明细报表、明细账目	出与入金额、结存金额等
库存管理	效期、批号监控、库存监控、货架号管理、证照管理、库存调整管理	药品效期、批号、库存、货架号等
字典管理	付款方式、药品基本信息、供应商信息、医保属性信息	通用名、剂型、药监码、医保编码、生产厂家、供应商、批准文号、规格、药品管理标识

（2）医院药品供应链管理系统

- 支持供应商评价管理、考核管理、考核结果和查询分析功能。
- 支持采购计划的规则自定义、审核流程自定义、计划自动生成与计划结果智能处理等功能。
- 支持自动发货送经审核的采购订单、查询供应商物流信息、验收入库等功能，与供应商ERP系统进行对接，支持消息推送。
- 支持扫码或RFID验货入库。
- 支持纸质和电子票据管理。
- 支持药品申领和盘点等流程。
- 支持存储分区管理，可按存储分区、物理位置进行编码，实现一品一货位管理。
- 支持药品供应全流程数据统计、查询和分析。

（3）互联网处方和配送系统　以下为库房部分功能。

- 支持药品打包、物流追踪、药品核收功能。
- 药品库房扣减方式包括药房扣除、第三方配送库房扣减或互联网处方库房扣减等方式。

（4）数据交互系统

- 药库管理的相关系统与药学部其他信息系统以及医院信息平台（数据中心）实现数据交互，特别是基本药品字典与HIS等实现信息同步。
- 支持条形码、二维码、RFID等其中一项识别方式，适度建设药库、药房及病房物联网验收网络。

• 支持互联网业务数据交互，如移动盘点或有效期管理工作等。

（5）设备自动化

• 冷链设施设备：满足不同冷藏存取条件要求，包括低温和超低温等存取设备的温湿度监控要求；具备智能监控、连续记录、分析、设备绑定和预警等功能。

• 智能传输设备：包括智能分拣、箱式垂直物流或AVG等智能传输系统；具备路线规划、智能高度和自动导航定位等功能。

• 智能二级库：支持与HIS对接，实现药品消耗智能统计，批量补充药品；借助物联网或药房系统实现二级库房内药品批号、有效期和库存管理。

• 智能货架设备：支持与HIS对接实现货架信息与药品信息同步，提供支持无线网络的电子标签，实现自动盘点、药品标识和近效期药品提醒等功能。

• 智能化环境：包括物联网设备及网络环境搭建，如WIFI、ZIGBEE、蓝牙和RFID等物联网网络环境；实现AVG、药品验收、冷链监控、智能货架等设备的联网需求。其他建设标准分别参照GB 2887、GB 9361、GB/T 31458-2015、GB 50314-2015等标准要求。

• 安全保障体系：包括网络信息安全、消防安全、电气安全、冷链药品储存安全、视频监控与报警装置、麻精毒放等特殊药品的安全存储设备和电子巡查装置等。

1.1.3 药库移动管理

（1）主要功能 药品快速验收、移动盘点、库房药品质量检查等移动清点、查验药品和信息提醒功能；以及接入冷链药品监测数据，实现冷链药品异常预警提醒功能。此外，还包括药品库存量预警、出入库单查询、调拨单、盘点单、过期药品预警等功能。

（2）采用技术 射频识别、红外感应、图像识别、重量传感、VPN和PAAS等技术。

（3）其他功能 具备条码扫描识别药架、药品，记录并比对实时数据（含图像记录）。

（4）预警规则设置 数据匹配失败报错，统计分布和时序模型定期向指定用户输出。

（5）第三方应用 库存管理助手（微信小程序），网页版本地址为：kc.chengyou123.com；或使用百数的仓库管理模块进行移动库房管理工作。

（6）移动组网方案 分别包括客户端组网、服务器组网及外部网络穿透组网等方式实现移动访问，具体组网方案见图5-31。

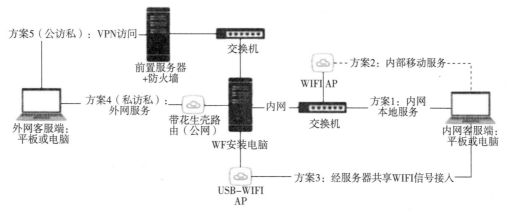

图 5-31 药库移动管理组网方案

1.1.4 智慧药房建设收标准

（1）药库建设验收 根据《智慧药房验收规范》，本书重点摘取有关药库验收部分条款按照上述智慧药房建设标准条款进行现场系统查验工作，各条款评价结果按功能满足情况而定，其中80%以功能符合的按合格评价，60%~80%为基本合格，60%以下为不合格。

（2）药库成效验收

• 信息系统应部分：分别对药品请领环节、药品储存环节的广度与深度进行评价。

- 数据资源利用部分：药房数据与医院内及医院外交换和共享情况。
- 自动化设备：分别对设备的使用频率、工作效率、代替人工程度及应用效益四方面进行评价。
- 环境智能化程度：环境对药品适用性及环境对人的适用性。
- 安全体系水平：包括生命财产安全保护和信息安全保护水平。
- 满意度调查：信息系统以及自动化设备患者服务的维度与精度，医护人员对智慧药房建设的满意度。

（3）资料验收

- 医院对智慧药房建设的支持文件。
- 智慧药房建设规划和建设方案。
- 药房信息系统建设文件：4个以上信息系统建设合同、测试报告、验收报告、源代码、培训记录和使用手册。
- 药房智能旋转的配置文件，包括使用及维护手册。
- 药房环境智能化系统建设和安全系统建设资料，包括建设合同、测试报告和验收资料等。

（4）总评　总评得分按照建设验收、成效验收和资料验收三部分得分汇总而成。其中合格率＝（合格数＋基本合格数×0.6）/项目检查数。具体评价结果要求如下。

- 智慧药房的建设验收、成效验收、资料验收的合格率均大于或等于0.8，验收组应给出验收通过的结论。
- 智慧药房的建设验收、成效验收、资料验收的合格率均大于或等于0.6，且其中一项小于0.8的，验收组应给出验收基本通过的结论。
- 智慧药房的建设验收、成效验收、资料验收的合格率中有一项小于0.6，验收组应给出验收不通过的结论。

1.1.5 药品基本字典

药品字典作为医院信息化建设的三大目录字典之一，具备非常重要的作用，不仅影响到医嘱开具是否正确，同时涉及医保费用报销和医嘱系统逻辑判断等业务。药库作为药品字典维护的主要部门，应按照《药品使用单位追溯基本数据集NMPAB/T 1008-2019》标准制订和国家医保药品目录进行编码，解决医院内部药品基本信息与卫健委、药监和医保等部门进行数据互联互通工作。由于医保编码使用独立的编码方式，包括药品分类编码和药品剂型编码均需要与医院内码、中国药典通用规则和国家药品编码本位码等编码体系进行对照映射关系；解决一药多码的管理问题。

（1）药品基本字典一览表　见表5-49。

表5-49　库房管理字典一览表

字典名称	分类	应用系统	参照标准
药品目录	基本字典	HIS、收费	
医保药品目录	基本字典	医保系统、HIS、收费	
药品分类字典	基本字典	HIS、合理用药系统、CHPS	
剂型字典	基本字典		
用法字典	基本字典		
计量单位字典	基本字典		
管理类型字典	标识字典	HIS、麻精智能药柜、BI及各类统计报表	根据医院管理要求对特定药品自定义标识
剂型字典	基本字典	HIS、合理用药系统	
用法字典	基本字典	HIS、合理用药系统	
计量单位字典	基本字典	HIS	
出库类型字典	基本字典	HIS	
入库类型字典	基本字典	HIS	药品使用单位追溯基本数据集
特殊药品分类	基本字典	HIS	

（2）库房管理字典　为提高药品字典维护的规范性，提供以下药品字典管理业务系统表和字段表供参考（表5–50）。

表 5–50　库房管理字典

字典名称	数据元或值域	应用	参照标准
特殊药品管理分类代码表	麻醉药品、第一类精神药品、第二类精神药品、医用毒性药品、药品类易制毒化药品、放射性药品、其他	HIS、手术麻醉管理系统、麻精药柜	药品使用单位追溯基本数据集NMPAB/T 1008–2019
入库类型代码表	采购入库、退货入库、生产入库、调拨入库、捐赠入库、盘盈入库、召回入库、报废入库、其他	HIS、SPD	
出库类型代码表	销售出库、供应出库、盘亏出库、退货出库、抽检出库、调拨出库、销毁出库、赠品出、使用出库、召回出库、损坏出库、报废出库、其他	HIS、SPD	
药品状态代码表	已售出、未发药、未摆药、已摆药、已发药、已调配、未调配、未核对、已核对、迟到、已签到已打包、已签收已退回、已使用、已停用、其他	PIVAS、门诊药房叫号系统、移动护理	
供应商数据集	供应商名称、供应商地址、供应商联系电话、批准文号、业务信息、证照附件、证照状态、证明类型代码、证照类型、证照颁发机构、证照颁发机构级别、证照编号、证照签发日期、有效期限范围、证照有效期效起始日期、证照有效期效截止日期	HIS、SPD	电子证照目录信息规范GB/T 36902–2018
药品验收文档数据集	文档编号、药品编码、药品名称、规格、生产厂家、生产批号、化验单号、出厂日期、包装人、检验部门、检验依据、验收结果、合格证附件	HIS、SPD	系统内部编码
药品采购标准数据集	药品编码、药品名称、药品规格、药品批次、计量单位、药品分类、物资组、库存地、制造商、供应商、院区、采购组织、采购组、自动采购订单、最低库存、最大库存水平（扩展医保编码和YPID）	HIS、采购平台、HRP、SPD	《医院人财物运营管理基本数据集 第3部分 医院物资管理》WS/T 599.3–2018
药品采购分组代码表	西药组、中成药组、中草药组、原料组	HIS、SPD、HRP	系统内部编码
药品物资类型分组代码表	西药、中成药、中草药、原料药、配方颗粒、其他	HIS	国家医保目录
医保药理分代码表	XA消化道和代谢方面的药物、XB血液和造血器官药、XC心血管系统、XD皮肤病用药、XG泌尿生殖系统药和性激素、XH除性激素和胰岛素外的全身激素制剂、XJ全身用抗感染药、XL抗肿瘤药及免疫调节剂、XM肌肉-骨骼系统药物、XN神经系统药物、XP抗寄生虫药，杀虫药和驱虫药、XR呼吸系统、XS感觉器官药物、XV其他	HIS和采购平台	
药品质量标准分类代码表	中国药典、国家药监局标准、部颁标准、进口标准、美国FDA、欧盟EMA标准、其他进口标准、其他	HIS	药物检验、说明书
医保药品分类代码表	甲类、乙类、丙类	HIS、病案管理系统及医保结算系统	参照国家医保药品目录定期更新
中成药分类代码表	1解表药、2清热药、3泻下药、4祛风湿药、5芳香化湿药、6利水渗湿药、7温里药、8理气药、9消食药、10驱虫药、99其他、11止血药、12活血化瘀药、13化痰止咳平喘药、14安神药、15平肝息风药、16开窍药、17补益药、18收涩药、19涌吐药、20杀虫止痒药、21拔毒化腐生肌药	HIS	
费用类型代码表	西药、抗菌药物、血液制品类、中药类	病案首页、HRP、医院发票和医保结算清单	病案首页
库房提醒规则字典	库房类型、提醒规则码、药品代码、药品名称、供应商代码、提醒周期、上限值、下限值、提醒方式、提醒内容和规则启停标志	HIS	系统内部编码

（3）药品剂型代码字典　参考表1–33。

1.2 采购平台功能

1.2.1 功能要求

（1）合同管理　功能包括省采购平台以及医院机构内部合同管理；医疗机构通过从平台下载信息后上传至本地合同管理平台进行合同管理工作。医疗机构内开展合同管理时注意新加合同批次信息，其中合同信息包括合同全文、合同编号、通用名、商品名、药品编码（采用药品交易平台ID）、生产企业、配送企业、签订日期、合同效期、合同数量、药品单价（包括最小使用单位价格和包装单位价格）、规格、包装规格、可采购量等信息、配送企业联系人信息和医院联系人信息。具体功能见图5-32。

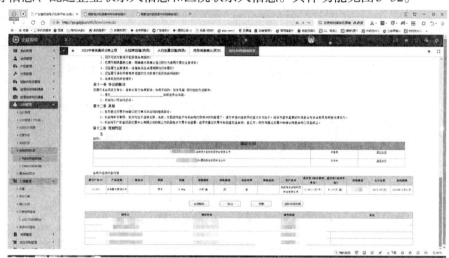

图5-32　广东省药品交易平台——合同管理模块

（2）集采药品审核功能　在HIS中医生开具药品优先排序集采药品；药品信息附带集采药品标识。

（3）任务量管理　可通过Excel或HIS进行任务量估算，估算算法可参照需求量=某病种年度就诊次增幅×对应主要药品上年度采购量。任务量管理同时兼具任务完成进度表，可采用甘特图的形式进行呈现，进度管理按照任务量完成率进行排序汇总；查询条件包括科室、批次、药品名称和完成情况进行多维度监测分析。此外，任务量管理支持临床科室任务自动计算分发功能；其算法原则可按平均分配或按需分配。

（4）编码匹配模块　支持XLS等格式导入省药品交易平台及国家药品集采平台数据；通过内部编码对照表进行维护，实现药效ID、国家医保码和医院药品编码实现对接；有助于实现报表中药品合同需求量、采购量与医院实际到货量等进行匹配，实现自动统计任务完成率。

（5）采购入库模块　本模块与HIS自身采购入库模块主要区别在于，集采药品当月采购申请数据与实际交货数量在实际过程中可能出现不一致的情况，包括迟发或补发等现象；为保证实际采购交货情况，本模块对补发药品与原采购合同及采购申请进行合并处理并结算。

（6）药品字典　集采药品标识代码表；集采药品目录字典及同类管控药品字典维护功能，以实现集中采购品种可替代药品的识别、提醒和统计功能。其中同类管控字典维护的原则是依据《国家组织药品集中采购品种可替代药品参考监测范围》、ATC分类、功能主治一样或相似的药品。

（7）统计指标　进度表、合同完成数量 统计，各类药品采购金额及汇总表，以及根据《国家组织药品集中采购品种可替代药品参考监测范围》，设置集采品种及可替代品种使用统计报表；分为行政管理报表与科室管理报表。可查询实时的用量；可统计到各个临床科室（病区）、每位医生等的任务量（指标量）、已使用量和剩余量，完成指标的百分比；可选择按月、季、年统计；可以对选择非中选药品的医生和其填写的理由进行统计；统计报表有权限设置功能。

1.2.2 信息系统控制逻辑

（1）所有集采中选药品，在HIS医生工作站开具药品时应标识并设置置顶。

（2）慢性病优先使用中选药品，并在系统嵌入《不使用国家采购中选药品的知情同意书》，如不选择中选药品，系统自动弹出该同意书要求医生填写，才能进行选择。该提醒一年内仅一次，如该患者下次同样不选择中选药品系统不再提示。

（3）对于精神类药物、抗菌类药物、消化类药品，如医生选择非中选药品，系统弹框提示医生填写理由后才能选择其他非中选药品。

（4）对于针剂和抗肿瘤药，如选择非中选药品，系统弹框提示医生填写理由后才能选择其他非中选药品，对于同一患者同一种药品，每次均需要提醒。

（5）科室查询权限　本科室任务量、中选药品完成进度、中选药/同类可替代药比例、个人剩余任务量、不达标名单。

（6）其他集采药品干预规则如下。

• 集采药品干预规则：主要包括处方端和采购提醒两部分；其原理是基于中选药品、同类可替代药品、专科和非专科两个维度的使用量分析，通过比较中选药品与同类可替代药品的比值及趋势，制定不同的管理策略，包括减少采购量、停止处方权等措施。具体规则如下（表5-51）。

表 5-51　集采药品干预规则

管理要求	信息系统设置
原研和中选药品都同时放开使用	原研药和中选药品同时打开开放标识
非中选药品用量不得超过中选药品的用量	每月统计非中选与中选药品数量，限制非中选药品采购，或 HIS 处方开具限制 同类药品中选小于非中选
同类产品使用量环比上涨>10%，则其采购限额在原限额基础上下调20%；同类产品使用量环比上涨>20%，则其采购限额在原限额基础上下调50%	药库每月统计同类药品使用量，达到后控制采购量
处方开具时专科使用科室可使用可替代药品	HIS建立专科中选及可替代药品目录；目前外科室只能选择中选产品
任务是监测与处方权限制	建立科室每月中选药品目标量，每月监测完成情况，未达目标量的次月该科室的医生不得开具同类可替代药品

• 干预规则判断流程：如图5-33。

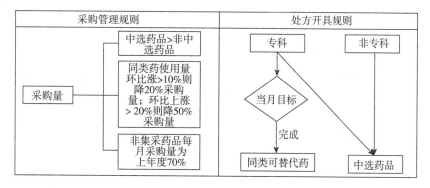

图 5-33　集采药品干预规则判断流程图

1.2.3 政府药品采购平台

（1）各省药品采购平台登录方式　除国家组织药品集中采购综合服务平台外，各省市自治区根据自身药品及医疗器械采购需要，按省级各自建设采购平台，承担医疗机构药品采购、供应商审核、合同签订、药品追踪和结算回款等工作；各省平台用户在使用前向当地卫健或医保部门申请医疗机构账户及USB-CA认证，用于系统登录及认证工作。

（2）省采购平台功能简介　见表5-52。

表5-52　省药品采购平台

主管部门	省医保局
适用范围	药品采购
主要功能	● 采购单管理：包括采购下单、采购药品明细、采购药品状态查询、新增退货单、入库确认、退货单列表和采购目录维护 ● 合同管理：合同签订、合同到期提醒、合同中止等 ● 结算付款管理：新增结算、付款 ● 订单管理：包括订单撤销、新增、状态查询 ● 配送管理：查询配送公司、遴选配送企业 ● 问题反馈：问题列表、投诉和申诉
上报周期	按照实际业务需求进行采购

备注：各省采购平台核心功能部分为采购单管理和配送企业管理；部分省份整合了合同管理和结算付款管理；减轻医疗机构网络采购的工作量，实现合同标准化和信息化管理；随着各省份药品采购工作精细化管理，实际功能与本书籍所述的功能可能存在差异，具体功能可按当地采购平台最新版本操作手册为准。

（3）国家药管平台　见表5-53。

表5-53　国家药管平台（药品供应保障管理平台）

主管部门	国家卫健委
登录地址	Cdsip.nhfpc.gov.cn
适用范围	国家及各省卫健部门、医保部门
主要功能	● 信息交换子系统：负责收集各省级药品集中采购平台数据 ● 价格管理子系统：查询和分析药品各省中标价、采购价 ● 统计分析子系统：综合分析包括采购、配送、入库、缺货、结算等信息，同时根据药品类型进行专项统计 ● 综合监管子系统：包括各省上传数据批次、招标数、中标数、采购项目数、结算金额、价格与销售排名等
上报周期	由各省采购平台进行接口上传
系统架构	

2.其他库房管理系统

2.1 供应链管理系统

供应链管理（Supply Processing and Distribution，SPD）起源于20世纪60年代。SPD是实现医院零库存管理的前置工作，解决药品供应、库存和配送服务；是医院药品库存管理的外延性服务。根据《"十三五"深化医药卫生体制改革规划》要求，除中药饮片外，取消药品加成后，促进医疗机构加强药品精细化管理，除合理用药外，降低药占比等一系统措施。实现药品零库存，降低药品库存成本和场地成本，释放药品库存资金。

2.1.1 管理要点

（1）相关定义

• SPD通常指包含采购供给—多级仓库分拆—物流配送的货物全供应链条一体化管理。

• 供应链（Supply Chain）：生产及流通过程中，围绕核心企业的核心产品或服务，由所涉及的原材料供应商、制造商、分销商、零售商直到最终用户等形成的网链结构。

• 物流单证（Logistics Documents）：物流过程中使用的所有单据、票据、凭证的总称。

• 药品冷链物流（Medicinal Product Cold Chain Logistics）：采用专用设施设备，按照已批准的注册证以及说明书和标签标示的温度控制要求，保证药品从生产到使用的过程中温度始终控制在规定范围内的物流过程。

• 配送（Distribution）：是指根据客户要求，对物品进行分类、拣选、集货、包装、组配等作业，并按时送达指定地点的物流活动。

（2）供应链运作参考模型SCOR模型　是把供应链分为企业区、供应商区和客户区，其中企业区负责采购、生产和配送业务；供应商区和客户区则负责采购、生产、配送和退货业务。在SCOR模型下划分五大功能，包括计划、采购、生产、配送和退货。

（3）管理流程　药品供应链管理分别对药品和财务进行进销存的闭环管理，其业务流程见图5-34。

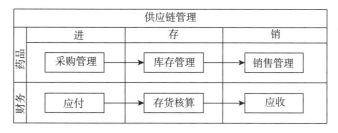

图 5-34　药品供应链路管理业务流程图

2.1.2 功能简介

（1）资质证照管理　基于合法生产、经营、授权代理的经营资格；基于注册证的规范化产品；基于政府采购目录、流通授权；动态提醒、校验使用产品，确保在用产品合法、合规、合理。

（2）分类、一致性管理　基于标准产品库的产品分类；基于标准化产品的产品迭代、信息交互；基于标准产品、分类的数据分析。

（3）遴选　基于标准产品库的卫生技术评估；基于标志产品库的新品成本效益分析；基于标准产品遴选结果的信息交互。

（4）需求协同　临床和二级库发出需求至库房，库房快速响应；主动推送至临床和二级库，减少临床事务性工作；通过大数据分析结果指导临床合理合规使用。

（5）采购协同　通过内外网之间消息、数据、文档的共享和信息交互，确保供应商第一时间响应需求。包含备货目录、备货需求、期望送货日期、批次效期、产品唯一标识的电子标签等信息；供应服务质量评价体系支持采购。

（6）库房管理　标准进、销、存管理；基于不同管理类型的自动采购计划管理，如需求预测、安全库存等；基于不同管理精度的采购管理；基于不同业务流程，不同库房等级的出库、调拨管理；基于货品所属，确定不同的管理标准、结算流程和结算周期。

（7）二级库房管理　根据药品的价值，精细化管理；一物一码，备货、出入库及消耗跟踪。

（8）使用追溯　药品溯源，患者使用追溯，跟踪服务，患者使用清单档案管理，产品召回、不良事件跟踪。

（9）合理使用预算　对接物价系统，规范使用；科室预算、单病种预算、行业同类手术平均用量、专家指导用量、本院同类手术平均用量，同类患者平均用量等等数据指导临床合理使用；通过新产品、新特性的培训，指导临床提高产品性能利用率。

（10）产品召回、不良事件管理　对国家药监局产品召回、不良事件的数据进行采集+人工核对。并与当前产品库、当前库存、历史使用进行校验。给出提醒与使用限制，确保当前在用产品合规，历史使用产品信息可跟踪。

（11）供应商协同　直接与供应商基础信息共享，备货限制；订单、送货单、发票信息实时信息协同。减少采购人员的工作量，同时也确保供应商备货需求接收的准确性及时性。

（12）供应商服务监督　为了保障使用安全，针对产品安全、物流安全、储存安全环节，构建了一套服务质量监督体系；对产品质量、配送及时性、配送的完整性、培训响应等定性与定量结合的立体服务监督体系；针对供应商横向、纵向的服务比较。

2.2 医药物流配送管理系统

2.1.2 管理要点

（1）业务流程　医药物流配送管理系统（TMS）与SPD主要区别在于，TMS以物流追溯为核心，包括物流定位、配送信息（地址、发货、签收）以及物流冷链监测信息等；是供应商与医疗机构药品供应配送环节的主要信息交互平台。此外，该系统通过物联网和统一的标识体系，实现药品供应商出库、发货、配送、验收、医院入库和药品追溯等环节的快速信息交互。其业务流程见图5-35。

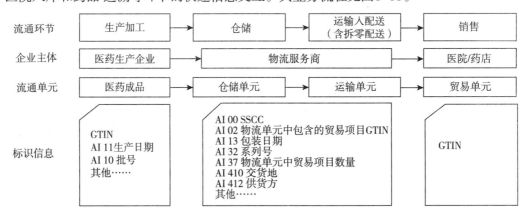

图5-35　物流配送业务流程图

物流追溯信息包括药品信息、运输信息、仓储信息及其他信息；具体见表5-54。

表5-54　物流追溯信息

类别	信息内容
药品信息	药品名称、规格、YPID、医保码、生产厂家、供应商、批号、批准文号、有效期、包装信息、数量、单位、订单号及票据号等
运输信息	收发货基本信息、配送商信息、运输工具信息、联系人、联系方式、运单号、在途信息、冷链监控信息、收发货时间、收发货地点等

续表

类别	信息内容
仓储信息	仓库名称、地址、货位号、托盘/周围箱/包装容器编码、收发货时间、操作人员等
其他信息	包装状况、外观质量信息等

2.2.2 功能简介

（1）信息化建设标准　参照GB/T 26821-2011物流管理信息系统功能与设计。

（2）客户服务管理功能　包括客户信息维护、医疗机构计划下单、物流状态查询和信息查询等业务。

（3）仓储管理

•基础信息：仓储规划、货物信息、货主信息、储位信息、仓期信息、货物存放规则、出入库规则、仓租收费标准等基础信息的维护管理。

•入库管理：单据导入、药品信息录入、入库单生成、药品验收、货架管理和退货单。

•库存管理：药品盘点、自动补货、库存预警、库存状态及属性变更、中转和质量维护。

•出库管理：发货单、出库单生成和分拣管理。

•单证管理：收货单、入库单、中转单、过户单、发货单、移库单、出库单、开箱加工单和退货单管理。

（4）运输管理

•基本信息：包括运输工具信息、客户信息、运输药品信息、路线信息、派车单和运输单管理。

•运输调度和配载管理：包括运输方式及运输路线规划。

•运输跟踪管理：实时跟踪运输轨迹、在途状态及运输节点等信息，与冷链管理系统整合可同时监测运输过程的冷链监测信息。

•运输成本及绩效管理：包括车辆信息、客户投诉反馈信息、货物损坏赔偿率、人员出勤、配送准点率、客户满意度等的管理，实现对成本和绩效。

（5）配送管理

•订单管理：实行订单集中化管理，接受各类客户配送请求，实现订单信息的录入、审核及拆分、合并等。

•配送计算管理：根据客户位置距离、药品数量、重量、体积、缓急情况和时间要求等信息。

•选货组配：按不同药品属性、客户、体积等进行组配。

•单据管理：根据配送计划和选货组配情况，确定、生成送货路单，以及生成配送回单。

（6）货运代理管理、报关报检管理等功能

•基本信息管理：包括提单信息、运输工具信息、进出口信息、客户信息、收/发货人信息和药品信息等。

•业务接单管理：货运委托书、提单、整箱装箱单、拼箱装箱单、报关单、海关单据、客户装箱单、代理提单、客户发票、费用单等的生成与维护。

•业务操作：委托派车、委托仓储和自动生成单证等功能。

•进出口报检：对进出口报检的委托信息、报检单号和制单号、货物信息、报检类别、费用等进行管理；适用于进口药品管理。

•进出口报关：进出口报关的委托信息、报关单和核销单等单据、报关类型、操作状态、费用等的维护管理。

•单证管理：核销单、报关单和手册等单据管理。

（7）合同、结算管理和客户管理

•合同管理：合同编号，合同名称，签署合同各方单位名称、联系地址、联系人、联系方式等相关信息，合同起止时间信息，结算方式，合同金额和合同内容等。

•结算管理：辅助仓储管理、运输管理、配送管理、货运代理管理、报关报检管理等业务管理环节实现费用结算功能；包括费用计算、收款、付款、预付款、代收款、应收应付账款、对账单、发票、账务核销、结算单、业务往来款项、费用核销结算。

• 客户关系管理：客户通信信息包括联系人名称、单位名称、职务、地址、联系电话、电子邮件、客户类别等。

（8）统计报表

• 统计报表：仓储统计报表、盘点损益月报表/季报表/年报表、货物类别库存汇总报表、库存明细表等。运输统计报表包括货运清单报表、运费清单等；配送统计报表包括订单汇总表、送货路单等；货运代理统计报表包括客户箱单列表、代理费用清单列表等；合同统计报表包括合同签订清单、合同执行情况表等；结算统计报表包括费用分类统计报表、费率设定清单等。

• 统计指标：包括提货延误率、破损率、丢失率、信息反馈率、到货延误率和签单返回率；具体计算公式如下：

$$延误率 =（当月延误次数 ÷ 当月配送总次数）× 100\%$$
$$破损率 =（运输破损件数 ÷ 配送总件数）× 100\%$$
$$丢失率 =（运输丢失件数 ÷ 配送总件数）× 100\%$$
$$信息反馈率 =（信息反馈数 ÷ 投诉总次数）× 100\%$$
$$到货延误率 =（到货延误次数 ÷ 配送总次数）× 100\%$$
$$签单返回率 =（签单返回票数 ÷ 配送总票数）× 100\%$$

（9）系统接口

• 供应商基本信息：包括供应商相关证明电子档案。

• 订单信息：包括药品订购数量、订单号、规格、批号、数量、发票编号、发货时间和发出库房等信息。

• 物流信息：包括物流配送定位信息、WMS、SPD和冷链监控数据等。

2.2.3 信息标准化

（1）物流信息标准体系　根据《GB/T 23831-2009物流信息分类与代码》物流管理信息共分6大类目，共分三层架构设计；大类包括物流综合管理信息、物流业务信息、物流作业信息、物流设施设备信息、物流技术信息和物流安全信息。具体见表5-55。

表5-55　物流信息分类代码表

一级代码	一级类目	二级代码	二级类目
1	物流综合管理信息	01~08	物流组织机构信息，物流信息系统开发与应用信息，物流科教、法规、标准及情报信息，物流财务与金融信息，物流行政管理信息，国际与国内物流综合信息，物流统计信息，物流规划与设计信息
2	物流业务信息	01	物品信息（三级代码中，01物品基本信息，03物品包装信息，04物品产地信息，07物品储存要求，08特殊物品信息）
		02~09	运输业务信息，仓储业务信息，配送业务信息，流通加工业务信息，包装业务信息，报送与其他监管信息，物流单证信息，报送与其他监管信息
3	物流作业信息	01	物流作业基本信息
		02~07	分别为：道路、铁路、水路、航空、多式联运、管道运输作业信息
		08~11	仓储作业信息，配送作业信息，集装箱场站作业信息，物流作业相关环境信息
4	物流设施设备信息	01	物流设施设备基本信息
		02~06	分别为：道路、铁路、水路、航空、管道运输设施设备信息
		07~12	仓储设施设备信息，配送设施设备信息，包装设备信息，物流装卸搬运设备信息，集装设备信息，计量设备信息
5	物流技术信息	01~07	运输技术信息（包括0203冷藏运输和0204危险品运输技术），仓储与保管技术，配送技术，包装技术、装卸搬运技术，信息采集与监控技术（01RFID、02自动跟踪），物流仿真技术
6	物流安全信息	01~05	物流安全基本信息，物流作业安全信息，物流设施设备安全信息，物流突发事件信息，物流应急预案信息

（2）物流信息标准编码　物流信息资源采用标准编码，其编码规则见图5-36和表5-56。

图 5-36　物流信息标准编码结构图

表 5-56　物流信息资源分类代码参照表

代码表	数据元或值域
行业分类代码表	GL公路运输、SL水路运输、TL铁路运输、MH民航运输、GD管道运输、YZ邮政快递、CP仓储物流、QT其他配送方式
要素分类代码表	EA人员、EB组织、EC物流装备、ED基础设备、EE货物、EF环境、EG制度、EH资讯、EZ其他
分类类目代码表	01物流管理、02物流服务、03物流作业、04物流技术、99其他
信息类别类目代码表	CA基本信息、CB动态信息、CC统计信息

（3）医药物流配送条码

• 医药产品标识代码：采用GTIN13和GTIN14代码结构表示，代码结构分别由结构各类、厂商识别代码、项目代码和校检码组成；其中GTIN14在GTIN13基础上增加指示符，指示符表示药品包装类型。

• 物流单元代码：采用系列货运包装箱代码SSCC结构，其结构包括结构各类、扩展位、厂商识别代码、系列号和检验码组成；其中扩展位取值0~9，由企业自行编制。

• 医药物流配送附加信息代码：包括物流单位内医药产品标识代码、有效期、批号、系列号、生产日期、包装日期、物流单元风贸易项目数量、客户方代码等。

（4）其他代码　医药物流配送包装箱代码、医药物流配送托盘代码、医药物流配送单据代码、医院物流配送节点代码；其条码标签见图5-37。

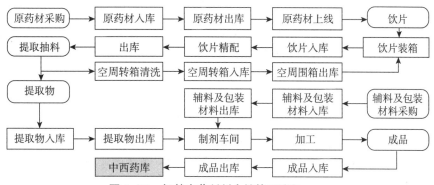

图 5-37　医药物流单元条码标签

2.3 医院制剂智能仓储系统

2.3.1 建设标准

根据《中药智能制造技术规程 第3部分：仓储应用系统》，目的是解决中药智能制造过程中原料药、饮片、原辅料、提取物、辅料及包装材料和成品等物料的智能化管理，适用于医院制剂（中药）的智能化仓储管理工作需要。

2.3.2 业务流程

智慧中药制剂仓储管理流程见图5-38。

```
原药材采购 → 原药材入库 → 原药材出库 → 原药材上线 → 饮片
提取抽料 ← 出库 ← 饮片精配 ← 饮片入库 ← 饮片装箱 ←
            空周转箱清洗 → 空周转箱入库 → 空周围箱出库
提取物
            辅料及包装    辅料及包装    辅料及包装
            材料出库  ←  材料入库  ←  材料采购
提取物入库 → 提取物出库 → 制剂车间 → 加工 → 成品
中西药库 ← 成品出库 ← 成品入库 ←
```

图 5-38　智慧中药制剂仓储管理流程

2.3.3 功能简介

（1）库房管理功能　包括收发货管理、库存管理、位置（货位）管理、人员管理、基础字典维护、盘点管理和抽查管理。与传统的药品仓储管理系统主要区别在于拉回了抽查管理和物资分类功能，医院制剂物资分类字典包括原材料（原料药）、饮片、提取物（中间产品）和成品。

（2）设备管理系统　包括生产调度、故障报障和设备状态监控。设备管理包括灭菌消毒设备、流水线设备和空气净化设备等的信息采集与分析预警；同时建立仓储设备信息档案，包括设备代码、设备位置、设备状态、设备名称、购进日期、生产厂家和报废日期等。

（3）采用电子标签对每个物料及成品进行全程追踪。系统涉及原药材和饮片等信息编码基于GB/T 31775-2015标准执行，实现与医院药库系统无缝对接。

2.4 冷链药品监测管理系统

2.4.1 影响因素

（1）环境因素　环境温度直接影响药品质量，要有相应的控温调温设备，保证药品储存在适宜的温度下。

（2）设备因素　控温调温设备要定期维护，要有监控温度的设备，并按时进行校准。

（3）药品因素　部分药品因为堆垛不当，会导致药品温度异常，要给予关注，严格按照要求进行摆放。

（4）制度因素　缺乏完整的冷链闭环管理的相关制度及操作流程；药品院内配送、退回和病区管理等缺乏完整的监控或储存场所。

（5）人员因素　加强业务学习，了解药品对温度的要求及可能的影响因素，对在库药品进行定期养护，保证药品质量。

2.4.2 流程管理

（1）发货运输

- 根据药品数量、运输距离和时间、温控要求、环境温度等情况选择合适的运输方案。
- 冷藏车、冷藏箱或保温箱应提前预冷或预热至符合药品储存运输的温度范围。
- 应确保温度区间与所运输的药品储存温度区间一致，并在其外包装箱上注明特殊运输警示等内容。
- 运输过程中温度超过预警温度时，相关人员应及时采取有效措施进行调控并查明原因。
- 委托其他单位运输药品的，应对被委托单位运输药品的质量保障能力进行审查和评估。

（2）货物验收

- 收货区或缓冲区温度符合冷链药品标签范围温度要求。
- 药品从冷藏车移入冷库应采取保温措施，不得暴露外界自然温度环境。
- 不能提供本次运输温度监测记录，或记录异常且不符合管理规定要求的，可以拒收。
- 应对运输方式及运输过程的温度记录、在途时间、到货温度等质量状况进行再次检查与核对。
- 对销售后退回的药品，应同时查验退货方提供的温度控制说明文件和售出期间温度控制的相关数据，根据本企业质量管理部门的评估意见完成作业。

（3）储存养护

- 应按药品说明书规定的温度要求分区入库。
- 应制定养护工作计划，确定重点养护品种，建立养护记录。
- 应定期检查在库品种的储存条件和质量，对养护中发现的质量问题进行分析，制定改进措施。
- 对质量异常的品种，应先行隔离，暂停出库并通知供应商。
- 对于超过有效期和其他原因造成的不合格药品，处理过程应有完整的手续和记录，应按相关要求统一销毁，销毁记录应保存5年以上。
- 监督各级库房做好温湿度监控及记录工作，定期做好冷藏保温设备的维护保养工作，并对监控设备定期做好校正工作。

（4）冷链药品信息 见表5-57。

表 5-57 各流程冷链药品信息管理

环节	信息	用户
运输环节	记录药品装运前后的环境温湿度、质量检验信息、运输包装、数量、药品状态、操作人员、车辆定位、车辆状况、信息异常情况及处理方式等；运输结束时记录环境温湿度，质量检验、药品包装、规格、数量、单据交接以及下一环节的操作人员信息	供应商
装卸环节	查验物品的包装、标识、环境记录、物品状态、验收时温湿度、质量检验报告等；以及记录作业起止时间、作业环境温湿度、异常情况及处理方式等信息	供应商与药库
仓储环节	记录药品入库前后的环境温湿度、物品质量检验、运输包装、数量、药品状态、操作人员，同时记录药品存储时的环境温湿度、时间、冷库状态、库区库位、异常情况及处理方式等信息	药库
使用环节	各部门冷链管理设备实时监控的温湿度信息	药房及临床

2.4.3 冷链系统信息采集要求

（1）冷链药品信息采集设备 参照十一章冷链药品设备参数及设计原则。

（2）信息采集分类 见表5-58。

表 5-58 冷链药品信息采集分类

信息分类	采集信息内容
供应商	包括冷链物流服务的委托方和服务提供方的名称、地址、联系方式等
药品信息	包括药品名称、规格、生产厂家、分类、数量、追溯标识、生产批号、批准文号、效期、环境温湿度要求等
仓储信息	包括药品信息、货位信息、温湿度监控信息、卫生要求等
收发货信息	包括药品温度确认记录、交接时间、交接地点、外包装情况、操作人员签名等
检验检疫信息	包括检验检疫报告、药品质量合格证等
在途信息	包括药品在途温湿度与位置的实时全程记录、运输时间、异常情况、相关人员信息等
环境信息	温度和湿度信息
设施设备信息	包括车辆、冷库、冷藏/冷冻室、冷藏集装箱、冷柜、预冷库等设施设备的标识、性能、容积等信息

（3）测点采集要求

• 库房空调或制冷系统温度控制监测数据采集时间不小于48小时。

• 性能确认数据采集的间隔时间不应大于5分钟。

• 设备故障或断电保湿测试时，监测变化最快的温控限度时间，即由5℃升高至7℃的时长。

2.4.4 温度监控系统

（1）建设标准 GB/T 36088-2018冷链物流信息管理要求；GB/T 34399-2017医药产品冷链物流温控设施设备验证性能确认技术规范；GB/T 28842-2021药品冷链物流运作规范；GB/T 28577-2021冷链物流分类与基本要求。

（2）功能 包括数据查询功能、超标预警管理、历史数据分析、数据报表功能、用户系统管理、系统运行状态、硬件报警管理、冷链验证管理、保温箱监测和决策支持知识。数据采集要求如下。

• 库房空调或制冷系统温度控制监测数据采集时间不小于48小时。

• 性能确认数据采集的间隔时间不应大于5分钟。

• 设备故障或断电保湿测试时，监测变化最快的温控限度时间，即由5℃升高至7℃的时长。

（3）温度监控系统性能确认内容

• 温度数据的采集、传送、存储以及报警功能符合要求。

• 监测设备的测量范和准确度符合要求。

• 测点终端安装数据及位置符合要求。

• 系统与温度调控设施无联动状态的确认。

- 系统在断电、计算机关机状态下可保证实时数据监测、记录、报警、传送功能正常且符合要求。
- 应可防止用户修改、删除、反向导入数据。

（4）性能要求

- 系统应至少每隔1分钟更新一次测点温度数据：数据传送及时、完整，记录内容包括温度值、日期、时间、测点位置、库区或运输工具类别等，在药品储存过程中至少每隔30分钟自动记录一次实时温度数据，在运输过程中至少每隔5分钟自动记录一次实时温度数据。

- 当监测温度值超出规定范围时，系统应当至少每隔2分钟记录一次实时温度数据，当监测的温度达到设定的临界值或者超出规定范围时，系统应当能够实现就地和在指定地点进行声光报警，同时采用短信通信的方式向至少3名指定人员发出报警信息。

- 当发出供电中断的情况时，系统应当采用短信通信的方式，向至少3名指定人员发出报警信息。

- 测点终端采集的数据通过网络传送到管理主机进行处理和记录，并采用可靠的方式进行数据保存，确保不丢失和不被改动。

- 测量范围在0~40℃，温度的最大允许误差为±0.5℃；测量范围在−25~0℃，温度的最大允许误差为±1.0℃。

第六章 药学服务

第一节 药学服务管理

1.药学服务概论

1.1 管理要求

（1）相关政策 药学服务管理制度、药物治疗方案调整权限、药学服务收费制度、居家患者签约制度。根据中国医院协会药事专业委员会结合MTM服务内涵和我国当前药学服务现状，2019年发布的《医疗机构药学服务规范》和中国医院协会《医疗机构药事管理与药学服务》团体标准基本框架，药学服务内容应该包括药学门诊、处方审核、药物重整、用药咨询、用药教育、药学查房、用药监护、药学会诊、药学病历讨论、治疗药物监测、药学科普、互联网药学服务和居家药学服务13个部分。

（2）相关定义

•药学服务：是指由医疗机构药学专业技术人员（以下简称药师）为保障患者用药安全、优化患者治疗效果和节约治疗费用而进行的相关服务，旨在发现和解决与患者用药相关问题。

•药学门诊：是指药师在门诊为患者提供的用药评估、用药咨询、用药教育、用药方案调整建议等一系列专业化服务。从事药学门诊服务的药师条件要求相对较高，药学门诊纳入医疗机构门诊进行统一管理。

•用药咨询：是指药师运用药学专业知识，向患者、患者家属和医务人员提供药物信息，宣传合理用药知识，交流与用药相关问题的过程。

•处方审核：药学专业技术人员运用专业知识与实践技能，根据相关法律法规、规章制度与技术规范等，对医师在诊疗活动中为患者开具的处方，进行合法性、规范性和适宜性审核，并做出是否同意调配发药决定的药学技术服务。

•药物重整：是指药师在住院患者入院、转科或出院等重要环节，通过与患者沟通、查看相关资料等方式，了解患者用药情况，比较目前正在使用的所有药物与用药医嘱是否合理一致，给出用药方案调整建议，并与医疗团队共同对不适宜用药进行调整的过程。

•药学查房：以临床药师为主体，在病区内对患者开展以安全、合理、有效用药为目的的查房过程；包括药师独立查房和药师与医师、护士医疗团队联合查房。

•用药监护：医疗机构药师应用药学专业知识向住院患者提供直接的、负责任的、与药物使用相关的监护，以期提高药物治疗的安全性、有效性与经济性。

•居家药学服务：指医疗机构为患者居家药物治疗提供个体化、全程、连续的药学服务和普及健康知识，开展用药评估、用药教育，帮助患者提高用药依从性，保障药品贮存和使用安全、合理，进而改进治疗结果。

•用药教育：是指医疗机构药师对患者提供合理用药指导、普及合理用药知识等药学服务的过程，以提高患者用药知识水平，提高用药依从性，降低用药错误发生率，保障医疗质量和医疗安全。

•药学会诊：是指临床科室或医院其他部门因为患者疾病治疗原因要求临床药师现场给予药物治疗学建议或药学帮助的情况，分为急诊会诊、普通会诊、全院会诊及院外会诊。

•药学问诊：是指临床药师通过对患者或相关人员的系统询问，全面了解患者的病史、诊断、用药史、既往药物过敏史及药物不良事件处置等药物治疗相关情况的方法。

1.2 药学服务管理内容

1.2.1 药学服务分类

（1）按服务类型或服务单元分类　包括药物重整、用药咨询、用药教育、药物监护、处方审核、药学会诊、药学门诊、药学科普、药学随访和药学查房等服务；此外还包括专门的药学服务，如不良事件识别处理、家庭药箱整理、病历讨论、用量剂量计算和治疗药物浓度监测等药学服务。

（2）根据业务场景分类　可分为住院药学服务、门诊药学服务、居家药学服务和互联网药学服务4种；服务模式包括MTM模式、合作药物治疗管理（CDTM）模式和以患者为中心的医疗之家（PCMH）模式等。具体见表6-1。

表6-1　药学服务分类内容一览表

服务内容	住院药学服务	门诊药学服务	居家药学服务	互联网药学服务
药物重整	√	√	√	—
用药咨询	√	√	√	√
用药教育	√	√	√	√
药物监护	√	—	√	—
处方审核	√	√	—	√
药学随访	√	—	√	√
其他	查房、会诊和评估	药学门诊、长期处方管理	居家药学服务、长期处方管理	处方流转、长期处方管理、药品配送
服务模式	CDTM	MTM、药物治疗相关问题（MRP）	PCMH、MTM	MTM

备注：互联网药学服务参照门诊药学服务。

1.2.2 药学服务记录文档管理要求

最小药学服务单元记录内容与要求　见表6-2。

表6-2　最小药学服务单元记录内容与要求

文档名称	适用范围	内容	要求
药物治疗管理档案	药学门诊	患者相关信息、患者用药清单、药物治疗评价、药物治疗相关行动计划等	24小时内完成，首次就诊患者建档
随访计划	所有	药物治疗目标评价、是否出现新的药物治疗相关问题、是否发生药物不良反应、用药依从性是否良好、跟踪检查结果	建立患者随访档案，及时填写随访记录
药物重整记录	所有	患者用药清单，药物遗漏、药物重复、用法用量错误、用药禁忌、药物–药物（食物）相互作用信息	药物重整内容是否经医师核对允许、记录完整性，内容是否恰当
用药咨询记录	所有	药品的名称、用法用量、疗效、用药注意事项、药物间相互作用、贮存方法、药品不良反应识别及处置，以及特殊剂型指导、患者用药教育和疾病的预防	患者信息、咨询者信息、咨询类别、相关医嘱、病史摘要、咨询内容、临床药师解答、参考资料和满意度评价
个人用药记录	所有	药品的名称、用法用量、服药时间、疗效、不良反应	记录完整性
药物治疗计划	药学门诊、居家药学、MTM服务	患者诊断、治疗目标、治疗药物、用法用量、用药注意事项、相互作用、生活方式调整、评估疗效、停药指征	需经医师核对执行
用药教育	所有	药品基本信息、药物预计起效时间及未起效应对措施、特殊剂型、装置或给药方法说明，用药期间应监测症状、体征或检验指标，可能存在的不良反应及预防处置措施，潜在的相互作用、药品贮存及废弃方法、自我监测及用药记录使用说明	对患者进行合理用药指导，为患者普及合理用药知识，预防不良反应，提高患者用药依从性，降低用药错误发生率
药物评估量表	药学门诊	药物基本信息、疗效、服药依从性、不良反应等	包括依从性评估量表、疾病评估

2.最小药学服务单元

最小药学服务单元是指将药学服务过程划分为若干个基本单元,其目的在于明确各个服务单元的工作职责、业务流程及数据模型,便于后续药学服务信息系统建设,保证各种药学服务组合时信息和服务的相对独立性。最小药学服务单元通过患者档案,即患者基本信息和用药信息进行业务关联,保证服务信息的完整性。

2.1 用药咨询

基本要求

(1)参照标准 T/CHAS20-2-4-2021医疗机构药事管理与药学服务第2-4部分:临床药学服务 用药咨询和《医疗机构药学服务规范》。

(2)适用场景 所有药学服务场景。

(3)服务对象 患者、患者家属、医护人员及其他人员。

(4)质控要求 用药咨询记录须在完成咨询后8小时内完成;咨询记录完整性和咨询对象满意度得分。

(5)信息化要求 药物知识库、电子处方集、用药信息自助查询终端和患者档案。

(6)业务流程 医护药技人员和公众咨询信息不需要与医院HIS进行关联,药师可直接调用用药咨询登记表,且跳过患者建档环节;其他流程与患者用药咨询流程一致。具体业务流程见图6-1。

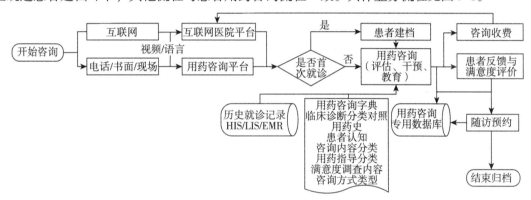

图6-1 用药咨询业务流程图

2.2 药学随访

2.2.1 基本要求

(1)适用场景 适用于严重药品不良反应、居家药学服务、特殊人群及围手术期药学随访等场景。

(2)服务对象 包括术后患者、特殊人群、居家药学服务及药物临床试验患者。患者可按病种分类,包括高血压患者、糖尿病患者、抗凝治疗患者、慢性肾功能不全患者;或按特殊人群分类,如长期处方或严重不良反应等患者。

(3)随访模式 见表6-3。

表6-3 药学随访

随访方式	入选对象	间隔周期
术后随访	重大手术术后患者、术中发生药物相关不良事件患者	术后
居家随访	居家药学服务患者	每月
受试者随访	接受临床试验患者	按临床试验要求执行
特殊患者随访	严重不良反应患者、特异质患者、罕见病患者和严重肝肾功能不全患者	建立患者档案定期随访

(4)业务流程 见图6-2。

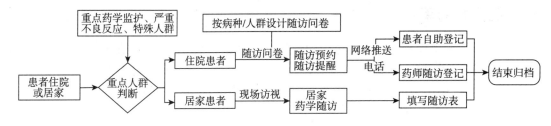

图 6-2　药学随访业务流程图

2.2.2 随访内容

（1）通用随访模板　应包括患者基本信息、随访方式、诊断、辅助检查、用药情况、用药评价、指导意见和依从性情况等，详见药学服务文档。

（2）专科随访模板　可根据专科用药监护、评估等要点，如不良反应症状描述、药品服用情况等，进行模板设计。

2.3 用药教育

2.3.1 基本要求

（1）适用场景　适用所有药学服务场景，包括住院、门诊、居家和互联网药学服务。

（2）服务对象　包括患者、患者家属及公众；重点对使用高警示药品、易发生用药错误药品、特殊注意事项药品、多重用药患者以及特殊人群进行用药教育。

（3）参照依据　T/CHAS20-2-5-2021医疗机构药事管理与药学服务第2-5部分：临床药学服务 用药教育和《医疗机构药学服务规范》

（4）服务方式　用药教育方式包括口头、书面材料、实物演示、视频音频、宣教讲座、电话或互联网教育等。住院患者以口头、书面材料、实物演示、视频演示等方式为主。社区患者以宣教讲座、科普视频宣教、电话或互联网等方式进行用药教育。门诊窗口患者采用语言、视频音频、用药注意事项标签、普适性用药指导单等方式。

（5）业务流程　用药教育按照用户特点可分为住院患者用药教育和非住院患者用药教育；其主要流程如图6-3。

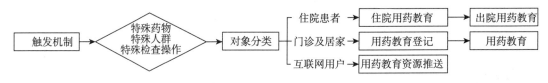

图 6-3　用药教育业务流程图

2.3.2 用药教育内容

（1）内容资源

•药物（或药物装置）的通用名、商品名或其他常用名称，以及药物的分类、用途及预期疗效。

•药物剂型、给药途径和剂量、用药时间和疗程，主要的用药注意事项。

•药物的特殊剂型、特殊装置、特殊配制方法的给药说明。

•用药期间应当监测的症状体征、检验指标及监测频率，解释药物可能对相关临床检验结果的干扰以及对排泄物颜色可能造成的改变。

•可能出现的常见和严重不良反应，可采取的预防措施及发生不良反应后应当采取的应急措施，发生用药错误（如漏服药物）时可能产生的结果以及应对措施。

•潜在的药物–药物、药物–食物/保健品、药物–疾病及药物–环境相互作用或禁忌。

•药品的适宜贮存条件，过期药品或废弃装置的处理。

- 患者对药物和疾病的认知，提高患者的依从性。
- 饮食、运动等健康生活方式指导。
- 患者如何做好用药记录和自我监测，以及如何及时联系到医师和药师。
- 对特殊人群，如老年人、儿童、妊娠期与哺乳期妇女、肝肾功能不全者、多重用药患者以及认知功能障碍、听力受损或视力受损的患者等，应当根据其病理、生理特点及药物代谢动力学、药效学等情况，制定个体化的用药教育方案，保障患者用药安全、有效。

（2）用药教育资源制作与推送　用药教育资源可利用合理用药软件中知识库或自建知识库进行推送，资源制作可使用剪映或PPT等工具制作图文或视频素材，供公众号主动推送。

（3）用药教育记录要求　医疗机构应当建立用药教育记录并可追溯，记录书写应当客观、规范、及时，用药教育记录内容应包含：患者基本信息及药物治疗相关信息；用药教育的药品信息；主要的用药教育内容；患者对用药教育的结果是否理解并接受；药师签名并标注用药教育的时间。

2.4 药物监护

2.4.1 管理要点

（1）参照依据　T/CHAS20-2-7-2021医疗机构药事管理与药学服务第2-7部分：临床药学服务 药学监护。适用于住院患者和居家药学服务患者。

（2）住院患者药学监护对象
- 存在脏器功能损害或重症疾病患者，如重症感染、高血压危象、急性心衰、急性心肌梗死、哮喘持续状态、癫痫持续状态、甲状腺危象、酮症酸中毒、凝血功能障碍、出现临床检验危急值的患者、慢性心力衰竭、慢性阻塞性肺疾病、药物中毒患者等。
- 联合用药5种及以上者。
- 或有基础病围手术期用药患者。
- 应用治疗窗窄药物，且血药浓度监测异常。
- 接受静脉泵入给药、鼻饲或首次接受特殊剂型药物治疗。
- 近期发生严重或罕见不良反应，或既往有药物过敏史，或群体不良事件的患者。
- 特殊管理或具备较高风险药物，如麻醉药品、精神药品、抗菌药物、抗凝血药、抗肿瘤药、镇静催眠药、糖皮质激素、中药注射剂、抗精神病药和血管活性药物等药物。
- 特殊人群如年龄（大于65岁或小于14岁），妊娠及哺乳期妇女、肝肾功能不全等。
- 近期有修改药品说明或药物警戒信息通报的药物。
- 存在配伍禁忌的。
- 接受特殊治疗患者，如血液透析、血液滤过、血浆置换、体外膜肺氧合。
- 超说明书用药或非医院目录药品使用，需要签订药品使用知情同意的患者。
- 同种药品多种适应证或用药剂量范围较大，药品包装标识不清晰。

（3）居家药学服务患者监护对象及要点
- 监护对象：长期处方患者、存在用药问题及特殊人群等。
- 要点：制定后续监护指标及随访频率。

（4）用药监护记录　内容信息包括患者生命体征、重要理化结果；用药监护计划制定及执行情况、药物治疗方案调整和药师干预内容。按监护类别可分以下几点。
- 用药方案合理性评估：涉及药物的适应证、禁忌证、用法用量、配伍禁忌、相互作用、用药疗程等建议及参考意见。
- 用药方案疗效监护：协助医师作疗效评价及原因分析，调整药物治疗方案。
- 药品不良反应监护：进行ADR预防、监测、报告和处理工作。
- 药物治疗过程监护：确保用药方案正确实施，包括输液安全监护和首次使用特殊剂型药物的用药指导工作。

- 依从性监护：新入院重点关注患者依从性评价和出院带药用药指导。
- 药物相关检测：如药物基因检测和治疗药物监测等结果解读。

（5）用药监护工作　包括用药监护计划、监护分组与分级管理、药师干预、药物治疗方案调整与建议等工作。

（6）监护项目　包括用药方案合理性评估、输液安全使用监护、首次使用特殊剂型及用法的用药指导等。

（7）用药监护执行时机要求　见表6-4。

表6-4　用药监护工作执行时机要求

用药监护项目	执行时机
用药方案合理性评估（药物配伍或相互作用）、用药方案正确实施：输液治疗安全性监护，首次使用特殊剂型及用法的用药指导	病情及用药发生变化时执行
用药监护记录	当日完成

2.4.2 重点药学监护流程

（1）信息系统筛选与策略　见表6-5。

表6-5　重点药学监护对象风险因素与信息系统筛选策略

风险因素	信息系统识别策略	权重
2种或以上药品	检索当前医嘱用药品种数量；由于当前我国住院平均用药数量超过2种，因为本判断条件不建议纳入系统监测筛选范围，以免影响系统性能且未能起到筛选目的	低
长期处方患者	门诊患者：检索近3个月患者门诊处方药品及诊断是否一致，处方开具次数不少于平均1次/月 住院患者：检查上次住院时间是否3个月内，上次住院病历的出院诊断是否与本次住院的入院诊断一致，或检索门诊近3个月的慢性病处方	中
严重或罕见不良反应	检索当前患者近期是否提交严重不良反应报告	高
过敏史	检索患者电子病历或HIS中过敏信息栏，过敏药品药理分类与当前医嘱药品的药理分类一致，涉及头孢类药品需另外建立侧链字典	高
特殊管理或具备较高风险的药物	建立专属药品字典，药学监护患者识别时通过字典配对进行筛选	高
老年	建议采取年龄段分层权重，读取系统患者年龄>65岁	中-高
儿童	建议采取年龄段分层权重，读取系统患者年龄<12岁	中
妊娠及哺乳期妇女	系统中患者生理状态标识，或检索1~3个月内妊娠诊断且无终止妊娠记录	中
修改药品说明	检索合理用药系统中药品说明书更新日期1~3月内	中
药物警戒	合理用药或药学监护软件中增加药物警戒信息，包括发布时间、警戒药品名称和风险-诊断/检验	高
多种适应证和用药剂量范围	建立药品应证，药品-剂量规则字典；检索HIS中药品和诊断，或药品和日剂量是否在规则范围内	中
存在配伍禁忌	已经处方前置审核和处方干预过滤，不纳入药学监护系统管理	-
超说明书用药	处方前置审核系统中经医生双签的处方，且审核意见为无指征用药或剂量过大	高

（2）筛选决策模型　根据上述筛选策略，分别为长期处方、严重不良事件、年龄、妊娠与哺乳期、配伍禁忌、超说明书用药和修改说明书建立不同的流程模型供信息系统分析筛选，同时可根据药品、剂量、用法、诊断、手术及检验项目及结果分别赋予权重系数，通过累加权重筛选重点和非重点药学监护人员。具体筛选模型见图6-4。

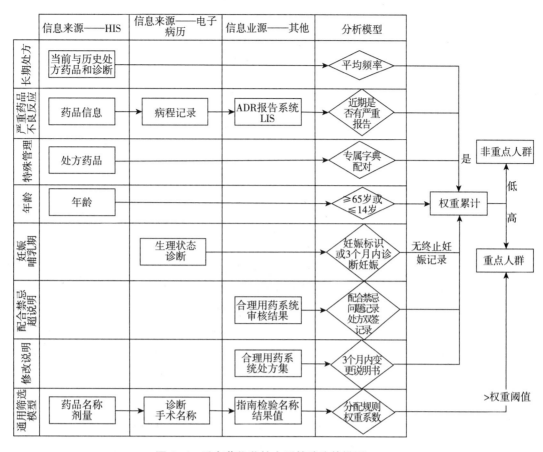

图6-4 重点药物监护人群筛选决策模型

2.4.3 分级分组管理

（1）业务流程 药学监护根据筛选结果可分为重点药学监护与非重点药学监护。重点药学监护与非重点药学监护活动流程见图6-5。

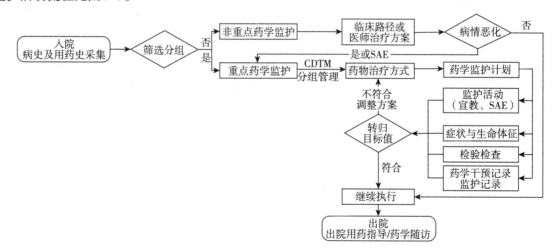

图6-5 药学监护业务流程图

（2）分级方法 药学监护分三级管理，包括Ⅰ级监护、Ⅱ级监护和Ⅲ监护；部分医疗机构可根据临床药师百张床位占比数及患者特点划分四级药学监护。药学监护等级划分依据主要考虑患者病情危重程度、复杂程度以及药物治疗方案的安全风险等因素进行分级。不同等级药学监护对应不同的药学服务内容，如药学查房、用药教育、药物重整和用药干预等服务，高级别药学监护需要临床药师缩短药学查房间隔；密切追踪患者病情变化；分级要求详见表6-6。

表6-6 药学监护分级表

监护级别	一级监护	二级监护	三级监护
病理生理状态	严重肾功能不全（Clcr≥30ml/min）；严重重度肝功能不全 [ALT/AST/ALP>5倍正常范围上线（ULN）或T-BiL>3倍正常范围上限(ULN)] 或CTP评分10分者	中度肾功能不全（30ml/min<Clcr<60ml/min）；中度肝功能不全 [ALT/AST/ALP>2~4倍正常范围上限（ULN）或T-BiL>2~3倍正常范围上限（ULN）]或CTP评分>7~9分者；非儿科的患儿；高龄；妊娠期患者	患有慢性疾病（如2型糖尿病、原发性高血压、高脂血症、哮喘等）需长期药物治疗或定期就诊的患者；肝肾功能基本正常，不需常规进行剂量调整者
疾病特点	重症感染、高血压危象、急性心衰、哮喘持续发作、急性心肌梗死、癫痫持续状态等	既往药物过敏史、既往上消化道出血史、既往癫痫史；中度感染、甲状腺危象、酮症酸中毒、凝血功能障碍、血液病患者出现危急值者、慢性心力衰竭、慢性阻塞性肺疾病、哮喘、药物中毒患者	
用药情况	用药超过15种、应用治疗窗窄的药物（如强心苷类药物或华法林）、联合应用3种抗肿瘤药物、接受溶栓治疗、血药浓度监测值异常者或出现严重ADR的患者	同时应用药物超过10种或同时使用2种以上有明确相互租用药物的患者；使用特殊管理级抗菌药物、氨基苷类抗菌药物或存在抗菌药物不良反应高危因素者（凝血功能异常、中枢神经系统损伤等）；接受静脉糖皮质激素、抗心律失常药、质子泵抑制剂、降脂药、抗血小板聚集药、免疫抑制剂、抗精神病药物、化疗药物治疗者	药物治疗方案确定，用药品种数据不超过10种者
特殊治疗	住院接受血液透析/血液滤过/血浆置换/血液灌流/体外膜肺氧合（ECOM）治疗者	接受静脉输液泵入给药、经胃食管给药的患者	首次接受特殊剂型药物治疗者

（3）分组管理 药学监护分组可根据围手术期、重点管理药品、特定病种、感染病组、特殊人群、药品不良反应和医生或科室等进行分类；具体分组方式根据医院自身管理需要设置，具体分类规则与系统管理参数见图6-6。

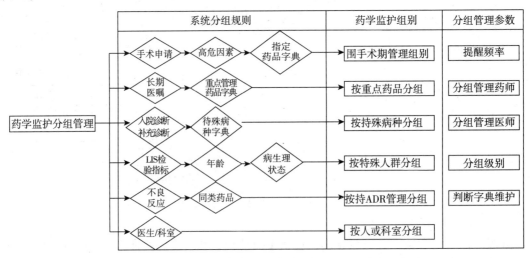

图6-6 药学监护分组管理规则

2.4.4 通用药学监护模型

在药学监护三步法（评估、监护计划和随访）基础上，增加干预变更管理。

（1）患者评估　疾病分型和严重程度，根据患者个人基本信息如既往病史和过敏史、首选药物治疗方案、药物重整和风险评估等。患者评估信息主要来自电子病历，通过建立电子药历，根据重点根据疾病分型和严重程度启用相应的药学监护模板。

（2）监护计划　治疗目标（包括治疗疗程、实验室可量化指标和临床表现转归等信息），其他工作内容包括患者教育、随访计划和预防药物治疗问题。

（3）随访监护点　包括疗效评估、不良反应、依从性、实验室指标、配伍与相互作用。

（4）干预与变更管理　治疗方案变更、治疗目标变更、监护点变更。

2.4.5 通用监测指标

（1）监测指标设计依据　通用检验指标主要是基于检验系统采集的异常及指标发展趋势，根据检验学、临床药学实践、药品说明书、CTCAE-V5.0和药品监护要点设计常用的药学监测指标库。

（2）监测指标库分类　感染性指标库（体温、PCT、血沉、粒细胞计数、白细胞计数、脂多糖、葡聚糖和细菌培养等）、心血管监测指标库（心电图、血压、心率、射血分数、肌钙蛋白、心肌酶、BNP等）、内分泌监测指标库（餐后血糖、空腹血糖、糖化血红蛋白、随机血糖、皮质醇、甲状腺素等）、肝功能监测指标库（转氨酶、凝血酶、白蛋白、球蛋白和胆红素等）、肾功能（血钾、血钠、尿蛋白、尿酮、亚硝酸盐、肌酐和尿素氮等）等指标；指标及对应诊断、药物可参照CTCAE-V5.0和药品说明书进行编制。

（3）通用监测指标应用　在药物监护系统中用于结果查询、趋势图绘制、预警提醒规则和分组规则，其中分组规则如PCT或粒细胞超过阈值上限，患者在监护分组时被自动划入感染性疾病监护组。

2.5 药学评估

2.5.1 基本管理要求

（1）参照依据　T/CHAS20-2-8/6-2021医疗机构药事管理与药学服务第2-8/6部分：临床药学服务 居家药学服务和药学查房。

（2）适用场景　适用住院患者药学查房和居家药学服务。

2.5.2 评估管理

（1）按服务对象分类

• 住院患者药学评估：初始治疗方案进行用药合理性分析，记录和干预不合理医嘱。用药有效性分析应包括但不限于药物适应证、用法用量、给药途径和疗程等评价；用药安全性分析包括但不限于药品不良反应预防和处置、药物相互作用评估等；用药经济性分析包括但不限于医疗保险和患者承受能力等评估；用药适宜性分析包括但不限于药品剂型与规格和重复用药等。

• 居家患者药学评估：用药依从情况、使用的药品中是否含有需使用特殊给药途径和特殊给药方式的药品和/或高警示药品、最近是否有较大用药调整（如近期出院患者）、家庭药箱中药品积压与过期药品、居家患者所需药物是否易得、是否遵从医嘱按时服药等。

（2）按临床评估类型可分为　营养评估（NSR）、术后恶心呕吐评估（PONV）、静脉血栓栓塞情况评估（Caprini评分）、疼痛评估、Child-Pugh肝功能分级和RUCAM量表等。

• 按评估工作分类：包括安全性评估、有效性评估、结局追踪评估和依从性评估等；参照用药咨询问题分类表，分别对药物治疗方案过度、药物治疗方案不足、无效药物治疗、药物剂量不足、药物不良事件、药物剂量过高和依从性差进行评估。

• 结局追踪评估：按疾病制定质量指标和临床结局，质控指标包括依从性、实验室检验指标、体征及临床症状组成。根据疾病的分级、性别、伴发疾病或年龄等分组分层因素，细化监测和评价指标。

（3）依从性评估

• 依从性风险评估：通过询问或患者自我演示药品使用过程，考察患者是否熟悉自身药物治疗方案、清楚药品标签含义、药品适应证及其不良反应等信息，能否正确使用药品和具备良好的认知功能。评估患者依从性风险，有助于提高患者自我用药能力和潜在的依从性风险。具体实施流程如图6-7。

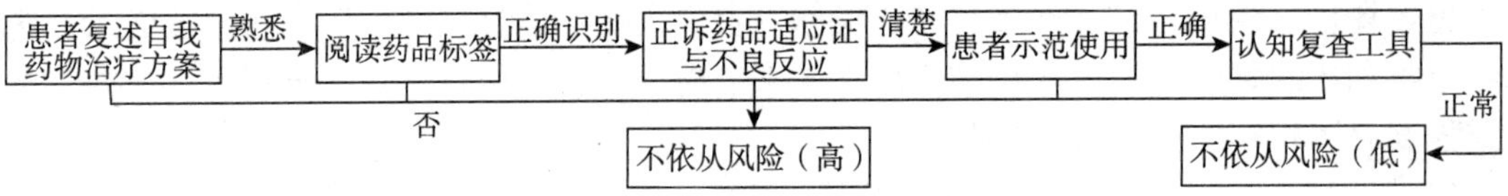

图6-7 用药依从性风险评估实施流程

依从性差的临床表现包括以下几点表6-7。

表6-7 依从性差的临床表现

表现分类	原因
自行停止使用	严重不良反应、病情变化或其他原因
漏服	遗忘或外出
不按时服用	作息不规则或外出等原因
自行减量	症状好转或不良反应
自行加大用药	效果欠佳
未按用法执行	给药时机不当；药品的用法过于复杂，不容易理解

• 依从性受以下几点因素影响，包括患者受教育程度、年龄、自理能力、治疗效果、职业或收入、药品使用复杂程度，以及基础疾病，如视力障碍、听力障碍、吞咽功能和认知功能，在药学信息化实践中，可根据上述影响因素，根据不同疾病建立预警模型，有助于专科患者集中管理需要，及时预警依从性差患者并进行药学服务。

• 依从性评价适用于高血压、糖尿病、慢性阻塞性肺疾病等慢性疾病患者。

• 依从性评分量表：患者依从性管理工具包括Morisky MMAS-8依从性量表和BMQ服药信念量表；其中MMAS-8量表具体如下表6-8。

表6-8 依从性MMAS-8量表

依从性评分项目
• 是否有时忘记服药？
• 过去两周是否有一天或几天忘记服药？
• 治疗期间是否因症状加重、不良反应或其他症状，自行减少药量或停止用药？
• 外出旅行或长时间离家时，是滞忘记随身携带药物？
• 昨天是否服药？
• 症状已经控制，是否觉得可以停止用药？
• 给药方法、频率或用量是否难以记忆？
• 坚持治疗计划是否存在困难？（□从不 □偶尔 □有时 □经常 □所有时间）

评分原则：答"是"记0分"否"记1分；"从不""偶尔""有时""经常""所有时间"，分别记1分、0.75分、0.50分、0.25分和0分。量表满分为8分，得分<6分为依从性差，得分6~8分为依从性中等，得分8分为依从性好。

结果分析

分析维度	数据准备	评价范围
一致性系数（Cronbach α）	$a=\dfrac{K}{K-1}\left(1-\dfrac{\sum S_i^2}{S_x^2}\right)$ 其中为题目数，Si为某题目变异数，Sx总分变异数	>0.7一致性好
重测信度	对患者间隔3天后重测，通过组内相关系数r值测量	>0.75稳定性好
结构效度	抽样对各量表因子进行方差和相关性分析	按方差贡献率排序
内容效度CVI值	专家问卷调查所设计的量表得分进行效度检测	>0.75内容具有代表性
依从率	整体量表合格例数和总体样本量	/

• 改善依从性方法如下。

➢ 公众号用药提醒。提醒患者及时用药，防止漏服。

> 使用复方制剂。主要适用于长期处方且用药品种较大的患者，不宜经常调整用药剂量的老年患者。

> 使用智能药盒。智能药盒主要由微电子时钟、控制单元、蓝牙低能耗、温度感应器、电子锁和药盒组成，具备实时监测和定时提醒服药的功能。如VVBOX、Memo Box、叮叮关爱智能药盒等，可在患者未服药时或出门忘记携带药盒时向手机发出提醒，重复用药警告，查看服药记录与健康数据等信息。此外，VVBOX药盒内设有能够监测药盒内部环境的装置，确保适宜的药物储存条件。目前国内外多数智能药盒仅针对服药时间、种类及服药行为进行监测，尚不具备监测患者药物服用剂量、用药指导、宣教和科普教育等功能。

2.6 药物重整

2.6.1 管理要点

（1）应用场景　居家药学服务、门诊药学服务和住院药学服务；主要适用于慢性疾病患者药物重整工作。

（2）服务对象

• 接受多系统、多专科同时治疗的慢性病患者，如慢性肾脏病、高血压、糖尿病、高脂血症、冠心病、脑卒中等疾病的患者，以老年患者为主。

• 同时服用5种及以上药物的患者。

• 医师提出有药物重整需求的患者。

（3）参照依据　T/CHAS20-2-3-2021医疗机构药事管理与药学服务第2-3部分：临床药学服务 药物重整和《医疗机构药学服务规范》

（4）药物重整流程　药学重整工作根据患者分类，包括门诊及住院；通过触发事件，药师主动参与患者的药物重整工作，如入院、转科、出院、特殊检查和长期处方等事件。药师通过查询历史用药记录和建立患者用药档案进行用药全生命周期管理，并对当前处方/医嘱经审方软件及人工审核进行药物重整意见，如减量、增量、停用、改用等用药意见，经医生调整后进行病历归档。具体见图6-8。

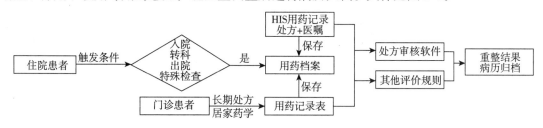

图6-8　药物重整流程图

（5）药物重整活动内容　根据ASHP关于药物治疗整合中药师的职责，药物重整活动包括：建立药物重整团队；规划药物重整活动的预期目标；识别在实践过程中妨碍药物重整工作的影响因素并提出解决方案；指导临床建立规范的药物重整流程；制定清晰的工作职责；药物重整药师权限控制为主管药师及以上职称要求；定期对参与药物重整的药师及医生进行基本培训；制定药物重整标准文档模板和药品目录清单；药物重整信息至少包括药物遗漏、药物重复、用法用量错误、用药禁忌、药物–药物（食物）相互作用、配伍禁忌等。

（6）重点关注

• 核查用药适应证及禁忌证；是否存在重复用药问题；核查用法用量是否正确；核查是否需要调整用药剂量，重点关注需根据肝肾功能调整剂量的药物。

• 核查拟进行特殊检查或医疗操作前是否需要临时停用某些药物；检查或操作结束后，需评估是否续用。

• 关注特殊剂型/装置药物给药方法是否恰当。

• 关注有潜在临床意义相互作用、发生不良反应的药品，考虑是否需要调整药物治疗方案。

• 关注有症状缓解作用的药品，明确此类药品是否需要长期使用。

- 关注特殊人群用药药物治疗的安全性、有效性、经济性、适宜性及依从性。
- 关注静脉药物及有明确疗程的药物是否继续使用。

（7）药物重整、处方精简与处方审核的区别　见表6-9。

表6-9　药物重整、处方精简与处方审核的区别

药学服务	处理结果	规则
处方精简	停药或减量	重复用药、剂量过大、疗程过长、无指征用药、联用无指标、其他损害或不再获益用药
药物重整	停药、减量、增量或维持	除处方精简规则外，还包括安全性、依从性评价
处方审核	通过或修改处方	规则最齐全

2.7 其他药学服务

2.7.1 家庭药箱整理

（1）适用场景　适于居家药学服务患者，重点包括长期处方患者、联合用药品种较多慢性病患者或特殊贮存要求药品等。

（2）服务内容　药师可指导有需要的居家患者清理家庭药箱，关注家中药品的有效期、性状和储存条件等，对居家患者进行药品整理、分类存放、过期或变质药品清理提供服务指导建议。在清理家庭药物药品时，应分别对拆封和未拆封药品的有效期进行管理，以及对冷藏药品进行质量检查等。

（3）记录管理　家庭药箱整理记录信息纳入"居家药学服务内容记录表"（T/CHAS 20-2-8-2021表B1），记录【存在问题】和【处理方法】。

2.7.2 处方审核

处方审核内容包括超处方权限、药物配伍禁忌、用药超量和禁忌证用药等；具体参照处方管理章节中有关处方审核部分。处方审核质量监测指标体系包括定期利用处方点评等，对处方审核的数量、质量、效率和效果等进行评价。评价指标除应包括处方审核率、处方干预率、处方合理率等外，还应包括以下内容：审核处方科室覆盖率和医师覆盖率；处方合理性判断错误率、处方干预正确率和成功率；单张或单人处方应答时间、干预时间；各类不规范处方、用药不适宜处方、超常处方数量及占比。具体管理要求及流程见第七章处方审核。

2.7.3 治疗药物浓度监测

（1）治疗药物监测（Therapeutic Drug Monitoring，TDM）的目的意义　优化药物治疗方案，提高药物疗效，降低毒副反应，同时通过合理用药最大化应该能节省药物治疗费用。

（2）适用对象　使用治疗指数低、安全范围窄、同一剂量可能出现较大血药浓度差异、具有非线性PK特征、肝肾功能不全患者使用经肝或经肾排泄、长期用药但依从性差、长期使用易产生耐药、诱导转氨酶活动耐致PK和PD显著改变、怀疑药物中毒、PK/PD个体差异大，尤其是遗传基因造成显著性差异的药物；具体见表6-10。

表6-10　常用治疗药物监测目录清单

药物	采样方式	参考值范围	检测方式
茶碱	谷浓度在下次给药前取血。峰浓度取血与给药方式有关，48小时内未使用茶碱制剂，静脉诱导给药（≥30分钟）在给药后2小时，维持给药在给药后4~6小时	治疗范围8~20μg/ml（44~111μmol/L）；中毒范围>20μg/ml（111μmol/L）；新生儿>10μg/ml（56μmol/L）	PETIIA、HCEIA、FPIA、HPLC、GLC
苯巴比妥	规则服药不低于15天达稳态后，清晨服药前采样检测谷浓度；静脉负荷剂量后1~4小时采样，最初维持剂量3~4天内检测清晨用药前谷浓度，住院患儿每1~2周、门诊患儿每1~6个月监测清晨谷浓度	婴儿和儿童15~30mg/L；成人20~40mg/L；中毒浓度>50mg/L；（谷浓度：10~40 mg/L）	GLC、HPLC、PETIIA
丙戊酸	规则服药3~5天后，清晨服药前采样	谷浓度：治疗浓度50~100mg/L；预警浓度>100mg/L	GLC、HPLC、HCEIA

续表

药物	采样方式	参考值范围	检测方式
卡马西平	谷浓度：规律服药4周达稳态后，清晨服药前采样；剂量调整后再次检测稳态谷浓度	中毒浓度＞12 mg/L；单一用药4~12 mg；有的患者需较高浓度（8~12 mg/L）	FPIA、PHTIIA、EIA、GLC、HPLC
扑米酮	测定谷值，在下次给药前用静脉采血	小于5岁，7~10mg/L；成人5~15mg/L；预警浓度：＞15mg/L，如＜10mg/L	HCEIA、HPLC、GLC
碳酸锂	服药后5~7日，最后一次服药后12小时，或在早晨服药前固定时间采血	狂躁症急性控制期0.8~1.5mmol/L；维持治疗0.8~1.0mmol/L	火焰原子发射法等
环孢素	维持治疗，口服给药后12~18小时（测定谷值）；维持治疗，静脉给药后12小时或给下一个剂量前立即取血（测定谷值）	诱导水平：血浆150~250ng/ml；全血450~750ng/ml；维持水平：血浆50~150ng/ml；全血150~450ng/ml；标准三联免疫抑制疗法方案：第1个月350~450ng/ml；第2个月250~350ng/ml；第3个月250~300ng/ml；4个月后150~250ng/ml	RIA、FPIA、HPLC
地高辛	常规给药法（0.25mg-0.5mg/d）5日后，在服药后6小时取血	治疗范围充血性心力衰竭0.8~1.5ng/ml；室上性心律失常1.0~2.0ng/ml；预警范围＞3.0ng/ml；毒性范围＞2.0ng/ml	酶竞争结合免疫分析法（ECBIA）、RIA、FPIA
万古霉素	肾功能正常，48小时后，肾功能不全72小时后，剂量调整后给药4~5剂时重复，为第5剂给药前30min，透析患者透析后6小时	成人稳态谷浓度10~15mg/L；儿童患者或新生儿稳态谷浓度5~15mg/L；AUC_{0-24h}：400~650（mg·h）/L	HPLC
甲氨蝶呤	给药后72小时静脉采血	1×10^{-2} μmol/L；潜在中毒浓度：24小时＞4.54mg/L；48小时＞0.454mg/L；72小时＞0.045mg/L	HCEIA、FPIA、HPLC

备注：检测方法气-液色谱法（GLC）、高效液相色谱法（HPLC）、微粒子放大浊度抑制免疫分析法（PETIIA）、荧光偏振光免疫分析（FPIA）、酶竞争结合免疫分析法（ECBIA）。

（3）质控要点　专属性（特异性）、灵敏度、准确度、重现性和稳定性、分析测定方法的室内和室间质控等指标，以及报告与临床诊疗的一致性。

（4）业务流程　主流程包括患者信息重整、结果分析、推荐意见和报告解读；具体流程如图6-9。

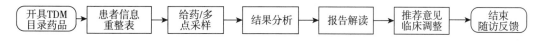

开具TDM目录药品 → 患者信息重整表 → 给药/多点采样 → 结果分析 → 报告解读 → 推荐意见临床调整 → 结束随访反馈

图6-9　TDM业务流程图

（5）报告内容信息　包括患者基本信息、用药信息、采样标本、服药时间采样时间、特殊状态、临床诊断、解读原因、待测药品谷浓度及峰浓度测值、范围值、结果解读和推荐意见等内容。

（6）监测前患者信息重整　在进行检测前完成患者诊疗相关信息重整，用于协助报告解读工作，其重整信息包括患者基本信息、特殊状态、可能影响结果的合并用药信息、所有治疗方案、病情摘要、不良反应评估、病理生理状态、疗效评估、生活包含特征、遗传药理学信息和既往TDM监测结果等信息。

2.7.4 药学会诊

（1）适用场景　适用于住院患者。

（2）服务对象　患者和医生。

（3）药学会诊分类　普通药学会诊、全院大会诊、特殊使用级抗菌药物会诊等。

（4）业务流程

• 普通药学会诊流程　见图6-10。

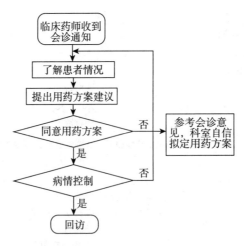

图 6-10 药学会诊流程

• 特殊使用级抗菌药物会诊：根据《抗菌药物临床应用指导原则》《卫生部办公厅关于抗菌药物临床应用管理有关问题的通知》及《抗菌药物临床应用管理办法》等制定特殊使用级抗菌药物临床应用管理流程。具体见图6-11。

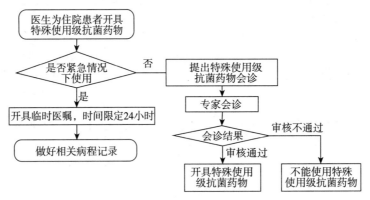

图 6-11 特殊抗菌药物会诊流程

2.7.5 药学查房

（1）适用场景 适用住院药学服务。

（2）服务对象 重点监护患者如病危、病重、病情复杂及新入院患者等。

（3）参照依据 T/CHAS20-2-6-2021医疗机构药事管理与药学服务第2-5部分：临床药学服务 药学查房。

（4）业务流程 基本情况介绍、用药咨询、药学问诊、药学评估、档案记录、患者教育等部分活动构成；分别按事前、事中和事后管理。具体流程见图6-12。

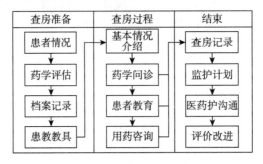

图 6-12 药学查房业务流程图

3.药学服务组合

药学服务组合是指基于最小药学服务单元进行组合的药学服务工作，目前主要包括门诊药学服务、住院药学服务、居家药学服务和互联网药学服务（表6-11）。

表6-11　药学服务组合单元构成

	门诊药学服务	住院药学服务	居家药学服务	互联网药学服务
处方审核	√	√	/	√
药学门诊	√	/	/	/
用药评估	√	√	√	/
用药教育	√	√	√	√
用药咨询	√	√	√	√
药学科普	√	√	√	√
药学会诊	/	√	/	/
药学重整	√	√	/	/
药学监护	/	√	√	/
药学查房	/	√	/	/
病历讨论	/	√	/	/
治疗药物监测	/	√	/	/
家庭药箱整理	/	/	√	/

3.1 门诊药学服务

3.1.1 管理要点

（1）政策依据　根据T/CHAS20-2-1-2021《医疗机构药事管理与药学服务第2-1部分：临床药学服务药学门诊》标准要求，门诊药学服务包括用药评估、用药咨询（建议）、用药教育和药学随访工作。

（2）门诊药学服务组合　包括处方审核、药学门诊（MRP服务）、用药咨询和用药教育。此外，部分医疗机构延伸开展门诊处方精简、药物重整、药学评估和药学随访服务。

（3）服务对象

•患有一种或多种慢性病，接受多系统药物或多专科治疗的患者。

•同时使用多种药物的患者。

•正在使用特定药物的患者：包括特殊管理药品、高警示药品、糖皮质激素、特殊剂型药物、特殊给药装置的药物等。

•特殊人群：老年人、儿童、妊娠期与哺乳期妇女、肝肾功能不全患者等。

•疑似发生药品不良反应的患者。

•需要药师解读治疗药物监测（如血药浓度和药物基因检测）结果的患者。

•其他有药学服务需求的患者。

3.1.2 工作内容

（1）病史采集　通过询问、查阅患者病历等方式，了解患者用药相关信息，包括患者基本信息（年龄、性别、职业、住址、文化程度、医保类型等）、健康信息（个人史、家族史、生育史、既往史、现病史、生活习惯等）、用药信息（用药史、药品不良反应史、免疫接种史等）、需求信息（药物治疗、健康状况）等。

（2）评估患者用药情况　根据患者用药后的反应等，可从药物治疗适应证、有效性、安全性、经济性、依从性等方面进行评估，基于循证证据及患者具体情况进行综合分析。重点关注患者的治疗需求，解决个体化用药及其他合理用药相关问题。

（3）提供用药咨询　解答患者存在的用药疑问。

（4）开展用药教育　采取口头、书面材料、实物演示等方式为患者提供教育指导，包括药品的适应证、禁忌证、用法用量、用药时间、用药疗程、注意事项、药品不良反应以及生活方式指导等。通过询问或请其复述等方式，确认患者或其照护人已理解相关内容，并接受所提建议。具体可参照《医疗机构用药教育服务规范》有关规定。

（5）提出用药方案调整建议　经评估后发现患者存在用药不适宜问题的，药师应当提出用药方案调整建议等。药师提出的建议作为临床用药的有益参考，最终用药方案由医师确定。

（6）医疗文书管理　药师提供药学门诊服务应当书写医疗文书，如用药教育登记表、用药咨询登记表和药物重整登记表等。

3.1.3 业务流程

（1）首次就诊的患者

• 患者信息收集：建立患者信息档案，包括基本信息、现病史、既往史、用药史、过敏与不良反应史、生活习惯与饮食、生育史、手术计划等。

• 用药方案评估：评估各疾病用药方案、疗效以及是否存在不良反应；评估患者是否存在药物治疗相关问题；评估患者对疾病和用药的认知程度和依从性。

• 用药干预：针对药物治疗相关问题，进行适当干预，如处方精简、药物重整，必要时与患者的主诊医师沟通。制作个人药物记录表，方便患者居家用药管理、就医时向其他医务人员提供用药信息。

• 用药教育：对患者进行个体化的用药教育，以及生活方式调整建议和饮食教育，发放相关的宣教材料。

• 核实患者对药师建议的理解和接受程度，以及满意度调查。

• 整理资料并录入电脑，定期查看患者检验检查结果和新开处方，电话随访并预约下次就诊时间。

药物治疗相关问题的分类及常见原因见表6-12。

表6-12　药物治疗相关问题（MRP）的分类和常见原因编码

四大类	七问题	三十二原因
适应证	1.药物治疗过度	1.1 无适应证用药 1.2 过度的联合治疗 1.3 无需药物治疗 1.4 用1种药物治疗其他药物引起的不良反应
适应证	2.药物治疗方案不足	2.1 需要启动新的药物治疗疾病 2.2 需要预防用药来降低新发疾病的风险 2.3 需要增加药物以获得协同或附加治疗效应
有效性	3.无效的药物治疗	3.1 患者对药物产生耐药 3.2 药物剂型或给药途径不当 3.3 药物治疗无效
有效性	4.药物剂量不足	4.1 药物剂量过低 4.2 用药间隔时间过长 4.3 药物相互作用减弱了有效的药物剂量 4.4 药物治疗时间过短
安全性	5.药物不良事件	5.1 与药物剂量无关的不良反应 5.2 由于风险因素需要选择更安全的药物 5.3 药物相互作用引起的与剂量无关的不良反应 5.4 给药方案调整过快 5.5 药物相关的过敏反应 5.6 患者存在用药禁忌证 5.7 用法用量或剂型使用不当

续表

四大类	七问题	三十二原因
安全性	6.药物剂量过高	6.1 单次剂量过高
		6.2 用药间隔时间太短
		6.3 用药持续时间太长
		6.4 因药物相互作用导致药物相关的毒性反应
		6.5 给药速度过快
依从性	7.用药依从性问题	7.1 患者没有充分理解用药指导和用药说明
		7.2 患者主观上不愿意服药
		7.3 患者忘记服药
		7.4 患者认为药费过于昂贵
		7.5 患者不能自行服用或使用药物
		7.6 患者无法获得药物

（2）非首次就诊患者　调出患者信息档案，根据患者疾病和药物使用变化情况，重新评估药物相关问题。具体业务流程图如下（图6-13）。

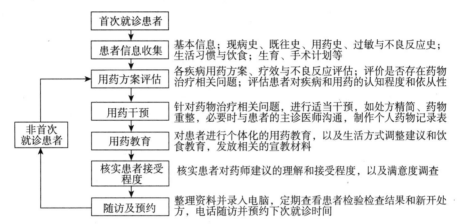

图6-13　药学门诊的接诊流程图

3.2 住院药学服务

（1）服务组合　处方审核、药学查房、用药咨询、用药教育、药学监护、治疗药物监测、药物重整和用药评估服务；住院药学服务以药学监护为重点。

（2）适用对象　参照药学监护中的住院药学监护对象和药学评估的住院患者。

（3）服务流程　目前暂未有住院药学服务管理规范，根据临床药学实践工作，住院药学服务以药历为导向实现患者药学服务闭环管理，包括治疗前药物重整、用药教育药学评估和药学监护计划，治疗中药学会诊、药学监护、药学咨询和不良反应管理，以及治疗后药学再评估、出院教育和药学随访等工作。具体流程见图6-14。

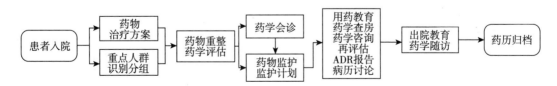

图6-14　住院药学服务流程图

3.3 居家药学服务

3.3.1 服务组合

（1）服务单元组合　包括用药咨询、用药教育、药学科普、家庭药箱整理、药品不良反应识别与报告处理、药物相互作用筛查、药学评估、药学随访和用药方案调整建议等服务单元。

（2）注意事项

• 药学随访部分不需要建立多种药学随访表，只需要完成上次随访关注内容进行随访。

• 药学评估部分主要涉及ADR、相互作用和依从性评估；其评估信息包括但不限于居家患者性别、年龄、患病种数、身体状况（BMI、意识及吞咽功能等）、过敏史、药品不良反应史、全年就诊次数、药物使用种类数、用药依从情况、特殊给药途径/给药方式、高警示药品、近期重大用药调整（近期出院）、家中存在过期药品风险、居家用药易获得性及是否按医嘱服药等评估信息。

3.3.2 管理要求

（1）应用场景　根据《医疗机构药事管理与药学服务 居家药学服务》T/CHAS20-2-8-3021；服务主体为基层医疗机构药师或签约家庭药师，服务对象为与家庭药师签约的患者、开具长期处方的慢病患者或反复就诊、合并用药品种多的患者或特殊人群等。

（2）业务流程　见图6-15。

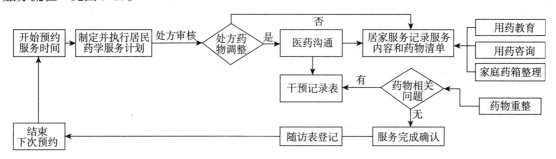

图6-15　居家药学服务流程图

（3）管理要点　其管理模式最早参照国外的慢病患者MTM管理模式；服务内容及要求参照《家庭药师服务标准与路径专家共识》执行；涉及MTM管理的可采用个人用药记录和建立治疗计划。

3.4 互联网药学服务

（1）分类　根据服务内容分为居家药学服务、公众号药学科普服务、互联网处方流转配送服务。

（2）服务组合　用药咨询、用药教育、药学随访、药学科普、处方审核、药品配送、中药代煎、用药指导、家庭药箱整理和不良反应识别处置等药学服务。

（3）服务流程　见图6-16。

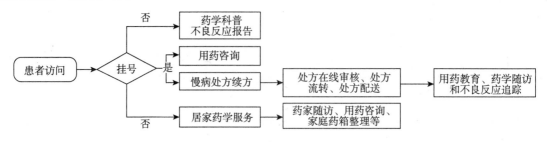

图6-16　互联网药学服务流程图

第二节　特殊人群用药管理

1.特殊人群分类特点

1.1 儿童

1.1.1 儿童管理要点

（1）儿科年龄分层特点与要求　见表6-13。

表6-13　儿科年龄分层特点

分层	判断标准	生理与病理特点	用药特点
早产新生儿	体重和年龄（孕周和出生后年龄）	血容量小、血浆蛋白含量少；新生儿期特有的疾病状态（如新生儿呼吸窘迫综合征、动脉导管未闭、原发性肺动脉高压）；易感疾病（如坏死性小肠结肠炎、心室内出血、未成熟性视网膜病）；蛋白结合和置换问题（黄疸）；肾脏和肝脏的清除机制未发育完全	药物向中枢神经系统的渗透；药品半衰期延长；药品透皮吸收；部分药物毒性敏感性可能较足月新生儿低
足月新生儿	足月出生0~27天	肝脏和肾脏清除机制未成熟，血-脑屏障仍未全成熟、体内水分和脂肪含量不同	较高的体表面积/体重比；口服吸收的可预测性更小，药物易透过血-脑屏障、药物毒性敏感性高；剂量按体表面积计算
婴幼儿	足月出生28天至23个月	中枢神经系统快速成熟的时期，免疫系统快速发育	口服吸收更为可靠；按 mg/kg 计算；药物清除速率可能超过成人
儿童	2~11周岁	肝脏和肾脏发育成熟	药物清除速率常大于成人；青春期（部分女生可提早至9岁）能影响药物代谢酶的活性
青少年	12~16或18周岁	骨骼快速生长；青春期的激素改变	药物可能干扰性激素

（2）儿童用药管理要点　儿童用药管理包括成人用药儿童外推研究、药学评估、药学监护、药学科普、用药教育和儿科处方专项审核等工作；由于儿童特殊的病理生理特点，其用药剂量、给药方式和药物剂型等，在不同年龄段有其特殊性；直接影响到药物安全性和有效性评价工作。除上述常规药学服务工作外，儿童用药量计算与成人用药量计算主要区别在于，儿科用药应根据实际情况分别按照出生天数、体表面积、体重等多种计算公式计算。

（3）数据外推

•定义：数据外推通常是指通过科学的研究方法，将已知人群的研究信息和结论扩展到未知人群（目标人群），从而减少在未知人群中开展不必要的研究。

•分类：根据《放射医学与防护名词》有关实施数据外推的定义与分类，实施数据外推是指将实验获得的毒性效应和剂量-反应关系定量或定性地外推到人的方法。可分为五类：物种间外推、物种内外推、剂量间外推、暴露途径间外推和暴露时限外推。

•在药物研究数据外推方面，包括临床前和临床研究，数据外推主要应用于目标研究群体，由于伦理、样本量、成本及实施难度等问题，需要借助已知研究数据进行外推分析。具体见表6-14。

表6-14　药物研究数据外推分类一览表

外推对象	已知数据	外推类型	研究重点	参照指南/文献	适用范围
成人→儿童	PK	物种内、剂量间	安全性、PK/PD	成人用药数据外推至儿科人群的技术指导原则、ICH-E11、ICH M3	儿童用药
健康人群→患者	PK数据	物种间	安全性、PK/PD	ICH-E1	GCP Ⅲ期

续表

外推对象	已知数据	外推类型	研究重点	参照指南/文献	适用范围
相同（类似）机制药物	PD数据	物种内、剂量间	BE、TE、溶出度	仿制药质量和疗效一致性评价临床试验数据核查指导原则、仿制药一致性评价指导原则	药物一致性评价
动物实验→成人	毒理学数据	物种间、剂量间	LD、ED		毒理研究
体外药物试验→体内	相互作用数据	暴露时限、暴露途径	PBPK模型	药物相互作用研究指导原则	药敏试验、药物相互作用
境外临床试验→境内	PK、毒理学	物种内	种族敏感性因素	接受药品境外临床试验数据的技术指导原则、ICH E5	危重疾病、罕见病、儿科用药
CADD数据→药物	化学结构、生物活性、大分子结构	物种内、物种外	计算机模拟和体内、体外实验	《药物设计学》	药物研发、毒性预测、药动学

• 数据外推流程：外推假设、外推计划和外推分析和构建数据外推研究模型。

• 数据外推风险：主要包括药物安全性风险、医学伦理风险和医疗纠纷风险等。

• 应用：成人用药数据外推儿科用药研究主要解决儿科用药不能满足临床需要；根据《成人用药数据外推至儿科人群的技术指导原则》，将产品的成人数据外推至儿科人群时，产品需已有中国成人数据，同时需结合国外已获批儿科人群适应证和已有国内外儿科人群应用的参考文献（或其他支持性数据）。

1.1.2 儿童患者药学服务管理要点

（1）儿科处方审核要点　根据可能造成结果的严重性进行分级。

• 红色药品信息（绝对禁用）：有证据表明该剂量或用法可在儿童患者中造成严重伤害，在任何情况下都不允许使用。对于存在红色药品信息的医嘱或处方，系统直接拦截，要求医生必须重新修改，并于用药提醒区上方以红色字体提醒医生。其中禁慎用抗菌药品目录见表6-15。

表6-15　儿童禁慎用抗菌药物目录

分类	种类	代表药物	注意事项
抗感染药物	氨基糖苷类	庆大霉素、阿米卡星	新生儿避免使用
	喹诺酮类	左氧氟沙星、环丙沙星	18岁以下患儿
	四环素类	四环素、多西环素	8岁以下患儿
	林可酰胺类	克林霉素、林可霉素	4岁以下慎用，新生儿禁用
	磺胺类	磺胺甲噁唑、磺胺嘧啶	婴幼儿慎用，2月龄以下禁用

• 黄色药品信息（相对禁用）：药品的剂量或用法超过常规的用量用法时可能对患儿造成伤害，需权衡利弊后使用。包含此类药品信息的医嘱，要求医生必须填写用药理由或重新修改医嘱或处方，需进行药师人工审核。若药师端审核通过，该医嘱或处方可正常提交继续进入后续步骤；若审核不通过，该医嘱或处方需要重新开具。

• 绿色药品信息：药品说明书中包含儿童的用法、用量、适应证，以及包含"儿童慎用""肝肾功能不全慎用"、影响程度较低的药物相互作用、未进行儿童临床试验/未评估在该年龄段儿童中的安全有效性等。对于存在绿色药品信息的医嘱或处方，有"儿童慎用"的药品会弹出提醒框，在医生确认后继续提交后通过，其余的处方系统直接通过。

（2）儿科用药服务分类要点　见表6-16。

表6-16 儿科用药服务分类要点

服务分类	服务要点
处方审核	●药品的选择：关注年龄的限制使用、慎用和禁用 ●高危药品重点审核，包括硫酸镁注射液、氯化钾注射液、浓氯化钠注射液、氨茶碱注射液、水合氯醛溶液、地高辛、麻醉药品等 ●剂型问题：不同年龄段选择适宜的剂型规格和给药途径 ●用法、用量、疗程：根据儿童用药剂量的计算方法，包括年龄、体重、体表面积 ●配伍禁忌及注射溶媒的选择与滴速 ●不良药物相互作用：包括药物的吸收、分布、代谢和排泄等因素，导致的药效减弱或毒副反应增强 ●重复给药：最常见的儿童发热使用对乙酰氨基酚和布洛芬
用药咨询	咨询内容主要以罕见病儿童用药情报、用法用量及不良反应等信息，咨询对象以患者家属为主
药学会诊	超说明书用药会诊和不良反应
用药教育	特殊儿童剂型或给药剂型宣教
药学监护	有条件的对NICU、罕见病超明书用药、万古霉素及重度感染儿童开展药学监护工作，药学评估工作涉及慎用药物及药物剂量计算
药学随访	参照药学监护适用人群，药学随访内容包括患者用药依从性、患者家属用药教育情况；用药依从性评分普遍较高
药物重整	居家药学服务、门诊药学服务过程中涉及家庭用药中感冒药重复使用的药物重整工作

1.2 妊娠期和哺乳期妇女

1.2.1 妊娠期管理要点

（1）妊娠期分期管理　妊娠期从末次月经的第一日开始计算，约为280天（40周），临床上分为3个时期：妊娠未达14周称为早期妊娠，第14~28周称为中期妊娠，28周及其后称晚期妊娠。根据《以临床为导向的胚胎学》，妊娠1~2周为受精卵分化期（不易发生畸形），3~16周为高敏感期，其中肢体、唇腭、耳朵、眼睛、性器官和心脏等器官致畸的高危时期主要集中4~8周，第6~32周耳朵、眼睛、牙齿和外生殖器继续发育，32~38周主要影响中枢神经系统、眼眶、牙齿和外生殖器等。

（2）妊娠期实验室监测指标

•血、尿人绒毛膜促性腺激素水平升高是确定妊娠的重要指标。

•超声检查能在妊娠20~24周筛查胎儿结构畸形、子宫大小、子宫动脉、脐动脉和胎儿动脉的血流速度波形。

•其他监测指标：血糖、血压、糖耐量测试、凝血功能等。

（3）妊娠期化药FDA分级　国际上一般采用美国FDA颁布的药物对妊娠的危险性等级分级的标准。其中大部分药物的危险性级别均由制药企业按标准拟定，有少数药物的危害性级别是由某些专家拟定的。分级标准如下（表6-17）。

表6-17 美国FDA药物妊娠的危险性等级

分类	分级原则	系统反馈
A类	在有对照组的研究中，在妊娠3个月的妇女未见到对胎儿危害的迹象（并且也没有对其后6个月的危害性的证据），可能对胎儿的影响甚微	通过
B类	在动物繁殖性研究中（并未进行孕妇的对照研究），未见到对胎儿的影响。在动物繁殖性研究中表现有副作用，这些副作用并未在妊娠3个月的妇女得到证实（也没有对其后6个月的危害性的证据）	通过
C类	在动物的研究证明它对胎儿的副作用（致畸或杀死胚胎），但并未在对照组的妇女进行研究，或没有在妇女和动物并行地进行研究。本类药物只有在权衡了对孕妇的好处大于对胎儿的危害之后，方可应用	提醒
D类	有对胎儿的危害性的明确证据，仅在生命遭到严重威胁，且无其他手段的情况下经权衡和知情同意后使用	警告
X类	本类药物禁用于妊娠或将妊娠的患者。对动物或人的研究表明它可使胎儿异常。或根据经验认为在人或在人及在动物，是有危害性的。或药物尚未证明其级别，只要企业在说明书有标明级别，则以M标记，如C_M。部分在不同孕期、剂量或用药时间等，对胎儿的危害不同，在级别后加"/"并注明危险级别	拦截

根据《中华人民共和国药典临床用药须知》（2020年版）和FDA目录收集妊娠期妇女禁用药物；详见表6-18。

表6-18 妊娠期妇女禁用的药物

类别	药物
抗感染药	链霉素、依托红霉素、琥乙红霉素、氯霉素（孕晚期禁用）、米诺环素、多西环素、吡哌酸、诺氟沙星、环丙沙星、氧氟沙星、左氧氟沙星、培氟沙星、依诺沙星、洛美沙星、司帕沙星、莫西沙星、加替沙星、氟罗沙星、磺胺嘧啶（临近分娩禁用）、磺胺甲噁唑（临近分娩禁用）、磺胺异噁唑（临近分娩禁用）、甲硝唑（前3个月禁用）、呋喃唑酮、伊曲康唑、利巴韦林、伐昔洛韦、膦甲酸钠（注射剂禁用）、甲苯咪唑、左旋咪唑（孕早期禁用）、阿苯达唑、乙胺嘧啶
神经系统用药	左旋多巴、溴隐亭（孕早期禁用）、卡马西平、扑米酮、夸西泮、咪达唑仑、苯巴比妥、异戊巴比妥、水合氯醛、地西泮（前3个月禁用）、奥沙西泮、氟西泮、氯硝西泮、三唑仑、艾司唑仑、赖氨酸阿司匹林（孕晚期禁用）、尼美舒利、双氯芬酸钠/米索前列醇、金诺芬、阿明诺芬、别嘌醇、麦角胺、丁丙诺非、戊四氮、贝美格、吡拉西坦、他克林
循环系统用药	地尔硫草（注射剂禁用）、美托洛尔（孕中晚期禁用）、索他洛尔（孕中晚期禁用）、比索洛尔、丁咯地尔、阿托伐他汀、洛伐他汀、普伐他汀、氟伐他汀、非诺贝特、辛伐他汀、阿昔莫司、普萘洛尔（孕中晚期禁用）、吲达帕胺（妊娠高血压患者禁用）、卡他普利、依那普利、咪达普利、贝那普利、培哚普利、福辛普利、西拉普利、阿罗洛尔、卡维地洛、尼群地平、非洛地平、缬沙坦、赖诺普利（孕中晚期禁用）、厄贝沙坦（孕中晚期禁用）、特拉唑嗪、肼屈嗪、利血平、呋塞米、布美他尼（前3个月禁用）
呼吸系统用药	厄多司坦、喷托维林、氯哌斯汀、非诺特罗、曲尼司特
消化系统用药	雷贝拉唑钠、三甲硫苯嗪、哌仑西平、枸橼酸铋钾、胶体果胶铋、碱式碳酸铋、胶体酒石酸铋、米索前列醇、罗沙前列醇、恩前列素、甘珀酸钠、吉法酯、醋氨乙酸锌、奥沙拉嗪钠、生长抑素、复方铝酸铋、匹维溴铵、托烷司琼、甲氧氯普胺、茶苯海明（孕早期、晚期禁用）、硫酸钠、蓖麻油、欧车前亲水胶体、地芬诺酯、复方樟脑酊、硫普罗宁、甘草酸二铵、甲磺酸加贝酯、乙型肝炎疫苗注射剂、非布丙醇、曲匹布通、羟甲香豆素、鹅去氧胆酸、奥曲肽、阿糖腺苷、柳氮磺吡啶（临近分娩禁用）、醋酸兰瑞肽、托烷司琼
泌尿系统用药	布美他尼、醋甲唑胺、鞣酸加压素
皮肤科用药	维A酸、异维A酸、阿达帕林
血液及造血系统用药	凝血酶、依诺肝素（孕早期禁用）、华法林、双香豆素、双香豆素乙酯、醋硝香豆素、茴茚二酮、苯茚二酮、东菱精纯抗栓酶、去纤酶、羟乙基淀粉（孕早期禁用）、西洛他唑、沙格雷酯、吲哚布芬、伊洛前列素、氯贝丁酯
激素有关药物	曲安奈德、雌二醇、戊酸雌二醇、炔雌醇、雌三醇、尼尔雌醇、己烯雌酚、甲羟孕酮、尿促性素、氯米芬、亮丙瑞林、曲普瑞林、甲地孕酮、左炔诺孕酮、孕三烯酮、氯地孕酮、羟孕酮、米非司酮、卡前列素、卡前列甲酯、甲苯磺丁脲、格列本脲、格列吡嗪、格列齐特、格列喹酮、格列美脲、苯乙双胍、二甲双胍、瑞格列奈、降钙素、碘化钾、重组人生长激素
抗过敏药物及免疫调节药物	苯海拉明（孕早期禁用）、西替利嗪（孕早期禁用）、依巴斯汀、左卡巴斯汀、曲尼司特、青霉胺、环孢素、他克莫司、硫唑嘌呤、咪唑立宾、抗人淋巴细胞免疫球蛋白、来氟米特、麦考酚吗乙酯、雷公藤总苷、干扰素β-1α、重组人白细胞介素Ⅱ
抗肿瘤药	美法仑、氧氮芥、异环磷酰胺、雌莫司汀、卡莫司汀、洛莫司汀、司莫司汀、尼莫司汀、福莫司汀、塞替派、卡培他滨、甲氨蝶呤、巯嘌呤、硫鸟嘌呤、硫唑嘌呤、氟尿嘧啶、氟脲苷、卡莫氟、替加氟、阿糖胞苷、吉西他滨、丝裂霉素、平阳霉素、柔红霉素、多柔比星、表柔比星、阿柔比星、伊达比星、长春新碱、长春地辛、长春瑞滨、依托泊苷、替尼泊苷、拓扑替康、伊立替康、紫杉醇、他莫昔芬、托瑞米芬、福美坦、依西美坦、氨鲁米特、来曲唑、阿那曲唑、甲羟孕酮、甲地孕酮、亮丙瑞林、戈舍瑞林、曲普瑞林、丙卡巴肼、达卡巴嗪、顺铂、卡铂、奥沙利铂、羟基脲、利妥昔单抗、亚砷酸、米托蒽醌
生物制品	森林脑炎灭活疫苗、冻干黄热病活疫苗、冻干流行性腮腺炎活疫苗、流行性出血热灭活疫苗（Ⅰ型、Ⅱ型）、水痘减毒活疫苗、冻干风疹活疫苗、斑疹伤寒疫苗、霍乱疫苗、甲型肝炎活疫苗、伤寒菌苗、伤寒副伤寒甲乙菌苗、伤寒Ⅵ多糖菌苗、钩端螺旋体菌苗、冻干鼠疫活菌苗、冻干人用布氏菌病活菌苗、霍乱菌苗
生化制品	降纤酶、人促红素、阿糖腺苷
维生素、营养及调节水、电解质和酸碱平衡药物	丙氨膦酸二钠、羟乙膦酸钠、氯屈膦酸钠、阿仑膦酸钠、伊班膦酸钠、葡萄糖酸锌

（4）诱发子宫收缩药物　见表6-19。

表6-19　诱发子宫收缩药物

药品	用途	禁忌
垂体后叶素、缩宫素	小剂量使子宫阵发性收缩；大剂量使子宫强直收缩。不完全流产、引产、产程和宫缩激惹试验	产妇骨盆小、粘连变形、胎儿大、分娩有困难
麦角胺、麦角新碱等	产后出血	胎盘娩出前

（5）中药妊娠用药　参考美国FDA采用的药物对妊娠期危险性分级制度办法，结合传统中药理论中药的性味及功效特点对妊娠期的影响，其中，具备明显毒性或药性峻猛的中药列为1级（禁用）级别；中药妊娠期应用的危险性分级可参照以下分级进行信息系统分级干预（表6-20）。

表6-20　中药妊娠期应用的危险性分级标准

级别	分级标准	妊娠期应用建议
1级	剧毒药、大毒药、药性，峻猛或逐瘀破血药，以及堕胎作用较强的药物；临床资料或实验研究显示有明显的致流产、致死胎、致畸、致突变、抗生育作用等	可能使孕妇产生严重的不良后果，必须严格禁止使用
2级	一般毒性药，药性较强的祛瘀通经药和泻下药；实验研究提示有兴奋子宫平滑肌的作用，尚无临床资料或实验研究提示有明显的生殖毒性作用	对孕妇可产生不良反应，应权衡利弊后慎用
3级	部分辛温香窜药，消导药和利尿药；尚无临床资料或实验研究提示有生殖毒性作用	药物毒性较小，药性缓和，但仍须谨慎使用

（6）已知或可能致畸或胎儿毒素药物

•已知致畸或胎儿毒素：甲氨蝶呤、亚甲蓝、米索前列醇、青霉胺、苯巴比妥、四环素及其衍生物、沙利度胺、甲苯、三甲双酮、丙戊酸和放射性碘。

•可能致畸或胎儿毒素：卡马西平、吸烟、秋水仙碱、双硫仑、麦角胺、扑米酮、奎尼丁（自杀剂量）、链霉素、维生素A（高剂量）、ACEI、香豆素抗凝药、环磷酰胺、己烯雌酚、阿维A酯、氟康唑（高剂量）、吲哚美辛及相关NSAID、碘化物、异维A酸、锂、甲巯咪唑。

1.2.2 哺乳期管理要点

（1）哺乳期分级管理　见表6-21。

表6-21　Hale哺乳期用药分级

分级	分级说明及用药
L1级	哺乳妈妈服用最安全，没有证实对新生儿有危害或甚微；包括对乙酰氨基酚、肾上腺素、阿莫西林、氨苄西林、氨苄西林舒巴坦
L2级	比较安全，哺乳妈妈使用该级别药物有危险性的证据很少；包括阿昔洛韦、阿米卡星、氨曲南等
L3级	中等安全，该类药物有很轻微的、非致命性的副作用，只有在权衡对婴儿的利大于弊后方可应用；包括氨茶碱、两性霉素B、阿司匹林、硫唑嘌呤等。服药期间应暂停母乳喂养，停药后24小时，将乳汁吸出后，再开始母乳喂养
L4级	有明确的危害性证据
L5级	禁用

（2）妊娠期用药特点

•药物的脂溶性：乳汁中的脂肪含量高于血浆，因此，脂溶性较高的药物易穿透生物膜进入乳汁。

•药物分子的大小：药物的分子量小于200D时，乳汁中药物浓度接近乳母的血药浓度。

•母体的游离药物浓度：乳母体内的游离药物浓度越高，则药物分子向低浓度区域的被动扩散就越容易。

•乳母服药的疗程不要过长，剂量不要过大；避免使用长效或半衰期长药物。

●血浆与乳汁的pH差：正常乳汁的pH低于血浆，分子量小，脂溶性高而又呈弱碱性的药物，在乳汁中含量较高。

（3）哺乳期妇女禁用的药物目录　见表6-22。

表6-22　哺乳期妇女禁用的药物

类别	药物
抗感染药	链霉素、氯霉素、林可霉素、米诺环素、多西环素、诺氟沙星、环丙沙星、氧氟沙星、左氧氟沙星、培氟沙星、依诺沙星、洛美沙星、氟罗沙星、磺胺嘧啶、柳氮磺吡啶、磺胺甲噁唑、磺胺异噁唑、特比萘芬、伊曲康唑、两性霉素B、利巴韦林、膦甲酸钠、阿苯达唑、替硝唑、乙胺嘧啶
神经系统用药	左旋多巴、金刚烷胺、卡马西平、苯巴比妥、唑吡坦、甲喹酮、奥沙西泮、氯硝西泮、三唑仑、氟哌利多、氟哌啶醇、氯普噻吨、氟伏沙明、赖氨酸阿司匹林、对乙酰氨基酚、可待因、尼美舒利、双氯芬酸钠/米索前列醇、萘普生、金诺芬、别嘌醇、麦角胺、羟考酮、丁丙诺非、、吗啡、戊四氮、贝美格、士的宁、吡拉西坦、他克林
循环系统用药	地尔硫䓬、比索洛尔、丁хmⅡ地尔、氟桂利嗪、阿托伐他汀、洛伐他汀、普伐他汀、非诺贝特、辛伐他汀、阿昔莫司、培哚普利、福辛普利、西拉普利、比索洛尔、卡维地洛、厄贝沙坦、特拉唑嗪、乌拉地尔
呼吸系统用药	厄多司坦、喷托维林、氯哌斯汀、右美沙芬、倍氯米松
消化系统用药	泮托拉唑、埃索美拉唑、雷贝拉唑钠、胶体酒石酸铋、米索前列醇、罗沙前列醇、恩前列素、甘珀酸钠、生长抑素、复方铝酸铋、匹维溴铵、托烷司琼、西沙必利、依托必利、茶苯海明、酚酞、欧车前亲水胶体、地芬诺酯、次水杨酸铋、复方樟脑酊、马洛替酯、硫普罗宁、奥利司他、奥曲肽、乌司他丁、柳氮磺吡啶、醋酸兰瑞肽、甲磺酸萘莫司他、雷莫司琼、托烷司琼
泌尿系统用药	环噻嗪、苯噻嗪、泊利噻嗪、贝美噻嗪、乙酰唑胺、醋甲唑胺、黄酮哌酯
血液及造血系统用药	茴茴二酮、东菱精纯抗栓酶、去纤酶、非格司亭、西洛他唑、吲哚布芬、伊洛前列素、氯贝丁酯
激素有关药物	曲安奈德、雌二醇、戊酸雌二醇、炔雌醇、雌三醇、尼尔雌醇、己烯雌酚、亮丙瑞林、炔诺酮、甲地孕酮、左炔诺孕酮、孕三烯酮、氯地孕酮、羟孕酮、米非司酮、卡前列素、卡前列甲酯、甲苯磺丁脲、格列本脲、苯乙双胍、二甲双胍、瑞格列奈、降钙素、卡比马唑、碘化钾
抗变态反应药物及免疫调节药	苯海拉明、曲普利啶、青霉胺、环孢素、他克莫司、硫唑嘌呤、咪唑立宾、抗人淋巴细胞免疫球蛋白、来氟咪特、雷公藤总苷、干扰素α-1α、干扰素β-1α
抗肿瘤药	美法仑、异环磷酰胺、雌莫司汀、卡莫司汀、洛莫司汀、尼莫司汀、福莫司汀、白消安、甲氨蝶呤、氨蝶呤、硫唑嘌呤、氟尿嘧啶、氟脲苷、卡莫氟、替加氟、阿糖胞苷、吉西他滨、丝裂霉素、平阳霉素、柔红霉素、多柔比星、阿柔比星、伊达比星、长春瑞滨、依托泊苷、替尼泊苷、羟喜树碱、拓扑替康、伊立替康、紫杉醇、他莫昔芬、托瑞米芬、福美坦、依西美坦、氨鲁米特、来曲唑、阿那曲唑、甲羟孕酮、甲地孕酮、亮丙瑞林、戈舍瑞林、曲普瑞林、丙卡巴肼、达卡巴嗪、顺铂、卡铂、奥沙利铂、羟基脲、利妥昔单抗、曲妥珠单抗、门冬酰胺酶、米托蒽醌
生物制品	森林脑炎灭活疫苗、流行性出血热灭活疫苗、斑疹伤寒疫苗、霍乱疫苗、伤寒菌苗、伤寒副伤寒甲乙菌苗、伤寒Ⅵ多糖菌苗、钩端螺旋体菌苗、冻干鼠疫活菌苗、冻干人用布氏菌病活菌苗、降纤酶
维生素、营养及调节水、电解质和酸碱平衡药物	阿仑膦酸钠、伊班膦酸钠、葡萄糖酸锌

1.2.3　终止妊娠用药管理

（1）管理要点

●政策依据：根据部分省市终止妊娠药物管理相关政策要求，开具终止妊娠药品的医疗机构应具备开展人工终止妊娠手术资质要求。

●专人管理和专柜加锁：管制药品所设库房应做专柜加锁和专人管理。

●专用账册：做好管制药品出入库及使用账册登记工作，并作好每日盘点工作，药品购进验收记录保留至少3年。

●专用处方和专门药品目录：除催产素用于分娩时外，其余情况下使用管制药品目录的应按规定执行，处方保存至少2年，处方审核要点为处方开具药品不得超过一种药品。

●管制目录药品须由妇科专科医生开具，处方审核时，药品适用于妊娠14周以上或早期人工终止妊娠术。

（2）管理药品目录　米非司酮、米索前列醇、乳酸依沙吖啶注射液（利凡诺）、催产素（缩宫素）、卡贝缩宫素、卡前列素氨丁三醇和卡前列甲酸栓。

（3）管理流程　见图6-17。

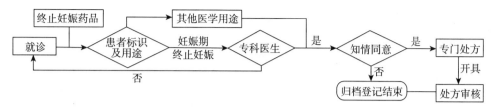

图6-17　终止妊娠药品处方管理流程图

1.2.4 妊娠期、哺乳期妇女药学服务

妊娠期和哺乳期妇女药学服务分类服务要点见表6-23。

表6-23　妊娠期、哺乳期妇女药学服务分类要点

服务分类	服务要点
处方审核	参照上述禁慎用目录进行处方审核；HIS应实时更新育龄妇女的妊娠及哺乳期状态标识；做好女童及绝经期妇女的逻辑控制功能，同时涉及终止妊娠用药，目录药品做好专门处方及处方审核
用药咨询	妊娠期、哺乳期妇女禁慎用药品目录，此外，还包括药物原因影响怀孕准备或导致终止妊娠的咨询工作；可通过药物生殖毒性相关研究资源数据库进行情报检索，如www.drugs.com/、www.infantrisk.com/ 、www.toxbasebackup.org/ LactMed
药学会诊	超说明书用药会诊和不良反应
用药教育	重点对妊娠期、哺乳期妇女禁慎用药品
药学科普	参照妊娠期、哺乳期妇女禁慎用药品目录制作相关药学科普资源

1.3 肝肾功能不全患者

1.3.1 肝功能不全患者管理要点

（1）分类

• 按缓急分类：分为急性和慢性两种。急性肝功能不全起病急骤，进展迅速，发病数小时后出现黄疸，很快进入昏迷状态，具有明显的出血倾向，常伴发肾功能衰竭；慢性肝功能不全病程较长，进展缓慢，临床上常因上消化道出血、感染、碱中毒、服用镇静剂等诱因的作用使病情突然恶化，进而发生昏迷。

• 按病因分类：包括病毒性肝炎、药物及肝毒性物质、免疫因素、营养缺乏等；其中药物性肝损害（Drug-induced Liver Injury，DILI）是指由各类处方和非处方的化学药物、生物制剂、传统中药、天然药、保健品、膳食补充剂及其代谢产物乃至辅料等所诱发的肝损伤。

（2）肝功能不全诊断与评价

• Child-Pugh肝功能分级标准：见表6-24。

表6-24　Child-Pugh肝功能分级标准

临床生化指标ALT、ALP、TBil和INR	1分	2分	3分
肝性脑病（期）	无	1~2	3~4
腹水	无	轻度	中、重度
总胆红素（μmol/L）	<34	34~51	>51
白蛋白（g/L）	>35	28~35	<28
凝血酶原时间延长（秒）	<4	4~6	>6
级别	总分		

参照标准：药物性肝损伤诊治指南A.5 ~ 6分，B.7 ~ 9分，C.10 ~ 15。

• RUCAM量表：主要用于药物性肝炎DILI的诊断评估，分别进行关联性评价和严重程度评价（表6-25）。

表 6-25　药物性肝炎 RUCAM 量表

项目	评价项
关联性评价	极可能：>8分；很可能：6～8分；可能：3～5分；不太可能：1～2分；可排除：≤0分
严重程度分级	●0级（无肝损伤）：患者对暴露药物可耐受，无肝毒性反应 ●1级（轻度肝损伤）：血清 ALT 和/或 ALP 呈可恢复性升高，TBil < 2.5 ULN（2.5 mg/dl 或 42.75 μmol/L），且 INR < 1.5。多数患者可适应。可有或无乏力、虚弱、恶心、厌食、右上腹痛、黄疸、瘙痒、皮疹或体质量减轻等症状 ●2级（中度肝损伤）：血清 ALT 和/或 ALP 升高，TBil ≥ 2.5 ULN，或虽无 TBil 升高但 INR ≥ 1.5。上述症状可有加重。 ●3级（重度肝损伤）：血清 ALT 和/或 ALP 升高，TBil ≥ 5 ULN（5 mg/dl 或 85.5 μmol/L），伴或不伴 INR ≥ 1.5。患者症状进一步加重，需要住院治疗，或住院时间延长 ●4级（ALF）：血清 ALT 和/或 ALP 水平升高，TBil ≥ 10 ULN（10 mg/dl 或 171 μmol/L）或每日上升 ≥ 1.0 mg/dl（17.1 μmol/L），INR ≥ 2.0 或 PTA < 40%，可同时出现腹水或肝性脑病；或与 DILI 相关的其他器官功能衰竭 ●5级（致命）：因 DILI 死亡，或需接受肝移植才能存活

●国际医学组织理事会（CIOMS）诊断分型

➢肝细胞损伤型：ALT ≥ 3 ULN，且 R ≥ 5。

➢胆汁淤积型：ALP ≥ 2 ULN，且 R ≤ 2。

➢混合型：ALT ≥ 3 ULN，ALP ≥ 2 ULN，且 2 < R < 5；R =（ALT 实测值/ALT ULN）/（ALP 实测值/ALP ULN）。

（3）肝功能不全患者用药管理要点　肝脏毒性药物目录包括异烟肼、利福平、精神疾病用药、治疗甲亢药物、抗肿瘤药物，单味中药斑蝥、大黄、马钱子、黄药子、何首乌、雷公藤、川楝子、贯众、芫花、蓖麻子；中成药有首乌片、百消丹、逍遥丸、小柴胡汤、大活络丹、百蚀丸、补肾益寿胶囊、克银丸、蒺藜消白丸等。

（4）肝功能不全患者药学服务要点　见表6-26。

表 6-26　肝功能不全患者药学服务分类要点

服务分类	服务要点
处方审核	重点针对护肝药物预防使用及联合用药的处方医嘱审核
药学监护	含肝功能分级及 RUCAM 量表评估
药学会诊	CYP450 同工酶相关药物使用；药源性肝损伤临床诊断会诊以及肝功能不全患者药物剂量及品种选择
用药教育	肝功能不全患者食物及药物相互作用及对肝损伤药品的使用注意事项
药物重整	药源性肝损伤新入院患者药物重整及既往病史收集整理工作

1.3.2 肾功能不全管理要点

（1）肾功能分期管理　肾功能指的是肾小球滤过功能，一般用肾小球滤过率（Glomerular Filtration Rate，GFR）表示，指单位时间内经肾小球滤过的血浆量，也可解释为单位时间内两侧肾脏生成的超滤液体量。按照肾小球滤过率进分期，肾功能可分为5期，监测指标包括尿量变化、尿酶、尿蛋白、尿沉渣、肌酐、尿素氮等肾功能评价指标。具体见表6-27。

表 6-27　肾功能分期原则与用药注意要点

分期	说明	药物使用要点
1期	GFR 90~120ml/min；正常	正常剂量
2期	GFR 60~89ml/min；轻度受损	
3期	GFR 30~59ml/min；明显受损	75%~100% 正常用量
4期	GFR 15~29ml/min	50%~75% 正常用量
5期	GFR < 15ml/min	25%~50% 正常用量

（2）治疗管理　治疗原则：避免使用肾脏毒性药物，以免进一步损害肾脏；原型或代谢产物主要由肾脏排泄的药物需调整剂量，根据患者的肌酐清除率调整用药剂量及给药间隔；避免反复、长期用药；避免

短期内重复用药；禁忌2种以上肾毒性药物同时应用。

（3）肾功能不全患者药学服务

•参考资料：包括美国医师学院出版的《成人药物剂量调整指南》、美国医院药师协会的《药物信息》、Brenner BM主编的《肾脏病学》、Owen WF主编的《透析与移植》、Caroline Ashley和Aileen Dunleavy主编的《The Renal Drug Handbook》、王海燕主编的《肾脏病学》《肾脏病临床概览》和翟所迪主编的《肾衰药物手册》。

•服务要点见表6-28。

表6-28 肾功能不全患者药学服务分类要点

服务分类	服务要点
药学评估	GFR评估和血清肌酐清除率的计算，评估预测药物的肾损害、使用间隔和剂量计算等工作
处方审核	重点审核肾功能不全患者处方中用药品种选择、剂量及间隔时间是否适宜；对长期处方审核和互联网处方审核
用药咨询	医护人员关注肾功能不全患者用药量计算
药学会诊	医护人员关注肾功能不全患者用药量计算以及药源性肾损害的鉴别诊断、用药注意事项等
药学监护	经肾途径排泄的药物相关检测指标监护工作；参与入院前评估和药物重整服务等
居家药学	腹膜透析液第三方配送服务、居家药学服务

（4）药物性肾损害监测管理

•定义：药物性肾损害指由于药物不良反应所导致的药源性肾脏病，是由不同药物所致，具有不同临床特征和不同病理类型的一组疾病。

•临床表现：药物所致肾损害临床可表现为血尿、蛋白尿、尿量异常、肾小管功能障碍、肾炎综合征、肾病综合征以及急慢性肾功能不全等。

•药物不良反应诊断标准：对比用药前后的该指标的变化情况，判断是否出现了药物肾损害。在医院信息系统中最常用的是血肌酐值，对比患者前后血肌酐测定值，若出现血肌酐升高（如Scr 48小时内增高≥ 0.3mg/dl或Scr在7天内增高$\geq$基础值的1.5倍），则考虑发生了急性肾损伤。调取患者既往用药，将可疑肾毒性药物标注警示标志，提醒医生更改医嘱（表6-29）。

表6-29 肾损害分型与相关影响药物

临床症状	影响药物
肾病综合征	抗风湿病药，如金制剂、布西拉明和青霉胺、NASID等
肾前性肾功能衰竭	利尿剂、ACEI、ARB、环孢素和NASID等
肾实质性肾功能衰竭	环孢素、丝裂霉素C、噻氯吡啶、他克莫司、干扰素α、苯甲硫脲嘧啶、肼屈嗪、利福平、对比剂、顺铂、甲氧西林、NASID、利尿剂、磺胺类、马兜铃酸类和头孢菌素类
肾后性肾功能衰竭	磺胺类、甲氨蝶呤、喹诺酮类、茚地那韦、大剂量的阿昔洛韦和更昔洛韦
肾小管功能障碍	ACEI、ARB、两性霉素B、磺胺类、乙酰唑胺、多佐胺、6-巯基嘌呤、氨基糖苷类、顺铂、环孢素、锂和高剂量维生素D

1.4 过敏体质患者

1.4.1 过敏体质管理要点

（1）过敏分型 根据WHO-DRHs《药物过敏国际共识2014版》药物过敏共分4种类型，其中Ⅳ型又分4个亚组。根据免疫反应类型、监测指标、发病机制、临床症状和发病时间进行分类；具体见表6-30。

表6-30 过敏反应分类现机制

分型	免疫反应	机制	诊断、症状或检验项目	用药后时间
Ⅰ型	IgE	肥大细胞和嗜碱性粒细胞脱颗粒；抑制缓激肽降解	过敏性休克、血管水肿、荨麻疹、支气管痉挛；IgE	1~6小时

续表

分型	免疫反应	机制	诊断、症状或检验项目	用药后时间
Ⅱ型	IgG和补体	IgG介导，激活补体	血常规（白细胞、红细胞、血小板等减少），IgG和补体	5~15天
Ⅲ型	IgG和IgM	免疫复合物形成	血清病、荨麻疹、血管炎	7~21天
Ⅳa	Th1	单核细胞炎症	湿疹	1~21天
Ⅳb	Th2	嗜酸性粒细胞炎症	斑丘疹+血常规（嗜酸性细胞升高）	1~48天
Ⅳc	T淋巴细胞	CD4或CD8介导角质细胞凋亡	斑丘疹	4~28天
Ⅳd	T细胞	中性粒细胞炎症	急性泛发性发疹性脓疱病	1~2天

（2）诊断标准 药物过敏鉴别检验项目注意事项见表6-31。

表6-31 药物过敏鉴别检验

检验项目	注意事项
斑贴试验	参照ICDRG标准执行；适用Ⅳ型及部分皮肤过敏反应；主要作为环境及其他类过敏原检测；受斑贴部位及时间影响，采集试剂、部位、观察时间和结果等信息
针刺试验	
过敏原特异性检测	免疫四项+补体；受其他免疫性疾病影响
再激发试验DPT	药物过敏反应主要鉴别方法，ADR诊断金标准；不宜用于严重或速发型过敏反应。过敏反应症状较轻；试验时需注意暂停使用抗组胺及对应治疗药物

（3）诊断流程 其中过敏体质诊断通常用再激发试验（DPT）和其他辅助检验，特别是疑似过敏性疾病患者，如既往有多种药物或食物过敏的过敏体质患者，在使用高致敏性药物时，采血做过敏原检测试验。除采血外，同时需收集患者、症状、诊断、过敏史、家族史、居住环境及生活习惯等信息；具体流程见图6-18。

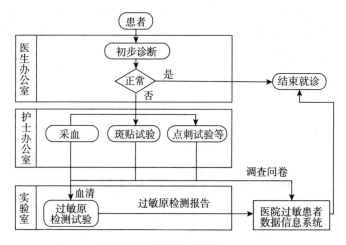

图6-18 过敏诊断流程

1.4.2 过敏体质药学服务管理要点

（1）过敏体质患者药学服务 分类要点见表6-32。

表6-32 过敏体质患者药学服务分类要点

服务分类	服务要点
药学评估	通过对患者既往病史、过敏史，评估治疗方案是否可能诱发过敏反应
药学监护	重点对过敏体质患者入院时过敏史采集整理，建立过敏体质患者档案，同时，住院期间进行分组管理，进行包括用药建议和用药教育工作；涉及过敏原同类药物或高致敏性药品使用的监护管理
药学查房	重点关注患者是否出现皮疹、瘙痒等过敏症状

续表

服务分类	服务要点
用药咨询	熟练掌握过敏知识库，包括药物、食品、环境等因素造成的过敏及相关应对方法
处方审核	处方审核增加过敏审核规则，包括皮试要求药品是否开具皮试、过敏体质患者使用高致敏性药品或同类药品是否提醒或拦截等

（2）处方开具流程　医生开具医嘱处方时通过询问过敏史或调用电子病历信息了解患者药物及食物过敏史，涉及需要皮试的药物，通过输液系统中的皮试管理结果决定是否继续开具药品；对于在药品使用过程或使用后出现速发或迟发性过敏反应的，采取停药、报不良反应、药物脱敏和补录过敏史等措施。具体流程见图6-19。

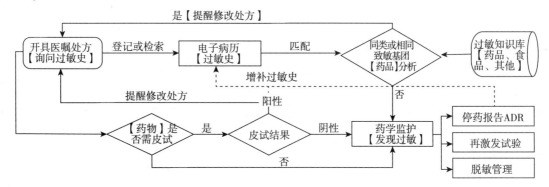

图6-19　过敏体质患者/高致敏药品处方开具管理流程

1.5 老年患者

1.5.1 老年人管理要点

（1）老年人用药特点

• 合并症多：老年人由于合并症较多，且药品使用品种多，部分疾病在用药方面可能重复用药或存在相互作用。

• 认知功能障碍：老年患者由于疾病或老年退行性病变导致记忆力下降或认知功能障碍时，会削弱用药指导和宣教效果，从而导致药害事件的发生。对于认知功能障碍的老年患者，可使用认知障碍评价量表（MMSE量表）进行评估。

• 依从性较差：老年人用药依从性下降，主要受记忆和认知障碍、用药复杂程度、服药频率和不良反应等因素影响。

• 药动药效学改变：主要表现为老年人吸收及代谢减慢，导致药物体内积蓄或毒性增加；老年人根据不同年龄段，在药品剂量和给药频次均有所差异。

• 不良事件发生率较高：老年患者除了合用药物品种较多外，还容易发生用药错误。此外，代谢和排泄功能下降导致毒性积蓄；综合因素导致老年患者发生药品不良事件的风险较其他年龄段高。

1.5.2 老年人患者药学服务管理要点

（1）老年人药学服务　分类要点见表6-33。

表6-33　老年患者药学服务分类要点

服务分类	服务要点
药物重整	包括居家患者、多次入院老年人及重点关注老年人的药物重整工作
药学评估	主要对依从性评估、药品不良反应筛查、用药错误风险、营养评估以及老年人用药剂量计算等服务
药学监护	慢病长期用药患者做好肝肾功能定期监测及安全性监测工作，做好定期随访服务；出院患者做好用药教育服务

续表

服务分类	服务要点
用药咨询/用药教育	重点关注老年人出院带药、居家药学服务和门诊窗口用药交代等咨询工作和用药教育工作，可采用用药嘱托单经口头或书面形式进行用药咨询及用药教育
处方审核	重点对老年患者用药剂量、用药品种数量、疗程等进行审核

（2）日常生活能力和精神行为症状测评　实施家庭互助教育联合动态评估护理干预：患者入院时进行认知水平、日常生活能力和精神行为症状测评，应用Zarit照料者负担调查问卷（ZBI）对患者照料者身心负担情况进行评价。其中ZBI规则评分为：分值为0～88分，分值越高表明照护者负担越重。

•无或很少负担0～20分；轻到中度负担21～40分；中度到重度负担41～60分；极重度负担61～88分。

（3）老年人认知评估服务　MMSE量表主要考察对象对时间、地点、物品和图形的认知，以及语句复核和行为执行的考核。其中评分规则如下。

•认知功能障碍：最高得分为30分，分数在27~30分为正常。分数≤28可能有认知功能障碍。痴呆划分标准：文盲≤17分；小学程度≤20分；中学程度（包括中专）≤22分；大学程度（包括大专）≤24分。

•痴呆严重程度分级：轻度MMSE≥21分，中度MMSE 10~20分，重度MMSE≤9分。

（4）老年人用药错误干预管理要点　长期处方或慢病老年人可使用智能药盒降低用药差错；开展居家药学服务，定期做好随访和家庭药箱整理；结合公众号开展智能用药提醒；自我药疗记录表；出院带药用药教育；智能药盒服务。

1.6 其他特殊疾病患者

1.6.1 重症感染患者

（1）脓毒血症药学服务要求

•诊断标准：平均动脉压MAP≥65mmHg、血清乳酸浓度＞2mmol/L和SOFA评分≥2分作为脓毒血症休克的诊断标准；其中SOFA评分参照依据为：呼吸频率≥22次/分计1分；意识状态改变计1分；收缩压≤100mmHg计1分。

•血培养结果常见病原菌：包括粪肠球菌、金黄色葡萄球菌、铜绿假单胞菌和大肠埃希菌；而链球菌、溶血链球菌、肺炎链球菌等链球菌虽检出率不高，但对于由此类菌种造成感染的患者，其并发弥散性血管内凝血、休克、全身炎症反应综合征等严重疾病的概率更高。

•药学监护要点：包括感染指标、炎症反应、器官障碍、血流动力学和组织灌注等21项指标，特别是血压、C反应蛋白、血常规、PCT、平均动脉压和血清乳酸浓度持续监测工作；主要以PCT指标趋势变化和血培养结果作为调整抗菌药物疗程和方案的依据。

•处方审核要点：关注用药时限、抗菌谱、联合用药、阶梯治疗等方面；早期应用万古霉素治疗，并配合降阶梯治疗方案，对该药物过敏者，可选用替加环素、利奈唑胺药物替代。

•药学会诊服务：有特殊级抗菌药物使用权限的医生使用特殊级抗菌药物且给药途径为全身用药时，需填写"特殊使用级抗菌药物会诊申请"，等待抗菌药物会诊小组专家会诊后才可生成医嘱。

（2）感染性心内膜炎（IE）

•处方审核要点：用药宜早、剂量宜足、联合用药；一般疗程为4～6周或更长，真菌性IE需用药3个月，停药过早易造成IE复发。首选苯唑西林＋庆大霉素。

（3）中枢神经系统感染

•处方审核要点：中枢神经系统用药审核鞘内注射用药合理性，审核渗透压要求和给药方式，仅限于48~72小时内静脉用药不明显情况下采取鞘内注射；同时审核溶媒或抗菌药物，不应含有防腐剂。

•药学监护：包括各类脑室内给药剂量推荐及不良反应监测工作，同时注意预防癫痫、高热、惊厥和感染性休克；监测指标包括脑脊液细菌培养、白细胞计数、体温等感染性指标；其中疗效评价标准以连续三次脑脊液细菌培养阴性，各类监测指标正常。

• 用药咨询要点：重点关注各类抗感染药物的治疗浓度的临床咨询工作，具体见表6-34。

表6-34　脑脊液/血药浓度表——抗感染治疗药物

浓度（%）	相关药物
≥50	磺胺嘧啶、甲硝唑、氟康唑、氟尿嘧啶、异烟肼、吡嗪酰胺、齐多夫定、阿昔洛韦
5~50	磺胺甲噁唑、甲氧苄啶、氨苄西林、替卡西林、哌拉西林、青霉素G、头孢吡肟、头孢唑肟、头孢他啶、头孢噻肟、头孢曲松、头孢呋辛、氨曲南、亚胺培南、美罗培南、帕尼培南、左氧氟沙星、氧氟沙星、环丙沙星、万古霉素、利福平、乙胺丁醇、更昔洛韦和氨基糖苷类
<5	苯唑西林、头孢唑啉、头孢西丁
微量不可测	林可霉素、克林霉素、四环素和大环内酯类

1.6.2 血液相关疾病

（1）静脉血栓栓塞症（VTE）药学服务

• 主要适用对象：骨科、ICU、神经科、妇产科和肿瘤科患者。

• 药物治疗方案：包括普通肝素、低分子肝素、磺达肝癸钠、华法林、利伐沙班等。

• 药学评估服务：分别采用手术患者静脉血栓栓塞症风险评分表（Caprini评分）、肿瘤化疗患者VTE风险评估表（Khorana评分）和产后发生VTE危险因素评估表等。VTE预防评估工作包括预防依从性评估、安全性监测和预防效果评估；其中安全性监测包括出血、过敏反应、肝肾功能、血红蛋白、血小板和肢体变化等。

• 处方审核：重点对不同手术或疾病使用抗凝药物品种选择、疗程合理性评价。

（2）弥散性血管内凝血（DIC）药学服务

• 评估与监护服务：根据国际血栓止血学会DIC诊断评分系统进行评估，DIC的发生发展过程可分为早期、中期（或称为过渡期）和晚期，并进行用药指导工作，其用药原则为：早期抗凝，中期采用抗凝药加小剂量的止血药，晚期则是以止血药为主。具体评分系统见表6-35。

表6-35　国际血栓止血学会弥散性血管内凝血诊断评分系统

显性弥散性血管内凝血	
步骤	评分规则
第一步	危险性评价：患者是否存在易患DIC的基础疾病
第二步	血小板计数（×10⁹/L）：>100=0分，50~<100=1分，<50=2分 D-二聚体或纤维蛋白降解产物（FDP）：未增加=0分，中度增加=2分，显著增加=3分 凝血酶原时间（PT）延长：<3秒=0分，3~6秒=1分，>6秒=2分 纤维蛋白原水平：>1.0 g/L=0分，<1.0 g/L=1分
总分：≥5分为显性DIC；<5分为非显性DIC；每1~2天重新评分	
非显性弥散性血管内凝血	
步骤	评分规则
第一步	危险性评价：患者是否存在易患DIC的基础疾病"是"=2分；"否"=0分
第二步	血小板计数（×10⁹/L）：>100=0分，<100=1分（增加=-1分，稳定=0分，减少=1分） PT延长：<3秒=0分，>3秒=1分（增加=1分，稳定=0分，降低=-1分） 可溶性纤维蛋白或FDP：正常=0分，升高=1分（增加=1分，稳定=0分，减少=-1分） AT-Ⅲ：正常=-1分，降低=1分 蛋白C：正常=-1分，降低=1分 凝血酶抗凝血酶（TAT）复合物：正常=-1分，增加=1分
总分≥5分：符合非显性DIC	

1.6.3 中毒患者

（1）中毒解救和药学监护要点　清除毒物，洗胃、催吐与导泻。及早、彻底洗胃、催吐，有效的导泻或灌肠才能尽可能清除胃肠道内毒物，防止毒物进一步吸收致二次中毒，同时补液利尿，促使已吸收毒物的排泄。

（2）用药咨询和药学监护　对于治疗窗较窄的药品，患者使用期间，注意提醒患者定时检查药物浓度，预防药源性中毒事件的发生。临床药师主要向医生提供药学咨询和药学监护意见，有条件的医疗机构开展毒物分析工作，协助临床监测毒物在体内的含量变化。

（3）常见解毒药品目录　见表6-36。

表6-36　中毒解救药品目录

解毒剂	中毒类型
阿托品	拟胆碱药（如毛果芸香碱、毒扁豆碱、新斯的明等）中毒
	神经性毒气中毒
	含毒蕈碱的毒蕈中毒等
	有机磷农药中毒
盐酸戊乙奎醚（长托宁）	有机磷农药中毒
胆碱酯酶复能剂（碘解磷定和氯解磷定）	有机磷农药中毒
	神经性毒气中毒
硫代硫酸钠（次亚硫酸钠）	氰化物中毒
亚硝酸异戊酯和亚硝酸钠	氰化物中毒
羟钴胺素（维生素B_{12}）	氰化物中毒
亚甲蓝	亚硝酸盐、苯胺、硝基苯等中毒
乙酰胺（解氟灵）	氟乙酰胺（有机氟农药）及氟乙酸钠中毒
甲吡唑	乙二醇、乙醇、甲醇中毒
	甲醇中毒的首选解毒剂
乙醇	甲醇或乙二醇中毒
纳洛酮	阿片类药物中毒
氟马西尼	苯二氮䓬类药物中毒
地高辛特异性抗体	强心苷中毒
胰高血糖素	受体阻断剂、钙通道受体阻滞剂中毒
奥曲肽	磺脲类药物过量或中毒
乙酰半胱氨酸	对乙酰氨基酚中毒
鱼精蛋白	肝素使用过量
吡哆辛（维生素B_6）	异烟肼、肼及其衍生物中毒
葡萄糖酸钙	氟化物、钙通道阻断剂中毒
氯化钙	氟化物、钙通道阻断剂中毒
碳酸氢钠	通道阻滞剂中毒
肉毒抗毒血清	肉毒中毒
二巯基丙醇	砷、汞、锑、金、铋、镍、铬、镉等中毒
	严重肝病、中枢神经系统疾病者慎用
二巯基丁二酸钠	砷、汞、铅、铜、锑等中毒
	作用与二巯基丙醇相似
二巯基丙磺酸钠	砷、汞、铅、铜、锑等中毒
	作用与二巯基丙醇相似，但吸收快、疗效好、毒性较小、不良反应少
依地酸钙钠 （乙二胺四乙酸二钠钙）	铅中毒
	亦可用于镉、锌、锰、铜、钴等中毒
青霉胺 （二甲基半胱氨酸）	促排铅、汞、铜的作用，非首选药物
	优点是可以口服，不良反应较轻，在其他药物有禁忌时可选用
去铁敏	急性硫酸亚铁中毒

续表

解毒剂	中毒类型
去铁胺	中、重度急性铁中毒，或慢性铁过量
抗蛇毒血清及蛇药	毒蛇咬伤

（4）相关数据库　TOXNET（Toxicology Data Network）毒理学数据库（http://toxnet.nlm.nih.gov/），是由美国国立医学图书馆（NLM）专业化信息服务部建成的一系列有关于毒理学、有害化学品、环境卫生及相关领域的文献数据库。

1.6.4 营养不良患者

（1）管理药品　包括水、葡萄糖、氨基酸、脂肪乳、电解质、多种微量元素和维生素等。

（2）适应证　超过7天不能进食或经肠内途径（EN）摄入每日所需热量、蛋白质或其他营养素者；严重胃肠道功能障碍或不能耐受EN而需营养支持者；EN无法达到机体需要的目标量时应该补充肠外营养（PN）；无法进食或通过消化道吸收营养物质；接受大剂量放、化疗的营养不良患者；骨髓移植患者；严重分解代谢状态下患者（如颅脑外伤、严重创伤、严重烧伤等），在5～7天内无法利用其胃肠道等。

（3）营养风险评价　采用NRS2002版营养风险筛查评分表；通过HIS调取患者基本信息，包括BMI体重指数。综合考虑疾病严重程度（表6-37）、营养状况进行分级（轻度1分、中度2分、重度3分），同时对年龄进行评分，根据总分判断是否营养支持。具体流程如图6-20。

表 6-37　疾病的严重程度

评分项	程度	分数
病理指标		
需要量轻度增加：髋关节骨折、慢性疾病有急性并发症者（肝硬化、慢性阻塞性肺疾病、血液透析、糖尿病、一般肿瘤患者）、肺结核	轻度	1
营养需要量中度增加：腹部大手术、脑卒中、重症肺炎、血液恶性肿瘤、肠结核	中度	2
营养需要量明显增加：颅脑损伤、骨髓移植、APACHE＞10分的加护患者	重度	3
营养状况指标		
3个月内体重丢失≥5%，或前一周食物摄入比正常量需要量低25%~50%	轻度	1
一般情况差，18.5＜BMI≤20.5，或2个月内体重丢失≥5%，或前一周食物摄入比正常需要量低50%~75%	中度	2
BMI≤18.5，或1个月内体重丢失≥5%（或3个月体重下降15%），或前一周食物摄入比正常需要量低75%~100%	重度	3
年龄		
年龄小于70周岁者加0分		0
年龄超过70周岁者加1分		1

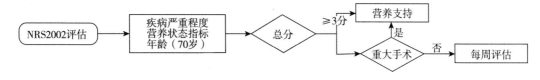

图 6-20　营养风险筛查评分流程

（4）处方审核要点

• 适应证：时间（＞7天）不能进食或经肠内途径摄入。

• 全营养混合液（TNA）的氨基酸终浓度≥2.5%。

• TNA全营养混合液危重症患者最大输注速度3~4mg/（kg·min），一般为4~5mg/（kg·min）。

• TNA的葡萄糖终浓度在3.3%~23%。

• TNA在24小时内使用。

• 营养药使用是否符合营养风险评分。

1.7 围手术期患者

1.7.1 基本要求

（1）定义　围手术期是指从患者因需手术治疗住院时起到出院时止的期限。1988年国内定义为从确定手术治疗时起，至与这次手术有关的治疗基本结束为止的一段时间。围手术期根据诊断是否明确、切口愈合、转术科、出院医嘱、手术医嘱、术前准备药物等因素综合确定，具体见表6-38。

表 6-38　围手术期时间判断规则

院前诊断	条件	围手术期开始时间	结束时间
明确	入院→手术→术后治愈出院	入院	出院
不明确	诊断不明→入院→检查诊断明确→手术→术后治愈出院	决定手术前一天	出院
明确	内科治疗→改手术治疗手术→术后治愈出院	非术科转术科之日	出院
明确	特殊药物准备手术（如甲亢手术）	以术前药物准备	出院
明确	入院→手术→切口愈合→特殊疾病继续非手术治疗→出院	入院	切口愈合时间

（2）药学服务组合

• 预住院/门诊药学服务：包括药物重整、处方精简和用药干预与建议，并询问患者既往用药史和基础疾病，为术前评估提供全面药物使用清单，特别是对高血压、糖尿病患者，以及长期使用抗凝/抗血小板药和糖皮质激素等患者；制定预评估记录表，表格信息包括当前用药是否停用、替代、桥接或继续使用。

• 术前药学评估和用药教育服务：术前开展包括疼痛、营养和凝血功能评估，同时，对术后恶心呕吐风险（PONV 风险评分）、静脉血栓栓塞风险（Caprini 评分）、手术感染风险和血糖等进行评估；此外，在处方审核方面注意术前预防使用抗菌药物的审核工作。

• 术中药学监护：术中监护包括预防性使用抗菌药物品种、时机及术中追加管理工作，同时对术中麻醉药品、液体负荷和电解质平衡进行综合管理，特别是术后补液应综合术中输血及24小时内出入量变化，以及患者心功能等情况进行综合评价；具备手术药房的医疗机构做好手术麻精处方、麻精药品及镇痛泵剂量配比以及余液管理工作。

• 术后药学再评估与药学监护服务：术后药学监护包括但不限于疗效、不良反应、药物相互作用、个体化用药和执行正确性。术后医嘱审核包括 NASID 类、麻精药品、$5-HT_3$ 受体拮抗剂和抗菌药物等；此外，参与术后疼痛评估、术后营养评估和 PONV 评估等再评估服务。

• 出院用药教育和药学随访：建立患者档案，随访筛查指标包括血常规、尿常规、肝肾功能和血药浓度等；涉及器官移植、恶性肿瘤及伴有慢性疾病的应加强随访。

（3）围手术期分段药学监护要点　围手术期药物管理按照术前、术中和术后进行分时段管理；根据不同时段要求使用不同药品。具体见表6-39和表6-40。

表 6-39　围手术期分阶段药物管理要点

阶段	管理药品	药学监护要点	信息来源
术前	抗菌药物、降压药、降糖药、导泻药、抗凝药物	控制血压和血糖、肠道准备、抗心血管事件风险及血栓栓塞风险，停用或桥接抗凝/抗血小板药物	HIS
术中	抗菌药物、麻醉镇痛药品、胶体、抢救药品、造影剂、血液制品、降压药品	生命体征、复苏监护，术中胶体溶液补液容量负荷监测	手术麻醉管理系统
术后	专科用药、抑酸药、糖皮质激素、免疫调节剂、肠外营养、麻醉镇痛药品	营养评估、质子泵抑制剂专项点评	HIS、ICU 管理系统、镇痛泵、电子病历

表 6-40 围手术期药物分类药物监护管理要点

药品类别	药物分类
药品类别1	抗菌药物
政策依据	抗菌药物临床使用指导原则2015
管理重点	使用指征、使用时机、使用疗程、品种选择、切口分类、术后感染
采集信息	切口、手术入路、手术名称、手术开始时间、手术结束时间、术中是否追加、抗菌药物名称、抗菌药物执行/结束时间、血常规（其他抗感染检验项目指标）、术后置管类型、置管开始/结束时间、使用原因（预防/治疗）、高危因素信息（年龄、诊断、营养评估结果、出血量、切口大小）、手术部位、是否饮酒
药学监护	出血、高胆红素血症儿童、相关性腹泻、耐药菌；术前做好预防使用高危因素分析、品种选择工作，术中做好手术追加管理，术后做好抗菌药物使用疗程和作品愈合、手术感染上报等工作
统计指标	Ⅰ类切口抗菌药物使用率、Ⅰ类切口抗菌药物应用时机合理率、手术部位感染率
药品类别2	抑酸药
政策依据	质子泵抑制剂临床应用指导原则2020版
药学评估与处方审核	做好质子泵抑制剂适应证及专项点评工作；适用于上消化道出血、术后应急性溃疡、上消化道手术、间质瘤手术、ESD等溃疡创面。重大手术具备危险因素＞1个的术前使用预防应激相关性黏膜病变（SRMD）。具体危险因素见本章第一节质子泵抑制剂部分
采集信息	手术级别、手术开始结束时间、手术部位、体外循环持续时间、是否缺血性休克、是否怀孕、肝肾功能、是否吸烟
药学监护	应激性指征→质子泵抑制剂→其他肝酶相关药物使用评估→肝肾功能指标→剂量及疗程；监测血镁及注意与其他药物的相互作用
药品类别3	胶体溶液与晶体溶液
采集信息	护理记录中出入量记录、HIS输液量、输血系统和手术麻醉系统
药学监护	涉及重大手术、心功能不全、多发伤和低血容休克等患者术中胶体溶液补液应根据24小时内被液量及患者中心静脉压进行动态监测，防止容量负荷或补液不足；详细补液量计算评估参照本节药量计算部分内容
药品类别4	麻精药品及NSAID药品
药学评估	开展焦虑评分及疼痛评分，涉及NSAID及应激性溃疡风险患者进行必要评估，使用镇痛泵应考虑是否存在禁慎用情况，如神志不清、意识障碍、药物成瘾史、睡眠呼吸暂停综合征和循环功能不稳定等情况
药学监护	静脉用药不超过3~5天，注意胃肠道相关症状、呼吸抑制和尿潴留监测；镇痛泵使用应注意手术方式、镇痛泵配比、持续使用时间及监测使用期间患者的VAS、VRS疼痛评分、镇痛泵参数、瞳孔变化、心率和呼吸频率等重要参数。NSAID类则注意监测其肝肾功能和胃肠道反应，同时注意NSAID相关溃疡的预防使用药物的高危因素识别
信息采集	手术麻醉管理系统术中及复苏生命体征、术后疼痛评分结果和余液登记信息；HIS中手术时长、手术方式、麻醉方式等
药品类别5	抗凝/抗血小板药物
药学评估	静脉血栓栓塞风险评估和出血风险评估
药学监护	根据患者既往用药史及基础病进行术前抗凝/抗血小板药物重整工作，按照心血管高危、低危组判断是否术前停用阿司匹林，如心脏支架植入手术术后抗凝抗血小板用药教育及随访管理工作
药品类别6	降压药和降糖药
药学评估	患者用药依从性评估
药学监护	做好术前药物重整工作，制定血糖及血压控制目标和治疗计划，手术当天避免高血糖、低血糖及血糖大幅度波动

（4）管理流程 参照分段管理要求制定围手术期用药管理流程，具体见图6-21。

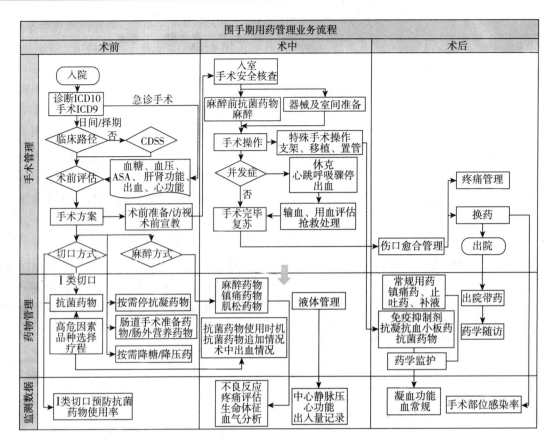

图 6-21 围手术期用药管理业务流程图

1.7.2 围手术期药学监护信息化管理

（1）决策支持规则来源依据

• 常规手术：参照临床路径要求，对不同阶段设置推荐用药方案。

• 复杂及紧急手术用药决策支持：采取人工推荐方式，或参照指南共识，对医疗机构内的复杂手术制定用药决策路径。

（2）数据集成　包括HIS、手术麻醉管理系统、检验系统等。

• 药品基本信息：药品名称、开始时间、结束时间、剂量、用法、药理类型。

• 手术操作基本信息：手术名称、切口、麻醉方式、手术等级、植入物、出血量、取出物性质、ICD-9-CM3、愈合情况、手术部位、手术分类、并发症、手术开始结束时间。

• 检验基本信息：检验项目、采集时间、标本类型、结果、范围。

• 疾病基本信息：既往病史、个人史、用药史、既往不良反应或过敏药物、原发疾病。

• 治疗信息：治疗医嘱名称、医嘱分类、执行时间、停止时间、对应药品。

• 节点信息：时间节点、任务名称、判断规则、是否预警、权重、上行任务、下行任务。

（3）抗菌药物监护规则　基于临床决策系统的抗菌药物监护规则，需要住院医生站实现对以下七方面内容的决策：抗菌药物预停、抗菌药物权限、用药目的选择、特殊使用级抗菌药物会诊、围术期预防用药限制、联合用药监控、病原微生物标本送检和品种遴选。

• 抗菌药物预停：开具以治疗为目的的抗菌药物长期医嘱时，需要填写抗菌药物预停时间，系统会在预停前一日提醒医师是否停止或继续使用。

• 抗菌药物权限：根据学科设置、职称和考核情况，主管部门后台设置每一位临床医师的抗菌药物权限，除管理员外，其他任何人无权限修改。抗菌药物权限为三线管理，即非限制使用级、限制使用级和特殊使用级。医师在医嘱页面对患者开具抗菌药物，先判断用药权限再填写用药目的和其他相关申请流程。

• 用药目的选择：录入手术配套的抗菌药物医嘱，即使用目的为预防用药时，仅能从手术预防用药指定对应抗菌药物目录选择。

• 特殊使用级抗菌药物会诊：有特殊级抗菌药物使用权限的医生使用特殊级抗菌药且给药途径为全身

用药时，需填写"特殊使用级抗菌药物会诊申请"，等待抗菌药物会诊小组专家审批通过后才可发送医嘱。

•围术期预防用药限制：用药时机选择以手术预防用药为目的用药，需要选择以下四种用药时机——术前预防用药、术中追加用药、术后预防用药和术后延长预防用药。手术时机调用手术麻醉系统的手术开始时间，并在手术麻醉系统中登记预防用抗菌药物的执行时间，实现自动分析手术预防用药时机。

•联合用药监控：当前有效的抗菌药物医嘱超过4种（包含4种）时，则需要填写联合用药申请，系统自动审批。判断规则：有效的长期医嘱和24小时内的临时医嘱，排除非全身用药。

•疗程提醒：围手术期预防使用抗菌药物仅限临时医嘱使用，长期医嘱录入时仅限于【用药目的】为治疗时方可继续开具，避免预防使用时间过长。

•病原微生物检验：开具住院长期医嘱时，如包括特殊使用级抗菌药物或联合使用抗菌药物，需判断是否已开具病原微生物检验；系统建立需要病原微生物检验对应的字典目录和病原微生物检验项目字典目录。

•品种遴选：建立切口、手术及抗菌药物对照表，实现术式与预防使用抗菌药品的对应关系，完成自动提醒或建议使用品种。

（4）异常指标监测库　重要针对手术高危因素制定异常指标监测库，包括血压、血糖、凝血功能和心电图等；判断指标是否异常，推荐围手术期对应治疗药品方案。

2.特殊人群信息化管理

特殊人群药学服务关注重点各有侧重，除了通用药学服务单元外，根据疾病及人群病理生理特点，分别对专项审方规则、用药量计算、用药咨询、药学监护要点、药学评估和专科系统等提出个性化信息需求（表6-41）。

表 6-41　特殊人群用药服务信息管理一览表

特殊人群分类	药学服务类型									信息功能								系统备注
	处方审核	药学门诊(MRP)	用药咨询	药物监护	药学会诊	用药教育	药学随访	居家药学	药学评估	专项审方规则	药量计算	用药咨询	药学监护	用药评估	算法模块	专科系统	不良事件	
儿童	√	√	√	±	√	√	±	/	±	√	√	√	√	±	√	/	±	药量计算:儿童剂量计算表，新生儿、体表面积和体重计算;用药咨询:儿童禁用慎用药品知识库;算法模块:成人用药数据外推儿科用药模型
妊娠期/哺乳期	√	/	√	±	√	/	√	/	±	/	√	√	/	/	√	/	±	用药咨询:妊娠及哺乳FDA分级知识库;专科系统:妇幼系统/出生缺陷模块
老年人	+	/	√	±	±	√	√	/	±	√	/	√	√	√	/	/	±	用药评估:依从性评估
肝功能不全	√	/	√	√	/	√	√	/	/	√	/	√	/	√	√	/	√	用药咨询:肝功能不全药品知识库;算法模块:药物肾损害预测模型;用药评估:Chikd-Pugh分级和RUCAM量表
肾功能不全	√	/	√	√	/	√	√	/	/	√	√	√	/	√	√	√	√	药量计算:Cockcroft公式,肾小球滤过率和MDRD中国公式;用药咨询:肾功能不全药品知识库;算法模块:药物性肝损害预测模型;专科系统:血透/腹透系统
过敏体质	√	/	√	±	±	/	√	/	±	/	/	√	/	/	√	√	√	专科系统:输液皮试系统
血液相关疾病	√	/	√	±	√	√	√	/	/	/	/	√	/	/	/	√	/	专科系统:输血系统
重症感染	√	/	√	/	√	/	√	/	/	/	/	√	/	√	√	√	/	药学监护:特殊级抗菌药物会诊单;专科系统:重症监护系统;用药评估:耐药性检测报告
中毒状态	√	/	√	√	√	/	√	±	√	√	√	√	/	√	√	√	/	药量计算:血药浓度计算公式;用药咨询:中毒解救知识库;算法模块:毒性预测模型和清除预测模型;专科系统:TDM模块
围手术期	√	/	√	√	√	/	√	±	√	/	√	/	√	√	/	√	±	专科系统:手术麻醉管理系统;药量计算:补液量计算;用药评估:预防用药评估、血压血糖评估、补液量评估、出凝血评估
营养不良	√	√	√	±	√	/	√	/	/	/	√	√	√	√	/	√	±	药量计算:氮平衡计算公式、能量计算公式;专科系统:营养系统;用药评估:MRS2002版营养风险筛查评分表

2.1 药量计算模块

2.1.1 用药量计算分类

用药量计算分类及内容见表6-42。

表6-42　用药量计算服务

计算分类	计算内容
围手术期用药量	容量负荷计算、镇痛泵配比计算
输液计算	溶媒用量计算、特殊使用药品滴速计算
儿科用药量	按出生日期、体重、体表面积
治疗浓度监测用量	TDM用药剂量调整计算
肾功能不全用量	透析治疗患者用药量计算、各期肾功能不全患者用药量
老年人用药	常规用量计算和处方审核
纠正水和电解质平衡计算	血容量和输液量等计算
营养液计算	静息能量消耗计算和营养支持目标计算

2.1.2 补液量计算

（1）基本计算　见表6-43。

表6-43　补液分类计算方法

方法	计算公式
血容量计算	正常血容量（ml）=体重（kg）×系数，其中正常男性系数为7，肌肉发达男性7.5，过肥胖男性6，一般女性6.5
正常成人体液量	正常男性成人体液总量=体重（kg）×0.6 正常女性成人体液总量=体重（kg）×0.55
常规算法	输液量=1/2累计损失量+当天额外损失量+每天正常需要量

（2）不同类型脱水的补液原则　见表6-44。

表6-44　不同类型胶水补液计算公式

类型	血钠 mmol/L	输液类型	计算公式
低渗性脱水	>130	5%糖盐、生理盐水和胶体溶液等	需补充钠盐量=血钠正常值（mmol/L）−血钠测得值（mmol/L）]×体重（kg）×0.6（女性为0.5）
等渗性脱水	130～150	等渗盐水	血细胞比容来计算补液量：补等渗盐水量（L）=血细胞比容上/升值血细胞比容正常值×体重（kg）×0.25
高渗性脱水	>150	5%葡萄糖或0.45%氯化	根据血钠浓度来计算：补水量（Hd）=［血钠测得值（mmol/L）−血钠正常值（mmol/L）]×体重（kg）×4

脱水补液量计算：累积丢失量（ml）=估计脱水百分数（%）×体重（kg）×1000ml，维护量计算公式=体重（kg）×每千克体重ml数（其中体重<10kg，80ml/kg；体重10~20kg，70ml/kg；体重20~30kg，60ml/kg；体重30~50kg，50ml/kg；体重>50kg，35ml/kg），体表面积法计算每日维持量100~1500ml/m²。

（3）烧伤患者补液量计算　公式为以Moore公式为代表的胶体型公式；以Parkland公式为代表的胶体溶液型公式；以Evans公式和Brooke公式为代表的晶胶型公式，我国常用的公式即属此型：伤后第1个24小时每1%烧伤面积（Ⅱ、Ⅲ）每千克体重补胶体和电解质液量共1.5ml（小儿2.0ml），另加水分需要量2000ml（小儿依年龄或体重计算），胶体和电解质溶液比例为（0.5∶1）~（0.75∶0.75）。第2个24小时补胶体和电解质液为第1个24小时实际入量的1/2，第3个24小时为第1个24小时的1/4，每天水分相同。具体见表6-45。

表 6-45　烧伤患者补液量计算公式

类型	EVANS公式	BROOKE公式
胶体液	1ml×体重（kg）×烧伤面积%	0.5ml×体重（kg）×烧伤面积%
电解质	2ml×体重（kg）×烧伤面积%	1.5ml×体重（kg）×烧伤面积%
无盐水	2000ml（50g/L葡萄糖液）	

（4）休克患者补液量计算

• 按血细胞比积计算：输液量=正常血容量×（正常红细胞比积/患者红细胞比积）；按体表面积计算；休克早期800~1200ml/（m²·d）；休克晚期1000~1400ml/（m²·d）；休克纠正后补生理需要量的50%~70%。

• 按休克指数计算：休克指数=脉率÷收缩压；其中，休克指数=1表示血容量损失20%~30%，休克指数＞1表示血容量损失30%~50%。

（5）电解质补充计算

• 缺钠补充：氯化钠克数=体重（kg）×0.6×[142－血清钠（mmol/L）]÷17

• 缺钾补充：氯化钾克数=体重（kg）×0.0149×[5－血清钾（mmol/L）]

2.1.3 营养补液计算

（1）静息及疾病状态下营养补液

• 成人每日热量目标为25 ～ 30kcal/kg。

➤ 男性：IBW=50+2.3×[身高（cm）/2.54－60]

➤ 女性：IBW=48.67+1.65×[身高（cm）/2.54－60]

• 静息状态下的基础能量消耗（BEE），TEE=BEE×活动指数×应激指数

➤ 男性：BEE（kcal/d）=66.47+[13.75×实际体重（kg）]+[5.0×身高（cm）]－[6.76×年龄（a）]

➤ 女性：BEE（kcal/d）=655.1+[9.56×实际体重（kg）]+[1.85×身高（cm）]－[4.67×年龄（a）]

• 备注：活动指数（卧床1.2，离开病床1.3），应激指数（术后无并发症1.0，长骨骨折1.15~1.3，恶性肿瘤/COPD/腹膜炎/脓毒血症1.1~1.3，严重感染或多处创伤1.2~1.4，多脏器功能障碍综合征或烧伤1.2~2.0）。

（2）营养支持目标值计算

• 氮摄入量（g）=蛋白质（g）÷16.25

• 氮平衡计算=膳食或静脉营养液蛋白质质量/6.25－（尿中尿素氮+3）

• 完全肠外营养=1.75×BEE

• 经口营养支持=1.5×BEE（维护患者系数为1.2）

2.1.4 围手术用药计算

（1）容量负荷管理　容量负荷管理作为围手术期用药、慢性肾功能不全和心力衰竭等患者管理要点，特别是失血性休克及术中大量补液患者，如短时间内大量补液（如30分钟内输入500~1000ml晶体溶液或300~500ml胶体液），在临床上危重患者补液时，容量负荷容易被忽略，容易导致组织水肿、心肺综合征或机械通气延长等问题。根据临床研究，容量负荷的评价指标包括血钠、中心静脉压、射血分数、水肿评分、N末端脑钠肽前体水平、脉压差值、左室收缩末内径和左室舒张末内径等；其中，中心静脉压是评价和预测容量负荷的核心指标。

• 评价标准：快速输液后，CVP升高＞5为阴性，CVP升高＜2为阳性。

• 补液患者监测预警指标：体重、心率、出入量、血压和中心静脉压。

（2）镇痛泵（患者自控镇痛PCA）

• 镇痛泵分为患者自控静脉镇痛PCIA、硬膜外自控镇痛PCEA、皮下自控镇痛PCSA和外周神经 阻滞自控镇痛PCNA。PCIA常规参数计算包括持续剂量、单次注射剂量和锁定时间等；负荷剂量应按小量分次给予进行滴定；其中PCIA负荷剂量应按NRS评分酌情调整（表6-46）。

表 6-46 阿片类药物剂量换算表

阿片类	非胃肠道给药	口服剂量	给药途径等效剂量	吗啡换算
吗啡	10mg	30mg	1：3	1
可待因	130mg	200mg	1：1.2	1：6.5
羟考酮	10mg	/	/	1.5：2.1
芬太尼透皮贴	25μg/h	/	/	Q72H剂量=0.5吗啡日剂量

注：静脉注射等效强度当量剂量换算：哌替啶100mg≈曲马多100mg≈吗啡10mg≈芬太尼0.1mg≈舒芬太尼0.01mg≈羟考酮10mg≈布托啡诺2mg≈地佐辛10mg。

• PCIA 推荐方案　见表6-47。

表 6-47 PCIA 推荐方案

药物	负荷剂量/次	单次注射剂量	锁定时间	持续输注
吗啡	1~3mg	1~2mg	10~15min	0~1mg/h
芬太尼	10~30μg	10~30μg	5~10min	0~10μg/h
舒芬太尼	1~3μg	2~4μg	5~10min	1~2μg
羟考酮	1~3mg	1~2mg	5~10min	0~1mg/h
布托啡诺	0.25~1mg	0.2~0.5mg	10~15min	0.1~0.2mg/h
地佐辛	2~5mg	1~3mg	10~15min	30~50mg/48h
曲马多	1.5~3mg/kg	20~30mg	6~10min	10~15mg/h
氟比洛芬酯	25~75mg	50mg	/	200~250mg/24h

2.1.5 儿科用药量计算

（1）按体重计算

• 计算公式：每日（次）剂量=患儿体重（kg）×每日（次）每千克体重所需药量

• 适用人群：年长儿按体重计算如已超过成人剂量，则以成人量为上限。

（2）按体表面积计算　计算公式如下。

• 如体重≤30kg，小儿的体表面积（m^2）=体重（kg）×0.035+0.1

• 如体重>30kg，小儿的体表面积（m^2）=［体重（kg）-30］×0.02+1.05

（3）按出生年月日计算　公式如下。

• 1岁以下小儿用药剂量=成人剂量×0.01×（月龄+3）

• 1岁以上小儿用药剂量=成人剂量×0.05×（年龄+2）

• 儿童用量计算YOUNG's公式：儿童用量=年龄×成人用量/（年龄+12）

• 新生儿日龄计算：表6-48。

表 6-48 新生儿日龄每天液体需要量［ml/（kg·d）］

出生体重	<1000g	1000~1500g	1500~2500g	>2500g
第1~3天	100~105	90~100	80~90	70~80
第3~7天	130~140	120~130	110~120	90~120
第8~28天	140~150	130~140	120~130	100~110

参照《中国新生儿营养支持临床应用指南》。

• 新生儿营养补充热卡计算公式为：PN=（1-EN/110）×70 kcal/（kg·d）。

2.1.6 静脉给药血药浓度计算

- 单次静脉注射给药血药浓度计算：t时间后血药浓度＝初始血药浓度 $\times e^{-kt}$

- 多次静脉注射给药血药浓度计算：间隔时间 $=\dfrac{1}{k}\ln\dfrac{(C\infty)_{\max}}{(C\infty)_{\min}}$，C为稳态最高血药浓度和最低血药浓度。

- 静脉滴射给药血药浓度计算： $C=\dfrac{k_0}{V_d k}(1-e^{-kt})$

- 负荷剂量计算：$X_0=Css \times V_d$

2.1.7 肾功能不全患者用药量计算

（1）按肌酐清除率计算

- 计算公式：见表6-49。

表 6-49　肾功能评价相关计算公式

肾小球滤过率	$Ccr(ml/min)=\dfrac{\text{尿肌酐} \times 24\text{小时尿量（ml）}}{\text{血清肌酐} \times 1440}$
Cockcroft公式	$Ccr(ml/min)=\dfrac{（140-\text{年龄}） \times \text{体重（kg）}}{72 \times \text{血清肌酐} \times （mg/dl）}$　（女性 $\times 0.85$）
MDRD（中国）公式	$eGFR\left[ml/min \cdot 1.73m^2\right]=175 \times （Scr,mg/dl）^{-1.234} \times （\text{年龄}）^{-0.179} \times 0.79（\text{女性}）$

- 数据准备：检验系统数据包括血肌酐、尿肌酐、血尿素氮、胱抑素C；HIS中患者年龄、性别、体重等。

（2）用药剂量计算

表 6-50　肾功能不全患者剂量计算公式与信息系统数据来源映射表

方案1	
一般根据药物血浆半衰期（$t_{1/2}$）和患者肌酐清除率，计算药物剂量调整因子（Q）： $Q=1-\left[fe \times (1-\dfrac{1}{\text{患者Scr}})\right]$	
fe是药物经肾脏排泄的百分数，Scr的单位是mg/dl。如果药物维持剂量每次不变，用药间隔为：肾功能正常时的用药间隔/Q。这种方法往往会导致血药浓度波动大、治疗窗窄的药物容易引起毒副反应。	
公式	系统数据来源
fe	药品字典中对应的fe
患者SCr	检验系统肌酐结果与体重公式换算
半衰期（$t_{1/2}$）	药品字典中对应的半衰期（$t_{1/2}$）
方案2	
每次用药剂量＝肾功能正常剂量 $\times$ Q值 $\times$ 选定用药间隔/正常用药间隔	
公式	系统数据来源
肾功能正常时剂量	药品字典中对应的正常剂量
Q值（调整因子）	剂量计算公式结果获取
选定用药间隔时间	24小时/医嘱给药频次

（3）计算注意事项

- 肾功能不全患者还受其他药代动力学因素影响，如低蛋白血症、药物-药物或药物-食物相互作用，老年人由于肌肉减少但肾功能生理性减退，而导致肌酐清除率不能很好地体现肾功能真实状态。因此，肾功能不全患者应特别注意监测疗效和不良反应，可以测血药浓度的药物及时监测血药浓度，根据肾功能变化情况及时调整药物剂量。

- 肾脏替代治疗患者的药物清除量＝机体的清除量＋替代治疗清除量，如果替代治疗清除量较大，还要根据透析的清除量对剂量进行调整或补充。

• 血液透析过程中，药物通过弥散作用从血中清除，其清除率决定于药物特性、患者特征以及所选择的治疗模式，由于药物分子量、蛋白结合率各不相同，难以用统一的公式表达单次透析药物的清除量。

• 结合医院信息化系统，在前文提到的自动调用指标并计算肾小球滤过率的基础上，当算得肾小球滤过率降低时，对肾毒性药物进行警示，提示医生更改治疗药物；根据GFR具体值，对于需要调整剂量的药物推荐适宜的给药剂量调整方案。

2.2 特殊人群科研管理

2.2.1 成人用药数据外推儿科用药研究

（1）应用场景　药学会诊、病历讨论、用药咨询和药学科研工作。

（2）外推模式分类　根据外推假设中已知数据在已知人群与目标人群的相似程度，外推模式分为完全外推、部分外推和不进行外推。

（3）已知数据内容　"已知数据"的来源包括体外实验、动物实验、流行病学研究、诊断研究、药代动力学（PK）和药效动力学（PD）研究、临床试验、临床观察性研究、类似药物研究、文献等。

（4）已知数据来源分类　包括已有中国成人数据且国外已获批儿科人群适应证；有中国成人数据及国内外儿科人群参考文献数据；仅有中国成人数据。

（5）研究内容

• 决策（或推断）成人临床试验疗效数据能否外推以及如何外推是有科学基础的。首先，需要对所有可获得的信息和数据进行综合分析，包括不同年龄段人群器官功能的差异及其对药理学特征的影响、疾病知识、流行病学情况、非临床试验数据、相同或类似机制药物在成人及儿科人群间的PK、PD、临床有效性和安全性差异等。然后，从以下两方面进行决策（或推断）：目标适应证的疾病进程和治疗反应在成人和儿科人群间是否相似；药物的体内暴露效应关系（Exposure–Response Relationship）在成人和儿科人群间是否相似。

（6）数据外推研究流程　包括建立外推假设、设计外推计划、实施外推分析，制定降低不确定性及风险策略和建模模拟。

• 建立外推假设阶段：整合已知数据，评价已知人群与目标人群的相似性和差异点，借助建模模拟的方法，明确提出外推假设，获得预测指标。

• 设计外推计划：基于外推假设，制定目标人群研究计划。

• 实施外推分析：解释在目标人群中获得的有限数据，验证外推假设，确证/验证已知人群和目标人群相似性。

• 降低不确定性及风险策略：评价数据外推的可靠性，明确不确定性和风险，提出降低不确定性和风险的策略。若基于目标人群的验证性数据有限，可能难以在上市前解释这些不确定性和风险，则需要制定上市后研究计划。

• 建模模拟：基于数据（体外、动物、临床、文献）、假设（基于数学/统计模型描述数据）、学习（保留与假设相关的信息）、预测（基于假设的数据模拟预测和优化试验设计）和确证（与外部数据比较）的研究方法。

2.2.2 药物肝损伤研究

目前关于药物肝损伤预测模型研究方法与肾损害预测模型相似，主要是通过收集某种疾病状态下肝损伤可能相关的风险因素数据，经多种方法进行相关性分析，筛选出相关风险因素。在数据建模方面主要以症状表现、肝功能检验数据为基础；通过中国医院药物警戒系统（CHPS）对药物性肝损伤进行主动监测。其检索资源包括LiverTox网站（http://www.livertox.nih.gov）和我国的HepaTox网站（http://www.hepatox.org）。

2.2.3 药物性肾功能损伤研究

目前研究较多的是急性肾损伤的预测模型建立，主要是通过收集某个操作后（心脏手术）或某种疾病状态下（脓毒血症）或某种人群中（住院患者）急性肾损伤可能相关的风险因素数据，经多种（Logistics回归、随机森林、LightGBM等）方法进行相关性分析，筛选出相关风险因素。关于药物性肾损害独立的预测模型较少有研究，多数研究是在上述风险预测模型中包含一两个药物相关因素。

2.3 专科系统管理

2.3.1 血液透析/腹膜透析管理系统

（1）功能简介

• 透析监测指标：包括血流量、透析液流量、超滤量、钠离子、钾离子、钙离子、透析浓度等信息。

• 血液净化电子病历包括血透监测参数信息和用药信息等。

• 部分医疗机构通过互联网医院进行腹膜透析液远程处方的开具和配送；处方和配送地址信息上传至供应商平台，供应商发货前核查透析液的相关单据、批号信息，经合格后进行物流配送。

（2）系统管理要点 医院血液透析信息系统接入全国血液透析病例信息登记系统；医院机构药品信息按药品药理分类进行字典映射维护后，经系统转换后统一上传国家平台。

2.3.2 妇女儿童保健管理系统

（1）系统简介 妇女儿童保健管理系统；其主要功能包括疫苗接种、出生缺陷登记、孕妇建档、产检登记等。

（2）系统管理要点 系统做好与HIS中疫苗出入库及基本字典维护，实现疫苗信息互联互通，开展药源性致畸研究的，可借助出生缺陷胎儿登记数据，进行数据追溯研究。

2.3.3 手术麻醉管理系统

（1）系统简介 具备术前麻醉访视、麻醉评估、麻精处方（可选）、麻醉药品余液管理、术中给药、麻醉记录、术中生命体重监测、镇痛泵管理、毒麻药品管理、麻醉复苏和术后评估等功能。

（2）信息化建设要点

• 监测指标应符合《麻醉专业医疗质量控制指标》（2020年版）和《抗菌药物临床使用指导原则》等，统计包括预防使用抗菌药物时机选择合理率、严重过敏反应发生率、术后镇痛满意率、区域阻滞麻醉后严重神经并发症发生率、麻醉后新发昏迷发生率等指标；同时做好麻精—药品余液登记。

• 系统集成：HIS手术医嘱，特别是术前准备相关的药品医嘱信息实现同步，术中用药信息经HIS或集成平台与CHPS进行数据交互。

2.3.4 输液管理系统

（1）系统简介 输液管理具备配药管理、皮试登记、药品查对、智能提醒、患者身份查对、条码识别和医嘱校对知识库等功能。

（2）信息化建设要点

• 配合皮试结果登记和电子病历过敏史等信息，实现预警提醒，此外，通过输液知识库，对有滴速要求、配伍禁忌药品和配置使用时限药品进行信息提醒。

• 系统集成：与PIVAS、HIS和移动护理实现互联互通；部分医疗机构通过输液物联网监测设备和输液中央监控平台，实现病区输液滴速监控和缺药智能提醒等功能。

2.3.5 过敏患者信息管理

（1）系统功能

• 患者过敏档案：过敏档案在传统患者档案基础上，增加患者职业环境信息、食物过敏史、家庭过敏史等。过敏档案应集成患者门诊病历和住院病历过敏信息，供医生在开具药品时调阅。患者在每次用药阶段，包括皮试结果、药物监护以及药学问诊等环节采集的药物过敏信息，统一汇聚到患者过敏档案。

• 脱敏管理：脱敏治疗采取多次不同滴度剂量给药。按滴度试验的方法，从皮试浓度分多次和多天逐渐增加剂量至正常给药剂量，让患者逐步耐受。脱敏主要用于除本药品外无其他替代治疗药品情况。脱敏治疗应取得患者知情同意，并进行相关风险评估；对脱敏治疗的给药方法、药品剂量及浓度、给药时间、给药后反应和处理措施等进行全程记录。如破伤风抗毒血清、粉尘螨滴剂和胰岛素等的脱敏治疗。

• 皮试药品：包括皮试药品目录维护；HIS应具备开具皮试用法及接收皮试结果的功能；皮试用法开具时，处方应具备默认收取皮试费用，包括注射器及配制溶媒等费用。

• 交叉过敏管理：涉及共同致敏化学基团、相同辅料，以及食物–药物交叉过敏的患者，通过知识库或制定交叉过敏规则，实现智能提醒功能。

• 过敏记录登记：与HIS及输液管理系统进行皮试记录登记，以及对病案首页、病程记录及CHPS系统中患者过敏信息采集。

• 危急值提醒：Ⅰ型参照危急值管理方式，系统提醒停药警告；根据相应的检验、症状及诊断，推荐对应处理措施。

• 分析引擎：包括致敏基团分析、鉴别诊断分析和辅助识别等。同类致敏基团分析引擎：根据知识库中致敏基因信息，检索当前使用药品是否具备相应致敏基因以及患者过敏史中是否记录有相同的致敏基团药物。鉴别诊断引擎：优先判断再激发试验阳性结果和时序性，其次判断有关免疫四项+补体、嗜碱性粒细胞、嗜酸性粒细胞等结果。辅料过敏识别分析规则：非相同致敏基团药品发生次数＞2次，过敏药品具备相同辅料，速发型过敏反应。药物激发试验推荐引擎：根据适用范围分为建议级、警示及和禁忌级。具体如下（表6-51）。

表 6-51 药物激发试验推荐级别

推荐级别	适用范围
建议	诊断或症状包含过敏性胃肠道反应、皮疹、斑丘疹等；且症状较轻
警惕	诊断：SJS、TEN、DRESS、AGEP和脉管炎
禁忌	妊娠、严重并发症（警惕级基础上）、违规药品

（2）过敏字典

• 过敏类型字典：按照免疫反应类型划分Ⅰ型、Ⅱ型等。其中Ⅰ型过敏反应可参照危急值管理方式及时处理和报告。

• 过敏原分类字典：包括药品（西药）、药品（中药）、食物、辅料、包装材料、环境等。过敏原分类字典分别与药品、辅料、环境、食物字典进行一一对照。

表 6-52 过敏原分类字典

过敏原	类型	常见致敏物质
药品	Ⅰ~Ⅳ型	西药、中药（致敏成分）及生物制品
药物辅料及包装	Ⅰ型	泊洛沙姆188、聚山梨酯80、脂质体、聚氧乙烯蓖麻油、甲氧基聚乙二醇修饰的聚苯乙烯微球
食物过敏	Ⅰ~Ⅳ型	含有麸质的谷物及其制品、甲壳纲类动物及其制品（如虾、龙虾、蟹等）；鱼类及其制品；蛋类及其制品；花生及其制品；大豆及其制品；乳及乳制品（包括乳糖）；坚果及其果仁类制品
环境过敏	Ⅲ型	尘螨、挥发性有机溶剂、紫外线（光敏反应）、玻化合物（五金陶瓷冶炼）、空气硫化物颗粒

• 食物过敏字典：包括代码、一级分类和食品名称，一级分类参照《食品安全国家标准预包装食品标签通则》（GB 7718-2011）规定，共设置8类。除上述食物原材料分类外，字典另外设置食品添加剂内容。

• 药物过敏字典：包括药品名称、商品名称、英文名称、化学结构式、分子量、高致敏性标识、药理分类。

• 辅料及包装过敏字典：可参照FDA辅料数据库进行设计，包括辅料名称（中文/英文）、CAS号、化学结构式、UNII、分类、安全性、给药途径、剂型和配伍禁忌。

• 食物–药物交叉过敏对照表：包括食品名称、食品代码、药品名称和药品代码进行一一对照。

• 致敏化学基团字典：包括化学式、基团名称、英文前缀、英文后缀。致敏化学基团字典通过英文前缀或英文后缀，与药品英文名称进行批量匹配对照。

（3）系统集成要求 过敏患者管理系统一般在HIS基础上进行功能改造，包括皮试登记、过敏患者档案管理和过敏患者用药审核等功能，系统集成包括电子病历、移动护理和输液管理系统等。其系统集成结构如图6-22。

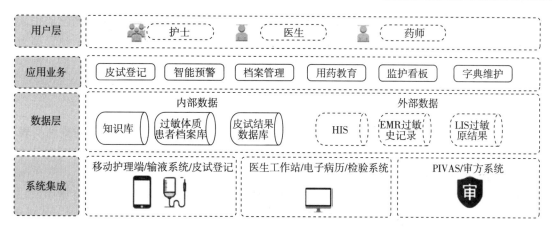

图 6-22　过敏患者管理系统架构图

2.3.6 智能药盒

（1）应用场景　老年人及慢病患者长期用药。

（2）功能参数要求

• 具备温湿度监测，药品质量问题及数量缺失问题需提前语音报警并以短信形式发送到监护人手机进行报警。

• 输入长期医嘱后可以在不同的时间能准确识别药品及剂量，并自动进入食用器。

• 具备分区功能，能区分开餐前、餐中、餐后药品。

• 需服药时及时进行声光报警，如果20分钟无人取药及时发送短信至监护人手机。

• 具备记忆功能，当天服务信息自动汇总短信发送到监护人手机上。

• 服用药品储存槽开启灵活，具备力量触摸感应式或声控模式。

第三节　药学服务信息管理

1. 临床药师工作站

1.1 系统功能

临床药师工作站作为药学服务的主要信息系统，承担了药学会诊、药学查房、药学监护、用药咨询和用药指导等基本药学服务内容。其框架由应用层、应用服务器和数据层三部分构成，其中应用层通过Webservice、视图等接口方式与药学数据中心及主业务数据库连接。平台根据门诊药学服务、住院药学服务、居家药学服务和信息管理等业务设计，根据药学服务特点，临床药师工作站应提供移动端接入服务。具体系统架构见图6-23。

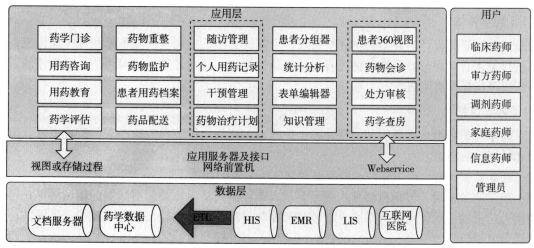

图 6-23　临床药师工作站平台框架图

基本的用户功能包括用药咨询、用药教育、药学查房、药学门诊、药学评估、药学监护、用药档案建档、处方审核和患者360视图等。目前，除居家药学服务、药学随访、药品配送和干预管理为其他独立管理信息系统模块外，临床药师工作站基本覆盖《医院药学服务规范》所涉及的服务范围。根据药学服务要点，临床药师工作具体功能要求如下。

1.1.1 用药咨询

（1）用药咨询登记表　按用药咨询记录表格式供所有药师调阅，提供用药咨询查询列表，可对重点用药咨询进行标记，既往咨询内容可在药师群组内及各药学服务场景实现共享，共享时允许患者信息隐私化，并按时间先后序列排序显示。

（2）药学知识库　可参照药品说明书、临床诊疗规范指南、临床路径、健康教育指南或建议以及国家相关法律法规等，患者通过关键词模糊咨询进行逐步回答。

（3）患者用药档案　可供其他药学服务模块调用，并查询患者基本信息，用药档案除患者基本信息外，诊断、过敏信息、就诊信息及用药信息按照时间先后顺序更新到用药档案。其管理要点如下。

• 医务人员及公众进行用药咨询时跳过建档流程；相关咨询记录可通用咨询者电话号码与历史档案进行关联。

• 未建档患者可以通过用药咨询、药学查房等药学服务场景触发用药档案建档工作。

• 患者建档时，优先检索患者主索引（EMPI），实现住院及门诊信息关联；新就诊患者采用身份证与电话号码作为档案唯一识别码；支持患者用药档案合并。

• 患者用药档案在药学门诊执行时，对未建档患者进行患者建档提醒，同时，向HIS接口调取患者基本信息及历史用药记录信息。

1.1.2 用药教育

按照用药教育记录规定格式记录，其标记、查询、安全性和共享参照用药咨询模式；用药教育记录表包括患者基本信息、用药既往史，当前用药清单、用药教育主要内容、依据来源、患者用药疑问及解答信息。

1.1.3 药学查房

按照药学查房记录规定格式记录；单次住院周期内的药学查房按照时间先后顺序统一归档到同一药历中；结构化的药学查房，在有条件的情况下，可与药学监护、药学会诊、药品不良反应报告和药学评估实现数据互联互通。采集信息内容包括但不限于患者姓名、性别、年龄、生命体征、现病史、基础疾病、既往史、既往用药史、过敏史、家族史、个人史、婚育史、入院诊断、辅助检查结果、治疗方案及疾病进展等。

1.1.4 处方审核

通过调用外部的处方审核软件实现处方审核工作；从处方审核软件中调用审核结果信息。

1.1.5 药学评估

通过表单编辑器设计的各类药学评估量表，由模块化的下拉列表、文本框和选择框构成，通过预设权重信息进行量表自动评分。药学评估内容包括依从性评估、认知评估、风险评估、麻醉评估、营养评估和特定疾病或医疗操作前评估。

1.1.6 药学监护

（1）药学监护分组　按照病种、特殊病生理状态、药品或特定检验检查项目实现患者分组，并支持分级标识和计划提醒功能。

（2）药学监护计划　可对住院或居家患者制订药学监护计划。

（3）药学监护记录　包括自动导入或手工录入既往用药清单，调阅对照当前用药清单；可对预设检验检查及病历记录的症状信息进行系统自动监测，并与目标值进行比较，以实现监护效果评估；药学监护记录可归档至电子药历。

（4）权限管理　授予临床药师在病历系统中记录药物治疗监护的权限，同时具备电子病历查询、会诊和LIS药物治疗监测报告解读权限。

1.1.7 药学门诊

根据药学门诊业务流程，内置患者就诊次数判断程序；对于首次就诊患者，系统推送患者用药档案建档模块。

（1）软硬件方面　可以查询患者诊断、检验检查、用药等诊疗记录，并记录药学门诊相关信息，药学门诊应当符合诊室的硬件设施要求。

（2）药学咨询管理　包括咨询登记、患者建档、历史咨询查阅、患者服务评价、药学随访、工作量统计和字典维护。药学咨询服务根据线上与线下服务，可通过互联网医院或专用咨询平台实现用药咨询与服务评价管理。

（3）其他功能　在满足药学门诊基本工作需要的基础上，可适当扩展功能患者分组、药物重整、风险评估和预警提醒等功能。

1.1.8 药学随访功能

可基于医院随访系统设计，具备随访表单设计维护，支持公众号表单推送，可按照手术患者、诊断、特殊人群标识或重点药物等标识主动推送相应药学随访模板；同时支持药学随访提醒功能，其规则如下。

（1）消息提醒间隔周期设计　应根据疾病特点，按疾病转归时间及药物治疗疗程等因素设置间隔周期。对于慢性疾病，药学随访间隔周期设置可设置14~28天；重大手术术后，药学随访则应根据药学监护要求；在住院期间进行随访服务。

（2）随访评估表单　除通用的依从性评估、营养评估和满意度评价等随访表单外，应根据专病特点实现精准推送，部分问卷可供患者自行完成，而部分问卷则需要药师通过网络、电话或居家随访进行信息采集。

（3）事件触发机制　主要针对患者在长期用药突发药物不良事件或其他影响药物治疗的活动或监测指标；如高血压病患者在使用可穿戴设备，发现异常血压异常波动，通过规则引擎触发药学随访任务。

1.1.9 药学会诊

（1）模板管理　可基于电子病历增设药学会诊模板，普通药学会诊模板可使用通用的会诊模板，另设特殊使用级抗菌药物会诊模板；临床药师可以对全院药学会诊进行查询、应诊和药学建议等操作。

（2）会诊登记信息　会诊单信息包括患者姓名、住院号、床号、科室、申请科室、申请医生、临床诊断、病史及诊疗情况、申请理由、会诊意见、会诊药师、会诊日期和会诊类型等信息。

（3）功能与规则　HIS或电子病历中实现临床医生会诊申请、会诊列表和药学会诊意见三部分功能；其中特殊使用级抗菌药物会诊申请单在原会诊申请单的基础上增加会诊药品信息；会诊申请可通过HIS开具医嘱时强制执行；根据管理要求，同一种特殊使用级抗菌药物连续使用时仅强制执行一次特殊使用级抗菌药物会诊申请单；此外，特殊使用级抗菌药物会诊申请单发送专家库字典人员登记填写会诊意见；紧急情况下临时开具特殊使用级抗菌药物医嘱时，可越级开具。

1.1.10 药学知识库

（1）知识库来源　包括但不限于各大类药物治疗相关的指南共识、药学服务相关制度、处方集、药品说明书、用药咨询知识及技巧、药物重整分组规则、处方审核规则、药物监护规则、各类药品分组管理规则、药品不良反应信息、特殊人群用药剂量计算公式等知识内容。

（2）知识库应用　可用于用药咨询、用药教育、用药指导、处方审核及临床决策支持等药学服务。

1.1.11 药物重整

（1）药物重整采集信息　包括既往用药史、药物及食物过敏史、药品不良反应等相关信息；其中既往用药史包括目前正在使用的药物及既往使用过的与疾病密切相关的药物和保健品名称、剂型和规格、用法用量、用药起止时间、停药原因和依从性等。

（2）药物重整结果记录信息　包括重整措施（继续用药、停药、加药、恢复用药、换药）、重整时间和重整药师等信息；药物重整记录应支持转科及出院患者调阅。

（3）药物重整管理工具　见表6-53。

表 6-53　药物重整管理工具

管理工具	用途	适用人群
用药档案	查询患者既往用药情况	药师
电子用药记录表	采集患者用药史	依从性高患者
患者360视图	查询患者既往用药情况	临床药师、药学门诊
移动药师工作站	查询患者既往用药情况	临床药师
居家药师工作站	查询患者既往用药情况	居家药师，长期处方及居家药物重整服务的患者

（4）药物重整规则

•处方审核软件审查部分：用药适应证、重复用药、用法用量、特殊剂型/装置药物给药途径、相互作用、特殊人群剂量和选择适宜性评价。

•其他人工审核规则：重点关注症状缓解药物是否需要长期使用；特殊检查或医疗操作前是否需要临时停用某些药物；关注静脉药物及有明确疗程的药物是否继续使用。

（5）药物重整触发机制

•患者入院：查询用药档案、患者360视图和询问等；记录患者入院前在用药品信息和当前治疗药物方案是否冲突。

•患者转科：患者转科时向临床药师工作站或移动药师工作站推送患者转科信息和住院期间用药信息。

•患者出院：HIS开具出院医嘱和出院带药时推送药品信息，通过处方审核软件进行审核。

•长期处方开具：HIS开具长期处方时，调用患者用药档案，查询历史取药记录，防止患者未达间隔周期取药造成药品积压及重复用药。

•居家药学服务：调用患者用药档案和电子用药记录表，整理家庭药箱，重整患者各医疗机构开具的及其他来源药品。

1.1.12 其他药学服务功能

（1）药品不良反应　参照药物警戒章节调用CHPS或自建药品不良反应报告表；居家药学服务或药学门诊患者不良反应报告可以简化报告信息，但不得缺省药品使用信息、不良反应发生时间、不良反应症状描述及转归情况等信息。

（2）治疗浓度药物监测　基于LIS，进行治疗药物监测结果报告、报告解读和危急值报告功能。

1.1.13 统计分析

（1）问题统计　根据药学门诊问题目录字典，统计问题分布、不合理处方数量、干预率，用药错误等问题。

（2）工作量统计　统计药学门诊药师建档数量、用药咨询数量、患者满意度、药物重整数量、用药教育数量、不良反应处理数量、未回复记录数量统计、处方审核数量、随访数量、用药教育数量、TDM及基因检测报告解读例数等。

（3）药学服务评价指标　药师药学监护患者有效性评价（治愈率、疾病复发率、平均住院日、再住院率、细菌耐药率等）、安全性评价（药品不良事件/不良反应发生率等）、患者用药依从性评分、药学服务记录（不良反应报告、药学监护记录、用药咨询及药学查房记录）、按要求时限记录百分率等。

1.2 系统管理

1.2.1 系统维护

（1）角色及权限管理　根据药学服务人员的资质管理要求，分别设临床药师、调剂药师、审方药师、信息药师、家庭药师和管理角色，并根据职称分配各功能模块权限。其中用药咨询、用药教育、用药档案、知识管理和药物重整为通用功能模块。具体内容见表6-54。

表 6-54 临床药师工作站功能与权限分配

业务	功能	角色权限
门诊药学服务	用药咨询、用药教育、处方审核、药品配送、知识管理	临床药师、审方药师、调剂药师
	患者360视图、药学门诊、药物重整、随访管理、患者用药档案、个人用药记录、药学评估	临床药师
住院药学服务	患者360视图、药学查房、药学监护、药学会诊、处方审核、随访管理、药学评估、患者分组器、知识管理、药物治疗计划	临床药师
居家药学服务	用药咨询、用药教育、知识管理、个人用药记录、药学评估、干预管理、药物治疗计划、患者分组器	家庭药师
MTM服务	随访管理、个人用药记录、干预管理、药物治疗计划、知识管理	家庭药师、临床药师
信息管理	统计分析、患者分组器、表单编辑器、药学服务文档管理、知识管理	信息药师、管理员

（2）文档管理相关功能　文档管理包括门诊药学服务记录、药物重整记录、个人用药记录、药学会诊单、药历、药学查房记录和药学监护记录等。文档管理详细内容及格式参照本节第3部分。

（3）系统评价与运行环境　药学门诊系统评价主要考虑药学门诊系统与HIS、LIS和EMR的集成程度；患者档案是否能实时调用历史处方/医嘱信息；其次是风险评估表单是否能够按照指南及本地管理要求实现灵活配置；最后药学门诊系统考察分组预警与信息提醒功能是否按照规则设置自动完成。

（4）系统集成　患者360视图、药学会诊、药学查房和处方审核需要与主要业务系统进行同步数据交换，其他功能可通过ETL定期从业务系统中导入药学数据中心供药学服务信息平台调用。同步数据接口可采用Webservice接口，异步数据可通过数据库视图或存储过程实现数据存储和查询服务。

• 系统集成：包括门诊医生工作站、电子病历系统、检验系统、检查系统和药房工作站，有条件的医疗机构可配置文献期刊数据库和电子处方集供出诊药师查询；具体见表6-55。

表 6-55 功能模块系统集成要求

药学服务模块	系统集成要点
处方审核	Webserivce标准实时同步HIS处方、诊断及检验系统信息
药学会诊、药学监护、药学评估	Webserivce或视图采集电子病历、医嘱信息、检验系统信息，或通过HTTP接口调用相应信息系统查询界面
治疗药物监测	LIS、HIS
用药教育、药学科普	知识库（CDSS或自建知识库）
用药咨询	知识库（CDSS自建知识库）、采用Webserivce标准实时同步HIS处方
用药计算	结构化提取药品检验系统信息、病历中体重、年龄等信息

• 其他信息资源配置：药学门诊所使用计算机设备均需安装兼容谷歌及IE内核浏览器以及防火墙软件，避免数据库服务器受到外部网络病毒攻击；解决BS架构系统应用兼容性问题；根据医院药学信息化建设情况，门诊药师工作站逐步普及药学门诊功能模块，解决患者建档、随访和知识共享管理问题。如需开展互联网药学问诊服务的医疗机构，药学门诊需要额外安装网络摄像头和音频播放设备，供网络视频使用需要。

1.3 信息标准化

1.3.1 药学服务基本数据集

药学服务基本数据集见表6-56。

表 6-56 药学服务基本数据集

数据信类型	基本数据元	来源或标准	组合服务
基本信息	姓名、出生日期、性别、联系电话、地址、文化程度、职业、身份证号、医保身份、患者唯一编码	HIS（通用卫生信息标准）	用药档案
健康史	个人史、家族史、生育史、既往病史、现病史、生活习惯、过敏史、用药史、免疫接种史	电子病历	用药档案

续表

数据信类型	基本数据元	来源或标准	组合服务
药品信息	药品名称、剂量、规格、批准文号、生产厂家、批号、用量、用法、频次、开具时间、结束时间	HIS（通用卫生信息标准）	用药档案
药学查房信息	查房日期、患者唯一编码、查房相关问题、药学意见	电子病历、药学查房模块	药学查房
药学评估	评价分类、评价项目名称、评价描述、得分	药学评估模块	药学评估
生活方式信息	吸烟史、旅居史、日均盐碘摄入量、饮酒史等	电子病历	用药档案
药学监护	监护分组、监护分级、开始监护时间、结束监护时间、监护药师	药学监护模块	药学监护
干预信息	干预计划分类、监测指标、干预描述、药物治疗建议、生活方式改善意见、干预日期、其他干预措施、干预药师、干预结果、疑难级别、转诊记录	MTM或合理用药	MTM
处方审核	审核类型、审核药品名称、严重程度、审核日期、审核药师、处方编码、药品编码、处方日期、处方医师	处方审核系统	合理用药
药学随访	诊断、随访周期、随访内容、随访日期、随访药师、随访结果	随访系统	药学随访
药学知识库	知识名称、知识描述、关联药品名称、关联药品编码、知识来源、知识分类	药品说明书、处方集、指南共识	合理用药、药学门诊
用药咨询	咨询对象、咨询方式、咨询内容类型、参考资料类型、参考咨询、咨询内容、咨询日期		药学门诊、居家药学服务、住院药学服务
药学查房	查房日期、床号、问题、回复信息	电子病历、HIS、LIS等	住院药学服务
药学病历讨论	病历摘要、问题、讨论意见、参与人、讨论日期		
药学监护	监护分组、监护分级、开始监护时间、结束监护时间、监护药师		

1.3.2 药学服务分类字典

• 咨询内容分类代码表：用法用量、适应证、禁忌证、用药注意事项、药理作用、药物相互作用、贮存方法、有效期识别、药品不良反应识别与处置、个体化用药建议、疾病预防。

• 咨询方式代码表：电话咨询、互联网咨询、面对面咨询、邮件或书信咨询。

• 特殊人群分类代码表：妊娠期、哺乳期、新生儿、婴幼儿、青少年、老年人、肝功能不全、肾功能不全、过敏体质、其他。

• 咨询类型代码表：注意事项、不良反应处理、药品使用方法、药品价格、药品储存、其他。

• 回复依据类型代码表：药品说明书、药典、指南共识、指导原则、工具书、文献期刊、临床经验、其他。

• 药学问题代码表：按照二级编码原则编制，其中第一级为药物治疗相关问题代码，第二级为原因描述代码。具体见表6-57。

表6-57 药学问题分析评估项目代码表

一级代码	一级名称	二级代码	二级名称	参照审方规则
A	药物治疗方案过度	01	无适应证用药	无适应证用药
		02	过度的联合治疗	无联用指征
		03	无需药物治疗	无指征用药
		04	用一种药物治疗其他药物引起的不良反应	—
B	药物治疗方案不足	01	需要启动新的药物治疗疾病	—
		02	需要预防用药来降低新发疾病风险	—
		03	需要增加药物以获得协同或叠加治疗效应	—

续表

一级代码	一级名称	二级代码	二级名称	参照审方规则
C	无效药物治疗	01	药物产生耐药	—
		02	剂型使用不当（同本表E08）	剂型使用不当
		03	药物治疗无效	—
		04	给药途径不当	给药途径不当
D	药物剂量不足	01	药物剂量过低	用量不当
		02	用药间隔时间过长	用法不当
		03	药物相互作用减弱了有效药物剂量	相互作用
		04	药物治疗时间过短	疗程不足
E	药物不良事件	01	产生了与药物剂量无关的不良反应	—
		02	风险因素需要选择更安全的药物	—
		03	药物相互作用引起的不良反应	—
		04	给药方案调整过快	—
		05	药物相关的过敏反应	—
		06	患者存在用药禁忌证	禁忌证用药
		07	用法使用不当	用法不当
		08	剂型使用不当	剂型使用不当
		09	用量使用不当	用量不当
F	药物剂量过高	01	单剂量过高	用量不当
		02	用药间隔时间太短	用法不当
		03	用药持续时间太长	疗程过长
		04	因药物相互作用导致药物相关的毒性反应	相互作用
		05	给药速度过快	滴速过快
G	依从性差	01	患者没有充分理解用药指导或用药说明	—
		02	患者主观上不愿意服药	—
		03	患者忘记服药	—
		04	患者认为药费过于昂贵	—
		05	患者不能自行服用或使用药物	—
		06	患者无法获得药物	—

• 药学咨询服务分类代码表：见表6-58。

表6-58 患者咨询服务标准分类代码表

代码	说明
1	剂型、剂量、给药途径、治疗周期
2	用药的一些特别注意事项
3	通常会遇到的一些严重不良反应、副作用、药物的相互作用、治疗禁忌以及相关的预防措施和发现情况时所需采取的措施
4	用药的自我监控方法
5	药物的正确贮存
6	处方重新配置的相关信息
7	未按规定次数用药所应采取的补救措施

1.3.3 药学服务规则管理

（1）规则分类　包括药物重整分组规则、处方审核规则、药物监护规则、患者分组规则、药学服务分组管理等。

（2）审方规则维护　参照处方审核章节进行规则维护。

（3）药学监护规则　包括分组规则和分级规则，按1~3级维护；高危因素规则字典包括诊断、症状、检验指标、年龄、性别、药品等数据元。

1.3.4 药学服务标准共享文档

临床药师工作站与其他药事管理软件主要区别在于，临床药师工作站涉及大量电子文档，特别是药学会诊及药学检验报告等，均纳入电子病历管理范畴。因此对临床药师工作站文档信息标准应符合电子病历及互联互通基本要求，参照HL7和卫生信息标准，使用标准的XML的格式进行存储和共享服务；药学服务电子文档与传统的医疗电子档案实现信息共享，如患者基本信息、用药信息、病史信息和实验室检验结果信息可直接引用，除上述文档外，药学服务的专属文档包括个人用药记录、药学评估量表、用药教育、处方审核结果。

表 6-59　文档管理模块

功能模块	功能说明
药历	调用电子病历、HIS和LIS信息
查房记录	
药物监护记录	BS架构，支持移动查房和患者360视图查询；提供药学监护模板、用药建议模板、监测指标和预警规则设置
会诊记录	
药学咨询记录	支持互联网医院端，具备移动端应用
用药教育记录	短信对接、公众号推送、宣教资源管理、信息登记和推送设置
药品不良反应报告	接入CHPS系统，实现报告上报和统计
药物重整记录	可调用HIS历史用药清单整合至药物重整记录
药物评估记录	依从性通用评分表、营养评分表、肾功能、肝功能，支持自定义评估量表
TDM检测报告	基于LIS报系模块设置报告格式
随访记录表	随访提醒、自定义问卷和问卷评分

（1）患者档案

•患者基本信息和用药信息由HIS提供，病生理状态、过敏史、用药信息和诊断单独数据表存储。需求信息根据具体药学服务业务存储到相应的业务数据表中。

•数据模型：包括基本信息、人口健康信息、用药信息、检验信息、特殊人群标识和过敏史信息。患者基本信息可从HIS中调用。

•患者档案文档格式：参考格式见表6-60。

表 6-60　患者档案

首次建档日期：　　　建档药师：　　　档案号：自动生成，唯一标识码					
姓名		性别		出生日期*	
身份证号*：				联系电话：	
门诊号：支持多条录入					
住院号：支持多条录入　　诊断					
药品名称	规格	用量	用法	给药途径	起止时间

（2）用药咨询记录

•建立用药咨询记录数据库和标准用药咨询数据库，前者主要用于记录日常工作，其数据模型包括患者信息、咨询者信息、咨询类别、相关医嘱、病史摘要、咨询内容、临床药师回答内容、参考资料和满意度评价。标准用药咨询数据库则主要用于日常问题查询检索，数据来源包括药品说明书、循证医学数据库、临床指南和工具书等；数据库数据模型包括关键词、用药咨询问题分类、证据来源、证据级别和适用对象等。

•用药咨询记录文档信息：患者姓名、地址、电话号码、出生日期（或年龄）及性别；个人的重大病史、疾病状况、已知的变态反应及其他药物不良反应，另外还有一份全面的药物及相关治疗器械设备清单；药师对药物治疗所提出的相关建议。

•用药咨询文档管理要求：见表6-61。

表6-61 用药咨询记录文档管理要求

文档名称	用药咨询记录	文档类型编号
文档格式	□XML □PDF □其他	
储存要求	□纸质/□电子　　□长期/□储存周期 年 加密	
共享要求	□本地共享 □移动端	
其他要求	□电子签名 □支持附件	
依据与来源	《医疗机构药学服务规范》	
场景与用户	药学门诊、住院药学服务、居家药学服务	
数据接入	患者基本信息和用药信息由HIS提供，过敏史调用公用过敏史字典	
文档质控要点	必填信息：特殊人群、咨询方式、咨询类型和回复依据类型采用标准字典；咨询内容及回答内容为必填信息；随访信息可在系统保存后可打开补录。	

•用药咨询记录表文档格式：见表6-62。

表6-62 用药咨询记录表

姓名		性别	男□ 女□	出生日期	年 月 日
咨询对象	患者□　　医务人员□	特殊人群	妊娠期□ 哺乳期□ 否□		
咨询日期	年 月 日	咨询方式	面对面□ 电话□ 互联网□		
咨询内容					
回答内容					
回答依据	药品说明书□				
	医药工具书□ 名称：				
	数据库□ 名称： 检索关键词：				
	其他□				
备注	是否需要回访：是□，联系方式　　　否□ 其他：				
咨询时长		咨询药师签名			

（3）用药教育记录

•用药教育记录文档管理要求：见表6-63。

表6-63 用药教育记录文档管理要求

文档名称	用药教育记录	文档类型编号
文档格式	□XML □PDF □其他：多媒体格式	
储存要求	□纸质/□电子　　□长期/□储存周期 年 加密	
共享要求	□本地共享 □移动端	

文档名称	用药教育记录	文档类型编号	
其他要求	□电子签名 □支持附件		
依据与来源	《医疗机构药学服务规范》		
场景与用户	住院药学服务、居家药学服务		
数据接入	患者基本信息和用药信息由HIS提供，自建用药教育知识库，可与移动护理及公众号对接，实现主动推送。		
文档质控要点	必填信息：患者基本信息及用药教育内容；有主动推送功能的须至少记录患者用药记录、患者就诊流水号和主动推送用药教育内容及时间等。		

- 用药教育记录文档格式：见表6-64。

表 6-64　用药教育记录

姓名		性别		年龄	
门诊号/住院号		科室		联系方式	
诊断					

患者用药情况

药品	规格	用法用量	备注

用药教育内容：

电话		药师签名		日期	
方式	□现场 □系统主动推送				

（4）药物重整管理要求

- 药物重整文档管理要求：见表6-65。

表 6-65　药物重整文档管理要求

文档名称	药物重整记录	文档类型编号	
文档格式	□XML □PDF □其他		
储存要求	□纸质 / □电子 □长期 / □储存周期 年 加密		
共享要求	□本地共享 □移动端		
其他要求	□电子签名 □支持附件		
依据与来源	《医疗机构药学服务规范》		
场景与用户	药学门诊、住院药学服务、居家药学服务		
数据接入	患者基本信息和用药信息由HIS提供；过敏史调用公用过敏史字典		
文档质控要点	必填信息：历史药品列表及重整意见为必填信息		

- 药物重整记录文档格式：见表6-66。

表 6-66　药物重整记录

姓名		出生日期		性别		联系方式	
ID号		出院/转科时间		入院/就诊时间			
主要诊断							
过敏史：（食物、药物等过敏史，包括过敏表现）							

续表

药物列表:

信息来源:□病人 □家属 □自带药物 □护理人员 □医师 □转诊单 □病历卡 □其他

药物名称（通用名）	用法用量	用药原因	开始时间	停止时间	备注（重整原因）

药师签字: 医师核对签字: 日期:

用药相关问题

（5）药学会诊记录　医生可通过HIS或电子病历开具会诊记录，临床药师具备会诊查询及记录的权限，但不具备处方（医嘱）管理权限；一般情况下，医院机构HIS不对门诊部分设置会诊申请功能。会诊记录单可参照以下格式设计或直接使用HIS自带的会诊记录格式；会诊记录分为普通会诊、急会诊和特殊使用级抗菌药物会诊，其中特殊级抗菌药物会诊记录需要在会诊记录中填写特殊使用抗菌药品名称，原则上采用一药一记录原则。具体见表6-67。

表6-67　会诊记录

申请日期时间:		申请科室医师签名:				
患者姓名		年龄		性别		
申请科室			病区			
住院号		床号		入院时间		
会诊类型	□普通会诊 □急会诊 □特殊使用级抗菌药物会诊　药品名称					
拟邀请会诊科室				拟邀请医（药）师名称		
病情及治疗情况						
申请会诊理由及目的						
会诊意见						
会诊医（药）师		会诊日期时间				

（6）药学查房记录　药学查房记录主要记录日常临床药学查房过程中与药物治疗相关的问题，如药物疗效、药物治疗方案变更、药学监护计划调整、患者有无发生药品不良反应、患者用药依从性评估及用药教育记录等。

（7）住院药学服务记录表　见表6-68。

表6-68　住院药学服务记录表

服务时间:		服务药师:				
基本信息						
住院号		姓名		床号		
年龄		性别		入院日期		
主诉与诊断				依从性评价		
药物治疗方案重整						
患者病情		特殊生理状态				
调整方案						
药品名称	剂量	途径	频率	自备药	继续使用	
				□是 □否	□是 □否	

续表

药品医嘱审核				
日期	医嘱内容	用药建议	不合理原因	结果

药学查房				
日期	住院号	问题	意见	药师

药学监护				
日期	目标药物	监护指标或症状	结果	建议

用药咨询			
咨询药品名称	咨询内容	回复内容	回复依据

用药教育			
相关药品	相关疾病	相关内容	指导依据

参照《医疗机构药学服务规范》；为规范管理，与门诊药学服务记录中的用药咨询及用药教育采用相同的格式内容。

（8）门诊药学服务记录　门诊药学服务文档管理包括门诊药学服务记录表、药学门诊记录表。其中门诊药学服务记录包括患者基本信息、检查检验信息、用药信息、用药咨询记录、用药教育记录、处方审核记录和随访记录。在实际门诊工作可通过信息化把各个门诊药学服务通用患者基本信息进行整合。具体见表6-69和表6-70。

表6-69　门诊药学服务记录表

服务时间：			服务方式：□现场 □电话				服务药师：		
ID号		姓名		性别		年龄		报销方式		联系方式	

患病史：
家族史：
过敏史：
个人史和婚育史：

重点检查项目及结果	
检查项目	检查日期及结果

处方审核						
不合理药品名称	处方号	处方医师	处方科室	问题描述	问题代码	干预结果

用药咨询			
咨询药品名称	咨询内容	回复内容	回复依据

用药教育			
相关药品	相关疾病	相关内容	指导依据

备注栏（含随访结果）

参照《医疗机构药学服务规范》

表 6-70 药学门诊记录表

就诊日期：	门诊药师：	患者编号：						
项目	内容							
基本信息	姓名： 诊疗卡号： 住院号： 性别：□男 □女 年龄： 身高： cm 体重： kg 教育的程度：职业： 联系电话： 家庭住址：							
临床诊断	□肾病综合征 □慢性肾功能不全 □高血压 □冠心病 □肝功能不全 □心脏瓣膜病 □慢性心功能不全 □糖尿病 □脑血管病 □高脂血症 □慢性阻塞性肺疾病 □支气管哮喘 □深静脉血栓 □高尿酸血症 □动脉硬化 □其他							
用药史	药物过敏□是（具体药物）□否 用药依从性 □好 □差 怀孕或准备怀孕 □是（ 周）□否 母乳喂养 □是 □否 计划手术 □是（手术名称： ）□否							
了解程度	用药目的 □清楚 □不清楚 用药方法 □清楚 □不清楚 用药注意事项 □清楚 □不清楚 合并用药 □清楚 □不清楚							
病史简述								
咨询内容	□基因检测个体化治疗 □血药浓度监测 □抗凝管理 □慢性病管理 □其他 咨询问题：							
治疗方案								
用药指导	□药物名称与用途 □用药方法 □不良反应/用药注意事项 □药物/食物相互作用 □特殊存储要求 □其他 药师建议：							
患者满意度	您认为临床药师对药物的讲解：A.很详细 B.较详细 C.一般 D.不详细 E.很不详细 临床药师是否解决了您的问题：A.解决了 B.部分解决 C.没有解决 您对临床药师的服务：A.很满意 B.较满意 C.一般 D.不满意 E.很不满意 患者签名： 年 月 日							
备注	本次门诊的费用是（ ）元							
随访								
治疗小结								

备注：引用广东省药学会2018年8月20日发布的《药学门诊试行标准》

（9）药历 药历作为住院药学服务文档的早期形式，早期承担着教学管理职责，随着临床药学服务工作的推广，药历成为临床药师开展药学服务的主要管理文档和绩效考核主要凭证，按照SOAP标准设计格式，具体如表6-71所示。

表 6-71 药历格式

姓名		性别		年龄		住院号	
住院时间 年 月 日				出院时间 年 月 日			
籍贯		民族		付费方式	□自费 □公费 □医保		
联系地址				手机			
身高（cm）		体重（kg）		体重指数（kg/m²）			
血型		血压（mmHg）		体表面积（m²）			
不良嗜好（烟、酒、药物依赖）							
主诉：							
现病史：							
既往病史及既往用药史：							
个人、家族史：							
过敏史：							

续表

体格检查要点：	
辅助检查：	
入院诊断：	出院诊断：

初始治疗方案

初始治疗方案分析

初始药物治疗方案监护计划（按疗效、不良反应、医嘱执行情况（依从性）分类监护，建立切实可行的监测指标并明确监测周期）

其他主要治疗药物［包括药名（完整通用名，包括剂型，注射剂需写清楚溶媒）、用量、用法（包括给药途径和频次）、给药起止时间、作用］

药物不良反应及处置史

药 物 治 疗 日 志

××××–××–××（D1）
入院诊断：
治疗方案及分析：详见首页初始治疗方案及分析
药学监护：详见首页初始药物治疗方案监护计划
××××–××–××（D2及以后）
查体：
辅助检查：
治疗方案变化：停用：
改用/加用：
治疗方案分析：
药师建议及结果：
药学监护：
用药宣教：
出院诊断：
出院带药：
出院教育：

药 物 治 疗 总 结

1.对患者本次住院治疗过程的总结：
2.对药物治疗中主要问题总结性分析评价意见：
3.药师在本次治疗中参与药物治疗工作的总结：

（10）居家药学访视表　见表6-72。

表 6-72　居家药学服务访视表

基本情况	姓名		性别		出生年月		医保卡号	
	家庭住址			联系方式				
	访视时间		地点			□初诊 □复诊（初诊时间）		
	合并疾病	□高血压 □糖尿病 □慢性阻塞性肺疾病 □冠心病 □恶性肿瘤 □脑卒中 □哮喘 □慢性肾脏病 □慢性皮炎 □其他：						
此次访视主要目的	□用药咨询 □科普宣教 □用药教育 □清理药箱 □药品不良事件筛查 □药物相互作用筛查 □依从性评估及干预 □用药方案调整建议							
	□随访上次访视问题			□其他：				
用药方案调整意见	药物治疗问题描述							
	问题分类	□适应证 □有效性 □安全性 □依从性						
	药师建议内容							
	家庭医师反馈意见							
	处方是否调整							

（11）居家药学服务记录表：见表6-73。

表6-73 居家药学服务记录表

姓名		性别		出生年月		医保卡号/身份证号	
1.居民用药清单							
药物通用名/商品名/规格/剂型		适应证	医嘱剂量/用法/起止日期		实际用法/剂量/用法/起止时间	开具医嘱的医疗机构/科别/医师	发现的药物治疗问题
2.交流药物治疗问题							
药物咨询	咨询要点				答复内容		
用药教育	教育要点						
药学科普	宣教要点						
清理药箱	存在问题				处理方法		
药品不良事件筛查	存在问题				处理方法		
药物相互作用筛查	存在问题				处理方法		
依从性干预	干预要点						
其他							
随访评估表							
随访项目		治疗前基线	第一次随访		第二次随访		……
症状体征							
实验室检查指标							
新的药物治疗问题		□无 □有	□无 □有		□无 □有		
本次服务日期							
下次预约日期							

1.3.5 病历相关药学服务记录

根据ASHP《关于在患者病历中记录药学服务的指导方针》要求，电子病历应记录药学服务相关内容包括以下信息。

（1）医师在撰写入院记录时记录患者的用药史总结，包括过敏史和不良反应临床表现、既往用药史和自我药疗相关信息。

（2）药物治疗选择方案和原则，以及有关药物重整的相关意见。

（3）对医嘱的澄清及特别说明。

（4）对药品的剂量、给药频次、剂型或给药途径做出调整的说明及记录，特别是对于抗菌药物的使用、停用及调整需有明确的病程记录供管理及统计需要。

（5）实际和可能发生且需要监督的药物相关问题，如易致严重不良反应药品、贵重药品和高警示药品等。

（6）药学监护期间的相关发现

• 用药合理性审核内容，包括可能存在的重复用药、相互作用（药–药、药–食、药–检查）及用法用量等审核意见。

• 用药方案相关的临床数据、药代动力学实验数据、药物基因多态性检测及治疗药物浓度监测等结果的药学解读报告。

• 实际或可能存在的毒副反应，涉及发生药品不良反应信息的应记录相关的药品信息、发生时间、处理措施及症状变化情况。

• 药学相关评估量表意见，如依从性评价，营养评估量表等。

• 药物治疗相关的症状和体征，包括可能导致的或治疗目标监测的症状和体征。

2.互联网药学服务信息平台

2.1 通用管理要求

2.1.1 管理要求

（1）政策要求 《加强医疗机构药事管理促进合理用药的意见的通知》（国卫医发〔2020〕2号）、《互联网医院处方流转平台规范化管理专家共识2020》《互联网诊疗管理办法（试行）》、《互联网医院管理办法（试行）》《关于建立完善国家医保谈判药品"双通道"管理机制的指导意见》（医保发〔2021〕28号）。

（2）分类应用 互联网药学服务包括药学服务公众号、互联网药品销售平台、互联网医院处方流转平台、居家药学服务平台和专科联盟药学服务平台；由于药学服务公众号在第二章详细叙述，本章不做详细介绍；根据各平台特点，其服务主体内容均有所差异，具体如表6-74。

表 6-74 互联网药学服务信息平台

平台分类	主要药学服务内容	技术要求	主要特点
公众号	药学科普、用药咨询、用药提醒、用药教育	/	容易入门，但服务项目较为单一
互联网医院处方流转平台	长期处方续开、药品调配、中药代煎、药品配送、用药咨询、不良反应、药学随访、用药教育	电子发票、电子签名、GIS技术	适用于慢性疾病患者药物管理，服务项目范围大，接入信息系统多
互联网药品销售平台	用药咨询、药品配送	支付与物流配送	主要从事OTC药品销售
居家药学服务平台	用药咨询、药物重整、家庭药箱整理、用药教育、药学随访、药学科普、药学建档、药物治疗管理	物联网技术、智能药盒	与互联网医院及签约家庭医师服务相配套
专科联盟药学服务平台	用药咨询、药学培训、药学随访、药学会诊、处方审核、用药指导	物联网技术	属于医疗机构之间的专科标准化服务协议，各医疗机构信息系统均需进行信息系统改造实现数据互联互通

2.1.2 互联网药学服务信息平台通用功能

• 用药咨询：参照临床药师工作中用药咨询功能模块，在此基础上增加互联网咨询内容附件上传功能，包括图文截图、语音等，同时新增群组咨询、用药咨询转发、协作等功能。具备用药咨询标准数据库的，可在此基础上借助知识图谱技术研发智能问答机器人，提供全天候的互联网自助咨询服务。

• 用药教育：支持自建药品宣教知识库，通过HIS或互联网医院的药品信息，匹配用药教育知识库，向微信公众号推送当前用药的相关用药教育信息；用药教育信息中有关注意事项内容可做到结构化字典，便于相同用药教育信息实现自动合并。

• 用药随访：可调用线下用药随访表，随访表包括但不限于依从性评估，术后用药随访表和慢病用药随访表等；与线下用药随访表的区别在于，互联网用药随访表除了兼容公众号用药随访，同时支持短信随访模式。药学随访推送规则包括自动推送和手工推送，其中自动推送规则根据医院药学管理要求，可通过处方诊断、处方药品信息和检验项目进行智能推送，如新增长期处方、新上市药品、肌酐升高或特殊人群等。

• 系统集成：HIS接口、公众号和短信平台接口。

2.2 互联网医院处方流转信息平台

2.2.1 系统简介

（1）系统应用 互联网医院处方流转，长期处方线上续方，双通道药品处方上传、药品配送服务和处方审核。

（2）系统用户 患者、互联网医院、社会药店及医保部门。

（3）业务流程 处方流转包括互联网医院及基层医院处方开具，线上处方审核及其他药学服务流程；

具体见图6-24。

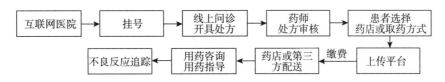

图 6-24　互联网医院处方流转业务流程图

2.2.2 功能介绍

（1）扩展功能

• 支付服务：支持处方在线支付及药品价格线上公示。

• 处方在线审核：医疗机构可借助自身建设的处方审核软件或通过处方流转中心的审方中心软件实现在线处方审核功能；双通道定点药店及第三方配送企业通过处方流转平台下载处方进行药品调配工作。未开展双通道的医疗机构，处方配送信息直接与第三方配送企业信息平台对接，调配或代煎完毕后药品生成物流配送订单。

• 电子处方上传下载功能：支持除医疗机构外，医保药店及第三方配送供应商授权加密下载电子处方。

• 药品配送：支持药品配送登记、物流追踪和签收评价等功能；同时，支持患者查询订单配送情况。

• 不良反应报告：参照国家药品不良反应报告格式进行简化；重点采集患者开始用药时间、发生药品不良反应时间、发生症状、停减量情况及其他合用药物信息；结合医疗机构内患者的处方信息、电子病历记录等形成完整的药品不良反应报告。不良反应报告模块可基于表单编辑器制作通用模式，便于患者进行日常用药记录时调用登记；模块相关字典包括不良反应症状术语、药品名称等均按CHPS相关标准设计。

（2）信息提醒及限制规则

• 中药代煎配送，对配送超过24小时的中药汤剂进行提醒。

• 医疗机构通过互联网处方类型及对应药品目录，限制麻精毒放、易制毒类及特殊储存配送要求药品开具。

• 审核退回及结算平台退费信息及时反馈到定点药店、配送企业或医疗机构。

（3）其他要求

• 相关接口：除基本接口外，还包括互联网医院、医疗保障信息平台、处方流转中心、社会药店和第三方配送平台，实现医疗机构、处方流转中心、物流配送企业、中药代煎企业及定点药店信息互联互通。

• 信息存档要求：音频、文字及图片资料全程留痕并电子存档15年。

2.3 公众号药学服务

2.3.1 系统简介

（1）系统应用　公众号药学服务主要依托互联网医院或医院公众号开展用药咨询、药学科普、用药提醒和用药教育等服务应用；一般情况下，由于药学部公众号未接入医院HIS数据，仅能开展用药咨询和药学科普业务。

（2）系统用户　患者、药师及公众用户。

（3）业务流程　包括系统主动推送业务和公众查询业务。具体见图6-25。

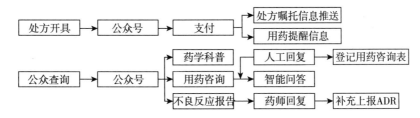

图 6-25　公众号药学服务业务流程图

2.3.2 功能介绍

• 药学科普：根据药学部及群众需要，以公众号为媒体推送药学科普文章、图片或视频。

• 用药提醒：根据HIS处方信息中给药频次、服药天数，结合用法–时间对照表，涉及特殊人群或特殊给药频次的药品，系统自动生成用药提醒计划并推送至患者微信；如设置三餐前30分钟，则分别在早、午、晚餐前30分钟推送。

• 药学门诊预约挂号：在预约挂号服务功能中增设药学门诊科室项目。

2.4 居家药学服务平台

2.4.1 系统简介

（1）系统应用　详细参照本文第一节。

（2）系统用户　基层家庭药师和患者。

2.4.2 功能介绍

（1）扩展功能

• 患者用药记录：患者用药记录功能可参照受试者用药日志功能建设，根据患者当前处方用药信息推送相应的用药记录表，如糖尿病患者推送三餐摄入情况、用药情况和血糖测值等，以评价患者治疗疗效和用药依从性。

• 家庭药箱整理：整理和记录患者家庭药箱中药品信息，包括药品名称、数量及有效期，以及登记处置回收过期药品信息。

（2）可穿戴设备

• 应用人群：高血压、心律失常、老年性痴呆、糖尿病及脑卒中等患者。

• 主要功能：监测血糖、血压、心率、心电图、心音、血脂和脑电图等，防跌倒、走失。

（3）信息化要求　患者端提供可供采集信息的APP，经云端数据库实现生理数据动态同步。医生端提供对不同可穿戴设备实现状态监控、采集数据分析以及预警值设置的APP，如心率、血压、呼吸频率、血糖和电子定位超出预设值时系统自动报警。

（4）统计指标　评估的患者人次、具体开展服务的患者人次、服务项目数量、解决药物治疗问题的人次、避免患者不适当用药的人次、医师对药学服务意见采纳率、生活质量评估、居家患者满意度、居家患者用药档案的合格率、居家患者失约率和有效投诉结案率。

第七章 药物警戒管理

本章节根据《良好药物警戒实践指南》《药物警戒质量管理规范》和ICH相关指南原则，分别阐述药物警戒活动计划、风险识别与评估、信号检测、风险最小化控制、药物警戒报告和数据管理等工作的管理要求及信息化建设思路；同时细分了药物警戒活动中药品不良反应、药源性疾病、用药错误、药物滥用、药物有害事件和药物临床试验等安全性信息的收集、监测、分析与利用。

第一节 药物警戒概论

药物警戒管理包括监测、报告、风险识别、评估和控制药物不良事件、药物警戒质量控制及信息管理等。

1.药物警戒活动

1.1 概论

1.1.1 定义

（1）药物警戒（Pharma Covigilance，PV） 是指发现、评估、理解和预防不良反应或者其他与药品相关问题的科学活动。

（2）药物警戒活动 是指对药品不良反应及其他与用药有关的有害反应的监测、识别、评估和控制的所有活动。其活动要求见表7-1。

表 7-1 药物警戒活动架构图

报告分类				管理内容
1 药物不良事件				MAH/申办者文档管理
1.1 药品不良反应	1.2 用药错误	1.3 药物滥用	1.4 GCP 严重不良事件	活动计划
				风险与信号
1.5 药源性疾病				信息通报与说明书修改
1.6 药物有害事件				其他活动（主动监测、随访）

备注：药品不良反应属于药物不良事件的子集，其中药物有害事件是药品不良反应、用药错误、药物滥用和SAE的严重化表现；其中药物不良事件报告包含药品群体不良反应/事件报告和境外发生药品不良反应/事件报告。

（3）药品不良反应（Adverse Drug Reaction，ADR） 是指按正常用法、用量应用药物预防、诊断或治疗疾病过程中，发生与治疗目的无关的有害反应。

（4）药物不良事件（Adverse Drug Event，ADE） 是指药物治疗过程中所发生的任何不幸的医疗卫生事件，而这种事件不一定与药物治疗有因果关系。药品不良事件包括药品标准缺陷、药品质量问题、药品不良反应、用药错误以及药品滥用等药物相关事件。

• 严重不良事件（Serious Adverse Event，SAE）：是指用药后出现死亡、危及生命、永久或者严重的残疾或者功能丧失、受试者需要住院治疗或者延长住院时间，以及先天性异常或者出生缺陷等不良医学事件。

• 可疑且非预期严重不良反应（Suspected Unexpected Serious Adverse Event，SUSAR）：是指临床表现性质和严重程度超出试验药物研究者手册、已上市药品的说明书或者产品特性摘要等的严重不良反应。

• 用药错误（Medication Errors，MEs）：根据《医疗机构药事管理规定》，用药错误又名用药差错，是指药品在临床使用及管理全过程中出现的、任何可以防范的用药疏失，这些疏失可导致患者发生潜在的或直接的损害。疏失包括医疗专业人员、患者或消费者不适当地使用药物；与药品不良反应不同的是，用药错误是人为疏失且可预防的。

• 药物滥用（Drug Abuse）：是指未经医生指导自我用药或非医疗用目的的使用，且剂量、疗程超出标准要求，产生依赖性或成瘾性症状的，导致精神、身体危害和社会危害。

• 药物有害效应（Harmful Effects of Drugs，HED）：是指由药品使用导致患者生命或身体健康损害的事件，药物有害效应作为 AE 的组成部分，不仅包含药品不良反应所致损害，同时包括用药错误、药品质量缺陷及药物滥用等情况所致损害。

• 药源性疾病（Drug-induced Diseases，DID）：是指在使用药物进行预防、诊断和治疗疾病过程中，以药物自向作用或药物相互作用为致病因子，引起组织器官功能性改变或器质性损害，有典型的临床症状和相应的临床经过的疾病。

• 药品不良反应聚集性事件：同一批号（或相邻批号）的同一药品在短期内集中出现多例临床表现相似的疑似不良反应，呈现聚集性特点，且怀疑与质量相关或可能存在其他安全风险的事件。同一药品是指同一药品上市许可持有人生产的同一药品名称、同一剂型及同一规格的药品。

• 药品群体不良事件：同一药品在使用过程中，在相对集中时间、区域内，对一定数量人群的身体健康或生命安全造成损害或者威胁，应予以紧急处置的事件。

（5）监测报告

• 处方事件监测（Prescription Event Monitoring，PEM）：是对上市药品的一种主动监测方法。其目的是对新上市药品进行主动监测，以弥补自愿报告制度的不足；有助于计算药品不良反应发生率和识别罕见药品不良的反应。

• 自发报告：是指主动与公司、监管机构或其他组织进行的沟通，描述患者给予一种或多种药物产品的药物不良反应，且不来自研究或任何有组织的数据收集来源或系统。报告人员包括指医务人员或消费者与制药公司、药品监管机构或其他机构等。

• 医院集中监测：是指一定时间、范围内，对某一医院或地区内发生的 ADR 及药物利用做详细记录，以探讨 ADR 的发生规律。

1.1.2 活动分类

药物警戒活动要素中包括药品不良反应收集途径、报告及处置活动、风险信息识别、评估活动、追踪记录、预防措施与记录文档。根据 ICH-E2E 要求，药物警戒活动类型如下（表7-2）。

表 7-2 药物警戒活动类型

活动类型	主体	特点与用途
哨点监测▲	医疗机构、疗养院	选偏倚小，患者量少，费用增高的；药物滥用及孤儿药监测等
处方事件监测▲	医疗机构	医生和患者响应率低和收集数据不集中，重要信号可能缺失
定期安全性更新报告 PSUR	MAH	国家 ADR 中心，使用全球统一格式
药品不良反应监测报告●	医疗机构、MAH	国家 ADR 中心，仅限于药品不良反应及药品群体不良事件
医疗不良事件报告●	医疗机构	国家卫健委，适用于医疗安全管理、持续改进和原因分析
个案安全报告 ICSR	临床试验机构	医疗及 WHO-ICH E2B；基于 HL7 信息标准制定的报告传输规范
药物滥用监测平台	医疗机构、公安机关、ADR 监测中心	精神病专科医疗机构及指定医疗机构收治戒毒人员信息上报
境外严重不良反应报告	医疗机构、临床试验机构、进口药品代理机构	粤械通药品上报；提交进口药品在境外发生的不良反应/事件以简表形式上报；5天内提交
SAE	临床试验机构	
信号检测	医疗机构、ADR 监测中心、药监部门	包括信息检测规则、聚集性信号等识别，用于挖掘不良事件
研究活动	医疗机构、科研机构等	横断面研究、病例-对照研究、队列研究（回顾性的和前瞻性的）和描述性研究等
不良事件随访	医疗机构、临床试验机构、MAH	SAE、严重不良反应和群体不良事件等，收集处理记录和用药信息等

备注：●代表自发报告，▲代表主动监测报告。

1.1.3 职责分工

（1）医疗机构职责 根据《医疗机构药物警戒体系建设专家共识》，医疗机构的药物警戒工作包括药品不良反应/事件、药物滥用、超说明书用药、药品遴选的安全性评价、高警示药品管理等工作。医疗机构药物警戒体系建设如图7-1。

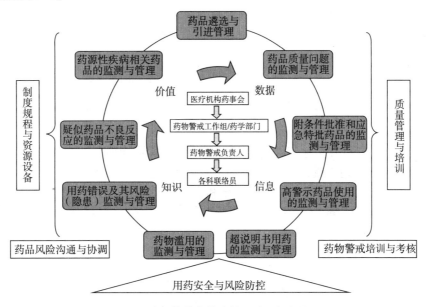

图 7-1 医疗机构药物警戒体系建设框架图

ASHP关于监测和报告药品不良反应的指南和《药品不良反应报告和监测管理办法》等文件均明确了医疗机构药物警戒相关职责。

- 制定相关制度和业务流程。
- 疑似药品不良反应/不良事件信息的收集、处置、报告和跟踪管理。
- 协助完善药品不良反应报告，协助或配合调查追踪严重或群体性药品不良反应，如涉及药品的留样、保存、召回或送检等。
- 开展药品不良反应/事件报告质量控制、评价管理。
- 记录、维护、评估和分析机构内药物不良反应。
- 为涉及药品不良反应的患者开展药学监护工作，评估ADR对治疗结果的影响。
- 定期组织多学科审核及评估药品不良反应报告；组织或参与开展药品安全性研究，如指导临床安全用药、医疗机构药品目录制定、评估药品不良反应发生率、评估及预防药品不良反应的经济性影响。
- 识别和评估药品风险，提出风险管理建议，组织或参与开展风险控制、风险沟通等活动。
- 组织开展机构内信号检测、处方事件监测或主动监测等，制定高风险患者规则和药品目录。
- 收集与传送药物警戒相关情报，如药品说明书更新及药品不良反应通报等信息，包括《药品不良反应信息通报》《药物警戒快讯》《药物滥用监测信息简报》《药物滥用监测简报》和《企业药品安全性警示信息》。
- 组织或协助开展药物警戒相关的交流、教育和培训。
- 其他与药物警戒相关的工作：如药品追溯管理、药品质量养护、高警示药品管理、处方审核、超说明书用药监测、药源性疾病相关药品监测、药品安全性评价等。

（2）人员角色与职责

- 不良反应和用药错误报告上报：医生、药师、患者和护士。
- 报告评价和分析：医疗专家和ADR专职人员。
- 药物警戒活动计划：ADR专职人员和PV专职人员。
- 风险评估和信号挖掘：ADR专职人员和PV专职人员。

●处方事件监测：ADR专职人员和PV专职人员。

1.1.4 分类药品管理目录

（1）所有药品　包括药品不良反应监测、用药错误报告、药源性疾病、群体药品不良事件和药物有害效应事件。

（2）药物滥用药品分类　包括阿片类、可卡因类、大麻类、苯丙胺类兴奋剂、苯二氮䓬类、兴奋剂、抗组胺类、加巴喷丁类、抗抑郁药、抗精神病药、挥发性有机溶剂、烟草和酒精等；具体药品目录参照2017-2021年《麻醉药品和精神药品目录》《非药用类麻醉药品和精神药品列管办法》及《非药用类麻醉药品和精神药品管制品种增补目录》共收录列管的188种新精神活性物质。

1.2 药物警戒计划

（1）药物警戒计划结构（ICH-E2E）

●安全性研究计划：当前安全性问题摘要、安全性问题实施计划、针对每个措施制定相应的活动、时限性要求和评价标准，根据趋势或设定的范围值评价建议措施的实践效果。

●常规药物警戒实践计划：药物警戒操作系统和程序，ADR报告、定期安全性更新报告（MAH提交），准备提交药品监管机构报告，基于安全性特征持续监测工作（包括信号检测、问题评价、说明书更新和沟通联络），药品监管机构规定的其他要求。

（2）活动计划清单　药物警戒活动计划根据实施主体机构及岗位职责，其工作计划均有所差异。具体工作如表7-3。

表7-3　医疗机构药物警戒活动工作计划

类型	活动计划	要求
药品不良反应	上报工作计划和任务分解表	按照区域工作要求制作工作分配表，定期公布科室任务完成情况
	处方事件监测计划	制定主动监测、专项监测计划
	应急预案与演练	群体或严重药品不良事件的应急演练，每年至少1次
	ADR信息更新计划	定期通过药讯或OA发布药品安全信息，包括说明书修改、召回、撤市、ADR报告质量及处方事件监测结果反馈等信息；按月度或季度发布
	ADR报告质控计划	制定报告质控评价标准及质控工作会议计划，会议按月度或季度组织
	培训考核计划	制定院科两级的药品不良反应培训、考核内容
	ADR报告	定期发布ADR分析报告
	医院药品目录安全性评估	根据ADR报告及处方事件监测结果开展医院在用目录药品安全性研究，进行风险评估，协助医院药品目录调整；按药品目录调整周期执行
药品不良事件	用药错误持续改进计划	按药学部内二级部门以及临床科室为单位，定期组织Ⅰ级及群体性事件的持续改进工作；如药品查对、特殊管理药品、高警示药品以及输液管理等常见风险事项的持续改进工作
	应急预案与演练	群体或严重药品不良事件的应急演练，每年至少1次
	不良事件报告质控	制定报告质控评价标准及质控工作会议计划，会议按月度或季度组织
	药事质量安全报告	与科室质控人员、库房管理人员共同制定药品质量检查计划，包括药品贮存、效期管理及药品性状等质量检查项目
	不良事件监测计划	根据年度安全目标及医院自身管理要求，建立药品不良事件监测计划，包括用药错误常见药品、高频使用药品、重点人群、重点设备或重点流程等
	不良事件上报计划	包括用药错误和护理输液反应等不良事件报告上报管理计划，按等级医院要求每年统计上报药物有害效应数据
	重点人群监测/跟踪	根据研究及历史报告制定容易诱发不良事件的重点人群清单，含患者及医护人员，开展重点人群监测和跟踪工作；制定相应的干预措施，降低不良事件发生风险
	培训考核计划	制定院科两级的药品不良事件培训、考核内容
	重点设备设施及流程监测及管理计划	根据业务流程、环境、药房自动化设备及药学相关信息系统中的药品不良事件，制定监测规则和日常监测计划，对设备环境及信息系统制定定期维护、检查计划
	药品质量管理计划	养护记录分工与工作计划、效期管理工作计划、药房自动化设备养护计划、药房环境监测及计量校准工作计划

1.3 监测与信号管理

1.3.1 监测分类

药物警戒活动的监测分为被动监测、主动监测及上市后安全研究。

（1）被动监测 是由医疗机构、其他专业人员或患者主动向MAH或ADR平台机构报告药品不良反应，被动监测存在重复报告、漏报等情况。

（2）主动监测 是指经过设定好的规则来获取不良事件。目前主动监测是基于医疗机构信息平台或区域卫生信息平台等，利用GTT或其他数据挖掘的工具进行不良反应/事件的发现、提取和追踪等工作。

• 处方事件监测：医生和患者响应率低和收集数据不集中，重要信号可能缺失。处方事件监测信息包括处方用药信息、诊断信息和患者基本信息等。通过处方事件监测，以弥补自愿报告制度的不足。处方事件包括长期处方、不合理处方、特殊人群处方及超说明书用药处方等。

• 哨点监测：适用于医疗机构、疗养院等机构，负责药物滥用及孤儿药监测等工作。其缺点是选择偏倚，患者数目小，费用成本较高。

• 药品重点监测：研究不良反应的发生特征、严重程度、发生率等，开展的药品安全性监测活动。医疗机构通过药品重点监测，特别是借助真实世界数据研究，促进药品安全性研究和加快药品说明书更新工作；重点关注药品包括超说明书用药、临床急需紧急进口药品、新上市药品、易混淆药品、特殊管理药品、高警示药品、抗肿瘤药品、抗菌药物和中药注射剂和特殊给药方法等易因操作不当致严重不良反应的药品，以及国家发布上市安全风险提醒的药品。

（3）上市后安全研究 药品上市后安全性研究是指药品上市后开展以识别、定性或定量描述药品安全风险、安全特征以及评估风险控制措施实施效果为目的的研究。

1.3.2 信号来源

（1）来源信息分类 来源信息分为病例报告/不良反应报告、官方数据库、期刊/图书数据库、健康卫生大数据、药品说明书、其他自发呈报数据以及药物临床试验数据等。

（2）机构来源信息分类 见表7-4。

表7-4 药物警戒来源信号应用

机构类型	来源信息	应用
医疗机构	健康卫生大数据、药品说明书、公开的官网数据库	处方事件监测、哨点医院监测
MAH	期刊/图书数据库、病例报告或药物临床试验数据	荟萃分析、研究安全更新报告、定期安全性更新报告
GCP	EDC、电子病历和受试者管理系统等	药物临床试验
管理部门	官方数据库、病例报告、其他自发呈报数据	聚集性信号

1.3.3 信号设计

（1）信号设计依据

• 参照标准可根据CIOMS Ⅶ、《药物警戒信号检测实践》和美国卫生公共服务部HHS发布的《常见不良反应事件评价标准》CTCAE进行制定；CTCAE除了具备严重程度分级功能外，同时具备药物不良反应/事件的识别信号，如症状、体征及实验室指标，通过GTT或处方事件监测等工具，实现重点关注药品或人群的信号检测工作。

• 参照药品说明书中不良反应及注意事项信息，经过与WHO-ART不良反应术语集标准化后纳入信号检测范围；同时考虑不良反应的发生频率，一般情况下选择常见的药品不良反应症状及实验室检测结果；在症状规则筛选方面，尽量避免使用日常查房相关的症状，以降低假阳性率，如恶心、呕吐、咳嗽等。

• 病例报道或药物流行病学研究包括药品不良反应发生率、症状信号特征分布以及罕见不良反应等，为设置信号规则提供依据。其中不良反应发生率通过对文献进行Meta分析后，可作为先验概率，利用贝叶斯法进行药品不良反应预测及信号检测工作；同时基于Meta分析结果，用于验证医疗机构内不良反应发生率预测模型是否相符，校正入组变量和模型算法。

• 权威机构药物警戒报告：参照各年度《国家药品不良反应监测年度报告》统计分析结果，根据国内不良反应的发生频率制订医疗机构内部药品不良反应相关的重点监测规则，如剂型、药品、不良事件相关诊断、症状及实验室检测结果等分类规则；或通过ADR通报或说明书修改进行专项药品监测。

• 历史报告：涉及药品安全性信号，如发生率、报告率和暴露率等信号可作为处方事件监测信号的主要设计依据。

（2）信号设计考虑因素

• 不良反应的严重性、转归、可逆性及可预防性。

• 患者暴露情况及不良反应的预期发生频率。

• 高风险人群及不同用药模式人群中的患者暴露情况。

• 中断治疗对患者的影响，以及其他治疗方案的可及性。

• 预期可能采取的风险控制措施。

• 适用于其他同类药品的信号。

（3）信号分类与数据来源　见表7-5。

表 7-5　药物警戒活动 – 信号分类检测

信号类型	PV 活动类型	来源	检测策略
药品	所有	HIS	重点监测药品清单、级联药品清单、高警示药品清单、看似听似药品清单
实验室检验	ADR、ADE、DID、HED	LIS	超出重点监测检验项目正常范围
特殊患者类型	ADR、ADE、DID	电子病历、医学影像记录	病历关键词检索：ICD诊断、年龄、过敏史、妊娠记录等病、生理特征
管理因素	MEs	SPD、AEMS、HRP	药房使用与库存、同通用名称药品退药–开具、TDM结果、相同人员连续工作时数
环境设备	MEs	SPD、PIVAS、日常记录、冷链系统、AEMS	设备相关数据库报障日志、医用设备管理系统设备维修记录、环境监测范围阈值
特殊病史	药物滥用、HED	电子病历	基于入院前进行用药记录回顾、心理评估结果、认知评估和个人史；评估患者自杀倾向、认知功能及成瘾性药物信号

1.3.4 各类药物警戒活动信号检测规则

（1）制定策略　使用量大，既往不良反应报告数量较多，具备易于识别的客观评价指标（如肝肾功能和血常规），或具备特征病历描述，药源性疾病诊断或难以通过其他病理因素干扰的临床表现。

（2）按数据来源的信号分类

• 处方信号检测：包括重点监控药品目录，级联治疗药品目录，如抗组胺药、护肝药物、高渗葡萄糖溶液和升血细胞药物等。

• 诊断信号：根据ICD10进行信号检测，包括药物有害效应、药物滥用、药源性疾病进行信号监测；诊断信号主要应用于入院诊断及出院诊断的信号挖掘工作。通过电子病历中ICD10或按照精神病诊断与统计手册（DSM-5）诊断为与物质使用有关的障碍（Substance-related Disorders）作为诊断信号。其他非依赖性药物所致的药物滥用诊断如伪膜性肠炎、ICD损伤与中毒见相关章节中的药害诊断。具体分类代码见表7-6。

表 7-6　药物警戒相关 ICD10 诊断编码对照表

分类	ICD10诊断编码
药物滥用	F11阿片类、F13.2巴比妥类、F19其他精神活性药物、F55其他药物滥用、F1X.0-9（F7-19）依赖综合征、P04.400及P96.1-P96.2胎儿成瘾、R78血液检测成瘾物、X42及X62麻醉药品（致幻药）中毒、F13安眠
药物有害效应	T88 药物有害效应、Y41抗菌药物有害效应、Y42内分泌药物有害效应、Y43抗肿瘤药物及其辅助药物有害效应、Y44促抗凝药品有害效应、Y45解热镇痛及抗风湿药有害效应、Y46解痉抗震颤、Y47镇静催眠和抗焦虑有害效应、Y48麻醉药品有害效应、Y49抗抑郁抗精神病药及安定剂有害效应、Y50复苏药有害效应、Y51神经阻滞剂/肾上腺素能受体、Y52心血管药、Y53消化系统用药、Y55.0催产药、Y55.5抗感冒药、Y55.6抗哮喘药、Y56外用药物、Y57.1/57.3护肝药、Y57.4-57.9药物辅料或剂型、T80药疹、T88.7药物过敏反应

续表

分类	ICD10诊断编码
中毒损伤	损伤与中毒章节中 X62–X63、Y7–17、T37–50、T60、T96.0、T97.0和X40–44
药源性疾病	D59.0/59.2/61.1/64.2/69.5/70.0 血液系统疾病、E03.2/05.8/06.4 甲状腺疾病、E16.0/15 低血糖、E24.2/27.3 皮质醇疾病、E66.1 药源性肥胖、F06.3 药源性情感障碍、F19.9 药物源性精神障碍、G21–25 肌力及抽搐等、G40.5 药源性癫痫发作、G44.4 药物性头痛、G62.0 药物性多神经病、G72.0 肌病、H16.8 药物性角膜炎、H26.3 药物性白内障、H35.8 药物性视网膜病变、H40.6 药物性青光眼、H91.0 药物性耳聋、I15.8 口服避孕药性高血压、I27.2 药物性肺动脉高压、I40.8 药物性心肌炎、I42.7 心肌病、I77.6 药物性血管炎、I95.2 药物性低血压、J30.3 药物性鼻炎、J45.0 药物性支气管哮喘、J70.2–70.4 肺疾患、K03.2/06.1/12.1 口腔相关、K29.6 药物性胃炎、K52.8 药物性肠炎、K71.0/71.1 肝损害、K85.3 药物性急性胰腺炎、L10.5/L23.3/L24.4/L25.1/L27.0–27.9/L43.2/L56.0/L56.1 皮疹、L64.0 药物性雄激素性脱发、M10.2 药物性痛风、M32.0 药物性系统性红斑狼疮、M34.2 全身性硬皮病、M80.4/M81.4 骨质疏松、M83.5 药物性骨软化症、M87.1 药物性骨坏死、N14.1/N14.2 肾病、N50.8 药物性外生殖器发育异常、P58.4 药源性新生儿黄疸（含母体传给）

（3）药品不良反应信号检测规则

• 药品说明书中未提及的不良反应。

• 药品说明书中已提及的不良反应，但发生频率、严重程度等明显增加的。

• 疑似新的药品与药品、药品与器械、药品与食品间相互作用导致的不良反应。

• 疑似新的特殊人群用药或已知特殊人群用药的变化。

• 诊断相关信号：可根据ICD10编码中损伤与中毒章节Y40–57药物反应部分进行检测，诊断信息来源包括门诊/住院HIS，以及电子病历等信息系统。重点监测药品信号见表7–7。

表7–7 重点监测药品推荐信号

药品分类	数据来源与信号
中药注射剂	【病历】静脉炎、过敏性休克；【特征药物】肾上腺素
喹诺酮类	【检查报告】QT间期延长；【病历】入院诊断NOT（心律失常）
抗结核药	【检验】转氨酶、尿酸；【病历】入院诊断：药物性肝炎或高尿酸血症
抗肿瘤药物	【病历】呕吐、恶心、脱发；【检验】白细胞计数下降；【特征药物】甲氧氯普胺、血液或血液制品
头孢菌素	【病历】皮疹、斑丘疹、过敏性皮炎等；【特征药物】抗组胺药物
降糖药	【检验】血糖；【病历】低血糖昏迷；【特征药物】50%葡萄糖
抗凝抗血小板药物	【检验】血小板计数，凝血酶、凝血时间、INR、尿潜血、大便潜血；【病历】紫癜、皮下出血和出血点等
利尿剂	【检验】血钾、血钠
麻醉药品	【病历】尿潴留、呼吸抑制等
钙拮抗剂	【病历】水肿、心悸；【特征药物】利尿剂
新上市药品	【病历】按说明常见不良反应设置；【检验】肝肾指标

（4）用药错误信号

• 基于不良事件诱发因素作为信号检测规则：包括人为因素、环境因素、设备因素、制度流程因素和药物自身因素；其中药物自身因素可设置形似、听似、高警示药物和TDM药物等。

• 环境因素：主要基于冷链信息管理系统中有关温湿度异常信息。

• 设备因素：主要通过数据库日志信息进行信号检测，用于药房自动化设备或信息系统所致的隐患类用药错误事件挖掘工作，包括处方错误、调配错误、给药错误和遗漏错误。

（5）药物滥用信号

• 药物滥用药品目录：包括药理分类、药品名称、规格单位、剂量上限、疗程上限及不良事件。

• 药物滥用风险人群信号：参照美国药物滥用警示网DAWN数据库对以下患者作为药物滥用风险人群，包括涉及药物误用或滥用的急诊患者和就诊患者、涉及酒精联合其他药物使用的就诊患者、涉及饮酒的未成年人患者、涉及非医疗用途使用药物的患者、寻求戒毒服务的患者、与药物相关造成自杀倾向的患者。

• 合理用药系统对处方信息中有关重复用药信息、药品剂量和重复领取"麻精药品"记录；超出管理要求的疗程等进行信号检测。

• 常见的症状信号：参照成瘾性及精神依赖性表现，对电子病历的查体及症状进行信号挖掘，其症状包括兴奋、话多、欣快、激越、动作增多、冲动、谵妄、意识模糊、焦虑障碍、性功能障碍、睡眠障碍、认知功能障碍、心境障碍、幻觉和自杀倾向等。

• 危险因素信号：如病历首页信息中患者身份为青少年、未婚、大专或以下学历、无业人员和HIV及梅毒（等传染病）。

• 其他来源信号：药物滥用数据来源包括用户自发呈报、健康护理机构、公安系统、第三方检测机构、诊所和药店等机构提供药物滥用信息；通过数据互联互通实现信号交叉检测工作。

（6）药源性疾病信号　药源性疾病分阶段信号检测规则见表7-8。

表7-8　药源性疾病分阶段信号检测规则

检测阶段	规则
院前	电子病历首次病程记录或入院诊断按ICD药源性疾病目录
院中	检验或检查结果较入院前初始结果升高或下降
院后	诊断含"药物性"或按ICD药源性疾病目录

（7）群体药品不良事件信号　药品不良反应呈现聚集性特征，且不能排除与药品质量存在相关的。其中聚集性信号包括相同药品、相同厂家、相同批号发生3例或以上。聚集性信号检测按管理层级，对监测例数及批号。

• 院内已提交报告监测信号规则：包括关键规则（药品批准文号一致、药品批号一致）和辅助规则（CHPS中不良反应报告条目经去重处理，数量大于等于3例）。

• 未上报疑似群体药品不良事件信号规则：关键规则（相同药品批准文号的药物，近期内检验系统某项指标且结果为异常或电子病历病程记录描述"不良反应"）。

（8）重点关注信号参照规则

• 药品说明书中未提及的不良反应，特别是严重的不良反应。

• 药品说明书中已提及的不良反应，但发生频率、严重程度等明显增加的。

• 疑似新的药品与药品、药品与器械、药品与食品间相互作用导致的不良反应。

• 疑似新的特殊人群用药或已知特殊人群用药的变化。

• 药品不良反应呈现聚集性特征，不能排除与药品质量存在相关性。

1.3.5 信号检测工具

（1）监测方法　目前药物不良事件的监测方法主要包括病历回顾法、自愿报告法和全局触发工具。其中病历回顾法包括回溯病历和处方监测事件等方式；自愿报告法是目前普遍采用的方法，适用于药品不良反应、药物滥用和药物不良事件报告等。

（2）信号检测阶段　信号检测包括ADE发生前、ADE发生后未报告前、报告上报后三个阶段，不同阶段信息检测工作有着不同的检测规则、业务流程及工作意义。

• ADE发生前：其检测规则以易引起ADE高危因素信号作为检测规则，其目的在于识别高危因素和预防ADE发生。

• ADE发生后未报告前：根据电子病历、HIS的相关ADE事实信息作为信号进行检测，辅以高危因素进行关联性评价；其目的在于及时提醒临床完善病历和上报ADE，及时干预处理，防止漏报、瞒报和延误治疗时机。

• 报告上报后：以结果为导向，按照药品、不良反应名称、批号等报告信息作为信号，主要用于机构内群体药品不良事件信号挖掘和药品不良反应发生率研究等工作，报告上报后，信号检测主要在药品不良反应监测中心进行聚集性信号检测。

（3）信号检测要求与原则

• 信号检测方法不仅需要考虑灵敏度和特异度，同时需要考虑检测信号的阈值。

• 信号检测受多种混淆因素影响，特别是病案和检查报告等可能存在主观描述的文本信号，发生信号检测偏差的风险较大；而对于信号无法检测的病案或报告，并不意味不存在问题。

• 信号检测应遵循可观察量化、相对完整性和标准化的原则。

（4）信号优先评价考虑因素　见表7-9。

表7-9　信号优先评价考虑因素

对象	优先评价考虑因素
医疗机构	• 药品使用量大，严重不良反应频率高或不良反应发生率 • 具备客观性或标准化信号，如肝肾功能检测结果 • 具有特异性的不良反应症状，容易与常规临床症状区分，如QT间期延长、过敏性皮炎和锥体外系反应等 • 按照历史病历中涉及药物有害效应或药源性疾病的相关怀疑药品 • 基于阳性率较高的GTT模型
MAH	• 不良反应的严重性、转归、可逆性及可预防性 • 患者暴露情况及不良反应的预期发生频率 • 高风险人群及不同用药模式人群中的患者暴露情况 • 中断治疗对患者的影响，以及其他治疗方案的可及性 • 预期可能采取的风险控制措施 • 适用于其他同类药品的信号

（5）应用场景及要求　见表7-10。

表7-10　信号检测应用场景

机构	应用	要求
管理部门	聚集性信号检测	• ADR报告聚集性信号 • 上报数据按照系统标准字典上传
医疗机构	处方事件监测/不良事件预警	• HIS及EMR等业务系统信息相对固定且可监测 • 传统纸质记录信息化，如温湿度记录 • 病历数据按医学标准术语录入 • 信号规则应根据标准术语及医院在用信息特点进行配对
MAH	定期获益-风险评估报告	• 对信号的简要描述 • MAH获知信号的日期 • 信号的状态（DLP时已关闭或正在评价） • 信号关闭的日期（如适用） • 信号的来源 • 关键数据的简要概述 • 进一步评价的计划 • 已采取或计划采取的措施

1.3.6 信号分析算法模型

国内外常用药品不良反应信号检测方法为非均衡性测量法（或称不相称性测定法），是目前应用于识别药品不良反应/事件信号的数据挖掘技术。非均衡性测量法包括频数法和贝叶斯法，其中前者包括PRR法和ROR法等，后者包括BCPNN、MGPS等。信号检测方法通过测量不同指标和判断阈值实现信号检测，具体见表7-11。

表7-11　常见的信息检测方法

DMA	国家/组织	术语字典	测量指标	阈值
BCPNN	WHO	WHOART	IC	$IC-2SD>0$
MGPS	FDA	MedDRA(COSTART)	EBGM	$EB05 \geq 2$
PRR综合法	EU	MedDRA	PRR	95%CI下限≥ 1 $A \geq 3$
PRR综合法	MHRA EU	MedDRA	PRR	$A \geq 3$ $PRR \geq 2$ $x^2 \geq 4$
ROR法	法国/荷兰	MedDRA(WHOART)	ROR	95%CI下限>1

（1）贝叶斯置信度递进神经网络法（Bayesian Confidence Propagation Neural Network，BCPNN）

•特点：适用于大数据的计算，数据缺失仍可计算；可用于认识较高级的药物关系模型；缺点是透明度相对较低，敏感度低和计算复杂难以理解。

•适用范围：WHO-UMC中对Vigibase自发报告数据库开展的信号检测方法；目的使用最为广泛的信号检测方法之一。

•数算法模型：

$$IC=\log_2 \frac{P(x,y)}{P(x)P(y)}$$

其中，$P(x)$指药物（x）出现在报告中的概率，$P(y)$指ADR（y）出现在报告中的概率，$P(x,y)$指药物（x）和ADR（y）同时出现在报告中的概率。

•判断标准：IC＞0，95%CI下限＞0，提示生成一个信号。判定标准：IC-2SD＞0（SD，标准差），则提示药物与ADR之间存在联系可产生ADR信号；如果IC-2SD＜0，则药物和ADR之间不存在关联。

（2）贝叶斯伽马泊松分布缩减法（Multipleitem Empiricalbayesian Gammapoisson Shrinker，MGPS）

•特点：可以对药物以外的变量进行分层分析，如将年龄按照大小分成不同的组别或将性别分为男女等，从而探索用药人群特征是否与不良反应之间存在关联；特异性高。

•适用范围：多因素下药物不良反应关联性检测；用于筛选信号和高危因素等。

•算法模型：

$$LogP_{ij}=-\log_{10}(Pr[X\geq N_{ij}])=-\log_{10}\left(\sum_{n\geq N}e^{-E}E^n/n!\right)$$
$$-\log_{10}\left[\sum_{n=N}^{N+3}e^{-E}E^n/n!\right]=E/\log(10)-E/\log_{10}(E)+\log_{10}(N!)$$
$$-\log_{10}[1+E/(N+1)+E^2/(N+1)(N+2)$$
$$+E^3/(N+1)(N+2)(N+3)]$$

•判定标准：EBGM的95%可信区间，其下限用EB05表示，如EB05＞2，则提示生成一个信号。

（3）报告比例比法（PRR）

•特点：优点是可以很容易地调整适应证不同的逻辑回归分析及分析药品的交互作用而引起的并发症；计算简单且易于理解。缺点是四格表中的四因素都必须要有对应的报告，均不能为零，且报告量较少时误差较大，容易产生假阳性信号。

•适用范围：英国早期自发呈报系统定量分析方法。

•数据处理与建模流程：

$$PRR=\frac{a/(a+b)}{c/(c+d)}$$
$$PRR95\% \ CI=e^{\ln(PRR)\pm1.96\sqrt{\frac{1}{a}-\frac{1}{a+b}+\frac{1}{c}-\frac{1}{c+d}}}$$

•判定标准：在95%可信区间（CI）时的发生率；如果95%可信区间下限＞1，提示生成1个信号。

（4）报告比值比法（ROR）

•方法原理：检测数据库中特定药物事件在整体用药背景下暴露与非暴露情况；采用四格表进行，通过结果分析信号强弱。

•特点：参照PRR法。

•适用范围：由荷兰PV中心提出，广泛用于ADR信号挖掘工作，适用医疗机构内在药品使用和不良反应报告数据的信号分析工作。

•算法模型：

$$ROR=\frac{a/c}{b/d}=\frac{ad}{bc}$$
$$POR95\% \ CI=e^{\ln(ROR)\pm1.96\sqrt{\frac{1}{a}-\frac{1}{b}+\frac{1}{c}-\frac{1}{d}}}$$

•判定标准：ROR-1.96SE＞1（SE，标准误），则可以判断药物与事件有关联，即提示生成一个信号，

ROR-1.96SE＜1则可以判定他们没有关联。95%CI下限＞1，提示生成一个不良反应信号。

1.3.7 分析方法

美国哨点系统信号分析：根据美国FDA哨点系统，通过Sentinel Query Builder和主动风险识别和分析系统（Active Risk Identification and Analysis，ARIA）对商业保险及电子健康记录数据库中有关药物安全性进行信号分析。其中哨点查询生成器是基于SAS和GIT技术对哨点数据进行信号分析工作。信号分析方法包括描述性分析、回溯推理分析、前瞻性顺序推理分析。具体应用与要求如下（表7-12）。

表7-12 哨点系统信号分析方法与数据要求

分析	应用	数据要求
描述性分析	背景比率（性别比例、年龄分层、性别比例）	年龄、性别、人种、区域、体重、事件例数
	暴露与随访（发生率、发病率、患病率等）	暴露例数、接触人数、事件暴露例数、风险天数、入组例数
	识别伴随用药	伴随暴露事件的数量、暴露例数、事件中伴随暴露例数、风险天数
	识别多个事件（用于治疗、事件观察）	多重事件初始治疗发作次数、多重事件暴露患者例数、初始治疗发作持续时间
	识别和描述治疗叠加	重叠发作次数、重叠发作患者数、初始治疗发作持续时间、重叠天数、发作次数、二次发作患者数
描述性分析	识别怀疑期间使用医疗产品	怀孕次数、使用医疗产品怀孕次数、孕前或孕后状态代码、妊娠周、母亲年龄、提交日期
	医疗产品利用情况（识别药品风险）	患者数量、发作次数、配药次数、天数、发作间隔时间、背景信息（性别、年龄、种族等）
回溯推理	倾向性评价（怀孕、暴露或随访）	暴露、随访时间、结果、协变量、分层、倾向得分分布、治疗加权的逆概率（IPTW）或分层加权进行混杂因素；输出Kaplan-Meier生存曲线、危险比、患者特征表
	自控风险区设计	暴露次数、暴露人数、风险控制对象、年龄分层、性别、种族、区域、发生时间
前瞻性顺序推理	暴露和后续时间与顺序倾向评分分析	暴露、随访时间、结果和协变量、倾向性评分；输出Kaplan-Meier生存曲线、危险比、患者特征表
	序贯自身对照风险区间设计	暴露次数、暴露时间、风险控制结果，输出暴露次数、审查人数、相对风险（RR）和95%置信区间

1.3.8 美国FAERS数据挖掘与信号分析

（1）FAERS简介 美国药品不良事件报告系统（FDA Adverse Events Reporting System，FAERS）是一种典型的公开的自发报告系统（Spontaneous Reporting Systems，SRS），主要是用来进行药物及生物制品上市后的安全监测，其数据信息结构遵循国际协调会议（ICH）发布的国际安全报告指南。其表格包括患者个人信息表（DEMO），报告事件中出现的不良反应（REAC），患者使用药物情况表（DRUG），报告来源信息（RPSR），患者进行药物治疗开始、结束时间（THER），药品的适应证（INDI）和患者治疗结果（OUTC）。

（2）操作步骤

• 构建FAERS数据库：下载FAERS季度报告数据，导入数据库，对各数据表去重处理，去除删失病例，构建表间映射关系。

• 药品名称结构化处理：有利于后续快速准确的药品查询，可采用各种自然语言处理软件（如MedEx）进行处理，赋予药品编码或结构化药品名称。

• 建立关联分析算法：基于FAERS数据进行风险信号数据挖掘，主要采用四种比例失衡法，包括PRR、ROR、BCPNN和MGPS，其他方法包括似然比检验法和卡方检验等。

• 研究过程的质量控制：主要涉及目标药品和目标事件的查询方式和纳入标准，对照药品（背景）的选择和相关风险因素的控制。

• 开展药品风险信号数据挖掘：建议从临床需求出发，结合上述过程开展药品-事件关联性分析，正确认识FAERS数据和当前研究的局限性，谨慎解读研究结果。具体见图7-2。

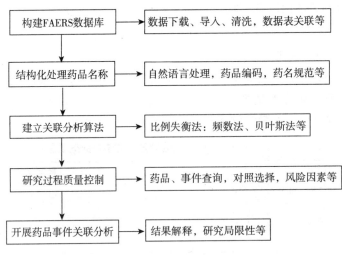

图 7-2　FAERS 信号挖掘操作流程图

1.4 评估

1.4.1 危害度评价

（1）需求治疗数量（NNT）　NNT是一项统计数值，是指一个患者为获得特定的终点效益而需要接受指定治疗（或治疗组合）的实际患者人数。NNT越小，提示治疗越有效。

（2）严重程度指数（ADE）　伤害严重程度参考GTT白皮书中推荐的美国国家用药差错报告及预防协调委员会（National Coordinating Council for Medication Error Reporting and Prevention，NCCMERP）制定的错误分级系统进行分级。

严重程度评估分级（SAC）采用程度与频率风险矩阵，主要用于评价医院不良事件工作，矩阵损害程度参考JCI程度分级标准按6级分布。医疗机构根据程度与频率的风险矩阵划分4级进行分级报卡工作，其中1级为极高风险组（红卡）、2级为高风险组（红卡）、3级为中风险组（黄卡）、4级为低风险组（绿卡）（表7-12）。

表 7-12　风险矩阵表

程度与频率	死亡	极重度	重度	中度	轻度	无伤害
数周	1	1	2	3	3	4
1年数次	1	1	2	3	4	4
1~2年1次	1	2	2	3	4	4
2~5年一次	1	2	3	4	4	4
5年以上	2	3	3	4	4	4

1.4.2 关联性评价

（1）因果关系判断的标准　药品不良事件报告因素关系判断方法包括Karch和Lasagna法，Naranjo法等。目前我国使用《个例药品不良反应收集和报告指导原则》（2018年第131号）关联性评价方法，该方法适用于药品不良反应报告和药品不良事件报告；其中关联性评价分为肯定、很可能、可能、可能无关、待评价、无法评价，共6级。具体评价标准如表7-13所示。

表 7-13　关联性评价表

关联性评价	时间相关性	是否已知	去激发	再激发	其他解释
肯定	+	+	+	+	−
很可能	+	+	+	?	−
可能	+	±	±?	?	±?
可能无关	−	−	±?	?	±?
待评价	需要补充材料才能评价				
无法评价	评价的必需资料无法获得				

（2）信息系统评价要点 基于信息系统分析药品不良反应/事件分别通过HIS、LIS和EMR等系统，其核心判断要点为药品使用时机与事件发生时间存在先后逻辑关系，根据不同药品的主要不良反应表现，分别对检验指标及病历体征等进行交叉检索，以达到关联性评价。其判断思路与信息化关系如表7-14。

表7-14 因果关系判断信息化规则对照表

临床因果关系判断依据	信息系统判断条件
不良事件发生与试验用药是否存在时间上的合理关系	处方医嘱时间 < AE发生时间
药物本身作用机理或代谢成分可解释症状或体征	结构化药品说明书中不良反应术语=本次不良事件名称术语
减量或停药后，在没有其他针对AE的治疗	（医嘱停止 or 剂量减少）and（结果=好转 or 痊愈）
再次用药后，症状/体征是否复现或加重？	（药品开具日期−同一药品结束日期 > 5个药品半衰期）and（结果=加重）
类似情况是否已有国内外文献报道	/
合并用药或其他原因不能解释	（某药品 AE 排除诊断目录）Not in 当前诊断

（3）关联规则算法 是数据挖掘中的一类重要算法，常用来衡量数据集中一个事件和其他事件之间依赖或关联的程度，因此该算法对于解决大规模数据中两个实体的关联程度有着良好的表现，有着广泛的使用。

设X={x1，x2，x3，…，xm}是一组对象集合，关联规则可以定义为A=B，其中$A \subset B, B \subset X, A \cap B = \varnothing$，且A、B都是集合X中的子集。每个子集在整个数据集中出现的频率记为支持度，以支持度的定义为基础，有两种指标可以衡量关联规则的性质，即支持度（support）、置信度（confidence）。某个关联规则的支持度定义如下：

$$support(A \Rightarrow B) = P(A \cup B) = \frac{count(A \cup B)}{total\ count}$$

其中count（A∪B）表示A和B一起出现的次数，total count表示整个数据集的个数，这个定义反映了A和B共同发生的一个概率，若该值较低则说明A=B是一个概率较低的事件，对于最终结果的分析意义不大。置信度定义如下：

$$confiddence(A \Rightarrow B) = P(B/A) = \frac{support(A \cup B)}{support(A)} = \frac{count(A \cup B)}{count(A)}$$

其中support（A）代表A在整个数据集中出现的次数，通过支持度与置信度的双重指标，我们可以量化关联规则的结果的重要性，根据预先设定的阈值对数据进行预处理。

1.4.3 不良反应/事件分级管理

（1）分级体系 药品不良反应/事件分级由多个分级体系构成，分级体系包括NCC-MERP分级（原卫计委参照分级）、中国医院协会团体标准、JCI、ASHP和CTCAE5.0等分级标准；其中NCC-MERP使用范围最广，目前为国家卫健委医疗质量安全管理平台的主要分级标准。根据不同用途，采用不同的分级等体系；具体特征见表7-15。

表7-15 各类不良事件分级体系应用与特点

分级体系	发布机构	应用场景	特点
NCC-MERP	美国国家用药错误报告及预防协调委员会	适用于所用医疗不良事件分级	共9级，最为通用，本分级标准由于分级精细化程度最高；可基于本分级体系与其他体系进行对照
团体标准	中国医院协会	不良事件报告、医院医疗纠纷、医疗责任以及医疗机构应急管理	共4级；针对不同等级开展不同的处置措施可，提高不良事件的响应效率和管理水平
CTCAE5.0	美国卫生和公共服务部HHS	不良事件判断、GTT及信号挖掘等	共5级，基于MedDRA设计，详细列明不同系统器官的主客观分级指标
ARD分级	国家药品监督管理局	ADR报告	共2级，分级体系不够精细，特别是严重不良反应的判断标准容易产生歧义

（2）事件分级对照 不良事件分级管理进行"一一对应"，其中等级分层有助于记忆和应急管理，广

泛应用于临床上报工作。根据用药错误分层管理，其中Ⅰ级和Ⅱ级用药错误事件与药物有害事件及药源性疾病存在交叉管理；在具体对照情况如表7-16。

表7-16　各类不良反应/事件分级体系对照一览表

团标分级	JCI分级	ASHP分级	NCC-MERP分级	CTCAE V5.0
Ⅰ级（警讯事件）	死亡	6级	Ⅰ级：错误导致患者死亡	5级与AE相关死亡
Ⅱ级（不良后果事件）	极重度伤害	5级	H级：错误导致患者生命垂危，需采取维持生命的措施（如心肺复苏、除颤、插管等）	4级危及生命，需要紧急治疗
	重度伤害	4级	G级：错误导致患者永久性伤害	3级严重或具有重要医学意义但不立即危及生命，导致住院或延长住院时间，致残和影响生活活动受限
			F级：错误对患者的伤害导致患者住院或延长患者住院时间；	
	轻度伤害		E级：错误造成患者暂时性伤害，需要采取处置措施	2级中度，局部或非侵入性治疗
Ⅲ级（未造成后果事件）	无伤害	3级	D级：患者已使用，需要监测错误对患者造成的后果，并根据后果判断是否需要采取措施预防和减少伤害	1级轻度，无症状或轻微，无需治疗
		2级	C级：患者已使用，但未造成伤害，生命体征未变化	
Ⅳ级（隐患事件）	临界差错	1级	B级：发生错误但未发给患者，或已发给患者但患者未使用	/
		0级	A级：客观环境或条件可能引发错误（隐患或潜在错误）	

●药品不良反应严重程度分级标准：根据《药品不良反应报告和监测管理办法》（原卫生部令第81号），新的药品不良反应是指药品说明书中未载明的不良反应。说明书中已有描述，但不良反应发生的性质、程度、后果或者频率与说明书描述不一致或者更严重的，按照新的药品不良反应处理。严重不良反应是指因使用药品引起以下损害情形之一的反应：导致死亡；危及生命；致癌、致畸、致出生缺陷；导致显著的或者永久的人体伤残或者器官功能的损伤；导致住院或者住院时间延长；或导致其他重要医学事件，如不进行治疗可能出现上述所列情况的。

●医疗事故分级标准：医疗不良事件作为医疗事故的前置事件；目前按照4级分类，除NCC-MERP分级对应关系如下表7-17。

表7-17　医疗事故与不良事件等级对照表

医疗事故分级	NCC-MERP分级	医疗事故分级描述
Ⅰ级	Ⅰ级	造成死亡或重度残疾
Ⅱ级	G-H级	中度残疾、器官组织操作导致严重功能障碍
Ⅲ级	E-F级	轻度残疾、器官组织操作导致一般功能障碍
Ⅳ级	D级	造成患者明显人身损害的其他后果

1.5 控制

1.5.1 质量控制

（1）质量控制文件　质量管理组织机构、职责文件及质控工作规范；日常药物警戒质量检查工作表；涉及药品安全相关的药事质量分析报告等。

（2）质量控制工具方法　常用的质量控制工具与方法有PDCA、根因分析法、六西格玛法、追踪调查法。

（3）质量控制要点与指标　根据药物警戒质量管理规范要求，药品不良反应包括合规性、定期安全性更新报告合规性、信号检测和评价及时性、药物警戒主文件更新及时性、药物警戒计划制定执行情况、培训考核以及信息变更及时性等指标；具体药物警戒活动质控要点如表7-18所示。

表 7-18　药物警戒活动质控要点

项目	具体内容	质控要点
报告质控	药品不良反应报告、药物不良事件报告、药物滥用调查表、严重药品不良事件报告、定期安全性更新报告、可疑且非预期严重不良反应、药品群体不良事件报告	合规性、真实性、时效性、完整性、准确性
风险信号	信号检测规则、信号检测风险	及时性、特殊性、敏感性
药物警戒文档	安全更新报告等文档、工作职责和制度	合规性、更新及时性
活动计划	活动计划文档、职责分工、活动执行进度、活动相关文档	及时性、完成率和效果评价
信息与数据	信息系统、药物警戒数据	标准化、完整性及安全性
药品质量	药品质量检查及日常登记表	及时性、完整性

•医疗机构质量控制指标如表7-19所示。

表 7-19　医疗机构药物警戒质量控制指标

指标名称	指标说明
药品不良反应漏报率	计算公式：（实际发生药品不良反应总例数 – 药品不良反应报告例数）/实际发生药品不良反应总例数 × 100%
药品不良反应排名	排名分别按科室上报数量排名、按损害组织器官排名、按疑似药品药理分类排名、按给药途径排名等
药品不良反应新严比	计算公式：（新的药品不良反应报告例数 + 严重的药品不良反应报告例数）/药品不良反应报告总例数
药品不良反应报告合格率	药品不良反应报告质控检查合格例数/药品不良反应报告质控检查总例数 × 100%
药品不良反应上报平均天数	用于评价药品不良反应报告及时性，分别设置一般的、严重的和所有药品不良事件的报告上报例 $$\frac{\sum\limits_{例数}(报告日期 - 发生日期)}{例数}$$
药物有害效应发生例数	根据等级医院评审要求，通过病案首页，每年定期上报指定类型药品的药物有害效应发生例数
药品不良事件排名	分别对处方错误、调剂错误、给药途径错误、查对错误、自动化设备错误和药品质量缺陷等进行例数统计及排名；此外还包括药品不良事件分级统计
药品质量管理达标率	通过开展药品质量检查及日常登记表，分别对冷链药品、特殊管理药品、高警示药品、药品效期、中药保养和听似形似药品进行检查，分别统计各检查结果符合要求的达标情况

1.5.2 药品召回、撤市和安全警告

召回是指生产企业因药品存在缺陷或潜在有害，从市场上自发召回的行为；对于FDA，网站召回信息超过60天的，从召回安全警报栏目进行检索。资源地址：www.fda.gov/drugs/drug-safety-and-availability/drug-recalls。召回列表信息包括召回日期、商品名、药品信息（药品名称及规格）、召回原因、生产厂家、终止召回状态。召回详情样式：公司公告日期、FDA发布日期、产品类型、发布原因、公司名称、商品名、产品描述（药品名称及规格）、公告详情、产品图片、联系方式。

（1）召回分级

•一级：可能导致严重健康问题或死亡的危险或有缺陷的。

•二级：可能导致暂时健康问题或造成严重威胁的。

•三级：不太可能引起任何不良反应，但违反FDA标签或生产法律的。

（2）FDA安全信息和不良事件报告计划　信息内容分为处方药和非处方药、生物制剂、医疗设备与器械、特殊营养产品、化妆品、烟草及动物食品/药品。资源地址：www.fda.gov/safety/medwatch-fda-safety-information-and-adverse-event-reporting-program。

2.药物警戒分类管理

2.1 分类管理

根据2020版《三级医院评审标准》和《药物警戒质量管理规范》要求，药品不良事件管理是医院等级

评审及患者安全十大目标管理的核心内容；除 ADR 报告和用药错误外，逐步扩展到药品不良反应及其他有害反应，包括可能与药品质量相关或超说明书用药情况下发生的有害反应。

2.1.1 政策要求

药物警戒活动与相关政策见表7-20。

表7-20 药物警戒活动与相关政策关系表

PV活动	政策	对象
上市前研究	药物非临床试验管理规范、药物临床试验质量管理规范、药品注册管理办法	MAH
	医疗机构制剂配制质量管理规范、医疗机构制剂注册管理办法（试行）	医疗机构
所有活动	药物警戒质量管理规范、良好药物警戒实践指南	MAH及医疗机构
	医疗机构药物警戒体系建设专家共识	医疗机构
ADR	药品不良反应报告和监测管理办法（2011版）	医疗机构/MAH
MEs	医疗事故处理条例、三级综合医疗机构评审标准实施细则、麻醉药品和精神药品管理条例	医疗机构
DA	《戒毒治疗管理办法》（国卫医发〔2021〕5号、《苯丙胺类兴奋剂使用相关障碍诊断治疗指导原则》（国卫办医函〔2018〕1178号）	医疗机构及戒毒机构
ADE/DID	公立医院绩效管理指标及三甲医院评审标准	医疗机构
药品召回	药品管理法、药品生产质量管理规范、药品召回管理办法	MAH
药物临床试验	药物临床试验质量管理规范、临床安全性数据管理–快速报告定义与标准ICH-E2A、临床安全性数据管理–传输个例报告的数据元素ICH-E2B、上市后安全性管理–快速报告的定义与标准ICH-E2D、药物警戒计划ICH-E2E、研发安全性更新报告ICH-E2F、国家药物警戒体系评价指标实践手册	GCP/申办者

（1）药品不良反应相关政策要求 《中华人民共和国药品管理法》第十二条要求国家建立药物警戒制度，对药品不良反应及其他与用药有关的有害反应进行监测、识别、评估和控制。

（2）药物不良事件相关政策要求 根据中《中国医院质量安全管理 第4-6部分：医疗管理 医疗安全（不良）事件管理》T/CHAS7-4-6-2018团体标准要求，药品不良事件为医疗安全（不良）事件管理的重要组成部分；按照文件要求药品不良事件上报围包括药品不良反应、药品标准缺陷、药品质量问题、用药错误和药品滥用等。由于药品不良反应要报告格式及管理部门与团体标准要求的存在一定差距，医疗机构普遍分别在不良事件管理系统（AEMS）或中国医院药物警戒系统（CHPS）进行填报。

用药错误作为医院药品不良事件的主要管理内容，要求进行用药错误监测、报告、原因分析和预防策略等方面工作，医疗机构可根据以下指导原则制定报告模板和管理措施：《中国用药错误管理专家共识》《处方环节用药错误防范指导原则》《高警示药品用药错误防范技术指导原则》《盒装药品发药设备应用环节用药错误防范指导原则》《医疗机构中药饮片用药错误防范指导原则》《医疗机构药品实物流与信息流管理相关用药错误防范技术指导原则》《与药品说明书有关的用药错误防范指导原则》《妊娠期和哺乳期患者用药错误防范指导原则》《静脉用药调配中心用药错误防范指导原则》《智能药柜应用环节用药错误识别与防范指导原则》等。

（3）药物滥用相关政策要求

•报表信息要求：国家卫生计生委办公厅《关于印发阿片类物质使用相关障碍诊断治疗指导原则的通知》（国卫办医函〔2017〕1090号）详细描述急性中毒、戒断症状、躯体损害和精神行为障碍的诊断依据、临床表现、信息来源和治疗原则等内容。

•机构管理要求：《戒毒治疗管理办法》（国卫医发〔2021〕5号）要求医疗机构开展戒毒治疗需配置至少1名主管药师职称以上并取得麻醉药品和第一类精神药品调剂权的药学人员；知情同意书包括戒毒治疗的适应证、方法、时间、疗效、医疗风险、个人资料及相关权利与义务要求。治疗期间应不定期进行吸毒检测。

（4）药物警戒相关政策要求

•报告要求：根据《药物临床试验质量管理规范》要求的试验药物严重不良事件报告及安全信息监测，特别是对非预期性严重药物不良反应（简称SUSAR）和潜在安全信息加强管理。

• 报告主体：根据2021版《药物警戒质量管理规范》，药物警戒工作适用对象为药品上市许可持有人（简称MAH）和获准开展药物临床试验的药品注册申请人（简称申办者）。本规范参照ICH指导原则，指导持有人和申办者与医疗机构、药品生产经营企业、临床试验机构等协同开展药物警戒工作。

2.1.2 药物分类监测要点

药物警戒分类活动管理要点见表7-21。

表7-21 药物警戒分类活动管理要点

药物警戒分类	重点监控药品	药物警戒活动
药品不良反应	中药注射剂、抗菌药物、注射剂、抗肿瘤药物	ADR报告、调查分析，群体不良事件须进行召回封存
用药错误	高警示药物、医用毒性药物、形似听似药品等	报告、调查分析和干预措施
药物滥用	麻精药品、易制毒类	报告、特殊药品管理和强制戒毒等
药源性疾病	肝损害药物、抗肿瘤药物及抗菌药物	药学会诊、病例讨论、药学监护、不良反应报告
药物有害事件	出入院患者以ICD诊断中毒损害患者，儿童、自杀及精神病药品	病例统计、药学会诊及体内 毒物分析
其他药物不良事件	超说明书用药、药物临床试验	

2.1.3 医疗机构报告流程

（1）药品不良反应报告 药品不良反应报告上报流程包括个例药品不良反应报告和群体药品不良事件报告上报，其中群体性报告可基于个例报告进行汇总、识别，涉及同一批号的相同药品发生3例以上药品不良反应报告视为群体药品不良反应报告；根据药品不良反应严重程度采取不同的处置措施，包括留样、送检、对症治疗、停药和追踪调查等措施。

（2）医院药品不良事件报告流程 用药错误与其他医疗不良事件上报流程一致；鉴于用药错误与医疗投诉、医疗纠纷和突发应急事件等存在一定关联度，因此在用药错误上报时，应对事件影响程度和事件等级进行确定。用药错误报告按照三级管理流程执行，包括当事人上报、科室审核和药学部（医疗质控科）评价归档。发生Ⅰ级或群体用药错误事件应立即启动应急预案，通知科室负责人、药学部和医务部采取联合救治处理，并向主管上级领导汇报情况，同时按要求在24小时内完成事件详细信息补录工作。医疗机构相关药物警戒业务流程见表7-22。

表7-22 医疗机构相关药物警戒报告流程汇总

报告类型	报告参考流程
药品/群体不良反应报告	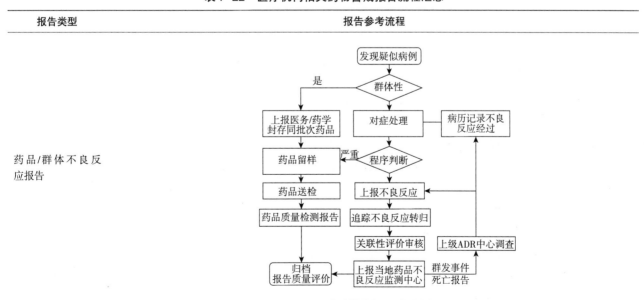

报告类型	报告参考流程
药品不良事件报告	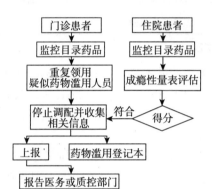
药用滥用报告	
药物临床试验报告流程	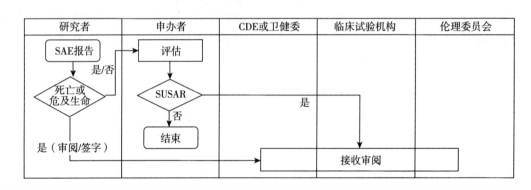

2.1.4 药物警戒文档管理

根据《药物警戒质量管理规范》第二十九条，MAH在开展药物警戒信息化活动时，明确信息化系统在设计、安装、配置、验证、测试、培训、使用、维护等环节的管理要求，并规范记录上述过程。同时在安全性建设方面，可根据不同的级别选取访问控制、权限分配、审计追踪、授权更改、电子签名等控制手段，同时具备完善的数据安全及保密功能。

（1）药物警戒管理文档　应用标明名称、类别、编号、版本号、起草人员、审核人员、批准人、编撰部门、关键词、文档分发对象、文档状态、生效/修订日期和失效日期等。药物警戒文档可根据要求增加文档密级、储存年限等。各单位对药物警戒活动编写文档目录清单，便于文档检索查询，其中标准类文件格式需包含目的、范围、责任和文件正文。药物警戒管理文档表头样式见表7-23。

表 7-23　药物警戒管理文档表头通用样式

版本号		编号	
文档名称			
参照标准			
关键词			
起草人员		制订日期	
审核人员		审核日期	
批准人		批准日期	
修订人员		修订日期	
责任人			
范围			
失效日期		文档状态	

（2）药物警戒通告文档　药物警戒记录和数据至少保存至药品注册证书注销后十年，并应当采取有效措施防止记录和数据在保存期间损毁、丢失。记录应当及时填写，载体为纸质的，应当字迹清晰、易读、不易擦除；载体为电子的，应当设定录入权限，定期备份，不得随意更改。具体格式如表7-24所示。

表 7-24　药物警戒通告文档结构（参照英国 MHRA）

警戒发布日期：
警戒公司：药品生产企业
警戒新产品：
警戒范围：包括规格、批号
警戒级别：
警戒原因：
警戒措施：
　涉及产品召回的：
　召回发起日期：
　信息发布日期：
　召回公司：药品生产企业
　召回范围：药品名称、规格、批号、数量
　召回级别：
　召回原因：
　召回措施：

（3）药物警戒主文件格式要求　药物警戒主文件主要用于药品监督部门开展药物警戒检查工作，根据2022版《药物警戒体系主文件撰写指南》，药物警戒体系主文件包含封面、目录、正文和附录四部分内容。封面包括持有人名称、药物警戒负责人名称、药物警戒体系主文件版本号、创建或者更新时间等；主文件内容包括组织机构、药物警戒负责人信息、专职人员配备信息、疑似药品不良反应信息来源、信息系统配置信息、管理制度、操作规程、药物警戒体系运行情况（报告质控及实施信息）、药物警戒活动委托、质量管理和附录清单。具体内容如表7-25。

表 7-25　药物警戒体系主文件格式基本要求

项目	基本要求
组织机构	组织架构图、职责分工和工作流程
药物警戒负责人信息	负责人职责、教育背景、技术职称、工作经历、详细联系方式、姓名、职务、手机、办公电话、电子邮箱、常用地址、聘任证明材料，关键资质证明材料
专职人员配备信息	岗位职责、专业背景、工作经历、人员姓名、联系方式、培训情况、聘任证明材料与关键资质证明材料
疑似药品不良反应信息来源	自发报告、上市后相关研究及其他有组织的数据收集项目、学术文献和相关网站等；涉及研究的提供产品名称、研究或项目名称、目的、开展地区、实施情况或结论概要等

续表

项目	基本要求
信息系统管理信息	信息系统的访问控制、权限分配、审计追踪、授权更改、电子签名等控制信息。并提供信息系统设计、安装、配置、验证、测试、培训、使用、维护等环节记录
管理制度和操作规程	制度包括药品不良反应、风险识别与评估、定期安全性更新报告、上市后安全性研究、药物不良事件报告等制度和规程，文件至少包括文件的名称、编号、版本号、审核批准人员及生效日期信息
药物警戒体系运行情况（报告质控及实施信息）	运行情况的性能指标、考核方法和结果，以及药物警戒计划实施情况，包括报告质控指标如时效性、内容完整性和准确性等
药物警戒活动委托	仅限于委托开展药物警戒活动，提供包括委托内容、受托单位、时限、双方职责、委托协议或其他书面证明材料等
质量管理	药物警戒质量目标、质量体系文件、质量管理流程、质量控制指标、内部审核文件等；其中内部审核文件包括问题的发现日期、简要情况、纠正和预防措施、预计解决日期进行描述；内部审核计划列表应包括已完成和计划开展的内部审核列表，列表内容应至少包含内部审核日期、审核内容、审核结果、纠正和预防措施、纠正和预防措施落实情况及日期
附录清单	主文件所覆盖的药品清单、药物警戒管理制度和操作规程文件、药物警戒管理制度和操作规程文件、主文件修订日志、内部审核记录或报告等

2.1.5 药物警戒报告文档管理

（1）报告分类　药物警戒报告分为药品不良反应报告、药品不良事件报告、药物滥用报告等，具体见图7-3。目前国内药物警戒活动以医疗机构、药品上市后持有企业MAH和药物临床试验机构为主要上报主体。

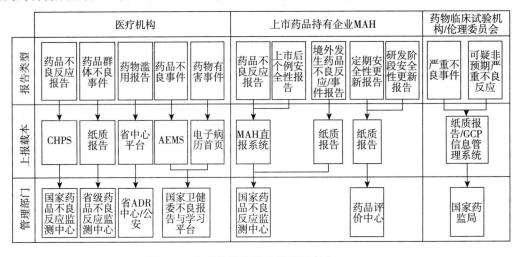

图7-3　各机构药物警戒活动职责分工

（2）报告分类管理要求

• 报告分类：药物警戒活动根据预防、治疗、报告主体、发生阶段及报告样式等有所区别。具体见表7-26。

表7-26　药物警戒事件报告分类及管理要求

分类项目	预防	治疗	上报	损害	发生阶段
药品不良事件	+	+	+	+	一切活动
药品不良反应	−	+	+	+	正常使用
药物滥用	+	+	+	+	非正常使用
用药错误	+	+	+	+	非正常使用
药物有害效应	+	+	+	+	一切活动
药源性疾病	+	+	+	+	正常使用
药物临床试验SAE	−	+	+	+	正常使用

- 报告差异：见表7-27。

表7-27　药品不良反应和不良事件报告的主要区别

项目	药品不良事件（ADE）	药品不良反应（ADR）
因果关系	未必一定有	肯定有
原因	不限于药品，与人为过错和不合理用药有关	仅限定于药品
样本量	近期、突发、群体	迁移、散发、个体
性质	假劣药、超适应证、超剂量/疗程/用法等	意外的、潜在的、正常的
社会影响	极大	较小
责任	有	无
可预知性	可预警	可防范

- 报告主体及管理要求：见表7-28。

表7-28　药物警戒报告分类管理要求

活动类型	报告主体	时限及其他要求
药品不良反应监测报告	医疗机构	新的严重不良反应15天内，死亡报告立即报告，其他不良反应30天内报告。死亡报告自报告15天内完成调查报告
药品不良事件报告		Ⅰ级（警讯）事件立即报告，Ⅰ级和Ⅱ级必须上报，严重程度按SAC分级代码划分。包括药品不良反应类、用药错误类、药品治疗类、药品质量类、药品存储类、制剂管理类和药品滥用类等
药品群体不良事件		获知7天内完成调查，报告包括不良事件发生、药品使用、患者诊治、药品流通、既往类似不良事件情况及事件发生原因分析
病例报告		一般以新的、严重或罕见的药品不良反应为例，通过哨点医院或期刊进行
药物滥用	医疗机构、戒毒所、药物维持治疗门诊	麻醉精神类药品、易制毒化学品等，监测药品具备成瘾性或依赖性
药物临床试验	医疗机构、申办者	严重不良事件：24小时；非预期严重不良反应（SUSAR）报告：受试者发生非预期且致死或危及生命不良事件（7天内），受试者发生非预期非致死性严重不良事件（15天内），个例安全性报告（ICSR）按非快速报告要求，研发期间安全性更新报告（DSUR）不超过1年；药品定期安全性更新报告对创新药取得批准证明文件之日起每满1年提交一次定期安全性更新报告，至首次再注册，之后每5年报告一次。其他类别的药品，一般应当自取得批准证明文件之日起每5年报告一次。ICSR数据传输参照ICH-E2B（R2）进行数据元素规范，以XML格式为基础；通过对ICSR的数据元素进行规范

（3）报告标准与要求　药物警戒报告文档目录清单见表7-29。

表7-29　药物警戒文档目录清单

文档名称	活动要素	参照标准	上报
药品不良反应监测报告表▲	药品不良反应监测	药品不良反应报告和监测管理办法	MAH、医疗机构
药品群体性不良事件报告表			
境外发生的药品不良反应/事件报告表			
药品不良事件报告	用药错误、药物有害事件	T/CHAS7-4-6-2018医疗安全（不良事件）管理	医疗机构
药物滥用报告	药物滥用	关于加强药物滥用监测工作的通知（国药监安〔2001〕438号）	
药品质量养护记录	药品质量管理	《药品管理法》及《药品经营质量管理规范》	

备注：药物滥用报告由精神专科医疗机构、药物维持治疗门诊、自愿戒毒机构、强烈隔离戒毒机构等上报。

（4）常用报告样式

- 药品不良反应/事件报告样式：见表7-30。

表 7-30　药品不良反应 / 事件报告表

新的□ 严重□一般□	部门：		电话：		报告日期：		年　月　日	
患者姓名	性别	出生日期		民族		体重	联系方式	
家族药品不良反应/事件：有□无□不详□				既往药品不良反应/事件情况：有□　无□ 不详□				
不良反应/事件名称：		不良反应/事件发生时间：			病历号/门诊号（企业填写医院名称）			
不良反应/事件过程描述（包括症状、体征、临床检验等）及处理情况：								

商品名称	通用名称	生产厂家	批准文号（国药准字号）	批号	用法用量	用药起止时间	用药原因诊断
怀疑药品							
并用药品							

不良反应/事件的结果：治愈□　　好转□　　有后遗症□ 表现：　　　　死亡□ 直接死因：　　　　死亡时间：　年　月　日
原患疾病：
对原患疾病的影响：不明显□　　病程延长□　　病情加重□　 导致后遗症□ 表现：　　　　　　　　　导致死亡□
国内有无类似不良反应（包括文献报道）：有□　无□　不详□　　国外有无类似不良反应（包括文献报道）：有□　无□　不详□

关联性评价	报告人：肯定□ 很可能□ 可能□ 可能无关□ 待评价□ 无法评价□ 签名：
	报告单位：肯定□ 很可能□ 可能□ 可能无关□ 待评价□ 无法评价□ 签名：
	省级：肯定□ 很可能□ 可能□ 可能无关□ 待评价□ 无法评价□ 签名：
	国家药：肯定□ 很可能□ 可能□ 可能无关□ 待评价□ 无法评价□ 签名：

报告人职业（医疗机构）：医生□ 药师□ 护士□ 其他□ 报告人职务职称（企业）：　　　　　报告人签名：

• 药物不良事件报告样式参照医院安全（不良）事件报告表设计：见表7-31。

表 7-31　医院安全（不良）事件报告表

1.患者资料
患者姓名：　　　年龄：　　　性别：　　　病区：　　　床号：　　　唯一码：
临床诊断：　　　　　　其他类事件：　　　　　　　　在场相关人员：
2.医疗安全（不良）事件情况
主要表现：　　　　　发生场所：　　　　　　发生时间：
3.事件分类：可预防、不可预防
药品管理类：药物治疗、药品不良反应、药品质量类、药品滥用类、用药错误类、药品储存类、制剂管理
4.医疗安全（不良）事件级别：Ⅰ级事件　Ⅱ级事件　Ⅲ级事件　Ⅳ级事件
5.发生后及时处理与分析：
●立即通知：医生、护士、技师、药师、行政后勤、患者及家属
●可能相关因素：个人因素、设施因素、耗材因素、制度因素、业务流程因素、环境因素
●立即采取措施：
●处理情况：
6.不良事件评价
主管部门意见陈述：
7.持续改进措施
报告人信息：　　职业：　　　姓名：　　　地址：　　　联系方式：　　　报告日期：

• 药物滥用报告样式：见表7-32。

表 7-32　药物滥用报告调查表

1、基本资料				
姓名：	身份证号码：	出生日期：	性别：	病历号/门诊号：
详细户籍地址：				
民族：	从业情况：	婚配情况：	文化程度：	
2.药物滥用情况				
初次滥用时间：		过去12月内滥用药物名称：		
滥用药物名称或俗称：	首次滥用年龄：	主要获取途径：	主要使用方式：	
主要使用频率：	每次用量：	通常每次花费：		
3.本次检测情况				
本次尿检结果：	本次HIV检测结果：	本次是否收治（收治单位）		
报告人信息：	姓名：	单位名称：	联系方式：	报告日期：

- 药品群体不良反应/事件报告格式：见表7-33。

表 7-33　药品群体不良反应/事件报告表

商品名			通用名			规格			生产批号		
生产单位			使用单位			使用人数			发生人数		
批准文号			监测期内药品		是否	计划内免疫		是否	事件发生地点		
序号	姓名	性别	年龄	民族	体征	用法用量	用药时间	不良反应/事件发生时间	不良反应/事件表现	不良反应/事件结果	关联性评价

上报单位：	地址：	报告日期：
报告人：	联系电话：	省级ADR中心（签章）：

备注：不良反应/事件结果指治愈、好转、有后遗症或死亡。

2.2 药品不良反应管理

2.2.1 管理监测方法

目前ADR监测方法包括自发呈报、处方事件监测、医院集中监测、病例对照研究和队列研究等（表7-34）。

目前我国药品不良反应监测采用逐级上报、哨点医院、公众上报和企业上报等模式。2016年国家药物不良反应监测中心建设的《中国医院药物警戒系统》（以下简称CHPS）是目前由政府主导的药学信息综合利用平台，CHPS通过中间表定时抽取HIS、EMR、LIS、PACS和手术信息，由于电子病历和检查报告在数据采集时均无结构化处理，从而增加了数据利用难度。

表 7-34　药品不良反应呈报方式对照一览表

方法	优点	缺点
自发呈报	范围广、经济实用、罕见或新发ADR	漏报及无法统计ADR发生率
处方事件监测	敏感度高、快速报告、相对经济、发现潜伏期长报告	受报卡回收率影响
医院集中监测	发生率分析、样本量大、数据较准确	信息系统改造
病例对照研究	所需样本量少，适用于上市后评价、罕见ADR或长期药物毒性的观察	无法统计ADR发生率、偏倚
队列研究	直接计算发生率、偏倚较少	难以发现罕见不良事件

2.2.2 药品群体不良反应管理

分级管理：根据国家药品监督管理局《药品不良反应监测管理办法》和《药品和医疗器械突发性群体不良事件应急预案》等政策要求；药品群体不良事件上报按照3级管理，医疗机构及部分省市地区采用四级管理。

表 7-35　药品群体不良反应分级标准表

等级	分级标准
一级（特别重大）	药品群体不良反应的人数超过50人，且有特别严重不良事件（威胁生命，并有可能造成永久性伤残和对器官功能产生永久损伤）发生，或伴有滥用行为；出现3例以上死亡病例；国家药品监督管理局认定的其他特别严重药品突发性群体不良事件
二级（重大）	药品群体不良反应发生率高于已知发生率2倍以上；发生人数超过30人，且有严重不良事件（威胁生命，并有可能造成永久性伤残和对器官功能产生永久损伤）发生，或伴有滥用行为；出现死亡病例；省级以上药品监督管理局认定的其他严重药品突发性群体不良事件
三级（较大）	药品群体不良反应的人数超过10人，且有严重不良事件（威胁生命，并有可能造成永久性伤残和对器官功能产生永久损伤）发生，或伴有滥用行为；出现死亡病例；市级以上药品监督管理局认定的其他严重药品突发性群体不良事件
四级（一般）	药品群体不良反应的人数5~10人且无死亡病例

2.2.3 报告质控要点

（1）存在问题

• 片面性：药品不良反应报告主要针对西药及中成药不良反应报告，中药饮片相关的药品不良反应报告相对缺乏。患者临床症状表现不仅受药品影响，同时受患者病理和生理状态影响，在已上报的药品不良反应报告中，可能存在假阳性报告的情况。同时，由于公众对于自发上报药品不良反应报告缺乏认识等原因，导致药品不良反应报告有一定的局限性与片面性。

• 时延性：药品不良反应自发现、上报、资料完善和逐级报告耗费较长时间，不利于药品不良反应聚集性信号挖掘工作，特别是同批次药品因质量问题引起的不良事件，由于各医疗机构上报不良反应报告时间不一，导致该批次药品的预警信号出现延后。

• 不规范性：药品不良反应报告信息主要来源于电子病历和医嘱系统，而各医疗机构之间涉及电子病历有关不良反应描述，普遍存在较大差异，导致GTT或主动监测规则存在较大误差。

（2）药品不良反应报告质量控制　根据国家食品药品监管总局2022年发布的《药物警戒检查指导原则》要求，应定期对药品不良反应报告进行真实性、完整性、时效性、准确性、规范性等进行质量控制。

• 真实性核查：是药品不良反应报告的最基本要求。核查真实性包括原始电子病历及HIS是否有相关记录；门诊药品不良反应导致入院的，入院记录应有完整的用药信息及药品不良反应过程描述信息；医疗机构内提供的药品必须有相关购销及使用记录，机构外提供的药品不良反应必须注明相关医疗机构信息。

• 完整性：个例药品不良反应报告质量控制应确保上传信息完整，包括患者基本信息、不良反应症状描述过程、怀疑及并用药品信息、关联性评价及附件信息完整。必填信息包括患者名称、患者ID、科室、体重、出生日期、联系方式、家族药品不良反应史及既往药品不良反应病史、不良反应名称、原患疾病、不良反应发生时间、对原患疾病影响、不良反应结果、不良反应过程描述、不良反应用药信息、停药或减量反应变化和再激发试验情况。药品群体不良事件报告完整性应包括事件上报时间、药品使用、患者诊治以及药品生产、储存、流通、既往类似不良事件等情况。

• 时效性：参照上文时限性要求执行。

• 准确性：包括报告类型分类是否准确，药品不良反应结果与症状描述内容中的转归结果是否一致，关联性评价是否准确。

• 规范性：包括用药原因与原患疾病参照国家疾病代码（ICD）规范，药品不良反应名称参照《WHO药品不良反应术语集》规范，药品剂型、单位、给药途径、药品批准文号等（中药饮片除外）使用信息符合药品不良反应报告平台规范要求。

• 重复报告控制：重复报告是指相同药物在同一患者使用时，在同一时间出现相同不良反应症状的报告。如果同一患者未停用或近期内再次使用相同怀疑药品（药品批号未发生变更）期间，相同不良反应症状先后出现两次或以上的情况，均属于同一个药品不良反应报告，不需要多次上报。

2.2.4 药品不良反应相关管理规则

（1）药品不良反应关联性规则　见表7-36。

表7-36　关联性评价规则

项目	管理规则
基本规则	（必须符合）药品使用与药品不良反应存在明显的时间关系，一般药品时间早于药品不良反应发生时间；撤药反应除外
	患者有类似药物过敏史或不良反应发生病史
	（肯定）再次使用怀疑药品后出现相同症状或症状加重
	停止用药不良反应症状缓解或消退
	其他病理难以解释当前症状或检验结果

（2）药品不良反应分级　分级标准见表7-37。

表7-37　药品不良反应分级标准

程度	管理规则
严重	符合以下损害情形之一： ● 导致死亡 ● 危及生命 ● 致癌、致畸、致出生缺陷 ● 导致显著的或者永久的人体伤残或者器官功能的损伤（严重的血细胞减少、皮肤损害、胃肠、肝、肾功能损害等） ● 导致住院或者住院时间延长 ● 导致其他重要医学事件，如不进行治疗可能出现上述所列情况的
新的	● 药品说明书中未载药品明书为记载的不良反应 ● 说明书中已有描述，但不良反应发生的性质、程度、后果；或者频率与说明书描述不一致或者更严重的
一般	药品说明书中记载载明的未达到严重程度的不良反应

2.3 用药错误管理

用药错误作为医院不良事件的主要组成部分，医疗机构应实施用药错误报告制度、建立调查处理程序和采取整改措施。根据《关于开展质量改进与安全工作要求》，临床用药错误是作为药学质量持续改进控制指标之一。

2.3.1 用药错误分类

（1）按定义分类　包括处方错误（又名开方差错）、用药时间错误、服用遗漏错误、使用未经合法处方医生批准药物、配制错误、给药错误、使用变质药品、依从性错误、监测错误、用药指导错误、家庭用药错误等。

（2）按照发生场所分类　根据用药错误的发生场所分为"内差"和"外差"。内差是指药房内用药差错，包括调剂错误、信息错误、设备错误、处方错误和贮存错误等，由于不涉及患者用药，一般错误级别较低，属于隐患事件。外差是指已由药房发出的药品，主要发生在病房，包括给药错误、遗漏错误。

（3）按照药品全生命周期管理分类　可分为药品遴选、采购、验收入库、出库、储存、处方医嘱、调配、给药、处置及信息传递环节用药错误（表7-38）。

表7-38　药品全生命周期管理相关用药错误

药品管理环节	用药错误类型
处方医嘱	给药疗程错误、嘱托错误、处方脚注错误、给药途径选择错误、饮片煎煮方法错误、药物选择错误、给药频次错误、处方字迹难以辨认、违反适应证用药、忽略禁忌证用药、药品名称开具错误、用药嘱托错误、用药资质错误
调配	审核错误、剂量称取错误、临方炮制错误、条码无法识别、误扫条码、条码内容与实际不符、混合调配错误、器具错误、复核和成品质量检查错误、标签及包装错误、设备调配和发放错误、剂量换算错误、加药错误
给药	护士医生取药错误、给药间隔时间错误、用药依从性错误、重复用药错误、条码缺失、监测错误、用药指导错误、给药技术错误、给药速率错误、配伍溶媒选择错误、给药浓度错误、用药指导错误

药品管理环节	用药错误类型
采购、验收入库	药品质量问题、药品包装错误、药品品种或规格错误、验收错误、运输错误、药品变更后的惯性认知错误、药品信息错误、药品资质错误
出库	贴错条码、药品分包错误
药品遴选	药品安全隐患评估遗漏错误、药品易混淆错误
储存管理	药品摆放错误、药品储存错误、基数药品种和数量设置不当、效期管理错误、库存管理错误
召回处置	召回响应不及时、召回品种或批号错误
信息传递	处方转抄错误、口头医嘱传递错误、条码生成错误、条码解码错误、条码储存保养不当、信息系统错误、患者身份识别错误、系统操作错误
设备	药品补药错误、取药错误、药品投递错误、药品储存错误、药品调配发药错误、药品标签信息错误、输液标签粘贴错误、药品破损、设备误报、设备信息系统或仪器设备故障
其他	药品说明书阐述模糊有歧义、遗漏错误、配送错误

（4）**按照错误发生的主体分类**　可分为医生、护士、药师、医技、患者及其他类型用药错误；具体见表7-39。

表7-39　角色常见用药错误类型

主体	用药错误类型
医生	处方错误、用药交代错误、给药/途径错误
护士	给药错误、用药交代错误、储存摆放错误、配制错误、处方错误、重复用药错误、调剂分发错误、给药/途径错误、药品易混淆错误
药师	调剂错误、用药交代错误、储存错误
医技	监测错误、储存错误、给药速率错误、给药/途径错误
患者	依从性错误、重复用药错误、储存错误、药品易混淆错误
其他	信息错误、设备错误
全部	遗漏错误

2.3.2 原因分析与表现

（1）**患者因素**

• 病生理原因：特殊病生理状态，如肝肾功能不全等患者未根据药物代谢途径调整用药剂量；老年人、婴幼儿及妊娠期等特殊人群禁忌使用某种药物；其他并发症。

• 依从性原因：未按嘱托要求用药；随意调整用药剂量、频率或间隔时间；患者存在认知障碍，无法正确使用药品。

• 生活饮食习惯：未按嘱托要求改变饮食习惯；用药期间酗酒；送服饮料与药品产生相互作用；食用其他忌服食物。

（2）**管理因素**

• 业务流程：业务流程过于复杂增加环节出错发生率、业务流程耗时过长、业务流程缺乏作业规程或作业规程不规范、业务流程缺乏核查和监控体系。

• 管理制度：内部管理制度与药品临床使用及质量管理要求不一致、缺乏制度、缺乏制度执行监管、制度知晓率低下、缺乏沟通反馈机制。

• 人力资源：人力资源配置不足、人员业务能力不足、职责分工不明确、缺乏药品安全管理专职工作组或专职人员、缺乏安全管理文化、忽略临床药物治疗和药品贮存过程中的潜在安全隐患。

（3）**药品因素**

• 药品性质不稳定，贮存环境要求高，如散剂、颗粒剂、软胶囊和冷藏药品，或有效期较短。

• 药品包装包括形似和听似药品（含商品名听似），容易混淆导致处方错误。

• 药品说明书涉及用法用量及注意事项的信息滞后于临床实践，特别是特殊人群的注意事项或给药剂量计算复习导致的处方错误和监测错误现象。

• 药品形状：指特殊形状药品在设备自动调配时导致阻塞、粘连或碎片等问题。

• 特殊的药品毒理及PK/PD参数：包括治疗窗窄药品、呈基因多态性药品及有明显相互作用或配合禁忌的药品；此类药品因素在临床用药错误中主要表现为药物有害效应和监测错误。

• 特殊配制或使用要求未按要求配制使用，如中药注射剂、肿瘤药物等有特殊配制要求未按要求配制的现象；而使用要求主要表现为未按特定的输注速度控制滴速而发生的给药错误现象。

（4）信息系统因素

• 网络故障：主要表现为区域性信息系统无法进行操作，导致处方保存失败、传输中断、处方丢失、执行信息不全或信息重复录入等现象。

• 信息系统设计不完善：包括系统字典、信息录入规范化和系统权限；主要表现为系统报错。

• 信息系统性能不能满足业务需要，不同医疗机构的业务量对于信息系统的并发性能均有所不同，信息系统性能不足，包括网络带宽、数据库设计、服务器负载均衡和信息系统接口等影响性能的因素；主要表现为系统响应变慢、系统强行退出、处方医嘱传输因访问超时中断或信息丢失等处方传递错误现象。

• 信息共享与转换错误：在部分信息系统之间需要通过转码方式实现信息共享，由于信息系统之间数据储存类型、编码方式及字段长度等不一致，导致转码后数据错误或丢失等问题，此类情况同时适用于标签打印设备，由于信息系统所提供的信息超过打印设备设置的打印篇幅，导致标签打印信息不全。

• 信息系统缺乏定期维护，特别是涉及核心业务所对应的药品字典未按照政策管理变化或当前药品目录及时更新维护，可能导致处方价格、规格、剂量等信息错误。

（5）设备因素　设备缺乏定期保养、设备操作不规范、设备设计不完善或设备精密程度较低。

（6）环境因素

• 药品质量管理相关环境：包括高温、寒冷、潮湿和光照等可能引起药品性状变化的环境因素。

• 其他影响环境：包括对人员、设备及信息系统造成影响的环境因素，如噪音、雷电、台风和洪水等因素会间接导致信息错误、设备错误和给药错误等问题。

2.3.3 防范、处置与干预

（1）管理要点

• 标准化流程：制定标准化流程和规范的管理细则，明确责任、目标和关系，减少调剂的环节，可以有效减少药房调剂差错。

• 信息化与自动化：通过HIS的完整性检测功能，保证处方（医嘱）信息录入完整性；尽量使用信息系统开具药品处方（医嘱），涉及规范化录入的信息如药品通用名、剂量、给药频次、给药途径和剂型，统一采用卫生信息标准字典，消除歧义。利用智能化设备，规范药品标识，分别储存看似与听似药品。定期保养信息系统、网络、设备和环境等，发现问题及隐患并及时处理，保障信息系统和设备正常运行。药品流转配送、储存及使用等全生命周期的信息传递采用条码识别技术，减少人为输入误差。基于业务和用药错误数据，科学设置自动化设备和药品布局。借助信息系统权限、加密、生物特征识别和消息机制等应用，强制约束质量安全管理所需环节，如药品审核、查对及麻精药品管理等。

• 优化与配置人力资源：提升医务人员药学专业知识水平，鼓励药师不断提升处方审核能力和药品安全管理能力，加强医务人员医疗质量与安全管理工具练习，定期组织医务人员开展药品不良事件交流活动，提高医务人员安全用药意识和管理思维。

• 审核与监控：开展处方审核、药物重整和药学评估服务，落实好药房及临床的查对制度，鼓励患者参与药品使用监督工作。

• 安全文化与制度构建：参照患者十大安全目标，开展以患者安全目标为基础的药品安全文化活动，提高患者及医务人员的药品安全意识，如用药宣教、药学科普和叙事药学等服务形式。建立药物警戒相关的应急预案及制度，提升医疗机构严重药品不良事件的处理效率。

（2）分类用药错误防范原则　见表7-40。

表 7-40　各类用药错误防范指导原则

对象	防范要求
处方环节	1.完善处方/医嘱系统和处方审核软件 2.明确处方环节用药错误识别标准和优化相关流程等 3.应注意在各项规章制度和技术规范约束下发挥主观能动性 4.制定适合医院特点、科室特点的处方环节用药错误识别与防范措施
高警示药品	规范贮存、准确使用、加强监控、规避风险
盒装药品发药设备	1.建立相关制度 2.标准化操作：严格执行盒装药品发药设备操作规程 3.应急预案
药品实物流与信息流管理	1.规范新药遴选与评估机制 2.规范药品实物流管理 3.规范药品信息流管理 4.实施自动化和信息化 5.制定标准化的标识和流程 6.定期进行药品质量检查（有效期、贮存环境等） 7.做好新购药品标识和货架管理
妊娠期和哺乳期患者	1.根据妊娠期和哺乳期患者用药错误防范技术指导原则，建立科学的工作流程和操作规程并严格执行 2.医、药、护应对患者开展详细的用药教育 3.建立孕产妇学校倡导安全用药 4.在外部信息、内部动机、行为技能等方面多角度思考，从而提高患者的用药依从性
静脉用药调配中心	1.保持PIVAS洁净级别 2.强制分区调配和专药专柜调配 3.规范医嘱审核流程 4.实施自动化和计算机化：实现静脉药物医嘱全流程条码化管理，加强医嘱审核，严格执行退药管理制度
智能药柜	1.合理设置智能药柜存放环境 2.科学设置智能药柜布局 3.规范智能药柜储存的卫生条件 4.规范冷藏的药品管理 5.规范麻醉药品、精神药品、毒性药品、易制毒药品的管理 6.规范智能药柜内药品包装 7.温湿度实施自动化和计算机控制 8.建立相关的制度和应急措施
用药咨询服务	1.告知患者在医院开具的处方药要专人专用 2.关注特殊人群用药特点 3.先应询问患者是否按医嘱服用了药品，提高患者依从性 4.医生告知患者最佳服药时间，或者引导患者来药学门诊咨询 5.参与慢性病管理服务：根据监测指标，如血压、血糖、肝肾功能、血钙水平等以及患者症状，及时评估治疗方案 6.被咨询药师应告知患者药物不良反应是具有个体差异的，有的需及时停药，有的无需停药，轻微不适症状可采取减量或根据具体情况按原量继续服用，待机体适应后，不适症状就会自行消失 7.关注患者重复用药的问题，尤其是保健品、复方制剂等，要帮助患者精简用药，即使重复用药剂量不超量也应考虑不良反应等问题

2.4 其他药物不良事件

2.4.1 药物有害效应管理

药物有害效应不仅包含药品不良反应所致损害，同时包括用药错误及药物滥用所致损害。其管理以预防和治疗为主；目前药物有害效应信息主要分散于电子病历、药品不良反应报告和药品不良事件报告中。

（1）监测识别　药物有害效应监测可根据ICD10疾病分类编码的"损伤与中毒"进行编码，其中药物意外中毒为X40-X46，药物自杀为X60-X65，原因不明药物中毒为Y7-Y14，药物有害效应为Y40-Y59；药物所致后遗症为Y88.001，是指在治疗中使用药物、药剂和生物制品引起有害效应的后遗症。

（2）药物有害效应处置 应根据发生因素、药物因素和严重程度等进行处置。具体参考处置方式见表7-41；药品不良反应所致损害包括用药错误、药品质量缺陷及药物滥用等情况所致损害。

表 7-41 药物有害效应相关诱因及处置内容

相关诱因	处置内容
药品不良反应	药品不良反应上报、对症治疗、完善病历
用药错误	不良事件上报、对应治疗、持续改进、医疗投诉纠纷处理
药品质量缺陷	对症治疗、药品召回及退回、MAH或医院组织调查（因出厂质量问题由药监部门组织调查）、持续改进、医疗投诉纠纷处理
药物滥用	药物滥用上报、对应治疗、联系相关管理部门

（3）药物有害效应预防 药物有害效应包括直接有害效应和间接有害效应。根据药品因素、人员因素、设备因素、信息因素、制度流程因素和环境因素等制定相应的预防措施；期盼预防措施见表7-42。

表 7-42 药物有害效应相关预防措施

相关诱因	处置内容
药品不良反应	特殊病生理状态或特殊人群用药前评估、药物治疗浓度监测及基因组检测、加强药学监护和处方审核
用药错误	加强信息系统及药品设备设施维护，加强处方审核、药品调剂分发查对工作，加强医护药技人员药学专业知识培训，落实高警示药品和易混淆药品管理，同时做好患者用药交代，优化药品管理流程，做好青少年安全用药科普防范儿童误服
药品质量缺陷	加强药品养护、药品质量验收及效期管理，严格按照药品储存要求执行，居家用药诱发的药物有害效应需强化家庭药师开展家庭药箱清理和长处方药品审核
药物滥用	加强特殊药品全生命周期管理，加强查对制度及特殊药品盘点工作

2.4.2 药源性疾病

（1）药源性疾病防治原则

• 预防措施：特殊人群（过敏体质、肝肾功能不全患者）用药前进行药学评估和药学监护工作。

• 处理原则：首先停用所有应用药物，观察停药后症状的缓解情况；根据病情需要参与制定药物治疗方案和用药监护计划。

• 治疗原则：及时停药，祛除病因，加强排泄，延缓吸收，拮抗治疗；抗过敏治疗，对症处理和DID治疗；患者宣教和报告。

（2）药源性疾病相关因素

• 药物因素：理化性质、制剂因素、相互作用（药-药、药-食相互作用和重复用药）。

• 机体因素：性别、年龄、肝肾功能、疾病、生理病理状态、生活方式、基因差异和用药依从性等因素。

• 用药错误原因所致。

（3）药源性疾病分类

• 按照病因分类：参照药品不良反应分类，分为A型——可预测的常见DID，该型与药理相关，呈剂量依赖性，发生率较高，容易通过剂量及疗程等可监测变更进行预测；B型——不可预测的DID，一般难以预测，可以病例对照或病例报告进行识别；C型——长期用药相关所致DID，在信号检测方面需要结合患者既往用药史进行识别。D为致癌或致畸性。

• 按照影响器官分类：药源性皮肤病、药源性肝病、药源性肾病和药源性血液疾病等。

（4）按照使用分类 可分为剂量相关DID、剂量无关DID和用药方法相关DID。其中用药方法相关DID包括撤药反应、滴速过快或给药途径不当所致的DID。

（5）药源性疾病及ADR监测标准字典 根据2020版《三级医院评审标准》要求，药物有害效应主要监测ICD10中的药物反应部分，即Y40-Y57；涉及病种包括全身性抗菌药物有害效应Y40、降糖药物有害效应Y42.3、抗肿瘤药物有害效应Y43.1和Y43.3、抗凝剂有害效应Y42.2-Y42.5、解热镇痛药物有害效应

Y45、心血管系统药物有害效应Y52和造影剂及其他诊断制剂有害效应Y57.5–Y57.6。

2.4.3 药物临床试验不良事件报告

报告质量控制相关要求见表7-43。

表 7-43 药物临床试验报告质控要求

文档类型	质控审核要点
严重不良事件SAE	● 时效性：研究者24小时内首次报告 ● 完整性：临床研究批准信息及临床试验机构基本信息、受试者基本信息、SAE标准术语、不良事件表现与结果、发生时间及报告时间、过程描述（发现、处置和转归）、报告人信息
快速报告CIOMS-I	● 时限性：死亡或危及生命的非预期不良反应7天内，其他严重非预期不良反应15天内备案 ● 完整性：患者信息、怀疑药品信息、报告来源、不良事件描述（医学叙述）及结局信息完整
可疑且非预期严重不良反应	● 时限性：参照CIOMS ● 完整性：受试者信息、报告类型、诊断术语、相关性判断、转归情况、处理措施

2.4.4 药物滥用管理

根据国际麻醉品管制局（International Narcotics Control Board）分类，麻醉品包括阿片类镇痛药、苯二氮䓬类、抗抑郁药、哌醋甲酯、其他镇静剂和兴奋剂等；按照2007—2021年《麻醉药品和精神药品目录》《非药用类麻醉药品和精神药品列管办法》及《非药用类麻醉药品和精神药品管制品种增补目录》共收录列管的188种新精神活性物质，大麻素类整类列管。非药用类麻醉药品和精神药品列管原则包括：成瘾性或者成瘾潜力；对人身心健康的危害性；非法制造、贩运或者走私活动情况；滥用或者扩散情况；造成国内、国际危害或者其他社会危害情况。

（1）处方药物滥用原因分析

• 处方信号：不同医师重复开具同一种药物、超剂量和长期使用、医疗机构缺乏药物滥用识别、监控和处理的专业人才等。

• 麻精处方专项点评：包括无指征用药、超剂量用药、长时间用药、不合理配合、违反联合用药和用药错误；与超说明书用药的主要区别在于，药物滥用属于不合理用药，缺乏充分的医学实践证据。

• 诊断识别：根据ICD10编码进行相关病例的识别与筛选，具体编码与对应滥用对照情况见表7-44。

表 7-44 药物滥用病历——ICD 编码对照表

ICD编码	对照药物	ICD编码	对照药物	ICD编码	对照药物
F10	酒精	F11	阿片类（吗啡/海洛因/哌替啶）	F12	大麻类
F13	镇静安眠药	F14	可卡因	F15	其他（咖啡因、氯胺酮、苯丙胺类）
F16	致幻剂	F17	烟草	F18	挥发性溶剂
F19	多种药物、镇痛药	R78.0–R78.5	血液检测含相关滥用药物	T40–T42	相关药物中毒

（2）药物滥用防范、识别与处置 药物滥用防范策略：全面开展药物滥用目录药品处方监测、审核和干预工作；加强医务人员和患者宣教工作。

（3）药物滥用评估量表 包括成瘾严重程度指数量表（ASI），阿片类戒断症状评价量表（OWS量表），戒断症状评估量表（WAT），成瘾性严重性等级评估（ISR）表；具体见下。

• 成瘾严重程度指数量表（Addiction Severity Index，ASI）：量表评分维度包括躯体健康、毒品成瘾、酒精成瘾、职业功能、违法犯罪、家庭及社会关系以及精神健康七部分。量表调查受访者近30天的相关问题，评分项按0~4分进行赋值，其中0为没有影响、1分为一点影响、2分为中等程度影响、3分为影响很大、4分为影响非常大。根据成瘾严重程度指数ASI分为0、Ⅰ、Ⅱ和Ⅲ级，0级是指无任何症状或体征；Ⅰ级是指轻微或偶尔出现症状体征，无需特殊治疗处理，ASI评分低13分；Ⅱ为中等程度症状体征，需要治疗，ASI评分13~25分；Ⅲ为严重症状体征，一天中大部分时间受此症状体征影响，有强烈的治疗欲望，ASI评分大于25分。

• 阿片类戒断症状评价量表（OWS量表）：根据成瘾严重程度指数ASI分为0、Ⅰ、Ⅱ和Ⅲ级对各个症状体征进行评分。症状体征包括失眠、出汗增加、烦躁不安、骨关节疼痛、鸡皮疙瘩、全身不适、哈欠、流泪、无食欲、全身乏力、流涕、疲惫、抑郁、口干、呕吐、心悸、不真实感、小便困难、肌肉张力增加、肌肉疼痛、头痛、胃肠绞痛、腹泻、震颤、肌肉痉挛、昏睡、畏光、头晕眩目、冷热交替、寒战、其他。

• 戒断症状评估量表（WAT量表）：见表7-45。

表 7-45　戒断症状评估 WAT 量表

评估时间点	戒断症状表现
1. 过去12小时内症状	• 稀便或水样便 • 呕吐、恶心或干呕 • 体温＞37.8℃
2. 刺激前2分钟表现	• SBS评分≥1或清醒时痛苦表现 • 中重度震颤 • 出汗 • 中重度共济失调 • ≥2次打哈欠或打喷嚏
3. 刺激前1分钟表现	• 肌张力增高 • 中重度心惊跳
4. 刺激后恢复	恢复平静时间（2~5分钟得1分，＞5分钟得2分）

备注：每符合一个症状表现得1分。

• 成瘾性严重性等级评估（ISR）：见表7-46。

表 7-46　成瘾性严重性等级评估（ISR）

等级	得分	治疗意见
0级	0~1分	无需治疗
Ⅰ级轻微	2~3分	可以不治疗
Ⅱ级中等程度	4~5分	需要接受一些治疗
Ⅲ级较为严重	6~7分	必须接受治疗
Ⅲ级非常严重	8~9分	必须接受治疗

第二节　药物警戒工具

1. 药物警戒信息化建设

1.1 信息化管理要求

1.1.1 电子记录管理要求

应当基于业务流程，明确从事系统操作、管理、维护人员的培训内容；规定系统安装、设置、权限分配、用户管理、变更控制、数据备份、数据恢复、日常维护与定期回顾的要求。

（1）权限管理　电子记录系统应当针对不同的药物警戒活动，采取适当的措施，对电子记录系统操作人员的权限与业务活动进行控制，保证原始数据的创建、更改和删除可追溯。

（2）用户管理　按照院科两级分别按部门用户及角色用户进行设置。

（3）维护功能　包括药品字典、ADR/ADE术语字典、剂型字典、用户字典、权限字典、信号规则字典、生产厂家字典以及医院系统配置字典等功能。

1.1.2 数据管理要求

（1）保密要求　在保存和处理药物警戒记录和数据的各个阶段应当采取特定的措施，确保记录和数据的安全性和保密性。当数据共享时，应根据《科学数据管理办法》和《个人信息保护条例》等要求，做好数据脱敏工作，并做好数据管理人员职责分工及交接记录，同时签订相关数据共享保密协议。

（2）数据保存年限　上市后药品的药物警戒数据和记录至少保存至药品注册证书注销后十年，避免药物警戒记录和数据在保存期间损毁、丢失。

（3）数据储存方式　报告表单数据宜支持多种数据储存载体，如分布式储存和混合云储存等方式。

（4）数据接口要求　目前除ICSR明确要求采用基于HL7要求的XML格式进行数据存储外，ADR报告数据采用Webservice传输协议进行数据传输。

1.1.3 医院药物警戒管理系统

药物警戒由多项目药物警戒活动组成，在医疗机构内不仅包括临床用药的药品不良反应监测报告，同时包括药物临床试验所涉及的严重药物不良事件，以及非医疗目的的药物滥用、用药错误及药源性疾病管理等活动。

表7-47　药物警戒系统功能介绍

功能模块	功能说明
药品不良反应报告	药品不良反应快速上报、药品不良反应主动监测、国家平台接口、数据集成、字典配对
药物不良事件报告	用药错误报告、根因分析、报告审核和数据集成
文档管理	文档创建、档案查询、档案归档、消息通知、报告模板编辑器
风险与信息管理	规则引擎、数据集成和消息平台
药物警戒活动	活动日程、任务分配、进度管理和消息提醒
随访追踪	任务管理、消息提醒和表单设计器

1.1.4 药物警戒公用字典

（1）术语字典　世界卫生组织不良反应术语集（WHO Adverse Reaction Terminology，WHO-ART）是由瑞典乌普萨拉药品不良反应监测（UMC）维护与管理。MedDRA（The Medical Dictionary for Regulatory Activities）是在人用药品注册技术规范国际协调会（ICH）主办下创建的国际医学术语集。目前我国药品不良反应监测工作主要使用WHO-ART术语集，而随着我国加入ICH组织以来，特别是开展药物临床试验研究工作，MedDRA逐步用于新药不良事件报告管理工作。自2008年开始，UMC开始进行WHO-ART与MedDRA的对照映射工作。由于MedDRA的多轴性结构，除不良反应外，还涵盖系统分类、适应证等信息。WHO-ART各级术语分布见表7-48。

表7-48　WHO-ART最新版本各级术语分布

层级	n	分组	说明
SOC	23	body organ groups	机体器官组织
HUT	339	for grouping preferred terms	群组首选术语
FT	213	principal terms for describing adverse reactions	描述不良反应的主要术语
IT	3925	synonyms to preferred terms	首选术语的近义描述，同义词汇

WHO-ART与MedDRA对比分析见表7-49。

表7-49　WHO-ART与MedDRA对比分析

项目	WHO-ART	MedDRA
层级结构	4层级	5层级
术语数量	首选术语和总术语量较少，易于打印和信号挖掘使用	首选术语和总术语量较多，信号挖掘可能使信号分散，降低灵敏度
应用	不良反应名称编码	不良反应、病史及合并疾病编码
特点	建立关注或重要术语，用于信号筛选	使用SMQ检索，查询PT、查询所有LLT术语
网址	www.who.umc.org	www.meddra.org

（2）评价字典

• 不良事件结果转归代码表：包括痊愈、好转、缓解、未好转、未缓解、持续、后遗症、致死、未知。

• 程度评价字典：包括一般、严重、新的一般、新的严重。

• 关联性评价代码表：包括肯定、很可能、可能、可能无关和无法评价。

• 对原患疾病影响代码：包括不明显、病程延长和病情加重。

• 严重性评价代码：包括导致死亡、危及生命、导致住院或住院时间延长、导致永久或显著残疾或功能丧失、先天性异常/出生缺陷、导致其他重要医学事件。

1.2 药品不良反应管理系统

1.2.1 系统操作流程

医院药品不良反应管理系统见图7-4。

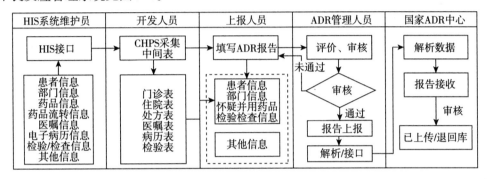

图7-4 医院药品不良反应管理系统流程图

1.2.2 功能介绍

国内外有关药品不良反应监测系统主要包括自主呈报系统、迷你哨点、中国医院药物警戒系统（简称CHPS）和合理用药系统（药品不良反应监测模块）等应用。药品不良反应信息化建设借助真实世界研究和自然语言处理技术，实现药品不良反应报告主动监测上报功能。

表7-50 药品不良反应监测系统功能简介

功能模块	功能说明
自动编码	按照国家药品不良反应监测网规则编码
数据集成	HIS、EMR、LIS和国家ADR中心接口等
报告上报	新建、审核、上报、删除报告
智能检查	主动监测、专项监测、病历检索、监测计划、规则维护、品种设置
系统管理	字典维护、药品配对、权限管理
预测	数据清洗、数据建模、模型预测
报告提醒	重复性检查、完整性检查、规范性检查
统计分析	按类型统计、按剂型、按给药途径、按ADR分类、新严比

（1）**数据集成** 医院内药品不良反应上报系统—各地市药品不良反应监测系统—各省/自治区/直辖市的药品不良反应监测系统—国家药品不良反应监测系统。数据集成包括HIS、EMR、PACS、LIS和手术麻醉管理系统。CHPS系统同时与国家药评中心进行对接。

（2）**报告编码规则** 国家药品不良反应监测网上报的药品不良反应报告编码19位数字代码组成，其编码规则由组织机构代码（10位）+年份（4位）+系统自增码（5位）组成。国家药品不良反应监测网上报要求，药品以药品批准文号作为药品信息的唯一索引；各医疗机构有关药品给药途径、剂型、给药频次、剂量单位等信息在上传国家平台时需要进行标准化转换。

（3）**报告上报** 患者门诊及住院信息，通过查询门诊号或住院号分别调用患者基本信息、检验信息、不良反应类型、关联性评价等内容。初次保存后可通过获取医嘱调用药品医嘱和药品批号等信息。对于不良反应过程描述，症状描述需要做到"一个原因，四个时间，四个描述"；其中一个原因是指用药原因或诊断；四个时间包括开始用药时间、ADR发生时间、处理或停药时间、症状转归时间。四个描述是指出现症状、处理措施、转归、既往史或其他排除性检验描述信息。检验描述需要记录用药前中后的动态变化，至少有一个指标值需有连续性结果，包括用药前检验结果、首次发现时检验结果，以及处理或停药后的检验结果。

（4）处方事件监测　ADR智能检索包括主动监测、专项监测和病历检索三部分；其中主动监测按照药品批准文号和不良反应规则进行综合检索，生成结果能直接导出相关药品信息；但主动监测使用前设置步骤较多，不适用于经常变换药品批准文号情况的医疗机构。专项监测基于电子病历及检验信息进行关键词检索，易用性较高，但不能准确定位对应药品。在使用主动监测和专项监测前需进行相关字典设置，CHPS智能检索功能设置流程详见图7-5。

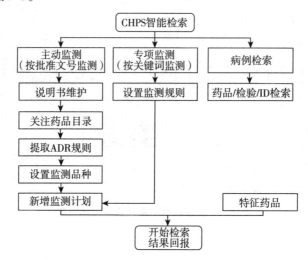

图 7-5　CHPS 智能检索流程

（5）主动监测　CHPS主动监测通过设置症状规则、特征药品和检验规则，分别检索CHPS数据库中相关数据进行病历筛选。具体系统监测流程如图7-6所示。

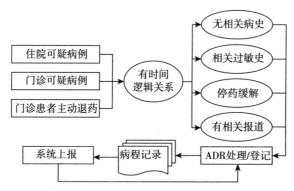

图 7-6　基于规则的药品不良反应主动监测技术流程图

1.2.3 标准字典

CHPS基础字典包括国家药品批文字典、药品生产厂家字典、药理作用分类字典、给药途径字典、剂型字典、剂量字典、ADR名称、医学主题词库、ICD-10疾病库、病程类型、检验项目、检查项目、单位转换码、诊断类型、科室名称和生命体征。标准字典包括WHO-ART标准字典、MedDRA标准字典、医学主题词库和ICD10诊断编码等。专属字典包括ADR上报属性字典、ADR过程描述字典、ADR报告质量评价字典和ADR信号检测规则字典。

（1）ADR过程描述字典　包括开始给药时间、药物治疗方案、不良反应处置时间、症状转归时间、症状描述、转归描述、处置措施代码和抢救标识代码；其中处置措施代码参照国家不良反应监测网设置专门代码表，包括药物治疗、催吐、洗胃、停药、减量、停药、促排泄、延缓吸收、对症治疗、拮抗剂、辅助治疗、手术操作、未处理和其他。

（2）ADR 报告质量评价字典　包括时效性评价、报告分类代码、完整性评价代码、重复性代码、规范性代码、真实性、报告途径（自发呈报、主动监测、临床研究观察、报道、其他）。

（3）ADR 信号检测规则字典　包括规则代码、规则分类、症状规则、规则来源（说明书、药典、WHO术语集、医学主题词、其他）、检测范围、发生频率（十分常见、常见、偶见、罕见、十分罕见）、特征药品、特征药品批准文号、监测开始日期和监测结束日期。

（4）ADR 类型字典　A 型剂量相关反应、B 型特异（变态）反应、C 型化学性质损害、给药方式反应、E 型撤药反应、F 型家庭性反应、G 型基因毒性反应、H 型过敏反应、U 型机制不明。

1.2.4 关键监测指标

关键监测指标包括药品不良反应报告漏报率、药品不良反应新严比、药品不良反应报告合格率、主动监测敏感度、聚集性信号以及药品不良反应发生率等。

1.2.5 CHPS 应用研究

（1）CHPS 通用数据模型　包括患者基本信息、检验信息、检查报告信息、药品信息、手术信息、分娩信息和病程记录信息；除应用于药品不良反应报告外，目前部分哨点医院利用通用数据模型开展真实世界研究、药学数据中心建设、处方点评以及处方事件监测等工作。具体数据模型如图 7-7 所示。

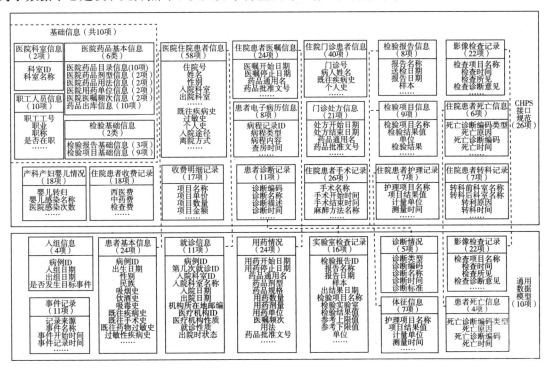

图 7-7　CHPS 通用数据模型

（2）药品不良反应发生率

• 原理及技术路线：基于医院药物警戒系统调取 HIS、LIS 和 EMR 系统数据，通过中间数据库把 EMR 数据转换为结构化信息，便于搜索引擎进行字符查询。动态监测分为药品使用情况统计和 EMR 信息分析两部分，其中涉及 EMR 数据的内容主要包括患者过敏史、日常病程记录中的症状及诊断信息；功能模块通过过滤词对上述 EMR 信息进行过滤和识别，并通过跨库查询，以药品名称组合 ADR 规则进行联合查表工作，初步筛选疑似 ADR 报告。最后，通过对比首次医嘱开具时间与病情记录时间，若事件发生在药品之前，则直接过滤该病例。具体见图 7-8。

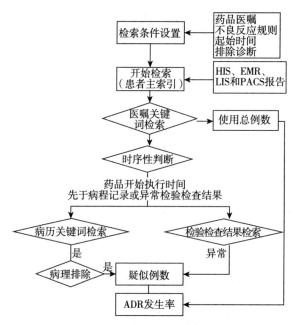

图7-8 药品不良反应发生率智能检索技术路线图

• 分析模型

➤ 通用分析模型：包括医嘱筛选、时序性分析和病历语义分析三部分。其中医嘱筛选根据药品医嘱进行特征药品检索，分别记录药品的开具、执行时间，同时对LIS和EMR中涉及检验指标异常或临床症状进行语义分析；语义分析包含纳入规则和排除性规则；时序性分析是对疑似ADR的症状发生时间进行时序性对比，当医嘱时间先于病历记录时间，则纳入疑似报告。

➤ 可配过滤规则：是指病历内容检索规则，包括诊断及症状描述。如皮肤及附件损害ADR规则的过滤词设置为"接触性皮炎，无过敏史，中毒性皮炎，湿疹，荨麻疹"；消化道损害ADR规则的过滤词设置为"胃炎，肠炎，腹泻查因，胰腺炎，消化道出血，肝硬化，肝炎，胆囊炎，急腹症，呕吐查因，恶心查因，肿瘤，癌，白血病，无恶心，无呕吐，无腹泻"。

• 用途：药品不良反应发生率为药品安全性评价的重要指标；通过模型分析，实时掌握医院各个药品的不良反应发生率，有助于医疗机构开展卫生技术评估和医院药品目录制定工作；同时，协助重点关注药品目录制定，指导临床进行必要的药学监护和风险干预。

（3）中药饮片不良反应报告　报告共享文档可参照《中华人民共和国药典一部》《中医临床诊疗术语》《国家中药饮片炮制规范》《中医体质分类与判定》《中医基础理论术语》《中医电子病历基本规范》等文献标准。通用数据部分，在药物警戒相关数据集的基础上进行扩展，包括患者基本信息、实验室信息和过程描述信息等通用数据集，而有关中药饮片的事件属性模型则以新增数据集的形式编制，包括中药饮片模型、中医辨证模型和方剂模型。其参考数据模型见图7-9。

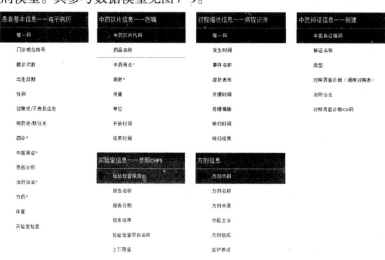

图7-9 中药饮片不良反应报告数据模型

（4）CHPS回顾性研究 实施流程步骤共分6个阶段，包括系统安装部署阶段、项目设计阶段、项目实施准备阶段、数据采集阶段、数据质量控制阶段和数据研究阶段，具体业务流程见图7-10。

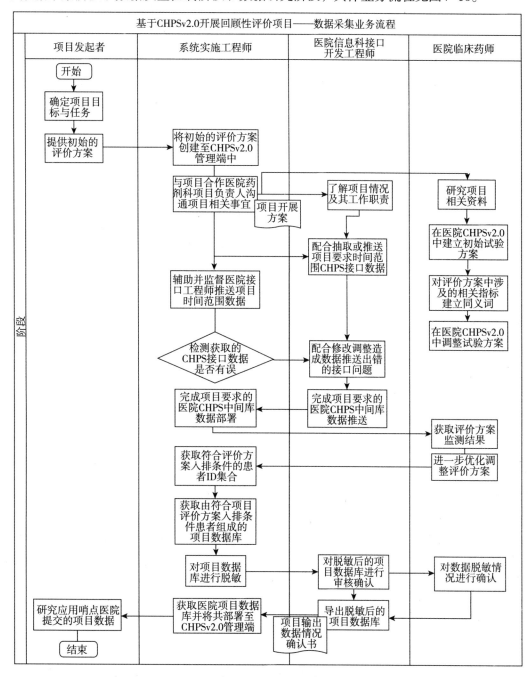

图 7-10 CHPS 回顾性研究业务流程图

• 设计方案与检索：CHPS设计评价方案参照期刊数据库的搜索引擎模式设计；引擎提供"and""or"">""<"和"not"的逻辑判断功能，对系统中统一提供的检索维度有患者检索、检验检索、医嘱检索、病历检索、诊断检索、体征检索、检查检索，根据不同的检索维度又包括多种不同的检索条件，例如患者检索包括姓名、入院科室、出院科室、住院号、性别、年龄、入院时间、出院时间等检索条件（图7-11）。

搜索结果分别以交集、差集和并集的方式呈现，以树状结构呈现用户检索条件并输出各个条件的检索数量和总符合数量。为解决不同医院机构在病历描述、药品名称等方面的差异，通过标准库进行同义词归一化处理，保证多中心研究的数据一致性要求（图7-12）。

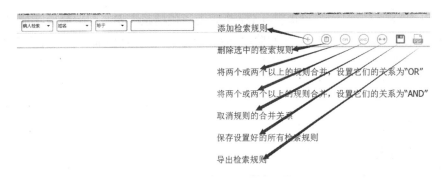

添加检索规则
删除选中的检索规则
将两个或两个以上的规则合并，设置它们的关系为"OR"
将两个或两个以上的规则合并，设置它们的关系为"AND"
取消规则的合并关系
保存设置好的所有检索规则
导出检索规则

图 7-11　CHPS 搜索引擎查询界面

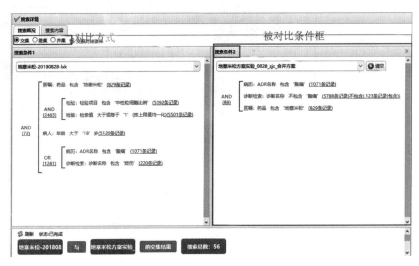

图 7-12　CHPS 数据建模

●评价标准配置：入选标准是指建立评价研究对象的入组筛选条件，通过应用该标准可以获取符合入选条件的病例组（在计算药品不良反应发生率时，入选标准获取的病例为分母）。相对入选标准，还需要确定评价标准，通过构建评价标准可从入组病例中获取发生目标事件的病例（在计算不良反应发生率时的分子）。数据标准、方案数据配对、入选标准和评价标准操作之后，还需要对评价数据的输出进行配置，评价输出配置主要是指对评价输出报告中所涉及的数据项进行输出配置。配置过程按照报告的组成表单分为病历基本特征、诊断情况、用药情况、生命体征、实验室检查、影像检查、ADR 情况、信息扩展配置 8 个部分进行输出类型的配置。

●数据质量控制

➢数据质量的核查：对已获取数据的总量、各表单数据关联总量进行核查，从整体角度查看数据是否有缺漏。

➢单个病例数据量抽检：抽样查看个例数据量，查看病例中是否包括患者入院至出院的所有数据，确认其是否存在数据缺漏的情况。

➢单个病例数据内容的核查：抽样查看个例数据，确认患者诊疗数据是否存在数据重复、数据乱码、数据映射错误、数据错乱等情况。

●数据脱敏与规整：一般情况下，用于科学研究的数据脱敏信息主要包括患者基本信息、医院、医护人员及涉及药耗供应单位信息，经脱敏后数据库交由医院信息科技术工程师应用脱敏工具查看脱敏后数据情况，确认数据是否符合医院脱敏要求、项目数据是否已标准化，实施单位的系统开发工程师应用数据清洗工具对获取的医院项目数据进行清洗与标准化处后提交项目组。

1.3 不良事件管理系统

目前用药错误上报平台包括美国安全用药研究会（ISMP）的用药差错在线报告系统（ISMP-MERP）、

医疗机构用药差错与药品不良反应在线综合报告系统（MED-MARX）和FDA不良事件报告系统（MedWatch）等。用药错误和药品质量目前已集成于医疗不良事件报告管理系统，由于给药过程涉及环节及影响因素在药品全生命周期中占比最高，因此，目前用药错误报告主要源自护理过程中用药错误。用药错误管理除报告上报外，还包括应急管理和持续改进工作；其中持续改进业务包括根因分析和事件追溯等工作。具体管理流程见图7-13。

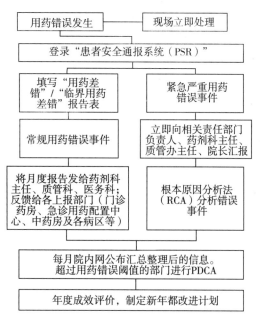

图7-13　用药错误管理业务流程

1.3.1 功能介绍

（1）系统架构　药品不良事件上报平台作为用药错误上报的主要信息系统，其系统架构包括数据集成模块、预警监测模块、报告模板管理模块和审核模块和分析统计模块等。其中数据集成包括HIS、合理用药、手术麻醉系统、移动护理、电子病历等系统数据集成。分析统计模块包括RCA分析和统计报表功能等。具体技术路线图见图7-14。

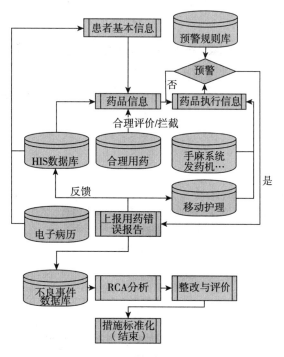

图7-14　药品不良事件管理平台技术路线图

（2）报告模板管理　用药错误报告模板包括当事人基本信息、事件经过、事件追踪和事件分析评价四部分，具体如下（图7-15）。

• 当事人基本信息：包括当事人病史或生理、心理状态，当事人职称、工作年限、文化水平等信息。

• 事件经过：包括发生时间、发生场所、用药错误类型、发生前状态（含病史或预防措施）、事件发生阶段、药品基本信息、处理时间、是否可预防、事件影响、处理措施、同类事件近期发生频率和用药错误详细表现。

• 事件追踪：包括事件转归、处理措施、处置情况、当时通知情况。

• 事件等级：等级信息包括团体标准要求的 Ⅰ~Ⅳ级、NCC-MERP等级、医疗质量安全事件等级、医疗事故等级四项内容。

• 事件分析评价：包括不良事件程度分级、事件原因调查分析和整改效果评价。

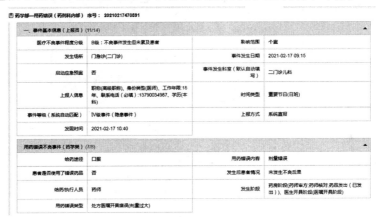

图 7-15　用药错误报告上报界面

国家卫健委建设的医疗质量安全不良事件报告与学习平台（以下简称"国家平台"）和T/CHAS7-4-6-2018中国医院质量安全管理-医疗管理-医疗安全（不良事件）管理（以下简称"团体标准"）在报告内容存在一定差异，国家平台上报信息包括医院信息、事件报告相关信息、报告不良事件类别及情况、事件内容、涉及药品及器材名称、事件当事件人可能相关因素、事件预防方法及措施、事件当事人情况、事件报告人信息、事件过程描述和事件可能原因分析等部分。国家平台与团体标准报告模板的主要区别见表7-51。

表 7-51　国家平台和团体标准不良事件报告表内容格式差异

项目	国家平台	团体标准
不良事件分类	处方/用药医嘱错误、药品准备错误、药品用法错误、调配与管理错误、药物不良反应	药物治疗类、药品不良反应、药品质量、药品滥用类、用药错误、药品存储、制剂管理
基本信息	/	含诊断信息、床号、患者姓名及ID信息
事件等级	A~I级和 Ⅰ~Ⅳ级	Ⅰ~Ⅳ级
相关因素	查对与确认、观察、诊断评估、知识经验、技能处置、报告汇报、身体状态、心理状态、人员配合或协调、病历记录、类似或类同、服务状态、环境状态、医疗设备器材、药品、辅助用药品、环境设备或器材、教育与培训、患者与家属知情同意、诊断常规指南或操作规程、医疗失误	个人因素、设施因素、耗材因素、制度因素、业务流程因素和工作环境因素
其他	机构信息、事件主要事由、药品基本信息、发生频率	持续改进措施、不良事件评价、通知人员类别
共同点	报告人信息、处理情况、采取措施、事件表现、场所信息、患者年龄及性别	

（3）根因分析　用药错误影响因素参照PDCA管理模式，分别从外管理（制度）因素、流程因素、环境因素、设备因素、人员因素、药品因素和信息因素等进行根因分析（RCA）；可借助调查问题、帕累托和鱼骨图法进行综合分析。除药品因素外，用药错误影响因素与医院不良事件影响原因基本一致。

（4）报告审批管理 不良事件系统根据事件等级，设置不同时限的审批提醒功能；审批功能包括通过、归档、修改、退回、作废和协作等。不良事件管理员审批报告时，系统可对重复报告进行自动提醒，其提醒规则为相关发生科室、相同患者、相近发生时间及相同怀疑药品。

（5）追踪管理 与报告中的事件追踪主要区别在于追踪管理属于事后追踪，对用药错误后续追踪周期较长，包括制度建立、人员培训、流程优化等一系列管理措施，为保证事件报告及时归档，需要与事件报告进行独立管理。追踪管理内容主要包括追踪计划、责任人、整改意见和整改措施跟踪。

（6）预防与改进措施管理 采用标准化字典，医疗机构可根据历史用药错误处置措施或参照ASHP倡议内容设计标准字典。

（7）预警提醒 用药错误预警主要针对报告处理超时预警，包括按等级要求时限内未上报、未追踪或未处理的。由于用药错误发生原因与信息系统及设备因素的占比较小，其他诱因引起的用药错误一般情况下难以被医院信息系统捕捉，因此，难以使用GTT，数据挖掘等技术进行事件预警工作。目前，普遍采用"发现即报原则"以弥补缺乏预警平台的不足。

（8）统计分析 主要内容包括用药错误类型分布、发生场所分布、关联药品统计、原因分析、事件程度等级统计和转归情况统计。统计分析结果主要用于挖掘用药错误主要影响因素和评价医院安全用药管理水平。

• 事件等级统计：至少提供中国医院协会团体标准分级统计数量和比例；具备JCI资质的医疗机构提供NCC-MERP或JCI用药错误分级统计结果。

• 各级用药错误报告发现漏报、谎报及超时上报数量统计：其中谎报报告需要经报告真实性审查；由于瞒报与漏报在医疗机构中实施存在一定难度，统一按漏报个案数量统计。

• Ⅲ、Ⅳ级事件百张床位数量比例。

1.3.2 系统集成

（1）内部接口 用药错误由于涉及医疗环节较多，目前国家缺乏单独的用药错误信息管理系统，用药错误报告与其他医疗不良事件报告按照统一模板，目前主要通过医院不良事件管理系统（AEMS）或病人安全通报系统（PSR）进行报告上报工作。用药错误上报模块所需数据主要来源于HIS中有关患者基本信息、处方（医嘱）信息和操作人员信息三部分，除此以外，HIS、LIS、EMR、PASS、PACS和移动护理等系统采集临床用药错误信息，通过预警规则库进行智能预警。主要采集信息如表7-52所示。

表7-52 医院不良事件管理系统相关接口信息对照表

涉及系统	采集信息	不良事件报告对应数据集
HIS	患者年龄、性别、姓名、科室、日期、涉及科室、门诊号/住院号、主管医生、诊断、药品名称、生产厂家、批号	事件报告相关信息、涉及药品及器材名称
EMR	病历信息、诊断	事件经过
HRP	工号、员工姓名、职称、工作年限、岗位类型、医院名称、电话号码、医院类型、医院等级、医院级别	事件报告人信息、事件当事人信息、医院信息

（2）外部接口 医院药品不良事件信息平台一般作为医院质量安全不良事件管理平台子报告模块，网址为quality.ncis.cn/platform-home。由于国家不良事件管理平台与中国医院协会团体标准及用药错误相关指导原则在采集信息存在较大差异，因此在数据采集阶段应对国家平台的数据进行单独标识。除上述平台外，用药错误报告可经合理用药国际网络中国中心临床安全用药监测网（简称安全用药监测网）进行上报。其他医院不良事件的录入信息与药品不良事件模板一致。其中事件内容采用二级选项信息录入，包括药品制剂种类、药品不良事件名称和不良事件主要事由三部分，具体采集数据集见表7-53。

表 7-53　国家医疗质量安全不良事件报告与学习平台——药品类事件

单元	二级选项	三级选项	四级选项
事件内容	药品制剂种类		抗生素类药品、心脑血管用药、消化系统用药、呼吸系统用药、泌尿系统用药、血液系统用药、五官科用药、抗风湿类药品、注射类药品、糖尿病用药、激素类药品、皮肤科药品、妇用药、抗肿瘤用药、抗精神病药品、清热解毒药品、受体激动/阻断药和抗过敏药、滋补类药品、维生素矿物质药品、中药注射剂、无法确定
	不良事件名称	处方/用药医嘱错误	口头处方/用药医嘱、口头变更处方/用药医嘱、手写处方/用药医嘱字迹潦草不清、处方/用药医嘱字迹潦草不清、处方/用药医嘱无用法、处方/用药医嘱剂量单位不正确、使用不正确缩写/略语、其他
		药品准备错误	药品准备错误
		药品用法错误	皮下注射、肌内注射、静脉注射、动脉注射、周围静脉滴注、中心周围静脉滴注、外用、口服、直肠内用药、滴眼/滴耳/滴鼻、其他
		调配与管理错误	内服药调配与管理、外用药调配与管理、注射剂调配与管理、血液制剂管理
		药物不良反应	药品不良反应、用药错误、药品质量问题、其他
	不良事件主要事由	处方错误	口头医嘱无处方、处方延迟、重复处方、配伍禁忌处方、患者姓名不符、处方剂量不对、处方计量单位不符、发药名称与处方不符、其他
		药品调剂分发	错误患者、多给药、少给药、重复发药、配伍禁忌、发药时机错误、拿错处方、其他
		调剂管理错误	重量错误、规格错误、包装错误、数量错误、违规调剂、与说明书不一致、发药时错误告知患者、过期药品、血液制剂ABO不符合、装错药袋、药袋破损、药袋说明错误、药袋无说明、药品丢失、其他
		用法途径错误	用药速度过快、用药速度过慢、其他用药速度错误、用法/途径错误、取药对象错误、未核对药品、异物混入、细菌污染、混合错误、包装破损、其他
		药物不良反应分类	副作用、毒性反应、药物过敏/药物变态反应、撤药反应、药物依赖性、致癌致畸致突变作用

1.3.3 标准字典

（1）用药错误数据集　见表7-54。

表 7-54　用药错误相关医疗过失分类编码字典

医疗过失代码	医疗过失名称	过失分类代码
Ⅲ D01	违反适应证用药	Ⅲ D 用药相关
Ⅲ D02	忽略禁忌证用药	
Ⅲ D03	药品名称开具错误	
Ⅲ D04	药品剂量开具错误	
Ⅲ D05	给药途径开具错误	
Ⅲ D06	违反药品配伍禁忌	
Ⅲ D07	药品调剂错误	
Ⅲ D08	药品执行错误	
Ⅲ D09	给药技术缺陷	
Ⅲ D010	用药嘱托错误	
Ⅲ G03	麻醉药物选择错误	Ⅲ G 麻醉相关
Ⅲ G04	麻醉药物剂量错误	
Ⅲ H05	抗菌药物合理应用缺陷	Ⅲ H 院内感染
Ⅳ B01	药品资质缺陷	Ⅳ B 医疗产品过失——药剂相关
Ⅳ B02	药品来源途径不正规	
Ⅳ B03	药品过期	
Ⅳ B04	药品质量缺陷	
Ⅳ B05	药品保管不当	

（2）根因分析代码表 见表7-55。

表7-55 用药错误原因分析代码表

一级分类	二级分类	影响因素
法	管理/制度因素	缺乏制度、制度落实不足、监控不到位、监测标准不统一、缺乏安全管理文化、职责分工不明确
	流程因素	流程设置不合理、缺乏相关流程
环	环境因素	潮湿、高温、嘈杂、雷击、照明不足、辐射、缺乏保护设施（加锁）
机	设备因素	设备故障、设备未定期保养校准、设备布局设计不合理、设备产品缺陷、与信息系统对接错误、线路老化或供压不足
	信息因素	信息系统故障、网络传输故障、信息显示异常、信息录入提示歧义、系统中毒、违规破解
人	人员因素	技能经验或知识水平不足、缺乏监管人员、未遵守规章制度或标准操作规程、培训缺失或培训内容欠妥、人员配置不足、连续加班、心理因素、工作压力大、缺乏责任心、安全意识薄弱、其他疾病、沟通不足、患者依从性差、生活饮食方式
料	药品因素	药品外观包装相似、药品名称听似、未按特殊贮存要求贮存、特殊用法、计量复杂、药品标签不清、药品过期

备注：参照原因分析制订代码表，用于鱼骨图或柏拉图分析。

（3）其他基础代码表 见表7-56。

表7-56 不良事件管理系统常用代码表

字典名称	标准与应用	数据元或值域
不良事件类型表	药品不良事件管理系统	处方/用药医嘱错误、药品准备错误、药品用法错误、调配与管理错误、药物不良反应
处理措施	病案首页、医院发票和医保结算清单	西药、抗菌药物、血液制品类、中药类
可能相关因素	参照国家医疗质量安全报告学习平台	查对与确认、观察、诊断评估、知识经验、技能处置、报告汇报、身体状态、心理状态、人员配合或协调、病历记录、类似或类同、服务状态、环境状态、医疗设备器材、药品、辅助用药品、环境设备或器材、教育与培训、患者与家属知情同意、诊断常规指南或操作规程、医疗失误
相互关系		本人、同事、上级、下级、其他
严重程度	美国国家用药错误上报与预防协调委员会NCC-MERP分级	A~I级
事件等级		Ⅰ~Ⅳ级
发生频率代码表	T/CHAS7-4-6-2018中国医院质量安全管理-医疗管理-医疗安全（不良事件）管理	参照2013中国医院评审实务或SAC矩阵，包括数周1次、1年数次、1~5年次、2~5年1次、5年以上1次
药品管理类		药物治疗类、药品不良反应、药品质量、药品滥用类、用药错误、药品存储、制剂管理

1.4 其他系统介绍

1.4.1 药物滥用信息化建设

（1）系统功能

•报告上报：药物滥用监测报告信息包括基本信息、药物滥用情况、影响及治疗等，参照广东省药品不良反应监测中心收集的"药物滥用调查表"。

•药物滥用的鉴别诊断工具：DRAMES程序，用于检测与精神活性药物有关的死亡；DTA程序，用于检测与止痛处方药相关的死亡；化学提交程序，用于检测在受害者不知情的情况下使用的精神活性药物。

•档案管理：20岁以上具备完全民事能力、符合经过多次戒毒治疗仍不能戒断毒瘾的滥用阿片类物质成瘾者的戒毒证明、相关传染病报卡信息和个人药物维持治疗申请表。具体内容如下。

➤依从性报警：无正当理由连续7天及以上不参加维持治疗的。

➤戒毒药品处方管理。

➤药品进销存管理：包括药品请领、日常盘点、出入库记录、质量及效期检查记录。

（2）标准字典

•药物滥用分类监测字典：见表7-57。

表7-57　药物滥用目录字典

发生条件	药品类别	主要损害
长期、大量	精神药品	依赖性
长期	烟草	成瘾性
长期、大量	麻醉药品	成瘾性
长期、大量	挥发性有机溶剂	依赖性
长期、大量	酒精	依赖性
长期、大量	易制毒性化学品（一类、二类和三类）	成瘾性

•药物滥用目录字典：根据本节"药用目的麻醉药品和精神药品目录清单"制定，字典数据元包括药品（化学品）名称、分类、别名、化学结构式、检测试、剂量和滥用损害等信息。

•获取主要途径字典：同伴、娱乐场所、零售药店、个体诊所、医院、便利店、药品代理商、网络购物、黑市和偷窃等获取途径信息。

•主要使用场所：娱乐场所、住所、公共场所、朋友住处、宾馆等。

（3）系统集成　目前药物滥用上报依托于各省药品不良反应监测中心及CDE建设的中国医院药物警戒平台进行上报，由于目前各省平台暂未开放其系统接口，各医疗机构均需在平台上进行手工填报；数据主要来源于HIS和LIS系统数据具体如下。

•HIS：包括患者基本信息和医嘱信息。基本信息包括姓名、身份证、病历号、户籍、居住地、性别、民族、出生日期、婚配情况、文化程度；医嘱信息包括麻精药品及易制毒药品的名称、剂量、给药途径、费用，药物维持治疗的同时采集维持药品医嘱信息。

•LIS检验信息：包括专项检验结果（毒品尿检）、HIV检查结果。

1.4.2 药物有害和药源性疾病事件

药物有害信息化主要用于等级医院评审要求的药物有害事件统计。药源性疾病信息化管理内容见表7-58。

表7-58　药源性疾病与医院信息系统特征提取规则

药源性疾病	信息系统来源与规则
药源性皮肤病	EMR：皮炎及相关不良反应术语；LIS：过敏原试验阳性、嗜碱性粒细胞升高等
药源性肝病	LIS：转氨酶升高
药源性肾病	EMR：急性肾损伤；LIS：尿潜血和蛋白尿阳性、肌酐升高
药源性肺病	PACS：CT/MRI结果提示肺动脉高压和间质性肺炎；EMR：病历既往史排除肺部疾病
药源性血液疾病	LIS：中性粒细胞或血小板减少
药源性胃肠病	HIS：抗菌药物、解热镇痛药物、大剂量糖皮质激素；EMR：诊断或病程记录消化道出血、伪膜性肠炎；LIS：大便潜血阳性
药源性精神病	EMR：谵妄、精神失常、行为异常；PACS：脑电图提示异常
药源性神经病变	EMR：麻木、共济失调；PACS：肌电图提示异常；LIS：电解质未见异常
药源性心脏病	PACS：心电图提示心律失常（用药前后对照）；EMR：既往史排除心脏病

1.4.3 美国FDA自发呈报系统

（1）Med watch　见表7-59。

表 7-59 Med watch 概述

用户	医务人员、患者及公众和MAH
对象	美国上市的食物、药品、动物药品/食品、烟草产品、疫苗/血液/生物制剂、医学影像装置及营养产品
概述	美国FDA建设，可查询1996年至今的医学产品安全信息
功能	卫生保健专业上报、患者公众上报、境外消费者上报、MAH上报
地址	https：//www.fda.gov/safety/report-problem-fda
用途	FDA建立召回及产品安全信息数据库

（2）FDA3500医学观察自愿报告 由卫生专业人员填写，具体见表7-60。

表 7-60 FDA 医疗观察自愿报告（FDA3500）

A.患者信息					
1.患者标识		2.年龄	3.性别		4.体重
5.种族		6.地区：□亚洲 □美洲 □非洲 □其他			

B.不良事件
1.报告类型：□不良事件 □产品问题 □同一药品不同制造商产品问题 □用药错误
2.不良事件导致结果 □死亡 死亡日期： □危及生命 □伤残或永久性伤害 □导致住院（初次或长期治疗） □出生缺陷 □其他严重或重要医疗事件 □防止永久性操作

3.事件发生日期：	4.报告提交日期：
5.事件描述（问题、使用及用药错误等）	
6.相关试验/实验室数据 日期	
7.其他病史	

C.产品可用性	
1.是否还有该产品：□是，□没有	2.是否有该产品图片：□是，□没有

D.可疑产品	
1.名称： 规格： NDC或批准文号： 批号： 生产厂家：	
2.剂量： 频率： 使用方法（给药途径）：	
3.治疗开始日期： 治疗结束日期：	4.诊断
5.产品类型：□OTC □复方制剂 □基因治疗 □生物制剂	6.截止日期
7.减少或停止使用是否问题停止 □是 □否 □不适用	8.是否再次使用：□是 □否 □不适用

E.可疑医疗器械
1.品牌名称：
2.公用设备名称： 代码：
3.生产企业： 企业地址：
4.型号： 批号： 目录编号： 序列号： 唯一标识码： 有效期：
5.设备使用操作人员：□专业人员 □患者/消费者 □其他

6a.植入物使用日期（如是）：	6b.已移植日期（如是）：
7.设备是否一次性耗材/器械 □是 □否	
8.设备是否曾经维修 □是 □否 □不清楚	

F.其他医疗产品	
1.产品名称	2.治疗日期（不包括事件处理）

续表

G.报告人信息				
1.姓名	地址：	电话：	国家：	电子邮件：
2.是否卫生专业人员：□是 □否		3.职业		

（3）患者与公众/境外FDA3500B消费者自愿报告 用于药品（不含疫苗不良事件）、医疗设备和器械、化妆品和食品不良事件上报（表7-61）。

表 7-61 FDA 消费者自愿报告（FDA3500B）

A部分——问题			
1.什么问题？ □受伤或有不良的副作用（包括新的或恶化的症状） □错误地使用了可能导致或导致问题的产品 □该产品的质量有一个问题 □从一家产品制造商转换后出现了问题		2.发生以下哪些情况？ □导致入院或住院时间较长时间 □需要必要的帮助，以防止永久性的伤害 □残疾或健康问题 □出生缺陷 □危及生命 □死亡（包括日期）	
3.问题发生日期：		□其他严重/重要的医疗事件（请描述下文）	

4.事件发生经过：

5.相关测试/实验室数据			
相关测试/实验室数据	日期	相关测试/实验室数据	日期

其他评论：

药品/化妆品/食品问题描述：（转至C部分）

医疗设备问题描述：（转至D部分）

B部分——产品的可用性	
1.是否还有该产品：□是 □否	2.是否有该产品图片：□是 □否

C部分——药品/膳食补充剂/化妆品/食品信息			
1.报告属于药物化妆品、膳食补充剂或食品/医疗食品的：□是 □否			
2.包装上的名称：			
3.检查治疗是否正在进行：□是 □否			
4.生产（或包装）厂家名称：			
5.新产品类型：□OTC			
6-8.有效期：	批号：	NDC编号：	
9-12.剂量/强度：	数量：	频率：	使用方法：如口服，注射外用
13.开始使用日期：	结束使用日期：	14.持续使用时间	
15.使用原因：			
减少或停止使用后问题是否停止□是 □否		是否再次使用：□是 □否	

D部分——医疗器械					
1.医疗器械名称		2.生产厂家名称			
3-8.型号	目录编号：	批号：	序列号：	UDI编号：	有效期：
9.问题发生时是否有人操作：□是 □否		10.设备使用操作人员：□专业人员 □患者/消费者 □其他			

E部分——报告人信息				
1.姓名	2.性别	3.年龄	4.出生日期：	5.体重

续表

6.种族	7.地区：□亚洲 □美洲 □非洲 □其他
既往病史	
过敏史（药物、食物、花粉或其他过敏）	
其他重要信息（如吸烟、怀孕或饮酒等）	
目前正在使用的所有处方药品或医疗设备	
列出所有处方药、草药及营养保健品	
F部分——联系信息	

姓名：	地址：	邮编：	国家：	电话：	邮箱：	日期：

是否向生产研究报告此问题□是 □否	

备注：所有日期格式为dd-mm-yyyy。

1.4.4 FDA哨点系统

Sentinel哨点系统是美国FDA/哨点协调中心组织，适用于医疗机构及研究机构进行药物警戒监测和报告工作。系统从2000年开始收集，约7.88亿人/年数量；550万条母婴分娩关联数据；会员数量约6430万，覆盖人口数量2.3亿。2010年开始推出SCDM1.0，先后多次发布增强数据模型；先后增加实验室数据、母婴关联性数据、住院患者用药数据等。具体数据模型如图7-16。

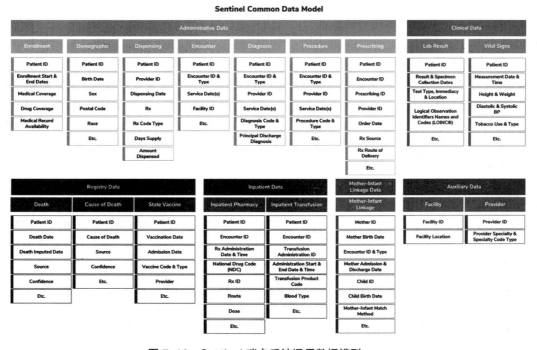

图7-16 Sentinel哨点系统通用数据模型

1.4.5 药物警戒情报检索资源

（1）GraphSAW 整合了药品相关制药和分子数据库，提供分析和可视化的探索工具。GraphSAW包括六个不同的模块：药物-药物相互作用、药物副作用、药物-分子、药物-疾病、药物-途径以及途径-疾病关系相互关联。信息来源于两个商业数据库和两个免费数据库：ABDA、KEGG、SIDER、DrugBank，免费数据库是系统的基本数据库。具体功能见图7-17。

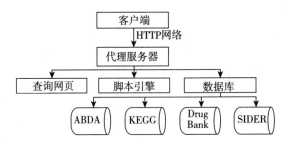

图 7-17　GraphSAW 的功能架构图

• 药物相互作用：实现单个和多个药物相互作用检索。"单个药物相互作用"允许用户检索单个药物可能存在相互作用的药物，根据 ABDA 和 DrugBank 数据库，这些药物被合并、比较、按字母排序等可视化呈现。"多个药物相互作用"允许用户检索多个药物之间的相互作用，通过 DrugBank 和 Drug-Bank Partners 数据库，将相互作用的药物放置在网络节点中，边代表它们之间有相互作用；可检测药物与分子的相互作用，即药物-分子相互作用（靶标、酶、转运蛋白和载运蛋白），特别是 P450 酶家族在药物降解中有重要作用。此外，通过 KEGG 数据库可进行药物-用药途径以及用药途径-疾病网络检索，数据来源包括 DrugBank、PubChem、CAS、LigandBox、NIKKAJI 等。

• 药物副作用分析：GraphSAW 提供单个药物副作用和累积药物副作用检索，基于 ABDA 和副作用资源数据库 SIDER 进行。

• 分子药物分析：包括联合用药相互作用、药物-分子相互作用和药物不良反应。主要特点是允许用户检索药物对于药物分子副作用、药物-药物相互作用、药物-酶相互作用。

（2）副作用资源数据库（Side Effect Resource，SIDER） 是由欧洲分子生物学实验室（European Molecular Biology Laboratory，EMBL）建立的药物不良反应数据库，包含大量合成药物相关的药物不良反应信息。其中收集上市后各类药品不良反应信息及其发生率和安慰剂对比情况，平台提供按 WHO — ATC 码或按副作用标准术语进行查询，其术语基于 WHO — ATC 和 MedDRA。数据库地址为 http：//sideeffects.embl.de/。

2. 全面触发工具

2.1 概论与应用

全面触发工具（Global Trigger Tool，GTT）是由美国健康促进研究所（IHI）于 1999 年提出的；起初用于人工病历审查，2003 年 IHI 提出触发器（Trigger）概念：通过检查清单的方式，检索并发现药物使用过程中出现的非原发性疾病，收集针对这些疾病所需要的诊疗手段，相关异常实验室指标、临床表现、解救剂等术语并作为 ADE 线索，通过预先设定的触发器暴露可能的 ADE，再经过专业医务人员（包括临床医生、药师、护理人员）的核查，进一步明确 ADE 发生情况，从而对 ADE 实现主动监测。GTT 自推出以来，在国外得到了广泛的应用和改进，逐步扩展到对特定人群、特定范围的监测。2009 年，IHI 以白皮书形式推出第二版 Global Trigger Tool for Measuring Adverse Events（GTT），该版中对 AE 发生率有 2 种表达方式，即 AEs/100 住院患者和 AEs/1000 患者天，采用 2 周增量统计方式，分析不良事件发生率。GTT 一般用于药品不良反应的检测工作，防止报告漏报问题。

2.2 触发器模型设置步骤

目前国内文献多采用德尔菲法（Delphi）构建特定人群或特定药物的不良事件（ADE）主动监测触发器。采用德尔菲法构建基于 GTT 基础的触发器模型，设置步骤如下。

2.2.1 GTT 相关文献检索

根据设定的监测目标人群或目标药物，明确检索的时间范围，在 PubMed、CNKI 等国内外生物医学文献数据库中检索基于 GTT 研究、与目标人群或目标药物相关不良事件监测的文献。

2.2.2 文献筛选

有效文献纳入标准：有触发器具体条目明细；根据触发器监测ADE；有触发器监测结果，包括触发器敏感度、特异性、事件监测例次、阳性预测值（PPV，%）。采用Combieg横断面研究评价工具评价文献质量，评价指标包括：研究设计是否科学，数据收集策略是否合理，是否报告了样本应答率，样本对总体是否有代表性，研究目的和方法是否合理，是否报告检验效能和统计方法是否合理。指标分为"是、否、不清楚"3个维度，分别计1.0、0、0.5分，文献总分6.0~7.0质量为A级，4.0~5.5分为B级，＜4.0分为C级。评分越高，说明纳入有效文献的质量越高。

2.2.3 触发器提取

初步筛查有效文献中涉及的触发器，包括触发器设置（如实验室指标、药物使用、药物浓度等）、触发器释义等。由临床医生、药师组成调查小组，根据初筛触发器并查阅国内外权威指南或专家共识，对触发器条目、释义等进行修正和补充，形成触发器条目。

2.2.4 专家调查

针对目标特定人群或特定药品，征集从事相关专业临床工作的专家对初步建立触发器的合理性意见和建议，并通过反馈数据修改触发器，最终建立专家认可度较高的触发器模型。采用德尔菲（Delphi）法进行专家调查，随机选择全国范围内医疗机构的临床医师或药师，根据实际调查意见反馈数据，通过电子邮件形式进行至少两轮调查表的发放及回收。调查表内容包括：专家基本信息表；触发器及其释义的合理性调查表，包括条目及其释义设置是否合理，条目可能涉及的药物是否合理；补充需要增加的触发器；专家自评表，包括专家对调查内容的判断依据以及熟悉程度。

2.2.5 专家积极程度的判定

用专家咨询表回收率和意见提出率反映专家积极程度，回收率（回收咨询表数量/发放咨询表数量）和意见提出率（提出意见的专家数量/回复咨询表的专家数量）越高，专家积极程度越高。

2.2.6 专家意见权威程度的判定

专家意见权威程度由专家对咨询表内容的判断依据和熟悉程度决定。判断依据包括4个维度，分别为临床实践经验、理论分析、参考国内外文献和直觉，每个维度根据对专家判断的影响程度分为大、中、小3个层次，且赋值不同（表7-62）。熟悉程度共5个维度，分别为非常熟悉、比较熟悉、一般熟悉、不太熟悉和不了解，并分别赋值（表7-63）。

表 7-62　专家判断依据及赋值情况表

判断依据	对专家判断的影响程度		
	大	中	小
理论依据	0.3	0.2	0.1
临床实践	0.5	0.4	0.3
参考国内外文献	0.1	0.1	0.05
知觉	0.1	0.1	0.05

表 7-63　专家熟悉程度及赋值情况表

等级	非常熟悉	比较熟悉	一般熟悉	不太熟悉	不了解
赋值	1.0	0.8	0.6	0.4	0.1

2.2.7 专家意见的集中程度判定

专家意见集中程度用专家对触发器条目的重要性评分均值（Mj）和满分频率（Kj）判定。采用Likert 5级评分法，将专家意见的重要性评分划分为5个等级并分别赋值（表7-64）。

表 7-64　专家意见的重要性评分等级及赋值情况

等级	非常熟悉	比较熟悉	一般熟悉	不太熟悉	不了解
赋值	5	4	3	2	1

- 均值（M_j）的计算：

$$M_j = \frac{1}{m_j}\sum_{i=1}^{m}C_{ij}$$

m_j 表示参加第 j 个指标评价的专家数；C_{ij} 表示第 i 个专家对第 j 个指标的评分制。M_j 取值越大，则对应的 j 指标的重要性越高。

- 满分频率（K_j）的计算：

$$K_j = \frac{m_j}{m}$$

m_j 表示参加第 j 个指标评价的专家数；m 表示给满分的专家数。K_j 取值在 0~1 之间，作为 M_j 的补充指标，K_j 越大，说明对该指标给满分的专家比例越大，该指标也越重要。

2.2.8 专家意见的协调程度的判定

协调程度由变异系数（V_j）和协调系数（W）反映。V_j 说明专家对第 j 个触发器条目评分的协调程度，V_j 越小，表示专家对该条目意见协调程度越高，分歧越小；W 反映全部专家对触发器所有条目的意见的一致性，其取值范围为 0~1，一般在 0.3~0.5 之间波动，其值越大，说明意见一致性越大，协调程度越高。显著性检验是专家意见一致性程度的可信性检验，p 值越小，可信度越高。

- 变异系数（V_j）的计算：

$$V_j = \frac{\delta_j}{M_j}$$

其中，δ_j 表示第 j 条目重要性评分的标准差，M_j 表示第 j 条目重要性评分的平均值。

- 协调系数（W）的计算：

$$W = \frac{12}{m^2(n^3-n)}\sum_{j=1}^{n}d_j^2$$

其中，m 表示咨询专家总数，n 表示触发器条目的总数。

- 协调程度的显著性检验：

$$x^2 = \frac{1}{mn(n+1)-\frac{1}{n-1}\sum_{i=1}^{m}T_i}\sum_{j=1}^{n}d_j^2$$

2.2.9 触发器条目的筛选

根据 M_j、K_j、V_j 的界值筛选触发器条目。M_j、K_j 的界值计算方法：界值＝均值－标准差，得分高于界值的条目则入选；V_j 的界值计算方法：界值＝均数＋标准差，得分低于界值的条目入选。三个标准均不合要求的条目才剔除；否则需经充分讨论后予以取舍。

2.3 推荐常用触发器模型

触发器评价指标包括特异性、敏感度和阳性预测率；在实际临床工作中，一般以客观性指标，如检验指标异常相关的药品不良事件；由于影像学相关药品不良事件诱发周期较长，受其他病理因素影响较多，故一般采用检验及速发型体征作为触发器模型的构成元素。参考模型见表 7-65。

表 7-65　特异性 ADE-GTT 触发器模型

ADE 类型	检测数据元	判断逻辑
华法林致出血	LIS 数据：INR、APTT、PT、血栓弹力图等 HIS 数据：药品、开具时间	（药品＝华法林）and（检验结果时间＞药品开具时间）and（INR 结果异常 or APTT 结果异常 or PT 结果异常）

续表

ADE 类型	检测数据元	判断逻辑
头孢哌酮舒巴坦致血小板下降	LIS数据：白细胞计数、中性粒细胞计数、血小板计数、肝功能、肾功能等；HIS数据：药品、剂量、给药次数、开嘱时间、停嘱时间、用药时长等	（药品=头孢哌酮舒巴坦）and（检验结果时间＞药品开具时间）and（白细胞计数结果异常or中性粒细胞计数结果异常or血小板计数结果异常）
假性醛固酮血症	LIS：血钠、血钾、皮质醇；PACS：肾脏及附件CT或B超	低钾血症或诊断为代谢性碱中毒；排除醛固酮疾病
万古霉素致肾功能损害	肾功能指标（如肌酐、肌酐清除率）	万古霉素肌酐肌酐清除率升高，既往史排除肾功能不全
药物性肝损害	肝AST、ALT、总胆红素、直接胆红素、间接胆红素	医院药品字典中的所有品种AST结果ALT总胆红素or直接胆红素结果异常or间接胆红素结果异常
精神病药物致血清泌乳素升高	LIS：血清泌乳素，HIS：药品及用药时间，EMR：入院记录	用药后泌乳素异常且＞用药前泌乳素，入院记录：排除病理因素（月经and孕产妇and癫痫等）
药物过敏性休克	EMR：诊断和病程记录	病历：（血流动力学指标and诊断为过敏性休克or休克体征）排除：严重感染及失血）
低血糖反应	HIS：药品，LIS或EMR	血糖＜2.78mmol/L and 使用降糖药 and 病程记录（头晕or昏迷or跌倒等）

3. 自然语言技术

3.1 自然语言技术概论

3.1.1 自然语言技术的概念

自然语言处理（Natural Language Processing，NLP）是计算机科学、人工智能、语言学关注计算机和人类（自然）语言之间的相互作用的领域。自然语言技术包括两个核心任务，即自然语言理解（NLU）和自然语言生成（NLG）。

3.1.2 自然语言技术的核心任务

（1）NLU 语言的多样性、歧义性、鲁棒性、知识依赖、上下文语境是自然语言理解的5大难点，NLU的实现方式经历了基于总结规律、基于统计学、基于深度学习三个阶段。

（2）NLG方式 有2种，文本到语言的生成，数据到语言的生成。自然语言生成有3个层次，分别为简单的数据合并、模板化语言生成及高级自然语言生成。简单的数据合并是自然语言处理的简化形式，允许将数据转换为文本，类似于从Excel一个工作表中检索数据，然后与另一个工作表对应的文本相关联。模板化的语言生成是使用模板驱动模式来显示输出，数据动态地保持更改，并由预定义的业务规则集（如if/else循环语句）生成。高级自然语言生成形式的自然语言生成像人类一样，它能理解意图，添加智能，考虑上下文，并将结果呈现在用户可以轻松阅读和理解的富有洞察力的叙述中。

（3）NLG实施步骤

• 第一步：内容确定。

• 第二步：文本结构，组织文本的顺序。

• 第三步：句子聚合，将多个信息合并到一个句子。

• 第四步：语法化，将每一句中信息组织成自然语言，在各信息间添加连接词。

• 第五步：参考表达式生成，选择一些单词和短语来构成一个完整的句子，识别出内容的领域及该领域的词汇。

• 第六步：语言实现，当所有相关的单词和短语都确定后，将它们组合形成一个完整句子。

（4）相关算法模型

• Skip-gram模型：基本原理为通过设定的一个大小为2的滑动窗口，在文本序列中进行滑动，每次滑动过程中根据当前窗口中心的词语 W_t 来预测相邻词语 W_{t-2}、W_{t-1}、W_{t+1}、W_{t+2} 四个单词，并通过调节模型参数使得相邻单词出现的概率最大。其算法公式如下：

$$\max \sum_{-c \le j \le c, j \ne 1} \log p(w_{i+j} w_i)$$

- Doc2Vec模型：是在Skip-gram模型基础上基于深度网络的拓展模型；Doc2Vec模型直接生成文本的分布式向量表达，从而丰富了文本的特征信息，改善了最终分类模型的性能。

- 卷积神经网络模型：主要用于图像和文本领域，如基于卷积网络的文本情感分类等，卷积网络通过对文本句子级别的特征向量的卷积运算，可以提取文本中的整体情感与语法信息，从而丰富了文本特征的表达能力；在药物警戒工作中主要用于电子病历文本结构化提取工作。其算法公式如下：

$$f(x) = \sum_{i,j}^{n} \theta_{(n-i)(n-j)} x_{ij} + b$$

3.2 自然语言技术应用

3.2.1 背景

临床诊疗资料中部分信息能够以结构化形式呈现，如病案首页、不良反应报告表的性别、年龄、诊断、药物名称、用法用量等信息，但大部分医疗文书以自由文本方式记录，如病程记录、不良反应报告表中对患者不良反应发生发展及处置过程的描述，尽管涵盖的信息比结构化形式的文书更全面和完善，但叙述方式复杂，存在各种干扰的信息，如使用了不规范的药物不良反应术语、药品名称和缩略词、错别字和语法错误或表达歧义等，导致药物警戒和药物不良反应的信息辨别存在极大困难。自然语言处理通过对句法和语义分析能够实现对自由文本的理解和信息获取。

3.2.2 NLP药物警戒建模步骤

（1）数据收集　收集要挖掘的一组报告。从医院HIS、LIS，收集各种结构化和非结构化的患者信息，包括实验室数据、病例资料、药物字典信息等。

（2）数据提取　使用MedLEE系统将病历摘要解析和转化为UMLSCUI编码和修饰的结构化表示，可以根据具体情况对MedLEE编码进行一些修改。

（3）数据选择　选择药物和可能的ADE实体。在前一阶段提取的UMLS代码，如果对应以下实体分类，则用来选择可能的ADE实体：发现（T033），疾病或症状（T047），精神或行为功能障碍（T048），体征或症状（T184）和肿瘤发展（T191）。类似地，UMLS代码被提取并且对应于语义类别药理物质（T121），抗生素（T195）和临床药物（T200）用于选择药物实体。UMLS中的MRREL表包括RxNorm（国家医学图书馆词汇）、NCI（国家癌症研究所）和PDQ（医师数据查询），定义了药品的通用类别和商品名称有关概念之间的关系，用来建立药物商品名称和通用名称的图谱。

（4）数据过滤　排除可能的混杂因素，如疾病或症状的发生在使用治疗药物前，另一个过滤器主要排除被否定或记录不太可能发生的实体记录。

（5）统计分析　确定药物-不良反应是否共同出现。利用卡方检验统计学方法揭示药物与可能造成不良反应候选药物的关系。

第八章　药学科研管理

第一节　临床科研设计

1.科研设计

1.1 基本概论

1.1.1 分类

（1）按研究干预发生与否分类　主要分为观察性研究和干预性研究。

（2）按研究数据来源分类　可分为理想世界研究、真实世界研究和二次研究等。

（3）理想世界研究　主要包括干预性试验、观察性研究和诊断试验。

• 干预性试验：研究过程中对受试者施加一定的人为干预措施，通过观察对象结局的变化，判断干预措施的安全性与疗效。根据是否随机化分组，大体分为两大类，随机对照试验与非随机对照试验。

• 观察性研究：传统意义上的观察性研究主要用于推断病因，可分为四类，描述性观察研究、横断面研究、病例－对照研究与队列研究。其中，病例－对照研究与队列研究可用于直接推断病因；描述性观察研究与横断面设计的研究一般不能直接推断病因，仅能提示可能存在因果关系。

• 诊断准确性试验：与治疗类研究的观察重点不同，其侧重于评分某一手段诊断疾病的准确性。在临床实践中，没有明确的诊断就无法进行规范化的治疗。主要分为两类，即横断面设计诊断试验与病例－对照设计的诊断试验，此类试验一般用于评价筛查手段是否可以改善疾病预后。

（4）循证研究　是在已有研究基础上进行二次研究，包括非系统评价和系统评价；非系统评价即文献综述，系统评价即Meta分析（图8-1）。

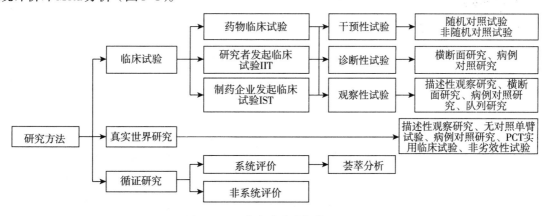

图 8-1　研究方法分类架构图

1.1.2 研究流程

研究流程包括确定研究问题、研究假设、设计研究方法、收集相关资料、整理收集资料、分析研究结果和提出研究结论（图8-2）。

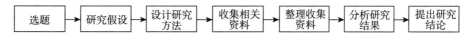

图 8-2　研究流程图

1.2 试验设计

试验设计包括平行组设计、交叉设计、析因设计、成组序贯设计等；其应用场景如表8-1所示。

表8-1 试验设计分类与应用场景

类型	应用场景
平行组设计	又名成组试验；试验药设置一个或多个对照组；试验药可设多个剂量组，对照组可分为阳性和阴性对照；用于优效性研究；其优点在于研究周期短，易于操作
交叉设计	交叉试验常用于生物等效性研究、血药浓度研究和不同剂量疗效研究等应用；适合于样本量较少，如罕见病临床试验或特殊人群用药等
析因设计	主要用于研究各剂量间差异或药物相互作用研究；组合两个或多个试验用药物的不同剂量，同时进行评价；单个或多个试验药物采用不同药物剂量组合进行评价；研究每个试验用药剂量之间的差异；除疗效评价外，还包括不同剂量下的毒副反应
成组序贯设计	在成组试验的基础上，通过对整个试验分成若干连续的分析阶段，适用于试验药与对照药的疗效相差较大，但病例稀少且临床观察时间较长；怀疑试验药物有较高的不良反应发生率；因伦理或经济需要期中分析的三期临床试验

1.2.1 平行组设计

（1）应用与要求 常用于临床试验设计；对受试者进行随机分组。

（2）统计方法

• 两组对比：统计方法包括简单比较使用t检验、Wilcoxon秩和检验；分层分析可考虑方差分析ANOVA、秩变换法、Logistic回归；涉及协变量的可考虑Cox回归。

• 多组比较：ANOVA、K-S秩和检验和logistic回归等。

• 注意事项：安慰剂作为对照组时应符合伦理学要求。

1.2.2 交叉设计

（1）设计要求 分多个阶段实施准备阶段、第一试验阶段、洗脱期和第二试验阶段；试验阶段数量由交叉设计的数量而定。

（2）统计方法 方差分析。

（3）注意事项 交叉试验需要在试验药物与对照品进行交替试验阶段过程中预留足够多的药物洗脱期及相关洗脱手段；消除药物的延滞效应。需注意失访和延滞效应；洗脱期一般为5个半衰期。

1.2.3 析因设计

（1）设计要求 将每个因素的所有水平互相组合，从而对两个或多个处理进行评价，是一种多因素的交叉分组设计。它不仅可以对每个因素各水平间进行比较，还可以进行交互作用的分析，通过比较寻求最佳组合。

（2）统计方法 方差分析，并可计算单独效应：其他因素水平固定时，同一因素不同水平间的差别；计算主效应：某一因素各水平单独效应的平均差别；最后计算交互效应：若一个因素的单独效应随另一个因素水平的变化而变化，且变化的幅度超出随机波动的范围时，称该两因素间存在交互效应。

（3）注意事项 在进行析因设计时，研究者首先为每个因素选定一定数目的水平，然后在全部可能的水平组合下进行实验。因素水平数过多，统计分析比较复杂。

1.2.4 成组序贯设计

（1）设计要求 根据2021版《药物临床试验适应性设计指导原则（试行）》；成组序贯设计作为三期临床试验中适应性设计中的一种，对预先试验进行一次或多次期中分析，每次期中分析结果制定试验决策，决策依据分别为优效性终止试验、无效性终止试验、安全性终止试验和继续试验。

（2）统计方法 每次期中分析样本量 $2n = \theta \times (\sigma \div \delta)^2$，期中，$\delta$ 为组间均数或率之间的差值，σ 为标准差。Z检验的检验方法包括Pocock方法、O'Brien & Fleming方法和Lan & DeMets。

（3）注意事项 每个阶段病例数量、试验对照病例数相等，对每个阶段设定有关安全性和有效性的主要指标进行分析；本设计方式要求盲底要求，一次产生、分批揭盲。阶段分期不宜过多，一般不超过5次期中分析。

1.3 研究方法

研究方法分为临床试验、真实世界研究和循证医学研究；具体子分类见表8-2。

表 8-2 常见临床研究类型的优劣势对比

研究类型	拟解决的临床问题	临床实际场景	优势	劣势
病例对照研究	●疾病影响因素研究	●疾病发病和预后影响因素分析 ●预测研究	●省时，省成本 ●适合罕见病 ●适合多因素与一种疾病关联	●由果及因，验证病因假说较队列研究弱 ●易混杂和偏倚 －选择偏倚：如不恰当地选择对照；两组来自不同人群 －信息偏倚：采集的信息不准 －回忆偏倚：研究者引入偏倚
横断面研究	●疾病分布状态（流行率） ●影响因素	●疾病发病患病或死亡率调查 ●疾病（或并发症）和影响因素的关联分析	●省时，省成本	●只能了解疾病的流行影响因素 ●判断因果关系的证据等级不高
单纯病例研究	●罕见病的研究 ●基因环境交互作用的研究	●某疾病分子标记物分析中组织样本的收集 ●特殊疾病队列	●适于在医院研究 ●特别适合肿瘤及罕见病研究 ●检测基因与环境交互时，可信区间更窄 ●因无对照组，可避免对照选择引起的偏倚 ●省时，省成本	●无对照组 ●所研究疾病的患病率不宜超过5% ●除了可出现病例对照研究的病例选择所引起的常见偏倚外，还存在不同亚人群暴露率和基因频率不一致所引起的偏倚
回顾性队列研究	●病因研究 ●预后研究 ●治疗性研究	●临床治疗和疗效/结局的生存分析 ●预测研究	●可以直接获得发病率，直接估计相对危险度 ●因果时序合理，检验病因假说能力强了解疾病的自然史 ●获得一种暴露与多种疾病结局的关系 ●相比前瞻性队列研究，省时省成本	●不适于发病率很低疾病的病因研究 ●数据和信息的缺失 ●偏倚和混杂 ●矛盾数据需要特别注意和处理
前瞻性队列研究	●病因研究 ●预后研究 ●治疗性研究	●检验病因假设 ●临床治疗和疗效–结局生存分析	●因果时序合理，检验病因假说的能力较强 ●了解疾病自然史 ●获得一种暴露与多种疾病结局的关系 ●所收集的资料相对完整可靠，一般不存在回忆偏倚	●不适于发病率很低疾病的病因研究 ●要求随访观察，时间周期长 ●失访难以避免 ●随着时间推移，未知的变量引入人群可能导致结局受影响 ●研究设计要求高，实施难度大，费用高
实效性临床研究	●预后研究 ●治疗性研究	●临床疗效/结局（如心肌梗死、生存质量、死亡、成本等）以及安全性评价 ●成本–效果分析等卫生经济学评价	●可在不同等级的医疗机构开展研究 ●真实世界患者（异质性较大、限制较少） ●相对灵活可变（可调整方案），更符合日常医疗实际 ●外部可推性较好 ●可以通过随机分组平衡组间已知和未知的预后因素，最大程度提高组间的可比性，从而增强论证强度	●样本量通常较大 ●其他和前瞻性队列研究相似

1.3.1 随机对照试验

（1）随机对照试验（Randomized Controlled Trial，RCT）研究一般是在新药或新的医疗措施上市前进行的研究，其通过随机化、盲法、对照原则验证该新药或医疗措施是否能达到预期效果，以此来协助其获得在某一国家或地区的上市许可；观察性研究是新药或新的医疗措施上市后进行的研究，通过对该药品或医疗措施在真实世界中的因果效应进行观察，以验证其实际临床应用价值。

（2）RCT研究的设计原则

●随机化原则：是RCT研究最基本的原则，即通过随机化方法将研究人群以平等的机会分配到观察组和对照组，并接受相应的干预措施，通过这一原则可极大程度地消除组间及组内差异、平衡各种混杂因素并消除选择偏倚，提高统计学检验的有效性。

• 盲法原则：是指研究者和受试人群均不知晓分组结果，从最大程度上消除试验参与者对于观察组和对照组可能出现的测量偏倚和实施偏倚。盲法试验包括单盲（single-blinded）试验、双盲（double blinded）试验等，单盲试验是仅研究者知道每个患者用药的具体内容，而患者不知道，单盲试验虽可以避免来自患者主观因素的偏倚，但仍未能防止来自研究者方面的影响。双盲试验是研究者和患者都不知道每个患者分在哪一组，也不知道何组接受试验治疗，此法的优点是可以避免来自受试者与研究者的偏倚。

• 对照原则：是指通过设置对照组来评价干预措施的有效性，通过对照原则来消除各种非试验因素（如时间因素等）引起的因果效应。

（3）研究对象 受经费、资源和时间等多方面限制，RCT研究样本量较小，通常会采用由统计学方法计算出的最小样本量；同时，为了保证研究质量，RCT研究通常会设定较为严格的纳入与排除标准，比如研究人群的年龄、病情严重程度、合并的慢性疾病等，以尽可能地提高研究人群的同质性。

（4）干预措施 RCT研究的目的是验证新药或新的医疗措施的有效性和安全性，因此，RCT研究的对照组的干预措施通常为空白对照，少量为阳性对照，且RCT研究需要严格控制联合用药、用药剂量、患者依从性等内容。

（5）随机对照试验评价方法

• 评价RCT设计的方法学质量，可以采用Cochrane协作网提供的系统评价员手册，内容包括随机分配方法、分配方案隐藏、盲法应用、结果数据的完整性、有无选择性报告研究结果和其他偏倚来源等。对RCT的严格评价则采用2010版CONSORT声明提出的报告规范。

• Jadad 量表在临床试验的评价工作中简单易行，具有一定的科学性，得到了许多学者的认可，发表了大量以 Jadad 量表作为评价工具的系统评价，其中大部分文献集中在药物临床试验为主的研究，在非开放式RCT 评价中发挥了重要作用，得到了大多数学者的认可。随着人们对临床试验实施标准的不断修改完善，尤其是开放式非药物临床试验的RCT 研究在临床上广泛开展，Jadad 量表的评价标准有时不能完全客观、透明地反映开放式 RCT 的研究质量，从而可能将质量较高的 RCT 误认为低质量 RCT。

1.3.2 系统评价

（1）应用 卫生技术评估。

（2）研究步骤

• 提出要评价的问题。

• 确定纳入和排除标准：如研究对象、干预及对照措施、结局指标、研究设计和方法学质量）。

• 查找研究–制定检索策略：包括CCTR和CCTR未涵盖的电子数据库及试验注册库，检索纳入研究的参考文献，检索关键的期刊，联系本领域的专家。

• 选择研究：至少两位评价员独立选择，制定解决分歧的策略，记录排除的研究及其排除的原因。

• 评估纳入研究的质量：至少两名评价员独立评价，使用简明的清单而非质量量表，每次都要评价分配隐藏、盲法和失访，评价员评价时应隐藏研究的作者、单位及发表的期刊。

• 提取数据：设计数据格式并进行预提取，考虑至少两名评价员独立提取，考虑对评价员隐藏研究的作者单位及发表的期刊。

• 分析和表达结果：列表描述每个研究的情况，审查森林图，探讨异质性的可能来源，考虑整体研究的Meta分析及各亚组的Meta分析的结果，进行敏感性分析并审查森林图、提供排除研究的清单供对排除研究感兴趣的读者参考。

• 解释结果：考虑本研究的局限性，包括发表偏倚等相关的各种偏倚，考虑证据的强度、适用性、利/弊的需治疗人数、经济学意义及对未来研究的启示。

1.3.3 Meta分析

Meta分析又称"荟萃分析"，是对具有相同研究目的的诸多独立研究结果进行系统分析、定量综合的一类统计方法。

（1）Meta分析步骤　见表8-3。

表8-3　Meta分析步骤

流程步骤	操作要点
提出要评价的问题（选题）	选题具备研究价值或具有争议性的问题；创新性问题；有明确的效应指标；有合适的原始论文；选题大小合适，纳入研究文章适量
制定研究的纳入及排除标准	根据研究方案、指南共识、诊断学等制定纳/排标准
制定检索策略并全面检索研究（检索文献）	●圈定搜索数据库 ●明确需要包含的研究类型：仅包含RCT，还是病例对照试验、队列研究等 ●明确暴露因素/治疗方法、关键词及语言类型 ●检索获取摘要和全文
筛选研究和收集资料	●外文数据库有MEDLINE、the Cochrane library、医学文摘、TOXLINE、OVID、EMBASE、ISI Web of Science、EBSCO等；国内有维普全文VIP、CNKI、万方数据库 ●数据提取是从符合纳入要求的文献中摘录用于系统评价的数据信息，所提取信息必须是可靠、有效、无偏的。一般提取的信息有研究编号、发表年限、纳入研究者的一般信息、样本量、设计方法、干预/暴露因素、研究结局等
评估纳入研究的偏倚风险	●外部真实性和内部真实性 ●偏倚分类及风险评估工具偏倚风险的判断，通过判断为"低风险""高风险""风险不清楚"完成
分析数据	●数据质量管理 ●数据预处理：对数据进行清洗、标准化和合并处理 ●数据建模和数据分析
异质性分析	●异质性检验（齐性检验）：包括临床异质性、方法学异质性和统计学异质性，所以在对结果数据进行统计合并之前，异质性检验保证现有的各独立研究间的结果的不同仅仅是由于抽样误差造成的。否则，就要进入亚组分析或取消合并
解决偏倚及敏感性分析	●敏感性分析：用来评估Meta分析结果的稳定性
陈述结果和制作结果摘要表格	效应指标（effect size）时需要考虑结局指标的类型，通常两组间比较时，如果是连续性变量，用加权均方差（weighted mean difference，WMD）、标准化均数差值（standardized mean differences，SMD）表示效应大小；二分类变量则用率差（rate difference，RD）、比数比（odds ratio，OR）、相对危险度（relative risk，RR）、相对危险度降低值（relative risk reduction，RRR）等来表示效应的大小。回归系数的比较用 β 表示效应值的大小
解释结果与得出结论（质量评价）	质量评价工作见表8-4

（2）质量评价方法　见表8-4。

表8-4　不同类型研究的质量评价方法

分类	评价工具
随机对照试验的质量评价	Cochrane风险偏倚评估工具（最常用）、PEDro量表、Delphi清单、CASP清单、Jadad量表、Chalmers量表、CONSORT声明
观察性研究的质量评价	NOS量表（最常用）：病例对照研究和队列研究；CASP清单：病例对照研究和队列研究；JBI标准：横断面研究；经验总结、案例分析及专家意见；AHRQ；Combie横断面研究评价工具；STROBE声明和TREGA声明
非随机对照实验性研究的质量评价	MINORS条目、Reisch评价工具、TREND声明
诊断性研究	QUADAS工具、CASP清单、STARD声明

（3）偏倚风险评估工具　见表8-5。

表 8-5　Cochrane 协作网偏倚风险评估工具

领域	判断依据	评估者的判断
选择性偏倚		
随机序列生成	详细描述随机分配序列产生的方法，以便评估不同分组是否具有可比性	由于产生随机分配方案的方法不正确导致的选择性偏倚（干预措施分配偏倚）
分配隐藏	详细描述隐藏随机分配方案的方法，确定干预措施的分配方法在分组前、期间是否被预知	由于随机分配方案隐藏不完善导致的选择性偏倚（干预措施分配偏倚）
实施偏倚		
对受试者、试验人员实施盲法（需对各项主要结局或结局的种类分别评估）	描述所有对受试者和试验人员施盲的方法。提供所有与盲法是否有效相关的信息	由于研究中干预措施的分配情况对受试者及试验人员知晓导致的实施偏倚
测量偏倚		
对结局评估员施盲（需对各项主要结局或结局的种类分别评估）	描述所有对结局评估员施盲的方法。提供所有与盲法是否有效相关的信息	由于干预措施的分配情况被结局评估员知晓导致的测量偏倚
随访偏倚		
结果数据不完整（需对各项主要结局或结局的种类分别评估）	描述每个主要结局指标结果数据的完整性，包括失访、排除分析的数据。明确是否报告失访和排除分析数据的情况，每个干预组的人数（与分配入组时的人数比较），是否报告失访与排除的原因，以及系统评价员再纳入分析的数据	由于不完整结果数据的数量、种类及处理导致的随访偏倚
报告偏倚		
选择性报告结果	阐明系统评价员如何检查可能发生的选择性结果报告，发现了什么	由于选择性报告结果导致的报告偏倚
其他偏倚		
偏倚的其他来源	工具中没提到的与偏倚有重要关联的情况 如果系统评价的计划书中有预先设定的问题或条目，需一一回答	其他引起偏倚风险的因素

（4）敏感性分析

•按研究质量评价标准从纳入文献中去除尚有争议的研究，排除低质量的研究、早期研究，根据研究结果的分布去掉 extreme10% 其他已知因素不同的研究。

•采用不同统计方法/模型。

•根据样本量大小进行分层分析。

•改变纳入/排除标准或重新对同一资料进行分析时，如果观察到合并指标点估计和区间估计的变化存在较大差异，则说明 Meta 分析的结果不稳定。

1.3.4 横断面研究

（1）定义与应用　横断面研究（Cross Sectional Study）是通过对特定时点和特定范围内人群中的疾病或健康状况和有关因素的分布状况的资料收集、描述，主要用于研究某些疾病关联的因素或特征研究；是描述流行病学中应用最为广泛的方法。主要应用于患病率、地区药物治疗影响和卫生标准制定等方面。

（2）实施流程　见表 8-6。

表 8-6　横断面研究

步骤	工作内容
调查研究计划	•确定研究目的 •确定研究对象、抽样方法和样本量 •确定观察指标：应尽量采用定量的客观指标 •选择统计分析指标：描述样本资料；估计总体参数；假设检验的方法

续表

步骤	工作内容
设计调查表和问卷	● 调查项目：通信项目、一般项目、分析项目、签名项目和说明项目 ● 问答形式：问题分提问式和陈述式两种，答案可分开放式和封闭式 ● 调查方法：直接观察法、直接采访法、通讯采访法 ● 调查抽样方法：单纯随机抽样、系统抽样、分层抽样、整群抽样

1.3.5 队列研究

队列研究（Cohort Study）又称追踪研究（Follow-up Study）或前瞻性研究（Prospective Study），是对不同暴露水平的对象进行追踪观察，从而分析暴露因素与疾病发生之间的因果联系。对照分组：如安慰剂对照、阳性对照、剂量组对照等，需说明试验选择的对照类型及理由。暴露因素是指接触或具有某个研究因素。

（1）分类

● 前瞻性队列研究：是队列研究的基本形式。研究对象的分组是根据研究对象现时的暴露状况而定的，此时研究的结局还没有出现，需前瞻观察一段时间才能得到。

● 历史性队列研究：研究对象的分组是根据研究开始时研究者已掌握的有关研究对象在过去某个时点的暴露状况的历史资料做出的。

● 双向性队列研究：也称混合性队列研究，即在历史性队列研究的基础上，继续前瞻性观察一段时间，它是将前瞻性队列研究与历史性队列研究结合起来的一种模式，因此，兼有前瞻性队列研究和历史性队列研究的优点，且相对地在一定程度上弥补了各自的不足。

（2）数据管理 见表8-7。

表 8-7 队列研究相关数据及统计指标

试验组	一般人群、特殊人群和临床人群
对照组	● 空白参照：年龄、性别、健康等方面与暴露组相一致的非暴露人群作为对照组 ● 内部参照（Internal Reference）：在同一个研究群体中从无暴露或暴露水平最低的人群中选择对照组 ● 外部参照（External Reference）：以当地同时期的总人口作为对照组，称为外参照
结局的确定	死亡或主要终点等
统计指标	● 累积发病率（Cumulative Incidence Rate）：是一段观察期内发病的频率，反映发病可能性的大小，具有发病概率的意义 ● 人时发病率（Person-time Incidence Rate）：慢性病病因学的队列研究 ● 相对危险度（Relative Risk，RR）：用累积发病率估计相对危险度 ● 归因危险度（Attributable Risk，AR）：暴露组发病率与对照组发病率相差的绝对值 ● 人群归因危险度（PAR）：总人群发病率中归因于暴露的部分 ● 剂量-反应相关分析：随机效应/固定效应模型

（3）注意事项 由于队列研究具有耗时长和人力成本高的特点，因此在研究设计时要考虑如何选择、定义和测量暴露因素，加强过程质量控制尤为重要。

1.3.6 非劣效性试验

（1）应用 非劣效性试验（Non-Inferiority Trial，NIT）是检验一种药物是否不劣于另一种药物的试验，借用临床研究中客观疗效指标，如临床终点、不良事件和死亡等进行分析。目前主要用于药物一致性评价工作。

（2）实施步骤 非劣效性界值的确定：非劣效性界值的选取很关键，直接影响研究所需的样本量。界值常参考业内经典研究的结果，需要由主要研究者从临床意义上和统计学专业人员从统计学意义上共同审慎确定，要考虑到人群样本量、临床研究可行性和成本，所选取对标研究的科学性和权威性，研究终点包括试验药和治疗方法的亮点等因素。样本量的计算需要依据主要研究终点、招募及入组时间、非劣效性界值、检验显著性水平（α 值）、把握度（$1-\beta$）和阳性对照药物的有效率，使用软件进行计算。非劣效性试验一般采用意向性分析（Intention-to-treat，ITT人群），同时应进行疗效可评估人群分析。若两个分析集的研究结论一致，说明该研究质量控制良好，研究结果可靠；若两个分析集得出的结论不一致，则应进行进一步讨论和分析。

（3）注意事项　非劣效性试验的原假设为试验药（T）总体疗效比对照药（C）总体疗效要差；而备择假设为试验药总体疗效要比对照药好，或者拒绝原假设即可得出试验药比对照药非劣效的结论。非劣效性研究结果包括等效性和优效性数据。

1.3.7 PCT研究

（1）应用　在真实临床医疗环境下，采用随机、对照的方式，比较不同干预措施的治疗结果（包括实际效果、安全性、成本等）的研究。

（2）实施步骤　实用临床试验（PCT）又称实操临床试验或实效临床试验，是指尽可能接近真实世界临床实践的临床试验，是介于随机对照临床试验（RCT）和观察性研究之间的一种研究类型，属于干预性研究，实施步骤同常规RCT试验。

（3）数据管理　PCT的干预既可以是标准的，也可以是非标准的；既可以采用随机分组方式，也可以自然选择入组；受试病例的入选标准可以相对较宽泛；对干预结局的评价不局限于临床有效性和安全性；PCT更多地使用临床终点，而很少使用传统RCT中可能使用的替代终点；可以同时考虑多个治疗组，以反映临床实践中不同的标准治疗，或设置多个剂量组达到剂量探索目的；一般不设安慰剂对照；如果因难以实施而不采用盲法，应考虑如何估计和控制由此产生的测量偏倚；数据的收集通常依赖于患者日常诊疗记录，但也可以设置固定的随访时间点，其时间窗通常较RCT更宽。

（4）注意事项　收集到的数据是否适用于支持产生真实世界证据；治疗领域和干预措施等是否符合各种形式的常规临床实践；是否具有足够的可以用于评价的病例数（特别是临床结局罕见的情况）等。

1.3.8 病例对照研究

（1）应用　比较患某病者与未患某病的对照者暴露于某可能危险因素的百分比差异，分析这些因素是否与该病存在联系。

（2）实施步骤　提出病因假设—制定研究计划—收集资料—对收集的资料进行整理分析—总结并提交研究报告。

（3）数据管理　在回顾病例的过程中，病例最好可以对照匹配，其中频数匹配要求配比的因素所占的比例两组一致，个体匹配是以个人为单位进行的匹配。

（4）注意事项　出现偏倚情况比较多，应做好偏倚控制。

1.4 测量与抽样

1.4.1 测量概论

（1）定义　测量是按照某种规律，用数据来描述观察到的现象，即对事物作出量化描述。测量是对非量化实物的量化过程。

（2）测量方法　指在进行测量时所用的按类叙述的一组操作逻辑次序。对几何量的测量而言，则是根据被测参数的特点，如公差值、大小、轻重、材质、数量等，并分析研究该参数与其他参数的关系，最后确定对该参数如何进行测量的操作方法。

1.4.2 抽样

（1）抽样分类特点及流程　见表8-8和图8-3。

表8-8　抽样分类特点

类型	特点
单纯随机抽样	均数及标准误计算简便，观察单位较多
等距抽样	适用于总体中均匀分布、样本量较小的研究；但总体上隐含不合格样本，抽样误差一般偏大
分层抽样	适合目标变量或辅助变量作为分层研究，降低抽样误差，提高抽样精度；便于对总体不同的层次或类别进行单独研究

续表

类型	特点
整群抽样	节省经费容易控制质量
非概率抽样	● 偶遇抽样：适合满意度调查，包括街头拦人法和空间抽样法 ● 判断抽样：适合样本量小且不易分类的市场调查，抽样结果受主观影响容易受到怀疑 ● 定额抽样：调查对象且分类特征，按一定比例配额抽样 ● 雪球抽样：罕见或发生率低的采用总体抽样

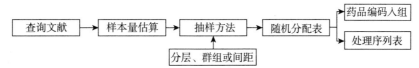

图 8-3　抽样流程

（2）抽样分类操作　见表8-9。

表 8-9　抽样分类操作

分类	操作
等距抽样	● 间距测量方式：样本距离 = 总体单位数 / 样本单位数 ● 间隔定量法 Excel 操作：使用 INDIRECT 指向函数和 row 位置函数，寻找需要分级的序号列，如 a 列，等距间隔 5 个抽取一次样本，其函数公式为：=INDIRECT（"a"&row（a1）*5）。通过对输出列进行函数下拉即可快速完成整列数据抽取 ● 间隔定时法 Excel 操作：适用于连续时间样本，按照一定的间隔时间进行抽样
分层抽样	● 确定总的样本量，计算各层样本比例 a_L，计算第 L 层样本量 ● 几何法（适合正偏态分布）：$a\beta_L = k_1$ 最大值 $\beta = (k_1/k_0)^{1/L}$ ● 非线性平方根法（适用负偏态分布）：$\beta^{1/2} = k_0$，最大值 $(a_L + \beta)^{1/2} = k_L$
整群抽样	$n = n_0 \times \text{deff}$，其中 n_0 为单纯随机抽样下的样本量；deff 由文献获取

（3）单纯随机抽样　见表8-10。

表 8-10　样本量估计公式

随机抽样	估计总体例数	$n = \left[2\dfrac{(U_{1-\alpha}) \times \sigma}{\delta} \right]^2$	估计总体例数	$n = \left[2\dfrac{(U_{1-\alpha}) \times P(1-P)}{\delta} \right]^2$
两样本均数比较	估计总体例数	$n = \left[2\dfrac{(U_{1-\alpha} + U_{1-\beta}) \times S}{\delta} \right]^2$	估计总体例数	$n = \left[\dfrac{(U_{1-\alpha} + U_{1-\beta}) \times P(1-P)}{\delta} \right]^2$
临床对照试验		$n = 2 \times \dfrac{\pi_T + \pi_C}{2} \times (1 - \dfrac{\pi_T + \pi_C}{2}) \times \left[\dfrac{(U_{1-\alpha} + U_{1-\beta})}{\pi_T - \pi_C} \right]^2$ π_T 为试验组有效率或暴露患病率，π_C 为对照组有效率或非暴露患病率；本公式为每组样本量		
两样本相关系数		$n_1 = 8\left[\dfrac{(U_{1-\alpha} + U_{1-\beta})}{Z} \right]^2 + 3$		
多元线性回归		$n \geq 8(1-R_e^2)/R_e^2 + (m+1)$，根据 Green 提出其中 R_e^2 为决定系数，m 为自变量个数；一般情况样本量的个数是自变量个数的 5~10 倍		
配对对照研究		$n = \left[\dfrac{(U_{1-\alpha}/2 + U_{1-2\beta}) \times \sqrt{P(1-P)}}{P - 1/2} \right]^2$		

备注：σ 总体误差，S 为标准误差，δ 为容许误差，P 为发生率或其他率；单纯随机抽样在随机抽样的基础计算方法上不计算 $1-\beta$，且 S 接近 σ。一般情况下 $1-\alpha$ 为检验水平采用双侧，$1-\beta$ 把握度一般采用单侧（80%~90%）；其中 U 值参考范围 80% 时，单侧 U 值为 0.84，双侧 U 值为 1.28；参考范围 90% 时，单侧 U 值为 1.28，双侧 U 值为 1.64；参考范围 95% 时，单侧 U 值为 1.64，双侧 U 值为 1.96；参考范围 99% 时，单侧 U 值为 2.33，双侧 U 值为 2.58。

1.4.3 样本量管理

（1）样本含量

•定义：样本含量是指一个样本中所包含的单位数，一般用n表示。

•意义：样本含量的大小与推断估计的准确性有着直接的联系，即在总体既定的情况下，样本含量越大，其统计估计量的代表性误差就越小；反之，样本含量越小，其估计误差也就越大。

•样本量估算用途：描述性研究（如横断面研究）、发病相关因素研究（如回归分析）、队列研究和干预研究。

（2）影响因素　影响样本量确定因素包括总体指标的变异程度、总体大小、抽样设计方式、调查回答率和均值估计精度等。

（3）注意事项　1-α 为检验水平采用双侧，1-β 为把握度；其中 α 和 β 值越小，需要样本量越大，为保证研究样本含量，在初次估算完样本量后应考虑失访率，一般情况下失访率不超过20%。

（4）样本含量估算工具　常用的样本含量估算工具为PASS（Power Analysis and Sample Size）；该软件主要特点是输入估算相关参数后直接分析所需样本量等，样本量估算方法包括区间估计、均数比较、两样本率比较、相关系数、回归分析和病例对照研究、队列研究四格表资料统计等。

1.4.4 测量指标分类

研究对象测量指标分类见表8-11。

表 8-11　测量指标分类表

研究对象	测量指标
治疗	治愈率、有效率、不良反应发生率、实验室检验指标
诊断	灵敏度、特异度、误诊率、漏诊率、阳性预测值（符合率）、阴性预测值、准确率、假阳性率、假阴性率，可靠性（标准差、变异系数、卡帕值）
预后	生存率、致残率、复发率
基础	实验室检验指标、患病率、发病率、病死率

1.4.5 药物临床试验相关计算方法

（1）临床试验药物最大推荐起始剂量　根据《健康成年志愿者首次临床试验药物最大推荐起始剂量的估算指导原则》，临床试验药物最大推荐起始剂量（MRSD）主要用于估算健康成年人全身暴露药物的最大推荐剂量，不适用于局部用药、部分生物制品或递增用药方案的剂量估算。

MRSD估算可通过未见明显毒性反应剂量（NOAEL）、人等效剂量（HED）和最低预期生物效应剂量（MABEL）进行换算；也可以通过以生物暴露量为基础，通过PK/PD方法推算。其估算流程如图8-4。

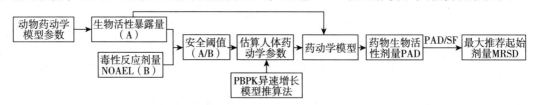

图 8-4　药物最大推荐起始剂量估算流程

（2）实验室相关计算公式　见表8-12。

表 8-12　实验室相关计算公式

含量计算	原料药（按干燥品计算）	$\text{百分含量} = \dfrac{m_{测样量}}{m_{取样量} \times (1-水分\%)} \times 100\%$
	制剂标示量及含量计算	$\text{标示量}\% = \dfrac{测得含量}{标示量（规格）} \times 100\%$

续表

容量分析法	直接滴定法	公式一：供试品（%）= $\dfrac{V \times F \times T}{m_S} \times 100\%$ F—浓度校正因子。F= $\dfrac{C_{测定}}{C_{规定}}$，表示滴定液的实测浓度是规定浓度的多少倍 V—滴定体积（ml） T—滴定度，每ml滴定液相当于被测组分的mg数 m_S—供试品的质量 公式二：供试品（%）= $\dfrac{(V_{空} - V_{样}) \times F \times T}{m_S} \times 100\%$ $V_{样}$—供试品消耗滴定液的体积 $V_{空}$—供试品消耗滴定液的体积
	剩余滴定法	供试品（%）= $\dfrac{(V_{空} - V_{样}) \times F \times T}{m_S} \times 100\%$
UV含量测定	对照品比较法	百分含量%= $\dfrac{C_{对} \times \dfrac{A_{供}}{A_{对}} \times D}{m_s} \times 100\%$
	吸收系数法	百分含量= $\dfrac{\dfrac{A}{E_{1cm}^{1\%} \times 100} \times D}{m_s} \times 100\%$
HPLC含量测定	内标法	校正因子（f）=（As/Cs）/（AR/CR）
	外标法	Cx=CR×（Ax/AR）；面积归一化法 A_i / Asp× 100%
	色谱柱理论塔板数	$n = 5.54(t_R / W_{h/2})^2$ t_R—保留时间，$W_{h/2}$—半高峰宽
	分离度	$R = \dfrac{2(t_{R_2} - t_{R_1})}{W_1 + W_2}$ ，分离度R应大于1.5 t_{R_2}—相邻两峰中后一峰的保留时间；t_{R_1}—相邻两峰中前一峰的保留时间；W_1，W_2—此相邻两峰的峰宽
	拖尾因子	T = $\dfrac{W_{0.05h}}{2d_1}$ ，T应在0.95～1.05之间 $W_{0.05h}$—5%峰高处峰宽，d_1—峰顶点至峰前沿之间的距离
理论检测	干燥失重	干燥失重=（W_1-W_2）/W_1× 100%；W_1为干燥前的样品重量，W_2为干燥后的样品重量
	溶出度	溶出度%= 溶出量/药物中的绝对量 累计溶出度%= 累计溶出量/药物中的绝对量
方法验证	精密度RSD	偏差 $d = x_i - x$
		平均偏差 $\bar{d} = \dfrac{\sum\limits_{i=1}^{n} |x_i - \bar{x}|}{n}$
		相对平均偏差　相对偏差% = $\dfrac{\bar{d}}{\bar{x}} \times 100\%$ = $\dfrac{\sum\limits_{i=1}^{n} |x_i - \bar{x}| / n}{\bar{x}} \times 100\%$
		标准偏差　标准偏差（SD）：$S_x = \sqrt{\dfrac{\sum\limits_{i=1}^{n}(x_i - \bar{x})^2}{n-1}}$
		相对标准偏差　相对标准偏差（SD）：RSD= $\dfrac{S_x}{\bar{x}} \times 100\%$
	准确度	（加标回收率）加标回收率=（加标试样测定值—试样测定值）÷加标量×100%

1.5 误差管理

1.5.1 误差概论

误差包括随机误差（抽样误差）和系统误差（偏倚）。一般情况下，Ⅰ类错误概率常用0.05，Ⅱ类错误概率应不大于0.2；一般通过误差和已发表资料或预试验估算样本量。

（1）误差分为　系统误差、偶然（随机）误差、过失误差

（2）系统误差特点　系统误差的产生有一定的原因，至少在原则上是可知的，它们的值在相同的测定过程中是稳定的，或者是遵循一定的规律而变化。

（3）误差原因

• 方法误差——由于分析方法的不够完善而引起的误差。

• 仪器误差——由于仪器读数不够准确所引起的误差。

• 试剂误差——由于试剂不纯引起的误差。

• 操作误差——由于个人操作不够准确引起的误差。

（4）误差干预方法

• 避免或消除系统误差的方法：选择比较完善的分析方法，用标准方法或不同类型的方法进行对照试验；利用标准加入法消除干扰；所用仪器经过校正；采用空白试验减少误差；制定和严格按照操作规程进行试验。

• 偶然（随机）误差的特点：大小相等的正负误差出现的概率相等；偶然误差出现的概率与大小有关；小误差出现的机会多，大误差出现的概率少。

• 避免或消除偶然（随机）误差的方法：增加分析测定的次数。

• 过失误差：如空气的沾污、容器的沾污和吸附、试剂和蒸馏水的不纯，以及试样存储中损失等因素。

1.5.2 偏倚

偏倚是指一切测量值对真值的偏离，包括选择偏倚、信息偏倚和混杂偏倚。选择偏倚包括入排偏倚、分组不均偏倚和非同期对照偏倚；信息偏倚又称观察偏倚或测量偏倚，是研究测量或记录阶段时产生的系统误差，常见的信息偏倚包括调查偏倚、回忆偏倚、依从性偏倚、期望性偏倚和测量偏倚；混杂偏倚是由混杂因子。具体原因及控制要求见图8-5。

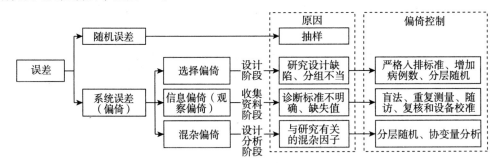

图8-5　误差与偏倚分类

（1）偏倚的控制　主要通过控制误差来解决；包括随机化、盲法、意向性分析、协变量和交互作用分析等方法。

• 随机：是使临床试验中的受试者有同等的机会被分配到试验组或对照组中，而不受研究者和（或）受试者主观意愿的影响，可以使各处理组的各种影响因素（包括已知和未知的因素）分布趋于相似；随机化包括分层随机化和区组随机化（表8-13）。

表 8-13　随机化分类应用

随机化类型	应用场景	选择变量
分层随机化	多中心临床试验；疾病严重程度；分层不宜超过3个	病理、年龄、性别、严重程度和生物标记物
区组随机化	入组时间长；季节性或流行病疗效评价	季节

随机化工作流程如下（图8-6）。

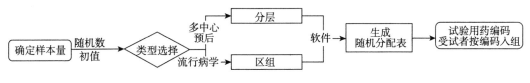

图 8-6　随机化业务流程图

• 盲法：包括单盲和双盲。盲态数据是指可以从中分辨出受试者试验组别的数据，如血液样品中的药物浓度或某些关键变量等。盲态审核（Blind Review）是指在试验结束（最后一位受试者最后一次观察）到揭盲之前对数据进行的核对和评估，以便最终确定统计分析计划。双盲试验需对每个盲号配置相应的应急信件用于紧急情况下拆阅。具体业务流程如图8-7。

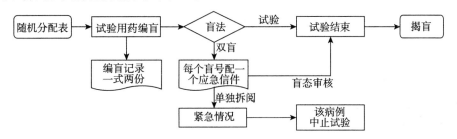

图 8-7　盲法管理业务流程

（2）缺失值

• 病例报告表中原则上不应有缺失值，尤其是重要指标（主要的疗效和安全性指标等），必须填写清楚。在科研方案设计阶段应明确病例报告表中的必填信息；避免因缺失值所导致试验结果无法解释。

• 缺失值处理方法：先验法、期望最大化法（EM）、末次观测值结转（LOCF）、基线观测值结转（BOCF）、均值填补（MS）、回归填补、重复测量的混合效应模型（MMRM）、多重填补等（表8-14）。

表 8-14　缺失值处理方法分类

方法	适用
先验法	样本量大、缺失值少
均值填补	适用于计数变量，填补后均值不变，但变异程度被低估
期望最大化法	样本量大，但收敛速度（运算）较慢，计算复杂
多重填补法	根据先验分布通过软件实现缺失值填补，计算复杂

（3）离群值（Outliers）　是指严重偏离平均水平的观测数据。离群值可能由于变量的变异较大所致，也有可能由过失误差引起。离群值处理应在盲态检查时进行。

• 检验方法：包括通过计算标准偏差、均值和极值等来判断异常值的可能性概率，具体方法包括格鲁布斯法、Q检验法、极差法、t检验法和肖维特法等。

• 处理方法：包括修正、剔除或追加观察值或替代值；如偏离观测平均值的概率≤1/（2n）时，可考虑剔除。

2.统计分析

2.1 统计分析方法

根据《化学药物和生物制品临床试验的生物统计信息药师技术指导原则》和2015版《药物临床试验的生物统计学指导原则》；统计分析数据集分为全分析集（FAS）、符合方案集（Per Protocol Set，PPS）和安全集（Safety Set，SS）。

2.1.1 统计分析算法应用

单变量计数资料统计分析见表8-15。

表8-15　单变量计数资料分析

分析方法	适用范围
相关系数	判断两组数据或变量相关关系
秩相关分析	适用于总体分布未知，双变量不服从正态分布或原始数据为等级表示数据
χ^2检验	两样本配对、$R \times C$表中多样本率或构成比、单身有序变量分组和分层计数资料检验
u检验	总体与样本研究，非配对两样本研究
Fisher判别	非配对两样本研究
K系数检验 McNemar检验	$R \times C$表中双向有序配对设计研究
列联系数	$R \times C$表中双向无序的关联度研究

（1）相关系数r

- 计算公式：$r = \dfrac{\sum(X-\overline{X})(Y-\overline{Y})}{\sqrt{\sum(X-\overline{X})^2}\sqrt{\sum(Y-\overline{Y})^2}}$

- Excel函数操作：CORREL（X数组列，Y数组列）。

- 结果分析：$-1 < r < 1$，其中$r=1$完全相关，$|r| > 0.8$为强相关，$0.6 < |r| < 0.8$。

- 其他扩展应用：r^2决定系数。

（2）spearman秩相关

- 计算公式：$r_s = 1 - \dfrac{6\sum d^2}{n(n^2-1)}$；当$n > 50$时检验u值= $r_s\sqrt{n-1}$。

- 结果分析：$-1 < r < 1$，其中$r=1$完全相关，$|r| > 0.8$为强相关，$0.6 < |r| < 0.8$。

- 其他扩展应用：r^2决定系数。

（3）其他Excel卫生统计函数操作　见表8-16。

表8-16　统计学相关 Excel 函数操作

分析方法	适用范围及语法
STDEV（标准差）	求样本标准差。反映数据相对于平均值的离散程度。语法：STDEV（number1，number2，…）
AVERAGE（平均值）	用于计算所有参数的算术平均值。语法：AVERAGE（number1.number2..）
BETADIST（函数）	用于返回Beta分布累积函数的函数值。语法：BETADIST（x，alpha，beta，A.B）
CONFIDENCE（置信度）	返回总体平均值的置信区间，是样本平均值任意一侧的区域。语法：CONFIDENCE（alpha，standard_dev，size）
COUNTIF（条件统计）	用于计算区域中满足给定条件的单元格的个数。语法：COUNT IF（range，criteria）
LARGE	返回某一数据集中的某个最大值，可以使用LARGE函数查询考试分数集中第一、第二、第三等的得分。语法：LARGE（array，k）
MAX（最大值）	用于返回数据集中的最大数值。语法：MAX（number1，number2....）
MIN（最小值）	用于返回数据集中的最小值。语法：MIN（number1，number2....）
STANDARDIZE（标准化）	返回以mean为平均值，以standard-dev为标准偏差的分布的正态化数值。语法：STANDARDIZE（x，mean，standard_dev）

续表

分析方法	适用范围及语法
t-TEST	返回与学生氏-t检验相关的概率。可以判断两个样本是否来自两个具有相同均值的总体。语法：TTEST（array1，array2，tails，type）
VAR	用于估算样本方差。语法：VAR（number1，number2，…）

2.1.2 统计分类

（1）聚类分析 是指将物理或抽象的集合分组成为由类似的类别的分析过程；聚类分析的数据模型如下。

- 层次聚类（Hierarchical Clustering）：包括合并法、分解法、树状图。
- 非层次聚类：包括划分聚类、谱聚类。

传统的统计聚类分析方法包括系统聚类法、分解法、加入法、动态聚类法、有序样品聚类、有重叠聚类和模糊聚类等。

（2）因子分析 应用于从许多变量中找出隐藏的具有代表性的因子。将相同本质的变量归入一个因子，可减少变量的数目，还可检验变量间关系的假设。因子分析的方法有10多种，如重心法、影像分析法、最大似然解、最小平方法、阿尔法抽因法、拉奥典型抽因法等。

- 探索性因子分析：不事先假定因子与测度项之间的关系，主成分分析和共因子分析是其典型方法。
- 验证性因子分析：假定因子与测度项的关系是部分知道的，即哪个测度项对应于哪个因子，虽然我们尚且不知道具体的系数。

2.1.3 检验与验证

（1）敏感性分析（Sensitivity Analysis） 是指对非预先规定的试验与事先确定的分析结果进行比较，如缺失数据的填补、亚组分析、不同数据集分析、不同协变量的调整等，并将分析结果作为参考，考察所得结果的一致性和稳定性。敏感度计算公式为：灵敏度=真阳性人数/（真阳性人数+假阴性人数）×100%。

（2）特异度（Specificity，SPE） 又称真阴性率（True Negative Rate，TNR），即实际无病按该诊断标准被正确地判为无病的百分比。反映筛检试验确定非病人员的能力。计算公式为特异度=真阴性人数/（真阴性人数+假阳性人数））×100%。

（3）假设检验方法 优效性检验、等效性检验和非劣效性检验三种（表8-17）。

表8-17 有效性评价方法分类

优效性检验	试验药的治疗效果优于对照药
等效性检验	试验药与阳性对照药在疗效上相当，疗效无统计差异，需预先确定等效界值（上下限值）；双侧可信区间
非劣效性检验	试验药的治疗效果在临床上不劣于阳性对照药；需预先确定非劣效值（下限值）；单侧可信区间

（4）可信区间 按一定的概率或可信度（$1-\alpha$）用一个区间来估计总体参数所在的范围，该范围通常称为参数的可信区间或者置信区间（confidence interval，CI），预先给定的概率（$1-\alpha$）称为可信度或者置信度（confidence level），常取95%或99%。在临床检验结果的参考范围是对定量结果经大量循证医学研究而获得的CI=0.05可信区间。

（5）分析方法 协变量分析、齐性分析、相关性分析等。

2.2 统计分析报告

2.2.1 受试者的分布

统计分析报告中应写明所有入组的受试者的分布情况，包括筛选例数、剔除例数及原因、参与随机化的例数、各组脱落或剔除受试者的例数、百分比等，以及方案偏离情况、各分析数据集的分布。除文字、表格描述外，应采用流程图的方式描述受试者的分布情况。详细描述每一位因脱落/剔除等原因未进入各分析数据集的受试者的情况，如受试者编号、中心、入组时间、脱落或剔除原因及时间等。

2.2.2 人口学资料和基线特征分析

人口学资料、既往病史、家族史、药物过敏史以及疗效指标的基线值等数据常采用统计描述的方式进行可比性分析。计量资料一般用均数、中位数、标准差、四分位数、最大值和最小值等进行描述；计数及等级资料一般用频数和百分比描述。

2.2.3 依从性和合并用药分析

报告各受试者完成试验的情况，包括研究时间、药物暴露时间、药物使用量以及方案偏离发生率的情况，列表描述依从性差的受试者、依从性差的具体原因及进入分析数据集情况。对于合并用药分析，需列出合并药物的详细情况，如受试者编号、中心、组别、合并药物名称、使用原因、开始时间、结束时间等，进行组间合并用药的比较。

2.2.4 疗效分析

主要和次要疗效指标需根据事先确定的统计分析方法进行统计描述和统计推断，可能包括指标基线情况、治疗后各访视点的测量值及前后变化情况，以及变化值组间差异的描述统计量、置信区间和组间比较的检验统计量及P值等。对于主要指标，应报告效应大小、置信区间和假设检验结果，根据事先确定的标准，从统计学角度判断主要指标的优效性/非劣效性/等效性的假设是否成立。

（1）主要指标 又称主要终点，应根据试验目的选择易于量化、客观性强、重复性高，并在相关研究领域已有公认的标准。主要指标必须在临床试验前确定，并用于试验样本量的估计。

（2）次要指标 是指与试验目的相关的辅助性指标。在试验方案中，也需明确次要指标的定义，并对这些指标在解释试验结果时的作用以及相对重要性加以说明。

（3）复合指标 当难以确定单一的主要指标时，可按预先确定的计算方法，将多个指标组合构成一个复合指标。

（4）全局评价指标 是将客观指标和研究者对受试者疗效的总印象有机结合的综合指标，它通常是有序等级指标。

（5）替代指标 是指在直接测定临床效果不可能时，用于间接反映临床效果的观察指标。临床效果评价证据强度取决于：替代指标与试验目的在生物学上相关性的大小；在流行病学研究中替代指标对临床试验结果的预测价值；与药物对临床试验结果的影响程度相一致的证据。

2.2.5 安全性分析

安全性分析应按统计分析计划给出统计分析结果。需要分类汇总各种不良事件/反应、严重不良事件/反应、重要不良事件/反应的发生率、严重程度及可能进行的组间比较。并列表描述每位受试者每项不良事件/不良反应发生的详细情况，包括不良事件的类型、严重程度、发生和持续时间、结局以及与试验药物及药物剂量的关系等。对实验室指标的比较和评价，关注治疗前后异常实验室结果、生命体征、心电图和体格检查等，必要时进行组间比较。

2.2.6 研究报告

文档管理：统计分析报告内容见表8-18。

表8-18 统计分析报告内容结构

分类	报告相关文档数据
通用部分	原始数据库、分析数据库及相应的变量说明文件、随机化方案（含随机分配表）、补充正文的统计附图和附表、统计方法的发表文献（必要时）、统计分析代码（如需要）、统计分析集
药物临床试验	受试者分布流程图、盲法及盲态审核过程文档、随机化过程文档（随访化分配表和试验用药编码）
真实世界研究	基于现有数据：包括电子病历（Electronic Medical Record，EMR）、电子健康档案（Electronic Health Record，EHR）、医保数据（Claims Data）、出生死亡登记、公共健康监测数据以及区域化医疗数据等；基于前瞻性数据：包括临床试验的补充数据、PRCT、注册登记研究（Registry）、健康调查、公共健康监测等

3.知情同意与医学伦理审查

3.1 知情同意

知情同意（Informed Consent）是指医疗活动中临床医师的说明、告知和患者同意。告知义务包括一般性告知和个体性告知。一般性告知包括患者病情信息、拟采取的医疗措施，其中医疗措施包括诊疗方案、方案选择原因、预期、并发症、风险收益、费用开支等。个体性告知针对的是特殊治疗的医疗风险、替代医疗方案、并发症、后遗症和不良反应等，其中超说明书用药知情告知属于个体性告知。药物临床试验知情同意是指受试者被告知可影响其做出参加临床试验决定的各方面情况后，确认同意自愿参加临床试验的过程。

3.1.1 管理要求

（1）应用场景　在临床实践过程中，纳入药品使用知情同意书，包括超说明书用药知情同意、外购药品知情同意、临床急需进口药品、自备药品、部分特殊管理药品、双通道药品、部分贵重药物和药物临床试验知情同意等。

（2）知情同意原则　包括信息披露、表意能力、充分理解、自愿和同意决定。

（3）免除知情同意书情况　研究目的是重要的；研究对受试者的风险不大于最小风险；免除知情同意不会对受试者的权利和健康产生不利的影响；受试者的隐私和个人身份信息得到保护；若规定需获取知情同意，研究将无法进行（患者/受试者拒绝或不同意参加研究，不是研究无法实施、免除知情同意的理由），只要有可能，应在研究后的适当时候向受试者提供适当的有关信息；替代治疗方案较当前方案风险效益比更佳。

3.1.2 知情同意书分类格式要求

（1）药物临床试验知情同意书

• 研究基本信息：包括研究项目名称、项目编码、试验起止时间、项目研究单位、项目负责人、职称、联系电话、紧急联系人及联系电话。

• 受试者基本信息：包括姓名、住院号/门诊号、性别、出生日期、通讯地址、联系电话、身份证号码、受试者类型、监护人或法定代表人等。

• 试验目的：包括入组人数、研究方向、提示机制原理、疗效或安全性等。

• 试验方法：受试者标准及数目、试验设计及步骤、试验期限及进度、评估和统计方法、追踪和复健计划、药物用法用量等，以及纳排标准。

• 费用说明：包括费用报销明细说明，如交通补助、营养补助等。

• 可能获益：是指研究可能获得的效益。

• 可能产生风险：可参照药品说明书或前期研究基础列举可能产生风险，风险包括但不限于生理风险，如药品不良事件；同时包括社会风险、经济风险和心理风险等。

• 目前其他可能疗及说明：列举目前相关的治疗、诊断或预防的方法。

• 权利与义务：包括个人隐私信息保护、告知和随访的责任，权利方面包括受试者退出研究的自由权利。

• 退出说明：列举可能终止试验的情况及理由。

（2）超说明书用药知情同意书

• 根据《超药品说明书用药中患者知情同意权的保护专家共识》；患者基本信息参照通用知情同意书内容，包括住院号、患者姓名、出生日期、性别、诊断、科室、床号等。

• 治疗方案信息：包括超说明书用药剂量、疗程、费用、替代医疗方案等告知内容。

• 超说明书用药依据：包括循证医学信息。

• 风险后果和预防措施：列举所使用药品可能诱发的药品不良反应。

（3）外购或自备药品知情同意书　药品治疗方案，包括用法、用量、频次和疗程等；药品说明书及包装信息核实；药品储存是否符合要求；药品调配注意事项及不良反应、并发症及干预措施。

3.1.3 常见问题和文档质量管理

（1）药物临床试验知情同意书问题分析　语言表达不当：术语引用不专业，存在语言诱导；试验方法、可能获益、风险描述以及责任内容不全面；费用补偿不符合相关要求。

（2）超药品说明书用药知情同意书问题分析　超药品说明书用药方案不完整，包括剂量、用法、频次、疗程、适用人群等；用药依据不充分；替代治疗方案较当前方案风险效益比更佳；潜在风险（药品不良反应）及干预措施不全面。

（3）外购、双通道药品和自备药品知情同意书问题分析　药品登记信息不全面，包括药品批号、药品获得途径、批准文号、生产厂家、发票信息及药品说明书；药品包装及资料不全。

3.1.4 信息化管理

（1）操作流程　知情同意书普遍在电子病历中开具，药品相关的知情同意书一般在开具处方前进行知情告知，除紧急授权外，需经医务部同意方可开具处方；具体流程见图8-8。

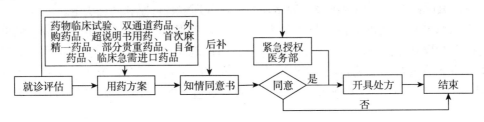

图 8-8　知情同意通用业务操作流程图

（2）功能简介

• 格式与标准化：参照HL7共享文档和电子病历知情同意书格式要求，采用XML储存和传输格式；分别建立通用模板格式；在基本知情同意书格式基础上增加临床试验项目档案；可通过电子病历模板编辑器制作相应的知情同意书模板。

• 数字认证：可借助CA认证、指纹识别、人脸识别认证或区块链等手段进行数字签名。

• 隐私保护：包括受试者的基本信息以及受试内容等采用加密技术进行数据加密；避免信息泄露。以往研究已获得受试者书面同意，允许其他的研究项目使用其病历或标本；本次研究符合原知情同意的许可条件；受试者的隐私信息得到保护。

3.2 医学伦理审查

3.2.1 审查管理

（1）审查流程　医学审核流程包括初始审查、跟踪审查和复审。

（2）免除审查项目

• 教学方法、课程或课堂管理进行对比研究。

• 涉及教育、培训测试（认知、判断、态度、成效）、访谈调查或公共行为观察的研究；其中公共行为观察中一般不适用于儿童与未成年人，除非研究者不参与被观察的公共行为。

• 对于既往存档的数据、文件、记录、病理标本或诊断标本的收集或研究，并且这些资源是公共资源，或者是以研究者无法联系受试者的方式（直接联系或通过标识符）记录信息的。

（3）时限性规则

• 研究进展报告应在截止日期前1个月提交。

• 严重不良事件报告/其他安全性事件报告：严重不良事件应在获知后15个工作日内向区域伦理委员会报告；临床试验发生受试者死亡事件应在获知后7个工作日内报告区域伦理委员会。

3.2.2 医学伦理文档管理

伦理委员会根据管理流程分别对年度/定期跟踪审查报告、严重不良事件报告、违背方案报告、暂停/终止研究报告、结题报告等文档进行管理，具体管理清单见表8-19。

表8-19 医学伦理文档管理清单

阶段	药物临床试验	医疗器械临床试验	科研/医疗技术研究
初审阶段	初始审查申请、所有研究者简历（最新，签名和日期），附GCP培训证书及执业证书复印件、研究人员职责签名表、主要研究者责任声明、临床研究方案（签字盖章并注明版本号/日期）、向受试者提供的知情同意书（注明版本号、日期）、其他需提供给受试者的材料（如受试者日记卡和其他问卷表、用于招募受试者的广告、保险证明等）、研究病历和（或）病例报告表（CRF）	<td colspan=2></td>
初审阶段	研究者手册、药检报告、说明书（如适用）、所有以前其他伦理委员会对申请研究项目的重要决定、申办者资质证明、NMPA批件/临床试验通知书（如适用）、风险预案	产品检验报告（注册检验报告、自检报告）（盖章）、国家局批准证明文件（第三类高风险目录项目）（如适用）、注册产品标准或相应的国家或行业标准、申办者资质证明（企业法人营业执照及副本复印件、医疗器械生产许可证、税务证明，均加盖红印章）、临床试验机构的设施条件能够满足试验的综述；首次用于植入人体的医疗器械，应当具有该产品的动物试验报告；其他需要由动物试验确认产品对人体临床试验安全性的产品，也应当提交动物试验报告；《医疗器械临床试验须知》（含受试产品原理说明、适应证、功能、预期达到的使用目的，可能产生的风险，推荐的防范及紧急处理方法等）；所有以前其他伦理委员会对申请研究项目的重要决定；试验用医疗器械的研制符合使用的医疗器械质量管理体系相关要求的申明	研究者手册、项目批文/任务书、所有以前其他伦理委员会对申请研究项目的重要决定、风险预案
复审阶段	<td colspan=3>复审申请表；修改后的文件，包括临床研究方案（注明修改后的版本号/日期）、知情同意书（注明修改后的版本号/日期）、其他需要修改或补充的文件。 注：对文件作出的修改要以阴影或醒目字体标出及提供修改对照清单</td>
跟踪审查	<td colspan=3>严重不良事件报告、年度/定期跟踪审查报告、违背方案报告、研究总结报告、结题报告和发表文章（如有）；涉及暂停终止的，提交暂停/终止研究报告</td>

第二节 药学科研

药物科研根据目的、方法等，分为药物临床试验、研究者发起试验、循证医学研究和真实世界研究等，具体区别见表8-20。

表8-20 各类研究特征对照表

项目	药物临床试验（GCP）	研究者发起试验（IIT）	循证医学研究	真实世界研究（RWS）
样本量	小样本量	中等	中等至大样本量	大样本量
研究方法	以RCT为主	以队列研究为主	META分析	以回顾性研究为主
研究对象	健康人群、患者或动物	患者	文献数据	临床数据、患者
研究周期	长	较长	短	除前瞻性研究外，相对较短
研究成本	最高	较高	最低	一般
项目发起者	药厂	研究者或药厂	医疗机构	药厂、医疗机构
研究对象	未上市药品	上市药品	所有药物试验	上市药品
目的	药品上市前	<td colspan=3>药品上市后安全性研究、增加适应证等药品说明书修改工作</td>

按阶段划分，药物研究包括CADD、GCP研究、RWS和IIT等其研究重点及成果均有所差别。具体见图8-9。

阶段	基础研究	筛选	设计	合成	0期	Ⅰ期	Ⅱ期	Ⅲ期	上市后
成果	活性合物	先导化合物	候选化合物	制剂	动物实验安全剂量	PK及耐受量、临床方案	有效性	药品说明书	风险评估及特殊人群剂量
研究方法或工具	CADD					GCP			RWS/IIT/Meta
	ADMET				PK-PD				
					毒副反应				

图 8-9　药物研究与全生命周期管理关系对照表

信息管理的分类要点见表8-21。

表 8-21　各类研究信息管理要点

管理项目	药物临床试验	研究者发起临床试验	真实世界研究	荟萃分析
数据质量	最高	高	中，允许数据缺失	中
数据量	较少	较少	大	中
数据安全	高，数据库加锁	中	高	已脱敏
来源	CRF表、药物临床试验随访系统、CTMS或HIS	HIS或科研管理系统	RWS公开数据库、CHPS、集成平台或健康信息平台等	期刊数据库、FAERS或循证医学数据库
软件功能	专用处方、项目管理、财务记账、CRF表、管理文档、部分功能需要HIS改造	ETL、数据建模工具、数据脱敏工具	RevMan	

1. 临床试验

1.1 药物临床试验管理

1.1.1 GCP管理要求

（1）标准规范　ICH药物临床试验规范文件汇总结果见表8-22。

表 8-22　ICH 文件汇总

分类	文件名称
安全性	S1A药物致癌性试验必要性指导原则
	S1B药物致癌性试验
	S1C（R2）药物致癌性试验的剂量选择
	S2（R1）人用药物遗传毒性试验和结果分析指导原则
	S3A问答毒代动力学指导原则说明：毒性研究中的全身暴露量评价–聚焦于微量采样
	S3A毒代动力学指导原则说明：毒性研究中的全身暴露量评价
	S3B药代动力学：重复给药的组织分布研究指导原则
	S4动物慢性毒性试验的期限（啮齿类和非啮齿类）
	S5药品的生殖毒性和雄性生育力毒性检测
	S5（R3）人用药物生殖与发育毒性检测
	S6（R1）生物制品的临床前安全性评价
	S7A人用药品安全药理学试验指导原则
	S7B人用药品延迟心室复极化（QT间期延长）潜在作用的非临床评价指导原则
	S8人用药物免疫毒性研究
	S9抗肿瘤药物非临床评价指导原则
	S9抗肿瘤药物非临床评价指导原则问答
	S10药物光安全评价
	S11支持儿科用药开发的非临床安全性评价

续表

分类	文件名称
有效性	E1 人群暴露程度：评价无生命威胁条件下长期治疗药物的临床安全性
	E2A 临床安全性资料的管理：加速报告的定义与标准
	E2B 个例安全报告（ICSR）电子传输执行指导原则
	E2B（R3）问答文件（中文版：征求意见稿）
	E2C（R2）定期获益-风险评估报告
	E2D 上市后安全数据管理：快速报告的定义和标准
	E2E 药物警戒计划
	E2F 研发期间安全性更新报告及研发期间安全性更新报告示例
	E3 临床研究报告的结构与内容
	E4 药品注册所需的量效关系信息
	E5 接受国外临床试验数据的种族因素问答（R1）
	E6（R1）药物临床试验管理规范指导原则
	E7 特殊人群的研究：老年医学
	E8 临床试验的一般考虑
	E9 临床试验的统计学原则
	E10 临床试验中对照组的选择和相关问题
	E11（R1）用于儿科人群的医学产品的药物临床研究
	E12 抗高血压新药临床评价原则
	E14 非抗心律失常药物致 QTQTc 间期延长及潜在致心律失常作用的临床评价
	E15 基因组生物标志物、药物基因组学、遗传药理学、基因组数据和样本编码分类的定义
	E16 药物或生物技术产品开发相关的生物标志物：资格认定申请的背景资料、结构和格式
	E17 多区域临床试验计划与设计的一般原则
	E18 基因组采样和基因组数据管理指导原则（中文翻译公开征求意见稿）
质量管理	M2 指导委员会的建议监管信息电子传输标准——文档格式建议、一般程序建议、文件完整性建议等
	M2 监管信息电子传输标准最终概念文件
	M7 评估和控制药物中的 DNA 活性（致突变）杂质以限制潜在的致癌风险
	M8 电子通用技术文件——专家组工作计划
	M9 基于生物药剂学分类系统的生物等效性豁免
	M10 专家工作组工作计划

（2）工作职责 各类角色的工作职责见表8-23。

表 8-23 各类角色的工作职责

角色	职责
申办者	制定质量管理评价程序、质量管理计划、操作指南和确定研究方案等；保证数据完整性、合规性、安全性和质量，并对数据管理过程的合规性负有监督职责
医学专家	CRF 设计、质疑管理、医学编码计划、数据审查会、数据库锁定
研究者	给予受试者适合的医疗处理；监督试验现场的数据采集、各研究人员履行其工作职责的情况；提供试验进展报告等
伦理委员会	保护受试者的权益和安全
临床项目经理	除质疑管理、医学编码和数据传输工作外，整理掌握研究的进度、质量和研究操作监管的推进
数据管理项目经理	覆盖整个数据管理全过程，负责审查批准工作
生物统计师	数据传输、数据检查、eCRF 设计、规格说明和填写指南、数据录入说明、数据审查会、数据库锁定

角色	职责
监察员	质疑管理；纠正研究期间所有数据的记录和报告，确保完整和正确
数据管理员	eCRF设计、规格说明和填写指南、数据核查计划、数据核查、数据管理计划、外源性数据一致性审查、SAE一致性审查
数据录入员/CRO	纸质CRF数据录入、核实
数据库程序员	EDC和CDMS数据库构建、测试、上线，数据库锁定和解锁、数据传输
医学编码人员	匹配既往病史和医学标准词典
药物安全警戒专员	SAE一致性核查

1.1.2 GCP实践

（1）工作内容　药物Ⅰ期临床试验标准操作规程（SOP）包含试验设计、试验实施过程、试验用药品管理、不良事件处置、数据管理、试验总结报告、文档管理、质量控制等。管理内容至少包含合同管理、人员管理、文档管理、试验用药品管理、试验场所和设施管理、仪器和设备管理。

（2）管理流程

•启动阶段：获得临床试验批件、筛选主要研究者、确定试验方案、设计病历报告表、撰写知情同意书、获得伦理委员会批件。

•实施阶段：入选受试者、监察项目、收集病例报告表。

•后期阶段：数据处理和统计分析、总结报告。

（3）GCP管理文档

•研究计划书：包括题目、资金来源、角色和职责、研究背景和原理、研究目标、试验设计、参与单位、诊断标准、入选标准、排除标准、干预措施、结局指标、研究流程图、组织管理模式、数据来源、数据收集、数据管理、统计分析、质量控制、不良事件报告与处理、伦理审查、方案修改、知情同意、受试者隐私保护、利益声明、数据共享原则和方式、结果发布时限和方式、生物样本使用及处理方式、附加说明和附件等。

•研究者手册：包括临床试验相关的试验用药品临床与非临床研究资料汇编。具体包括试验用药方案、主要和次要疗效指标、安全性监测要求等。研究者手册扉页申办者名称、试验用药编号及名称、版本号、发布日期、替换版本号和日期等。其行文结构包括目录条目、摘要、前言、人体内作用、药代动力学信息摘要、试验用药安全性和有效性、上市使用情况、毒理学介绍等内容。

•病例报告表：纸质或电子CRF数据完整性。

•试验用药品及对照药品：数据完整，符合管理规定；包括请领使用记录、药品使用对照项目编码及受试者信息。

•源文件：是指临床试验过程产生的原始记录，包括PACS、LIS等系统。

•稽查轨迹文件：是指追溯还原事件发生过程的记录；相关记录有操作日期及操作人员信息。涉及数据修改的需要具备数据留痕和修改理由等信息。

•病史记录中应记录受试者知情同意具体时间和人员信息，以及试验用药信息、临床试验观察结果等。

•安全性报告：符合SAE报告填写规范。

（4）临床试验注册中心信息资源

•中国CHICTR；网址：www.chictr.org.cn。

•欧洲EU-CTR；网址：www.clinicaltrialsregister.eu。

•英国ISRCTN.org；网址：www.isrctn.org。

•日本JPRN；网址：www.rctportal.niph.go.jp。

•美国clinicaltrials；网址：https：//clinicaltrials.gov/。

（5）临床试验注册信息要求　包括唯一试验编号、试验注册日期、次要ID、资金来源、主要负责人、次要负责人、责任联系人、研究联系人、研究标题、正式科学标题、伦理评价、病变情况、主要纳入和排除标准、预期试验开始日期、目标样本量、病人入选情况、主要结果和关键次要结果。

1.1.3 风险管理

（1）风险评估内容　包括试验设计方案风险要素、试验用药本身风险要素、受试者自身风险要素和试验操作风险要素。

（2）风险管理范围　除特殊疾病外，开展的研究涉及儿童及未成年人、精神疾病患者、智障人士等无民事行为能力和限制民事行为能力者，胎儿、孕妇，囚犯，受教育程度极低受试者，研究风险将严格限制在最小风险范围。

（3）风险管理等级　从潜在社会心理伤害、潜在隐私及法律风险、潜在经济风险、潜在生理健康风险等角度进行划分。受试者风险分级包括高风险、中等风险、低风险、不大于最小风险。

（4）风险分析方法　包括失败模式和效果分析FMEA、故障树分析FTA、危害分析和关键控制点HACCP、危害操作分析HAZOP和初步危害源分析PHA等。

（5）风险控制　包括向研究者提供预期风险信息；充分评估临床风险制定应急预案；妥善处理非预期严重不良事件，制订数据和安全监查计划；及时更新与试验相关的药物安全信息。

1.1.4 质量管理

（1）质量管理相关要求　药物临床试验质量管理参照2020版《药物临床试验质量管理规范》和ICH—E、Q和S系列指南要求执行；对药物临床试验全过程进行质量控制，包括方案设计、组织实施、监查、稽查、记录、分析、总结和报告质控工作。

（2）试验方案质控要点　试验方案内容完整性，包括试验方案基本信息、试验目的、设计、选择与退出、方法学、统计方法和组织实施。

• 试验方案的基本信息：包括试验方案标题、编号、版本号、日期、申办者名称和地址、申办者授权签署或修改试验方案人员姓名及职务、申办者医学专家信息、研究者信息以及参与临床试验单位信息。

• 试验方案研究背景：试验用药品名称与介绍、试验药物临床与非临床试验的潜在临床意义、受试人群的已知和潜在风险和获益、试验用药品的给药途径、剂量、方法及疗程、相关规范和法规、临床试验目标人群、研究背景及参考文献或数据来源。

• 试验目的：包括临床试验主要终点和次要终点；对照组选择的理由和试验设计描述；研究设计流程或阶段流程图，偏倚控制措施、治疗方法及试验用药包装标签要求；受试者参与临床试验预期时长及计划安排；终止或暂停试验标准；试验药品管理流程；盲底保存、揭盲程序、CRF表管理源数据要求。

• 选择与退出：包括入选标准排除，以及受试者退出临床试验的标准和程序。

• 统计方法：包括确定样本量的理由和方法、显著性水平要求、主要评价指标、缺失数据处理方法。

（3）药物临床试验质量管理文件　一般由四部分组成，质量手册、程序文件、作业指导书、质量记录。

（4）质量管理项目

• 试验药品及对照品的接收、贮存、分发、编号、回收、退还和未使用处置等记录数据管理；实现账物相符。

• 特殊贮存要求的试验药品应设置专用的贮存区域，实现监控、盘点和环境连续监测等记录完整。同时收集试验药品贮存时限、运输及贮存污染、变质等情况信息登记。

• 试验药品处方是否按要求设置专门处方及储存年限要求。

• 试验用药使用记录应包括日期、数量、批号、序列号、有效期、分配编码、签名和受试者等。使用信息包括配制方法、过程、给药速度、药物输注装置等符合试验要求。

• 检查失访记录和药品遗漏记录信息。

1.2 研究者发起临床试验

研究者发起临床试验（Investigator Initiated Trial，IIT）又名扩展和优化现有疗法，是指由研究者申请发起的一个或一系列临床研究。与制药公司发起的临床研究（Industry-Sponsored-trial，IST）最大区别在于IIT中制药公司不承担主导角色和申办者职责，仅直接或间接提供试验药、对照药或部分经费。高质量的IIT研究结果可作为新适应证的重要参考依据；研究机构及研究者应具备GCP相关资质和研究经验。IIT研究主要目标是扩大药品适应证，调整药品说明书，以及罕见病的治疗、预防和诊断等研究。IIT与IST的区别具体见表8-24。

表8-24　IIT与IST的区别

区别项目	IIT	IST
发起单位	医疗机构	制药公司
研究范围	罕见病研究、诊断或治疗手段比较、扩展和优化现有疗法；超说明用药	说明书修改，药品注册上市
属性	探索性	确证性
目的性	非商业目的	商业目的
监管要求	PQRS监管（进度、质量、合规和学科指标）；监管主体和工作流程不太明确	监管要求更严格，受FDA和药监局监管；职责岗位明确，指导文档完整，需要进度上报
执行文件	《已上市抗肿瘤药物增加新适应证技术指导原则》《医疗卫生机构开展临床研究项目管理办法》	ICH

IIT研究资料归档要求保存期限5年以上，项目研究方法及相关标准参照GCP规范要求。目前国内IIT研究的相关政策有待完善。IIT在欧盟管理体系中属于非商业临床研究（Non-commercial Trial）；而在美国，临床研究分为新药临床试验（Investigational New Drug，IND）和非注册临床试验（Non-IND）。上市后超说明书研究Non-IND-IIT；Non-IND不得用于新药申报注册。

（1）分类　IIT研究包括干预性研究、诊断性研究和观察性研究。

（2）业务流程　申请者提交临床试验申请材料→组建研究小组→项目立项审核（学术委员会）→伦理审查（伦理委员会）→临床协议和经费审核→临床试验材料及药品的交接→项目下达→经费划拨→项目实施（遵循GCP规范实施）→资料归档（数据收集、分析、撰写报告）→项目结题。

（3）文档管理　参照中山大学附属肿瘤医院《研究者发起临床研究的运行管理制度和流程》和ICH相关文档管理要求；IIT研究管理文档包括《临床试验合同》《药品的接收、保存、分发、回收、退还和销毁记录》《受试者知情同意》《不良事件及严重不良事件处理与记录》、CRF表和《原始资料记录》。

1.3 临床试验数据管理

GCP数据管理流程覆盖GCP项目管理全生命周期，包括数据管理计划、数据标准、数据采集、GCP数据库建设、数据质量控制和数据核查等工作，具体数据管理流程见图8-10。

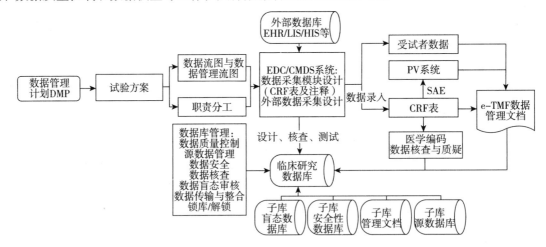

图8-10　药物临床试验数据管理流程图

1.3.1 数据库设计

（1）编码表设计　包括编码组名称、编码名称、编码值和编码描述。编码表可使用事件编码，如不良事件、随访、失访、死亡等；同时可以用于CRF表中某选项的字典，如不良事件的关联性字典，肯定有关、很可能有关等。

（2）字段设计 包括字段名称、描述、数据类型、长度、范围和是否使用。由于CRF的通用性，在日常使用过程中，不同研究或描述内容的长度不一，在字段长度设计时应尽量调高字段长度，避免因录入内容过长导致无法保存。

（3）非结构化数据设计 非结构化数据主要包括医学影像、音频、视频和其他图片等；在研究采集后需要通过机器或人工进行清洗处理，筛选重要的信息录入结构化数据库中，供研究使用。

（4）数据传输标准 根据ICH监管信息电子传输标准要求，eCRF支持PDF格式传输，以保证数据未经篡改，同时支持XML格式数据传输，在数据加密方面支持MD5和哈希算法SHA标准；数据标准参照 HL7进行设计。

1.3.2 表单设计

（1）组件化设计 是指表单组件，如多选题、单选题、判断题、多媒体播放等按最小组件设计，用户通过定义各个组件的内容选项、数据集成条件及级联关系，实现与其他业务数据库进行关联。

（2）通用数据组件 是业务表单常用的数据，如患者基本信息、诊断信息、检验结果、处方医嘱信息等。通过固定的数据集成接口，建立通用数据组件，供表单设计使用；减少各类表单重新与HIS等业务系统对接的工作，提高表单自动填写效率。

（3）CRF表单设计 包括通用数据组件、受试者日志、纳排标准；CRF表单在设计时，对非结构化数据提取后需要进行结构化处理才能被CRF表单使用。对于像检验系统的结构化数据，可通过接口与CRF的组件进行数据关联，在表单设计时直接被调用；减少手工录入工作量。

（4）访视表单设计 与CRF表单不同的地方，访视表单依附消息系统和计划任务，实现定时推送；访视表单根据研究一般需要自建问题字典供研究者使用。

（5）表单测试 使用测试病例对表单进行测试，测试内容包括：外部数据检测，对数据自动提取组件是否正确调取数据；涉及数据脱敏的组件是否正常；表单内容保存时是否缺失，通过反复保存和查询，检查数据保存的完整性；表单内容长度及逻辑性检测，输入长文本或特殊字符，检测表单是否出错；数据留痕检测，多次修改表单，检测表单是否具备数据留痕功能；表单导入导出检测；打印检测，检测打印尺寸、字体有边距等是否完整。

1.3.3 数据质量管理

（1）非盲态数据质量检查要点

• 随机化核查：检查入组随机化实施情况。

• 一致性核查（SAE）：SAE和CRF表收集数据一致性核查两部分，其中SAE一致性核查说明本试验期间观察的SAE例次、试验药物相关的SAE例次、月度发生频率、一致性核查资料和不一致的SAE例次。

• 违背方案核查：检查受试者入选/排除标准、试验用药计划及合并用药的规定内容。

• 时间窗核查：核查入组时间、随访时间之间的顺序多年及依从性情况。

• 逻辑核查：相应事件之间的逻辑关联来识别可能存在的数据错误。

• 范围核查：对生理上不可能出现或者在研究人群的正常变化范围外的极端数值进行识别检出。

（2）盲态数据检查质控

• 盲态审核流程：数据满意审核及一致性比对、方案违背及方案偏离总结、盲态审核会议、盲态审核报告、锁库。

• 稽查指标要求：关键指标100%审查、数值变量可接受错误不超过0.2%，文本变更可接受错误不超过0.5%。

• 盲态审核质控点：方案违背、ITT意向性治疗以及方案偏离病例数及偏离指数；入排标准数据复述及异常值。方案偏离原因与影响见表8-25。

表 8-25　方案偏离原因与影响表

类型	发生率%	影响
失访或因其他原因退出	3.19	导致缺失数据
不符合入选/排除标准	1.66	影响疗效评价，可能引入偏倚
合并使用了影响疗效判定的其他药物	1.62	影响疗效评价，可能引入偏倚
未按方案用药或依从性差	1.31	影响疗效评价，导致高估或低估疗效，增大疗效指标的变异程度
因不良事件中止	1.26	可能造成受试者脱落，导致缺失数据
缺乏疗效或病情加重	1.08	可能造成受试者脱落，导致缺失数据
访视超窗	0.61	影响疗效评价，导致高估或低估疗效，增大疗效指标的变异程度
改变治疗方案	0.37	不确定
受试者撤回知情同意	0.26	导致缺失数据
随机化失败或破盲	0.14	可能引入偏倚

（3）稽查指标要求

• 关键指标100%审查、数值变量可接受错误不超过0.2%，文本变更可接受错误不超过0.5%。

• 可接受质量水平为总错误率为5‰。

• 关键变量错误率控制在1‰以内。

• 非关键变量错误率控制在2‰~10‰。

• 其他质控指标：质疑生成数、问题数量、关键指标和非关键指标核查数。

1.3.4 医学编码

医学编码主要对 CRF 表进行信息收集，包括不良事件、医学诊断、合并用药、既往用药、既往病史等描述与标准词典的术语进行匹配的过程。用于临床试验领域的编码词典包括 MedDRA 和 WHOdrug 两种，前者由 ICH 主办，涉及药品不良事件的可使用 WHO-ART。WHOdrug 下设 WHO-DD 基础版本、WHO-DDE 增强版、WHO-HD 草药词典和综合词典四部分。医学诊断使用 ICD-10 或 SonmedCT 进行编码转换；实验室检验数据则按照 LOINC 编码标准执行。医学编码流程包括启动会议、建立电子编码系统、用户测试与培训、医学编码、审查编码报告（UTR）和数据提交六个阶段；其中，启动会议参会人员包括编码员、医学专员和数据库管理员。会议内容包括确定编码系统、编码字典及版本、编码对象、同义词表及 UTR 格式与审查频率等。常用的医学电子编码工具有 OCTMS（Inform central coding tool）等。

1.3.5 盲态数据管理

盲态审核是指试验结束后，最后一个病例报告表输入数据库以后，直到第一次揭盲之前，对数据库内数据进行的核对和评价。盲态审核是数据管理结束与统计分析开始的中间阶段，盲态审核工作应在数据库锁定前完成；其主要内容包括审核确认研究方案及其修改内容；审核确认研究数据的完整性和安全性，减少脱落数据，保障主要疗效指标数据质量。

（1）盲态审核意义在于对研究过程中盲态进行审核。

（2）盲态审核团队职责与分工　盲态数据由申办者、主要研究者、统计学家、监查员和数据管理者共同管理。具体职责分工如下。

• 申办方负责发起及组织盲态审核会议，医疗机构申办方承担医学审核和数据统计分析职责。

• 数据管理员负责盲态审核前的数据管理文档，提供盲态审核所需的数据、表格及数据清单，协助撰写盲态审核报告。审核期间协助审核小组查找受试者数据、提供补充数据及清单，对盲态审核会议提出有关数据的问题进行处理；在各方无异议后执行数据库锁定工作。

• 主要研究者盲态审核职责包括数据质量、数据有效性及安全性评价，从医学角度审核受试者病史、治疗史及相关检验检查结果是否符合研究方案，包括入排标准及主要评价指标等；同时审核包括不良事件、检验异常值等安全性数据。

• 监查员盲态审核时主要职责协助团队对疑问数据的复核与进一步说明工作，如联系受试者解释疑问数据。

• 统计师审核期间，检查缺失及离群数据，讨论确认各统计分析集。主持撰写盲态审核会议决议、盲态审核报告和统计分析计划书。

（3）盲态审核流程　分三个阶段，包括启动阶段、盲态审核会议和会议后阶段，具体工作及相关准备资料见表8-26。

表8-26　盲态审核材料清单表

阶段	相关材料
启动	数据清单、盲态审核报告（草稿）、不同介质CRF、数据库、质疑表单、密封盲底、编盲记录、应急信封和盲态决议草案
会议	可进行多次盲态审核会议，会议提供相关会议记录及问题数据、方案修正意见等；讨论统计分析计划书；清理疑问数据、评估临床数据质量、检查严重不良事件、确认变量是否需要转换及统计分析方法、确认数据完整性、签署盲态审核统计人群分类决议等工作
会议后	修正盲态审核报告，处理会议决议所提出的问题；锁定统计分析计划书，锁定数据库，受试者分组揭盲

（4）盲态审核过程文档管理

• 盲态审核报告：包括管理过程描述、受试者概况、病例基本情况和各项核查内容。具体如筛选入组信息、受试者病史（含过敏史和既往用药史等）、试验完成情况、脱落受试者清单、入排标准检查、逻辑一致性检查结果、盲态维持与随机完整性、缺失值、离群值检查、时间窗检查（方案访视时间）、合并用药检查、用药依从性（80%~120%达标标准）、检验异常值（参考CTCAE）、不良事件检查、方案违背清单等。

• 数据清单：包括但不限于受试者基本信息、入排标准相关数据、主要与次要疗效指标相关数据、合并用药数据、临床意义实验室检验检查数据和不良事件数据。

• 盲态审核决议需要完成以下几项工作完成确认：包括数据管理工作、盲态审核工作和知情同意书签署全部完成，确认数据管理符合GCP及临床研究管理要求，确认未完成受试者及其统计分析人群归属、列举违背或偏离方案的受试者或统计人群归属，确认缺失或离群值处理方法，汇总未入组或删除人群的原因。

• 统计分析计划书中涉及统计描述内容：包括每次随访时间，定量指标的均值、中位数、标准差、极值等统计量信息，定性指标分布情况和缺失值数据占比等信息。

1.3.6 数据库锁定

数据库锁定是为防止对数据库文档进行无意或未授权的更改，而取消的数据库编辑权限。数据库锁定过程和时间应有明确的文档记录和数据库锁定清单，对于盲法临床试验，数据库锁定后才可以揭盲。数据库锁定清单包括数据库锁定前所有数据库操作过程记录是否完成，如对数据一致性核查是否完成，或是否完成医学编码等工作；完成所有清单所述过程后试验相关人员（数据管理人员、生物统计师、临床监查员代表、研究者代表等）书面批准数据库锁定，并签名及签署日期。数据库锁定完成后进行数据导出和数据传输工作。

1.3.7 数据管理相关文档

临床研究数据管理文档保存与归档按照《ICH临床试验管理规范》《药物临床试验质量管理规范》和《临床试验的电子数据采集技术指导原则》等。存储文档格式包括CSV和XML（数据文档格式）、XPT统计分析文档和报告不可篡改文档则采用PDF格式。

（1）临床试验数据管理文件清单

• 必须项：包括临床数据管理的SOP列表相关的标准操作规程（SOP）、数据管理团队、人员列表、人员培训记录、数据管理系统访问控制记录、临床试验方案、病例报告表、病例报告表填写说明、数据录入说明、数据管理相关的计划－数据管理计划书、数据管理相关的计划－数据核查计划书、注释CRF、数据库建库文件、数据库的审核批准、数据库的修订、核查的程序测试及其记录、数据库启动批准、数据核查的问题列表、纸质CRF和质疑表的交接记录、医学编码相关文件、严重不良事件一致性核查记录、数据管理报告、数据质量控制评估、数据稽查轨迹记录、外部数据传输说明、外部数据的一致性核查、实验室正常参考值范围、数据库锁定清单及批准文件、数据库锁定、数据库解锁、数据传输记录、纪要、有关重要决议和执行记录、视察、稽查报告、纠正和预防措施文档。

• 推荐项：包括人员的变更记录、数据管理相关的计划－流程图、数据管理相关的计划－进度表和相关邮件记录。

（2）数据管理总结报告　对药物临床试验数据管理流程中各个环节工作记录进行汇总（表8-27）。

表 8-27　数据管理总结报表示例

封面部分

版本号：　　　　　　　　　　　　　　　　版本日期：

方案名称：

方案代码：

申办单位：

数据管理单位：

报告编制人：　　　　　　　数据负责人：　　　　　　　申办方数据管理负责人：

正文部分

1.试验文件记录

2.数据管理项目参与单位/部门及职责

3.数据管理主要时间节点

4.CRF及数据库设计

5.数据核查

6.数据质疑与数据清理

　6.1疑问的总体情况

　6.2疑问的处理情况

　6.3疑问管理中的主要问题

7.医学编码

8.外源数据管理

9.数据质控和稽查

　9.1.数据质量评估

　9.2.人工数据核查评估

　9.3.数据管理过程稽查

10.临床试验数据集提交

11.数据管理实际过程与数据管理计划不一致

• 试验文件记录：分别对试验方案、CRF和数据库修改进行详细记录，记录内容包括版本号、主要修正内容及修正理由以及执行日期；并汇总修正总次及原始版本号、原始版本日期、最终版本号和最终版本日期信息。

• 数据管理项目参与单位/部门及职责：主要记录数据管理工作中各个部门及人员的职责分工情况，分工方式包括负责、参与、审核、批准、告知和不适用。

• 数据管理主要时间节点：即任务进度情况，详细列明数据管理任务中的任务名称、开始日期、结束日期及相关事项；主要时间节点是数据管理项目职责的延伸，任务安排应与项目职责中工作内容一致；如发生变更，应详细说明变更原因。

• CRF及数据库设计：需提交数据采集工具、CRF填写指南、注释CRF、数据库设计及测试报告等。在数据库设计前制定注释CRF说明文件，便于数据库工程师按照临床研究的变量要求，包括格式、类型、长度和逻辑关系等，进行数据建模工作；统一CRF表中各数据项的位置、变量名称和编码等。

• 数据质疑与数据清理：包括疑问总体情况、疑问处理情况及主要问题，其中总体情况汇报包括汇总疑问类型、疑问数量和高频疑问的产生原因。疑问处理情况登记表则记录疑问产生平均天数及范围天数，以及疑问回复平均天数和范围天数。疑问管理的主要问题包括疑问重点问题、研究单位名称、实际问题发生天数或数量，以及原因说明。

• 医学编码：列出完成编码的数据集名称，所用的相应编码字典名称和版本，手工编码和程序编码的条数，以及各类数据集的编码总条数。对CRF收集的信息与MedDRA、WHO-Drug、WHO-ART等标准字典进行词目匹配；医学编码可在CRF设计初期按照标准字典实施，但须在锁库前完成编码工作。

• 外源性数据管理：列出各类外源数据的名称，相应外源数据提供的单位名称，相应外源数据传输协议名称和版本号，传输频率和相应传输方式等。建立数据库期间应注意外源性数据的关键变量的定义和必需内容，同时，需要考虑外源性数据的记录格式、数据传输方式、更新周期及储存方式等因素。

• 数据质控和稽查：包括数据质量评估、人工数据核查评估和数据管理过程稽查记录文档。

1.4 药物临床试验管理系统

1.4.1 基本要求

（1）信息系统参照标准

• 在美国《联邦法规21章》第11款（21 CFR Part 11）法规基础上颁布的《临床试验中应用计算机系统技术指导原则》推荐意见和ICH E6（R2）等标准。

• eCRF采集规范、数据元素标识、数据审阅、临床研究记录保存和临床研究中信息系统使用与描述等要求参照FDA《临床研究中的电子源数据》。

• 《临床试验的电子数据采集技术指导原则》主要用于指导EDC系统建设，规范EDC系统设计规范化和标准化；包括电子数据采集技术基本考虑，EDC功能要求、硬件及环境设置要求。

• 临床试验项目具备唯一项目管理编码，统一采用世界卫生组织ICTRP的通用试验编号（UTN）；获取网址：ictrptest.azurewebsites.net/utn.aspx。

• 标准医学编码按照ICD、WHO-ACT、MedDRA、WHO-Drug等标准制订。RCT研究报告统一标准采用CONSORT 2010声明要求执行。

• 国家药品监督管理局2012年发布的《临床试验数据管理工作技术指南》全面阐述了临床试验数据管理相关人员的职责、资质和培训、管理系统、数据标准化、数据管理要求、数据质量保障与评估、安全性数据管理以及严重不良事件报告等工作要求。

• 临床数据交换标准协会 Clinical Data Interchange Standards Consortium，CDISC）技术规范。

• 专用域：CO—评论和DM—人口。

• 干预类域：CM—既往及伴随用药、EC—采集暴露和前暴露、PR—程序、SU—物质使用。

• 事件类域：AE—不良事件、CE—临床事件、DS—处置、DV—方案偏差、HO—医疗保健遭遇、MH—病史。

• 查找类域：DA—药物责任、DD—死亡细节、EG—心电图测试结果、IE—不符合包含/排除标准、LB—实验室测试结果、MB—微生物标本、MS—微生物敏感性、MI—显微发现、PC—药代动力学采样、PE—体格检查、QRS—问卷/评级和量表、RP—生殖系统结果、RS—疾病反应和临床、SC—学科特征、TU—肿瘤/病变识别域、TR—病变结果、VS—生命体征、FA—事件或干预的发现、SR—皮肤反应。

• 相关人员域：AP—相关人员。

• 《良好的临床数据管理规范》（Good Clinical Data Management Practice，GCDMP），对临床试验数据管理工作的每个关键环节都规定了相应操作的最低标准和最高规范，为临床试验中数据管理工作的实际操作提供了具体的技术指导（表8-28）。

表8-28 药物临床试验

功能模块	功能说明
医学伦理	包括申请、审批、专家库和外审
受试者管理	包括知情同意、受试者档案、受试者日记、受试者随访和报销管理
培训管理	记录培训课程名称、培训师名称日期、完成状况、受训人员；具备网络培训功能、培训提醒、课程录制等功能
文档管理	可根据管理要求自定义设计文档格式、自动生成文档编辑，支持多种格式的文档附件上传；提供文档审批、退回、锁定归档等功能
表单编辑器	表单编辑器用于随访表单、受试者日记及CRF表设计；其中CRF表设计支持通过数据表注册的方式，实现EDC采集
数据集成	包括HIS、LIS、PACS和EMR等系统数据集成
项目管理	包括临床研究项目立项、预算管理、进度管理、物资管理、报销、档案管理、数据质量管理和人员管理等
系统管理	用户、角色权限分配、字典维护和消息管理等

1.4.2 电子数据采集系统

电子数据采集系统（Electronic Data Capture System，EDCS）对临床研究护士录入的数据进行自动核查。符合ODM临床试验数据交换和归档格式，包括元数据、管理数据、临床数据、参考数据和稽查轨迹；支持

CDISC技术规范下的SDTM、Define.XML 和ADaM元数据标准。相比于传统PDC管理EDCS平台提高了临床试验和数据管理效率。EDC的基本功能如下。

（1）eCRF设计功能　支持自定义表单设计，包括调用患者基本信息、诊断信息及HIS药品信息；eCRF支持制作用药记录、症状记录及随访等电子表单。

（2）稽查轨迹功能　根据时间戳实现所有数据轨迹稽查，包括初始值、操作者、操作时间、修改内容、修改日期、修改操作人员和修改原因等。

（3）CRF元数据　包括访问信息、表单信息、字段名称、类型和长度等属性信息。CRF通过电子数据采集（EDC）系统进行设计与信息收集。

（4）电子签名功能　支持动态口令、CA和手写电子签名认证技术，实现无纸化和移动化管理。

（5）系统集成功能　集成试验药品管理系统、药物警戒系统、交互应答系统IWRS、数据分析、实验室检验系统、报告系统、医学编码系统、临床数据管理系统、外部数据库接入、受试者日记系统和受试者结局报告系统。

（6）项目与权限管理　根据各申报者对应项目，授予相应的权限，包括项目对应CRF表单设计、查询和修改，研究数据导出及管理、关联业务系统数据的查询等权限管理。

（7）EDC系统　兼具临床试验全文档管理系统和数据管理系统的部分功能。

1.4.3 临床试验项目管理系统

临床试验项目管理系统（CTMS）功能包括中心和监查、受试者招募、安全管理、合同管理、财务管理和文档管理等。外部接口方面，CTMS与EDC、RTMS、LIS和EMR着重于GCP项目管理，而非研究数据收集。由于科研项目管理活动及理论具备较强的互通性，对于未建设CTMS的机构，可以在科研项目管理系统中增加受试者招募和受试者日记等功能，以适应药物临床试验项目管理要求。

（1）受试者管理文档　包括受试基本信息、既往临床试验参与情况、受试者日记和知情同意书等管理文档。

（2）合同管理　主要包括临床试验中有关项目合同、合同审核、进度管理、权责和违约处置原则、合同支付和项目保密等。

1.4.4 临床数据管理系统

根据临床试验数据管理工作技术指南，临床数据管理系统（CDMS）基本要求应具备良好的可靠性，支持临床试验数据追溯和权限精细化管理。CDMS可单独或作为CTMS的功能部分实现临床数据管理工作，系统可与EDC进行整合；设计标准参照EDC设计标准要求。EDC系统兼具CTMS中的CRF设计、数据核查、数据质疑和数据导出等功能，主要区分在于CTMS包括数据的质量管理、安全管理、共享管理、数据锁库和数据库角色授权等功能。

临床数据管理系统应实现临床研究数据全生命周期的管理工作；开展CRF及数据库的设计、数据接收与录入、数据核查与质疑、医学编码、外部数据管理、盲态审核、数据库锁定、数据导出及传输、数据及数据管理文档归档等工作。

1.4.5 受试者管理

（1）概述　受试者管理包括受试者电子日记（Electronic Diary，e-Diary）和受试者结局报告系统（Electronic Patient Reported Outcome，e-PRO）；e-Diary和e-PRO数据通过网络主动推荐到服务器后，再经审核和确认后与EDC进行数据互联互通，以试验编码和受试者编码进行关联。e-Diary具备日程主动提醒功能，根据试验要求，按照日程任务定期推送登记表，登记表内容包括服药情况（时间、数量及合用药品）、生活饮食、生命体征及试验相关监测内容；同时兼具漏服提醒功能，以提高受试者依从性。

e-PRO又名患者自报结果管理系统；e-PRO以WEB架构建设，便于受试者及时填报，是一种直接从患者处收集其健康状况的标准化方法。

e-PRO基本功能　包括问卷编辑器、权限控制、消息提醒、稽查追踪和数据备份等。缺乏e-PRO管理工具的医疗机构可参照随访系统或SAAS平台（如钉钉、企业微信等）中的问卷编辑器制作临床试验专用的患者结果自报千问卷量表。

（2）数据采集要求　基本信息包括问卷类型、版本、使用方式、UTC码、受试者编号、监测指标（终点或次要终点指标）、采集时间、电子签名。

1.4.6 随机化与试验药物管理系统

随机化与试验药物管理（RTSM）系统包括支持多种随机化方案、药物智能化管理，即支持药物包装、标签、运输、接收、贮存、领取、分发、加收、退还和销毁等全流程药物管理。

（1）临床数据报告（DMReport系统）。

（2）CDISC报告系统。

（3）临床前研发过程管理系统。

（4）临床数据全流程管理系统（CDTMS）。

（5）临床试验全文档管理（e-TMF）系统　e-TMF系统主要功能包括所有文档的提交、版本管理、审核、状态跟踪、进度管理、文档质量审查、共享授权和归档管理等，主要基于SAAS技术实现文档在线版本管理，并结合电子签名技术实现无纸化文档在线管理；系统角色包含医学总监、数据总监、质量总监、物资总监、文档管理员、CRA监查、申办者和文档审查员等角色。e-TMF系统管理的文档参照标准的TMF模板制作（表8-29）。

表8-29　药物临床试验归档文档明细清单

归档内容	要求
临床试验数据	试验中收集的所有数据，既包括记录在病例报告表上的数据，也包括非病例报告表收集的数据（例如实验室检查结果、心电图检查结果以及受试者电子日记）
外部数据	外部收集并将导入临床试验数据管理系统（CDMS）的数据，包括所有导入的数据及其文件和用于外部数据质量控制的所有文件
数据库元数据信息	临床试验数据结构相关信息，典型信息是表、变量名、表单、访视和任何其他相关对象，包括编码列表
数据管理计划书	数据管理计划可由微软Word或PowerPoint文档可以转成PDF格式文件或打印成纸张文件归档保存
编码词典	如果数据是使用公司内词典或同义词表自动编码，那么使用的词典和统一词表都应归档保存
实验室检查参考值范围	如果临床试验研究过程中使用多个版本的参考值范围，那么每个版本的参考值范围都应归档保存
稽查轨迹	试验稽查轨迹的整个内容，并使用防修改的方式
逻辑检验，衍生数据变更控制列表	以工作清单、工作文件、工作报告的形式提供逻辑检验定义和衍生数据的算法，以及它们的变更控制记录
数据质疑表	所有数据质疑表，传递数据质疑表的相关邮件及数据质疑表解答的复印件。纸张形式的数据质疑表可以扫描归档保存，并且为扫描文件添加索引
程序代码	数据质量核查程序的代码，衍生数据的代码以及临床试验数据统计分析的程序代码。程序代码文档应归档保存。最理想情况是，这些文件以在线方式保存，并编制索引或超链接
病例报告表的映像PDF格式文件	对于纸张的病例报告表临床试验来说，CRF映像文件通常可以通过扫描方式获得，并将这些扫描文件转成PDF格式。对于电子数据采集的临床试验来说，电子表单的PDF格式映像文件可以通过EDC/M应用创建
其他	其他与数据管理相关的文件，如数据库锁库和开锁记录、数据库使用者清单等

（6）药物安全警戒管理系统（PV）　参照第六章，根据严重不良事件（SAE）、可疑非预期严重不良反应（SUSAR）和药物研发期间安全性更新报告（DSUR）格式和报告要求制作上报表格模板；提供报告追踪和评价等信息录入功能。

（7）药物注册申报全文档管理系统（e-CTD）　根据《药物注册申请通用技术文档（CTD）》（国药监〔2019〕17号）文件和《人用药物注册申请通用技术文档》执行信息化建设。

2.真实世界

2.1 真实世界研究

2.1.1 概论

（1）定义　真实世界研究（Real World Study，RWS）是临床常规产生的真实世界数据进行系统性收集并进行分析的研究，应用于临床治疗决策、医保政策研究和药品评价等工作。

（2）RWS特点　真实世界研究数据量大，但由于数据的采集并非为特定研究目的设计的，其数据分散、异质性高，数据完整性及准确性也存在一些问题。

（3）相关政策法规　真实世界研究相关政策包括《21世纪治愈法案》《使用真实世界证据支持医疗器械的监管决策指南》《关于深化审评审批制度改革鼓励药品医疗器械创新的意见》《真实世界证据计划的框架》和《真实世界研究指南》等。国家药品监督管理局药品审评中心组织起草发布的《真实世界证据支持药物研发的基本考虑（征求意见稿）》和《真实世界证据支持药物研发与审评的指导原则（试行）》（2020年第77号）可作为药物监管决策、上市药品说明书修改依据和药品上市后再评价的重要证据。

（4）RWS研究方法设计　RWS研究设计方案分为观察性研究、无对照的单臂试验、有计划的干预性研究（实验性研究PCT和基于注册登记研究的随机对照组试验RRCT）和病例报告等。

（5）RWS与随机对照试验（RCT）的区别　RWS与RCT属于互补关系，二者各具特点详见表8-30。

表8-30　RWS与RCT差异对照表

特点	RWS	RCT
目的	效果研究、安全性研究	效力研究为主
人群	真实世界人群，纳排条件宽泛	理想人群，纳排标准严格
样本量	样本量一般大，可由统计学公式推算	样本量相对少，可由统计学公式推算
研究时间	短期、长期均可，可得更多临床终点	相对较短，以结局指标为终点
研究结果	外部可推性强，适合临床实际应用	内部有效性高，适合探讨指标相关性
研究设计	随机、非随机与观察；前瞻或回顾	随机对照；前瞻性研究为主
研究场景	真实世界：医疗机构、社区、家庭	理想世界：高度规范化的环境
数据	来源多样，异质性高，需要预处理	标准化，格式严格规范

2.1.2 RWS研究流程

RWS具体流程包括以下几部分（图8-11）。

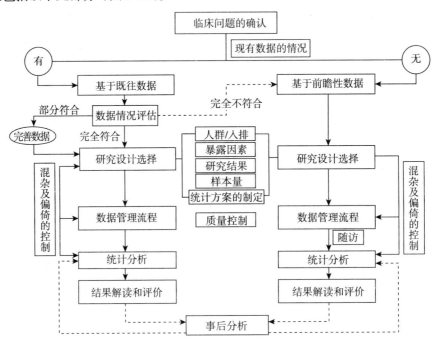

图8-11　真实世界研究思路与流程

图片来源：《真实世界研究指南》

（1）确定临床问题。

（2）评估现有数据情况：通过预试验评估现有数据。

（3）研究设计的选择：包括入排标准、暴露因素、研究结果、样本量和统计方案。

（4）数据的管理：包括数据建模、数据收集、数据质量控制（数据混杂控制和数据清洗）和数据脱敏等工作。

（5）统计分析：统计方法选择和数据分析。

（6）结果解读和评价。

2.1.3 RWS的注意事项

（1）改善数据质量 提交RWD研究方案和分析计划前应考虑如何处理和实验室相关的入选标准和排除标准；需要考虑是否已充分纳入混杂因素，缺失数据的机制判断是否准确，倾向性评分模型假设是否满足，两组人群的重叠性及治疗的可及性是否符合假设，是否使用敏感性方法衡量结论的稳健性。偏倚的控制在整个研究过程中都需要时刻关注，无论是基于既往数据还是前瞻性数据，均从研究设计的选择、研究管理流程直到统计分析。

（2）伦理审批和知情同意 一般情况下回顾性研究可考虑免除知情同意，除此之外，RWS患者在某种程度上可能为"受试者"，RWS也不能缺少伦理审查和知情同意工作。而回顾性研究因涉及对大规模病例或是生物样本数据进行研究，需要注意对患者造成不利的影响和受试者重要隐私信息的泄露。

2.2 真实世界数据

真实世界数据简称RWD。

2.2.1 RWD管理

（1）数据来源 医院所有业务信息系统、医保系统、死亡登记数据库、组学相关数据库、自然人群队列和专病队列数据库（美国eMRGE及SEER、欧洲EHR4CR、英国CPRD、中国国家人口健康科学数据中心及PHDA）、国家药品不良反应监测哨点联盟、患者报告结局数据、移动设备端的数据、可穿戴设备数据和其他特殊数据源。

（2）数据模型 患者信息、诊断、医嘱、患病史、并发症、合并症和实验室指标等健康管理、临床特征、协变量、结局变量、随访时间和药物暴露等。

（3）RWD数据标准研究 主要基于CDISC-ODM标准和HL7 FHIR标准开发；CDISC为FDA、EMA和NMPA等中心共同研究的通用标准。通过CDISC-ODM和CDASH/SDTM，与HL7 FHIR建立标准映射关系，实现EHR系统数据提取和标准化，其中EHR数据预填充CRF时，CDISC ODM API预填充CDASH标准信息。CDISC-LAB与LOINC进行映射对照，数据流图见图8-12。

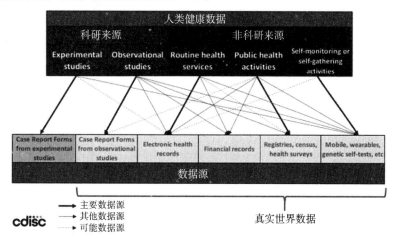

图8-12 健康数据与真实世界研究数据映射关系

（4）数据质量评价 遵循ALCOA+原则；提供可溯源性、完整性、一致性及准确性等指标。

2.2.2 RWD管理流程

（1）可行性评估流程

• 确定主要研究变量：如研究的治疗措施、关键基线、主要研究结局。

• 评估关键数据是否可获取：包括患者主要人口统计学特征、患病史、并发症、合并症、用药史、过敏史、实验室指标和影像检查等。

• 对缺失数据的类型和数量的影响进行全面评估：包括主要研究变量及其他变量，可以通过部分抽样或全数据集来检查关键变量的数据缺失程度和特点来实现。

（2）RWS数据采集流程　由研究设计阶段确定采集字段（数据模型）、CRF表、数据采集及录入标准指南、数据质量管理计划、建立标准化字典和倾向性评分（PSM）等业务流程组成。

（3）数据的整合

• 对数据进行数据质量评估和分层，确定需整合的内容。

• 建立统一的数据标准，将不同数据库的数据结构与字段进行标准化处理。

• 无法整合的数据进行预处理，注意因整合造成的系统误差。

（4）数据缺失处理　可以减少缺失数据对研究结果的影响，提高结果的可靠性。关注不同研究类型可能出现的数据缺失也可帮助减少缺失数据对研究结果影响。

（5）RWS数据质控管理要点

• 临床结局数据缺失（总生率和生存期）。

• 失访及缺失数据处理：对大于20%者评估失访原因与暴露因素及研究结局关系。

• 混杂控制：采用倾向性评分匹配法；其中匹配采用NNM邻近匹配时匹配数不宜超过4项；分析结果需要进行敏感性分析。

• 混杂因素：包括检验数据中检验方法及试剂的变更；电子病历数据中收治人群的疾病谱、治疗方式、合并疾病和病情等因素；HIS数据有关药品来源、药品供应、剂量、用法及疗程、临床路径以及医生用药习惯等因素。

3. 循证医学研究

3.1 研究方法与分类

循证医学数据库指基于循证医学理念，以循证证据为核心内容，服务于临床证据利用、临床决策制定和临床指南制订的一类数据库。从证据类型的角度，大致可以将循证医学数据库分为临床实践指南（Clinical Practice Guide，CPG）数据库、系统评价（Systematic Review，SR）数据库和临床试验（Clinical Trial）数据库等。

系统评价（Systematic Review）也称系统综述，是一种全新的文献综合评价方法。其以某一具体的临床问题为基础，系统、全面地收集全世界已发表或未发表的临床研究结果，进行系统的评价和总结，得出综合可靠的结论。Cochrane系统评价是指在Cochrane协作网（http://www.cochrane.org）工作手册或相应Cochrane评价组编辑部指导和帮助下所完成的系统评价。

3.2 循证医学研究

3.2.1 系统评价实施步骤

（1）实施步骤　提出问题→检索和选择文献→评价文献质量→收集数据→分析资料和报告结果→解释系统评价的结果→更新系统综述。具体流程见图8-13。

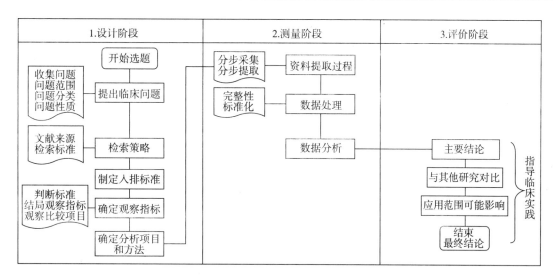

图 8-13　循证医学研究实施步骤图

（2）实施注意事项

•提出问题：制定系统评价计划书，收集整理问题，确定问题范围、问题分类、关键问题和问题性质。按照病因、诊断、治疗、预后、康复和预防对问题进行分类。

•评价文献质量：包括证据评价、证据分级。具体见表 8-31 和表 8-32。

表 8-31　证据来源分级评价标准

分级	证据来源
一级	系统综述、Meta分析、高质量RCT实验性研究
二级	把握度低RCT研究
三级	非随机对照试验、前后对照试验、队列研究或病例对照研究
四级	观察性研究
五级	病例报告、专家评述或专家意见

表 8-32　证据可靠性（强度）分级评价标准

分级	证据来源
A	一级证据或多个2~4级证据且结果均一致
B	多个2~4级证据结果基本一致
C	多个2~4级证据，结果不一致
D	4~5级证据或个别三级证据

3.2.2 循证医学数据库

（1）CPG 数据库　在众多类型的数据库中，CPG 数据库以其较成熟的证据形态和实用功能，得到证据制作者和使用者的青睐。CPG 数据库大多由政府机构或公司集团创建，通常提供 CPG 全文溯源服务和信息检索功能。其中 4 个国际上具代表性和影响力的 CPG 数据库分别为美国临床诊疗指南数据库、国际指南协作网、英国国家卫生与临床优化研究所和苏格兰校际指南网络。

（2）SR 数据库　是在临床试验基础上，通过系统化检索、合并与评价得到的证据体，是指导临床决策的最佳证据来源之一，因此 SR 数据库是循证数据库的重要形态。

常用SR数据库有Cochrane 系统评价数据库、DARE/疗效评价摘要数据库和PROSPERO，此外，还有 Evidence-Based Medicine Reviews、Bandolier、Health Technology Assessment、NHS 经济评估数据库和 Health Systems Evidence 等。

（3）临床试验数据库　包括临床试验注册数据库、美国临床试验数据库、中国临床试验注册中心、方法学注册资料数据库、RCT 数据库和Cochrane 对照试验注册中心。

（4）综合型循证医学数据库　除上述分类较明确的循证数据库外，还有众多收录循证医学综合内容的数据资源。这类数据库以疾病为主题，较全面地汇集不同类型的相关循证证据，包括临床试验、系统评价和临床指南等，有些也会纳入动物实验和专家经验等内容（表8-33）。

表 8-33　主要综合型循证医学数据库的特点比较

数据库	DynaMed	UpToDate	ClinicalKey	BMJ Best Practice	Trip Database
创建时间	1991年	1992年	1997年	2009年	1997年
更新间隔	每日更新	每日更新	每周更新	每月更新	每月更新
编辑特点	①检索证据，判断相关性 ②选择有价值的证据 ③系统、严格地评估证据 ④客观报告结果和发现 ⑤综合多种证据报告得出结论和推荐意见 ⑥及时整合、更新证据和推荐意见	①收集证据和用户反馈意见 ②评价证据质量，进行证据分级 ③评定不同证据的推荐意见等级 ④专家审核 ⑤完成更新	①检索Cochrane Library、MEDLINE和EMbase获得最新发表的高质量系统评价 ②按照主题分类 ③跟踪监测最新证据，及时整合更新	①整合最新临床研究、指南、专家意见 ②按步骤提供关于症状评估、诊断、治疗方法和随访资料 ③更新证据	①不限资源来源，寻找并添加有用信息到Trip索引 ②根据用户需求选择内容 ③使用证据金字塔，采集影响因子TOP500的期刊；PubMed包含的所有RCT；进行了系统评价的5000种期刊文献；PubMed收录的SR全文
检索方式	①基本检索，输入关键词检索浏览 ②按科室分类检索，名称由A-Z字母排序	①快速检索，结果按成人、儿童、患者等分类 ②使用COVID-19信息、临床主题、社会指南、患者、回答等栏目快捷访问	①基本检索，选择临床试验、临床指南、药物专论等，输入检索词查找全文或摘要 ②按期刊、药物、临床指南、临床综述等版块浏览	①基本检索：检索疾病、症状等 ②分类检索：包含疾病理论、诊断（检查、鉴别等）、治疗、随访（预后、并发症等）、证据、指南等 ③按最近更新、学科、证据、药物等快捷浏览	①一框式检索：搜素编号等 ②关键词或医学术语检索：搭配布尔逻辑运算符、通配符等组合搜索 ③PICO检索：进行患者、干预和结果等多元素检索 ④通过证据类型、发布日期等过滤细化检索结果 ⑤通过选择特定的证据类型或颜色编码缩小范围

（5）自建Meta分析科研数据库

• 数据模型：GRADE分级（文献质量）数据、JADAD评分、文献研究数据（样本量、疗程、剂量、性别、年龄、疾病分型、分组等数据）、文献来源数据、文献题录、地域、年代、研究方法（随机法、盲法、失访）、结局效应（暴露与非暴露数据）。

• 数据来源：Cochrane 系统、Up to date、MEdline 和 EMBASE等。

• 数据提取环节：按照数据模型完整采集数据。

• 数据转换环节：实验室数据映射与转换标准化，包括单位及范围。

• 数据合并环节：不同研究的系统偏倚，特别是临床结局的数据合并。

• 研究质量评分：Jadad评分表，其评分细则见表8-34。

表 8-34 Jadad 评分表

评分项	评分要点
随机序列产生方式	计算机产生的随机数字或类似方法（2分）；随机试验但未描述随机分配的方法（1分）；采用交替分配的方法如单双号（0分）
随机化隐藏	恰当2分；不清楚1分；不恰当或未使用隐藏0分
盲法	采用了完全一致的安慰剂片或类似方法（2分）；试验陈述为盲法，但未描述方法（1分）；未采用双盲或盲的方法不恰当（0分）
撤出与退出	描述了撤出或退出的数目和理由（1分）；未描述撤出或退出的数目或理由（0分）

备注：1~3分视为低质量，4~7分视为高质量。

第九章 药学信息化建设

药学信息化建设为医院信息化建设的重要组成部分，本章知识点涵盖药学信息化项目建设的"顶层设计"，即项目的规划、立项、遴选、评价和人才建设，以及项目"落地"，即项目的管理、沟通和全生命周期管理、各类评级和药学信息化建设要点。

第一节 信息化建设概论

项目管理是指在有限的资源约束下，运用系统的观点、方法和理论，对项目涉及的全部工作进行有效地管理。即从项目的投资决策开始到项目结束的全过程进行计划、组织、指挥、协调、控制和评价，以实现项目的目标。

项目管理最早用于国防建设和建筑行业，其管理工具由关键路径方法（CPM）逐渐发展出工作分解结构（WBS）法、甘特图等。项目管理主要包括项目的需求确定、项目选择、计划直至收尾的全过程，并在时间、成本、质量、风险、合同、采购、人力资源等各个方面对项目进行全方位的管理。本节主要摘取项目实践过程中医疗机构重点关注的项目管理理论与工具，包括需求管理、范围管理、进度管理、质量管理、沟通管理、风险管理、文本管理和运维管理。

1.项目管理理论

1.1 需求工程

需求管理是项目管理的核心内容，项目实施组为用户与建设单位的实施与监督组织。需求工程包括需求开发和需求管理，其中需求工程管理为项目管理的核心管理内容；其目的是确保各方对需求的一致理解，管理和控制需求的变更，从需求到最终产品的双向跟踪；是项目由医疗、科研和管理等业务需求向信息化项目转化的必经阶段和工作基础。具体流程见图9-1。

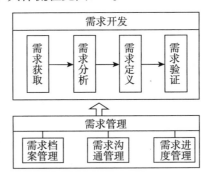

图9-1 需求工程结构流程图

1.1.1 需求管理

（1）需求分类与要求

• 按阶段可分为：项目需求、过程需求和系统需求；其中系统需求包括软件需求、硬件需求和其他需求。

• 按质量属性可分为：可靠性需求、可用性、可维护性、安全性、可移植性和易用性需求；常见的质量模型参照ISO/IEC9126-1和IEEE1061-1992，1998标准。

•按用户层次可分为：目标性需求、功能性需求、性能需求和操作性需求（表9-1）。

表 9-1　按用户层次分类的需求管理要点

需求分类	要求	对象
目标需求	整体目标，包括建设范围、成本和实施周期等	管理者
功能需求	功能模块、用户权限以及业务逻辑	管理者/普遍用户
性能需求	并发量、响应速度、精确度、储存量和内存使用率等	普遍用户
操作需求	易用性	普遍用户

（2）需求管理活动与步骤　需求管理活动包括制定需求管理计划、制定需求活动过程中的相关标准文档的工作原则；协助需求变更和取得共识；监督和验证需求开发过程，完成需求验证等工作（图9-2）。

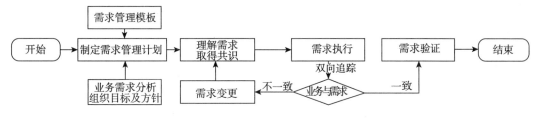

图 9-2　需求管理流程图

需求管理计划内容包括根据人、物和法三方面进行需求管理制定工作计划，分别对项目所需资源及组织管理方针进行分工、追踪和约束等方面管理。其实施步骤见图9-3。

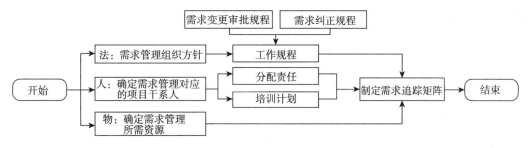

图 9-3　需求管理计划流程

1.1.2 需求变更

需求变更是指在信息工程建设项目的实施和维护过程中，由于项目环境或其他原因而对项目的功能、性能、架构、技术指标、集成方法、项目进度等做出改变。项目变更管理涉及需求变更、进度变更、范围变更、人员变更和成本变更等内容。

（1）项目变更原因

•产品或项目范围（成果）定义过失或疏忽；本类原因主要见于项目立项阶段及需求分析阶段未进行充分调研。

•增值变更：是指在实施或运维过程中，由于进度设计不合理、需求增加或人员增加等因素导致项目开发或维护成本增加。

•应对风险的紧急计划或回避计划。

•外部事件：包括政策变更、项目对应业务流程变更或项目干系人变更。

•项目执行过程与基准要求不一致。

（2）需求变更流程　包括变更申请、变更评估、变更审批、变更修改确认和变更关闭五部分（表9-2）。需求变更项目见表9-3。

表 9-2　需求变更流程

环节	过程文档	责任人
变更申请	需求变更申请表	项目组成员、用户
变更评估	需求评估报告、会议记录	项目组
变更审批	需求变更申请表	项目负责人、变更控制委员会CCB
变更修改确认	需求规格说明书	项目组双向确认
变更关闭	开发文档、编码	用户、项目实施及开发技术人员

表 9-3　需求变更数据列表

数据项目名称	定义
项目名称和ID	变更所在项目的名称和ID
变更阶段	需求阶段、设计阶段、编码、测试和验收阶段，不同阶段的需求变更请求对整个项目开发的影响不同
变更优先级	每个变更的相对重要性
变更标志	变更的状态
变更原因描述	简单描述提出变更的原因
变更内容描述	对变更的内容进行简单描述
相关的变更请求	是否有相关的变更请求，如果有，指定相关的变更请求
变更的状态信息	包括变更请求人、变更批准人、当前负责人、变更关闭人、请求日期、审批日期、期望解决日期以及关闭日期
变更影响分析	基于受影响工作产品对变更的影响进行分析
变更处理信息	所影响的工作产品列表以及各工作产品对变更的处理状态

（3）项目变更影响分析

• 项目进度变更：因项目的范围变更、需求变更、实施人员变更以及项目实施计划设计不合理等因素所导致的进度变更。

• 项目成本变更：质量对成本的影响、工期对成本的影响、价格对成本的影响、管理水平对成本的影响。

• 项目文本变更：项目变更除需求变更文档外，其他项目过程文档包括培训手册、项目计划、需求文档、概要设计文档、详细设计文档、源代码和程序、测试计划和测试案例以及用户文档均有所影响。

1.1.3 需求开发

需求开发流程包括需求获取、需求分析、需求定义和需求验证。

（1）需求获取　目的是通过各种途径获取用户对目标系统的需求，并提炼出符合解决问题的用户需求，需求的获取方法包括会议访谈、问卷调查、实地考察、查阅资料和快速原型法。通过访谈调研（访问或调查领导及用户，现有组织架构、业务流程、硬件环境、软件环境等评价）和诱导式调研（回访，利用原型demo演示，对合理性、准确性、便易性、习惯性进行探讨）产生《用户需求说明书》；具体见表9-4。

表 9-4　需求说明书样板

一、引言
说明编写目的，开发基本情况，术语、定义以及参考资料
二、任务概述
1.开发目标及作用范围
2.用户要求
3.假定和约束：说明对开发工作的限制，如经费和开发期限等
三、需求规定
功能规定：逐项定量定性说明功能要求
性能规定：分别对精度、时间特性和灵活性做规定。时间特性主要包括响应时间、更新处理时间、数据转换和传送时间、处理时间等
输入输出要求：说明数据类型、数据长度、数值范围、精度、容量和数据描述等。同时明确数据输入输出所涉及的软件和硬件设备
四、运行环境
1.设备：列出所需硬件设备和参数要求
2.支持软件：所使用的操作系统、编译系统和测试软件等
3.接口：与其他软件接口、数据通信协议等（参见本章第二节通信技术部分）
4.控制：控制软件运行的方法和控制信息及信号来源

需求说明书内容填写要求具体如表9-5。

表 9-5　用户需求说明书内容构成说明

需求属性	描述	说明
序列号	功能需求序列号	每一个功能需求只能有唯一序列号
名称	需求名称	用最简洁语言表示需求的内容
子系统	产生需求的子系统	需求出自哪个或哪几个子系统
现版本	产生需求子系统当前版本	标注当前需求的子系统版本号
提出者	提出需求的人或单位	最好确定每个需求提出的唯一途径
创建人	在需求创建的人	一般是公司方或信息科工程师
创建时间	需求正式提交时间	此时状态应为已登记
内容	需求的内容	详细描述产生需求的原因，要达到的效果
确认者	经过分析确定需求状态的人	一般有两种状态，已受理、被拒绝
需求状态	需求所处的状态	包括已登记、已受理、被拒绝、已实现、已验证、已交付、被删除等
稳定性	需求的稳定性	即需求是否会发生变更，分为稳定、一般、较差三级
子系统	需求涉及的子系统	需求改动可能会涉及的其他相关子系统
实现者	负责需求实现的开发者	完成需求开发的程序员
修改说明	程序员对需求修改说明	说明需求修改后的情况或注意事项
优先级	需求的优先级别	以高、中、低、急，作为响应次序
实现版本	需求计划在哪个版本中实现	
验收标准	验收标准	使用的验证方法或接受的测试标准
风险评估	记录此需求可能带来的风险	提示风险种类或大小，并制定应对策略
变更记录	本版本的变更内容	描述本版本的变更原因、内容及影响分析
变更日期	需求的变更日期	
备注	对需求记录单的附加说明	

（2）需求分析　是调查、评价，以至肯定用户对软件需求的过程。需求分析的主要目的是对各种需求信息进行分析并抽象描述，为目标系统建立一个概念模型。常见的需求分析方法有问答分析法和建模分析法。需求分析工作通过收集用户需求，制定计划，评审确定项目成本预算和工程进度，进行详细的需求分析，评审确定硬件规格说明。

• 存在困难：开发人员对应用专业领域的掌握程度不足；用户对问题理解的片面性和模糊性；应用领域和用户需求的多样性；内在矛盾性和不可预测性。

• 需求分析步骤：需求分析工作包括问题识别、制定目标、建模、制定需求文档和需求评审验证等环节。具体如图9-4。

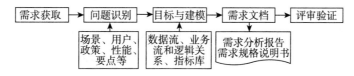

图 9-4　需求分析流程图

其中问题识别关键在于消除用户模糊性、歧义性和不一致性，对信息流、处理能力、用户界面、行为模型和设计约束等问题进行识别，排除不合理部分并挖掘潜在用户需求；明确系统功能，性能要求（响应时间、存储容量、后援存储、安全性），运行要求（数据库系统、操作系统、通信接口等）。确定系统的输入数据、输出数据、数据结构、数据类型、数据流动、数据加工及输入输出时的要求。建立系统模型；完成需求描述；根据问题需求，编写用户手册；根据进度安排、开发计划、开发难点和要解决的关键问题，制订需求说明书，完整描述需求的验证标准、性能、质量和可维护性等方面需求。

- 建模方法：包括面向过程的方法、面向数据的方法、面向数据流的方法和面向对象的方法。
- 需求评审：是对需求描述有效性的确认过程；包括原型、业务流程图、流程绩效（指标）、数据项的确认及形成需求分析报告。

（3）需求分析文档　需符合可追踪性、获取一致性和可测试性；包括需求分析报告和需求规格说明书，二者区别见表9-6。

表9-6　需求分析报告与需求规格说明书的区别

差异性	需求分析报告	需求规格说明书
面向对象	业务人员、用户	软件设计开发人员
形成顺序	先	后
颗粒度	宏观描述系统要解决的业务逻辑、要实现的功能描述清楚	具体描述系统各子程序的约束、输入、输出和处理过程定义

需求分析报告样板见表9-7。

表9-7　需求分析报告

一、概述
1.编写目的
2.背景
3.任务
二、发展形势分析
1.行业发展、产品或技术应用发展形势分析
2.政策或行业标准等
三、现状分析
1.医院一般情况、产品或技术应用情况
2.现有成果、市场现有产品或技术
3.存在问题、产品或技术应用总结
四、需求分析
1.系统范围
2.业务流程
3.功能需求
4.非功能需求
5.需要解决的问题

（4）需求分析考虑因素

- 系统要求：包括系统功能、性能、业务、组织和用户需求；安全性、安全保密性、人机工程、接口、运行和维护需求，以及设计约束和合格性需求进行描述。
- 需求风险分析：一般可采用SWOT法分别从成本、风险、效益、技术可行性等因素出发；其中风险考虑因素包括业务量、发生频率、影响范围及严重程度进行分析。
- 需求优先级别：根据时间-重要程度表进行分析。分别按照发生频率、重要性及紧迫性、技术实施难度和实施风险等因素进行综合分析；其级别划分要求如下（表9-8）。

表9-8　需求优先级分析要点

项目	高	中	低
重要度	上级政策法律及通知、重大系统缺陷、运行环境及接口	部门流程及需求变更；功能对业务及医疗安全影响有限	个人个性化需求，如快捷录入或界面优化等
影响范围	全院业务及信息系统	部门流程	个人操作
紧迫性	限期完成	未明确要求完成时间	
发生频率	故障每天发生或涉及用户多	故障偶尔发生，用户量不大	故障很少发生，个别用户
配合程度	需求清晰明确，有专人全程跟进需求	需求描述相对清晰，流程及要求有待进一步确定	需求描述不清，无法联系相关人员或配合程度低
复杂程度	涉及技术或流程复杂、涉及部门较多	技术相对复杂，涉及1~2个部门流程	部门内部流程，流程清晰简单

1.1.4 需求定义与分类

需求定义的目标是根据需求调查和需求分析的结果，进一步定义准确无误的产品需求，产生《需求规格说明书》。系统设计人员将依据《需求规格说明书》开展系统设计工作。软件需求设计包括软件功能设计、接口和流程设计等；数据类需求包括数据获取方式、处理方法和数据质量控制等要求。硬件类需求设计包括硬件参数、施工工艺及软件配套等。

1.1.5 需求验证

根据《计算机科学技术名词》第三版，需求验证是指对需求规约的验证活动，用以检查需求规约中的错误；常用的方法包括需求审查、原型与模拟、自动化分析等。需求验证的目的是开发方和用户共同对需求文档进行评审，以双方对需求达成共识后做出书面承诺，使需求文档具有商业合同效力。验证检查类型包括有效性检查、一致性检查、完整性检查、兼容性检查、真实性检查和可验证性（表9-9）。

表9-9 需求验证分类

需求分类	验证方法
软件类	●一致性：通过用例测试需求，检测功能及性能与需求是否一致，软件功能是否与业务需求一致 ●兼容性：检查需求是否与现有软件、操作系统、硬件或浏览器等兼容
硬件类	●一致性：检查是否按建设施工图实施，硬件参数及施工材料、施工工艺符合合同及实施方案要求 ●完整性：供货产品及内置配件及附属软件完好齐备 ●有效性：能正确执行操作命令或输出合格产品
数据类	●完整性：统计缺失值比例是否符合统计需求 ●真实性：检查数据真实性；检查重复及逻辑错误数据 ●一致性：检查研究数据或统计指标是否接近或符合参照标准

1.1.6 需求跟踪

需求跟踪要点见表9-10。

表9-10 需求跟踪要点

需求分类	进度跟踪	跟踪重点内容
软件类	软件安装和需求开发进度	软件兼容性测试、用例测试
硬件类	硬件安装进度	硬件参数要求及实施工艺
数据类	数据提取进度、数据预处理进度	数据质量

●正向跟踪：检查《需求规格说明书》中的每个需求是否都能在后续工作成果中找到对应点。

●逆向跟踪：检查设计文档、代码、测试用例等工作成果是否都能在《需求规格说明书》中找到出处。

扩展需求是指在软件需求基线已经确定后又要增添新的功能或进行较大改动，问题不仅仅是需求变更，而是迟到的需求变更会对已进行的工作有较大的影响。

1.2 范围管理

项目范围管理是指产生项目产品所包括的所有工作及产生这些产品所用的过程。项目干系人必须在项目要产生什么样的产品方面达成共识，也要在如何生产这些产品方面达成一定的共识。

（1）限制项目范围的三个条件 范围、时间、成本。

（2）范围管理流程 项目启动、范围计划编制、范围核实、范围变更控制。

1.3 进度管理

1.3.1 定义

项目进度管理是指在项目实施过程中，对各阶段的进展程度和项目最终完成的期限所进行的管理；是在规定的时间内，拟定出合理且经济的进度计划（包括多级管理的子计划），在执行该计划的过程中，经常要检查实际进度是否按计划要求进行，若出现偏差，要及时找出原因，采取必要的补救措施或调整、修改原计划，直至项目完成。

项目进度管理目的是保证项目在满足时间约束条件前提下实现总体目标。

1.3.2 项目进度管理活动

（1）规划进度管理　包括计量、临界值、风险控制、变更控制、评价规则等。

（2）定义活动　活动清单、活动属性、里程碑清单。

（3）排列活动顺序。

（4）估算活动资源　估算所需材料、人员、设备和用品数量。

（5）估算活动持续时间　估算完成单项活动所需工期。

（6）制订进度计划　活动顺序、持续时间、资源需求和进度制约因素。

（7）控制进度　包括监督项目活动状态、更新项目进展和基准变更（图9-5）。

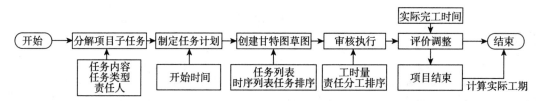

图 9-5　项目进度管理流程图

1.3.3 项目进度管理工具

甘特图可直观地反映项目管理的三大约束因素，时间、成本和范围；在工具使用方面可使用Office excel或Project等绘制工具；甘特图制作流程及示例如下（表9-11）。

表 9-11　甘特图示例表

项目任务分解						时间							
编码	子功能	一级任务	二级任务	负责人	工时量	1	2	3	4	5	6	7	8
1	例：A功能	设计字典	药品字典	A	2天			■					
2			处方类型字典	B	3天				★				
3		登录	登录界面	C	10天								

备注：红色○表示任务实际完成时间超过计划完成时间；★表示里程碑事件。

• 工作分解结构（Work Breakdown Structure，WBS）是项目管理实践中重要组成部分；WBS由结构化编码、工作包、元素节点和WBS字典构成；作为最小的可交付成果，WBS工作包由活动、成本及组织资源等构成；工作包定义不超过40小时，WBS层级最多不超过10级。在项目实施过程中，WBS可按产品物理结构、项目功能或实施过程进行分解。

• 项目管理信息系统（PMIS）：主要对项目相关文档、各类变更审批、任务分配和进度管理等内容实现信息化管理。

• 项目进度模型：进度模型本质上是一个时间模型，是对项目实施方案或计划的一个动态的时间上的反应。主要用于工期（工时），开始和结束时间的计算预测，以及对资源、工期、各任务之前的逻辑关系、流程和时间约束条件等因素进行计算预测。

• 绩效测量方法：包括挣值管理（EVM）、进度偏差（SV）、进度绩效指数（SPI）。

• 工作量和工期估算工作：包括Line of code、德尔菲法、类比估算法、参数估算法、储备分析、关键路径法。

• 项目排序工具：包括前导图法PDM、箭线图法ADM、活动依赖关系图、时间管理法，在项目实施及开发阶段一般采用时间管理法，分别对各个任务的重要性及时间紧急程度进行优先级排序。

1.4 质量管理

1.4.1 项目质量活动管理

（1）项目质量管理计划 主要说明项目管理组织为实施其制定的质量方针和质量目标而进行的职责、权限分配，质量检验、报告、审核，编辑质量管理文件的管理行动。项目质量管理计划为项目总体计划提供输入，并陈述项目的质量控制、质量保证和质量提高措施。

（2）项目质量活动计划 项目质量计划是指为确定项目应该达到的质量标准和如何达到这些项目质量标准而做的项目，是质量策划的结果之一。它规定与项目相关的质量标准，如何满足这些标准，由谁及何时应使用哪些程序和相关资源。

（3）项目质量管理小组职责分工 负责根据总体质量目标和标准规范、对项目质量及项目进度进行监督检查，及时消除质量隐患，处理质量事故，定期发布质量通告。

1.4.2 项目质量管理措施

（1）质量技术文件 指在项目实施过程中，为达到预期的项目质量和工作质量要求，对与管理有关的重复性事务和概念所做的规定。包括质量保障大纲、质量工作计划、质量文件、质量成本。

（2）质量计划 其目的主要是确保项目的质量标准能够得以满意的实现，其关键是在项目的计划期内确保项目按期完成，同时要处理与其他项目计划之间的关系。

（3）质量保证 是所有计划和系统工作实施达到质量计划要求的基础，为项目质量系统的正常运转提供可靠的保证，它应该贯穿项目实施的全过程。在ISO9000系列实施之前，质量保证通常被描述在质量计划之中。

（4）质量控制 主要是监督项目的实施结果，将项目的结果与事先制定的质量标准进行比较，找出其存在的差距，并分析形成这一差距的原因。质量控制同样贯穿项目实施的全过程。项目的结果包括产品结果（如交付）和管理结果（如实施的费用和进度）。质量控制通常是由质量控制部门或类似的质量组织单元实施。

1.4.3 项目质量检查

（1）项目质量管理工具 包括鱼骨图、帕累托图、核查表、流程图、散点图、直方图、控制图和趋势图等工具进行质量管理。

（2）项目质量管理主要工作 包括对项目缺陷、漏洞等问题的原因和风险分析，评估项目质量管理成本和项目质量包括产品质量和过程质量两部分组成。

（3）过程质量主要包括过程审计、遗漏缺陷数量及返工工作量等指标；产品质量则通过软件测试进行检查，分别按功能性和非功能性需求进行测试，具体测试技术参照本章第二节测试技术部分。

（4）测试内容如下。

•功能测试：根据合同、需求书、功能说明书及变更文档对各功能模块测试是否符合需求规格；同时考察各功能的缺陷及缺陷持续时间。

•性能测试：是否符合标准或合同要求性能：内存、IO情况、吞吐量、响应时间CPU及网络资源占用率、运行效率等。

•可靠性测试：不停机测试、高并发用户测试、多环境下测试和安全性测试；统计平均故障时间。

•易用性测试：操作界面、与传统系统的操作效率和测试用户满意度。

•兼容性测试：操作系统、浏览器、数据库兼容和硬件兼容。

•标准性测试：根据项目需求书对行业标准，包括卫生信息化标准、医院评级标准、业务流程标准（如工作规范或工作指南）测试系统业务流、功能和数据流是否符合标准。

•安装与反安装测试：是否正常安装卸载、兼容性及配置、注册表和目录。

（5）缺陷的来源包括设计缺陷和编码缺陷；预防缺陷方法包括规范业务流程、运用正确的设计方法与工具，并且进行充分的测评，必要时进行代码审查以消除更多缺陷。软件缺陷与漏洞区别在于前者更具隐匿性，软件缺陷常伴随信息系统故障及信息类不良事件，继而导致其他医疗不良事件，因为减少软件缺陷是项目质量管理中的主要工作内容，软件缺陷分级如下。

- 微小的：如错别字、文字排版不整齐等，对功能几乎没有影响，软件产品仍可正常使用。
- 一般的：如次要功能模块部分缺失，提示信息不够准确，用户界面差和操作时间长等。
- 严重的：如功能模块或特性没有实现，主要功能部分丧失，次要功能全部丧失。
- 致命的：造成系统崩溃、死机，或造成数据丢失、主要功能完全丧失等。

1.5 风险管理

1.5.1 项目风险概论

（1）定义　根据《大项目风险分析》书中给出的定义，风险是由于从事某项特定活动过程中存在的不确定性而产生的经济或财务的损失、自然破坏或损伤的可能性。项目风险管理是指对项目风险从识别到分析乃至采取应对措施等一系列过程，它包括将积极因素所产生的影响最大化和使消极因素产生的影响最小化两方面内容。

（2）项目风险属性　随机性、相对性（收益大小、投入大小、主体地位及拥有资源）、可变性（性质变化、后果变化、新风险）。

（3）项目风险分类　按后果分为纯粹和投机风险；按来源分自然风险、个人风险；按范围分为局部和总体风险；按承担者分项目业主风险、政府风险、承包商风险、投资方风险等；按可预测性分已知风险、可预测风险和不可预测风险。

1.5.2 项目风险管理要求

（1）风险管理必须识别风险。风险识别是确定何种风险可能会对企业产生影响，最重要的是量化不确定性的程度和每个风险可能造成损失的程度。

（2）风险管理要着眼于风险控制，通常采用积极的措施来控制风险。通过降低其损失发生的概率，缩小其损失程度，来达到控制目的。控制风险的最有效方法是制定切实可行的应急方案，编制多个备选的方案，最大限度地对项目所面临的风险做好充分的准备。当风险发生后，按照预先的方案实施，可将损失控制在最低限度。

（3）风险管理要学会规避风险。在既定目标不变的情况下，改变方案的实施路径，可以从根本上消除特定的风险因素。

1.5.3 项目风险管理活动与步骤

（1）风格管理规划　包括对风险的量度、评估和应变策略。理想的风险管理，是一连串排好优先次序的过程，使其中可引致最大损失及最可能发生的事情优先处理、而相对风险较低的事情推迟处理。

（2）风险识别　包括风险影响因素、风险发生频率及风险引起后果的严重程度。风险识别方法主要为风险信号检测法，通过对项目管理过程中关键环节或复杂事件分解可识别的信号信息进行监测、统计和识别。

（3）风险分析　是在风险识别的基础上对项目管理过程中可能出现的任何事件所带来的后果分析，以确定该事件发生概率以及可能带来的影响及潜在相后果。其中进度网络模型、预期货币价值分析、寿命周期费用模型和快速反应速率等模型主要用于分析项目进度风险和项目成本风险；其他模型工具还包括概率分布、概率树、评估矩阵表、外推法、PERT、GERT、蒙特卡洛方法和鱼骨图。在风险影响程度分析方面采用风险影响标度，分别根据成本、进度、范围和质量进行评价，共分为5个等级，具体如表9-12。

表9-12　项目风险影响标度

目标	非常低0.05	低0.1	中等0.2	高0.4	非常高0.8
成本	成本增加幅度非常小	成本增加（＜10%）	成本增加（10%~20%）	成本增加（20%~40%）	成本增加（＞40%）

续表

目标	非常低0.05	低0.1	中等0.2	高0.4	非常高0.8
进度	进度延迟非常小	进度延迟（<5%）	进度延迟（5%~10%）	进度延迟（10%~20%）	进度延迟（>20%）
范围	不显著范围减少	次要方面受到影响	主要方面受到影响	发起者不可接受	项目最终结果无法使用
质量	不明显质量下降	仅要求严格应用受影响	质量降低需要批准	发起者不可接受	项目最终结果无法使用

（4）风险控制管理　项目风险控制主要针对人员流动风险、成本风险、技术风险和进度风险；其中人员流动风险和进度风险在项目开始前、启动时及实施阶段均采取不同的风险控制管理工作；详见图9-6。

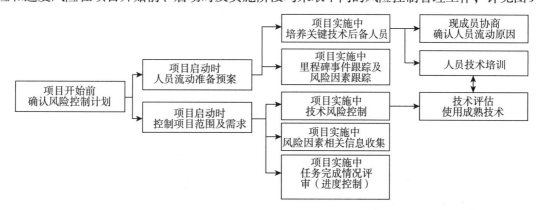

图9-6　项目风险控制流程图

风险控制管理一般采用风险应对计划核对表、偏差分析技术和定期项目风险评估等。

1.6 文档管理

项目文档管理是指在一个系统（软件）项目开发进程中将提交的文档进行收集管理的过程。文档管理在项目开发中不是很受重视，信息项目由于建设周期较长，涉及立项、采购、实施、验收和运维等环节；各个业务流程均有对应的过程文档；当发现其重要性时，往往为时已晚。整个项目可能因此变得管理混乱，问题产生后无据可查。文档管理对于一个项目的顺利进行有着至关重要的作用。

1.6.1 文档分类与要求

（1）根据文档类型　可分为开发文档、产品文档和管理文档。

•开发文档：可行性研究报告和项目任务书、需求规格说明、功能规格说明、设计规格说明、开发计划、软件集成和测试计划、质量保证计划、安全和测试信息；

•产品文档：培训手册、参考手册和用户指南、软件支持手册、产品手册和信息广告；

•管理文档：进度变更记录、软件变更情况记录、开发团队的职责定义、项目计划、项目阶段报告、配置管理计划。

（2）文档管理工具与要求

•根据GB/T8567-2006规定要求，文档分类按照文档质量分4级。

•文档管理工具：免费开源SVN（SubVersion）、GIT（分布式管理、网络依赖性低、系统健壮、更少仓库污染）、CVS。

•文档规范化管理：文档书写规范、图表编号规则（6位码）、文档目录编写标准和文档管理制度。

1.6.2 文档管理作用

•项目管理者了解开发进度、存在的问题和预期目标的管理依据。

•文档管理则是不同小组任务之间联系的重要凭证。

•可提供完整的文档，保证了项目实施与开发的质量。

• 项目文档是系统管理员、操作员、用户、管理者和其他相关人员了解系统如何工作的培训与参考资料。

• 项目文档将为系统维护人员提供维护支持。

• 项目文档作为重要的历史档案将成为新项目的开发资源。

1.6.3 文档管理工具

SVN是由CollabNet公司开发的一个开源代码版本控制系统，主要适用于软件开发工程师使用；SVN属于集中式管理，需要应用服务器支持系统运行，其分支易扩展性较差且不能支持本地版本控制。GIT作为一个开源的分布式版本控制工具，其分支灵活，不受网络服务器影响即可实现本地版本控制工作。

1.7 项目集与组合管理

1.7.1 项目集

项目集是通过产生共同的结果或整体能力而形成的相互联系，通常情况下，统一管理比分开管理更有效、有益的，互相关联的项目叫作项目集。管理重点是在项目集（Program）里进行项目（Projects）之间的协调。

1.7.2 项目组合管理

（1）项目组合（Portfolio） 是指为了实现战略业务目标而集中放在一起以便有限管理的一组项目，为创造独特产品、服务或结果而进行的一次性努力。

（2）项目组合管理（Portfolio Management） 是为了实现特定的战略业务目标，对一个或者多个组合进行集中管理，包括对项目、项目集和其他相关工作的识别，优先排序、授权、管理和控制等活动。管理重点是项目选择，优先级定义，特别重要的是资源分配。项目组合中的项目管理内容不一定彼此依赖或有直接关系，放一起管理的可以是非相关的项目，不同的项目集，或子项目组合、运营等，以达成战略目标。项目组合管理不是简单地对多个项目进行管理，而是超越了传统项目管理的边界，作为项目和战略之间的桥梁，它使项目实施和战略结合起来（图9-7）。

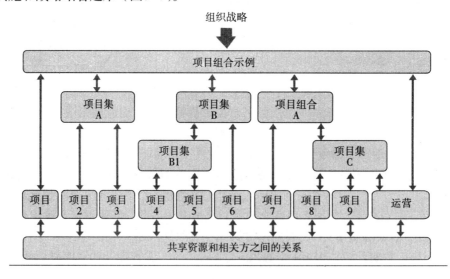

图 9-7　项目集和项目组关系图

1.8 项目管理能力成熟度测评

组织项目管理成熟度模型（Organizational Project Management Maturity Model，OPM3）是美国项目管理协会（PMI）最新发布的标准。

1.8.1 组成要素

（1）知识 构成组织级项目管理的最佳实践。

（2）评估 提供一种评估方法和工具，用于衡量当前组织的项目管理成熟度，并和模型进行比较。

（3）改进 根据评估的结果为组织制订改进的计划。

1.8.2 基本框架

（1）最佳实践（BP） 经实践证明和得到广泛认同的比较成熟的做法。

（2）能力（CC） 是最佳实践的前提，具备了某些能力组成就预示着对应的最佳实践可以实现。

（3）可见的结果（OO） 结果和组织的种种能力之间有确定的关系，可见的结果意味着组织存在或者达到了某种特定的能力。

（4）关键绩效指标（KPI） 能测定每个结果的一个或多个主要绩效指标。

2.沟通管理

2.1 沟通概论

沟通定义：为了一个预先设定的目标，把信息、思想和感情在个人或群体之间进行传达并最终形成共同协议的过程。

2.1.1 沟通过程"八要素"

沟通过程要素包括沟通主体、沟通客体、编码、渠道、解码、反馈、噪声和背景。根据沟通过程要素构建沟通模型设技，如图9-8。

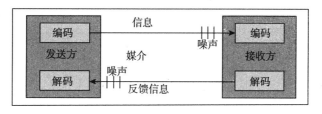

图 9-8 沟通模型

（1）编码 是沟通主体通过对信息组织或文档化转换的过程，是信息发送前的处理过程，编码的质量直接影响沟通的最终效果。编码阶段引起的沟通障碍主要表现为能力不足、知识储备不足或表达描述不清晰。

（2）沟通客体 又称沟通对象、接收者或信息受众，即信息的接收方，包括个体沟通对象和团体沟通对象；团体沟通对象又有正式群体和非正式群体的区分。沟通客体的能力文化水平、客体范围过大或过小，以及缺乏反馈等，均可造成沟通障碍。

（3）渠道 即媒介或载体；沟通渠道数量 =n×（n-1）/2，n代表数量；沟通渠道与沟通人员数量呈正相关，因此，项目干系人越多，沟通的渠道数量越多，导致沟通噪声越大，不仅增加了沟通成本和复杂程度，还容易导致信息沟通障碍。

（4）反馈 是指接收者态度或理解程度；由于主客体的文化、知识水平以、编解码方式及噪声等因素会影响到沟通客体是否全面理解，通过沟通客体反馈有助于沟通主体明确信息是否有效传递。

（5）噪声 又名影响因素、失真或误解；噪声受沟通方式、媒介数量、编码方式和解码方式，以及沟通主体及客体的文化水平等因素影响；一般情况下，信息传递媒介越多，主客体文化水平越低，编解码越复杂，其信息噪声越大；因此，减少信息噪声的有效方法是减少信息媒介数量、使用面谈及书面沟通方式减少信息噪声，同时通过培训增强沟通主客体理解信息内容。

（6）背景 包括时空、环境、文化、社会、心理等场景；背景的合理运用有助于提升沟通效果。

2.1.2 沟通分类

分类标准包括按信息分类、按接收者分类、信息源关系分类、按渠道分类、按效果分类、按人际沟通方式分类和按背景分类等；具体如下。

（1）按信息分类　分为情感沟通、业务信息沟通、责任权利利益沟通、企业战略与文化沟通、外部沟通、制度沟通。

（2）按接收者分类　分为自我沟通、人际沟通。

（3）按信息源关系分类　分为组织沟通和团队沟通。

• 组织沟通：是指人力资源管理中最为基础和核心的环节，它关系到组织目标的实现和组织文化的塑造；组织沟通由沟通背景、沟通发起者、沟通编译码、沟通渠道、沟通干扰、沟通接受者和沟通反馈等要素构成；影响组织沟通的主要因素包括沟通流程、组织文化和领导行为风格。领导分型包括双盲型、被动型、强制型和平衡弄，其中双盲型领导其组织沟通缺乏有效沟通，团队缺乏创造性；被动型容易造成信息危机，强制型组织缺乏积极性和导致不良情绪，平衡型具备良好互动且效率最高。提升组织沟通效果的方法包括建立沟迪标准、强化内部培训和转换领导意识。

• 团队沟通：指按照一定的目的，由两个或两个以上的雇员组成的工作小组；在这种工作小组内部发生的所有形式的沟通。团队沟通适用于项目实施、问题讨论和继续学习等场景；团队沟通管理通过学习组织型、PDCA、头脑风暴和六顶帽子法等方法工作，实现团队信息共享，解决问题和共同成长。

（4）按渠道分类　分为会议沟通、面谈沟通、书面沟通、口头通道、邮件沟通和网络沟通。会议沟通是一种成本较高的沟通方式，沟通的时间一般比较长，常用于解决较重大、较复杂的问题；适用于需要统一思想或行动，需要当事人清楚、认可和接受，传达重要信息，澄清一些谣传信息或讨论复杂问题的解决方案等正式场景；会议沟通前需要对会议沟通模式、会议目的、与会者构成及角色职责（主持、发言、旁听、记录）、组织准备、议程和会议记录等内容进行准备。

（5）按效果分类　分为有效沟通和不良沟通；有效沟通是指准确地理解信息的含义，而非沟通双方达成一致意见，沟通是双向和互动反馈和理解的过程。有效沟通需要通过建立和谐的关系，敏锐倾听，传递有效信息，共同参与，确认问题和验证感受。沟通过程受各种因素影响可导致不良沟通，其影响因素包括语言障碍（表达能力不足）、文化差异、教育背景、主观原因、不良情绪、传递形式障碍、信息传送不全或不适时。

（6）按人际沟通方式分类　分为语言与非语言、正式与非正式、单向与双向、会议与个别、上下与平行。人际沟通受时机、场合、方式、内容（思想和感情）、结果（理解和执行）和反馈"六要素"构成；人际沟通具备社会普遍性、目的性、互动性、关系性、象征性、习得性和不可逆性特点。

（7）按背景分类　分为正式沟通与非正式沟通。正式沟通包括会议、报告、调查、培训、书面交流和参观访问，其效果较好，具备一定的约束力和权威性，但沟通耗时较长；非正式沟通表现为非正式场合的谈话，其形式不限，容易组织实施，但信息不确切，易于曲解和失真。非正式沟通对于组织或团队沟通是一把"双刃剑"。

2.1.3 沟通原则

信息明确（目的性）、组织结构完整性、及时性、非正式沟通策略、重视交谈与倾听技巧。根据德鲁克的"3W法则"，沟通双方在沟通前需明确"说什么（What），什么时候说（When）和对谁说（Who）"。

2.1.4 沟通技巧

（1）沟通风格　按照客观性和沟通态度分为分析型、实践型、表现性和理想型沟通风格。

（2）非语言技巧方面　包括肢体语言（表情、眼神、手势）、空间、时间安排、环境、副语言（语气、音调）和身体特征；非语言技巧一般隐含态度信息、心理信息和情绪信息。根据"7-38-55原则"，非语言技巧在沟通过程占93%，其中沟通内容占7%、肢体语言占55%和语气语调占38%。

（3）倾听技巧　包括专注、移情（同理心）、接受和对聆听后复述确认。谈话沟通由于受语言、文化等因素影响，会导致信息传递失真，因此采用倾听后复述确认，保障沟通双方信息能正确传递。根据柯维的倾听层次观点，倾听分为忽视型、假装型、选择性、专注型和共鸣型五个层次。

（4）沟通语言　要求精练、清晰和有条理，切忌空话、套话及主观性不确定性的信息。

（5）冲突处理技巧 包括管理者提供疏导、发泄、转移的渠道；调查了解冲突原因、双方应负责任并进行劝导；通过协商法、仲裁法、权威法、回避法、批评等方面解决冲突。

2.1.5 沟通模式

表 9-13 沟通模式分类特点与应用

沟通模式	优点	缺点	应用
SBAR模式	效率高，标准化和易操作	双向性较差	护理、交班、项目论证、交付
CICARE标准流程	操作规范、内容有序、沟通双向、知识跨学科性	时效性较差	临床沟通、需求收集、项目调研
乔哈里视窗模式	易于掌握，灵活，开放与共享，有参照	主体意识信息传递过多，易受主观影响	组织沟通（上下级）、团队沟通、自我沟通、教学、咨询
Teach-back	双向性佳、灵活性高、效率高	渠道数量限制	教学、健康宣教
HEART沟通模式	双向性佳、客体易于接受	客体主导、主观性较强、难以标准化、渠道数量限制	护理、医患关系、纠纷处理
AIDET模式	标准客观	时效性较差、双向性较差	随访、护理
萨提亚模式	双向性佳、效率高	标准性差、渠道数量限制、背景准备时间长、易受主客体因素影响	亲子教育

2.2 项目沟通管理

项目沟通管理是确保及时正确地产生、收集、发布、储存和最终处理项目信息所需的过程。它提供了项目实施人员、思想和信息之间的重要联系。项目沟通管理包括沟通计划、管理沟通和控制沟通。

项目干系人也称项目的利害关系者，即沟通主客体，是指影响项目决策、活动或结果的个人、群体、组织，以及被项目决策、活动或结果影响的对象。项目沟通管理同时是项目干系人管理，通过分析干系人对项目的期望、影响，制定合适的管理策略来有效调动干系人参与项目的决策和执行。项目干系人包括政府有关部门、公众、项目用户、媒体等。

2.2.1 沟通计划

沟通计划由活动计划和沟通计划文档组成，沟通计划根据沟通要求、沟通技术和制约因素三方面内容制订。沟通计划编制总体而言需明确责任、目标、沟通方式及时间。沟通计划文档须提供目标、任务、具体责任、预算与资源保障、收集和归档格式要求、信息发布格式与权限的要求、识别干系人、信息种类归类、传递的周期及传递要求，所发布信息的描述、更新和修订项目沟通管理计划的方法和约束条件与假设前提。其他沟通计划包括项目进度计划、负责沟通相关信息的人员、分配资源、时限、频率、时间、预算，以及项目信息流向图、工作流程、报告清单和会议计划等。

2.2.2 管理沟通

管理沟通是指社会组织及其管理者为了实现组织目标，在履行管理职责、实现管理职能过程中的有计划的、规范性的职务沟通活动和过程。其作用有助于改进个人做出的决策，促使企业员工协调有效地工作，能激励员工，改善工作绩效。管理沟通方法包括发布指示、会议制度、个别交谈、建立沟通网络。项目管理沟通按照沟通过程要素分别对项目干系人进行沟通管理，具体要求见表9-14。

表 9-14 项目沟通要素管理

沟通要素	项目沟通要素	目的或要求
主客体	项目干系人	职责分工
信息	需求、进度、问题和知识等	规范记录项目沟通信息
渠道	沟通文档、项目沟通活动	规范纳入项目管理文档
反馈	产品输出、测试或评价	确保需求合理，项目进度和质量可控，降低项目风险
噪声	变更、障碍	控制沟通障碍
背景	技术及知识差异	知识技能培训

项目沟通内容以项目沟通文档形式保存，项目沟通文档包括任务书模板项目进度情况表、需求变更表、需求调研表和会议纪要等。

控制沟通：控制是在整个项目生命周期中对沟通进行监督和控制的过程，以确保满足项目干系人对信息的需求，确保所有沟通参与者之间的信息流动的最优化。控制沟通可通过信息管理系统、专家判断或会议等工具技术，管理项目沟通计划及活动的执行情况，输出相应的项目管理文档。控制沟通同时承担控制项目沟通障碍影响因素职责，项目沟通障碍及策略参照沟通障碍因素，具体如下。

- 项目干系人、信息科工程师及实施人员知识背景差异及频繁变更。
- 沟通双方使用自身专业语言导致语言障碍。
- 现有技术与干系人需求存在差异。
- 沟通双方信息不对称。
- 项目沟通控制及项目沟通文档管理不规范。
- 项目范围与项目变更的权衡。

2.3 项目团队管理

2.3.1 团队管理概论

- 项目团队常见问题涉及无效的领导、缺乏合作、缺少参与、拖延、低劣质量、功能蔓延和无效的对等评估等方面；除此以外，缺乏清晰目标和明确的项目实施计划，也是导致团队管理的诱因。
- 团队管理失败的原因：主要包括资源不足、领导问题、目标不能达成和士气低落。
- 团队建设经历组建—动荡—规范—执行四阶段。
- 团队管理核心要点：包括制定明确可实现目标，并按计划追踪目标完成情况；及时听取团队成员反馈；制订团队工作规范，明确成员责任。
- 成员需求与激励：根据马斯洛需求理论，需求由低级向高级分层分别为物质生理需求、安全需求、社交需求、受到尊重和自我实现。团队管理基于该理论建立物质、培训、参与、文化和成长激励等，促进团队沟通及成长。
- 团队风格根据团队互动和项目指导情况进行分类，团队管理风格包括开放型团队、随意型团队、封闭型团队和同步型团队；具体见表9-15。

表 9-15 团队风格与特点

团队风格	特点
开放型团队	更多互动，团队成员专业知识差异不大
随意型团队	更少指导，适用于创新性或争议性大的问题，适用于头脑风暴
封闭型团队	更多指导，自上而下管理，紧急或明确任务效率很高
同步型团队	更少互动，成员单独完成各自任务，缺乏交流需求的项目

2.3.2 项目团队管理工具

建立高效的项目管理团队，离不开以下四要素：团队凝聚力、富有挑战性目标、及时反馈和建立共同的工作架构（工作规范，明确各自责任）。以项目团队沟通工具"六色帽子思考法"为例；项目团队分别对项目的客观情况进行逻辑分析，根据不同干系人的需求出发思考，对项目的创新成果探索、风险和问题提出解决方案；并通过流程管理，形成标准作业和工作章程。项目团队沟通是业务需求向信息化和标准化转化的管理过程。团队成员根据其技能、知识、性格和分工分配不同颜色，

（1）工作分工

- 白色（事实陈述）：用事实或数据客观描述当前现状，如业务流程、信息化程度及工作模式等。
- 绿色（假设创造）：基于现状背景、工作目标及外部技术及政策环境等因素，预测结果和创新设计，寻求新方案和备选方案。
- 黄色（逻辑分析）：以利益和价值为评价，客观评价备选方案、当前业务流程及项目。

- 黑色（批评/风险评估）：风险评估和挖掘错误，提供改进和解决问题的方法。
- 红色（情感表达）：通过角色互换进行换位思考，有利于理解项目干系人需求。
- 蓝色（运筹控制）：通过对方案的设计、评估、实施及反馈等工作，形成标准的流程管理，形成标准作业和章程。

（2）注意事项　"六色帽子思考法"在实践过程中需要注意以下情况，以免导致沟通冲突甚至项目终止。

- 剔除无助和混乱的思维，摆脱习惯枷锁。
- 平衡组织不同的想法和观点。
- 避免自负和片面性。
- 培养协作思考的习惯。
- 减少会议讨论的交互中的对抗性。
- 创造动态积极的环境，活跃会议氛围。
- 从全新和不寻常的角度、从多个角度看待问题，从而取得对当前问题的有效解决方案。

2.3.3 项目绩效管理

项目绩效管理是项目组织与人力资源管理的重要组成部分，也是项目管理的重要内容，项目绩效管理是以团队目标为导向，在团队负责人和团队成员之间就目标本身及如何实现而达成共识，形成利益与责任的共同体，并推动和激励成员实现预先设定的绩效，从而实现团队目标的过程。

项目绩效管理体系包括设定项目绩效目标、制定项目绩效计划、记录团队成员的项目绩效表现、项目绩效考评、项目绩效考核结果的反馈及合理运用等内容，可以简单地表述为项目绩效计划、项目绩效执行与沟通、项目绩效控制、项目绩效考核、项目绩效反馈几个部分。

第二节　药学信息化建设实务

药学信息作为医学信息的重要组成部分，贯穿整个医疗服务和管理体系，是医院信息化建设的重要组成部分，也是医院各类等级评审工作的核心条款。本节将从信息项目全生命周期角度分析药学信息化规划、立项、采购、实施和运维等阶段管理要求，并整理药学信息资源信息。

1.药学信息项目全生命周期管理

1.1 全生命周期概论

信息系统全生命周期指信息系统在使用过程中随着其生存环境的变化。根据1986年《计算机软件开发规范》，软件生命周期可分为可行性研究与计划、需求分析、总体设计、详细设计、实现、集成测试、确认测试及使用与维护；随着信息系统工程发展，信息系统生命周期分为系统规划（可行性分析与开发计划）、系统分析（需求分析）、系统设计（总体设计和详细设计）、系统实施测试（编码、测试、转换）、系统运行维护五个阶段。

（1）根据GB/T 8566–2007《信息技术软件生存周期过程》定义，软件生存周期过程包括软件获取过程、软件供应过程、软件开发过程、软件运作过程和软件维护过程。软件生存周期工作量分布按设计：编码：测试：运维的比例约为20：15：20：45。

- 软件项目定义阶段：项目定义包括制定软件项目规划、软件需求分析和定义、确定软件性能和资源约束以及软件要素定义验收标准等。
- 软件开发阶段：此阶段任务是将系统需求转换成可操作的软件，软件开发包括软件总体结构设计、数据设计、过程设计和编码组成。
- 软件验证、提交和维护阶段：软件验证任务包括制定软件测试计划和过程、产生测试文档、测试计划和测试用例。软件提交包括已经生成的记录、内部文档（系统设计说明书、模块设计说明书、数据库和文件说明）、程序、开发用户手册和维护手册等。软件维护工作包括修改软件在运行过程中发现的错误，优化软件功能和性能，以及根据管理及软件需求维护数据字典，以保证系统正常运行。

（2）硬件工程设计根据硬件需求设计、制造或选择硬件部件或设备，如主机、通用或专用外部设备、网络与通信设备等。同时考虑信息系统的业务应用、系统功能和性能，如并发用户数、响应时间、数据量和移动应用而选择合适的服务器和物联网设备。此外需要考虑硬件的接口是否标准化，如diacom\com等标准硬件接口。除了上述考虑因素外，还需要考虑硬件的价格、维护成本、维护服务等因素。硬件工程分为硬件设计阶段、设备制造与采购、设备安装交付和维护阶段。

软件工程和硬件工程在立项规划、需求分析和设计阶段，均需进行适度的资源整合，如软件工作在立项规划和需求分析阶段整合为软件项目定义阶段，硬件工程设计则整合了实施前所有工作阶段；具体见表9-16。

表9-16　软硬件工程生命周期对照表

信息系统工程	软件工程	硬件工程
立项规划阶段	软件项目定义阶段	硬件设计阶段
需求分析阶段		
系统设计阶段	软件开发阶段	
系统实施测试阶段	软件验证、提交和维护阶段	设备制造或采购
交付和维护阶段		设备安装交付和维护阶段

1.2 立项规划

信息系统规划（Information System Planning，ISP）阶段是指系统规划组（System Planning Group，SPG）根据开发请求，对组织环境、目标及现状进行初步调查，确定信息系统的发展战略和单位的信息化远景，从而制订可行性研究报告并进行项目评估论证工作；常使用PERT图和甘特图绘制。并利用矩阵表格进行组织分工和信息资源分类。立项内容包括项目建议书、项目可行性研究报告和项目招投标。项目建议书主要阐明项目实施必要性、目标、战略预测和必需条件。项目立项流程见图9-9。

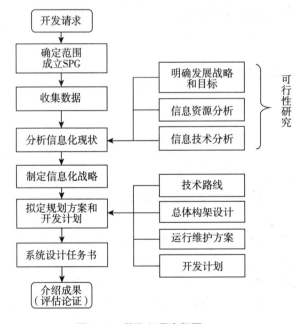

图9-9　项目立项流程图

1.2.1 战略规划

近年来，随着我国医疗改革的深入推进和医药卫生事业的发展，医院药学部门传统的药品保障供应、处方审核、处方调配等人工操作方式已难以应对当前逐渐增长医疗机构业务量以及患者对高质量药学服务需求。自动化设备、信息化技术作为医院药学部门的硬件投入，是实现规范化药品管理、提高工作效率的有效手段。

1.2.2 开发计划

项目开发计划包括以下几个部分。

（1）引言 包括编写目的、项目背景、项目标识、术语定义、参考资料、约束和假定等。

（2）项目概况 项目产品包括交付产品和非交付产品，维护和服务要求。

（3）开发规程、标准和方法 包括系统业务标准、字典标准和接口标准等。

（4）规模和成本估计 项目的工作量和项目的成本估算。

（5）资源分析 包括涉及的软件硬件资源、人力资源、参考标准以及开发资金等资源。药学信息资源作为卫生信息资源的重要组成部分，涵盖了卫生管理、医疗服务和医疗管理等方面信息资源的共享与利用。

（6）项目进度计划内容 包括环境搭建、开发工作、数据库设计、代码编译、系统对接、综合测试、操作文档、培训以及里程碑事件按时间序列及重要程度进行规划，采用pert或甘特图等工具对任务、工期、开始结束时间、负责人及涉及资源进行规划。

（7）风险评估和防范 参照风险管理，包括人员变更风险、资金风险、技术风险、流程风险、政策风险和安全风险制定风险清单和相关防范及应急处理措施。

1.2.3 建设原则与目标

（1）效益性原则 包括社会性效益和经济性效益，其中社会性效益在缺少客观性指标的情况下，可通过满意度评分、用药错误百分比和平均等候时间等量化指标代替。经济性效益包括药品占比、平均单张处方药品金额、住院药品费用占比、年度药品总收入和人力成本等经济性指标。药学信息化项目规划阶段除上述评价指标外，还需要考虑医疗机构自身业务量，如处方量、年度住院人次、药师数量和药学信息化产品价格等影响因素，按照成本-效益和风险-效益模型进行综合评估。

（2）可行性原则 包括技术可行性分析、政策与组织可行性和经济可行性；真实可靠的数据资料是可行性研究的基础和出发点。充分考虑信息技术水平、政策环境、医疗业务水平、学科发展水平和药学信息化人才素质等客观条件进行可行性分析，按照分步建设及"先基础建设及后创新发展"的原则规划药学信息化平台。

（3）标准化原则 是指与国家、行业规定，以及医院总体规划和信息标准的一致性。核心建设要求需与国家及行业评价及建设标准一致，如利用《电子病历系统应用水平分级评价管理办法（试行）》《公立医院等级评审》和《全国医院信息化建设标准和规范（试行）》作为药学信息化规划的主要依据。

1.2.4 信息化规划技巧

（1）信息化规划流程 共分三个阶段，包括调研分析阶段、总体规划阶段和项目工作计划阶段；在各阶段分别完成有关环境分析、战略分析、现状评估、流程分析、需求分析、制定战略、总体框架与标准、项目分解与进度计划和保障措施等工作。

• 环境分析：环境包括外部环境和内部环境。外部环境包括政策环境、信息技术发展水平和同行发展和信息化管理水平等；内部环境包括财务预算、医院信息化水平、基础网络、场地空间、制度流程及人员信息素质等。可通过情报检索、问卷调研法、参观调研法和信息资源目录对照进行分析。

• 战略分析：是指依据组织外部环境和自身条件及其变化来制定和实施战略，并根据实施过程与结果评价和反馈来调整，重新制定战略。组织战略管理是实施项目组合管理、项目集管理和项目管理的基础。按照组织战略层次可划分为目标层、方针层和行动层，即战略管理内容包括一定时期内组织的发展方向、目标、任务和政策。组织战略受组织结构、组织文化、组织资源、组织沟通、组织制度和价值观念等因素影响。在战略规划时，既要平衡创新风险，又要注重服务、质量和效率。反应者战略对外部环境缺乏控制，缺乏适应外部竞争的能力，同时组织缺乏系统的战略设计。组织战略类型的关系详见图9-10。

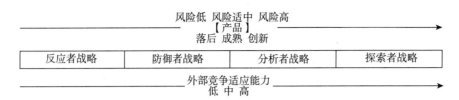

图 9-10　组织战略类型关系图

• 现状评估：评估步骤包括运用全面发现偏差工具（RVR/CER等），列举当前资源及业务情况，及其与国内外现状的关系；确认重点问题的普遍性及影响范围；通过管理工具进行问题原因分析及问题分类；针对重点问题及其原因制定措施及计划。

• 流程分析与设计：是信息系统功能设计的关键工作；高效的流程设计不仅可以节省系统开发源代码，同时可减少系统故障比例。详细的流程分析与设计参照药事管理章节中流程管理相关知识要点。

（2）规划依据　按照层级划分可分为总体战略和组织中部门战略；根据组织总体目标分解部门目标，结合政策导向和组织资源规划部门组织战略。规划方法可采用平衡计分卡法和标杆法。以防御者战略规划为例，在政策与目标规划方面可以参照卫生信息化建设标准或医院等级评审进行战略规划。

• 基层医疗机构：参照2012版《基层医疗卫生信息系统基本功能规范》进行信息化规划；根据要求，基层医疗信息化建设需具备基本药物管理、药房管理、药库管理、个人绩效管理、基本药物监管接口。其中药库管理可自动获取药品名称、规格、批号、价格、生产厂家、药品来源、药品剂型、药品属性、药品类别、医保编码、领药人、开方医生和全科诊疗患者等基本信息。

➤ 药品采购计划：自动生成采购计划及采购单。

➤ 药品入库：包括采购入库、调拨入库、盘盈入库、获赠入库等。

➤ 药品出库：包括领用出库、销毁出库、退药出库、盘亏出库等。

➤ 药品盘点：生成盘点单，盘点盈亏处理。

➤ 药品调价：对库存药品进行调价处理。

➤ 药品库存管理：包括药品库存的日结、月结、年结功能，并能校对账目及库存的平衡关系。

➤ 药品有效期管理：可自动报警和统计过期药品的品种数和金额，并有库存量提示功能。

➤ 低限报警：实现低限药品的低限报警功能。

➤ 药库管理信息的查询、调阅与使用：根据操作者的查询条件，给出药库管理的查询结果或响应其他服务组件、功能模块的调阅使用要求，提供标准化的药库药品统计信息，包括药品的入库、入库、调拨明细、盘点明细、盈亏处理明细、调价明细、报损明细、退药明细等。

➤ 药库管理信息统计：根据操作者的统计要求，给出统计结果或响应其他服务组件、功能模块的统计要求，提供可交互的统计结果信息，主要包括药品的入库、入库、调拨、盘点、盈亏处理、调价、报损、退药等统计信息。

➤ 药品核算：可统计分析药房的消耗、库存。

➤ 单据打印输出：可自动调整各种单据的输出内容和格式，并有操作员签字栏。

• 二级以上医疗机构：参照2018版《全国公立医院信息化建设标准与规范（试行）》进行信息化基础建设工作；并在基层医疗机构要求的基础上增加以下信息建设项目：处方前置审核功能、抗菌药物管理功能、药品知识库临床应用、药品质量信息追溯管理和药事质量管理指标监测等功能建设。详细建设清单及等级评审要求可见表9-17。

表 9-17 等级医院建设目标

业务系统	建设目标
门诊合理用药	●实现医嘱自动审查、实时提醒、在线查询，及时发现不合理用药问题。具备医嘱自动复核、用药实时提醒、用药信息在线查询、用药提示、合理用药统计分析、合理用药知识库6项功能。提供药物相互作用、配伍禁忌、适应证3种内容复核提醒 二级医院具备2项功能、提供1种内容复核提醒 三级乙等医院具备4项功能、提供2种内容复核提醒 三级甲等医院具备5项功能、提供3种内容复核提醒
药品医嘱执行	●实现针剂、口服药、外用药等全过程管理。具备配药管理、标签管理、患者身份查对、药品查对、患者呼叫管理、患者及医嘱信息自动获取和比对、医嘱配伍禁忌审查、用药前后患者病情自动获取8项功能 二级医院具备4项功能 三级乙等医院具备5项功能 三级甲等医院具备6项功能
输液管理	●实现患者身份及输液药品的核对、输液过程全流程管理；具备登记管理、配药管理、标签管理、输液位置管理、患者身份查对、药品查对、患者呼叫管理、临床信息共享、智能提醒、医嘱校对知识库10项功能。支持条形码、二维码、RFID等其中一种识别方式 二级医院具备7项功能 三级乙等医院具备8项功能 三级甲等医院具备9项功能
移动药事	●移动端支持药师查房和参与会诊，辅助药师制定药师查房计划，实时分析患者用药安全性和合理性，进行治疗药物监测，设计个体化给药方案，提供药物咨询，完成临床药历和查房记录。具备调阅患者基本及疾病信息、用药咨询、用药安全宣教、药师会诊、药师查房计划、药历管理、查房记录、合理用药知识库8项功能。支持临床药历书写、临床药学查房分析、临床药学计算、安全评估4种临床专业技术工具 二级、三乙推荐建设 三级甲等具备6项功能、支持2种工具
药事信息管理	●支持药师查房与会诊，实现对药物使用进行咨询、指导与监测，提供个体化给药方案，开展处方审核点评和用药评价；具备用药咨询、处方审核点评、用药安全宣教、药师查房、信息浏览（病历病史信息、疾病诊断信息、医嘱信息、用药信息、过敏信息、检查检验信息等）、药师会诊、个体化给药方案、药学监护评估、药历管理、药师数字身份认证10项功能。提供患者用药咨询及用药安全宣教2种合理用药知识库。提供患者药物反应、用药建议2种临床药学评估工具 二级医院具备5项功能、提供1种知识库、提供1种评估工具 三级乙等医院具备7项功能、提供1种知识库、提供2种评估工具 三级甲等医院具备8项功能、提供2种知识库、提供2种评估工具
处方点评	●定期或不定期抽查门诊处方或住院医嘱，实现处方审核和点评。具备处方点评知识库设置、规则设置、处方数据抽取规则设置、抽查处方样本点评、临床信息调阅、处方点评统计、超常处方统计、点评报告自动生成、点评结果反馈9项功能。支持从临床业务信息系统或医院信息平台（数据中心）其中一种处方数据抽取方式。提供桌面终端或移动端其中一种消息提醒途径 二级医院具备4项功能 三级乙等医院具备6项功能 三级甲等医院具备7项功能
发药管理	●实现各药房、自动包药机、自动发药机的发药流程管理以及退药等功能管理，确保用药安全，实现药品的可追溯。具备药房药物规则管理、门急诊药房配发药、门急诊处方审核、住院发药审核、临床用药知识库管理、退药处理、处方与医嘱信息获取、住院药房调剂、智能提醒、药物自动识别管理、药物追溯管理11项功能。支持条形码、二维码、RFID等3种药品识别方式 二级医院具备5项功能、支持1种药品识别方式 三级乙等医院具备6项功能、支持1种药品识别方式 三级甲等医院具备8项功能、支持1种药品识别方式
抗菌药物管理	●抗菌药物分级管理，实现抗菌药物使用的全程干预、警示、评估和点评；具备抗菌药物知识库设置、抗菌药物分级规则设置、使用分级授权、审批提醒、用药效果评估、指标统计6项功能 二级医院具备3项功能 三级乙等医院具备4项功能 三级甲等医院具备5项功能

续表

业务系统	建设目标
基本药物监管	● 对医疗机构基本药物的采购、支付、价格、使用等各环节进行监管，开展基本药物临床综合评价。具备基本药物信息共享、流通数据监测、临床使用信息采集、用药监控辅助决策知识库、药物使用统计分析5项功能。支持通过桌面终端、移动终端2种信息提醒方式 二级医院具备2项功能、支持1种信息提醒方式 三级乙等医院具备3项功能、支持1种信息提醒方式 三级甲等医院具备4项功能、支持1种信息提醒方式
药物物流管理	● 实现医院各级药库、药房的药品进销存管理，可接收院外药品供应链信息，提供完整的药品账务管理，通过药品标识码，实现药品批次追溯功能。具备药品供应商信息接收、药品采购、入库、出库、库存、药品调价自动化、药品盘点、药品标识码、药品配送、药品追溯、统计台账11项管理功能。支持条形码、二维码、RFID等3种药物识别方式 二级医院具备5项功能、支持1种药物识别方式 三级乙等医院具备7项功能、支持1种药物识别方式 三级甲等医院具备9项功能、支持2种药物识别方式
静脉药物配置管理	● 实现医嘱审核和药物配伍禁忌复核等功能。具备智能获取信息（病历病史信息、疾病诊断信息、医嘱信息、用药信息、过敏信息等）、药师审核、贴签摆药、入舱核对、冲配核对、出舱核对、病区签收、退药管理8项功能。支持患者基本信息、病历病史信息、疾病诊断信息、医嘱信息、用药信息、过敏信息6种信息自动获取共享 二级医院具备5项功能、支持自动获取及共享4种信息 三级乙等医院具备6项功能、支持自动获取及共享5种信息 三级甲等医院具备8项功能、支持自动获取及共享6种信息
其他业务系统	● 药品不良事件报告具备登记、撤销、上报、审批处理、反馈分析、相关临床信息集成调阅、临床数据引用方式、干预措施管理8项功能。其中二级医院具备4项功能；三级乙等医院具备5项功能；三级甲等医院具备6项功能 ● 支持基于知识图谱的智能辅助诊断和用药推荐建设 ● 基于物联网应用的药品盘点、毒麻药品全生命周期管理和患者用标识，三级医院建设要求 ● 药房满意度评价，三级甲等建设要求 ● 药物字典与合理用药知识库管理 ● 手术药品管理，实现术前准备、麻醉开始、手术中、麻醉复苏、手术结束5个环节监控 ● 虚拟助理则推荐建设基于知识图谱的智能辅助诊断和用药推荐功能

1.2.5 药学信息化项目遴选与评价

信息化项目根据建设内容可分为软件开发类项目、大型信息化项目、小型信息化项目和硬件类信息化项目。随着医疗机构信息化程度的不断提高，卫生信息产品呈现同质化竞争的趋势；且信息化项目建设周期较长，传统的价格和功能比较已不适用于信息化项目遴选；在信息化项目遴选时，不仅需要考察产品价格与质量，同时需综合售后服务、运维成本、效益和产品技术成熟度等因素。

（1）软件能力成熟度模型（Capability Maturity Model for Software，CMM） 是一种对软件组织在定义、实施、度量、控制和改善其软件过程的实践中各个发展阶段的描述形成的标准；重点评价软件供应商对软件开发管理能力，适用于开发设计项目的遴选与评价工作。目前，CMM共分为五个等级：一级为初始级，二级为可重复级，三级为已定义级，四级为已管理级，五级为优化级；然而国内取得CMM认证的药学信息系统供应商相对较少，因此，本评价模型不建议用于成熟的药学信息化项目遴选。

（2）同行评议 同行评议最早用于论文审稿工作，项目遴选采用同行评议中的单向隐匿评议，拟建设医院根据院内外调研，筛选潜在信息化项目建设单位清单；医疗机构分别向各产品供应商的已上线运行医疗机构进行单向评议咨询，包括产品稳定性、规范性、服务满意度、技术成熟度、产品易用性及项目实施周期等内容。同行评议受评议专家所在医院的信息化程度、业务复杂程度、医院规模、产品供应商的服务半径和合同金额等因素影响；因此，在筛选同行评议专家时，尽量选择区域内同行规模的医疗机构，减少选择偏倚。同行评议适用除软件开发项目外的其他信息化项目。

（3）产品技术成熟度评价 可参考Gartner技术成熟度曲线，了解技术发展趋势。技术成熟度是依据文献、专利和市场热度等因素的综合评价指标；技术成熟度共分5期，包括技术萌芽期、期望膨胀期、泡沫破裂期、稳步上升期和生产成熟期；随着时间推移，其技术风险逐步下降，但在市场热度方面侧呈现急剧上升–急剧下降–稳步上升的曲线表现。组织可根据自身的组织策略类选择不同技术成熟度的新产品，如防御战略型组织选择生产成熟期产品。技术成熟度曲线图见图9-11。

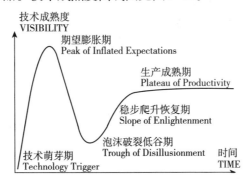

图9-11 技术成熟度曲线

（4）用例测试评价 适用于大型信息化项目功能评价。各参与调研企业按照医院提供测试环境配置清单和用例测试脚本，提前进行远程部署，通过远程操作向医院演示用例测试情况，评价其系统功能及性能。用例测评不适用于硬件项目。用例测试需要进行大量本地化优化和开发工作，因此小型信息化项目供应商一般不提供用例测试演示服务用例测试方法如表9-18所示。

表9-18 用例测试方法比较

项目类型	测试方式	优缺点
大型软件项目	远程桌面、云服务器	测试版本非最新版本、功能及业务数据量相对较小，适用于功能及业务流程演示；由于涉及较多接口，不宜在本地部署演示
小型软件项目	现场测试或远程演示	高效、快速
硬件项目	现场测试	除小型或可移动式外，一般不提供测试
软硬件项目	已上线医疗机构	涉及安装、场地改造和接口对接等，需要真实环境测试
数据服务项目	现场测试	受医院自身数据质量影响数据服务输出成果

（5）信息系统模型评价 信息系统由独立或多个模块构成，模块根据联系度量（内聚度）可划分为偶然模块、逻辑模块、时间模块、过程模块、通信模块、顺序模块和功能模块。根据模块之间的耦合程度可分为独立模块、数据模块、控制模块、公共模块和内容模块。信息系统模块评价主要从模块的耦合程度，与其他系统关联性、可理解性和可维护性进行评价。

1.3 需求分析与系统设计

本阶段工作包括确定业务需求，对软件的功能及性能需求和设计进行约束，同时确定文件编制要求。需完成软件需求说明书、数据要求说明书和初步的用户手册。

1.3.1 需求分析要点

（1）业务流分析 参照本章第一节流程分析并绘制业务流程图，对业务流程进行功能划分。

（2）数据流分析 主要对业务操作过程中记录全部数据，按照分类属性及输入输出环节进行分组。

（3）实体关系分析 对业务实体和流程之前的关系进行分析，构建ER图，有助于后续系统设计时进行数据建模工作。

（4）标准字典设计 基于指南、信息标准及手册等设计标准字典，为后续系统开发奠定基础。

1.3.2 需求分析与系统设计要点

根据业务流程应用场景、数据规模、时效性和安全性要求、用户和输入输出信息特点进行综合设计；分别对系统架构、系统接口和数据库进行遴选。参考设计原则见表9-19。

表 9-19　需求分析与信息系统设计要点

项目	子项	应用需求与设计要点
系统架构	CS系统架构	应用场景：固定场所或高并发场景
	BS架构	应用场景：非固定场所，用户量大但并发量不大
系统接口	Webservice	涉及接口开发改造，具备一定工作量和接口费用；数据实时传输
	动态链接库	具备一定工作量和接口费用，适用于CS架构系统调用
	存储过程	具备一定工作量和接口费用；解决视图数据无法转码等特定数据库操作要求
	视图	部署快捷，对接难度低且费用较低，适用于并发及数据量较少的业务系统对接；数据直接传输，不能实现数据转码或按条件查询等数据库操作
	HTTP接口	Get接口实施难度低，但安全性低和返回参数数据量小 Post接口安全性较高，具有一定开发量
数据库	数据库设计	确定业务量、业务流程关系以、信息采集标准及数据结构类型，同时整理业务相关管理标准及关联业务，以便确定数据库类型、数据字典、数据库接口及ER图等

1.3.3 可行性研究

可行性研究的目的在于最短时间内确定问题是否能解决，一般来说，可行性研究工作成本占预期项目总成本的5% ~ 10%。可行性分析包括项目必要性、技术可行性、财务可行性、组织可行性、经济可行性、社会可行性、风险因素及对策。项目可行性研究报告需遵循科学性、客观性和公正性原则（表9-20）。

（1）技术可行性分析　需考虑预期设计的系统能否在限定范围及时间内实现预期功能和性能，人力资源和技术能力是否满足开发要求，同时分析在系统建立的其他资源方面是否可用或可替代。技术分析过程一般在报告中反映技术的先进性、实用性、可靠性、连锁效果和技术后果的危害性；技术的遴选以实用可靠为基础，在技术获取方面一般采用技术许可证或转让的方式。

（2）经济可行性分析　经济性分析主要包括支出分析、收益分析、回报分析和敏感性分析等，特别是支出方面，需制订项目经费预算，其预算构成包括人员劳务经费、开发费、设备购置费、差旅费、培训费、租金、资料费、咨询设计费、项目管理（监理）费和其他消耗支出。经济可行分析方法包括经济评价法、市场预测法、投资估算法、指数估算法和增量净效益法等。在收益预测方面，可参考使用函数求解法、相关关系法、模糊数学法、利润增加法等方法进行预测。根据成本估算是否超过项目预期利润；人力成本估算采用幂定律公式：$ED=rS^c$，ED为开发总工作量，单位为人·月，S为不包括注释的源代码行数，r和c为校正因子。

（3）运行环境可行性分析　主要针对政策、规章制度、管理体制、管理方法、工作习惯、人员素质、数据资源积累、软硬件平台等进行分析。

（4）社会可行性分析　包括对社会环境、自然环境的影响和效益。同时结合法律法规进行分析，如伦理审查、隐私和知识产权等影响分析。

表 9-20　信息系统可行性研究报告大纲

第一部分　概述
　　项目背景、项目名称、项目承担单位、工作依据、基本内容和基本术语和约定
第二部分　可行性研究结论（摘要）
　　项目综合评价结论
第三部分　技术背景
1.国家政策方针、战略和行业发展规划
2.自身业务发展的需求原因和必要性
3.国内外技术发展历史和现状
4.新技术发展趋势
第四部分　现行系统业务、资源和设施情况分析（外部及内部）
1.市场调研项目产生或相关的产品用途、功能和性能
2.市场调研项目开发环境、平台和工具
3.预测市场
4.用户需求收集
5.用户现有系统功能、性能和使用情况调查
6.调查用户现有的资源
第五部分　总体目标
1.项目目标、范围、规模和结构
2.技术方案设计原则和方法
3.技术方案特点
4.关键技术和核心问题分析
第六部分　实施计划和进度
1.实施阶段分工
2.阶段工作和进度计划
3.里程碑事件
第七部分　项目预算构成说明
1.项目预算构成明细和说明
2.资金来源
3.资金使用计划
第八部分　培训计划
　　培训内容、对象和组织形式
第九部分　风险分析
1.关键技术和核心问题攻关的风险
2.项目规模、功能和性能不确定性分析
3.其他风险分析
第十部分　经济和社会效益分析
第十一部分　结论和建议
1.结论和立项建议
2.修改建议和意见
3.不可性项目问题及处理意见
4.争议问题及结论

1.3.4 系统设计

　　参照《计算机软件产品开发文件编制指南》GB 8567-1988 国家标准要求，计算机软件产品开发设计过程除了在需求分析阶段完成的可行性研究报告外；在系统设计阶段需要完成项目开发计划、概要设计说明书、详细设计说明书、数据库设计说明书和测试计划初稿。

　　（1）概要设计　需完成业务需求分析、功能模型设计及数据模型设计等工作。其中功能模型设计与数据模型设计同步进行；本阶段根据业务需求，分别对业务流和数据流建立业务流程图和数据流图，按照事务分类整理功能清单；并基于数据流图及数据字典等构建ER图和数据模型，建立相应的用户视图和索引表等工作。具体见图9-12。

　　（2）数据库设计　包括数据库选择、数据建模、建立索引和事务管理等。

　　•估算业务量、数据量及数据结构：选择合适数据库类型，如图像、文本、音频等选择不同的数据库。

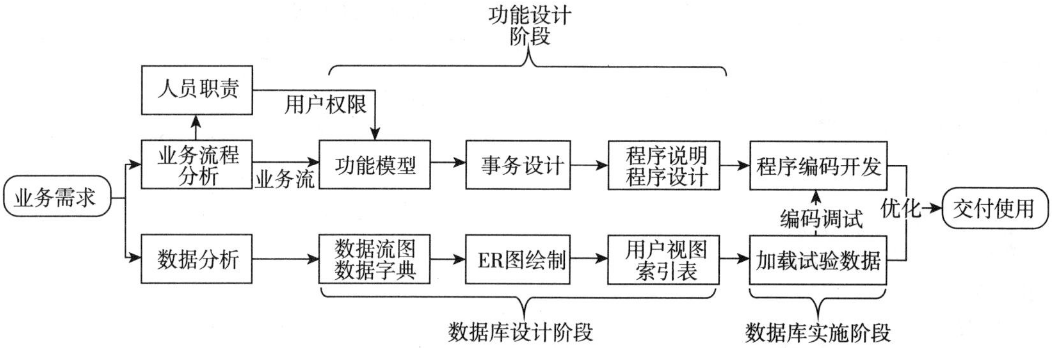

图 9-12 概要设计流程图

• 数据建模构成要素：包括数据结构、数据操作、数据的完整性约束三部分；数据模型设计需要依据业务需求，特别是参照业务流中各个过程产生的信息，包括时间、人员、操作状态、输入信息和输出信息进行设计；并根据信息的要求，如类型、长度和是否必填等属性进行设计；根据数据流要求关联各个数据表。

• 数据建模业务：包括业务相关数据字典、业务主表和关联表；其中数据字典基于卫生信息标准要求，涉及规范性的用语或录入信息项，在系统设计初期应参照相关卫生信息标准制定标准的数据字典。而业务主表及关联表按照ER模型构建。

• 业务主索引：是基于业务表构建的索引表，以便提高信息系统检索效率，与医院EMPI患者主索引建立数据关联；包括建立业务主索引视图，用于各个系统接口调用和数据检索工作。

（3）概要设计说明书 主要包括业务需求、需求分析、建设范围、系统功能分析和系统数据模型等内容。详概要设计说明书参照格式如表9-21。

表 9-21 概要设计说明书

编号：

密级：

信息系统名称： 单位信息：				
版本号	拟制人	日期	审批人	审批日期

一、编写目的

二、背景

1.现状（信息资源情况）

2.功能性需求

3.非功能性需求

三、建设范围

  适用对象及业务

四、定义

1.标准术语定义

2.统计指标定义

五、参考资料或标准

六、系统设计

（一）系统环境

1.开发环境

2.测试和运行环境

（二）数据模型设计

1.数据流图

2.数据字典

3.ER图

4.数据建模

（三）功能设计

1.业务流程图

2.功能说明

（4）详细设计　系统体系结构设计包括标识硬件、软件和人工操作；结构设计评价需具备可追踪性、需求一致性、设计标准和方法适宜性、软件项目可行性和运行维护可行性。典型的体系结构视图包括动作视、系统视图和技术视图；其中运作视图负责定义任务、活动、工作规则、工作要素和信息交流要求；系统视图是关于平台、功能系统，映射动作体系结构，确定系统接口、性能特点、约束和多个系统间的连接与互操作方式；技术视图是指基于系统构件之间互相关联的基础上，确定一系列标准和规则，如数据标准、接口标准等。体系结构由构件、关系结构、演进原理和控制设计等组成。体系结构设计原则需明确体系结构的范围、特点、适用时间等因素；建立通用明晰的术语、定义、词典、数据模型和标准构件等，构件需具备可剪裁、可重组、可集成等多种目的需求。

（5）药学信息系统要求　按照"以患者为中心"的现代医院管理思想进行业务流程优化，通过统一信息，统一数据来源，简化过程，减少流转环节，从而最大限度提高药房运行效率和药学管理水平。功能齐系统功能宜覆盖药房环节和医院药学管理各主要方面，使各环节在信息技术的支持下畅通运行，为提高医院药学服务质量提供有效手段。系统宜具备灵活的可配置功能，能够高效率地适应各类药学管理不断变化的需求。

1.4 项目评估与论证

1.4.1 项目评估

项目评估是指第三方根据国家政策法规、方法、参数等方面，对项目建设必要性、建设条件、生产条件、需求、信息安全、标准规范、进度计划、风险、工程技术、经济效益和社会效益等进行评价、分析和论证的过程。评估小组制订评估工作计划，开展调查研究并根据评估内容及要求进行分析和评估，撰写评估报告，经讨论及修改提交专家论证会并定稿。具体流程及评估报告见图9-13和表9-22。

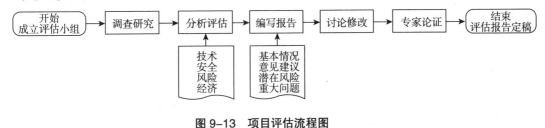

图9-13　项目评估流程图

表9-22　项目评估报告

第一部分　项目概况
1.项目基本情况
2.综合评估结论，是否批准项目的结论性意见
第二部分　详细评估意见
第三部分　总结和建议
1.存在或遗留的重大问题
2.潜在风险
3.建议

1.4.2 项目论证

项目论证是指对拟实施项目技术的先进性、适用性、经济性、可靠性和风险性的全面综合分析；项目论证围绕需求、开发技术和经济三方面进行调查分析。

（1）项目论证流程　项目论证的一般步骤为明确项目范围和目标后，根据用户需求、技术和经济研究进行调查分析，编制多个拟实施方案和替代方案，并根据方案的技术优缺点、投入费用、收益和回报率等进行比较分析，选择最优方案进行详细全面论证；整合论证结果、建议、最优方案和编制项目论证报告。具体步骤见图9-14。

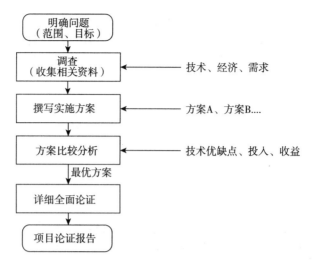

图 9-14 项目论证流程图

（2）关注要点 根据信息化项目分类，在项目立项时均有所差异；具体见表9-23。

表 9-23 信息化项目立项分类关注要点

分类	相关文档要求	关注内容
成熟系统	需求分析报告、调研报告	建设标准及业务需求
开发类	需求分析报告	供应商的技术能力
数据服务类	项目申报书、保密协议样式	供应商的技术能力、数据安全保障措施
硬件设备类	需求清单	硬件性能参数及维护成本
维护类	资源目录、维护服务范围及标准	运维服务水平

1.5 招标采购

招标文件撰写

（1）建设内容 包括软件开发（功能内容），硬件（注意政府采购目录，特种设备参数须明确核心条款），系统集成（安装、接口对接）和通信线路（互联网项目常见），监理和设计费用（大型项目）。其中信息药师重点对软件及硬件需求参数进行设置，特别是核心功能，需作为招标文件的核心条款。

（2）建设要求 主要组成部分如下。

• 建设标准：包括电子病历评级、互联互通、全国医院信息化建设标准与规范、卫生信息标准及其他强制性标准。

• 性能要求并发用户数量、运行环境及服务器等要求。

• 安全性要求：涉及外网使用的，提供等级保护2~3级以上证明。

• 商务要求：涉及服务及运维内容、巡检更新次数以及运维费用等要求。

（3）采购方法与注意事项 公开招标，单一来源采购（定制开发），竞价和磋商和政府反拍等。项目涉及金额较少的可采取竞价和院内采购方式，项目金额较大的按公开招标方式采购。

• 单一来源采购：软件升级，定制开发，紧急采购，多次公告响应不超过两家，标准化原因使用原厂的；其余情况尽量避免单一来源，注意防范围标情况。

• 综合评分法评分内容：价格评分（硬件不少于30%，软件不少于15%），商务及服务评分（各类资质、奖励、著作权、人员），技术评分（功能模块核心参数、提供截图或证明）等。

• 评分标准注意事项：慎用（优、中、差），评分项数量须前后一致，资质类评分谨慎使用，预留正偏离的分值。

• 审计及风险点：过程文档一定要符合规范流程，100万元以上尽量委托代理机构采购，建议采用综合评分法进行采购，以避免恶意底价中标；采购产品必须终身授权，方案确定好授权用户数量及年限，评分条款须符合采购法原则，尽量避免明显的歧视性条款，设置数量合理的核心条款，警惕项目围标。

1.6 项目实施

医院信息化项目实施按照实施内容可分为数据分析项目、设计开发项目、软硬件信息项目和成熟信息系统。其中数据分析项目以科研项目研究为主，特别是真实世界数据研究和药物临床试验等数据分析工作，该项目实施不仅需要保证信息安全，涉及患者敏感数据或商业统方的需进行数据脱敏和权限控制。

信息系统实施阶段包括系统开发和系统测试上线部分。本阶段完成源程序的编码、编译和调试等工作。进一步完善用户手册、操作手册、模块开发卷宗、测试计划和项目开发总结的编制工作。

1.6.1 信息项目实施原则

（1）分级处理原则　优先级作为信息化项目实施中任务分配的主要指导原则，优先级管理最大限度地保障项目实施进度和项目建设范围，避免因需求过度扩展导致项目无法完成。优先级一般分为紧急、较急、一般和暂不处理。优先级分类可参照需求分析中分级原则进行分类。其中紧急级任务影响范围大或重要程度高，常见于主要功能性漏洞、上级政府部门紧急政策法规和临床核心业务等。较急级别是指其他非核心功能性漏洞，但暂不影响就要业务。一般级别主要是指优化性需求，包括字体、格式、颜色和布展等优化性需求。暂不处理级别包括以下几种情况，需求不明确、需求不合理、需求变更存在重大风险或与当前业务存在冲突且未有具体解决方案的。外部接口任务优先级除考虑业务的重要程度外，还可考虑先易后难的原则分配优先级，如可根据传输参数较少或简单视图对接的接口开发工作，可根据实施时数、代码量或难易程度提升优先级别。

（2）标准与共享原则　药学信息系统作为卫生信息化建设中的一部分，与医疗机构内部及区域健康卫生信息系统紧密相连，根据电子病历评级和互联互通成熟度测评要求，药学信息标准化逐步成为医院药学信息化建设的发展方向；规范标准的药学信息，不仅解决药学信息共享的一致性问题，同时为药学科研数据共享奠定良好基础。

（3）最小限度必要原则　最小限度必要是指信息系统在上线初期，保障基本业务功能不受影响，即信息系统能完成基本的正向及逆向业务流程；但不包含特殊业务流程。最小限度必要原则同时适用于信息系统设计实施期间的功能设计、业务流程设计、字典设计和源代码编译等方面；通过精简优化，提升系统运行效率和故障发生频率。

（4）分段建设原则　除信息系统开发项目外，医疗机构在信息化项目实施阶段划分与传统的信息工程阶段划分有所差异；医疗机构信息化项目实施主要分为准备阶段、实施阶段、上线阶段和验收阶段。分阶段建设有助于细化实施任务、阶段目标和进度管理等工作。

（5）信息安全原则　信息安全是信息化建设的核心内容之一，药学信息化建设主要包括网络安全、数据案例和信息系统案例。项目实施期间，为保证信息安全，项目实施需要的网络、数据库及设备等仅供项目组成员访问使用，访问设备入网前需进行安全性检测。项目组成员需对患者信息、药品信息和网络访问账号等进行保密；避免发生信息泄露和用于商业统方等行为。在网络安全方面，信息项目实施需考虑兼顾互联网接入工作；可参考《全国医院信息化建设标准与规范（试行）》中信息安全建设要求，如采用CA认证、VPN、备份数据库、入侵防御、防火墙、病毒防御、态势感知等技术手段，保障互联网应用安全。

（6）协同原则　信息化项目目标为"以用户和业务需求为中心"，解决日常业务工作，提供高效、标准和案例的信息化服务，在信息化项目中，协同工作贯穿项目实施全过程，从项目组建设、需求调研、项目例会、开发、测试、字典维护、报表设计、培训和验收等工作均需要多部门协同管理；项目组通过沟通管理和项目协同，实时掌握信息化项目建设用户对象的内存需求和管理难点等问题，通过互动让用户了解该项目的特点和操作流程等。

（7）减法原则　随着时间推移，因政策及各级医疗机构管理要求，导致信息化项目在功能设计不断叠加，不仅造成冗余信息呈几何级别上升，影响到信息系统性能和实施维护成本；同时，影响到用户使用体验和工作效率。因此，在信息化项目实施期间，在按照合同建设基础上，可进行以下几项减法工作，提升信息化项目实施的整体效能。

- 整合业务到统一界面，减少用户切换操作界面频率。
- 对于固化的数据流操作，可通过系统默认设置，减少重复性操作。
- 涉及标准化录入信息，规划建设好标准化字典供信息系统调用，尽量采用选择项功能替代填空项功能。
- 适度借助集成平台，实现信息互联互通，不仅可减少信息录入操作，同时能避免信息系统之间数据不一致的现象。

1.6.2 项目实施流程

项目实施分为准备阶段、实施阶段、上线阶段和验收阶段；其中信息系统项目实施流程如图9-15。

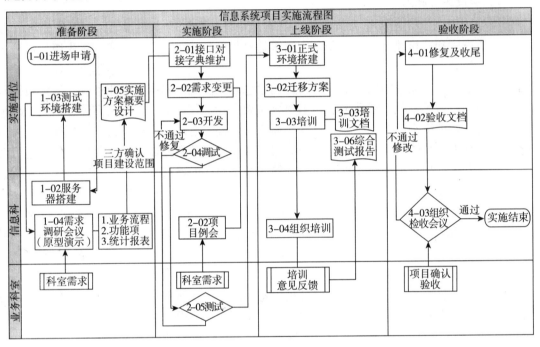

图9-15 信息系统项目实施流程图

（1）准备阶段　根据信息化项目的分类特点，信息化项目准备工作有所差异。

- 卫生信息资源调查：由供应商组织开展，医院信息部门和业务需求部门共同配合完成。供应商向院方发放卫生信息资源调查表，内容包括资源编码、资源名称、业务事项编码和资源说明。其中资源说明描述本资源的作用、内容、提供单位。使用方式包含查询、修改两种情况；现行处理方式包含手工处理、计算机信息系统处理两种情况；关联系统如果来自计算机信息系统，应指明计算机信息系统的名称；共享方式包含自用、从外单位接收、提供给外单位、共享数据四种情况；资源层次包括基础数据、主题数据、业务数据三种情况；主题分类包括行业分类、资源形态分类和服务分类。

- 原型演示与需求调查：实施方根据合同拟建设内容，向医院演示信息系统原型，包括信息系统功能界面、系统操作和业务流程。原型演示优点在于让用户直观地通过实例了解产品功能特征，结合本单位业务流程用例，考察产品功能的符合程度，同时检视机构内部的业务流程是否与行业主流业务流程相一致；此外，用户可通过原型演示挖掘系统所存在的问题，为下阶段开展功能改造和缺陷修复等工作提供依据。

- 共同制订实施方案：用户与供应商根据原型演示与需求调查结果，利用WBS对项目任务进行分解计划，明确各个任务的工期、开始/结束时间及责任人；同时明确项目上线目标和各里程碑事件。

（2）实施阶段　实施阶段的主要工作包括接口及功能开发、数据清洗、需求变更、问题修复、字典编码和系统综合测试等，以及进一步完善用户手册、操作手册、模块开发卷宗、测试计划和项目开发总结的编制工作。

项目组需要对系统进行上线前的综合测试并形成测试报告；测试分为白盒测试、黑盒测试和灰盒测试；软件测试主要借助软件能力成熟度模型进行测试；测试规范包括角色确定、进入原则、活动过程、输入输出项、验证与确认、退出准则和度量。其中白盒测试主要为源代码审查；一般项目实施以黑盒测试为主，测试内容包括系统易用性、操作系统及应用程序的兼容性，其中功能测试、安全性测试、兼容性和性能测试是信息化项目测试的核心测试内容。

• 功能测试：也叫行为测试、黑盒测试、数据驱动测试等，是指用户根据测试用例（模拟药品出入库及使用的全生命周期测试案例）对系统的各个功能进行模拟运行，检查产品是否符合合同建设范围和实际业务需求；如在项目实施期间经需求变更委员会（CCB）确定变更的功能部分按最终的建设范围进行用例测试。功能测试前需要制订详细的测试计划，包括测试平台的软硬件环境、测试用户培训、测试用例脚本、测试用例配套数据和测试用户账号等。测度用例设计方法多样，一般采用边界值测试以取得对信息系统功能在极限值进行稳定性测试。功能测试涉及较多计算机专业知识，对于实际临床用户，主要通过考察业务流程中各个关键环节的数据流是否按照业务流管理要求实施，并在此基础上设计常规业务和逆向业务流程的测试用例。

• 安全性测试：测试系统在安全性、运行性能、协议符合性和一致性、环境适应性、兼容性等方面的状况，为提高产品或系统的质量、准确评估它们的等级提供了依据。负荷与性能测试主要包括测试在特定负荷下的连接建立速度、通信时延、响应速度、错误率、分组丢失率等。攻击测试所采用的技术手段主要有主机探测、漏洞扫描、针对网站的SQL注入和跨站攻击、针对口令的字典攻击和暴力破解、缓冲区溢出攻击、会话劫持攻击、拒绝服务攻击等。

• 故障测试：是指通过测试，了解信息安全产品或系统出现故障的可能性、故障环境及故障类型等情况。错误数据测试指故意输入错误的数据用以考察被测对象的稳健性。对于通信相关的测试，测试人员可以利用特殊的设备人为引入线路噪声、损伤或丢弃一定数量的通信分组，借此测试通信双方抵御通信故障的能力。

• 一致性测试：是指对于信息安全产品、系统或其模块、子系统，检测它们在接口、协议等方面与其他配套产品、系统或模块、子系统的互操作情况，确定它们是否都符合相关的接口、协议设计规范。

• 性能测试：基于用户真实的访问数据，运行性能测试在宏观方面测试服务器的并发带宽、并发用户数和平均响应时间等指标，其测试工具可使用Apache JMeter或LoadRunner等工具进行系统性能测试。

• 疲劳强度测试：按照一定规模的系统业务组合逻辑测试系统长时间运行后的性能表现。

• 基准测试：在制定同一测试环境、同一测试标准和同一测试模型下对软硬件平台进行测试，以评估同类系统差异性的测试。

• 兼容性测试：系统与其他软硬件的兼容情况；具体见表9-24。

表 9-24　兼容性测试

类型	测试内容
操作系统	本地客户端：Window XP与Window7；移动端：安卓与苹果
硬件	屏幕分辨率、打印设备；自动化设备则对应控制单元（PLC）
数据	数据库类型、版本和数据格式
应用程序	主要指CS架构程序与其他本地程序的兼容性，包括通用控件等，如杀毒软件、办公软件及当前医院信息系统
浏览器	主要用于测试BS架构信息系统，可分别使用IE6.0以下版本、谷歌浏览器和火狐浏览器；测试内容包括网页排版、打印及加载等功能是否兼容

（3）上线阶段　项目组根据实施计划，通过综合测试验证测试程序符合上线要求的情况下，部署正式库和正式版本程序，同时进行数据迁移；制作好操作手册和培训视频及课件后，组织用户参与上线前信息系统培训和考核；分别讲解日常业务流程及对应的信息系统操作流程、系统操作的注意事项和系统上线失败的应急处置预案。完成用户培训后发布正式上线通知和意见收集表，一般情况下，意见收集表包括系统缺陷、故障描述和新增需求；收集意见周期一般建议1~2个月。通过整理意见，优先处理系统缺陷和系统

故障，新增需求如界面优化或统计报表需求普遍待系统稳定运行1~2个月后再行处理。项目组在上线初期需要不断监控数据的完整性及准确性，及时解决影响系统安全运行和数据质量的问题，涉及复杂的大型信息系统。

（4）验收阶段

• 软件工程验收：验收项目包括对软件需求规格说明书中所有功能项进行测试、对软件项目典型业务流程进行测试、容错性测试、安全性测试、易用性测试、适应性测试，以及相关安装手册、操作手册和维护手册等文档测试。

• 硬件工程验收：涉及场地施工的需提供竣工施工图；设备验收清单（含参数、品牌和型号等基本信息）；涉及软件部分按软件工程验收要求执行。

• 文档验收：包括文档内容完整性，文档版本符合最新版本，包括接口文档、操作手册和代码。

• 验收标准依据：进口设备验收需参照来源国标准进行验收；软件类按时合同、卫生信息标准和医院信息评级标准要求进行验收。

1.6.3 项目实施分类与管理要点

（1）分类管理要点　项目实施按照项目类型包括数据分析项目、开发项目、软硬件信息项目和成熟信息系统等；按照项目管理要求和核心文档管理进行差别化管理（表9-25）。

表9-25　信息工程类项目实施分类管理要点

管理要点	数据分析项目	设计开发项目	软硬件信息项目	成熟信息系统
实施周期	回顾性（短） 前瞻性（长）	一般较长	短	视项目复杂程度
项目管理重点	质量管理 风险管理 范围管理	需求管理 范围管理 进度管理	质量管理 进度管理	质量管理 进度管理 需求管理
核心文档	原始数据 加密密钥 科研设计方案 统计文档	详细设计文档 需求文档 数据表结构 操作手册	项目合同 硬件送货单 接口文档 操作手册	接口文档 数据表结构 项目合同 需求文档

（2）项目实施注意事项

• 需求不明确：包括需求范围、需求实现的约束条件及对象不明确。

• 项目范围变更及干系人变更：范围变更和干系人变更是项目实施失败的主要原因；由于上述原因导致项目成本增加，一般情况下因超出原合同约束的内容，可能导致用户或供应商中止项目。

• 工作量估算错误：主要表现为项目实施整体进度延长。

• 组织沟通障碍：不仅影响需求管理工作，导致需求分析不彻底；同时可能导致项目进度延长。引起沟通障碍的主要原因包括项目成员知识、文化和业务熟悉程度等；解决组织沟通障碍的方法包括定期组织项目组成员讨论项目进度、存在问题及解决方法，组织项目组成员学习必要的项目管理知识和当前业务流程。

1.7 运行维护

运维阶段是指信息系统或设备经验收合格之日起至合同质保期满之日止；质保期满之日根据需要可向供应商提出继续提供运维服务的申请，并采购运维服务进行必要性的日常维护及需求开发等工作。医疗机构在采购信息系统时，应注意供应商所提供的信息系统（不含数据库及操作系统）是否提供终身授权，以免授权许可过期导致无法使用系统。

目前，鉴于我国信息药师体系未完全成熟，审方软件规则维护工作一般由临床药师或专职药师负责；审方软件维护工作主要集中于自定义规则维护、新进药品维护和审方规则优化等工作。在审方实践过程，维护频率较高的规则包括超说明书用药和政策管理导致的限制使用规则。此外，需定期维护HIS中的卫生信息标准字典，特别是药品分类字典，以保证审方软件中药品分类审核和统计模块正常运行。其维护内容包括字典更新维护，信息系统、设备及网络巡查，故障维护，版本更新培训，需求变更等工作。

1.7.1 职责分工

（1）供应商职责

• 日常巡检：对信息系统或设备相关的储存服务器、应用服务器、重要零部件和信息系统版本代码定期巡查；设备类需建立巡查台账，软件类定期对系统日志进行分析，及时发现存在问题并解决。

• 故障处理：发现故障立即处理，无法处理的远程或现场处理。

• 需求管理：按照医疗机构提供的应用需求申请内容完成相关开发工作。

（2）信息科职责

• 沟通协调工作：负责协调用户与供应商，涉及信息系统共享的，需要协调多家供应商进行信息共享。

• 日常巡检：对信息系统相关的储存服务器、应用服务器、网络及用户权限进行安全性及稳定性巡查。

• 故障处理：发现故障立即处理，无法立即处理的，联系供应商远程或现场处理。

• 需求管理：收集及整理用户需求，充分评估用户需求的可行性、必要性、成本、重要程度及风险。根据时间-重要矩阵进行优先级排序后提交供应商开发。

• 技术支持：协助临床科室开展数据统计和数据质量管理工作；参与临床科室有关政策与业务的信息化转化工作，提供必要的信息化建议。

• 商务沟通：运维期间新增需求超出运维合同范围的情况下，信息科根据开发工作量评估额外成本，并与供应商进行商务沟通和开展额外采购。

（3）信息药师职责

• 字典管理：及时维护药品基本信息、医保属性、药理分类、药事管理、药学服务和审方规则等字典，保证系统正常运行；具体详见第一章药品字典管理。

• 数据管理：负责药学部数据统计报表的设计、收集及上报工作；参考药学信息相关系统数据的质量和安全管理工作。

• 需求管理：收集和整理药学部内部信息系统需求和数据统计需求。

• 数据治理：包括药学数据安全和质量管理工作，提高药学数据质量，保证监测指标完整准确，防止数据泄露；具体工作要求详见第三章数据科学中数据治理部分。

• 故障处理：及时向信息科或供应商反映系统故障问题，追踪故障处理情况及时向科室主任及相关负责人反馈故障处理进展；必要时协调科室展开应急处置方案。

• 系统培训：对新增功能、业务流程变更或新员工入职等进行信息系统操作培训。

• 日常巡检：检测信息系统及设备的运行情况，定期收集科室内药师有关信息系统或设备导致的用药错误信息。具体职责分工见表9-26。

表9-26　信息化项目运维职责分工

运维项目	工作内容	职责角色
需求管理	功能、数据统计、外部系统对接	信息药师、信息科、供应商
文档管理	接口文档、需求文档和故障日志	供应商、信息科
字典维护	基本字典	信息药师、信息科
故障处理	设备、功能以及数据出错；故障日志	信息科、供应商
日常巡检	巡检记录、应急处理记录	信息药师、信息科、供应商
培训管理	新功能或新员工使用培训	信息药师、供应商
版本管理	版本升级，版本更新信息和代码备份	信息科、供应商
服务评价	文档管理和服务满意度评价	信息药师、信息科

1.7.2 运维阶段需求管理

信息项目运维阶段的需求管理工作主要包括查找、记录、组织和跟踪系统需求变更的系统化方法，以用于获取、组织和记录系统需求；使客户需求和项目团队在系统需求变更上保持一致。有效的需求管理包括明确的需求阐述、每种需求的类型所适用的属性，以及与其他需求和其他项目工作之间的可追溯性。

需求变更参照项目实施中需求管理要求执行。运维阶段与实施阶段的需求变更管理主要区别在于，前者需要关注需求变更所带来的成本及风险增加；运维期间需求一般不作为项目运维合同的常规设置条款，运维费用一般以保证正常运维的最低需求和供应商巡检故障维护服务的基础成本，软件供应商除响应建设政策需求外，其他个性化需求按工作量计费或系统升级的方式额外收费，如新增接口或功能模块；在需求的可行性分析和风险评估的基础上，加强对需求变更的成本核算对于运维阶段的需求变更管理尤为重要。需求变更流程和注意事项参照本章需求管理要求执行。

（1）需求管理活动　包括以下内容。

- 定义需求基线。
- 评审需求变更并评估每项需求变更对软件产品的影响，从而决定是否实施。
- 以一种可控制的方式将需求变更融入当前软件项目。
- 让当前的项目计划和需求保持一致。
- 估计变更所产生的影响并在此基础上协商新的约定。
- 通过需求可追踪对应的设计、源代码和测试用例。
- 在整个项目过程中跟踪需求状态及其变更情况。

（2）需求分类

- 信息系统功能需求：与项目立项及实施阶段最大区别在于，运维阶段信息系统功能需求需求变更风险增加，随着运行周期的累加，业务数据增多，功能需求变更需要考虑原业务流程、原数据格式以及原统计指标等因素；对流程和数据的继承方面要求更高；如涉及全新的业务流程需求，可通过新建功能模块进行新业务的功能开发。新增功能需求的触发因素包括新增业务或新政策实施等；由于新增功能需求往往伴随功能开发，其流程参照系统设计与开发流程执行，并需要评估功能开发成本进行升级。

- 数据统计需求：包括临时性统计和日常统计。临床统计常见于科研数据统计和紧急政策通知类统计；由于药学数据统计可能涉及统方行为，根据不同情况采取不同的管理要求。具体见表9-27。

表9-27　药学数据统计管理要求

统计内容	批准部门	文档要求
临时报表	医务部	政策附件、报表样式
长期报表	医务部、如涉及防方信息需纪检监察科批准	相关佐证材料、报表样式、统计指标说明
多中心数据统计	科教科、医务部、药学部、纪检监察科	科研合作协议、数据保密协议和科研数据统计方案

1.7.3 供应商运维服务评价

可参照《GB/T 28827-2012信息技术服务运行维护》和2014年发布《信息技术运维服务能力成熟度模型》（Information Technology Service Standards，ITSS）开展运维服务能力符合性评估工作。其中ITSS主要针对信息化供应商的人员服务管理、开发过程、技术管理和资源管理四要素进行运维能力评价，具体包括对运维服务质量、运维服务能力、运维服务技术及成果、运维管理工具和运维人员培训及岗位管理等内容进行综合性评价。在实际工作中，主要转化为服务响应范围、故障排除及时率、平均响应时间、故障处理平均耗时、新增需求响应度、巡查频率、系统及知识库更新数量等指标。

目前ITSS认证评价分别对软件服务中的规划设计、项目实施、服务运营、持续改进、监督管理、运行维护、集成实施和运行维护等服务能力及水平进行评价。共分4级；分别为一级（提升/量化级），二级（改进/协同级），三级（拓展级），四级（基本级）（表9-28）。

表9-28　ITSS分级评价条件

等级	基本条件
四级（基本级）	软件有效运行3个月以上，企业从事运维服务满1年
三级（拓展级）	从事运维服务业务经验要求满2年
二级（协同级）	系统集成资质一级或二级
一级（提升级）	系统集成资质一级

1.7.4 运维管理文档

运维管理文档包括应用需求申请、数据统计申请、信息系统培训记录、故障处理记录和日常巡检记录等。其中应用需求申请可参照需求管理中需求文档设计。

1.7.5 版本更新

版本更新主要针对信息系统版本更新，其目的在于解决信息系统所存在的漏洞或新增需求变更导致信息系统源代码发生变更的。频繁的版本更新不仅不利于系统的稳定运行，同时会对版本管理造成较大影响，特别是对于大型信息系统，某一子功能的版本更新会影响到其他子模块的使用。版本更新一般包含版本号、更新日期、修订负责人和版本更新内容。涉及新增功能的会增加功能操作说明、数据表结构和字典维护说明等更新文档。

1.7.6 系统培训

（1）信息系统操作培训　定期组织培训药师，重点对库存管理系统、药房管理系统及处方审核系统进行操作培训及考核。加强字典维护操作、权限控制管理及特殊业务的信息化流程处理，如退药环节、处方优先调配、药房自动化设备紧急停止等特殊流程。

（2）新功能或流程培训　根据医院业务流程优化或者系统进行版本升级后，软件供应商、信息药师或信息科组织开展新功能培训，解读新流程操作及系统使用注意事项。

（3）问题处理能力培训　定期组织故障处理技巧培训，如Ⅳ级药学信息系统不良事件的识别、上报及处理技巧（表9-29）。

表 9-29　常见Ⅳ级药学信息系统不良事件处理技巧

问题表现	处理技巧
条码无法识别	重新打印处方/药品标签或输入患者ID查询
打印机内容格式错误	打印预览及调整打印格式；重新打印
标签遗漏	重新打印
药品计量错误	通知医师退药并更改处方
住院医嘱传输失败	病房重新发送统领单
公示屏幕信息出错	重启外接公示屏系统，清理积压队列信息
药品价格公示信息错误	更新库房管理中药品价格信息
药品无法开具	开放药品标识或医师相应处方权限

1.7.7 运维文档管理

运维文档管理包括问题日志记录、巡查记录及药学信息系统/设备不良事件报告。问题日志记录主要记录信息系统故障，问题日志记录不仅有助于排除信息系统故障，同时作为信息不良事件报告的重要佐证材料，提高故障排除效率。巡查记录主要记录信息系统或设备近期的运行情况，有助预防隐患不良事件的发生，特别是药房智能设备的巡查工作，可有效减少智能设备引起的用药错误事件。信息系统/设备不良事件报告包括事件影响范围、事件描述、处理措施及原因分析、改进措施及效果。设备巡查记录表参照表9-30。

表 9-30　设备巡查记录表（示例）

设备名称：	型号：	购进时间：	科室：	

巡查项目：
（1）电路及通信线路是否正常
（2）根据设备操作手册或常见故障设计巡查项目

日期	设备状态	故障原因及处理情况	签名
	□正常□待修□停机		

备注：

1.7.8 故障管理

故障分类根据故障的影响范围、程度，上报处理流程及恢复所需耗时等进行分级分类，与医院不良事件分级和医院突发应急管理等相互整合。各医疗机构根据自身管理要求对信息化项目故障进行分类，分为Ⅰ~Ⅳ级，其中最高级别为Ⅰ级，Ⅱ级以上需要启动应急预案；医院信息化故障中，药学相关的等级主要集中于门诊药房业务30分钟和住院药房6小时内不能恢复的（按Ⅰ级处理）。

（1）软件故障

• 范围：主要包括处方/医嘱系统、药师工作站、库房管理系统、静脉输液配置中心、合理用药系统和SPD系统等。

• 问题与原因：药学信息相关业务系统故障发生原因主要包括信息传递错误，如网络中断或未按数据库字段类型标准录入数据等原因，导致信息保存或传递时出现丢失现象；其次录入特殊字符如"/，＜，＞，#"等导致结构化文档解析出错；以及药品基本字典编码不当。常见信息系统问题与原因分析汇总见表9-31。

表 9-31 常见药品信息系统问题与原因分析汇总表

业务系统	常见问题	原因
医生工作站（住院/门诊）	药品信息错误	库房管理或药房系统中有关药品基本字典编码错误
	药品计量出错	录入错误或药品单位配置问题
	药品无法开具	药品目录管理、权限设置、审方系统拦截或药品开放标识关闭
	药品显示信息出错	系统显示报表调用代码出错或功能界面信息字段不足
	药品信息遗漏	网络传输中断、药品信息数据包过大和相关接口未对接
	医生越级开具抗菌药物	利用系统优先读取本地缓存权限信息的漏洞，使用不同权限用户登录先开具后确认执行，跳过系统拦截限制
	历史药品信息无法调用	业务表数据迁移至备份表
药房系统	无法退药	药品已完成月结盘点、超过退药期限、业务表数据迁移
	药单打印错误	纸张格式设置错误、打印机故障、药单合并错误
	处方无法识别	条码打印设备故障或扫码设备故障
	发药机漏打药单	发药机回传发药状态信息出错、访问超时或网络掉包导致
库房管理系统	药品信息错误	药品名称、规格、包装、剂型、医保信息、给药途径、价格、厂家等信息维护错误
	药品库房数量错误	人工录入错误、药品单位数量换算错误或COPE与药品库房管理系统之间传输出错
静脉输液配置管理系统	输液标签错误	药品剂量换算错误，打印设备故障
	药品信息遗漏	网络传输中断、药品信息数据包过大和相关接口未对接
	医嘱重复发放	后台系统业务中断重发；护士站业务重发
	分拣（摆药）错误	感应器或传输装置故障；条码打印出错
合理用药系统	数据接口错误	传输数据接口错误，数据不对等
信息匹配错误		HIS信息（药品，给药途径，用药频次等信息）与合理用药系统匹配错误
规则设置错误		系统自带规则和自定义规则错误，造成审查假阳性或假阴性

（2）硬件故障

• 范围：自动发药机、智能药柜、统排分拣设备、药品核对机、物流配送系统和智能库房设备等。

• 问题与原因：药房智能设备发生用药错误的类型主要包括补药错误、取药错误、仪器设备及信息系统错误和药品储存错误。硬件故障主要表现为电气设备老化、短路、传动装置故障、感应器遮挡或通道堵塞等原因。药房智能设备信息系统故障主要原因包括条码识别错误、HIS与智能设备配套系统接口错误、网络传输中断等。药房智能设备保养要点包括定期检查传动装置的线路是否老化；清理轨道堵塞物；定期检测校正感应器（扫码枪）的精度防止识别错误；同时根据医院业务和用药趋势定期调整药房智能设置中药品分布，提高设备效率和降低运行损耗。定期重启药房智能设备配套的服务器及运行环境，清理冗余日志信息，提升数据服务器运行效率。详细问题与原因详见第十一章药房自动化设备。

2.药学信息资源管理

2.1 药学信息资源

目前，国内医院信息系统（Hospital Information System，HIS）的全面建设成为药学信息化建设的转折点，首先是药品管理从单机或部门局域网络转向全院性的联网，为药品账务管理和药房精益管理提供了先决条件；其次，HIS的全面建成为药物利用分析、网络化药学信息咨询、在线合理用药监测等提供了契机。对信息系统产生大量的信息进行管理，并利用信息提高和改进工作，是医院药学的重要任务。提供资料、产生报表只是信息管理的一个环节，信息支持的关键，不仅仅是信息的提供，更重要的是信息分析和利用，尽可能提高信息的利用率。

2.1.1 药学信息资源分类

（1）按照资源物理分类

•情报（知识）类药学信息资源：包括药学相关研究的文献、著作及期刊数据库信息等，从狭义方面，目前国内外定义的药学信息资源以情报类药学信息资源为基础；情报类药学信息资源通过网络情报检索手段获取，并广泛用于药学相关科研、教学、临床药物治疗及药事管理工作。

•软件类药学信息资源（相关药学软件）：包括药学管理软件、药学信息查询软件、药学服务软件，药学数据软件等，如库房和药房的HIS管理系统、药品信息、说明书、诊疗指南查询系统、合理用药软件（处方前置审查软件、临床药学工作站等）和数据处理软件（SPSS、SAS、R等）。

•设备类药学信息资源：包括药房自动化设备、药品实验室检测设备和药学信息系统配套的计算机设备等，如自动摆药机、药品核对机、智能药柜、电子输液泵、高效液相仪、温湿度监控设备、药房自助签到机和药学系统服务器等。设备类药学信息资源按照用途分类可分为计量类、调配类、储存类、信息系统配套设备类、检测类和辅助给药类等。

•管理类信息资源（相关管理章程）：根据国家和地方政策，国家相关管理法规制定相应的医院院内药学管理文件和章程；如麻醉药品和精神药品管理办法、特殊级抗生素管理办法和抗肿瘤药物管理办法等，还有药品采购流程、药品养护办法、临床药师管理制度和医院临床合理用药规范等。

•数据类信息资源（医院药学相关数据）：医院的年门急诊用药数据、住院用药数据，同类患者的各类检查、用药种类及方案、病史、用药史，患者个体化给药情况、患者不良反应，各种检查结果，护理、生活习性等医院临床大数据中可以用于用药研究、给药方案制定、合理用药等相关的数据。电子数据从获取到决策需要经过数据提取、数据清洗、数据转化、数据建模及挖掘、数据模型评价及优化等过程，形成"知识"后，才能成为决策的依据。

•药学信息人才资源：根据能力素质模型及岗位职责进行人才分类，整理人才专长、爱好、知识、信息能力、经验和责任心等信息，建立人才资源库。信息人才资源库用于制定人才继续教育、人才选拔和晋升等场景。

（2）按照服务属性分类

•药学服务资源：按照药学服务规范，从"人机物法环"进行药学服务资源分类，包括药品检验设备、药学服务软件、药品调配及咨询设施和药学服务文档等。

•药品信息资源：包括药品基本信息、不良反应信息、处方审核规则信息、药品检测信息、药品价格信息、药品供应信息和药品说明书等信息资源。

•药事管理资源：包括药事管理制度、业务流程、岗位职责、管理指标、评价标准、质量与安全管理措施、特殊管理设施和设备，以及相关督导检查文档记录等。

2.1.2 药学信息资源目录制订

信息资源目录管理属性包括来源、去向、共享权限和版本等信息。

（1）制定流程 根据《信息目录体系标准规范》要求，信息资源目录制定包括规划、编目、注册、发布、维护和查询六项活动（图9-16）。

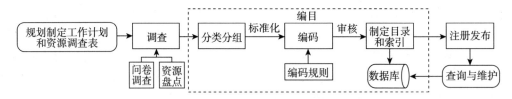

图 9-16 信息资源目录业务流程图

（2）编目 按照分类和分级进行目录编制，制定索引代码表用于查询相关资源目录。

资源元数据编码规则：其数据实体包括资源名称、资源摘要、资源出版日期、来源或参照标准、资源负责方、资源需求方、资源格式、关键字说明、时间范围、资源分类、业务应用名称、元数据联系方。信息的来源和参照的标准包括药典、用药手册、说明书人员的职称证件、设备的操作手册等。同时可根据管理需求，对资源增加成本或效率属性。详见表9-32。

表 9-32 药学信息资源示例表

一级资源分类	信息资源	设备资源	人才资源
二级资源分类	知识管理	医疗设备	药师
三级资源分类	药学知识	药房自动化设备	临床药师
资源名称	例处方集	例发药机	例B某
资源编码	A0301001	C0101001	B0101001
唯一码	A0301001-9	C0101001-5	B0101001-1
版本/型号/规格	V1.9	DTC0099	/
起始日期	2012/1/1	2012/1/1	2012/1/1
最近更新日期	2019/10/1	2019/10/1	2019/10/1
用途描述	HIS调用，查阅相关药品说明书	门诊药房整合药品调配，发药速度为4000盒/小时	岗位职责：专业技能
来源或参照标准	中国药典及药品说明书	行业标准	卫生信息标准
参照信息附件	文件附件	操作手册文档附件	职称证件，资格证
存放方式或地点	某数据服务器	门诊药房	临床药学办公室
初始成本	50000	500000	20000
成本单位	元	元/台	元/月
资源更新或维护周期要求	每季	每天	每5天
资源负责方	A某	A某	B某
资源需求方	医生，护士	药师	药学部、人事科
资源格式	XML或PDF	XML	XML
业务应用	医生工作站、护理系统	财务系统	人事系统
安全级别	未分级	未分级	限制级

• 根据资源的安全性要求设置不同的访问和管理权限，其分级参照表9-33。

表9-33　安全级别代码表

序号	名称（中文）	名称（英文）	域代码	定义
1	安全限制分级代码	Classification Code	ClasscationCd	对于数据资源操作进行限制的名称
2	未分级	unclassified	001	一般可以公开
3	内部	restricted	002	一般不公开
4	秘密	confidential	003	不易测知，不公开信息 受委托者可以使用该信息
5	机密	secret	004	重要而秘密的事务
6	绝密	Topsecret	005	最高机密

注：按照GB/T 7156-1987制定本代码表。

2.2 药学信息人才资源管理

2.2.1 国内外发展现状

美国卫生系统药剂师协会2007年发表了关于药剂师在信息学中的作用，同时于2015年的更新说明中强调了药剂师在临床信息学中的作用，强调药师加强信息学培训的必要性。美国药学院自2016开始着手构建信息学标准课程，加强开设系统支持和自动化理论课程建设。2010年国际医学信息学协会（IMIA）教育建议和药学教育认证理事会（ACPE）标准与准则要求，信息学能力和信息学专业知识是药学毕业生的必要条件。2009年国内参考日本医药信息技师，提出信息药师概念。直至2018年，广东省药学会在国内率先推出信息药师培训班，探索信息药师规范培训体系。2019年浙江大学药学院与信息工程学院联合推出信息药学研究生课程班。2020年中国医药教育协会参照广东省药学会培训蓝本开展信息药师线上培训项目。

2.2.2 医院信息药师定义

根据广东省药学会2018年发布的《医院信息药师能力素质模型和岗位职责（试行）》和2020版《医院药师能力素质模型》等文件，医院药学人才胜任力评价和岗位职责要求具备良好的信息能力和知识。医院信息药师是指经过专门训练、掌握药学信息的专职人员；是具备现代医药学知识背景和医药信息处理的基本理论与实践技能，掌握扎实药学信息基础知识，以药学信息服务为核心，能运用现代信息技术对各类药学信息进行加工、处理、开发和服务的复合型药学人才。而在美国，药学信息人才称为给药系统与技术药师（Medication-use Systems and Technology Pharmacist，MST），主要负责药房给药系统管理和自动化设备管理工作。

2.2.3 信息素质要求

信息素质四要素包括信息意识、信息知识、信息能力和信息道德。医院药师除信息道德和基本要求需共同满足外，信息意识、信息知识和信息能力在不同药学工作岗位均有所差异。信息素质评价方法包括行为事件访谈法、专家小组法、问卷调查法、全方位评价法、关键绩效指标和专家系统数据库等。

（1）信息能力　医院药师信息能力是指具备一定的数据收集、处理和分析能力，具体包括情报检索能力、计算机和办公软件处理、能利用信息技术手段检索或处理信息，能独立完成药学相关信息系统操作及系统日常维护能力。医院药师应具备的各类信息能力要求见图9-17。

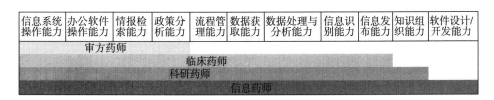

图9-17　药师能力要求分布图

• 收集（获取）信息的能力：是指能从多种渠道获取所需的信息，主要指情报检索能力。

• 判断信息的能力：主要表现为数据治理、绩效指标、问题分析、网络谣言鉴别和学术造假识别等工作。

• 表现信息的能力：主要表现为信息平台展示、媒介播放技术、文字表达能力和沟通组织能力，如科普信息撰写和报告撰写等工作。

• 信息利用能力：是指为了某种需要或特定目的，将获取、处理的信息应用于实践，以实现预定目标，使信息价值得以实现的能力。

（2）信息知识　医院药师除基本掌握药物治疗学、药理学、药动学、药剂学和药品管理相关法律法规知识外，根据药学信息化实践需求，信息药师需兼具文献检索能力、计算机基础知识、数据管理、卫生统计学和卫生管理学等知识要求；此外，需要熟悉医院药学业务流程和药学信息学等知识。根据医院药师岗位类型原则，医院药学人才信息知识具体要求如表9-34所示。

表9-34　各类医学药学人员信息知识要求对照表

药师分类	信息知识要求
临床药师	循证医学、精准药学、中医药、内外科学、诊断学和沟通管理
审方药师	诊断学、中医药、基础医学
科研药师	卫生统计、循证医学、医学伦理、精准药学、内外科学、诊断学、项目管理、药物分析
信息药师	卫生管理学、卫生统计、数据科学、计算机基础理论、项目管理、业务流程管理、沟通管理

（3）信息意识　包括信息价值意识、信息获取与传播意识、信息保密与安全意识、信息污染与守法意识和信息动态变化意识。根据信息素质中信息意识分类特点，结合医院药师各工作岗位、信息量及信息管理特点要求，各类医院药师具备的信息意识均有所差异，具体见图9-18。

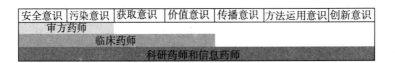

安全意识	污染意识	获取意识	价值意识	传播意识	方法运用意识	创新意识
审方药师						
临床药师						
科研药师和信息药师						

图9-18　药师信息意识分布图

（4）信息道德　包括遵守信息安全相关法律法规，不从事危害信息安全的活动，充分保障患者隐私信息。2013年美国计算机伦理协会提出的"计算机伦理"要求包括不窥探、盗窃他人计算机信息，不利用计算机伤害他人或制造虚假信息，不剽窃他人知识产权，不使用未经授权许可的软件或计算机资源。

2.2.4 技能与职责要求

（1）国外信息药师职责　根据ASHP关于信息科学中药师的声明要求，ASHP把从事药学信息工作的药师称为药学信息学家，而我国则以信息药师命名，用以区别其他药师岗位（表9-35）。

表9-35　ASHP关于信息科学中药师的声明

分类	声明要求
技能要求	计算机基础、药物治疗管理和相关业务流程、安全管理问题、临床药理学、药品配送和卫生行政管理等技能
职责要求	• 信息系统及供应商遴选，参与系统设置、应用设计、开发、安装和维护 • 药品相关的词汇和术语的开发和实施 • 优化CDSS相关活动的实施部署 • 开发和监督药品管控系统相关数据库 • 识别系统或程序问题，提供建议和解决方案 • 评估药物治疗系统，寻找系统可能导致的用药差错缺陷 • 分析和说明临床信息系统所提供数据，提升患者健康成果 • 卫生信息标准及术语的制定和研究 • 药品安全和质量验证，以及经济性研究 • 培训职责：培训药师队伍信息基础技能和知识

根据ASHP美国药师协会发表的多项指南与工作声明中规范的药学信息化和自动化建设工作，分别从信息药师职责要求、互联网药学及药学情报服务指导方针、物联网及药房自动化建设相关声明、信息系统管理要求、信息安全与质量要求以及字典给维护要求等方面进行声明。具体声明包括如下。

• 信息药师职责相关声明：包括关于药房技术员在药房信息学中的作用的声明，关于信息科学中药师职责的声明，卫生保健信息系统中药师的职责。

• 互联网药学服务类：包括关于药房专业人员使用社交媒介的声明、关于远程用药医嘱处理的指导方针、在线药房和电子处方、远程药房、远程药房服务管理、家庭医疗设备–药品及医疗装置、关于药师提供药品信息的指导方针、药师对相关药品信息的验证。

• 物联网及药房自动化类相关声明：包括关于药品条形码管理技术的声明、关于药品贮存–配制和调配过程中条形码验证的声明、关于安全使用自动化药物调剂装置配制胃肠外营养液的声明、关于安全使用自动摆药机的指导方针、自动化药品配送系统的管理、关于药物运释系统和给药设备管理中药师职责的声明、设备连接规范化和给药途径错误预防、药品配送系统。

• 信息系统管理类相关声明：包括关于在医院和卫生系统规划和实现电子处方系统的指南方针、临床决策支持系统、对有效使用卫生信息技术概念的界定、电子信息系统、计算机化医嘱录入系统、药物处方集系统管理、药品处方集系统的规范化、健全的药品处方集系统的基本原则、电子医疗和商务技术服务。

• 信息安全与质量相关声明：包括安全技术实施中药师的职责、药品信息质量和患者卫生保健信息保密的声明。

（2）国内医院信息药师分类职责与能力素质模型 广东省药学会《医院药师能力素质模型》根据自2018年开展信息药师培训以来的经验，结合中国药学人才信息化建设现状，在ASHP基础上扩展药师技能、知识及职责要求，特别是针对信息药师从事的具体工作划分为通科型、情报管理型、信息系统管理型、数据管理型信息药师；分别对各类信息药师的知识、技能、职责和绩效进行细分（表9–36）。

表9–36 各类信息药师能力素质模型和岗位职责

通科型	知识	计算机基础、卫生统计学基础
	技能	基本的项目管理能力、数据管理能力、药学实践技能和情报检索技能等
	职责	●培训药师队伍信息基础技能和知识 ●组织开展政策分析、业务流程优化与信息化转化的全流程管理 ●信息系统日常维护（识别系统或程序问题、标准和字典维护） ●开展信息系统项目沟通和需求管理；协调信息部门或供应商充分理解药学实际需求，打破学科之间知识壁垒 ●医院药学相关信息指标监控和上报工作 ●支撑临床药物治疗，提供及时和准确的药学情报服务 ●开展药学数据治理，保障药事管理和科研管理数据质量与安全 ●准确及时提供药品供应、价格和业务运营信息
	绩效	指标上报及时率、字典维护次数、需求处理例数和完成例数等
情报管理型	知识	情报检索、卫生统计学知识、知识管理
	技能	●信息情报的收集、整理、加工、编辑、分析、咨询决策和发布能力 ●数据分析能力：包括舆情监控、网络热点指数分析等能力 ●熟悉运用自媒体工具的能力 ●具备信息污染的辨别能力
	职责	●参与互联网+药学服务工作，如公众号维护、健康宣教及处方外流信息处理等工作 ●支撑临床药物治疗，提供及时和准确的药学情报服务，包括用药注意事项、不良反应和新药进展等 ●整合药学知识资源，构建本地知识管理体系 ●收集新药、药品上市后再评价、药物警戒信息和超说明书用药等信息，定期编制或更新处方集和药讯等药学知识汇编，协助药物评价工作 ●协助临床科室上报药品不良反应报告和用药错误报告 ●医院药学相关信息指标监控和上报工作
	绩效	用药咨询例数、预警药品品种数、科普文章数量（点击量或转载量等）业务管理指标改善例数、处方集更新率、药品评价报告数量、药品不良反应报告数量和用药错误发生率

续表

信息系统型	知识	项目管理、信息工程和卫生管理知识	
	技能	项目实施与沟通协调能力、需求管理能力、开发设计能力	
	职责	●信息系统安装与实施部署，开展项目质量、范围、变更、进度、文档、风险、沟通和需求管理工作 ●信息系统日常维护（识别系统或程序问题、标准和字典维护） ●信息系统及供应商遴选，参与系统设置、应用设计、开发 ●协助主任或医院开展药学信息化项目规划工作 ●业务流程优化和药学需求管理 ●协助管理药学相关信息系统权限，保障信息安全 ●协助医院各业务部门完成医院信息系统接入工作 ●参与信息系统操作手册编写和修订工作 ●培训药师队伍信息基础技能和知识，并组织药学信息系统应急演练 ●准确及时提供药品供应、价格和业务运营信息 ●医院药学相关信息指标监控和上报工作	
	绩效	需求处理数量、业务流程优化方案数量、知识库维护条目数量和维护日志、巡查时数、药品医嘱模板维护数量	
数据管理型	知识	数据库基础、数据科学、卫生统计学基础、科研设计、真实世界研究、高等数学	
	技能	Excel、SPSS、R语言或python等数据分析管理工具应用技能 SQL操作技能；科研项目管理	
	职责	●分析和说明临床信息系统所提供数据，上报相关药学监测指标 ●参与药学数据治理，保证药学药品数据安全和质量验证 ●医院药学相关信息指标监控和上报工作，指标包括药学服务、质量安全和经济性等，上报工作包括抗菌药物监测网、合理用药监测网、全国药品信息经济网、公立医院绩效指标和国家抗肿瘤药物临床应用监测网等 ●审核和监督药学人员数据统计行为，保障数据合理、合法使用 ●协助药学科研项目设计、数据采集、储存、利用、分析和问题咨询等工作 ●协助制订标准指标体系和评价方法；参与构建药学数据中心建设	
	绩效	医院指标每月监测完成数量、数据质量评价报告数量、数据统计需求申报表审核数量	

2.2.5 药学信息人才培训

药学信息人才培训按照信息素质四要素进行培训设计；其中信息意识和信息能力主要通过系统性的操作实践进行培训；信息知识和信息道德培训可通过自学、网络课程、讲座或培训班等理论培训方式进行人才培养。

（1）信息药师培训模式　虽然药学信息人才培训包括基地（培训班）培训、高等教育、院内培训和网络培训；但鉴于缺乏规范化教材和师资队伍要求较高，院内培训在国内未根据培训模式可分为TBL和PBL两种。信息素养培训步骤包括：制定国家或行业培训标准及指引；围绕专科特色和行业发展需求开发信息素养课程；强调终身学习；加强日常教学与信息技术相结合；采用PBL/CBL（基于问题/临床导向教学）模式；加强实践教学。

●高校培训：国外高校药学信息人才培训主要包括医学信息学概论、生物信息学和基因序列、医院管理信息学、药物信息学、流行病学、医学统计学和卫生经济学评估等学科培训。在信息能力培训方面，包括信息获取与处理能力、分析与传递能力、吸收与利用能力、更新和创新能力；根据调查，医务人员主要信息能力为信息获取与处理能力。目前，已超过50所高校开设相关课程，其中包括医学信息学（1001Z1或1002Z1）基础医学方向，以及卫生信息管理（1205Z1）图书情报方向/管理学。

●院内培训：药师获取卫生信息化信息的局限性和当前缺乏充足的信息药师师资队伍是阻碍医疗机构自身开展院内培训的主要影响因素；部分医疗机构利用信息科、医务科和医保办等人员开展院内培训，由于其管理和技术人才的水平参差不齐，导致院内培训效果各异。因此，国内开展信息药师的医疗机构在开展院内培训时，主要针对药事管理流程、药物指标上报、药物情报信息以及药品字典维护管理。

●基地（培训班）培训：2018年广东省药学会在国内率先开展规范化培训，其课程分别按药事管理、情报管理、数据科学和信息工程四部分构成，整体课时超过170课时，全面涵盖了信息药师日常工作，通过理论和操作课程，开展药学情报检索、数据分析、系统设计、团队训练、低代码开发和字典维护等知识技能维护；是目前国内信息药师体系最完整、知识更新幅度最大的培训班。

• 网络培训：自2019年开始，中国医药教育网参照《广东省药学会医院信息药师》培训体系构建基础网络课程，主要涵盖日常的需求管理、项目管理、业务流程和情报管理信息。课程体系以理论为主，且课程内容较少，其整体性和操作性有待改进。

（2）培训体系建设流程 医院信息药师培训课程设计分为课程设计、教学阶段和评价阶段（图9-19）。

• 课程设计：通过分析当前药学信息化建设工作，分解医院信息药师所需的知识和技能要点，构建培训大纲；根据课程大纲邀请相关专业人员进行备课和课件审核。

• 教学阶段：教学模式包括操作教学、网课教学和直播教学，同时每天发放教学反馈调查问卷，询问学员对课程内容易理解性、实用性、授课技巧和改进意见等进行综合评价，便于后期调整课程和师资。

• 评价阶段：回收教学反馈调查问卷，采用RCA分析法，了解学员学习难点和重点，有助进一步提高教学效果；通过教学培训，逐步建立以学员为基础的医院信息药师师资队伍，解决国内信息药师师资缺乏的现状。

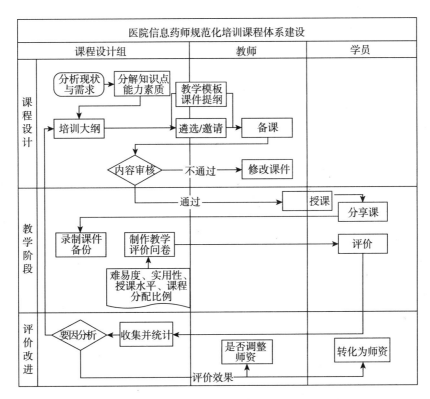

图 9-19 医院信息药师规范化培训体系建设流程

（3）医院信息药师培训平台建设 基于线上教学系统，理论教学包括提供课程录播、在线考核、题库管理、试卷生成和自动阅卷工作。由于操作技能难以在云平台中实现，平台提供VPN专线供部分用户进行远程操作虚拟练习系统（图9-20）。

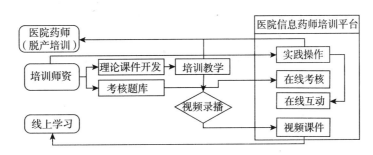

图 9-20 医院信息药师培训平台技术路线图

第三节 药学信息化与医院评级

1.医院评级

1.1 电子病历评级

1.1.1 评级标准

根据《电子病历系统功能应用水平分级评价方法及标准（试行）》（卫办医政发〔2011〕137号），电子病历评级纳入公立医院评审工作，作为医院信息化基础建设的重要组成部分。其目的在于促使医疗机构实现医疗健康信息共享，趋向智能化方向发展，建立科学、合理和有序的医院电子病历系统。目前，电子病历系统评级共分9级，其中三级医院要求电子病历系统评级四级以上。具体分级及要求如表9-37所示。

表 9-37 电子病历系统等级要求

等级	系统要求
0级	全院具备不于3个业务相关的信息系统
1级	使用通用的医疗业务信息系统，至少包括住院医嘱、检查和住院药品，系统可单机版
2级	部门统一数据字典，在1级基础上增加检验系统和信息系统联网功能
3级	具备跨部门统一字典，具备门诊药品、护理功能，具备跨部门数据交换
4级	实现全院信息共享，具备初级医疗决策支持；新增手术、治疗信息全院共享；具备自动处方审核、合理用药监测等功能
5级	数据统一管理，中级医疗决策支持；电子病历及报告支持结构化及智能化书写，数据智能化采集工具；知识库实现决策支持，科研工作具备数据挖掘功能
6级	全程医疗数据闭环管理，具备高级医疗决策支持，药疗、检查、检验、治疗、手术、输血、护理等实现全流程数据跟踪与闭环管理，并依据知识库实现全流程实时数据核查与管控，形成全院级多维度医疗知识库体系（包括症状、体征、检查、检验、诊断、治疗、药物合理使用等相关联的医疗各阶段知识内容），能够提供高级别医疗决策支持
7级	医疗安全质量管控，区域医疗信息共享。医疗质量监控数据全部来自日常医疗信息系统，重点包括院感、不良事件、手术等方面质量指标，具有及时的报警、通知、通报体系，能够提供智能化感知与分析工具；能够将患者病情、检查检验、治疗等信息与外部医疗机构进行双向交换。患者识别、信息安全等问题在信息交换中已解决；能够利用院内外医疗信息进行联动诊疗活动。患者可通过互联网查询自己的检查、检验结果，获得用药说明信息
8级	健康信息整合，整合跨机构的医疗、健康记录、体征检测、随访信息用于本部门医疗活动。全面整合医疗、公共卫生、健康监测等信息，完成整合型医疗服务

1.1.2 电子病历评审规则

电子病历评级分别从功能评分、有效应用评分和数据质量评分三方面进行考核，重点考核信息系统的实施应用情况。其中有效性评分参照评审规则内容进行符合性评分。数据质量评分则通过抽取医院周期内数据进行质量评分，其考察范围包括数据标准化与一致性、数据完整性、数据整合性和数据及时性评价。

（1）数据一致性 是指考察实际数据记录中与基准一致内容所占的比例。其计算公式为：一致性系数=数据记录对应的项目中与字典内容一致的记录数/数据记录项的总记录数×100%。

（2）数据完整性 是指对应项目中必填项数据的完整情况，常用项数据的完整情况。必填项是记录电子病历数据时必须有的内容。常用项是电子病历记录用于临床决策支持、质量管理应用时所需要的内容。其计算公式为：完整性系数=［1－项目空值（或内容少于合理字符）记录数］/项目总记录数。

（3）数据整合性 是指对应项目中的关键项数据与相关项目（或系统）对应项目可否对照或关联；药品基本字典是否能被其他关联业务系统调用。其计算公式为：数据整合性系数=对照项可匹配数/项目总记录数。

（4）数据及时性 是指对项目中时间相关项完整性、逻辑合理性；其计算公式为：数据及时性系数=数据记录内容符合逻辑关系时间项数量/考察记录时间项目总数量。

1.1.3 电子病历药学信息建设要求

参照电子病历系统应用水平分级评价标准，与药学信息化相关的内容如下。

（1）HIS可对应提供药品不良反应上报处理功能；根据医嘱执行情况自动判断不良事件情况并提示。

（2）能实现抽查和进行处方点评，发现和统计不合理用药记录，医师可接收医嘱对应的处方点评结果。

（3）下达医嘱时具备药品参考药品供给、药品说明书、药物过敏、配合禁忌等知识库提示功能。

（4）下达医嘱时能自动获取药品对应的剂型、剂量、用法等信息提示。

（5）医嘱执行能按规范传送到指定执行科室。

（6）医嘱可供药学及收费使用，医嘱执行时提供药品单及输液卡等；并有执行记录。医嘱执行提供自动识别手段，如条形码或RFID等技术。高风险医嘱具备提醒功能。

（7）具备自动获取历史处方和患者基本信息；处方数据能自动作为门诊病历内容。

（8）具备统一的药品字典及药品专用知识库，可供医院各信息系统调用，供临床决策支持、处方核查、消息提示等使用。

（9）具备药品使用管理记录，包括处方开具、调剂、配药和核查；同时能够追踪患者治疗周期药品使用情况。支持药品分级管理；实现药物与诊断相检查。

（10）能与其他医疗机构信息共享，处理外院处方，出院带药处方数据可供外部医疗机构使用。

（11）能提供药品信息配置记录及预警信息；药品配置信息包括药房、药库及临床科室等药品供给、调配及使用部门。

（12）具备药品管理相关的质量指标监控及统计功能，能获取区域处方质量控制指标，如处方合格率、抗菌药物使用率等相关合理用药指标。

（13）支持药品单品或单次包装并印刷条形码或标识。

（14）具备药品准备与使用过程闭环监控。

（15）能根据职称等因素授予不同权限，实现系统权限控制，如毒麻药品、特殊使用级抗菌药和糖皮质激素等。

1.2 公立医院等级评审

根据2018年国家卫健委员会规划与信息司发布的《全国医院信息化建设标准与规范（试行）》要求，二级以上医疗机构医院信息化建设要求其中三级指标共259条；三甲等级医疗机构要求提供合理用药系统、用药咨询系统和临床决策支持系统。各级医疗机构药学部门可参照本章第一节有关药学信息化建设目标进行规划建设；保障医院药学信息建设工作符合公立医院等级评审要求。

药学信息化建设在公立医院等级评审工作一般作为A级条款出现，药学信息化建设包括药学指标监测和药学流程信息化管理两部分。其中药学指标包括合理使用抗菌药物监测指标、药品金额排名和急性心肌/脑梗死相关药物信息。而在用药安全和药事管理方面，包括药物信息及不良反应咨询服务、药品质量监测网络、药品库存管理、COPE药品处方权限管理、处方审核、处方点评、合理用药监控软件、药品相关的CDSS临床决策支持和临床路径等。等级医院评审药学核心监测指标见表9-38。

表9-38 三级综合医院评审药事管理指标

指标名称	要求
门诊患者抗菌药物使用率	20%
住院患者抗菌药物使用率	60%
住院患者抗菌药物使用强度	40DDD
Ⅰ类切口预防抗菌药物使用率	30%
Ⅰ类切口预防抗菌药物品种选择合理率	100%
Ⅰ类切口预防抗菌药物疗程合理率	100%
Ⅰ类切口预防抗菌药物时机选择合理率	100%
急诊患者抗菌药物使用率	40%

1.3 医院信息互联互通标准化成熟度测评

医院信息互联互通标准化成熟度测评包括电子病历与医院信息平台标准符合性测试以及实际应用效果评价两部分；是主要针对信息标准化、系统集成、接口继承、业务互联互通、信息共享和决策分析利用的综合性测评体系；其中数据资源标准化占30分，互联互通标准化建设占40分，基础设施建设占15分，互联互通应用效果占15分。互联互通成熟度测评共分5级，其中四级以上分为甲等和乙等；按照符合评审指标得分进行累计。在互联互通成熟度测评工作中药学信息评审指标主要包括门急诊中西药处方子集、住院医嘱子集、处方共享文档、医嘱共享文档、药品管理系统、合理用药管理系统等内容（表9-39）。

表9-39 互联互通标准化成熟度测评药学信息化相关条款

分类	所属条款（参照卫生信息标准）	建设内容
数据集标准化	2.1.3电子病历基本数据集 第3部分：门（急）诊处方	西药处方子集（基本项）、中药处方子集（选测）
共享文档标准化	2.2.4电子病历共享文档规范 第4部分：西药处方	西药处方子集
	2.2.5电子病历共享文档规范 第5部分：中药处方	中药处方子集
业务应用建设情况	4.4.1临床服务系统建设情况	合理用药管理系统、临床药学管理系统、输液系统
	4.4.2医疗管理系统	静脉药物配置管理系统、抗菌药物管理系统、GCP管理系统、不良事件管理系统、院感管理系统
	4.4.3医院运营管理系统	药品管理系统、物资供应管理系统
应用建设与利用情况	5.1.1自助终端	处方/费用自助查询
	5.1.1线上服务（公众号或互联网医院）	预约药品配送、主动推送药品说明书、用药指导▲、主动推送取药信息▲、主动推送医学知识宣教▲
	5.1.2.2运行、医疗质量与安全指标	合理用药监测指标
	5.1.2.3闭环管理（现场考察）	口服用药闭环管理▲、静脉药物闭环管理▲、其他用药闭环管理▲
	5.1.2.6临床知识库建设情况	药品知识库
	5.1.2.7临床决策支持	辅助诊疗决策支持▲
	5.1.2.8基于大数据下的临床决策支持	临床用药预警（合计不少于30个预警规则点）
卫生管理应用建设	5.1.3.3在患者负担管理方面提供辅助决策支持	医院BI提供门诊次均药费、住院人均药费统计信息
基于平台业务联通	5.2.1基于平台的内部连通业务	合理用药系统、临床药学管理系统、药品管理系统、物资供应管理系统、静脉药物配置管理系统、互联网医院管理系统、抗菌药物管理系统、GCP管理系统、不良事件管理系统、院感管理系统
	5.2.2基于平台的外部连通业务	第三方药品配送业务

备注：▲为五乙评分条款；其他条款根据完成数量与其他业务应用累计得分后评等级。

1.4 其他评级体系

1.4.1 医院智慧服务分级评估标准体系

医院智慧服务分级评估对象及2级及以上医疗机构，与医院智慧管理分级评估不同的是，本评估标准体系适用对象为患者服务直接相关的信息化服务；根据智慧服务的功能和患者感受进行评价，分为0~5级。根据文件要求，医院智慧服务分级2级以上医院全部考核处方外流效果；医院智慧服务5级者重点考察区域卫生健康信息互联互通工作。

表9-40 医院智慧服务分级评估

等级	服务要求
0级	医院没有或极少应用信息化手段为患者提供服务
1级	医院应用信息化手段为门急诊或住院患者提供部分服务
2级	医院内部的智慧服务初步建立

续表

等级	服务要求
3级	联通医院内外的智慧服务初步建立
4级	医院智慧服务基本建立
5级	基于医院的智慧医疗健康服务基本建立，具体指患者在一定区域内的医院、基层医疗卫生机构及居家产生的医疗健康信息能够互联互通，医院能够联合其他医疗机构为患者提供全生命周期、精准化的智慧医疗健康服务

参照《互联网+药学服务》文件要求，药学信息化建设在医院智慧服务分级评估中主要工作内容包括以下几方面（表9–41）。

表 9–41　药学信息化建设在医院智慧服务分级评估的工作分解

等级	药学信息化要求
0级	手工处方或电子处方
1级	门急诊处方或住院医嘱系统、药库管理系统，但不具备数据交换共享功能
2级	患者可通过访问内部网络设备（自助机）了解药品信息数据，如药品价格公示和用药清单查询
3级	实现互联网处方应用、移动药师、移动查房和移动输液管理
4级	实现区域内简单的互联互通业务
5级	区域内医疗机构信息深度互联互通，提供药品全生命周期服务，包括家庭药品、慢病管理、药学随访和用药咨询等

鉴于目前我国医院智慧服务建设处于发展时期，对于诊前、诊中及诊后服务评价需逐步完成。目前有关药学方面的评估项目包括药学信息推送、药品调剂与互联网配送、家庭药学服务、药品费用查询和药学健康宣教等。

1.4.2 医院智慧管理分级评估标准体系

根据2019年3月《国家卫健委办公厅关于印发医院智慧服务分级评估标准体系（试行）的通知》，医院智慧管理分级评估标准体系从智慧管理的功能和效果进行评估，评估结果分为0~5级，分别从医院管理业务中的10类角色共33项进行评估。其中与药学相关的智慧管理分布于医疗护理管理、财务资产管理和药品耗材管理；与之配套的药学信息系统包括以下内容。

- 不良事件系统中有关药品不良反应及用药错误报告、处理、预防、追踪、分析和反馈。
- 药库管理系统中有关药品遴选、采购、验收入库及出库等临床前信息闭环管理，以及药品使用监测信息化建设。
- 医疗收入管理，包括各类药品的收入、成本和效益分析，以及在医疗总收入当中的占比等指标的监测、分析、处理及追踪工作。
- 其他业务系统配套建设，包括医疗准入管理中有关处方权、麻方权及抗菌药物分级权限管理。在医疗质量安全方面，具备连续完整的细菌耐药监测信息和多重耐药菌的发现和治疗记录，能够从医嘱或处方中获取抗菌药物使用数据，并有根据诊断、体征、抗菌药物等使用情况对院内感染进行判断与预警的功能。通过信息化平台收集满意度及投诉信息，并处置、回访、反馈、集中分析和制订高风险问题清单。药房智能化设备的购置、使用成本、操作培训、维护保养及效益的记录与分析，能发挥药房智能化设备的自身价值，实现设备购置关键环节的业务联动。具体评级要求如表9–42。

表 9–42　医院智慧管理分级评估标准中药学信息化建设部分

等级	系统功能应用
0级	●药品遴选与购置：药品遴选和购置记录 ●库存管理：手工方式处理药品验收、出入库 ●医疗准入：手工方式管理处方权限 ●不良事件：手工方式药品不良反应报告、用药错误报告 ●医疗收入管理：手工方式管理药品物价字典、收入分类及收入记账 ●设备管理：手工方式记录药房智能化设备相关档案、运维信息 ●监测评价：手工方式监测和记录评价数据

等级	系统功能应用
1级	●药品遴选与购置：信息化手段记录处理药品耗材遴选信息，并管理采购各环节业务表单 ●库存管理：信息系统具备处理库存、临床领用记录以及验收入出库各环节业务表单 ●医疗准入：信息系统管理处方权限 ●医疗收入管理：信息系统完成药品物价字典、收入分类及收入记账 ●设备管理：信息系统记录药房智能化设备相关档案、运维信息 ●监测评价：提供监测与评价数据的电子表单
2级	●药品遴选与购置：信息系统提供药品供货目录、生产及供应商资质信息、采购计划、订单管理和结算管理，并汇总生成月结报表 ●库存管理：入/出库各环节数据能够在部门内共享，自动生成入/出库明细报表 ●医疗准入：处方权的审核、授权、停止有电子记录 ●医疗收入管理：药品收入数据能实现药学与账务共享 ●设备管理：药房智能化设备相关档案、运维、报废信息能实现共享 ●监测评价：信息系统监测和统计分析监控数据和不良事件，并实现共享
3级	●药品遴选与购置：全院统一的药品基础数据字典，根据科室计划和库存自动生成采购订单 ●库存管理：记录物资的到货、验收信息，进行相应的厂商资质校验；入库、出库、盘点等全流程数据关联共享。按照药品分类、品规、领用科室综合查询入出库明细及汇总数据 ●医疗准入：特殊药品（含放射药品处方权、中药处方、麻权、抗菌药物分级权限等）权限申请能够通过网络在信息系统中完成 ●医院感染管理：从医嘱或处方中获取抗菌药物使用数据 ●不良事件：信息系统具备手术药品不良反应报告、用药错误报告功能；实现数据结构化和报告共享；实现信息化追踪和处理记录 ●医疗收入管理：药品月结报表。通过网络动态、多维度查询药品收入、支出 ●设备管理：实现网上报修并查询维修记录及费用记录、归属、位置；按需生成运维数据 ●监测评价：上下限、超计划预警等
4级	●药品遴选与购置：能够记录和查询药品耗材遴选业务关键环节信息；实时同步药品价格，与财务系统集成共享合同、订单、支付费用及月结报表；能基于规则进行采购内管理，形成库存上下限、同比、环比等订单生成规则；对业务能自动进行校验供应商资质 ●库存管理：实现药品库存预警，分级库存管理、盘点和监控各个层级的库房或库存点 ●医疗准入：处方权记录与其他业务系统权限互联互通；权限的申请、审核、授权、暂停、终止、起止时间有记录 ●不良事件：对于不良事件报告、处理、改进与预防方案有集中管理并进行风险评估 ●设备管理：与其他业务系统集成，实现设备巡检、维修、配件更换、应急调配、报废鉴定等业务联动，并有保修期到期和巡检计划提示；提供设备运行维护费用信息 ●监测评价：从医疗、服务等系统自动获取数据形成药占比
5级	●药品遴选与购置：汇总展示通用、医用药品数据及相关审批文档，生成管理分析报表。遴选品种时自动查询在院同类同效品规的价格和用量。临床医技科室及财务系统能够从药品耗材系统获取入/出库明细 ●库存管理：统一汇总展示全院药品入/出库及库存数据，并进行历史数据对比。库房温湿度监控系统对温度记录可数字化存储并形成数据关联，实现动态监控和预警 ●医疗准入：权限记录与运营管理、医疗、患者服务相关业务系统共享 ●医院感染管理：能根据抗菌药物等使用情况对院内感染进行判断与预警 ●不良事件：具备通报、反馈、分析（数据及图表）和提醒功能。不良事件汇总并对厂商、药品及部门等进行评价 ●设备管理：通过移动端完成维护巡检、故障维修、盘点等，并自动生成电子记录 ●监测评价：药品使用趋势

1.4.3 信息安全等级保护测评

根据《信息系统安全等级保护实施指南》《信息安全等级保护管理办法》《中华人民共和国网络安全法》和《中华人民共和国计算机信息系统安全保护条例》等文件精神，信息安全等级保护测评要求一般情况涉及外部访问及药品统计等药学信息系统纳入等级保护测评对象，包括互联网药学应用、移动药师管理系统、随访系统、慢性病管理系统、区域审方平台和医院信息管理系统等；上述药学信息系统重点管理访问控制、通信加密、数据安全保护和安全审计等工作，其他工作包括网络安全管理、密码管理、单点登录控制和并发会话限制等。

1.4.4 国外认证体系与药学信息化

不同的认证体系内容见表9-43。

表9-43 不同认证体系对比表

	KTQ	JCI	DIN EN ISO 9001
时间	2004年正式推行	1987年正式推行	1994年提出概念
应用范围	德国认证体系并在奥地利、瑞士推行	美国认证体系并努力向国化发展	国际认证体系
手册内容	6大条款	自我评估手册	8条管理原则
侧重点	着重流程、结构和结果	着重患者权利、安全	着重标准、手册和流程
设计理念	围绕PDCA设计认证条款	考核所有客观标准是否满足	审核是否达到标准
评审人员	现职医院工作人员	由JCI专职评审员	授权ISO审查员
评审方式	进行现场调查和评估	进行外部评审	进行资料审核

1.4.5 JCI医院等级评价标准体系

JCI认证围绕患者医疗服务标准、管理标准和学术型医疗中心等三大领域，包括国际患者安全目标（IPSG）、可及和连贯的患者服务（ACC）、患者和家属的权利（PFR）、患者评估（AOP）、患者服务（COP）、麻醉和手术服务（ASC）、药物管理和使用（MMU）、患者及其家属的健康教育（PFE）、质量改进与患者安全（QPS）、感染的预防和控制（PCI）、主管领导和指导（GLD）、设施管理与安全（FMS）、员工资格和教育（SQE）、交流和信息的管理（MCI）等章节。目前，我国开展JCI认证的医疗机构以妇产儿专科医院和民营医院为主，是医疗机构参与国际医疗市场的准入认证标准；其核心为"以患者服务为中心"，实现医疗服务及管理闭环，实现流程标准化，并通过医疗持续改进提升医疗质量安全。药物管理和使用（MMU）评价涉及药物的选择、采购、储存、医嘱/处方开具、转录、传送、药物准备、发送、给药、记录和监测药物治疗。JCI认证根据参评要求、标准、含义和衡量要素进行分类。JCI认证的药学信息化建设要求见表9-44。

表9-44 JCI认证（第6版）——药学信息化建设要求

编号	参评标准	信息化建设
IPSG	目标安全	●IPSG1正确识别患者身份药品：包装条码、患者手腕带、输液条码 ●IPSG2改进有效沟通：口头医嘱处理、药品标签（形似、听似）管理、用药错误管理 ●IPSG3改进高警讯药品安全性：高警讯药品清单（系统标识）、药品标签（形似、听似）管理、用药错误管理、输液管理
AAC	医疗连贯性	●AAC3药学会诊、门诊（住院）药房系统站 ●AAC4出院、转诊和随访：出院带药、药学随访、用药宣教
PFR	患者和家属权利	●PFR5.1知情同意书（自备、手术麻醉药品、镇静操作、高风险及药物临床试验）、药品信息闭环、关联及CA认证
AOP	患者评估	●麻醉、手术前、营养、疼痛评估（术前用药管理）；特殊类型患者评估（终末期、儿童、老年人、孕产妇、药物滥用、化疗患者、免疫低下患者评估）
COP	患者医疗服务	●COP2医嘱执行——医嘱系统 ●COP3高风险患者医疗服务和病情变化——手术麻醉系统复苏管理；其他高风险患者服务（急诊、昏迷、生命支持、传染病、免疫抑制、血液透析、化疗及约束服务患者）和药学监护管理，临床药师工作站 ●COP5营养治疗——营养风险评估与治疗
ASC	麻醉和手术医疗服务	●手术麻醉系统——镇静药物监测；麻醉前评估和诱导评估

编号	参评标准	信息化建设
MMU	药物管理和使用	● MMU1 组织管理：抗菌药物管理（权限管理、使用统计、特殊使用级抗菌药物会诊单、耐药监测、围手术期清洁手术预防使用抗菌药物管理和专项点评） ● MMU2 选择采购：制定处方/医嘱用药目录字典；监控药品目录、夜间及病房取药信息流程；新增药品与非预期不良事件数据 ● MMU3 药品安全储存监测：冷链系统、药品召回信息、急救用药管理、病房药品储存、药品失窃管理、药品效期管理、自备药物管理、试验药品、营养保健品、相似药品标签和放射药品管理 ● MMU4 医嘱转录：HIS药品医嘱模板及转录功能，用药信息与电子病历互联互通 ● MMU5 药品准备与调剂：处方审核系统、静脉输液配置系统、输液处方（医嘱）审核、输液系统、相互作用查询、药物过敏管理 ● MMU6 给药：权限控制，给药核对 ● MMU7 监测：药学监护系统、药品不良反应上报系统、不良事件管理系统
PFE	患者及家属教育	● PFE2 评估教育需求：患者用药方案与教育需求评估 ● PFE4 协同教育：用药教育、出院带药教育、药学查房和家庭药学服务
QPS	质量和患者安全活动管理	● QPS2 监测指标选择和数据收集：医院整体药品使用指标 ● QPS3 信息资源：药学知识库、电子处方集和用药辅助等信息系统；提供药讯、药物警戒通报等信息 ● QPS6 监测指标的数据验证、分析、改进跟踪工作 ● QPS7 识别与管理Ⅰ级不良事件（警讯事件）；死亡电子病历管理和药品留校封存、不良事件上报处理、45天内根因分析 ● QPS8 所有严重药品不良反应/麻醉镇静操作不良事件的趋势与变异分析 ● QPS9 识别与分析跟踪Ⅳ级不良事件（隐患/潜在错误事件）：药房内差管理 ● QPS10 质量与安全改进 ● QPS11 药物警戒风险管理计划：基于不良事件、说明书、药物警戒通报和高警讯药物目录进行风险识别、风险排序、风险报告和风险分析管理
PCI	感染预防和控制	● PCI2 协调管理：参照MMU1中抗菌药物管理要求 ● PCI5 参照MMU5中医院感染系统管理业务流程中抗菌药物管理部分；包括抗菌药物与院内感染识别和预警 ● PCI6 预防与降低风险重点：多重耐药物、手术部位感染、社区感染和高致病性感染患者管理，参照MMU1抗菌药物管理要求
GLD	治理、领导和管理	● GLD6 合同管理：药品采购合同及供应商资质信息管理 ● GLD7 供应链安全管理：药品供应链的前瞻性风险评估、药品追溯跟踪 ● GLD12 医院伦理和临床伦理：药物临床试验和药品上市后研究 ● GLD16 药物临床试验中知情告知：药物临床试验管理系统，参照ICH管理要求
FMS	设备管理和安全	● FMS4 麻精药品和放射性药品安全管理；麻精药柜信息化管理 ● FMS5 有害物质：药物废弃管理，麻醉注射药品余液管理；放射性药品、医用毒性药品及高警示药品管理等 ● FMS6 突发公共卫生事件药品管理
SQE	人员资质和教育	● SQE10 临床权限分配：处方权管理、药品统计权限管理 ● SQE11 医疗人员持续监测和评价：绩效管理、三基考核与继续教育
MOI	信息管理	● MOI1 流程标准化 ● MOI2 信息隐私性、保密性、安全性和完整性 ● MOI4 医院使用标准化代码，如药品相关字典标准化 ● MOI5 信息互联互通 ● MOI6 数据安全备份 ● MOI9 电子病历管理，电子药历系统，药品信息与电子病历互联互通

1.4.6 德国医疗透明管理制度与标准委员KTQ质量认证体系

KTQ认证标准以患者为中心，以PDCA德明环为基本模式设置认证标准；包括6大方面的内容：以患者为中心、以员工为导向、安全、沟通与信息管理、医院领导和质量管理（表9-45）。

表 9-45　KTQ 认证标准

条款	药学标准要求
以患者为中心	●指南和标准：执行药品相关指南、说明书及临床路径药品使用要求 ●门诊医疗：平诊或门诊手术患者术前用药管理 ●住院跨学科管理：药学监护与药学会诊；癌痛治疗管理（标准分级管理和麻方权管理） ●住院手术：麻醉风险评估
员工导向	●创意管理 ●继续教育与绩效管理
安全与风险	●药物警戒风险管理和工作计划 ●医药沟通平台、紧急事件管理 ●患者安全联盟（药品作用、相互作用、药品召回信息、药品事故等） ●输液及注射剂安全标识 ●药品安全储存与发放 ●化疗物品的制备、应用、文档记录、辅助疗法、用量范围 ●药品的订购与储存；处理麻醉药品的方式 ●药品定期检查效期及质量
信息与交流	●药品数据安全备份及标准交流数据 ●互联网药品处方、远程医疗和区域审方等院外信息服务相结合 ●移动药师开展CA认证 ●合理用药信息文档归档、监控和催交工作流
领导力	●医学伦理审查：OA系统、科研项目管理系统或药物临床试验系统 ●创新与知识管理：药学知识库和药物知识图谱管理
质量管理	●药学业务流程管理 ●院内外质管体系指标：候药等待时间、抗菌药物使用率、不良反应发生率等，以及各类药物监测网

1.4.7 美国医疗信息和管理系统协会认证

国际上认可的医院信息化建设的评价方法包括美国医疗信息和管理系统协会（Healthcare Information and Management System Society，HIMSS）的电子病历应用分级评价、美国医院协会的医院电子病历应用情况调查等；HIMSS评级分别包括分析成熟度适用模型（AMAM）、护理成熟度连续模型（CCMM）、临床供应结果模型（CISOM）、数字成像适用模型（DIAM）、电子病历适用模型（EMRAM）、基础设施适用模型（INFRAM）和门诊电子病历适用模型（O-EMRAM）。目前国内医疗机构主要向HIMSS申报亚太版电子病历适用模型（EMRAM）；通过在线平台申报（www.himssanalyticsasia.org），在14个板块中进行填报，药房板块为HIMSS-EMRAM申报的必填项；六级现场评审期间，药房各流程信息化是现场评审重要考察环节，包括对处方审核、药品配发、送药、静脉输液配置、抗肿瘤药物、高警示药品管理、长期医嘱管理等流程闭环和信息化进行考察。HIMSS-EMRAM和HIMSS-CISOM评级标准见表9-46和表9-47。

表 9-46　HIMSS-EMRAM 模型

等级	评定标准
0级	LIS、RIS和药房管理系统部分或全部未安装
1级	实现了主要临床辅助系统（如药房管理系统、LIS、RIS）
2级	主要临床辅助系统提供数据给CDR（临床数据中心）以便医师重新得到或回顾结果，CDR包括受限医学词汇表（ICD10）和临床决策/规则引擎。这个阶段CDR可以链接来自影像系统的信息
3级	护理系统、图表、治疗计划和电子药物系统（eMAR）已经实现，并与CDR结合。临床决策支持的第一水平是实现对医嘱录入的操作错误检查（如药物/药物、药物/食品、药物/检查冲突检查）。PACS（医学影像系统）的接口能让医师通过内部网络访问相关的医学图像
4级	护理和CDR环境中增加了供临床医师使用的CPOE（医嘱），同时实现了涉及根据基于医学协议的第二水平临床决策支持（临床决策支持已被应用到护理过程，证据不良反应的敏感，例如，住院天数、患者跌倒、尿路感染、压疮、医院获得性肺炎、伤口感染、医院死亡等）
5级	全跟踪药物治疗管理环境的完全实现，eMAR和条形码以及其他自动标识技术（如RFID、ZIGBEE）已实现，并与CPOE及系统结合在一起，在药物管理上实现患者卫生保健过程中安全的最大化

续表

等级	评定标准
6级	实现上面提到的完全的医疗文档/图表。第三水平的临床决策支持提供了所有临床医生诊疗行为的向导,这些向导与已变化的及依从性的警报形式的协议和成果相关。一个功能完全的PACS系统在内部网络内向医师提供医学图像,取代了所有胶片图像
7级	临床信息能够与在一个区域卫生网络中所有的实体(其他医院、门诊部、急诊中心、雇主、付款人和患者等)之间进行利益相关的最小数据集交换,这些数据可经过电子事务或交换电子记录方式方便地共享。医学记录实现完全电子化/无纸化

备注:按照电子病历评价模型进行评审。

表9-47　HIMSS-CISOM 模型

等级	评审内容
0级	库存和供应过程是手动的;没有为组织确定供应链战略
1级	基本的供应链流程是作为组织的业务功能而建立的
2级	库存跟踪和自动化侧重于优化供应成本和库存管理
3级	供应链战略创造了库存在整个组织中的可见性,自动化了财务流程,并为产品标准化提供了信息
4级	将供应链流程整合到临床项目中,支持优化与患者护理需求相关的库存管理;护理程序中的产品使用会自动上传到患者的健康记录中;并进行不良事件报告
5级	供应链过程在护理点被自动化和集成,以实现产品的完全可追溯性、护理过程以及对不良事件和产品召回的自动跟踪;产品(药品和耗材)可与EMR及供应链信息关联
6级	患者护理过程的透明性,支持患者护理过程和护理产品的自动可跟踪性;提供者团队都与单个患者的结果相关联
7级	临床集成供应链实现了精确和个性化的医疗保健、护理过程的可追溯性以及与患者结果相关联的护理产品,以确定为特定人群群体获得最佳结果的条件

备注:主要考察护理系统、供应链和不良事件信息互联互通成熟度评价。

2.医疗卫生共同体建设标准

2.1 紧密型县域医疗卫生共同体建设评判标准和监测指标体系

2.1.1 聚焦县域医共体建设重点领域和关键环节

定期监测各地县域医共体建设的进展和成效,进一步提升县域和基层医疗卫生服务能力,提高医保基金使用效率,增强人民群众就医可及性,着力构建目标明确、权责清晰、分工协作的新型县域医疗卫生服务体系。

2.1.2 监测对象和方式

(1)监测对象　以县域整体为单位,定期监测政策落实情况和县域医共体建设成效。

(2)监测方式　采取定性和定量相结合的方式进行。通过定性指标评价相关体制机制改革落实情况和县域医疗卫生资源整合情况,衡量县域医共体建设紧密程度;通过定量指标监测县域医共体建设实际成效。

2.2 县域医共体建设评判标准

紧密型县域医共体建设评判标准见表9-48。

表9-48　紧密型县域医疗卫生共同体建设评判标准(试行)

评判维度	评判标准	选项(A、B、C)
管理共同体	药品统一管理,实现县域医共体内药品耗材统一管理、统一采购配送、统一支付货款、统一用药目录等	

选项说明:A.有明确的制度安排且已经组织实施;B.有明确的制度安排但仍在筹备,尚未实施;C.没有制度安排

药品统一管理:一是县域医共体内实行药品耗材统一管理,统一用药目录、统一采购配送、统一支付货款。二是有条件的地区,要打破县域内不同医共体之间的区别,探索县域内药品耗材的统一管理和采购配送等。

第十章 医院信息系统（药学部分）

医院信息系统又名HIS，是医院信息化建设基础，本章通过对处方（医嘱）的事前、事中和事后管理，全面阐述HIS中门（急）诊处方和住院医嘱业务管理流程，包括处方开具、审核、点评、药品调配、药品发放和共享流转等环节的管理要求及信息化建设要点。处方（医嘱）管理是药事管理最主要的组成部分，是药品全生命周期中涉及药品使用、监护和评价的主要环节。处方（医嘱）管理不仅涉及临床合理用药管理工作，同时涉及医疗文书管理、流程管理和费用管理等内容；是医疗活动的主要组成部分，也是医疗机构运营及科研数据的主要来源。

第一节 处方（医嘱）管理

1. 处方管理

1.1 处方管理概论

1.1.1 基本定义

（1）处方 是指由注册的执业医师和执业助理医师（以下简称医师）在诊疗活动中为患者开具的，由取得药学专业技术职务任职资格的药学专业技术人员（以下简称药师）审核、调配、核对，并作为患者用药凭证的医疗文书；处方包括医疗机构的门（急）诊处方和住院医嘱，为避免误解，下文均以处方和医嘱加以区别。

（2）处方类型 处方类型广义上包括法定处方和医师处方；狭义方面，为符合《处方管理办法》中各药品管理细则开展的处方分类，通过处方格式、允许药品使用目录、处方天数及具体执行对象等方面进行精细管理。

（3）处方审核 药师对医师在诊疗活动中为患者开具的处方，包括门急诊处方和医嘱的合法性、规范性及适宜性进行审核，并做出是否同意调剂的工作；处方包括电子处方和纸质处方。

（4）处方点评 是指医院将医生处方用药过程中对临床处方进行综合统计分析，从不同层面和不同角度反映医疗机构处方工作的整体和细分情况，为医疗机构管理层进行决策提供科学的数据支持，以达到合理用药及用药监测、管理的目的。

（5）处方流转 是指通过互联网医院、药店（社会药店或医院实体药房）和患者三者数据对接，在医师、药师和患者之间实现处方和药品信息互联互通，完成医师的电子处方开具、药师在线审核、药店调配核对和药品配送、药学咨询、随访等步骤，为患者提供互联网药学全链条服务。

（6）区域审方 是指药师借助区域药学信息平台，对区域内各医疗机构中在诊疗活动中为患者开具的处方开展包括门急诊处方和医嘱的合法性、规范性及适宜性进行审核，并做出是否同意调剂的工作。

（7）配伍禁忌 指药物在体外配伍，直接发生物理或化学性相互作用而影响药物疗效或发生毒性反应。

（8）药物相互作用 是指两种或两种以上的药物同时应用时所发生的药效变化。

（9）联合用药 是指为达到治疗目的而采用的两种或两种以上药物同时或先后应用，其结果主要是为了增加药物的疗效或为了减轻药物的毒副反应，但有时也可能产生相反的结果。

（10）合理用药 指根据疾病种类、患者状况和药理学理论选择最佳的药物及其制剂，制定或调整给药方案。

（11）处方权限 是指取得执业医师资格，按照职称和专业要求，并经过专门培训考核后取得对应药品处方开具资格的；处方权限规定了医师允许开具的药品目录范围。

1.1.2 处方管理政策与法规

处方管理的主要政策为《中华人民共和国处方管理办法》（以下简称"处方管理办法"），指导医疗机构合法、规范地开展处方活动的重要标准，包括处方格式、处方书写要求、处方标识、药品使用要求、处方保管、处方开具获得、处方调剂、处方审核要求和责任处罚等内容。处方管理办法作为处方管理的核心法规，延伸或配套相关处方管理政策法规，如《医疗机构处方审核规范》《医院处方点评管理规范（试行）》等。

1.1.3 处方权分类管理

（1）处方权　医务部每年对取得执业医师资格的医师进行备案开放处方权限；医师签章分别由医务部和药学部留样备案。处方权包括普通药品处方权、麻精药品处方权、抗菌药物处方权、中草药处方权、糖皮质激素处方权、疫苗处方、放射性药品处方权等；医院信息系统通过增加相关处方权用户角色，进行批量管理医生处方权，包括处方（医嘱）系统功能限制、药品目录限制和分类统计工作。在处方权的基础上，根据不同类型药品的管理要求实行分级管理，具体分类管理要点见表10-1。

表10-1　处方权限分类代码表

值	值含义	说明
A1	普通处方权	取得执业医师资格认证
A2	麻醉、精一处方权	经授权许可开具麻醉、第一类精神药品处方
A3	中药处方权	经授权许可开具中成药或中药饮片处方
A4	抗菌药物处方权	经授权许可开具抗菌药物处方
A41	普通抗菌药物处方权	经授权许可开具普遍使用级抗菌药物处方
A42	限制级抗菌药物处方权	中级职称或以上，经授权许可开具限制使用级抗菌药物处方
A43	特殊使用级抗菌药物处方权	副主任医师职称或以上、经授权许可开具特殊使用级抗菌药物处方；限于住院医嘱或急诊处方开具
A5	放射性药物处方权	经授权许可开具放射性药物处方
A6	第二类精神药品处方权	经授权许可开具第二类精神药品处方
A7	医用毒性药品处方权	经授权许可开具医用毒性药品处方
A8	糖皮质激素处方权	经授权许可在特殊情况，开具糖皮质激素特殊用法用量
A9	抗肿瘤药物处方权	中级职称或以上，经授权许可开具抗肿瘤药物，抗肿瘤药物分级包括特殊管理类、一般管理类和临床试验用药类
A0	其他处方权	根据医疗机构管理要求、专科特点、药品分类等扩展设置其他处方权限
B1	普通处方调配权	经授权许可调配普通非特殊管理类药品的权限
B2	麻精药品调配权	经授权许可调配麻醉及精神类药品的权限
B9	其他处方调配权	

（2）抗菌药物分级管理　根据《2011年全国抗菌药物临床应用专项整治活动方案》《抗菌药物临床应用管理办法》和《抗菌药物临床应用指导原则》等文件要求，实行抗菌药物三级管理；分级管理内容包括抗菌药物分级目录和抗菌药物处方权分级管理两部分，其中抗菌药物处方权与抗菌药物分级使用一一对应；除特殊情况外，医生不允许越级临时使用抗菌药物。因在门（急）诊系统中限制使用特殊级抗菌药物，故需对取得特殊使用级抗菌药物处方权的医师限制开具特殊级抗菌药物。

（3）抗肿瘤药物分级管理

• 根据国家卫健委组织制定的《抗肿瘤药物临床应用管理办法（试行）》第六条规定，抗肿瘤药物临床应用实行分级管理。根据安全性、可及性、经济性等因素，将抗肿瘤药物分为限制使用级和普通使用级。具体划分标准如下。

➤限制使用级抗肿瘤药物是指具有下列特点之一的抗肿瘤药物：①药物毒副作用大，纳入毒性药品管理，适应证严格，禁忌证多，须由具有丰富临床经验的医务人员使用，使用不当可能对人体造成严重损害的抗肿瘤药物；②上市时间短、用药经验少的新型抗肿瘤药物；③价格昂贵、经济负担沉重的抗肿瘤药物。

➤普通使用级抗肿瘤药物是指除限制使用级抗肿瘤药物外的其他抗肿瘤药物。

抗肿瘤药物分级管理目录由医疗机构制订，并结合药品上市后评价工作，进行动态调整。地方卫生健康行政部门对抗肿瘤药物分级管理目录的制订和调整工作进行指导。

同时，第二十二条规定，医疗机构应当加强对本机构医师处方权的授予、考核等管理，明确可以开具限制使用级和普通使用级抗肿瘤药物处方的医师应当满足的条件，包括医师的专业、职称、培训及考核情况、技术水平和医疗质量等。

（4）中成药与中药饮片处方权　政策来源为《国家卫健委员会办公厅国家中医药管理局办公室关于印发第一批国家重点监控合理用药药品目录（化药及生物制品）的通知》（国卫办医函〔2019〕558号），中医类别医师应当按照《中成药临床应用指导原则》《医院中药饮片管理规范》等，遵照中医临床基本的辨证施治原则开具中药处方。其他类别的医师，经过不少于1年系统学习中医药专业知识并考核合格后，遵照中医临床基本的辨证施治原则，可以开具中成药处方；取得省级以上教育行政部门认可的中医、中西医结合、民族医学专业学历或学位的，或者参加省级中医药主管部门认可的2年以上西医学习中医培训班（总学时数不少于850学时）并取得相应证书的，或者按照《传统医学师承和确有专长人员医师资格考核考试办法》有关规定跟师学习中医满3年并取得《传统医学师承出师证书》的，既可以开具中成药处方，也可以开具中药饮片处方。

（5）糖皮质激素处方权　根据《糖皮质激素药物临床应用指导原则》，糖皮质激素冲击疗法和长程疗法要求主治医师或内分泌医师以上专业技术职务任职资格的医师开具；越级使用仅限3天使用量。

（6）其他政策管理要求药品的处方权　包括互联网处方、长期处方、放射性药品、双通道药品以及临床急需进口药品等根据相关政策要求设定相应的处方权，如限定中级以上职称或专科医生等限制条件方可使用；在HIS改造或合理用药软件规则设置时，应考虑建立特定药品目录字典和相应处方权医生目录字典，通过配对实现处方权限制。

1.1.4 处方分类

处方（医嘱）分类管理分别根据管理要求、调剂部门和费用进行划分；其中与处方格式紧密关联的处方（医嘱）按照管理要求进行分类；按照调剂部门划分处方（医嘱）类型时，主要通过制订部门药品目录，通过处方（医嘱）分类标识进行定向推送处方信息，减少各药房药品库存压力；按费用分类则主要基于患者药品费用报销及医保政策等文件要求，按患者身份类型信息、药品费用减免信息及诊断等信息进行综合分析，核算处方中药品实际报销比例。

（1）处方按管理类型分类　见表10-2。

表 10-2　处方（医嘱）类型（按管理类型划分）

处方（医嘱）类型	格式要求	管理要求
麻醉和第一类精神药品处方	身份证和代办人信息，麻精一标识，红色处方	分别对剂型、麻醉药品和开具部门类型设置处方常用量及极量，处方储存期限为3年。门诊患者首次开具需提供相关证明材料及建档
第二类精神药品处方	精二标识	一般每张处方不得超过7日常用量，慢性病或某些特殊情况的患者，处方用量可以适当延长；处方储存期限为2年
普通处方	无特殊，白色处方	按《处方管理办法》执行；一般限制7日使用量，慢病患者按长期处方执行
长期处方	同普通处方	使用天数相对延长；按当地长期处方目录药品及病种开具
急诊处方	急诊标识，黄色处方	根据药品的类别以及急诊处方要求，限制急诊处方药品开具天数，药品开具天数一般3天
中药饮片处方	增加中医诊断、证候、煎煮、炮制方法、分服次数，删除皮试和总量等信息	取消药品数量限制；严格按照中药"君臣佐使"顺序开具，必要时注意炮制方法

续表

处方（医嘱）类型	格式要求	管理要求
医用毒性处方	无特殊，白色处方	限定医用毒性；处方储存期限为2年
儿科处方	绿色处方	根据年龄限制设置儿科处方类型；根据年龄要求，婴幼儿写日、月龄，必要时要注明体重

（2）处方按调剂部门分类　按调剂部门，划分处方（医嘱）类型主要用于解决处方（医嘱）信息的流向问题，实现不同处方指向不同的调剂部门。HIS通过部门药品目录与处方类型字典进行关联，解决不同调剂部门储存及使用不同药品目录的实际需求；同时起到处方的导航指引作用。由于不同调剂部门储存及使用药品目录差异，通过不同处方类型还可设置不同的药品目录（表10-3）。

表 10-3　处方（医嘱）类型（按调剂部门划分）

处方（医嘱）类型	执行部门	管理特点
门诊处方	门诊药房	限制门诊输液品种；部分医疗机构，处方药品数量限制不超过5种，但不包括溶媒部分
急诊处方	急诊药房	按急诊处方限制使用天数，部分医疗机构的审方软件放宽急诊处方审核规则
中药饮片处方	中药房	中药饮片单独开具，西药与中药饮片混合开具；处方格式与西药处方存在一定差异
注射剂处方	注射剂或急诊药房	仅限注射剂处方，部分医院机构不包含胰岛素注射剂、对比剂等
发热门诊处方	发热药房	有条件采用24小时自助取药设备和无纸化管理，减少与患者接触。处方包括普通发热和儿童发热两部分；儿科药品适当采用协定处方方式执行
互联网处方	第三方配送机构、社会药店	处方药品目录不得含有麻醉药品、精神类药品、医疗用毒性药品、终止妊娠药品、肽类激素药物、高风险药品、注射剂或供应紧缺药品；中药代煎服务需经具备资质的第三方机构配送。处方审核及药品配送均经过处方流转平台实现。根据处方管理办法四十二条，一般情况下医疗机构儿科处方不宜对外流转；与当前互联网+药学服务范围存在一定差异
长期处方	门诊或互联网医院	根据国家卫健委、国家医保局组织制定的《长期处方管理规范（试行）》；按照指定慢性疾病及药品目录开具，最长不超过12周
双通道处方	社会药店	适用于医保指定社会药店、疾病及药品目录；目录药品为非医内药品目录，开具医师须具备相应资质要求；处方药品以通用名录入，且开具药品金额为0元
放射性药品处方	核医学科	仅限放射性药品，具备放射药品处方权方可开具本类处方，处方正文格式与普遍药品格式有所差异；内容涉及摄入量及执行部位等，药品实现专人专用；本处方类型为提供开具处方药品后向供应厂家预约订购
住院门诊（复诊）处方	门诊药房	适用于住院患者门诊复诊或日间手术等处方。处方格式与门诊处方一致
静脉输液配置医嘱	静脉输液配置中心	仅限于医嘱用法为静脉给药的医嘱；该类医嘱按照静脉输液配置中心配制完成时进行收费上账
长期医嘱	住院药房	护理工作站需要每天向住院药房执行长期医嘱，免去医师重复开具医嘱
临时医嘱	住院药房、病房	临床医嘱包含基数药、出院带药、新入院患者用药、手术用药及抢救用药物医嘱开具
基数药医嘱	病房、医技部门	适用于临床抢救药品及常用基数药品管理，具备病房智能药柜的可取消基数药医嘱；基数药医嘱采用"零销统领"原则，收费上帐及库存扣减直接计算到临床科室；临床科室定期向住院药房统领补充药品
出院医嘱	住院药房、病房	出院医嘱参照门诊处方管理要求执行，适当延长药品使用疗程，医保有规定的除外；药品的调配一般由门诊药房负责，也有为以住院药房调配，门诊药房或送病房发放的形式
医技药品处方	医技部门	包括内镜室、放射科、介入科和手术麻醉室等医技协助部门药品执行处方，主要用于辅助检查、手术或抢救时使用；除麻精药品外需要保留处方；其他处方（医嘱）一般用临时医嘱或普通处方形式开具，主要作为执行记录和收费记录使用
其他扩展类型	按管理要求设置	如中药配方颗粒、第三方中药代煎配送等处方的分发

（3）处方按费用分类　见表10-4。

表 10-4　处方（医嘱）类型（按费用划分）

处方（医嘱）类型	报销比例	管理特点
医保处方（医嘱）	视当地医保报销比例	包括职工医疗和异地医保、公费医疗等政策要求，医保处方主要适用药品目录为国家基本药品目录及当地医保目录药品，根据当地甲乙类药品报销比例进行自动扣减

续表

处方（医嘱）类型	报销比例	管理特点
自费处方（医嘱）	0%	包括特需门诊处方、非医保目录内药品、医保患者超说明书用药特情况；处方内药品不享受医保报销政策优惠
减免处方（医嘱）	0~100%	免费叶酸、义诊药品处方、国家临床药物试验处方（记账报销）；涉及科研用药的，需提供周期性（月或季）结算报表；列明费用及药品明细；减免处方与处方类型、患者身份类型紧密关联。其中某些药品在不同患者身份或诊断的减免比例均有所差异。减免处方管理需要记录患者类型信息、减免比例、门诊/住院号、处方（医嘱）唯一编码、减免对应项目（如某药物临床试验项目）等信息

1.2 处方业务流程

处方全生命周期管理包括处方开具、处方审核、处方划价收费、处方调配发药和处方储存等环节。

1.2.1 处方（医嘱）开具管理

（1）处方合法性与规范化约束　根据《处方管理办法》和《医疗机构处方审核规范》要求，医师开具处方应当遵循合法、规范和适宜原则。其中合法性和规范化管理可通过改造计算机化医嘱录入系统（CPOE）对医师开具处方实现同步约束，减少不合理处方；而适宜性管理由于受药品、政策及临床等因素影响，其中评价规则复杂，一般借助处方（医嘱）前置审核系统进行适宜性审核和限制。

- 处方合法性：主要通过CPOE系统中的处方权和处方类型实现约束管理。
- 处方规范性：主要对处方内容信息的完整性、不同处方类型药品开具条目数量及药物品种进行约束。

（2）用量计算　包括总使用量计算、给药天数和日剂量计算。其中用量计算受给药频次、药品剂型和用量单位影响。

- 处方（医嘱）中有关给药频次的选择：如"QOD、Q1W、Q2W"等间隔天数给药的用法需进行字典配对维护，以便CPOE系统能正确计算总使用量和使用疗程；临时医嘱除出院带药医嘱外，一般限制一次使用量。
- 处方（医嘱）中涉及药品剂型的用量计算：主要包括外用药品和临时医嘱中整盒发放的情况，外用药品用量单位则按"适量"或"滴"开具；而临时医嘱处理须在备注栏中说明用法、给药频次及用量等信息。
- 用量单位：主要针对同时具备重量及体积单位药品在剂量单位选择时进行转换计算，如阿托品注射剂规格为0.5mg 1ml，开具处方时分别选择1mg和1ml在计算总量和费用时则有所差异。
- 特定处方限定使用天数管理：处方开具药品的使用天数与药品剂型、罹患疾病及处方类型有关。

（3）发药取整　发药取整作为药品用量计算的有益补充，可提高医师处方规范性，减少医嘱错误。发药取整是指当处方开具药品总量不为整数时，为便于药品储存、药品调配、库房管理和物价计费，减少药品浪费；超出的小数部分按"进一法"取近似整数进行计费和扣减药品库存。发药取整一般通过处方（医嘱）系统自动计算实现，发药取整包括"未取整""先取整"和"后取整"三种方式。

- 未取整：是指允许医师对给药频次、单次给药剂量、给药天数和总使用量进行自由录入，信息系统不参与后台运算；收费系统仅对总使用量进行金额统计，其中未满最小单位的按最小单位单价进行核算；该方法须由医师对给药天数和总使用量进行人工计算，不仅降低了医师录入效率，且容易造成医嘱计量错误。未取整主要见于单次给药量难以换算重量或体积单位的剂型药品，如外用制剂允许医师自由录入单次用量、频次、天数和总量。
- 先取整：是指医师开具每一条药品处方或医嘱时，系统先对单次给药剂量按照最小规格或协定规格进行"进一法"取整；先取整主要用于开具注射处方，如"头孢他啶0.5瓶bid"按照先取整规则计算，处方药品数量及计费时对每次用量进行先取整处理，即总使用量为2瓶；若按照1瓶注射剂分开两次使用，可能存在安全用药隐患。
- 后取整：是指计算药品总使用量时系统按照单次给药剂量×给药频次×单次给药剂量×给药天数）/

规格后进行"进一法"取整；根据医院的管理需要，规格可按照最小单位或包装单位计算。后取整适用于最小剂型单位下拆分后多次给药；其适用范围较广，除注射剂和外用制剂外均可使用，后取整较先取整模式明显减少药品浪费。

发药取整根据药品剂型、包装及处方类型进行精细化管理，具体分类要求见表10-5。

表 10-5　处方取药分类表

取整方式	适用范围	优缺点
未取整	所有处方	容易发生医嘱计量错误
先取整	注射处方和外用制剂处方	保障药物治疗质量，解决分次给药的安全风险问题，但存在药品浪费问题
后取整	儿科处方、直发处方及大部分口服溶液	减少药品浪费，但不适用于注射剂处方

（4）默认设置　内容包括默认用量、单位和给药频次；目的为规范处方（医嘱）录入，提高医师处方（医嘱）开具效率。涉及多种剂量单位的药物，需要注意默认单位的换算，避免因剂量单位设置错误导致用量过大或过小。

（5）整盒与拆零处理　根据医疗机构管理和医保政策要求，医院药品处方（医嘱）开具按照整盒或拆零处理。

（6）"四专药品"开具　"四专药品"是指限制专科、专病、专门医生或专门患者使用的药品；"四专药品"管理主要用于重点监控药品、贵重药品、放射性药品、临（外）购药品和药物临床试验用药等特殊用药情况；"四专药品"对医院信息管理要求较高，不仅对系统改造难度大，对药品的入库管理信息和药品使用权限的维护要求也较高（表10-6）。

表 10-6　四专药品管理信息化要求

分类管理	管理要求	系统改造	维护频率
专科用药	重点监控药品、放射性药品	建立专科药品目录字典	较少
专病用药	贵重药品、重点监控药品	专病药品与诊断配对目录字典	相对固定
专门医生	临（外）购药品、药物临床试验用药	专用药品与医生配对目录字典	频繁
专门患者		专用药品与患者唯一索引配对目录字典	

（7）处方（医嘱）皮试　根据《中华人民共和国药典临床用药须知》要求，对需要皮试药品开具皮试处方（医嘱），皮试内容写在处方中；皮试药品开具除原液皮试外，其他均需要开具皮试液项目，保证药房及护理工作站正常显示皮试信息及计费准确。皮试处方信息化管理中需注意两点：已执行的原液皮试药品不按退费处理；护士工作站提供皮试结果登记并返回医生及药师端，供医生及药师查阅皮试结果。具体业务流程如图10-1。

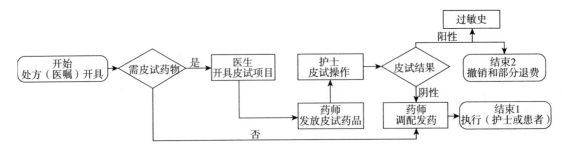

图 10-1　药品皮试流程图

（8）使用天数　处方中药品开具限定天数受诊断、药品分类、剂型三方面因素影响。处方开具天数适用于住院患者出院带药医嘱开具；住院患者除麻醉、第一类精神药品，第二类精神药品、医疗用毒性药物和放射性药品等特殊处方要求外，其他药品的住院长期医嘱暂无明确天数限制。具体管理要点如表10-7。

表10-7 处方药品开具天数管理要点

开具天数	适用范围
1次使用量	盐酸二氢埃托啡，盐酸哌替啶，麻醉、第一类精神药品注射剂
1天常用量	麻醉药品和第一类精神药品
3天常用量	癌症疼痛患者和中、重度慢性疼痛患者开具的麻醉药品、第一类精神药品注射剂，急诊处方
7天常用量	第二类精神药品，普通门诊处方，麻醉、第一类精神药品控缓释制剂
15天常用量	癌症疼痛患者和中、重度慢性疼痛患者开具麻醉、第一类精神药品控缓释制剂
适当延长	长期（慢性病）处方可延长至12周，儿童多动症患者开具哌醋甲酯不超过15日常用量，哌醋甲酯缓释制剂不超过30日常用量

（9）处方（医嘱）模板

•适用范围：处方（医嘱）模板适用于慢病患者处方和常见病处方，处方（医嘱）模板包括药品、检验和检查三类；同时DIP、用药路径和临床路径是基于处方（医嘱）模板原理进行设计的，以规范专科专病的用药管理需求，从而提高处方及医嘱开具效率。

•维护要点：药品的处方（医嘱）模板包括药品编码、药品名称、给药频次、规格、天数、单次给药剂量、给药方式等信息。处方（医嘱）模板受限于所开具的药品当前状态，如涉及药品缺货、停用或变更等情况，需要重新设置处方（医嘱）模板。此外，处方（医嘱）模板受限于处方类型管理，如设置的麻醉及第一类精神类药品处方模板不得被普通处方类型调用。

•处方（医嘱）模板按分级管理：包括个人模板、专科模板和通用模板；其中通用模板一般供全院医师调用；具有通用性高及普遍性特点，一般适用于非特殊管理要求及常见病用药目录；专科模板则根据专科特点及治疗指南等要求制定的治疗用药方案，经医务管理部门允许或上级医师共同管理，仅限本专科内医师调用。

•注意事项：由于模板绑定药品编码，处方（医嘱）模板受当前医院药品目录影响较大，药品换标或停止供应会导致用药模板报错。

1.2.2 处方退费

（1）未发出药品

•根据门诊药师工作站的处方状态，判断药品是否发出。

•住院医嘱取消，需根据住院药房有关医嘱调配情况而定（含静脉输液），未调配的经退回后方可取消医嘱。

•护士未执行发送药单的情况下，医师可取消医嘱。

（2）已发出药品

•检查药品包装和处方是否完整齐备。

•核对药品信息：包括药品名称、批准文号、批号、规格和用法用量标签），检查药品是否本机构发出。

•检查退回药品有效期是否规定范围内。

•判断处方退费是否超过管理要求期限。

•退药登记：填写退药原因和处方信息；其中退药原因包括严重药品不良反应、死亡、出院、转院或药品质量原因。处方基本信息包括药品名称、规格、数量、有效期、操作人和发票金额等。

（3）不做退药处理的情况

•已配制的静脉输液或已做皮试使用的注射剂。

•特殊储存要求药品不做退药处理，如冷藏、避光药品。

•已调配完成的放射性药品。

•无原始凭据如发票及就医记录的。

•拆零药品。

•经发出的疫苗及生物制品药物。

•已发出处方（医嘱）药品，存在以下情况之一均按召回处理，不受上述退药限制条件约束，包括同批次药品存在质量问题的或处方（医嘱）存在明显用药错误。

• 麻醉、精神、毒性药品等特殊管理药品。

（4）退药操作及注意事项

• 根据实际发出药品情况选择部分退药或全部退药，如系统不具备部分退药功能，医师可开具已使用药品同等数量的处方，补缴新开处方后，全部退回原处方费用并与新处方合订归档。

• 退药操作涉及药房库存冲回的现象，如超过处方药品库存扣减日期超过当前药房月结周期的，退回药品作为下一周期的盈余部分统计。

• 麻精毒放等特殊药品退回，麻醉及第一类精神药品退药仅适用于住院医嘱退回处理。

1.2.3 处方保存要求

根据管理要求普通处方、急诊处方、儿科处方保存期限为1年，医疗用毒性药品、第二类精神药品处方保存期限为2年，麻醉药品和第一类精神药品处方保存期限为3年。随着互联网+药学服务和药房自动化建设，传统处方通过电子处方和CA认证技术逐步向无纸化方面发展，实现处方永久储存。

1.3 处方特殊管理

处方药品包括注射剂、医疗用毒性药品、二类精神药品、其他按兴奋剂管理的药品、精神障碍治疗药（抗精神病、抗焦虑、抗躁狂、抗抑郁药）、抗病毒药（反转录酶抑制剂和蛋白酶抑制剂）、肿瘤治疗药、未列入非处方药目录的抗菌药、未列入非处方药目录的激素、未列入非处方药目录的含麻黄碱类复方制剂、含麻醉药品和曲马多口服复方制剂、复方地芬诺酯片和复方甘草片以及国家食品药品监督管理部门公布的其他必须凭处方销售的药品。

1.3.1 麻醉药品、第一类精神药品、医用毒性药品

（1）限制条件

• 检索麻方权字典和麻醉精一药品目录字典，限制字典以外医生开具麻醉药品目录字典药品。

• 检索麻醉精一药品字典中药品限量、限制天数规则，通过HIS或者合理用药系统进行审核拦截。

（2）处方格式

• 打印格式：普通处方格式基础上，打印"麻醉、精一"字样。

• 处方前记增加：患者身份证、代办人姓名、代办人身份证。

• 处方后记增加：药品批号。

1.3.2 中药饮片

（1）限制条件　参照DB22/T2296–2015《中药饮片调剂管理规范》和DB4403/T142–2021《中药饮片处方审核规范》。

• 中药饮片处方限制西药、中成药及生物制剂等非中药饮片药品混合开具。

• 医用毒性中药饮片单独开具。

• 普通中药处方留存一年，毒性中药处方留存2年。

• 含麻醉或参照麻醉药品管理中药处方留存3年，如罂粟壳处方不得超过3日量，常用量每天不超过6g。

• 处方有效期不超过3天，一般中药处方常用量不超过7天，急诊中药处方不超过3天常用量，特殊管理毒性中药处方不超过2日极量且实行五专管理。

• 处方应有用法描述，如每日1剂，水煎二次，合并煎液共400ml，分早晚两次空腹温服。

（2）中药饮片处方应付格式

• 参照标准：T/CACM 1364–2021《中药饮片处方应付规范》和《中药处方格式及书写规范》。

• 中药饮片处方正文信息：包括药品名称、规格、用量、付数和炮制方法。

• 处方前记：包括医院名称、科别、门诊号/住院号、患者名称、年龄、性别、婚否、单位、住址、电话，除特殊情况外，要有中医诊断名称和症候。

• 处方正文：包括中药饮片名称、剂量、剂数、用法用量和脚注，其中脚注包括炮制方法及煎煮方法；具体方法包括先煎、后下、包煎、另煎、烊化、冲服、兑服、炮、炙、炒、煨和打碎等。

- 处方后记：包括日期、医师签名、药价及现金收讫、审核、调剂、复核、发药签名或印章。

（3）中药饮片调配

- 参照标准：《中药饮片调剂技术规范专家共识》2021版。
- 毒性中药用法用量规则：见表10-8。

表 10-8　毒性中药品种、用法与用量规则

品种	用量	用法	外用
红粉			外用适量，研极细粉单用或与其他药味配成散剂或药捻
斑蝥	0.03~0.06g	炮制后多入丸散用	外用适量，研末或浸酒醋，或制油膏涂敷患处，不宜大面积用
闹羊花	0.6~1.5g	浸酒或入丸散	外用适量，煎水洗
生巴豆			外用适量，研末涂患处，或捣烂以纱布包擦患处
生草乌		一般炮制后用	
生川乌		一般炮制后用	
生马钱子	0.3~0.6g	炮制后入丸散用	
生天仙子	0.06~0.6g		
蟾酥	0.015~0.03g	多入丸散	外用适量
生附子		先煎、久煎	
生甘遂	0.5~1.5g	炮制后多入丸散用	外用适量，生用
生狼毒			熬膏外敷
生千金子	1~2g	去壳，去油用，多入丸散服	外用适量，捣烂敷患处
轻粉	内服每次0.1~0.2g，一日1或2次	多入丸剂或装胶囊服，服后漱口	外用适量，研末掺患处
生半夏	3~9g	内服，一般炮制后使用	外用适量，磨汁涂或研末以酒调敷患处
生天南星			外用生品适量，研末以醋或酒调敷患处
雄黄	0.05~0.1g	入丸散用	外用适量，熏涂患处
洋金花	0.3~0.6g	宜入丸散，亦可作卷烟分次燃吸（一日量不超过1.5g）	外用适量
生白附子	3~6g	一般炮制后用	外用生品适量捣烂，熬膏或研末以酒调敷患处
红娘虫	0.05~0.1g		外用适量
砒虫（红砒、白砒）	内服0.03~0.075g	入丸散用	外用研末调敷或入膏药中贴之
砒霜	0.009g	入丸散用	外用适量
青娘虫	0.05~0.1g		外用适量
水银			外用适量。和他药研细末点、搽患处
生藤黄	0.03~0.06g	炮制后内服入丸剂	外用适量，研末调敷，磨汁涂或熬膏涂患处
雪上一枝蒿	0.05~0.1g，一日一次，日极量0.15g	粉碎成细粉，加辅料适量，制成片剂后服用	
白降丹		不可内服	外用适量
红升丹		不可内服	外用适量，研极细粉单用或与他药味配成散剂或制成药捻，不可持久用

- 特殊煎煮方法包括：先煎、久煎、包煎、后下、另煎、布包先煎、烊化和另煎等。

（4）中药饮片处方质控标准

- 处方审核合规合理，处方审核率及复核率达到100%。
- 药品开具信息与调配药品相一致。
- 临方炮制、单包、另包等按规范要求执行。
- 调配误差控制：普通饮片分剂量误差≤±5%，毒性中药分剂量误差≤±1%，贵细中药饮片分剂量误差≤±2。

- 现场质控检查未发现药品存在虫蛀、霉变、变色、走油和吸潮等。
- 医用毒性、特殊炮制方法及特殊人群中药饮片处方按规范要求执行。
- 检查调配中药饮片外包装无污染、拆封痕迹及标识字迹清晰。

1.3.3 医技部门药品

医技部门药品主要指用于检查前准备或检查过程中的辅助性药品,包括导泻剂、葡萄糖、缩瞳药品、造影剂、麻醉药品和肌松药品等;医技部门所使用的药品一般通过与检查项目进行捆绑开具;部分HIS需单独开具检查所需药品。医技部门一般以医嘱收费项目或单独处方开具,导致HIS中无药品使用的详细信息,故难以开展药品不良反应监测和统计分析工作。医技部门涉及处方开具的人员应取得处方权,并在医保平台进行医师编码备案后方可开具处方;否则医保系统因报错进行拦截。

1.3.4 长期处方

根据《长期处方管理规范(试行)》(国卫办医发〔2021〕17号),长期处方是指具备条件的医师按照规定,对符合条件的慢性病患者开具的处方用量适当增加的处方,适用于临床诊断明确、用药方案稳定、依从性良好、病情控制平稳、需长期药物治疗的慢性病患者,是推进分级诊疗、互联网医院和家庭药学服务的新处方管理模式。长期处方信息化管理应同时具备用药提醒、随访、用药咨询等信息服务。

(1)限制条件(规则)

- 不宜开具药品:包括医疗用毒性药品、放射性药品、易制毒药品、麻醉药品、第一类和第二类精神药品、抗微生物药物(治疗结核等慢性细菌真菌感染性疾病的药物除外),以及对储存条件有特殊要求的药品,根据需要,部分省市可适度放宽上述药品开具要求。

- 疗程控制:处方用量一般控制在4周内;根据慢性病特点,病情稳定的患者适当延长,最长不超过12周。

- 权限管理:处方权按职称进行限制,其中首次开具时需要进行长期处方患者建档,首次长期处方应当由二级以上医疗机构具有与疾病相关专业的中级以上专业技术职务任职资格的医师开具,或由基层医疗卫生机构具有中级以上专业技术职务任职资格的医师开具。

- 目录管理:分别包括限定慢性疾病诊断目录和限定慢性疾病药品目录。

- 终止长期处方条件:未达预期目标;罹患其他疾病需调整原慢性病长期处方药物治疗的;患者因任何原因住院治疗;其他需要终止慢性病长期处方的情况。

- 处方审核:由于长期处方时间跨度大,目前处方前置审核由于性能原因普遍审核当天处方,为避免性能影响,如需对历史长期处方审核的,在门诊处方业务数据库的基础上新建长期处方数据库,用于跨天长期处方审核,减少对主业务数据库的性能影响。

(2)业务流程 长期处方相关业务包括患者建档、长期处方开具、长期处方专用库、用药评估、居家药学服务、处方审核和处方流转等业务;长期处方开具前不仅判断患者医保身份、诊断及长期处方类型及开具医院级别,涉及首次开具的需建立长期处方患者档案;根据当地要求仅能开具长期处方适用目录药品,具体业务流程图如下(图10-2)。

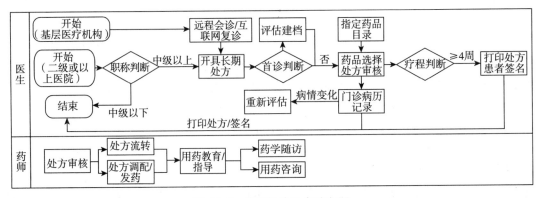

图10-2 长期处方业务流程图

（3）长期处方格式　长期处方格式与普通处方格式主要区别在于增加长期用药管理目标及注意事项，同时加"长期"字样；长期处方在处方药品疗程适度放宽至4~12周。

（4）长期处方患者档案　记录既往史、现病史、用药方案、依从性、病情控制情况。其中新建依从性评估表和病情控制评估表；具体格式参照表10-9。

表 10-9　长期处方患者档案

门诊号		姓名		性别		出生日期	
身份证号		报销类型		建档医师		建档日期	
地址						联系电话	
诊断							
过敏史				历史不良反应记录			
历史用药记录							
既往史							
现病史							
依从性评估	评估问题： 评估得分： 评估意见：						
病情控制评估	评估问题： 评估得分： 评估意见：						

（5）信息系统要求

• 功能：包括患者档案、居家药学服务、用药咨询、家庭随访记录、管理目标记录、区域卫生健康信息平台、电子病历、电子处方、电子签名、电子发票及可穿戴设备。

• 外部集成：微信公众号新增长期处方患者自动推送处方信息、药品用法用量、注意事项、用药提醒及用药教育等；提供远程会诊、在线用药咨询服务；患者移动端提供医疗器械类穿戴设备所监测数据采集功能，如血压、心率、血糖等。

（6）字典设计

• 药品字典：长期处方药品目录参照诊断及本省医保药品供应情况制定，优先选取国家基本药物、国家组织集中采购标志药品；排除医疗用毒性药品、放射性药品、易制毒药品、麻醉药品、第一类和第二类精神药品、抗微生物药物及特殊储存条件药品（如疫苗，胰岛素视实际情况考虑是否纳入长期处方）。

• 疾病字典：高血压、糖尿病、脑卒中、阿尔茨海默病、帕金森病、冠状动脉粥样硬化性心脏病、慢性肾脏病、支气管哮喘、肺结核、慢性阻塞性肺疾病、精神分裂症、情感性精神病、高脂血症、骨质疏松症、慢性肝炎和前列腺增生、痛风（高尿酸血症）。

• 处方类型字典：增加长期处方条目；用于HIS处方开具时选择处方类型和分支流程控制。

• 病情评估问题字典：字典字段设计包括适用病种、评估问题描述和评估得分；用于首次建档和重新评估时问题列表显示和后台统计。

（7）统计指标　在统计报表方面，长期处方类型药品不纳入大处方、门诊药占比、医疗费用增长率、医疗服务收入占比、住院人次人头比、门诊次均费用及增长率等常规考核指标范围；其考核指标参照如表10-10。

表 10-10　长期处方管理指标

指标	公式
首次长期处方患者建档率	首次长期处方患者建档数量÷首次开具长期处方患者总人数×100%
越级开具长期处方百分率	门诊长期处方中涉及中级以下医师开具的张数÷门诊长期处方总数量×100%
患者知晓率	患者签名确认条目数÷（病情评估例数+用药教育例数+门诊长期处方病历例数）×100%
门诊长期处方药品总费用/次均费用	周期内累计长期处方药品总金额；可按照病种进行二级指标计算，如高血压长期处方药品总费用。

续表

指标	公式
基层医疗机构与非基层医疗机构占比（金额和人次）	周期内基层医疗机构长期处方药品总金额 ÷ 同期非基层医疗机构长期处方药品总金额 周期内基层医疗机构长期处方药品总人次 ÷ 同期非基层医疗机构长期处方药品总人次

1.3.5 处方流转（互联网处方）

（1）政策来源　处方流转主要是指通过互联网医院处方流转平台开展的药品流转服务。根据2020年广东省药学会发布的《互联网医院处方流转平台规范化管理专家共识》和国卫医发〔2020〕2号《关于加强医疗机构药事管理促进合理用药的意见》等文件精神，鼓励开展互联网+药学服务。处方流转服务除符合上述规定外，同时需要符合《互联网诊疗管理办法（试行）》和《药品流通监督管理办法》等文件要求。对于未建设互联网医院的医疗机构如开展处方流转业务，则主要通过开展门诊或处方中药代煎服务进行处方/医嘱流转工作。

（2）业务流程
- 患者进入医疗机构互联网医院官网或App完成挂号、线上问诊、医师开具处方等步骤。
- 具备审方资质的医院药师进行电子处方审核。
- 审核后的合格处方通过处方流转平台匹配满足药品供应的药店信息。
- 患者选择配送药店和取药方式（自提或快递等），并进行缴费。
- 药店接收处方流转平台传送的处方后进行调配、核对、现场发放或邮寄配送。
- 互联网医院或社会药店药师开展线上药物咨询、用药指导及用药不良反应追踪等工作。具体业务流程图如图10-3。

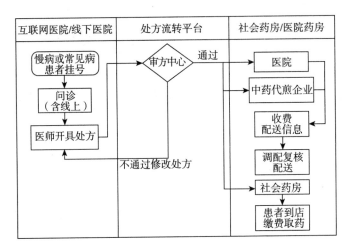

图10-3　处方流转业务流程图

（3）管理要点及解决方案　开具互联网处方流转的机构需要同时满足以下几项要求。

- 在合法性方面，互联网处方流转参与机构须满足以下几点：医疗机构须取得互联网医院执业许可、第三方配送机构药品《互联网药品信息服务资格证书》和《药品经营许可证》。鉴于互联网处方主要服务对象为具有医疗保险的患者群体，医疗机构在选择合作的社会药店时需考虑药店是否取得定点医保药店资格。

- 在信息技术基础方面：医疗机构须建立互联网医院配套信息系统、移动支付、电子发票、CA电子签名、医保系统对接及物流配送平台，以保障药品信息和费用信息实现互联互通。由于参与互联网业务的实体对象较多，存在信息安全风险，互联网医院处方流转需依托实体医疗机构共同建立，互联网医院的第三方机构签署信息安全、保密协议，明确各方在信息安全、隐私保护等。

- 在药品管理方面：互联网医院药品目录与第三方机构药品目录需要保持一致，包括生产厂家、规格及价格需要数据同步。药品配送需对药品运输质量和保障进行监管，确保药品质量，包括温湿度管理和避光储存等要求符合相关规定。互联网医院主要对常见疾病和慢病患者进行处方开具，因此在药品目录设置方面，禁止麻醉药品、一类精神类药品、医疗用毒性药品、终止妊娠药品、肽类激素药物等国家特殊管制药品纳入平台药品目录；同时对于高风险药品或平台内药店经常缺货药品，不宜纳入平台药品目录。涉及中药代煎业务的，需要对代煎药品进行全流程监管；做好留样管理。

• 在药学服务方面：通过互联网随访与用药教育，解决传统面对面用药交代和宣教工作。为确保第三方机构提供药学服务的同质化管理，药店人员须完成定期考核培训，提升用药交代和教育技能。为加强对平台药店监管工作，定期开展对服务品质、药品质量、药物配备满足率、药品价格、配药准确率、及时性、患者满意度等调查。互联网医院必须设置药学服务部门并确保至少1名药师专职负责在线处方审核工作。

• 信息系统要求：电子签名、VPN及其他安全技术、WEB2技术、人脸识别技术、电子发票、视频录像和电子医保卡等技术要求。

（4）处方开具限制条件

• 注册多点执业的执业医师，具备医师处方权，开具中成药或中药饮片的，需要另外取得对应处方权限。

• 为低龄（6岁以下）儿童开具处方时，应当确认患儿有监护人和相关专业医师陪伴。

• 适用诊断：限定常见病、慢性病线上复诊，初诊患者需建档；双通道药品互联网处方采用各省指定的双通道药品指定疾病库。

• 药品目录限制：不宜开具麻醉精神类药品、医用毒性药品、放射性药品、高警示药物或其他特殊管理药物；除胰岛素外，不适宜开具其他注射剂型。根据相关要求，常见病种不适用于发热患者。根据双通道药品、长期处方和普通互联网处方的管理要点，分别建立不类型处方和药品目录。

1.3.6 双通道处方

（1）管理政策 《关于建立完善国家医保谈判药品"双通道"管理机制的指导意见》（医保发〔2021〕28号）、《关于适应国家医保谈判常态化持续做好谈判药品落地工作的通知》（医保函〔2021〕182号）及互联网医院处方流转平台规范化管理专家共识2020版。

（2）管理要点

• 处方流转到双通道药店。

• 双通道定点药店医保药品目录信息在医疗机构共享。

• 外购药品医保结算方式及患者自付比例、药品价格管理。

• 医疗机构开具双通道药品处方类型时进行流程改造及账物管理改造。

• 处方流转平台、药店配送及患者自付结果信息向医疗机构反馈的方式。

• 药店缺药或退款的异常情况处理。

• 处方审核的同时需进行处方患者医保身份核实、用药与病种匹配性检查。

（3）信息系统改造 医生工作站提供该处方是否外购，通过与处方流转平台接口，上传在外购处方；接收处方审核结果、处方费用及处方支付状态等信息；此外，医生工作站与处方流转平台同步药品目录。平台上传的药品编码统一使用医保最新的医疗目录编码，诊断编码使用最近的ICD编码规则。

（4）接口 双通道药品管理系统基于处方流转平台实现数据对接，医疗机构向处方流转中心传输电子处方、处方状态及处方结算信息等，经流转平台进行在线审核及结算后向院外药店推送电子处方（图10-4）。

（5）双通道药品规则 双通道医保审核规则参照《广东省医保药品目录》制定，其医保审核规则包括非限定规则、限二线以上用药、年龄限制、支付天数限制、适应证限制和急性抢救治疗限制等分类规则。涉及系统采集的变量信息包括药品名称、剂型、诊断、BMI指数、使用时机、给药疗程、相关检验结果、二线用药和特殊人群标识等数据用于规则审核；各类规则对应药品如下。

• 非限定规则药品：如意珍宝片、红花如意丸、安儿宁颗粒、筋骨止痛凝胶、五虎口服液、川芎清脑颗粒和芍麻止痉颗粒等。

• 限二线或以上用药：布林佐胺溴莫尼定、布林佐胺噻吗洛尔、吗啉硝唑氯化钠、西他沙星、奈诺沙星、艾托格列净、卡格列净、恩格列净、伏诺拉生、瑞戈非尼、尖吻蝮蛇凝血酶。

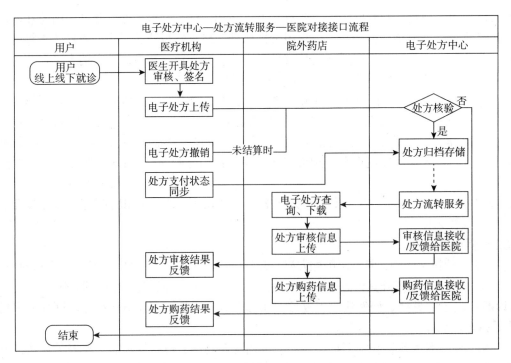

图10-4 双通道药品系统接口流程图

• 限制二级以上医疗机构开具：丹红注射液、注射用丹参多酚酸盐、注射用益气复脉（冻干）、银杏二萜内酯葡胺注射液、银杏内酯注射液、重组人脑利钠肽。

• 年龄限制：儿童开具（头孢托仑匹酯、水合氯醛），芬戈莫德限10岁以上复发型多发性硬化（RMS）的患者，波生坦32mg/片（分散片）限3~12岁特发性或先天性肺动脉高压患者，培门冬酶限用于儿童急性淋巴细胞白血病患者的一线治疗。

• 支付天数限制：不超过14天［注射用益气复脉（冻干）、银杏二萜内酯葡胺注射液、银杏内酯注射液、注射用丹参多酚酸、康莱特注射液、丹参酮ⅡA、丁苯酞氯化钠、依达拉奉右莰醇］，不超过3天（重组人脑利钠肽），支付不超过20天（丁苯酞），支付不超过21天（尤瑞克林）。

• 限相关适应证用药：伊沙佐米、泽布替尼、曲美替尼、达拉非尼、安罗替尼、伊布替尼、紫杉醇、卡瑞利珠单抗、麦格司他和奈韦拉平齐多拉米双夫定等。

• 限急性期抢救治疗用药：AMI12小时内或脑梗死发病3小时内（阿替普酶），AMI发病12小时内（重组人尿激酶原、重组人组织型纤溶酶原激酶衍生物、阿昔替尼）。

2.医嘱管理

2.1 医嘱管理概论

2.1.1 医嘱的基本定义

（1）医嘱 是医生根据病情和治疗的需要对患者在饮食、用药、化验等方面的指示。医嘱是指医师在医疗活动中下达的医学指令。医嘱内容包括护理、饮食种类、体位、各种检查和治疗、药物名称、剂量和用法、起始和停止时间。

（2）长期医嘱 是指医生开始医嘱时起，有效时间24小时以上，可连续使用直至医生停止医嘱即失效。如护理级别、饮食和药物等。

（3）临时医嘱 是指一次完成的医嘱，包括一次检查、手术操作、检验和临时用药，有效时间在24小时内。有的临时医嘱又限定执行时间。

（4）备用医嘱 是指用于择期手术提前开具的备用医嘱，备用医嘱的执行时间并非医嘱开具当天。多为夜间临时需要或出现某种特殊情况时所提前准备的医生医嘱。备用医嘱根据病情需要分为长期备用医嘱和临时备用医嘱两种。长期备用医嘱有效时间在24小时以上，由医生注明停止时间后方为失效。临时备用医嘱仅在规定时间内有效，过期尚未执行则失效。备用医嘱要有特殊标志，并做好交接班。

（5）口头医嘱　一般情况下，医师不得下达口头医嘱。因抢救急危患者需要下达口头医嘱时，护士应当复述一遍并双签确认使用。口头医嘱不仅需要在抢救用药记录中登记，同时需抢救结束后6小时内完成临时医嘱补录。

（6）出院医嘱　作为出院记录的一部分，出院医嘱包括注意事项和建议及带回药品名称、用法、用量和剂量等信息。

（7）留观医嘱　是指门（急）诊患者在病情未稳定时医生采取留院观察时开具医嘱；门诊留观医嘱主要涉及病情较轻且未达到住院要求的患者，其医嘱有效时间较短；而急诊留观医嘱主要涉及急危重病患者，对医嘱审核和执行的时效性要求较高。

2.1.2 医嘱分类

（1）按照医嘱执行频率分类　可分为长期医嘱和临时医嘱，其中长期医嘱的执行频率，临时医嘱按照临床执行一次计算，主要包括检查、实验室检验、护理、治疗、临时用药、出院带药和备用医嘱等情况；注意临床开具整盒药品分次服用的医嘱按临时医嘱开具。出院带药医嘱与其他临时医嘱主要区别在于，出院带药医嘱标明给药频次、给药疗程和诊断，并严格遵守处方管理要求的药品条目数量限制；出院带药医嘱不应超过本次住院期间的治疗范围，急性疾病一般不超过7天常用量，慢性疾病一般不超过1个月常用量，部分地区医保政策要求出院带药天数不超过15天；除胰岛素外，一般不开具注射剂，出院带药医嘱信息不仅须记录在医嘱系统和收费系统中，同时在出院告知书中列时出院带药医嘱；药师或医护人员根据患者情况提供必要的出院带药用药宣教。

（2）按照场景分类　分为口头医嘱、普通医嘱、备注医嘱。其中口头医嘱一般发生场景为临床抢救或医师查房时通过口头传达并执行，并在规定时间内补录医嘱。普通医嘱则按正常医疗常规开具的住院医嘱。备注医嘱一般不产生收费项目，主要用于记录或嘱托执行某项治疗操作，如备注描述自备药品或备用药物的实际执行时间或方式等。

（3）按照调配场所分类　分为普通医嘱、静脉输液配置医嘱、中草药医嘱、基数药医嘱和留观医嘱；其中静脉输液配置医嘱按照静脉输液配置流程执行，与普通医嘱主要区别在于，除调配地点外，静脉输液配置医嘱按药品配置完成时自动计费上账；基数药医嘱采用零发整取的原则，护士确认执行医嘱时自动计费上账。上述医嘱在医嘱信息系统建设时需要注意数据流的指向，以及库存扣减和计算上账规则。具体实施场所与医嘱分类特点见表10-11。

表 10-11　医嘱分类（按调配场所分类）

医嘱类型	调配场所	医嘱特点
普通医嘱	住院药房	负责全院住院患者非静脉输液途径用药的日常调配
静脉输液配置医嘱	静脉输液配置中心、住院药房	静脉输液配置医嘱的医嘱审核和静脉输液处方点评、中药注射剂处方点评 医嘱收费按照静脉输液配置完成时自动收费上账工作
中草药医嘱	中药房	按临时医嘱开具，参照门诊中草药处方格式开具
基数药医嘱	病房或医技科室	按临时医嘱开具，解决临床夜班、手术用药及抢救用药需求 基数药医嘱采用零发整取模式，如手术室麻醉药品基数集中申领
留观医嘱	急诊病房	执行部门为急诊药房，药品收费结算按门诊收费 留观医嘱一般不超过7天

（4）按照费用情况分类　分为自费医嘱、医保医嘱和记账医嘱。自费医嘱是指医保目录以外或非医保人员的住院医嘱，此类医嘱不受医保目录限制，在信息系统中录入具有最大自由度。医保医嘱是指根据国家及地方医保政策，特别是对于疾病及药品报销比例的要求开具，在临床开具医嘱时，优先判断患者的医嘱身份。记账医嘱包括国家或地方免费医疗政策项目和药物临床试验项目。上述医嘱类型管理主要集中在医嘱开具及结算阶段。

2.2 医嘱管理业务流程

医嘱业务流程根据医嘱类型有所差异，业务流程主体包括医生、护士和药师端，关键流程包括医嘱开具、医嘱确认、发送药单、确认药单、药房调配、发药和医嘱执行等环节。部分医疗机构为解决危急重症、新入院及转科患者临时用药需要，对临床医嘱及基数药医嘱采用先执行后经住院药房补充药品的方式执行（图10-5）。

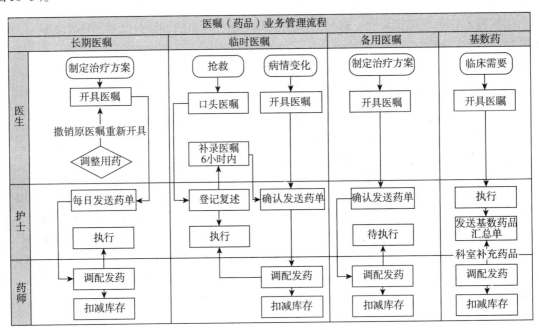

图 10-5　医嘱业务管理流程图

2.2.1 药品医嘱模板

药品医嘱模板是临床治疗常见疾病过程中，根据临床经验和治疗指南等规范探索而成的药品医嘱组合。医嘱模板主要起到临床快速录入医嘱，提高临床医生效率的作用，同时起到规范医疗的作用；医疗机构根据药品说明书、临床用药须知、治疗指南、临床路径和治疗经验等制定多级医嘱模板。医嘱模板一定程度上受医院药品目录影响，同时，对真实世界研究方面的数据存在系统偏倚。目前医嘱（药品）模板主要包括自定义医嘱模板和临床路径医嘱模板。药品医嘱模板用途十分广泛，不仅广泛用于日常医嘱开具，同时延伸应用到临床路径和单病种管理工作；与临床决策支持系统中的知识库配对后，药品医嘱模板可变为临床治疗推荐方案。为避免错误使用药品医嘱模板，需注意以下几点。

（1）模板分类　分为个人模板、专科模板和专病模板，不同的模板仅对应专科和专病使用；其中专病模板除药品使用信息外，还包括诊断信息；避免模板乱用。

（2）模板维护　建议只提供药品名称、规格、用法、剂型、给药频率、剂量单位信息；在规范医嘱开具同时，避免医生因快速录入未按个体化治疗而调整用量。由于模板直接读取药库系统中的药品编码，对于停用或新进药品，临床需要结合医院在用的药品目录定期更新，避免因药品供应变更原因导致系统报错或无法开具。

（3）临床路径医嘱　在药品医嘱模板基础上增加药品使用时序和使用疗程，与药品医嘱模板主要区别在于，临床路径医嘱按药理和功效分类进行同类维护，在临床开具临床路径医嘱时，系统对同类药品进行推荐。其维护要点见表10-12。

表 10-12　医嘱模板与临床路径医嘱模板维护要点

医嘱模板	特点	维护
自定义医嘱模板	●一般专科、专人及专病使用 ●减少重复录入 ●分为院级、科级及个人模板	●按具体药品维护 ●维护周期频繁 ●维护量视个人使用习惯

续表

医嘱模板	特点	维护
临床路径医嘱模板	●全院使用 ●专病专用 ●新进或停用药品影响较少 ●需进行统计监测 ●规定用药时序及疗程 ●指标监测统计 ●涉及DIP分值计算	●每个路径仅维护一次 ●按开具路径数量维护 ●药品按药理分类或功能主治维护

2.2.2 药品医嘱撤销与退回

（1）药品医嘱撤销　是指在治疗过程中因病情变化、药品不良反应或患者转院等情况，导致医嘱未能继续执行的；药品医嘱撤销限于未执行或未上账药品医嘱，如长期医嘱或药品未调配前的医嘱。

（2）药品医嘱退回　是指医嘱已完成药品调配的，经过与临床协商符合药品退回要求，药房经验收退回药品后进行药品退回操作的业务流程。已使用的药品不做退回处理，退回药品所涉及的费用信息与退回操作一并取消对应收费信息。除已出院退回外，其他住院药品医嘱退回流程可参照门诊处方退药流程执行；如因已出院患者因药品医嘱未执行或出院带药出现严重不良反应等情况需要退回药品的，经药品回收后，需对出院费用进行医保重新结算和重新打印药品费用清单。

2.2.3 非HIS医嘱管理

非HIS医嘱是指其他专科系统所开具的药品医嘱模块；与HIS医嘱主要区别在于专科医嘱功能相对简单，一般不参与药品费用和库房管理。非HIS开具的医嘱不回传医嘱信息至HIS，由专科系统单纯打印存档；专科系统通过调用HIS的基本药品字典进行医嘱开具后，仅向HIS回传费用和医保结算信息。专科系统下开具药品医嘱时应做好专科系统药品基本字典与HIS药品字典的同步工作，涉及费用计算的由HIS完成。

（1）手术麻醉系统药品医嘱　围手术期药品医嘱管理包括HIS药品医嘱和手术麻醉系统药品医嘱；目前手术麻醉系统开具的药品医嘱信息最终以收费信息回传至HIS中。医生通过HIS开具术前医嘱和术后医嘱，其中术前医嘱主要以备用医嘱为主，与其他医嘱主要区别在于执行地点为手术室，而医嘱执行时间与护士的执行时间不一致；如清洁手术预防用抗菌药物执行时间一般为麻醉前0.5~2小时，而执行地点为手术室。术中医嘱主要通过手术麻醉系统开具，目前国内手术麻醉系统中的药品医嘱一般负责记录和收费职责；一般不回传到HIS中的医嘱界面；手术麻醉医嘱的药品信息主要包括抗菌药物、镇痛药物、血浆代用药品、麻醉药品、止吐药品、肌松药、镇静催眠药和电解质等。此外，手术麻醉系统中对麻醉药品管理较HIS严格，具备麻醉药品的残液登记、麻醉记录、复苏管理、镇痛药物术前评估和术后监护等功能。手术麻醉管理系统作为手术分级和手术切口分类的主要数据来源，不仅解决了传统术中用药信息采集难点，便于开展围手术期抗菌药物统计管理工作，同时弥补了血浆代用药品和麻醉药品不良反应系统监测盲区，提高了上述药品安全监管水平（图10-6和图10-7）。

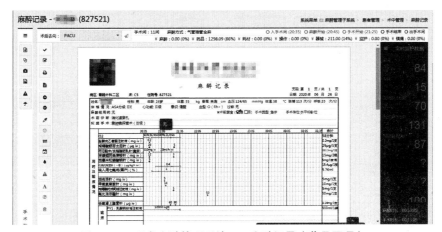

图 10-6　手术麻醉管理系统——麻醉记录（药品医嘱）

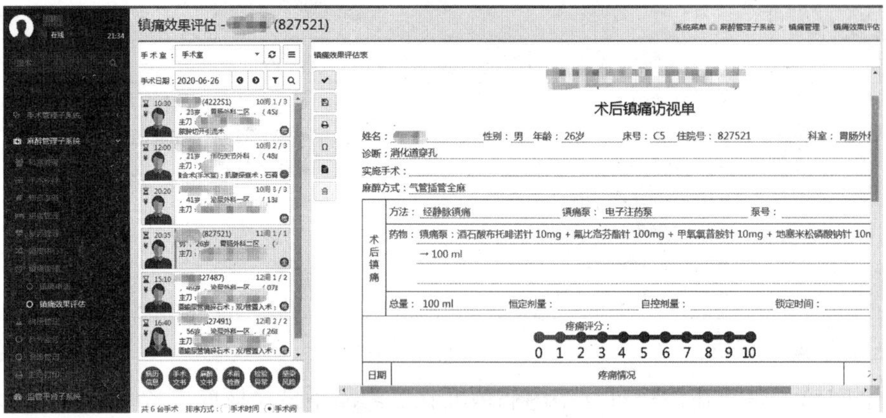

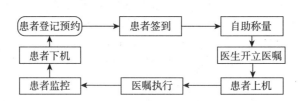

图 10-7　手术麻醉管理系统——镇痛药物术后评估表

（2）血液透析管理系统　是现代医院管理和计算机网络相结合的产物。传统的方式，患者治疗前后生命体征的数据需要医护人员手工记录，医生手写医嘱单，护士上机时拿着医嘱单逐项设置和核对治疗参数，治疗中需要定时记录血压和记录相关数据，治疗后还需花大量时间统计分析各种数据，不仅工作量大，而且容易发生错误。通过信息化管理，实现了透析治疗过程的流程化管理以及对患者治疗过程的实时监控，网络服务器能够长期保存完整的患者数据，分析与检索患者信息，为医生诊断病情变化、确定治疗方案提供科学的根据。

该信息化管理系统按照医院的业务流程进行设计开发，可从患者基本情况、透析记录、患者治疗排班、开立医嘱、医嘱执行、统计分析、设备管理、库房管理等各个不同环节对血液透析治疗进行管理和监控，便于临床工作人员及时掌握准确的信息，同时省去大量书面记录工作，解决了各类纸质资料的储存问题。

```
患者登记预约 ──→ 患者签到 ──→ 自助称量
    ↑                              ↓
患者下机                      医生开立医嘱
    ↑                              ↓
患者监控 ←── 医嘱执行 ←── 患者上机
```

图 10-8　血液透析信息管理系统业务流程图

其中医生开立的临时医嘱模块包含透析参数维护、给药管理、护理管理、输血（暂不使用）四个部分，透析参数和给药分别可以执行新增、有效、无效操作，护理和输血可以执行添加和删除操作，维护透析参数有添加、有效、无效三个操作，记录患者透析过程中透析浓度组成。透析患者预设参数信息见图10-9。

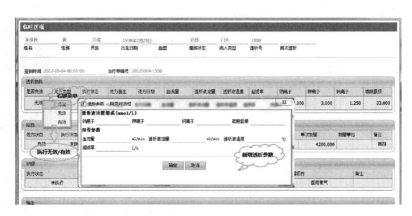

图 10-9　透析患者医嘱参数设置

（3）药物临床试验管理系统（CTMS） 由HIS与药物临床试验管理系统集成，主要涉及患者信息、检验信息和检查信息；由于临床试验管理系统中的药品器械与医院目录字典存在差异，因此，药物临床试验系统有独立的物资管理模块。

药物临床试验管理系统信息涉及项目管理信息、药品、器械、受试者、实验室结果、随访和临床数据。与HIS信息集成时，如需对患者开具医嘱，需要对医嘱进行记账管理，并且实行限制试验项目人员功能。处方/医嘱结算时对处方/医嘱实现按项目记账处理，并汇总项目费用；药物临床试验系统详细功能见"药学科研"章节，药物临床试验管理系统与HIS集成技术路线如图10-10。

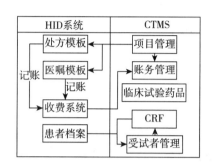

图10-10 药物临床试验系统与HIS集成技术路线图

2.2.4 自备药物医嘱管理

自备药物限制使用麻醉药品、第一类精神药品及其他限制要求药物。非注射途径药物一般情况下为慢病患者长期自备用药或转诊时转诊医疗机构开具药物，除特殊储存或使用要求外，一般由患者自行按照药品说明书、转诊医疗机构嘱托或主管医师要求使用。临床上，对医嘱开具、使用、储存及监测以注射途径为主的自备药物，其管理要求与医疗机构内容药品管理一致；主要区别在于自备药物需要患者与院方签订《自备药物使用知情同意书》，同意书信息包括药品生产厂家、批准文号、批号、有效期、规格等信息，同时病房对于接收患者提供的自备药品需要进行药品信息登记及验收入库工作，特别是对于生物制品及特殊储存要求的药品，除需要患者提供采购凭证外，还需要提供患者储存条件的信息。鉴于目前缺乏统一的自备药物管理规范，各医疗机构对自备药物则有所差异，原则上自备药物除特殊储存要求外，统一由患者自行保管，且符合合法和适宜的原则使用。

（1）自备药物使用指征 临床治疗必需而医院不能采购的药品的；慢病患者长期用药的；转诊医疗机构已开具药品需继续治疗的。

（2）自备药物来源 见表10-13。

表10-13 自备药物来源特征

来源机构	特征
社会药店	常用药、白蛋白等；购买凭证相对完整
其他医疗机构	长期处方药品（慢病患者）、抗肿瘤药物（多程治疗）；一般缺乏购买凭证，仅提供医院处方或出院带药凭证
互联网药店	常用药、进口药品
慈善机构或政府	由机构提供捐赠药品采购的凭证复印件和捐赠说明

（3）限制使用情况 表10-14。

表10-14 自备药物限制使用要点

限制情况	具体表现
特殊储存要求	●超低温储存药品 ●易燃易爆或其他特殊储存要求的

限制情况	具体表现
来历不明药品	●缺乏药品购买凭证（药房收据或发票）或外院处方凭证 ●未按要求向主管部门报备审批的自购进口药品
政策明令管制药品	●麻醉药品、第一类精神药品、医疗毒性药物、放射性药物
药品变质或过期	●药品霉变、沉淀、结晶等物理或化学性质改变的 ●药品有效期近1个月内到期的，涉及多疗程用药的建议放宽至3个月近效期
药品包装不全	●缺乏药品说明书和药品外包装有拆除痕迹 ●本院拆零口服药品不按自备药品管理
药品使用条件不具备	●医疗机构缺乏相应的使用器具 ●需要配备专用溶媒而未提供的自备药品
特殊使用级抗菌药物	●医院目录以外特殊使用级抗菌药物未经专家会诊及抗菌药物过度使用影响医院抗菌药物使用统计和耐药监测工作

（4）自备药物使用与监测　根据医疗机构的管理需求，一般情况下自备药物的入科和使用登记信息包括药品名称、生产厂家、批号、规格、用法、用量、购买信息和患者基本信息。涉及使用次数及用量较大的自备药物，医疗机构可以参照以下信息化流程，在HIS中护士工作站或医生工作站加入药品入库信息登记，确保药品专人专用；具体见图10-11。

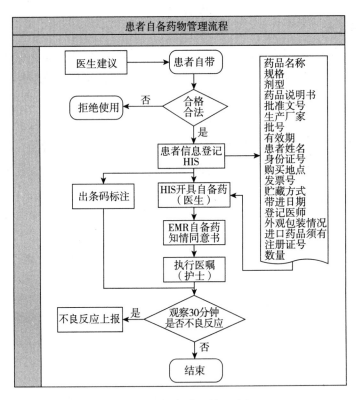

图 10-11　自备药物管理流程

2.2.5 免费记账医嘱管理

免费记账医嘱参照门诊免费处方流程处理，在医嘱开具时标注记账信息，如记账公司单位和记账项目名称。免费医嘱记账适用于生育保险、优抚对象及药物临床试验医嘱等情况；其中药物临床试验医嘱包括但不限于药品医嘱、检查项目和检验项目等；与其他医嘱管理主要区别在于，药物临床试验医嘱需要额外记录试验项目编号和受试者编号；并在收费系统中进行独立结算。生育保险和优抚对象根据患者身份类型，医师在开具药品医嘱时可通过手工勾选或系统匹配相应药品目录进行免费记账。一般情况下，住院患者免费记账医嘱在开具时登记好记账对应项目、记账机构信息、药物临床试验项目编码等关联信息后，患者在结算时单独生成专项结算清单和发票。

2.2.6 静脉用药医嘱管理

静脉用药医嘱管理主要涉及 HIS、审方系统和静脉用药配置管理系统；在信息管理方面，主要涉及医嘱基本信息、审方规则、库房管理、药单管理、批次管理信息等。

（1）静脉用药医嘱开具

• HIS 后台运算逻辑：处方医嘱在开具静脉用药及其他注射剂型药品时，限制其他非注射剂型药品作为辅药进行组合，HIS 根据给药途径合并收取其他耗材及治疗费用，包括一次性注射器和输液治疗费等。

• 问题与风险：医嘱模板及临床路径在日常使用中，由于药品缺药或更换药品编码等原因，可能会触发系统报错。

（2）时段管理 静脉用药医嘱推送 PIVAS 的药单以长期医嘱为主；为避免集中调配药品因摆放间隔时间过长导致的药效及性状变化，减少静配药品医嘱退药操作频次，根据医嘱的执行频率时间，实现按时段分批次打包发送到 PIVAS。目前国内 PIVAS 采取全天候调配模式或白天调配模式；由于全天候开放涉及人力资源问题，大部分医疗机构采用白天调配模式。

• 全天候调配模式：住院药房所有注射剂型均由 PIVAS 统一发放；HIS 静脉用药剂型药品库房管理统一由 PIVAS 管理，包括药品开放关闭标志及药品基本信息，医师在医嘱开具时系统不需要考虑库存选择问题。

• 白天调配模式：分别由 PIVAS、住院药房和病房共同管理，HIS 在医嘱系统改造方面根据 PIVAS 正常上班及休班时段筛选医嘱开始及执行时段是否符合进行打包发送。该模式由于涉及大部分管理，因此在库存管理方面系统需根据调配部分信息进行相应库房扣减任务；医师在开具静脉用药医嘱时需要选择对应库房或通过 HIS 后台判断任务，进行各个调配部门的分发工作；该模式的主要风险问题在于不同部门维护药品开放关闭标志不统一，以及医生开具医嘱时不同部门库存药品信息量过多，影响医生开具效率。

（3）医嘱审核管理 静脉用药医嘱审核模式采用采中审核模式，在审方规则增加了药品相容性、稳定性、输注速度等评价规则。

（4）批次管理 部分医疗机构结合药品稳定性、补液量、间隔时间等因素，同一患者医嘱分批次配置和发放；在 HIS 及静脉用药配置管理系统中增加批次管理。

2.2.7 基数药医嘱管理

（1）管理要点 基数药品是指为使患者得到及时有效的药物治疗，临床科室储存一定数量的常用药品或急救药品。基数药管理的主要工作要点包括有效期管理、库存管理、专柜管理、专人管理，负责领药、退药和贮存保管工作。基数药解决了临床紧急及大量使用需求。具体工作要求如下。

• 有效期管理：注射剂及未拆零口服药品按照包装要求进行有效期管理，拆零药品须使用避光密封瓶贮存，写明药品名称、规格、有效期、批号、分装时间，不同批号、不同规格或不同厂家拆零药品不得混合贮存。

• 每日盘点：每日登记盘点，登记基数药品剩余数量、科内基数及有效期；检查药品，防止积压或变质，如发现有沉淀、变色、过期、标签模糊时，立即停止使用。

• 药品领取：基数药领用统一向住院药房发送统领药单；麻精药品统领时需按麻醉药品管理相关规定要求执行，提供麻醉、第一类精神药品处方及回收安瓿等。随着药房自动化建设，病区智能药柜的应用解决临床基数药品的领取、库存及效期管理工作。

• 基数药目录管理：基数药目录制定原则为，临床紧急常用药物，且对贮存环境无特殊要求的；临床基数药管理主要包括抢救车药品、常用注射剂及口服药、大输液及麻醉精一药品。基数药目录制订方式包括统一目录和专科目录两种，其中统一目录适用于抢救车基数药品目录、大输液和麻醉精一药品，专科目录及适用于专科常用药品目录。除此之外，随着智能药柜在病房的逐步推广，病房智能药柜基本覆盖临床常用基数药物。

• 储存管理：涉及拆零药品分装的，有效存放时间一般不超过 90 天。高警示药品储存且集中存放且粘贴专用标签；麻精药品按"专人管理、专账登记和专柜加锁"要求执行。

• 退药管理：基数药品退药原则及流程参照门诊退药执行，适用于因质量问题召回药品、近效期且符合退药包装要求药品或患者原因退药的情况。

（2）信息化建设要求

• 医嘱开具：医嘱系统中不判断药品当前库存量，仅判断药品是否开放使用（住院药房负责管理药品开放标记）。

• 医嘱执行：护士工作站根据基数药医嘱向住院药房发送基数药单，药房以科室为单位汇总基数药单成统领单后，统一调配药品后发放给临床科室补充临床基数药品。

• 医嘱收费：基数药医嘱收费与其他医嘱收费主要区别在于，基数药医嘱按照医嘱执行上账收费，不受药房是否完成调配发放药品影响，目的是解决临床紧急用药或临床备药而药房临时缺药，导致无法收费上账的问题。

• 药品领取：各病区基数药单汇总成统领单，实行零发整取模式向住院药房批量领用；药房以科室领用方式，统一向科室出库相应药品并扣减住院药房库存。

• 退药管理：药房进行基数药退药时，仅对原统领单进行冲减或退药处理，不对基数药相关医嘱进行退药处理；临床对基数药医嘱按撤销医嘱或退费处理即可。

• 智能药柜管理：具备病房智能药柜或自助智能药柜的医疗机构，部分取代传统的基数药品统领模式。药学部门按照临床需求制定基数药品目录，根据消耗和剩余情况定期对各个智能药柜进行补充；实现药品出入库、使用统计及有效期管理等工作。此外，智能药柜在取药模式方面采取自助取药模式，并在取药过程同步扣减库存，促进药品精细化。

2.2.8 转科/转院/出院医嘱管理

转科（转院）药品医嘱根据患者病情可分为一般患者和危重患者转科；医嘱处理可根据医嘱当前状态进行分类，其状态包括病房未发出药单、药房未确认药单、药品未摆药、药品未发出、医嘱未执行等。

转科/出院药品医嘱处理原则如下。

• 转科/出院医嘱为全排斥医嘱，即除本医嘱外其他长期医嘱默认停止医嘱，并撤销所有未调配长期医嘱药品，含未确认、未审核、未发送药单及未摆药状态的长期医嘱。

• 转科/出院患者退药仅适用于PIVAS未调配药品、住院药房未发出注射剂、外用药品及未拆封药品。涉及特殊原因未能回收药品而退药，药房或临床科室按盘亏处理；特殊原因包括药品发生严重药品不良事件等。

• 基数药品直接在科室，一般情况下基数药品医嘱在开具时已直接上账处理，临床科室定期汇总基数药单，统一向药房集中请领基数药物，基数药单处理一般可能发生于转科或出转院之后，因此，患者转科（转院）时直接跳过判断基数药品当前状态。

• 转科退药操作视患者情况和医院管理要求而定，其适用范围见表10-15。

表 10-15 转科退药操作

退药操作	应用与特点
处理	避免患者药品漏退费，保证每日清单与实际一致，但延长转科时间
不处理	适用于危急重症患者，缩短转科时间，导致转科科室退药积压，可能造成漏退药问题，患者出院结算时间延长，转出科室频繁调回患者进行退药处理和药单确认等工作

3.处方（医嘱）审核

3.1 处方审核概论

3.1.1 相关政策

我国的处方审核工作最早基于《处方管理办法》原卫生部令第53号文件开展，该文件中关于处方调剂的章节首次提出了药师进行处方审核的相关条件和要求。《医疗机构处方审核规范》国卫办医发〔2018〕

14号的出台进一步规范了医疗机构的处方审核工作，该文件明确指出药师是处方审核工作的第一责任人，对处方审核的基本要求、审核依据和流程、审核内容、审核质量管理、培训等均做出相关规定。根据文件要求，处方（医嘱）审核围绕合法性、适宜性和规范性三个方面开展工作。其他专项规则设置参考各项临床指导原则。结合我国处方（医嘱）审核体量巨大的情况，文件要求处方（医嘱）审核从过去的后置审核发展为前置审核，并鼓励医疗机构积极推动处方前置审核信息化的发展，通过信息系统为处方审核提供必要的信息。我国目前通过合理用药系统（Reasonable Drugs Use System，RDUS）进行处方审核相关工作的开展。合理用药系统主要由处方自动筛选系统（Prescription Automatic Screening System，PASS）、处方前置审核系统和处方点评系统构成。本章节处方审核相关内容主要参考以下标准：《抗菌药物临床使用指导原则》2015版、《中成药使用指导原则》《超说明书使用》《中药注射剂临床使用指导原则》（卫医政发〔2008〕71号）、《糖皮质激素临床使用指导原则》《肿瘤药物临床使用指导原则》《临床药物治疗学》《DB33/T 2049-2017处方审核规范》。

3.1.2 处方（医嘱）审核类型

（1）按业务场景分类 包括门诊处方前置审核、住院医嘱前置审核、静脉输液配置中心（Pharmacy Intravenous Admixture Services，PIVAS）医嘱前置审核、区域处方前置审核。

（2）按实施机构数量分类 可分为医院处方前置审核和区域处方前置审核。目前，国内区域处方前置审核仅限于门诊处方，涉及的医疗机构以社区卫生服务站和医联体医疗机构为主。影响区域处方前置审核发展的主要因素在于各医疗机构间的药品目录和管理要求差异；此外，还包括缺乏标准规则字典。

（3）按响应环节分类 可分为实时审核和集中审核。实时审核与集中审核主要应用于住院医嘱及PIVAS医嘱。

• 集中审核模式：与传统住院医嘱审核流程一致，通过护士集中发送医嘱单，药师进行审核后反馈修改意见至临床医生，不仅提高了开具医嘱和修改医嘱的效率，而且明显降低了住院医嘱系统的访问压力和系统资源占用。该模式主要问题在于退药和问题反馈时医嘱修改不及时，可通过医药沟通平台和移动医生工作站解决。

• 实时审核模式：参照门诊处方前置审核流程，由于住院医嘱普遍在早上的集中时段开具，具有并发用户量大和时段集中的特点。在高峰时段，医生开具医嘱时进行实时干预，不仅影响医生开具医嘱效率，同时对服务器访问存在较大压力，容易导致数据丢失和审核响应超时等现象。

综合上述情况，目前国内住院医嘱前置审核普遍采用集中审核模式，以保证数据的完整性和医生开具效率。

（4）按照审核规则设置模式分类 可分为决策权规则和配对规则。决策权规则基于决策树模型分解审方规则，其审核逻辑与临床治疗思维较为接近，但维护难度较大，且通用性不足，难以与其他审方规则字典实现互联互通。配对规则作为主流的审方模式，通过数据库触发器对规则库和业务数据进行配对分析，挖掘问题处方；主要优势在于可以并发处理多条规则，审核效率高且维护方便，但对于具有先后逻辑关系或者审核规则关系较为复杂的情况，则存在误报或者漏报的问题。

（5）按照审核主体分类 可分为机器审核和人工审核。人工审核主要集中于问题处方复核、新药、审核规则未覆盖的药品、中药饮片处方及疑难病例医嘱等情况。

（6）按照干预方式 可分为禁止（拦截）、警告（提醒）和通过。其中禁止规则一般来源于说明书中的禁忌证、极量、特殊人群用药和配伍禁忌等信息。由于目前缺乏统一的评价标准，因此，除禁止规则外，其他审核规则可根据医疗机构管理要求制定，相同药品可结合不同医疗机构的实际制定适合本机构的临床用药规范、指南，为处方审核提供依据。

3.2 处方（医嘱）审核业务流程

3.2.1 门诊处方前置审核

处方前置审核流程与传统处方审核流程主要区别在于，前者将药师审核环节提前到处方缴费环节之前，避免患者因处方修改而来回跑动，提高了医师和收费员效率。门诊处方前置审核模块与其他合理用药系统模块主要区别在于门诊处方前置审核对时限性要求最高，为避免医师等候处方审核时间，系统审方时延一般为毫秒级别，人工在线审核一般不超过30秒。处方前置审核速度受跨天数处方数据量、门诊业务量、审核规则条目数和应用服务器性能等因素影响。为防止因审方药师长时间离岗导致无法开具处方，处方前置审核软件一般提供限时自动通过功能。

处方前置审核软件改变了传统的门诊处方审核流程，在业务流程及绩效优化等指标方面，主要体现为提升患者满意度、减少退药处方和不合理处方数量。门诊处方审核流程详见图10-12。

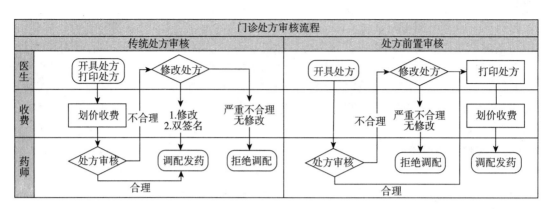

图 10-12 门诊处方前置审核流程图

3.2.2 住院医嘱前置审核

住院医嘱前置审核目前采用两种模式，包括集中审核和实时审核模式。为解决抢救用药医嘱开具的及时性，一般情况下仅对长期医嘱进行系统审核，抢救用药和出院带药医嘱等临时医嘱暂不经住院医嘱前置审核系统处理。具体流程如图10-13。

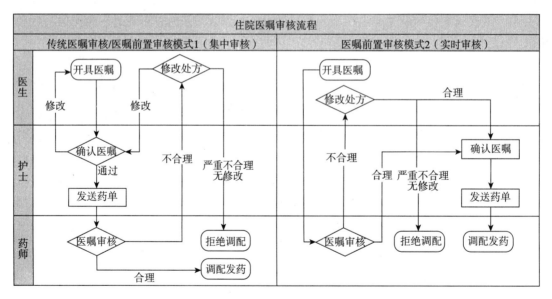

图 10-13 住院医嘱前置审核流程图

3.2.3 PIVAS医嘱前置审核

PIVAS医嘱前置审核作为住院医嘱前置审核的分支工作，其处方审核和处方点评规则相对较少。处方审核模式参照住院医嘱集中审核模式，与传统的住院医嘱审核的区别在于，PIVAS医嘱根据医院PIVAS调配药品品种、工作时段等进行分时段、分部门审核。PIVAS医嘱前置审核主要参照静脉输液处方点评规则进行适宜性、规范性评价，具体包括适应证不适宜、品种遴选不适宜、给药途径不适宜、用法不适宜、用量不适宜、溶媒不适宜、补液量不适宜、联合用药不适宜、重复用药、存在配伍禁忌和缺乏输液必要性、输液给药顺序、间隔时间不当或滴速不适宜等静脉输液处方点评规则。

3.2.4 区域前置审方

（1）区域前置审方建设要求　国内区域审方平台主要包括社区集中审方或医联体内统一审方模式，鉴于目前缺乏标准的审方规则编码，因此，开展区域前置审方的医疗机构应具备以下条件。

- 至少具备一个审方中心，包括中心服务器和专用网络，与各医疗机构实现专线传输。
- 统一区域药品供应目录。
- 统一各医疗机构审方规则。
- 统一区域平台接口标准，收集各医疗机构处方医嘱信息。
- 因涉及业务量大或医院信息系统（HIS）数据交换频繁的医疗机构，可单纯建设本地数据储存服务器，定期向审方中心推送审方和处方点评结果数据，审方中心不参与本地审方工作。
- PIVAS处方前置审核视各医疗机构PIVAS操作系统前置审核模块是否与区域审方平台规则一致；如否，则需向审方中心传输医嘱数据和审核结果。

（2）区域前置审方结果规则标准　目前，由于各级医疗机构采购不同品牌的前置审方软件，其药品目录及处方审核规则不一致会影响区域药事质量监测工作。因此，实现区域前置审方结果及药事质量控制一致性问题，需要各级医疗机构在完成处方前置审核工作后，向区域平台上传审方结果前完成审方结果的编码映射工作。

3.2.5 HIS内置审核与审方软件审核

随着HIS功能和性能的提升，特别是对于处方合法性及处方撰写规范性等管理方面内容逐渐在HIS中完善，HIS可通过处方类型、年龄、使用疗程、特殊药品管理字典和完整性检测等进行内置审核工作。HIS内置审核可以减少单因素审核规则的处方与合理用药系统交互，提高处方审核效率。审方软件则主要用于涉及多因素判断的审核规则。

4.信息化建设

在国内，处方（医嘱）前置审核软件（以下简称审方软件）最早嵌入HIS功能模块，或通过对HIS医嘱开具功能加入限制性判断代码，用于医师开具处方（医嘱）时进行限制或提醒。初期的审核规则仅限于剂量、给药频次、处方药品品种数、管制药品和配伍禁忌等相关内容。随着处方审核政策法规的不断完善，以及合理用药系统的快速发展，处方前置审核规则逐步延伸到处方书写格式、适应证和自定义规则等。为解决处方审核的实时性需求，与其他合理用药功能模块最大区别在于，处方前置审核模块一般采用DLL或Webservice接口方式与HIS对接，其他合理用药模块常采用数据中间表的方式调用药品信息。

4.1 门（急）诊处方信息化建设

4.1.1 建设要求

（1）参照标准　WS/T 500.4-2016电子病历共享文档规范 第5部分：西药处方；WS/T 500.5-2016电子病历共享文档规范 第5部分：中药处方；WS/T 445.3-2014 电子病历基本数据集 第3部分：门（急）诊处方。

（2）性能要求　500个并发用户情况下，处方保存及读取耗时＜1秒。

（3）其他要求　需符合互联互通成熟度测评和电子病历评级条款要求建设。

4.1.2 功能介绍

（1）处方开具　由于医保政策要求，处方开具前应进行患者医保身份联网确诊，并调取患者的挂号信息，涉及非医保身份人员统一按自费药品处理；处方开具包括选择处方类型、录入处方药品名称、规格、剂量、频次、用法、疗程、单位、配伍用药（适用于输液及静注等）、皮试、嘱托、药品医保分类、执行药房等信息，其中药品医保分类、执行药房、规格和单位等信息由药品基本信息字典直接调用（图10-14）。

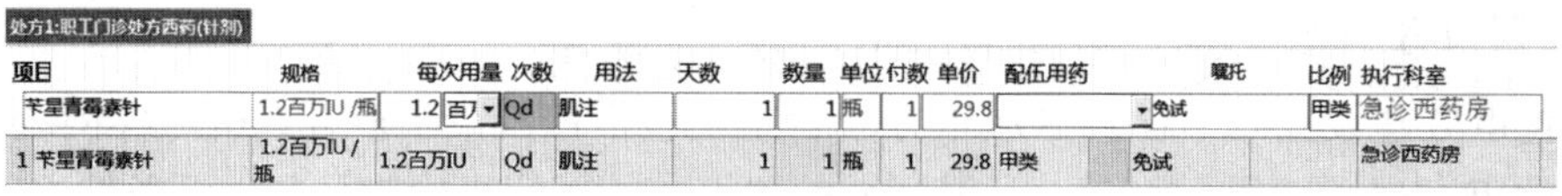

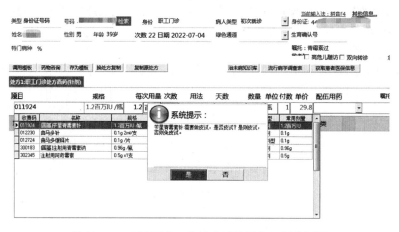

图 10-14　门诊医生工作站处方开具操作界面

（2）处方模板　医师可根据科室或个人用药特点、临床指南等制定用药模板，实现按疾病快速生成用药方式；用药模板的主要构成包括诊断、处方用药、默认单位、默认剂量和默认用法；处方模板同时支持本处方另在为处方模板；处方模板在使用时应用注意以下两点。

- 医院药品变更时，本当处方模板自动停用，避免系统报错。
- 处方模板调用时，医生应对默认剂量、疗程及频次进行调整，实现个体化治疗。

（3）门诊病历调用　完成处方开具后，医师书写门诊病历时，可通过预设格式，直接从当前或历史处方药品信息进行直接调用，避免重复录入，提高门诊病历书写效率。

（4）处方复制　适用于慢病患者复诊时复制历史处方，以提高医师处方开具效率。

（5）处方类型维护　包括处方调配部门、处方格式、地址信息及调配部门对应药品目录。如医生开具门诊麻精处方时，仅能在门诊医生工作站开具麻精处方，且限定门诊药房调配，同时处方格式限定为麻精处方格式。

（6）信息提醒功能　包括剂量、药品品种数、用法、给药频次、库存量提醒和皮试提醒等；信息提醒除HIS内置提醒功能外，还包括前置审方系统信息提醒。下图为皮试提醒功能（图10-15）。

图 10-15　门诊医生工作站皮试药品信息提醒界面

（7）系统接口　包括医保接口、前置审方软件接口、双通道药品接口、互联网医院接口和CDSS接口等。

4.1.3　信息化功能扩展

自第一代HIS至今，处方信息化管理是医院HIS的核心功能模块之一；随着管理需求的发展，各类医院药学信息产品在上述流程中不断丰富其功能（表10-16）。

表 10-16　处方生命周期信息化功能扩展

处方阶段	信息化功能扩展
处方开具	CDSS、长期处方、双通道处方、抗菌药物、处方权限制、云处方
处方审核	前置审方、医保审方
处方划价收费	医保报销、发药机窗口分配
处方调配	发药机调配、用药嘱托、处方流转、中药代煎
发药	自动核对机、叫号系统、签到机、互联网药学（用药咨询和用药教育）
处方储存	处方点评、运营/质控指标监测、区块链/电子签名

4.2 住院医嘱信息化建设

4.2.1 基本要求

（1）参照标准　WS/T 445.14–2014电子病历基本数据集 第14部分：住院医嘱；WS/T 500.52–2016电子病历共享文档规范 第52部分：住院医嘱。

（2）性能要求　独立物理应用服务器，数据服务器2台以上，物理应用服务器1台。

（3）其他要求　需符合互联互通成熟度测评和电子病历评级条款要求建设。

4.2.2 功能简介

（1）住院医生工作功能

• 长期医嘱开具：长期医嘱是指执行两次以上的定期医嘱，有效时间在24小时以上，当医生注明停止时间后失效。长期医嘱单包括患者姓名、科别、住院病号或病案号、页码、起始日期和时间、长期医嘱内容、停止日期和医师签名、执行时间、执行护士签名。医嘱时间精确到分秒；支持医嘱开具、撤销、删除、停止和复制。具体操作界面发如下（图10–16）。

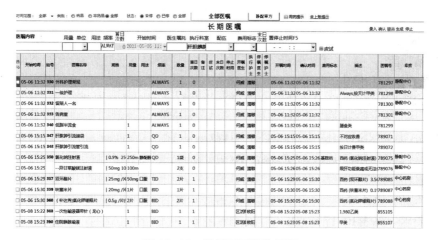

图 10–16　长期医嘱操作界面

• 临时医嘱开具：除常规临时医嘱外，可开具基数药物和出院带药；具体操作界面如下（图10–17）。

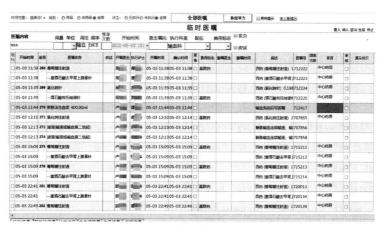

图 10–17　临时医嘱操作界面

• 用药模板：支持用药模板维护及引用，由于用药模板与药品编码及医院药品目录进行绑定，因此用药模板在每次调用时应先校验医院药品目录。

• 用药提醒：支持CDSS、合理用药软件或内置用药提醒功能，用药提醒包括超剂量、用药途径不适宜、疗程不当、皮试药物未皮试、特殊管理药物、抗菌药物、特殊人群用药及药品库存不足等用药提醒功能。

• **抗菌药物管理**：特殊使用级抗菌药物会诊申请单、手术切口抗菌药物信息登记和抗菌药物耐药监测提醒等功能。

• **医嘱登记**：主要用于免费医嘱、公费记账和GCP记账登记等（图10-18）。

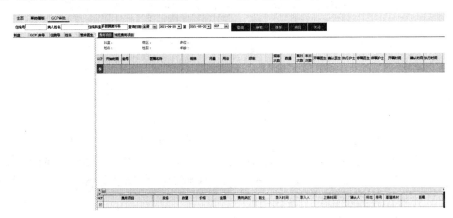

图 10-18　医嘱登记操作界面

• **系统接口**：支持CDSS、临床路径、EMR、医嘱前置审核、CHPS、手术麻醉管理系统及专科系统接入。

（2）护士工作站功能

• **医嘱执行**：医嘱执行和停止。

• **药单处理**：包括药单确认、药品上账、药单发送、药品冲销和药品退费。

• **用药监护**：输液不良反应监测。

• **输液管理**：配伍禁忌查询/提醒、皮试登记、过敏史提醒、输液监测和输液卡打印。

• **系统接口**：支持移动护理、输液管理和PIVAS等系统接口。

4.3 互联网处方信息化建设

（1）运行环境要求　见表10-17。

表 10-17　互联网医院——运行环境配置一览表

基础系统	□HIS □EMR □PACS □LIS □HRP □CHPS □FUS □APP □PASS □AIMS □CDR □RDR □ODR □其他
接口方式	□视图 □存储过程 □webservice □DLL □其他
建设标准	全国医院信息化建设标准与规范2018版、电子病历评级标准、医疗机构处方审核规范、处方管理办法、药品说明书、各项药品临床应用指导原则
系统架构	□BS □CS □CBS
硬件参数	物理应用服务器1台（内存不小于64G）
移动应用	□APP □小程序 □企业微信 □钉钉 □外部网页 □其他
并发用户数	500人或以上，视医院规模而定
应用服务器	独立物理应用服务器
性能参数	并发用户数量、每张处方审核平均耗时、处方审核阳性率
安全性要求	□预留CA接口 □数据库加密 □数据留痕 □其他
系统考核指标	并发用户数量；数据安全性和全流程数据留痕
产品成熟度	□广泛应用 □系统改造 □自主开发 □其他
兼容性	操作系统：□WindowsXP □Windows7以上 □Linux □MAC/IOS □安卓 □其他 数据库：□SQLserver □MySQL □Oracle □其他 浏览器：□Google 内核 □E内核
评级	电子病历评级4级标准、互联网医院评级

（2）功能简介 互联网医院处方流转平台由医院端、网络处方流转平台、第三方配送企业和药店客户端组成。其功能模块包括挂号预约、互联网处方、双通道处方、患者建档、处方审核、复诊续方、长期处方、订单查询、中药代煎、用药咨询、移动结算、药学随访、药店取药、不良行为记录、资质管理和服务评价等；其他功能包括药品不良反应上报、处方审核和处方点评按时互联网医院原有的合理用药系统进行管理。

（3）字典目录 处方流转平台基础字典包括配送企业字典、订单状态字典、中药炮制字典、不良行为记录类型字典。

• 配送企业字典：参照库存管理（第四章第二节）中供应商字典设计；包括基本信息、资质管理和服务评价等信息。

• 订单状态字典：主要用于流转平台上查询各个环节状态；订单状态整合了处方开具、调配和出入库管理信息；订单状态信息集成HIS、微信公众号、自助机及第三方配送平台中的人员及时间信息，通过以下代码表进行配对解释，让患者直观查询订单全流程状态，具体见下表（表10-18）。

表 10-18 订单状态代码表

值	值含义	说明
01	已预约	微信公众号、预约平台或互联网医院系统
02	处方（医嘱）开具	HIS或互联网医院系统
03	修改中	处方（医嘱）退回修改，患者
04	确定配送	患者向平台补充配送信息和配送单位后执行
05	审核通过	处方审核通过
06	审核退回	处方审核不通过
07	确定配送	患者向平台补充配送信息和配送单位后执行
08	缴费上账	经患者确认配送后缴费上账，住院中草药代煎按药房确定配送为标准
09	生成订单	
10	确定取药药房	患者选择社会药房完毕后提示
11	发送订单	经医疗及患者确认后向平台发送订单
12	接收订单	第三方配送或社会药房接收发送订单
13	药品出库	第三方药品调拨出库
14	药品调配	第三方调配
15	药品煎煮中	医院或第三方机构进行药品煎煮
16	药品包装	包括打印用药清单、嘱托及中药。
17	缺药	包括社会药房缺药、第三方平台缺药等，缺药持续天数纳入药物配备情况的考核指标。
18	药品配送中	
19	派单失败	因药品原因及患者原因等导致派单失败
20	药品退回	药品
21	药品退费	因药品质量或符合退药流程，经药品退回后申请药品退费
22	药品签收	患者签收确认
99	其他	

备注：

（4）监测指标 互联网处方流转重点监测第三方配送及社会药房的服务品质、药品质量、及时性、药物配备满足率、药品价格、配药准确率和患者满意度等。

• 药物配备满足率=1−周期内发生缺药品种数/周期内配血药品品种数×100%

• 平均配送时间重点考察配送业务的服务考察，其平均配送时间可以分为冷链药品和非冷链药品平均配送时间。

- 配送药品质量问题退回率 = $\sum_{i=1}^{n} D/n \times 100\%$，其中，$D$为周期内发生退回药品的处方累计总数，$n$为互联网处方总数。

- 缺药平均人天数 = $\sum_{i=1}^{n} D/n$，其中，D为周期内开具互联网处方缺药状态下持续天数，n为周期内发生缺药总人次；注意缺药持续时间超过当前统计时间的，按当前时间减去互联网处方开具时间作为缺药持续天数。

4.4 处方（医嘱）审核信息化建设

4.4.1 基本要求

（1）系统架构　目前国内处方前置审核软件普遍采用混合架构的模式，其中医生及护士端采用客户端/服务器（C/S）架构开发，药师端采用浏览器/服务器（B/S）架构开发。混合架构不仅满足了医生端在处方开具时的高并发、数据完整和快速响应的要求，同时提高了药师端快速部署药师干预功能的需求。系统通用架构如图10-19所示。

（2）运行环境要求

- 系统集成：包括HIS、EMR和LIS，接口方式为Webservice或JSON等实时接口。
- 运行环境：包括物理应用服务器1台（内存不小于64G）。
- 性能要求：并发用户数量不少于100人以上并发处方、每张处方审核平均耗时、处方审核阳性率。
- 功能建设符合电子病历评级4级标准要求。

（3）建设原则　处方前置审核模块作为合理用药软件的一部分，既要考虑整体性，同时需考虑信息化建设预算。在信息化规划初期需要结合自身信息化基础水平，包括电子病历系统、医院信息系统和实验室信息系统，进行整体性规划。

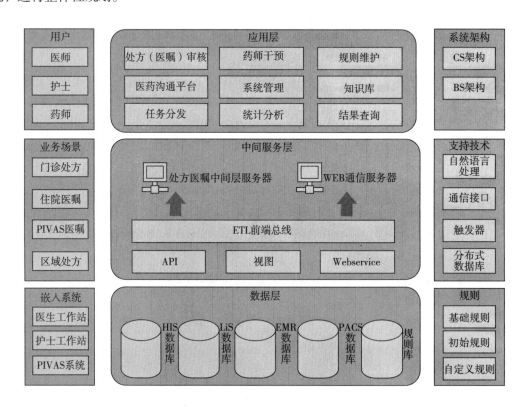

图10-19　处方（医嘱）前置审核系统通用系统架构图

- 适宜性原则：主要通过经济适宜性原则，结合医疗机构规模、药师数量、人力成本、每年处方量及医嘱量等因素考虑，评估是否具备采购处方前置审核软件的条件。根据我国处方审核要求和医疗机构现状，一般推荐大型医疗机构单独建设处方前置审核软件，二级医院、社区卫生服务及规模较小的民营医疗机构参与区域前置审方平台。这样既保障了药品安全使用，同时又能降低小型医疗机构综合运营成本。

- 标准化原则：信息标准化是处方前置审核软件建设的核心基础，包括诊断字典、药品基本字典和审方规则标准化。

- 互联互通原则：审方软件需与医院各信息系统实现数据互联互通，特别是患者信息、诊疗信息、实验室结果和用药信息等实现实时对接。

- 最小适用原则：处方前置审核软件的审核规则宜采取规则最小适用原则，特别是对于通用名称和剂型相同的药品，在规则设置上采用此原则，不仅保证系统审核结果的延续性，便于后续问题处方分类统计工作，同时有助于减轻信息药师进行规则维护的工作量。

4.4.2 功能简介

（1）处方（医嘱）前置审核　处方（医嘱）前置审核模块根据业务场景分为门诊处方前置审核、住院医嘱前置审核和PIVAS前置审核三部分。上述功能点均支持批量审核及单独审核。其中，住院处方审核支持定时和实时审查模式；门诊处方根据医院的管理要求及软件差异等原因有所差异，部分医疗机构的门诊处方前置审核系统不具备跨天或跨处方审核功能。

（2）药师干预　该模块包括系统审方结果查询、问题处方（医嘱）干预、任务分发和离岗自动通过等功能。

（3）医药沟通平台模块　医药沟通平台兼具消息提醒、实时沟通交流和问题处方医嘱审核结果查询等功能。同时提供处方修改记录、双签确认和历史留痕等作用，相应的记录可作为处方审核凭证，与处方具备同行法律效力，是药师审方职责与价值的具体体现。

（4）规则维护　规则库包括系统规则、初始规则和用户自定义规则三部分。其中初始规则是处方前置审核系统在项目实施阶段利用医院机构内部既往处方，一般为1~3个月处方量，根据系统自带的规则库进行系统规则训练，通过医院审核药师或临床药师校验后形成初始规则库。而用户自定义规则库是医院药师根据日常管理需求进行自定义设置，主要适用于新药使用及根据政策调整科室或医生药品使用等相关规则。规则维护功能一般包括规则级别、问题严重程度、拦截级别设置、是否屏蔽、范围值设置和组合规则设置等部分，对剂量、剂型、给药途径、肝损害用药、肾损害用药、老年人用药、儿童用量、儿童禁忌、妊娠用药、哺乳期用药、适应证、禁忌证、配伍禁忌、相互作用、输液速度、钾离子用药、配伍浓度、超适应证用药、处方书写规范、过敏体质用药、不良反应、越权使用、专项管理、性别禁忌、成人用药、重复用药、用药疗程、抗肿瘤药物、细菌耐药审查和围手术期用药等规则信息进行维护，同时根据不同规则设置不同级别提醒信息，包括禁止、提醒和通过。具体见图10-20。

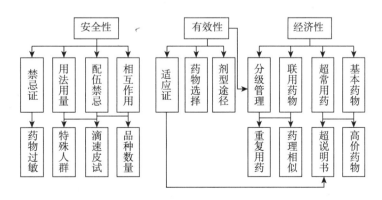

图10-20　处方前置审核规则架构图

（5）统计分析　统计分析模块需基本满足处方审核相关政策、法规要求的统计性指标，如抗菌药物、糖皮质激素、中药注射剂和高危药品等专项药物的不合理指标统计。此外，还要求可以满足按审核的规则分类进行统计。

（6）系统管理　系统管理模块包括系统设置、用户设置和权限分配。其中系统设置应具备应急开关功能，防止因系统功能性故障导致无法开具处方；以及问题处方超时自动审核通过功能，避免医嘱（处方）审核超时影响门诊及住院处方医嘱开具业务。

（7）知识库管理　包括规则库、嘱托信息和提醒信息设置，为医生提供医嘱信息提醒、剂量推荐和说明书查阅等信息服务。同时为护士和药师提供药品配伍、嘱托宣教和不良反应辨别等信息服务。

4.4.3 审方软件遴选与评价

目前，国内处方前置审核软件的性能差别不大，而审方阳性率和拦截成功率一般与项目实施及初始规则设置有关，存在一定主观因素，因此，评价处方审核性能的最主要指标为最大并发用户数量。该评价指标同时体现了软件供应商在通信传输、数据库利用和系统开发设计方面的综合实力。

近年来，随着前置审方软件成熟度的不断提高，国内产品同质化竞争也愈来愈烈。因此，在价格、功能及技术差异不大的情况下，遴选前置审方软件主要考察供应商的实施能力和运维服务。其中供应商的实施能力包括项目实施周期、实施人员水平和项目交付质量。在产品遴选方面还应对供应商的运维服务进行对比评价，主要根据用户满意度、服务质量及运维服务清单进行对比。运维服务质量受供应商规模、区域内运维人员数量、运维人员技术水平、故障级别、新增需求实施难易度、巡检次数和合同金额等因素影响。下表为2019年国内部分前置审方软件现状调查信息，仅供参考（表10-19）。

表 10-19　国内处方前置系统比较图

系统名称	审核进度	购买价格/万元	用户数量	优点	缺点
PASS 药师审方干预系统	0.4	30~100	>30	数据全面权威，一年两次更新，提供更新说明，审核结果准确并以图形形式呈现，界面清晰	起步稍晚，费用较高，售后服务不及时
iPRC智能互动审方中心	0.03（处方）0.2（医嘱）	80~120	>10	数据库强大，支持模糊查询，移动端APP实现移动审方功能，一年两次更细	售后服务不及时，维护费用高，假阳性率高
Medimpact	<0.5	20~40	>20	数据库专业，规则灵活易调整，费用较低	数据库规则少，维护费时，假阴性率高，用户数量少
普华和诚	0.2	100~200	>40	审核规则专业化，响应速度快，准确性高，能够对中药进行审核	费用高，规则库缺少个性化
天际健康	0.03	100~200	>150	四级规则库设置，个性化定制审核速度快，适应化调整容易	HIS兼容性稍差，维护费时，费用较高
慧药通	0.05	40~60	<10	结构清晰，不合理问题5控制，方便维护和升级	数据库规则少，用户数量少，经验不足

备注：引用2019年发表《国内处方前置审核系统的比较》。

（1）性能评价　目前评价处方（医嘱）审核性能差异的主要指标包括每张处方平均审核耗时和开放审核规则条目数。其中每张处方平均审核耗时受医疗机构日处方量、药品品种数量、跨天数审核处方量、服务器硬件性能、开放审核规则条目数、网络带宽和系统审方引擎等因素影响。门诊处方的每张处方平均审核耗时以跨天数处方量和服务器硬件性能为主要影响因素，住院医嘱审核性能主要受总医嘱条目数量和开放审核规则条目数影响。

由于每张处方审核耗时受到处方开具速度和处方药品条目数量等人为因素的影响，一般采用每张处方平均审核耗时来评价处方审核性能。其测试流程为通过模拟或按实际场景，选择门诊业务上午高峰时段1~2小时的处方审核数据用于测试，所提取的数据需精确到毫秒。测试数据需要排除因系统故障导致的误差。每张处方平均审核耗时的计算信息来源于处方审核日志中的审核完成时间和处方提交审核时间；根据累加二者的时间差后取平均值。具体公式如下：

$$\sum_{D=1,d=1}^{n} \frac{D-d}{n}$$

其中，D表示处方审核完成时间，即审方软件回传HIS审核结果时间，d表示处方提交审核时间，n表示处方数量。本公式仅适用于门诊实时审核的性能测试工作。

为消除处方中药品条目数量影响性能评价，每张处方平均审核耗时计算公式可优化为每张处方单品种药品平均审核耗时，具体公式如下：

$$\sum_{D=1,d=1,M=1}^{n} \frac{(D-d)}{M}$$

其中，M表示每张处方中药品条目数。

（2）审核阳性率　指单位时间内经处方（医嘱）审核系统审核，系统能正确识别和处理处方数量与正确处方数量的比值。考虑处方审核中涉及处方前记的规范性及药品配对审核（重复用药、相互作用和配伍禁忌等）等问题，其计算公式一般不考虑药品处理条目数，而是按问题处方张数进行计算。另外，考虑到人工复核的工作量，一般抽取1000~2000张门诊处方进行审核阳性率测算，以评估审核规则是否满足临床使用要求。其计算公式如下：

审核阳性率=审方软件通过处方张数/人工审核合理处方张数×100%

审方软件可通过关闭部分审方规则提高处方通过率，但会导致按审方软件通过处方张数出现溢出现象。因此需要使用问题处方正确识别进行数据校正。其公式如下：

校正审核阳性率=（机器判断不合理处方张数−误判断不合理处方张数）/人工审核不合理处方张数×100%

（3）规则覆盖率　目前，国内三级医疗机构的门诊处方审核规则数量一般维持在2万～3万条（未含中药饮片部分），每种药品平均审核规则十余条。规则覆盖率主要针对已维护规则的西药占总西药审核规则数量的比例。住院医嘱的审核规则参照门诊处方审核规则执行。

（4）运维服务评价　分为可量化指标和不可量化指标。其中，可量化指标包括新增药品处方审核规则量、药品说明书季度更新率、巡检次数、平均响应速度及问题处理效率；不可量化指标包括政策性需求变更响应情况和问题解决能力评价。其中药品说明书季度更新率是指每季度医院更新药品说明书数量与应更新药品说明书之间的百分比，其中应更新药品说明书数量包括新增药品数量，以及本医疗机构在用药品目录中涉及国家药监局最近修订的药品说明书对应数量。

4.5 用药助手

4.5.1 处方集

（1）概论　处方集、治疗指南和药品目录作为药品临床应用的主要指导性文档，为临床医师提供指导性意见，是合理用药工作的基础。我国推出的《国家基本药物处方集》促进基本药物的公平可及、安全有效和合理使用；特别是对基层医疗机构合理用药发展有重要的指导作用。然而《国家基本药物处方集》载入的药品目录信息并不一定覆盖各医疗机构在用药品，因此，各医疗机构可在《国家基本药物处方集》的基础上，根据院内药品目录定制院内处方集，以解决临床用药咨询、教学和指导等需求。

处方集根据其储存介质分为纸质处方集和电子处方集；由于纸质处方集不利于信息共享和及时更新，因此以下内容重点介绍电子处方集的制作和使用注意事项。目前制作的电子处方集方式分为电子书版本和数据库版本（表10-20）。

表10-20　电子处方集版本分类比较

分类	优点	缺点
电子书版本	编制周期较短，制作成本低，对计算机技术要求较低，对网络依赖程度低，携带方便	更新步骤复杂且需要所有用户重新下载更新版本，无法与其他系统实现信息交互
数据库版本	能实现与HIS进行信息交互查询，维护更新便捷、同步更新，避免客户端重新下载	需要具备一定的数据库和软件编译基础，开发以及与其他业务系统接入等实施工作较多，周期较长，对网络依赖程度高

（2）编制流程　电子处方集编制流程根据分工要求分为准备阶段、实施阶段和上线阶段。其中准备和实施阶段均需要对本医疗机构在用药品说明书进行收集、分类和校正。电子书版本与数据库版本在药品说

明书准备阶段主要区别在于二者说明书储存格式的差异，前者普遍使用文本格式用于文本批量转换成查询页面，如"doc、txt、html"；后者为了便于数据库批量导入，普遍采用表格格式，如"csv、xls"等。数据库版本除数据库设计外，至少通过编译软件开发药品说明书更新界面和药品说明书查询界面两部分；若需要与其他信息系统进行查询对接，数据库版本电子处方集提供的系统接口至少包括药品编码，且药品编码规则与医院药品目录编码一致。

（3）编制标准

• 目录编制：电子处方集目录设计可参照当前HIS中药品药理分类目录设计，便于进行一一对应，提高实施效率；但对医院当前目录分类要求较高，低质量的目录分类不仅影响到临床医师的日常使用，同时为后期新购进药品分类带来影响。医疗机构进行电子处方集目录设计时建议分三部分：西药部分、中成药部分和中药饮片部分。电子处方集索引目录一般采用树状目录结构，按照药理分类一般不超过5层；编制分类目录时宜采用分级简码进行分类，便于后期快速查询。

• 内容编制：传统电子集主要承担药品说明书的非结构化信息查询；随着合理用药和数据共享的推广，电子处方集提供药品说明书查询服务之余，还提供用药嘱托、用药咨询、超说明书用药管理和临床治疗指南查阅等服务。以制作数据库版本处方集为例，处方集数据采用标准的XML共享文档形式，处方集共享文档包括药品说明书、临床治疗指南和超说明书用药信息。

药品说明书作为处方集的基础，其中西药部分须包含药品编码、药品名称、药理分类、规格、用法用量、医保分类、适应证、禁忌症、药理机制、注意事项、不良反应、贮存方式、批准文号、生产厂家和特殊人群须知等信息。中成药包括药品编码、药品名称、中医分类、功用主治、用法用量、规格、医保分类、贮存方式、批准文号、生产厂家和注意事项等信息；中药饮片除包括中成药信息外，建议增加炮制方法、产地、性状。其中国药准字号、药品商品名、药品分类、药品分类代码、规格、生产厂家和药品通用名称可根据院内编码与库存管理系统中的信息实现同步。

临床治疗指南收录信息除正文信息外，还包括按指南来源、发布版本或日期和专科分类；在关键词索引信息方面设置适应证、治疗药品和实验室检查项目信息。

超说明书用药信息包括药品通用名称、药品剂型和禁忌证、循证医学信息（包括文献名称、发布日期和证据级别）和申请超说明书内容（包括超说明书用量、用法、适应证、给药途径和批准日期）。超说明书用药信息不仅可以向医师提供用药指导意见，同时可以与审核软件中的超说明书用评价进行信息交互；详细备案表单可参照下表设计表（10-21）。

表 10-21　超说明书使用药物申请表

药品通用名：	药品商品名：
说明书获准的给药剂量、适应人群、适应证或给药途径等：	
申请超说明书使用药物内容：	
技术支持概述（附文献出处或治疗指南）：	
申请科室：	科主任签字：
药事委员会意见： 药事管理委员会主任签字：　　年　月　日	
伦理委员会意见： 伦理委员会主任签字：　年　月　日	
医疗机构负责人签字：　年　月　日	
备注：	

4.5.2 临床决策支持

（1）临床决策支持技术原理　临床决策支持技术是基于机器学习的临床数据获取、分析和利用决策的过程，目前主流的算法模型以数据集、神经网络、贝叶斯分类器、主成分分析、演化计算、支持向量机、集成学习等关键理论和方法为核心。临床决策支持系统包括数据库、医学知识图谱、人际交流接口。具体见图10-21。通过对以上三方面的建设后，CDSS可驻留云服务器，以Web方式嵌入医院EMR，在医生操作EMR时，可以提供医学知识库检索、治疗方案推荐、相似病历推荐、辅助诊断、医嘱质控、临床预警等多种功能，从诊前、诊中到诊后为医生提供连续的支持，提高医生诊疗效率和诊疗水平，减少误诊率。

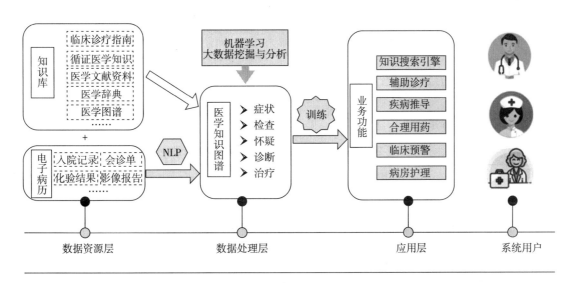

图 10-21　临床决策支持系统架构与功能应用（图片来源：根据公开资料整理制图）

（2）药物临床决策支持资源简介　国家卫健委于2018年1月印发的《进一步改善医疗服务行动计划（2018—2020年）考核指标》及2018年8月印发的《关于进一步推进以电子病历为核心的医疗机构信息化建设工作的通知》要求，在电子病历信息化建设工作中，将临床路径、临床诊疗指南、技术规范和用药指南等权威临床诊疗知识嵌入信息系统，以提高临床诊疗规范化水平。2018年12月，在国家卫健委发布的《电子病历系统应用水平分级评价管理办法（试行）及评价标准（试行）》通知中，要求电子病历分级评价四级及以上的医院均需具备临床决策支持功能，这些政策表明医疗决策支持已经成为医院电子病历建设和评级的重要环节，为CDSS的发展和落地奠定了坚实基础（表10-22）。

表 10-22　临床决策支持系统对比

名称	研发机构	应用领域	技术特点
MYCIN	美国斯坦福大学	细菌感染性疾病诊断和治疗咨询系统，使用人工智能领域中专家系统的建模方法	第1个功能较为全面的CDSS，因出现时间早于个人台式机及网络等因素，没有应用于临床
DXplain	美国哈佛大学	解释型辅助诊断系统。知识库包括2400个病种、500多个临床症状及病症关系	医生输入基于学问词汇的病人信息，系统从知识库中输出一个可能诊断结果列表
HELP	美国犹他州大学	基于医学知识库和文献引擎的综合性医院信息系统；决策逻辑由"事件-条件-行为"规则表示	包括呼吸系统疾病治疗方案合理性检查系统、实验室异常检查处理系统、用药合理性检查报警系统以及传染病监控系统
Iliad	美国犹他州大学	内科诊断临床决策支持和教学，包含1500个诊断数据和12000个相关病种	使用贝叶斯模型、引入集群概念
QMR	美国匹兹堡大学	早期基于人工智能的CDSS系统之一；包含750种内科疾病、5000个临床症状以及5000多个病症关系	允许临床医生以任何方式修改知识库和推理引擎，同时允许医生建立自己的知识库和推理引擎
VisualDX	/	包含6000多种疾病的内置数据库	由症状和其他视觉线索为基础，将特定患者的异常图像与预先存在的图像进行视觉匹配
Isabel	/	基于Web系统，设计时考虑到了医生的易操作性。以交互式系统的方式启发医生对患者陈述进行多层次思考	包含两个子系统；诊断清单子系统和知识迁移子系统

续表

名称	研发机构	应用领域	技术特点
My Cancer Genome	范德比尔特-英格拉姆癌症中心	癌症决策支持工具，针对不同癌症的基因突变提供专门治疗措施，同时与电子病历系统整合	数据来源于护理、医学文献及网络，包括来自美国、欧洲、澳洲和亚洲不同机构的59个临床和科学专家，定期更新
Waslon Health	IBM	基于专业知识库和人工智能技术；通过150万份病历和诊断图像、200万页文本记录、文献等语料来构建肿瘤识别模型	基于自然语言处理、深度学习等技术进行大规模证据搜集、分析和评价

源自AI辅诊助力医疗水平提升，CDSS未来可期（cn-healthcare.com）。

（3）药物临床决策支持系统维护注意事项　见表10-23。

表10-23　药物临床决策支持系统功能与信息维护

功能	维护字段	应用平台	信息来源
药物信息	通用名、化学名、商品名、药品包装、成分、性状、化学结构式、规格、批准文号、剂型、用法用量、适应证（功能主治）、相互作用、配伍禁忌、禁忌证、不良反应、注意事项、孕妇用药、哺乳期用药、儿童用药、老年用药、肝肾功能损害、药物过量处理、药理毒理作用、药动学指标、有效期、执行标准、药理分类、贮藏方法、药品编码、说明书修订日期、核准日期、修改日期、妊娠等级和生产企业等	所有业务系统	药品说明书
药物相互作用	药品A名称、药品B名称、使用方法、临床建议、证据级别、参考文献、临床证据详情、作用机制	合理用药、HIS、移动药事	
配合禁忌	药品A名称、药品B名称、配合方法、证据级别、参考文献、临床证据详情	合理用药、PIVAS、HIS、移动药事	
基本药物目录	药品名称、规格、剂型、批准文号、生产企业等	HIS	国家医保药品目录（调用药库字典识别）
医保药物目录	药品名称、规格、剂型、批准文号、生产厂家、医保支付分类、医保审核规则、医保编码	DRGS、DIP和医保审方	
用药咨询	问题题目、关键词、回复答案、知识链接、参考资料、更新日期、维护人员	药学门诊、HIS医生工作站、移动药事	文献、药品说明书、药典等
病例分享	疾病名称、ICD码、涉及系统、关键字、处方/治疗方案、分析、药学监护要点、参考文献、指南共识		文献、内外科学

（4）药物临床决策支持系统的应用与扩展　临床决策支持系统是医疗人工智能领域的一个重要课题，主要分为基于知识库和基于机器学习或深度学习两种类型形式。CDSS的功能概括为8个方面，根据这8个功能的作用可归纳为4类：判别诊断类、疾病预测类、流程支持类和信息检索类（表10-24）。

表10-24　临床决策支持系统功能列表

类别	功能	简介
判别诊断类	协助诊断	基于医学数据，利用算法给出诊断建议
	图像识别与解释	对医学影像的识别和诊断
	治疗方案规划和评估	治疗方案的特异性整体规划和评估
疾病预测类	风险评估	利用遗传知识和患者数据来预测疾病风险
流程支持类	医嘱输入和电子处方	医嘱输入与其他流程的智能化集成
	过程支持系统	通过流程精细化手段来促进全面护理过程
信息检索类	循证检索	医学证据的库内检索与匹配
	专家实验室信息系统	与研发专家对接的信息系统

（5）临床决策支持系统质量要求与评价　临床决策支持系统评价主要从算法适应性、决策透明性、界面可用性、系统鲁棒性和可移植性方面进行评价。然而可移植性差是CDSS发展的主要瓶颈，主要原因在于数据标准化、知识库需求差异性以及临床工作流程复杂性等。

根据国家药监局《深度学习辅助决策医疗器械软件审评要点》2019版要求，临床决策支持系统作为医疗器械评测范围，评审内容涵盖需求分析、数据收集、算法设计、验证与确认、软件更新等阶段，算法性能评估、临床评价、网络与数据质量与安全等。

辅助决策软件说明书应当明确软件的适用范围、临床使用限制、注意事项、用户培训、采集设备要求、数据采集操作规范、输入与输出、算法性能评估总结（测试集基本信息、评估指标与结果）、软件临床评价总结（临床数据基本信息、评价指标与结果）、运行环境等内容。

（6）产品遴选原则

• 预期用途：目标疾病、临床用途、重要程度、紧迫程度。

• 使用场景：主要包括适用人群、目标用户、使用场所和临床流程；同时说明其使用限制，如临床禁用或慎用场景。

• 核心功能：包括产品的处理对象、数据兼容性和功能类型。

• 算法性能评价要素：包括假阴性与假阳性（指标、关系）、重复性与再现性、鲁棒性/健壮性等要求。

• 知识库：考虑产品知识库数据源的权威性、期刊数据库的收录文献量及更新频率以及涉及的专业范围，如药物毒理、药动学、药效学以及临床指南等。

• 评价指标：原则上选择敏感性、特异性、ROC/AUC作为主要观察指标，亦可在此基础上根据软件特点选择敏感性/特异性衍生指标、ROC/AUC衍生指标、组内相关系数、Kappa系数、时间效率、数据有效使用率等作为观察指标。

• 进口软件：应当提供中外人种、流行病学特征、临床诊疗规范等方面差异影响的临床评价资料，若不足以证实申报产品在中国使用的安全性和有效性，则不能引进。

4.6 处方（医嘱）院内共享业务

4.6.1 业务分类

处方（医嘱）共享的目的是解决临床数据查询、调用、统计和上报等需求。处方（医嘱）中的药品信息共享时需根据业务类型、传输方式和管理等要求进行特殊处理。

药品信息共享核心业务包括医保系统、电子病历系统、处方前置审核系统、处方点评系统、静脉输液配置系统、药房自动化设备（整合发药机、摆药机、颗粒包装机和药品核对机等）、临床药师工作站、药品不良反应上报系统、微信和自助机；核心业务系统对接建议采用点对点方式，符合标准化要求，除处方点评和药品不良反应监测报告外，其他核心业务系统建议采用实时同步原则进行对接。核心业务共享数据包括药品使用信息和处方（医嘱）信息；其中，药品使用信息包括药品名称、给药频次、用法、用量、剂量单位、剂型、规格、总量、药费和药品编码；处方（医嘱）信息包括处方（医嘱）编号、处方（医嘱）开具日期、患者医保身份类型、开具医师、调配药师、发药药师、执行护士、执行日期、患者姓名、住院号、门诊号、出生日期、体重和诊断等；药品信息共享可参照《WS/T 445.3–2014电子病历基本数据集 第3部分：门（急）诊处方》和《WS/T 445.14–2014电子病历基本数据集 第14部分：住院医嘱》标准进行数据交换；具体接口信息见表10–25。

表10–25 处方（医嘱）系统药品信息共享一览表

业务系统	共享信息
通用接口	门诊号（住院号）、诊次、诊断、身份证号、EMPI唯一标识码、联系电话、性别、出生日期、药品院内编码、药品名称、规格、用量、单位、给药途径、给药频率、总使用量（门诊）、开始时间（住院）、结束时间（住院）
医保系统	国家基本药物分类标识、国家基本药物减免比例、减免后药品价格
处方前置审核系统	审方规则、问题代码、审方结果
处方点评系统	处方点评类型、合理性评价结果及问题代码、医师编码
临床药师工作站	入院记录、个人史、既往病史、过敏史、病程记录、手术记录、会诊记录、出院记录、监护建议等
药品不良反应上报系统	不良反应过程描述、转归、关联性评价结果、药品批号、不良反应术语、不良反应既往史、家族病史
智能药柜	门诊–处方编号、住院–药单号、调配窗口号、调配状态、药篮编号
微信和自助机	处方金额、药品价格、取药指导、用药嘱托

除上述关系密切业务管理系统外，药品信息在医疗管理业务其他方面发挥重要作用，包括医院不良事件管理、医务管理系统、手术麻醉系统、院前急救管理系统、放射医学影像管理系统、慢性疾病管理系统、随访管理系统、医院感染管理系统、科研数据管理系统、医院财务系统和重症医学管理系统等。

4.6.2 业务共享信息化建设注意事项

（1）实时性要求　根据药学服务的实时性，主流程业务应实时共享，包括处方开具、处方划价收费、处方（医嘱）审核、处方调配、处方标签打印、处方（发药）确诊和处方退药；其他管理业务流程可进行异步处理，如处方点评、处方备份等。

（2）数据接口要求　根据互联互通标准化成熟度测评要求，数据接口应遵循卫生信息标准及HL7等要求设计，涉及缺乏相关信息标准的业务应根据业务指南、规范制定内部字典标准；根据业务系统的交互性能及安全性要求，优先考虑Webservice，其次考虑存储过程、动态链接库或视图等接口。

（3）数据一致性要求　涉及处方（医嘱）状态变更或内容数据更新时，第三方软件，如CHPS、医院感染管理系统和药学数据中心等需要建立独立数据库的信息系统，需要做好同步更新工作，避免数据不一致问题，涉及更新的数据做好数据日志备份和数据留痕工作。

（4）安全性管理

• 用户权限管理：根据处方权限制医生处方开具，防止越级开具；同时，根据管理角色，分配本科室处方开具及查询权限。

• 安全防范措施：包括数据库日志审核、处方（医嘱）数据备份、电子签名、VPN专线和防统方监测软件等措施，以保障处方（医嘱）数据安全。

第二节　药房工作站

1.药房管理

1.1 药房管理要点

药房管理主要涉及药品库房、药品调配、药品发放和人员绩效等工作。药房管理模式受各环节的管理精细化程度、业务量及信息化程度等因素影响，医疗机构根据自身管理要求，分为调配模式、发药模式和取药模式。

1.1.1 调配发药模式

（1）调配模式

• 预调配模式：通过与HIS对接获取患者的缴费信息，药房工作人员提前配药，配药完成后再进行呼叫患者取药，患者听到语音播报或看到显示屏幕提示信息后，前往相应的窗口取药。

• 签到调配模式：患者在缴费成功后通过相应的取药签到设备签到，调剂药师根据患者先后签到顺序进行药品调配，调配完成后，患者根据签到分配的取药窗口等候叫号取药。

（2）处方流转模式

• 院内处方模式：医院不负责自己医院内部的药房工作，而是由第三方进行药品调配或代煎服务，最终配送至院内或门诊患者，本模式能有效降低药房库存，实现药品高周转率。

• 线上开具模式：互联网医院实现电子处方线上流转模式，包括医保系统的双通道药品，以及医疗机构与第三方药品经营企业合作的处方流转模式。互联网处方流转，除双通道药品涉及非医院药品目录及罕见病患者药品外购工作外，一般以慢病或复诊患者通过线上问诊为主，医生给患者开具电子处方并进行医师电子签名；然后审方药师审核处方后无误后，患者可选择自取、药店取药或快递等方式取药。

（3）发药模式

• 直发模式：是指药品直接由自动发药设备调配并进行发放的模式。

- 普通窗口模式：是指药品由自动发药设备及人工调配出并进行发放的模式。
- 第三方配送模式（处方流转模式）：是指患者通过医院药房调配或互联网医院处方的药品通过第三方配送进行的发放模式。

（4）取药模式

- 按处方（药单）取药：是门诊处方和住院长期医嘱的主要工作模式。
- 整发零取：主要适用于周期内某药品使用量较多或药品储存条件有较高要求等情况，如门诊血透患者慢性病用药和针剂药房领药，均采用整发零取的模式，本模式可有效避免患者因自行储存药品所带来的质量安全风险。但由于药品使用时间跨度较大，在处方首次确认后需要预扣减库房，并预留好对应药品，以保证患者在周期内不出现药品缺货问题。
- 零发整取：包括临床及医技科室请领麻醉药品、第一类精神药品、基数药品和抢救药品等。科室汇总请领数量对应的药品处方（医嘱），向住院药房或药库定期统一请领药品。零发整取可以减少临床请领药品频率，缩短临床领药时间，适用临床抢救和夜班用药需求，提高临床效率；但对于药品储存和场地设置有一定要求；一般用于住院或医技科室基数药单或统领药单。
- 自助取药：包括自助智能药柜取药和社会药店（医联体内医疗机构）取药，自助取药对于医疗机构的信息化建设要求较高，包括药房智能设备和信息互联互通工作。参照《互联网医院处方流转平台规范化管理专家共识》（粤药会〔2020〕26号）和《处方管理办法》，自助取药不适用于特殊管理要求的药品，如麻醉药品、第一类精神药品和医疗用毒性药品，以及社会药店凭处方自取易制毒性药品。
- 物流配送：适用于中药饮片代煎以及互联网处方流转药品，其管理要求参照自助取药模式。

1.1.2 库房管理模式

库房管理根据管理部门分为药库和药房库存管理；药库和智能药柜采用实物库存管理；药房及临床医技部门则兼具实物库存和虚拟库存。库存管理模式不仅影响账物相符率，同时受信息系统、管理成本和管理要求等因素影响。在库存扣减方面根据业务流程环节分为预扣减库存（占用库存）模式和实际扣减库存模式。

（1）虚拟库存模式 可解决如溶媒、虚拟库存及药品退药作为影响药品账物相符率的主要影响因素。虚拟库存主要用于二级以上库房库存量且周转快的药品，如溶媒库存管理；虚拟库存一定程度上减少了频率盘点及维护库存的工作。此外，目前药房自动化设备，包括PIVAS、中药颗粒自动调配和第三方药品配送等，由于系统库存增减与HIS之间相互独立，一般采用虚拟库存的模式以保证HIS能正常开具上述药品。但是其缺点也较明显，难以正常反映当前实际库存量，影响药品请领、上下限控制及提醒功能。虚拟库存管理药品每月对账采取实物盘点和当月请领与HIS实际消耗数量进行比较计算方式。此外，为解决处方（医嘱）开具时的高并发问题，医生工作后台通过虚拟库存进行药品预扣减，通过上限管理防止处方开具药品数量超过实物库存数量。

（2）实物库存模式 实物库存主要影响因素包括儿童用药、换药、退药和借药等。由于医嘱开具、确认、调配、发出和扣减库存存在时延性，实物库存可以避免重复盘点和漏盘点问题，有效提高账物相符率。涉及特殊药品、疫苗和贵重药品需要账物相符率达到100%，因此，上述药物库存管理均采用实物库存管理模式。

（3）预扣减库存（或称在途药品库存）模式 主要用于医生工作站开具处方（医嘱）时对药品数量的锁定；同时也用于多次静脉用药配置患者的处方或长期医嘱进行预扣减工作，以免其他患者使用导致缺药、疗程中断和退费等一系列问题。前者对实物库存不产生影响；后者由于药房进行提前占用预扣，实现"专药专用"，因此药房在周期内进行药品盘点时会产生盘盈现象。预扣减库存模式适用于注射剂药房、静脉用药调配中心和住院药房的处方开具工作；其业务流程见图10-22。

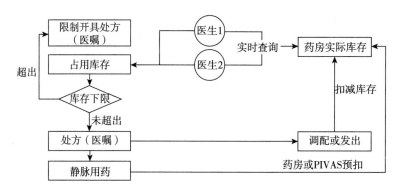

图 10-22　药房预扣减库存业务流程图

1.2 门（急）诊药房管理

1.2.1 门（急）诊药房整体业务流程

门（急）诊药房基本流程包括药品调配、药房库房管理和财务管理三部分；实现处方药品审方、调配、发药、领药补充入库、库存扣减和月结等闭环管理流程，其中部分基层医疗机构药房承担药品划价和收费业务，具体业务流程如图10-23。

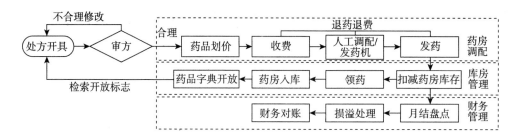

图 10-23　药房业务流程图

1.2.2 门（急）诊药房调配流程

目前门（急）诊处方调配流程包括预调配模式、签到调配模式和处方流转模式。随着互联网技术和药房自动化设备的广泛应用，药品调配模式也从原来的签到调配模式，延展到预调配模式和处方流转模式。具体流程如图10-24。

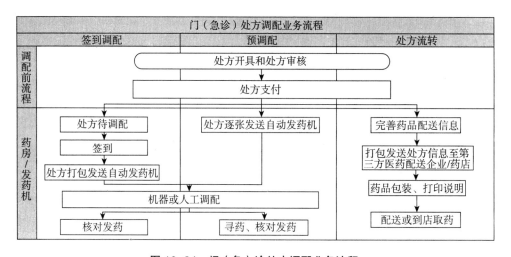

图 10-24　门（急）诊处方调配业务流程

• 管理要点：预调配模式又名"药等人"，是电子处方和药房自动化背景化下的调配模式。由于预调配处方经支付后直接发送至自动发药机进行调配窗口进行分配，对于多张处方的患者，由于缴费时间不同，容易出现同一患者分配不同药品调配窗口的问题；此外，当调配速度大于取药速度时会出现药品积压和药品损耗等问题。三种调配模式管理要点见表10-26。

表 10-26　门（急）诊处方调配流程管理要点对照表

项目	预调配模式	签到调配模式	处方流转模式
基础条件	HIS药师工作站、自动摆药机、智能药篮	HIS药师工作站、签到设备、微信签到功能	HIS药师工作站、互联网医院
优点	避免二次排队	减少药品积压和浪费、提高发药窗口速度	减少候药人员数量、节约药房人力及场地资源
缺点	窗口分配、药品积压问题、发药效率较低、药品损耗较大	维持秩序难度大、患者容易漏签到	患者支付额外配送费用、不宜用于急诊处方
适用范围	处方量适中的门诊处方	业务量大的门诊处方、急诊处方、麻精毒放处方	中药饮片、互联网处方、慢性病处方
调配主体	医院药房	医院药房	药店、医院药房、医药配送公司
不适宜场景	药品拆零占比大	老年人或不熟悉操作业务人员	麻精毒放处方、危急重症患者、疑难病患者

1.2.3 门（急）诊处方发药管理

门（急）诊发药模式包括直发模式、普通窗口模式、第三方配送模式（处方流转模式）和自助取药模式（图10-25）。

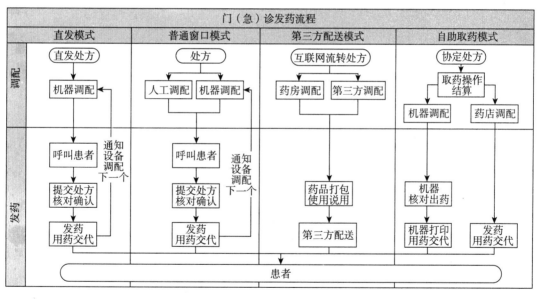

图 10-25　门（急）诊处方发药业务流程

• 管理要点：普通窗口模式是目前主流的发药模式；随着药房智能设备和互联网+技术的应用，药房逐步以多模式并行。直发模式对自动化设备依赖程度高，处方接收、调配和药品输送均以自动化设备实现，适用于盒装药品发送，该发药模式需要与患者签到同时执行。发药管理要点包括条件、优点、缺点、适用范围和不适宜场景进行分析；详见表10-27。

表 10-27　门（急）诊处方发药流程管理要点对照表

项目	直发模式	普通窗口模式	第三方配送模式	自助取药模式
基础条件	HIS药师工作站、自动摆药机、智能药篮、患者签到取药	HIS药师工作站	HIS药师工作站、第三方配送平台	自助售药机、社会药房

续表

项目	直发模式	普通窗口模式	第三方配送模式	自助取药模式
优点	减少调配人员数量，用药宣教效果好	减少药品积压和浪费，提高发药窗口速度，用药宣教效果好	减少等候时间，减少药房库存量	减少等候时间，减少患者交叉接触
缺点	窗口分配、药品积压问题、发药效率较低、药品损耗较大	患者排除等候时间较长，需要调配人员	用药宣教效果差	用药宣教效果差，补药工作量大，支持品种少
适用范围	盒装药品	所有处方药品	OTC药品、互联网处方、慢性病复诊、常见病就诊、整盒发药	协定药品目录、盒装药品、互联网处方、发热门诊、病房
不适宜场景	药品拆零处方、麻醉精神处方、注射剂及特殊贮存要求药品	无	含高危药品、注射剂及特殊储、存要求药品、药品拆零处方、麻精毒放药品	麻精毒放药品、其他药品视实施场景而定

1.2.4 门（急）诊药房分类管理要点

（1）按药品类型分类　可分为西药房、中药房、注射剂药房；三者的主要区别在于处方格式、调配模式、打印设置、审方规则和业务流程，具体见表10-28。

表10-28　药房分类管理区别

差异点	西药房	中药房	注射剂药房
处方格式	普通处方、麻精处方、医用毒性处方	中药处方	普通处方、麻精处方、医用毒性处方
调配模式	自动直发模式、预调配模式、签到模式	签到人工调配	签到人工调配
打印设置	药袋打印、嘱托单、用药交代	用药交代	输液卡、输液标签
审方规则	全面	中药审方规则	输液专项审方规则
业务流程	另设五专管理、互联网处方流转	中药代煎	长疗程处方药品寄存

（2）按专科分类　分为发热门诊药房、儿科药房、急诊药房和门诊药房等；专科药房管理的主要区别在开放时间、处方类型、处方格式和药品目录等。

1.3 住院药房管理

1.3.1 住院药房管理要点

（1）药单管理　药单包括长期医嘱、临时医嘱、基数药。住院护士工作站通过医嘱执行，生成药单并发送至住院药房；涉及静脉用药配置的医嘱自动生成PIVAS药单。药单内容包括药单号、药单明细和药品汇总，同时结合医院管理要求。药单分为中药饮片、出院带药、长期口服、临时口服、长期输液、临床输液和基数药单。药单管理状态包括已发送、未/已审核、未/已摆药、已调配、未/已发出、退药和拒发。

（2）基数药管理　包括病房抢救车、大输液和普遍基数药品请领；与普遍医嘱最大区别在于，病房开展基数药品处方采取直接上账收费，其基数药医嘱不影响患者出院结算及系统库存扣减；基数药单定期汇总并发送至住院药房，参照药品请领模式；住院药房基数药单发出基数药品后，系统自动扣减住院药房库存。

（3）摆药机管理　口服药单，含长期口服和临时口服医嘱，不含出院带药医嘱，通过HIS接口向住院药房摆药机传输药单信息，其中长期医嘱口服药单按照给药频次自动拆分最小包装下的药品数据，按每位患者某一次用药信息封装成信息包发送至摆药机中进行调配，系统对冷藏药品、异形药品及分剂量药品数量进行优先筛选并形成汇总表，供加药员临时添加或调配。

1.3.2 住院药房业务流程

住院药房重点管理药单摆药和调配、贵重药品及麻精药品账物相符性；根据医嘱类型，住院药房流程均有所差异；涉及病房智能药柜及静配输液配置中心的业务流程，与传统的住院药房管理流程均有所差异；病房智能药柜及静配输液配置中心具备独立的库存管理、有效期管理、药品调配流程及对应的信息化功能模块。住院药房业务流程主要包括医嘱确认、摆药、调配、医嘱审核和药单核对等工作。具体业务流程见图10-26。

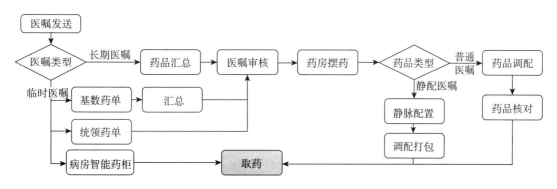

图10-26　住院医嘱业务流程

1.4 静脉用药调配中心管理

1.4.1 静脉用药调配中心管理概要

静脉用药调配中心管理要点见表10-29。

表10-29　静脉用药调配中心管理

项目	内容
政策要求	●管理要求：《北京市医疗机构处方专项点评技术指导原则》及《静脉用药集中调配质量管理规范（2010年）》、静脉用药调配中心建设与管理指南（试行）2021版
评级与功能要求	●电子病历评级、互联互通标准化成熟度测评及公立医院等级评审基本要求 ●根据全国医院信息化建设标准与规范（试行）2018要求
对应信息系统	●本地业务系统：HIS、合理用药系统、静脉、输液管理系统、物流配送系统、移动护理 ●外部关联业务系统：无
系统管理要点	●质量与安全管理：场所建设、环境质量监测采样及限定，静脉用药处方审核和药品调配技术要求
适用范围	●药品范围：肠外营养液、危害药品和抗生素等各类静脉药物的混合调配等 ●人员范围：PIVAS工作人员、药品配送人员、住院医师、病区护士 ●设备范围：物流机器人、PIVAS中心、统排机、自动分拣机、贴签机、静脉用药配置机器人、水平层流洁净台、生物安全柜（Ⅱ级A2型号以上）、医用冷藏柜、送风口和排/回风系统等 ●场所范围：洁净区（调配操作间、一次更衣室、二次更衣室及洗衣洁具间）；非洁净控制区（普通更衣室，清洁间，用药医嘱审核、打印输液标签、贴签摆药、成品输液核查与包装和配送等）；辅助工作区（药品库、物料贮存库、药品脱外包区、转运箱和转运车存放区、综合性会议示教休息室、空调机房、淋浴室和卫生间）
管理注意事项	●管理模式：全调配模式和日间模式；其中日间模式的医疗机构，非工作时间下，住院输液医嘱统一传送至住院药房工作站，审方和库存扣减均由住院药房完成 ●非PIVAS用药：包括抢救用药和患者自备药物由病区直接执行并收费上账；病区定期汇总抢救医嘱成统领单或基数药单向住院药房进行补充 ●费用管理：PIVAS收费以药品冲配完成为基准；同时根据输液类型进行分组收费，在医师开具输液医嘱时，按未冲配药品、抗菌药物、细胞毒性药品、营养药、普通输液等不同收费标准进行分组收费 ●分批次管理：住院输液医嘱根据给药频次和用药时间分批次发送至PIVAS管理系统

1.4.2 静脉用药配置业务流程

（1）主业务流程　PIVAS通用业务流程包括处方开具、医嘱传递、医嘱审核、打印标签、贴签摆药、调配、核对包装、配送和病区签收、打印输液卡、执行输液、输液巡查、输液结束和医疗废物处理等环节。PIVAS辅助业务流程包括生物安全柜、水平层流洁净台操作流程，设备养护操作流程。通用业务流程如图10-27所示。

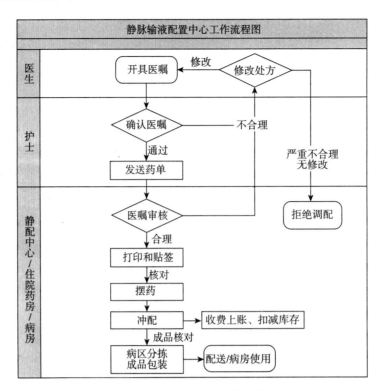

图 10-27　PIVAS 通用业务流程

（2）药品调配流程　包括操作台（生物安全柜）准备，混合前准备、混合调配、复核、清场、消毒、关机和登记。根据药品分类管理要求，药品调配流程在物资准备及操作细节有所差异；包括肠外营养液混合调配操作流程、危害药品及细胞毒性药品混合调配操作流程、试验用药混合调配和抗菌药物操作流程（表10-30）。

表 10-30　分类输液调配管理要求

药品类别	管理要求
普通药品	水平层流洁净台操作
抗菌药物	操作区域采用生物安全柜，需要包装
肠内营养液	水平层流洁净台操作
试验用药	参照危害品调配操作要求除基本信息外，记录注射器批号
危害药品、细胞毒性药物	操作区域采用生物安全柜、需要包装

具体操作流程如图10-28。

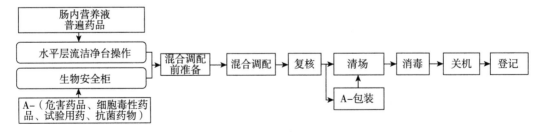

图 10-28　静脉用药混合调配操作流程

（3）档案管理　PIVAS档案管理类型见表10-31。

表 10-31　PIVAS 档案管理类型

类型	内容
工作记录	清洁、清场和消毒记录，开机记录、摆药核对记录手卫生检查记录、操作培训记录、混合调配记录、压差记录、各环节质控工作记录和督导检查记录、危害药品等医疗废物处置记录、余液处理记录等
档案	人员信息、人员健康档案、设备固定资产档案、工作制度、装修施工的合同、图纸、验收文件、说明书和培训记录
报告	用药错误报告、职业伤害报告、余液及医疗废物泄漏、其他应急事件报告及处置
养护记录	温湿度记录、故障及维护保养记录、仪器、设施设备等

2. 信息化建设

2.1 药师工作站

2.1.1 基本功能

药房管理活动包括信息获取、药品调配、审核、发药和库房管理等活动。

（1）药品信息获取　可自动获取药品名称、规格、批号、价格、生产厂家、药品来源、药品剂型、药品属性、药品类别、医保编码、领药人、开方医生和全科诊疗患者等基本信息。

（2）药品划价（仅限基层医疗机构）　提供对全科诊疗处方、住院医嘱的划价功能。基层药房与等级医疗机构药房管理主要区别在于，部分基层药房兼具药品划价和收费工作；随着卫生部门统筹建设基层卫生机构信息化系统，基层卫生机构药品划价逐步由信息系统替代。

（3）审核发药　提供审核确认、拒绝调配、确认发药等功能，及发药完成后自动消减对应库存的功能。

（4）库房管理　提供药品对账、药库请领计划、药品货架号管理、药品出库存量提醒、标准管理、近效期提醒、药品盘点、退回及报损等功能。

•货架管理：各药房可根据自身实际设置货架代码；各药房的货架代码相对独立；货架代码用于药品寻迹、药品盘点、住院药单汇总表以及智能药柜等业务。

•标签管理：药品标签包括药品条码、货架号、药品名称、药品规格和药品警示图标等；标签信息通过调用药品基本信息实现自动批量生成。

•库存预警管理：各药房根据历史使用量及供货周期，自定义设置药品的上下限数量。

•启停管理：各药房根据实际库存药品实现自动启停功能，如涉及药品入库时自动开启药品，药品盘点、药品预留或药品预警提示接近下限时药房可通过停用功能，防止医生工作站开具相应药品。

•库存方式管理：可对药品设置为实物库存和虚拟库存；其中虚拟库存仅适用于病区库房管理，如大输液虚拟库存。

•药品盘点：具备药品当前库存、盘点录入和对账功能。

（5）提供药房报损、冲销和退药功能。

（6）打印功能　包括打印药袋、输液卡、煎服证和药单等。

（7）查询统计功能

•药品的入、出、存明细账：药房药品的日结、月结和年结算功能，自动比较会计账及实物账的平衡关系，并提供单据打印输出功能。

•工作量统计：包括调配工作量和发出工作量；部分医院机构根据处方难度系数据，如儿科处方、麻精处方和细胞毒性药物等设置相应的绩效系统进行工作量统计。

（8）药房工作站管理字典　包括药品状态代码表、处方状态代码表、医嘱药单状态代码表等；具体如表 10-32。

表 10-32　药房工作站管理字典

药品字典	值含义或构成字段
药品状态代码表	参照《药品使用单位追溯基本数据集 NMPAB/T1008-2019》，包括已售出、已发药、已调配、已核对、已退回、已使用、已停用、其他（根据不同药房分别增设以下状态代码包括拒发、缓发、已打包、已审核、未审核、已摆药、未摆药、已冲配、未冲配）

续表

药品字典	值含义或构成字段
住院药单类型代码	出院医嘱、针剂医嘱药单、长期口服药单、临时口服药单、特殊管理药品药单（麻醉精神类以及医用毒性药品）、基数药单、静脉配置药品药单（细胞毒性药物、肠外营养、抗菌药物、普通）、中药饮片药单、退药单等

（9）处方批量确认

• 业务场景：每月盘点前批量处理门诊未确认处方。

• 目的意义：解决已调配或已发出药品，但未确认处方所涉及药品账物相符性问题。

2.1.2 各药房功能对照

除通用功能外，各药房信息化建设根据实际管理要求存在一定差异，具体见表10-33。

表10-33　各药学部门药师工作站功能对照表

部门	共同点	差异点
门诊药房	出入库管理、药品请领、库存预警、药品字典管理、药品盘点、处方（医嘱）审核、货架号管理、药品对账、调配确认、发药确认	处方确认、处方标签打印、调配确认、发药确认、处方冲销/退回、协定处方（药品分装）
住院药房		药单（统领单、退药单、基数药单）打印
中药房		中药代煎登记、配送查询
急诊药房		标签打印、输液卡、皮试管理
PIVAS		输液分组收费、药品打包、批次管理、标签打印

2.2 门（急）诊药房信息化建设

根据电子病历等级评审要求，门诊药房工作站需配置以下功能。

（1）自动化设备接口　西药房信息系统具备整盒发药机、智能药篮、麻精智能药柜、门诊智能核对系统及自助智能药柜等设备的系统接口，可实现处方信息与智能设备的信息交互；提供处方传递、窗口信息反馈、自动调配、药篮通知和药柜解锁等业务。

（2）药品调拨功能　支持药房之间以及药房与临床医技科室药品基数请领和调拨。

（3）处方流转平台接口　本功能接口仅限于开展互联网医院业务的医疗机构，包括西药配送和中药代煎服务。本功能接口在互联网医院平台中与药房系统中设置相应的药品目录，根据管理要求限制麻精毒放等药品在互联网医院及双通道处方上开具。

（4）打印功能　包括药袋打印、标签打印和输液卡打印等。根据不同的场景提供不同的打印业务。

（5）选配功能　包括货架号管理及药品标签管理功能。

（6）协定处方　通过药品分装维护，如维生素C规格为0.1g×100片在儿科药房和普遍西药房分别采用协定规格为0.1g×9片和0.1g×42片；在药师工作站设定协定处方时，药品编码及最小单位均统一管理；一般情况下，单个药房采用一种协定处方规格，以免医生开具出错。

（7）专属字典维护

• 处方药品目录：包括长期处方药品目录、门慢门特患者用药目录、发热门诊处方药品目录、儿科门诊处方药品目录、中药饮片处方目录和注射剂药品处方目录等；实现医生工作站开具特定处方时可以指定相应药房进行调配。

• 嘱托字典维护：嘱托字典维护需要注意嘱托打印的字数限制，避免嘱托文本长度超过打印范围。

2.3 住院药房信息化建设

（1）系统接口

• 自动化设备接口：自动片剂分包机、智能核对机、麻精智能药柜及智能药柜和自动静脉输液配置机器人等设备的系统接口，实现医嘱信息与自动化设备的信息交互；提供包括医嘱传递、科室信息和医嘱调配状态等业务。涉及中药饮片业务的需要额外对接中药代煎配送系统。

• 审方软件接口：HIS向审方软件传输医嘱基本信息和患者基本信息；通过系统审核返回审核结果至HIS，限制不合理医嘱开具。

- 业务系统接口：包括HIS住院静脉输液配置软件和护士工作站。

（2）药品摆药　汇总摆药、设备摆药和单独摆药。

（3）药单管理　包括药单打印、药单查询、药单合并、药单明细、药单分类维护。药单用途见表10-34。

表 10-34　住院药房药单用途说明

药品分类	用途及说明
退药单	由于修改、停止及医嘱错误等原因需要退回的药品清单
发药汇总单	摆药汇总单
口服摆药单	口服药及长嘱药摆药单
非口服药摆药单	针剂的调配单
基数药单	临床科室储存一定量的常用药品或急救药品
借（欠）药单	病房临时借药单据
出院医嘱药单	患者出院带药医嘱

（4）统计分析　药品出入明细查询、工作量统计、药品分类统计、药品总账查询、科室药品消耗查询、药品库存查询与报警、调价损益查询、药品返纳、药品调拨汇总、药品调价汇总和药品对账。

（5）库房管理　药品请领、退药入库、出库管理、药品盘点、货位号管理、基数药品目录字典设置。

（6）系统管理　药单类型维护、发药参数管理、药房切换和用户管理。

2.4 病区/医技科室药房工作站

病历/医技科室主要针对住院医嘱管理，门（急）诊处方则按门诊处方流程处理。病历/医技科室根据科室用药特点，制定抢救车药品目录、大输液（溶媒）目录和基数药目录。随着病房智能自助药柜的推广，传统的病房药品储存模式逐步转型到病房智能药柜，以解决临床紧急用药。医技科室与病区药品目录主要区别在于，前者对溶媒需求量较少，专用药品使用量较大的特点。因此在目录制定方面存在一定差异。

2.4.1 目录制定

（1）医技科室药品开具及调配以检查或抢救所需药品为主，临床实践过程中，手术麻醉室、介入治疗室、CT室及内镜室等医技辅助部门因手术或检查前需要开具药物处方，上述科室根据药品使用量设置相应的药品库房；与临床科室不同，医技科室药品使用类型相对固定，且用量较大。根据指南原则和医院药品目录，医技科室根据开展业务范围对应所需药品，经与临床、药学部门或医院药事管理委员会制定医技科室药品目录，一般情况下涵盖麻醉药品、肌松药品、对比剂、抗凝药和血管活性药等药品。

（2）病区药品目录制订遵循"临床必需、便于储存管理和用量基数大"的原则。病区药品目录以抢救药品、溶媒目录和专科药品目录为主，其中抢救药品和溶媒目录可采取全院统一目录；由于麻精药品管理要求较高，且临床各科室使用量相对较少，一般不建议纳入全院病区目录编制范围，避免增加管理成本。此外，冷藏药品一般不纳入病区基数药品目录范围；减少病区对冷藏储存及监控设备的投入成本，同时避免储存错误导致药品性状改变。

2.4.2 处方（医嘱）开具

医技科室住院医嘱一般采用基数药的方式"先执行，后补录"；医技科室门诊处方按照常规门诊处方开具。与其他住院医嘱主要区别在于，医技药品医嘱的执行科室为医技科室，便于后续绩效分配统计。部分医疗机构为规范医技用药行为，采用检查套餐的方式，根据检查项目绑定对应的药品医嘱，在临床医师开具检查项目的同时开具药品医嘱；上述方式仅限于常规检查项目，对于特殊病理生理特点人群需要个性化给药的，则不能采用套餐方式开具医嘱。根据执业许可要求，部分医技科室医师具备一定的处方权限，如手术麻醉室医师具备麻方权。

2.4.3 住院医嘱执行与药品管理

医技科室开具的处方（医嘱）执行根据患者类型分为门诊处方和住院临时医嘱开具，涉及特殊管理要求的药品，如麻醉及第一类精神药品，则按管理要求执行；其他药品普遍采用科室基数药的形式储备常用药品，经医师开具相应处方（医嘱）后直接在医技科室执行，并收费上账，扣减医技科室药品库存。医技科室定期向药房或药库按基数药物统领单请领相应药品补充库房；涉及大输液及难以通过医嘱计量的药品，如"封管用的肝素钠"，定期进行盘点对账。涉及麻醉及第一类精神药品注射剂使用的，需要额外登记残液量及处理情况。

2.5 静脉输液配置中心工作站

2.5.1 信息建设标准

根据《静脉用药集中调配质量管理规范》要求开展PIVAS的医嘱机需要具备相应的信息化系统，实现医嘱分组录入、药师审核、标签打印和患者身份识别等工作，开展PIVAS自动化设备的医疗机构，在HIS的原有操作应用功能外，另外集成处方审核系统、PIVAS管理系统、PIVAS智能设备、物流系统和输液管理系统。具体业务流程和信息流程如图10-29所示。

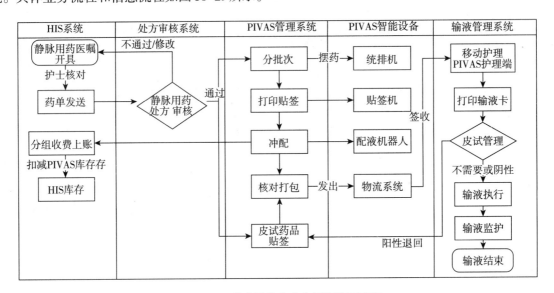

图 10-29 静脉用药全生命周期管理流程

2.5.2 静脉用药医嘱审核规则

（1）通用审方规则　可基于合理用药系统分别开展处方审核和处方点评工作；其规则除通用的审核规则外。

（2）静脉输液专项规则

• 超剂量特殊用药签名和全静脉营养液适宜性点评。

• 静脉药物配伍的适宜性，分析药物的相容性与稳定性。

• 选用溶媒的适宜性。

• 静脉用药与包装材料的适宜性。

• 浓度及输液速度是否适宜。

• 药物皮试结果和药物严重或者特殊不良反应等重要信息。

2.5.3 功能要点

（1）HIS药品库存管理　除皮试药品外，医师开具静脉用药医嘱时检查PIVAS的药品库房是否足够。系统收费上账和扣减药品库房在PIVAS实现打包确认环节；保障已经冲配药品正常上账和扣减库存。

（2）PIVAS与HIS的批次信息化管理　根据药品输液速度要求、放置稳定性、输液组间配伍禁忌的关系等，PIVAS可对病区发送药单进行分批次分时段执行，以保障调配药品质量。

（3）PIVAS与智能设备互联互通　分别与统排机、分拣机、贴签机、扫描枪和其他物联网设备实现互联互通。

（4）医嘱传递　根据PIVAS开展业务，如是否开展门急诊输液、日间模式、全医嘱模式以及24小时调配等业务模式，HIS向PIVAS传送医嘱的操作规则均有所不同。以日间模式对HIS的改造最为复杂，包含HIS医嘱按时段分发、HIS住院医嘱系统承担住院药房和PIVAS药房库存的双重控制，容易引起库房药品扣减和频繁调拨的问题。

（5）输液计算模块　如常规开展糖脂比为（1~2）∶1；热氮比为（100~200）∶1和电解质限度计算。

（6）输液打包与配送　采用物联网技术，采用条码管理，实现快速打码出仓和病区扫码签收。

（7）标签打印模块　实现批量标签打印，具备贴签机的医疗机构可实现摆药与贴签自动化流程，免去标签打印工作。

（8）药品分拣打包　通过智能设备或人工条码扫码分拣后进行统一打包；系统生成打包清单及条码，记录输液包括药品信息、科室、病区、打包时间和批次号等信息。其中细胞毒性药物、抗菌药物、危害品和试验用药单独打包发出。

（9）统计指标方面

•使用方面指标：包括住院患者静脉输液使用率、住院患者中药注射剂静脉输液使用率及门诊注射平均品种数等。

•处方审核与点评方面指标：包括干预数、干预成功数和干预成功比例，不合理数量、点评数量和静脉输液类处方占比。

（10）系统字典

•PIVAS分类药品标识：包括危害品、细胞毒性药物、抗菌药物、试验药品、肠外营养液等。

•电解质限度字典数据元：包括药品编码、大输液名称、规格、单剂Na^+摩尔转换系数、单剂K^+摩尔转换系数、单剂Ca^{2+}摩尔转换系数、单剂Mg^{2+}摩尔转换系数。

•皮试药品字典：根据药品说明书或其他权威文件要求制定皮试药品目录，用于HIS提醒，字典数据元包括药品名称、皮试用药名称、皮试用药配置方式等。

（11）统计分析

•成品输液调配量：一般情况下每人日均调配量为70~90袋。

•静配用药医嘱审核量：包括干预医嘱数量、合格率和审核量。

•分组成品输液调配量：分别按细胞毒性药物、抗菌药物、普通输液和肠外营养液等进行分组统计和收费。

2.6 统计与上报

2.6.1 药品统计

处方（医嘱）统计按管理可分为药品使用类统计、处方审核类统计和业务量统计。

（1）药品使用类统计　因涉及统方行为，医疗机构需要严格管理该类统计指标管理工作，根据卫健委《关于加强医疗卫生机构处方管理的规定》，统方是指医疗卫生机构及科室或医疗卫生人员根据工作需要，通过一定的方式和途径，统计医疗卫生机构、科室及医疗卫生人员使用药品、医用耗材的用量信息；不正当商业统方是指出于不正当商业目的，为医药营销人员统计提供便利。医院明令禁止商业统方。涉及个人、科室及医院药品详细使用信息统计，需专人加密管理，通过权限管理、日志追踪和行为预警监测等手段，确保各个环节信息安全。

（2）处方审核类统计　主要监测医疗行为信息，如不合理用药处方占比、专项药品使用合理率等指标。处方审核类指标作为医疗质量与安全监测指标的替代指标，是医疗质量安全管理的重要组成部分；开展上述指标监测需要医疗机构建设相关处方（医嘱）审核软件和处方点评软件；定期对监测数据进行分析和持续改进管理。

2.6.2 药品监测上报

根据国家卫健委发布的《全国药物临床应用监测网数据管理办法（试行）》（国卫办医发〔2016〕23号）要求，药物监测信息上报依从分组管理、服务临和保障安全原则。随着药学精益管理要求，药物监测工作从合理用药监测网、全国抗菌药物临床应用监测网、全国细菌耐药监测网等，逐步延伸至其他药物临床应用监测，如2018年开展的抗肿瘤药物临床应用监测工作。

（1）全国抗菌药物临床应用监测网　全国抗菌药物临床应用监测网采取成员申请的方式，自2005年开始建网，截至2021年9月30日入网成员数量6448所医疗机构（中心单位343所），上报网址为：http：//y.chinadtc.org.cn/login。成员单位批量上传业务包括病历号上传、门急诊处方数及就诊人数统计表、抗菌药物消耗情况、处方信息抽查表和抗菌药品消耗金额调查等。案例上报包括手术与非手术患者抗菌药物使用情况调查表、门诊处方用药情况。

• 手术与非手术患者抗菌药物使用情况调查表主要包括患者基本信息、实验室检查信息、诊断及手术情况、用药情况、附加手术病例和用药合理性评价信息；涉及抗菌药物用药目的、费用、效果、感染及送检情况、给药时机、切口分类等专属信息。其中用药合理性评价实现三级管理，包含本医疗机构评价、分网评价和中心评价，涉及药品适应证、药物选择、剂量、频次、用药途径、疗程、溶媒、更换指征和联合用药进行评价。具体评价界面如图10-30。

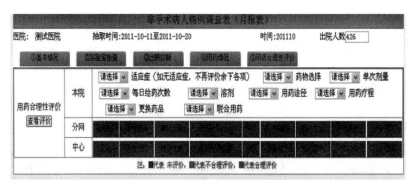

图 10-30 合理用药评价操作界面

• 处方信息抽查表包含以下信息：医院名称、处方编号、患者唯一标识、患者性别、出生日期、处方开立日期、就诊类型、处方开立科室名称、处方开立科室编码、处方开立医师代码、诊断、医院药品编码、药物名称、剂型、药物规格、包装、给药途径、给药频率、药物使用次剂量、药物使用剂量单位、发药数量、发药数量单位、处方药品组号、处方金额（元）。

• 门（急）诊处方数及就诊人数统计表：包括医疗机构名称、统计日期、门（急）诊类型、处方数量和就诊人数，本表格按日作为统计周期。

• 门诊处方用药情况按照月度上报，涉及患者年龄、诊断、处方金额、药品品种数、基本药物目录品种数、处方中药品信息（名称、规格、数量、用法、用量、给药途径和金额）、是否使用抗菌药物和是否使用注射剂信息。

• 抗菌药品消耗金额调查表按照年度作为统计周期进行填报，包括进销存、政府拨款及门诊与住院金额分布等信息；具体见图10-31。

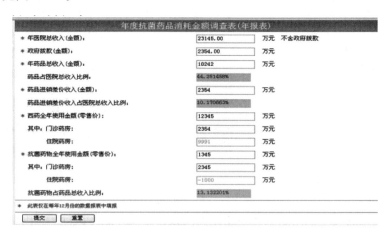

图 10-31 抗菌药物监测上报操作界面

（2）国家抗肿瘤药物临床应用监测网 根据《关于开展全国抗肿瘤药物临床应用监测工作的通知》（国卫办医函〔2018〕1108号）和《全国抗肿瘤药物临床应用监测网药物清单》要求，抗肿瘤药物上报监测由国家卫健委医政医管局和国家癌症中心统一管理，肿瘤专科医院或三级综合医院每月10~20日上报。"国家抗肿瘤药物临床应用监测网"上报网址为：https：//www.natdss.cn/；该平台数据上报需要下载相关客户端进行数据报上传。上报信息包括恶性肿瘤患者的门诊、住院、诊断、治疗、检查、检验、随访等内容共25张表单数据；包含抗肿瘤药物采购清单、抗肿瘤药物使用清单、病历记录、病理结果等信息。上报适用人群根据ICD10诊断编码C类、D45–D47、Z51和Z85编码进行人群筛选。具体见表10–35。

表 10–35 全国抗肿瘤药物临床应用监测网数据上报表单说明

表单编码	表单中文名	表单说明		数据可能来源
B01–1	抗肿瘤药物采购记录	肿瘤医院：全院药品采购入库记录		HIS
		综合医院：肿瘤患者治疗所需药品采购入库记录，可参考抗肿瘤药物清单		
B01–2	抗肿瘤药物使用记录	肿瘤医院：全院本周期药品收费记录		HIS
		综合医院：肿瘤患者本周期药品收费记录，如果筛选困难，可参考抗肿瘤药物清单		
B02–1	患者就诊基本信息表	肿瘤医院：所有患者就诊信息		HIS
		综合医院：按患者筛选规则（参考上报说明书）进行筛选		
B02–2	患者药物不良反应记录	患者就诊期间的药物不良反应记录		HIS/EMR/合理用药上报平台
B02–3	患者诊断记录	患者就诊期间的诊断记录		HIS/EMR/手术/病案
B03–1	住院患者信息表	肿瘤医院：所有住院患者的出入院登记信息		HIS
		综合医院：按患者筛选规则（参考上报说明书）进行筛选的住院患者		
B04–1	病案首页	患者病案首页信息		病案系统
B05–1	入院记录	住院患者入院记录		EMR/CDR 数据中心
B06–1	病程记录	住院患者所有病程记录：包括首次病程，病程、查房、会诊记录、抢救、手术过程描述等		
B010–1	出院记录	住院患者出院记录		
B08–1	住院手术记录	住院手术记录		手麻系统/HIS
B09–1	住院护理记录	住院护理记录		护理系统/HIS
B10–1	住院医嘱记录	住院患者所有医嘱信息，包括长期、临时、检验类、检查类、诊疗类、手术类、治疗类、护理类等		HIS
B11–1	住院收费记录	住院患者所有费用明细信息，包括药品类、医技申请单类、诊疗类（含日间手术等）		HIS
B12–1	门诊患者信息表	肿瘤医院：所有门诊患者的挂号信息		HIS
		综合医院：按患者筛选规则（参考上报说明书）进行筛选的门诊患者		
B13–1	门诊病历记录	门诊患者的所有门诊诊断及病历记录		HIS/EMR
B14–1	门诊医嘱处方记录	门诊患者所有医嘱及处方信息，包括西药、中成药、中草药、检验类、检查类、诊疗类、手术类、治疗类、护理类等		HIS
B15–1	门诊收费记录	门诊患者所有费用明细信息，包括药品类、医技申请单类、诊疗类（含日间手术等）		HIS
B16–1	常规检查记录	包括X线、MRI、CT、DSA、PET–CT、钼靶、B超、彩超、超声心动图、骨扫描、内镜、心电图、肺功能等		PACS、RIS、US等
B16–2	病理检查记录	包括细胞学病理、冰冻病理、常规病理；含免疫组化、骨髓检查等		PIS
B16–3	基因检测记录	包括FISH、qPCR、Sanger、NGS等		基因检测系统
B110–1	常规检验记录	包括三大常规、血生化、凝血、肿瘤标志物、感染相关检验、激素检验等		LIS
B110–2	微生物检验记录	包括细菌培养等		LIS/微生物
B18–1	临床放疗记录	包括IMRT、DGRT、TOMO、3DCRT、2DRT、SBRT等		放疗系统/OIS/TPS/RV
B19–1	随访记录	本周期内的患者随访信息		随访系统/HIS

（3）全国细菌耐药性监测网（CARSS） 2020年度CARSS监测网成员单位达到1435所。耐药监测网利用whonet进行开发，医疗机构通过安装专用客户端上传本地耐药监测报告；根据技术规范要求，官网不接受"耐药、中介、剂量依赖敏感和敏感"的报告描述。其中对于特殊耐药报告独立上传管理，特殊耐药报告包括万古霉素中介或耐药的葡萄球菌、替考拉宁中介或耐药的葡萄球菌、利奈唑胺中介或耐药的葡萄球菌、青霉素或三代头孢菌素耐药的溶血链球菌、万古霉素耐药的链球菌属细菌、三代头孢菌素不敏感的流感嗜血杆菌、美罗培南或亚胺培南不敏感的淋病奈瑟菌、三代头孢菌素不敏感的脑膜炎奈瑟菌、流感嗜血

杆菌、卡他莫拉菌没有检测 β 内酰胺酶、美罗培南或亚胺培南不敏感的大肠埃希菌。

（4）全国真菌病监测网　2019年5月，全国真菌病监测网（CFDSS）建立，旨在以监测推进提高医疗机构真菌病的诊疗能力及抗真菌药物临床应用管理水平，截至2021年10月底，已发展32个省级中心、810个监测单位。

（5）卫生部医院处方点评监测网　卫生部医院处方点评监测网是原卫生部委托中国医院协会药事管理专业委员会进行日常运行管理工作。每月1日向监测网上报上月门急诊抗菌药物处方点评结果、万古霉素病历点评结果、月度基本信息统计结果、年度处方用药情况统计表、抗菌药物使用强度、用药金额排名前十位药品信息等。

• 处方用药情况统计表：按月度统计，包括处方总数、总就诊人次数、累计就诊药品品种数和累计就诊基本药物品种数，每月抗菌药物处方点评抽样要求门诊处方200张、急诊处方100张。并按分类对抗菌药物、血液制品、中药注射剂、糖皮质激素和注射剂的使用人数、处方数、金额进行统计。

• 万古霉素处方点评工作表：每月抽样30例住院病历进行点评，统计万古霉素处方数、去甲万古霉素处方数、去甲万古霉素使用人次数及金额；抽样时剔除非静脉给药、住院天数过长及死亡病例。

• 门（急）诊抗菌药物不合理处方登记表：包括抗菌药物分级、患者基本信息、不规范处方和不适宜处方项目、处方中抗菌药物品种数/金额，处方药品品种数、是否越级和是否具备使用指征等信息（表10-36）。

表 10-36　门急诊抗菌药物不合理处方登记表（样式）

（　　　年　月　日-　　月　日）

医疗机构名称：　　　　　　　　　　　所属省市：

处方信息	处方号：		部门： □门诊　□急诊	科室：	年龄： 　　　　岁　月　天
	单张处方金额： 　　　　元		处方中抗菌药物金额： 　　　　元	处方药品品种数： 　　　种	处方中抗菌药物品种数： 　　　种
临床诊断		抗菌药物分级： □非限制使用级 □限制使用级 □特殊使用级		是否有抗菌药物使用指证： □是 □否 □无法确定	是否存在医师越权使用抗菌药物： □是 □否
用药情况	抗菌药物通用名				
	使用是否合理 （是、否或无法确定）				
不合理处方原因	□不规范处方	□处方的前记、正文、后记内容缺项、书写不规范或者字迹难以辨认 □医师签名、签章不规范或者与签名、签章的留样不一致 □药师未对处方进行适宜性审核（处方后记的审核、调配、核对、发药栏目无审核调配） □药师及核对发药药师签名，或者单人值班调剂未执行双签名规定 □新生儿、婴幼儿处方未写明日、月龄 □西药、中成药与中药饮片未分别开具处方 □未使用药品规范名称开具处方 □药品的剂量、规格、数量、单位等书写不规范或不清楚 □用法、用量使用"遵医嘱"、"自用"等含糊不清字句 □处方修改未签名并注明修改日期，或药品超剂量使用未注明原因和再次签名 □开具处方未写临床诊断或临床诊断书写不全 □单张门急诊处方超过五种药品 □无特殊情况下，门诊处方超过7日用量，急诊处方超过3日用量 □医师未按照抗菌药物临床应用管理规定开具抗菌药物处方			
	□不适宜处方	□适应证不适宜 □尊选的药品不适宜 □药品剂型和给药途径不适宜 □用法、用量不适宜 □联合用药不适宜 □重复给药 □有配伍禁忌或者不良相互作用 □其他用药不适宜情况			
说明					

（6）其他药品相关监测平台

• 专科专病药品上报：包括慢性肾功能不全患者血透及腹透相关药品信息上报、卒中中心、胸痛中心等联盟平台信息。

• 药品不良反应监测：按分级管理和可疑即报的原则上报，医疗机构上报报告经市区级药品不良反应监测中心审核后，提交至省级中心后上传至国家中心平台；部署CHPS的医疗机构可通前置服务器与国家药品不良反应监测中心（药评中心）进行接口对接，实现报告一键上报工作。详细见第四章药品不良事件管理。

第十一章 药房自动化设备

2018年，根据国家卫健委员会发布的《关于加快药学服务高质量发展的意见》，各大医疗机构探索"智慧药房"建设，其中药房自动化设备广泛应用于药品调配、分发、运输及储存等工作，不仅提高了工作效率，同时避免了因人为因素导致用药错误，保障用药安全，逐渐成为医疗机构建设及评级的主要内容。本章根据药事管理要求和医学装备管理要求，分别对药房自动化设备进行分类管理，剖析各类药房自动化设备的结构、工作原理、技术参数、应用场景、设计实施及故障维护要点。

第一节 医学装备管理概论

1.医学装备技术

医学自动化装备一般由控制系统、动力装置、储存介质、输入输出设备和通信线路等结构元件组成。其中单片机及PLC技术作为设备主要的控制系统，已被广泛了应用于精密仪器及自动化设备的控制中枢；传动装置作为自动化设备的动力源和自动化作业的核心部件，承担了流水线作业的所有操作性工作；传感器技术则作为常用的输入设备，起到测量和控制的作用。

1.1 单片机与PLC技术

（1）单片机 单片机（Single Chip Microcomputer）又名单片微控制器（Microcontroller Unit，MCU），是指一个集成众多电路在IC芯片上，具备计算机系统操作所具备的要素；由中央处理单元（运算器和控制器）、定时器、存储器和输入输出（I/O）部件等构成，其功能结构与计算机相似。与传统计算机主机相比，单片机适用于嵌入式系统，特别是在物联网设备及设备自动化应用更为广泛，不仅占用体积小、成本低，且维护方便高效，为自动化设备及精密仪器提供高效和廉价的解决方案。目前市场上主流的单片机为兼容8051指令的MCS-51系列单片机，简称51单片机。单片机的工作原理是经输入部件输入信号至输入电路，经单片机芯片处理后，向输出电路发送信息号输出部件。

（2）PLC技术 即为可编译程序逻辑控制器（Programmable Logic Controller），是一种数字运算操作电子系统，专门应用于工业自动化，通过可编程序存储器，实现逻辑运算、顺序控制、定时控制、计数等操作指令。PLC按照结构可分为整体式和模块式；控照I/O控制点数分为小型PLC（点数小于256点，8-16位单核CPU），中型PLC（点数256-2018点，双核CPU）和大型PLC（点数大于2028，16位或32位多CPU）。PLC具备可靠性高、抗干扰能力强、通用性强、控制程序可变、功能强和编程易用便捷等特点。具体工作流程见图11-1。

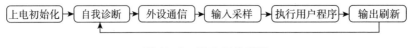

图 11-1 PLC 工作原理

（3）区别与联系 单片机在结构上与微型计算机相似，均由CPU、存储器和输入输出接口电路三部分组成，二者主要区别在于前者通过集成电路封装而成单独芯片，后者则通过电路板（即电脑主板）把各组成单元连接起来。单片机中央处理单元在实际应用中除了完成运算工作外，还具备控制功能；与传统计算机CPU区别在于单片机中央处理器具备定时器和计数器，通过中央处理器向输出设备发出周期性操作指令。单片机的指令系统和汇编语言相对单一，目前主流的汇编语言为C语言，汇编语言的选择需要考虑单片机硬件资源进行选择。单片机的指令系统由数据、地址和指令三部分组成，通过对地址中输出设备发送指令及数据，实现操作和数据显示等任务。单片机与PLC二者既有联系，又存在较多差异，具体见表11-1。

表 11-1　单片机与 PLC 技术与应用比较

比较	单片机	PLC
汇编语言	Keil软件或C语言	梯形图程序、功能模块图程序或指令语句表STL
编程开发	专业要求高，复杂，开发周期较长	设计、安装及高度方便快捷
成本	成本低廉	成本较为昂贵
电路影响	编程与电路设计关联度高，需要通过下载器向单片机烧录控制程序	影响较少
结构	I/O点数较少、单一CPU、仅含输入和输出接口	I/O点数较单片机多、CPU支持双核或多核、具备丰富的扩展接口、具备CANBUS总线
接口	专门设计接口	直接与设备连接
工作方式	中断处理、响应最快	顺序扫描
抗干扰能力	抗干扰能力差，需要另外设计抗干扰装置	抗干扰能力强
维护	维护技术要求高	方便快捷
通用性	通用性较差，需要软硬件改造	通用性强

1.2 传动装置技术

传动装置是指把动力源的运动和动力传递给执行机构的装置，介于动力源与执行机构之间，可实现能量分配、变速、改变运动形式和转矩大小的功能。传动装置作为自动化设备的核心元件，通过控制系统对控制传动装置完成一系统复杂的指令操作。目前应用于自动化设备的动力来源包括步进马达、液压泵、传送带、机械手、离心机、风机等设备组件，上述动力来源多以电动机为基础，通过特殊的传动装置与电动机进行组合，按照控制系统指令完成指定操作运动。影响传动装置效率的主要因素包括电机功能、转矩、传动形式传动比（如齿轮比）、电机转速、设备负载情况和供电功率等。

传动装置按工作介质分为机械传动、电力传动、气体传动和液体传动技术。液体传动技术分为液力传动、液黏传动和液压传动三种；其中液压传动由于期负载功率大，常用于重物的移动运输的动力传动。几种常用传动装置工作方式见表11-2。

表 11-2　几种常用传动装置工作方式对比

传动	优点	缺点	应用
机械传动	易于维护、结构简单、扭矩大	精度较差、振动及噪声较大、无极变速结构复杂	用于定比传动，操作相对固定
齿轮传动	结构紧凑、效率高、扭矩大、传动比稳定	设备制度精度要求高，齿轮装置较为笨重	变速传动系统
皮带传动	结构简单、振动和噪声较小	过载时容易打滑、皮带寿命短、传动效率低、传动比难以保持	如药品传送履带、智能药柜机械手运动滑轨
液体传动	成本低、寿命长，维护方便	噪声大、缸体及阀门密封性要求较高、信号传递速度慢	重物搬动设备
气体传动	结构简单、实现无级变速	不宜大功率传动、稳定性较差	主要用于冲压、贴签及气动物流

1.3 传感器技术

根据《传感器通用术语》（GB7665-2005），传感器（Transducer Sensor）是能感受被测量并按照一定的规律转换成可用输出信号的器件或装置，传感器按照一定规律变换成电信号或其他所需形式的信息输出，以满足信息传输、处理、存储、显示、记录和控制等要求。传感器技术涉及化学、物理和生物等多学科知识。随着人工智能、自动化和物联网技术的应用，传感器技术因其准确度高、可靠性高、稳定性好和自动补偿等特点，被广泛用于各类自动测量工作；随着高分子材料及生物技术发展，促进新型传感器研发工作，有助于促进医疗自动化、微型化和智能化设备的发展。

传感器技术经过发展，由传统的电阻式逐步发展至半导体及电磁式，随着智能芯片的应用，第三代传感器技术具备一定的检测、自诊断和微处理能力。传感器的工作原理，通过敏感元件感受被测量物体或环境等，通过转换器对敏感元件测量的信息转换成可解读的信号，经放大器放大信号后供外部设备调用；部分传感器因外部噪音较大，需要通过滤波器进行过滤，以提升传感器精度。传感器转换的信号主要包括电阻、电容、电感、电流、电压、电荷和频率等。具体技术路线见图11-2。

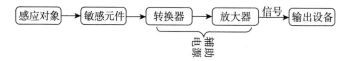

图11-2　传感器工作原理图

（1）传感器分类特征　按照敏感元件和测量目的可分为物理类、化学类和生物类传感器；按照功能用途可分为光敏传感器、声敏传感器、气敏传感器、化学传感器、压敏传感器、温敏传感器、液体传感器、能耗传感器、速度传感器、加速度传感器、射线辐射传感器、位置传感器、磁感传感器和湿度传感器等。具体分类管理与特征如下。

•电阻应变式传感器：其工作原理为被测量物信息通过应变转换器转换成电阻，通过测量其电压得到结果。电阻应变式具备用途广泛、灵敏度高、测量速度快、结构简单、性能稳定可靠和支持远距离测量等特点。热敏式传感器作为电阻应变式传感器的一种，其工作原理包括热释电效应、热电效应、半导体结效应；可用于呼吸测量、体温测量、冷链监测和药物煎煮等业务监测工作。

•电感式传感器：敏感元件采用电磁感应技术，由于电感式传感器信号输出功率大，可取消放大器；电感式传感器具备结构简单、灵敏度高、分辨率高、精度高、零点漂移小的特点。电感式传感器分为气隙型和螺管型两种。

•电容式传感器：具备结构简单、灵敏度高、动态响应快和漂移最小等特点；用于位移、振动、加速度、角度、压力、液位等测量工作。但由于易受干扰、非线性输出和负载能力差等问题，限制其在复杂场景的应用。

•磁电式传感器：与电感式传感器不同的是，磁电式取消了供电电源，仅靠磁电相互作用进行信号转换，本传感器具备性能稳定、信号强和输出电阻小的特点，但由于其尺寸和重量较大，限制其在微型设备中的应用。在磁电式基础上，根据霍尔效应，通过半导体材料制作而成的磁敏元件，缩小了传感器尺寸，提高了其耐高温性能和输出性能。

•光敏传感器：或称光电式传感器，是一种广泛使用的传感器，由光源、光学通路和光电元件组成；用于光纤传感器、红外传感器、CCD／CMOS光学摄像元件、红外探测器等，实现包括液位、温度测量以及图像成形等应用。

•化学传感器：是对各种化学物质敏感并将其浓度转换性电信号并检测的传感器。按照检测对象划分为湿度传感器、气体传感器、离子传感器和生物传感器。

•湿度传感器：其传感元件分为电解质、离分子、陶瓷或半导体四类，通过测定水汽含量，计算湿度值。

•气体传感器：其传感元件采用微量金属氧化物半导体组成，对测量物的气体类别、浓度和成分进行信号转换。由于传感器敏感元件的专属性，对被测气体以外的气体或物质不敏感，该类传感器具备长期稳定、重复性好、价格便宜、维护方便和响应速度快等特点。气体传感器主要用于检测有害、易燃或易爆气体，可供药检室进行环境气体检测监控。

•离子传感器：其感应膜包括玻璃膜、活性物质液体膜及高分子膜三类；通过离子对膜电位的响应情况测量电位变化。

•生物传感器：利用敏感元件（如酶、抗体等）对特定生物物质的敏感性，经理化转换器及信号放大器转化成浓度对应信号，检测其含量。其中敏感元件包括酶传感器、微生物传感器、细胞传感器、组织传感器和免疫传感器。信号转换器（换能器）根据特性可分为电化学电极、半导体、热敏电阻和压电晶体几种。目前已应用于血糖、乳酸、尿酸和转氨酶等物质检测工作，未来可能应用于可穿戴设备实现动态监测工作。

• 医用传感器：是指用于医学检测、监护或控制使用的传感器，除传感器性能要求外，医用传感器对信噪比、零点漂移、灵敏度漂移、频率响应范围（感应距离）等还需满足生理活动测量需要；除物理参数要求外，医用传感器需符合医学用途的特殊要求，如生物相容性、可靠性及安全性要求。在生物相容性方面，植入传感器不应引起凝血反应、电生理紊乱和排斥反应等；安全性性方面，其化学成分无不良刺激、无毒，且传感器具备良好的绝缘性和漏电保护。此外，可靠性方面，其具备抗腐蚀、防水和易于消毒特点；在牢固性、韧性和耐用性方面，符合能经受高温消毒、水洗及剧烈运动等场景需求。

（2）性能与评价　传感器性能评价的主要指标包括线性度、灵敏度、迟滞、重复性、漂移、分辨率、阈值电压和精度。

• 线性度：指测试系统的输出与输入系统能否像理想系统那样保持正常比例关系（线性关系）的一种度量。

• 灵敏度：是指传感器在稳态下输出变化对输入变化的比值，用Sn表示。

• 迟滞（回程误差）：或称为滞环，是指传感器检测正向与反向时，输出输入两条不重合曲线，其中最大差值称为回程误差，是感应元件材料的物理性质或部件设计所致。

• 重复性：是指传感器在输入量按同一方向做全量程连续多次变动时的线性曲线不一致程度。

• 漂移：检测特性随时间缓慢变化情况，是传感器稳定性的能力指标，如常见的湿度漂移。由于漂移现象，采用传感器检测的设备需要定期送至标准检测部门进行计量校正工作，如电子秤、温湿度计等。

• 分辨率：又称分辨力，表明传感器能检测出最小值的性能指标。

• 阈值电压：通常将传输特性曲线中输出电压随输入电压改变而急剧变化转折区的中点对应的输入电压称为阈值电压。

• 精度：是指测量结果的可靠程度；表明重复某个计数的能力，误差越小，精度越高。

（3）传感器技术改良

• 差动技术：采用对称结构或差动电路（即使用两个相同传感器），使其信号大小相等、方向相反，使两个传感器输出相减，消除零值和减少非线性输出，以提高输出灵敏度。差动技术主要用于电阻式、电容式、电感式和激光式等传感器。

• 累加平均技术：对多个传感器输出结果进行平均值计算以减少误差；在硬件设计上采用如光栅、磁栅或容栅等传感器，以实现累加平均值输出计算。

• 补偿与校正技术：通过特殊的补偿算法，对传感器因工作条件或外界环境引起的误差进行补偿；常用于温度传感器和气压传感器等。

• 分段与细分技术：通过分段内局部细分，测算其精度，并按照信号的运动方向及规律，对分段内信号模拟出正/余弦波。常用于CCD等摄影感光元件的图像优化工作。

1.4 接口通信技术

药房自动化设备通过硬件接口与应用服务器及数据服务器连接，HIS通过软件接口与数据服务器输入药品调配指令，通过服务器的事件驱动任务触发自动化设备的控制系统发出内部操作指令，进行设备自动化作业，如药品调配、药品补充和药品发放等。完成上述任务后，控制系统返回任务完成状态信息，HIS根据其状态信息分别对收费模块和库房管理模块进行数据更新，以实现业务流和数据流同步完成。具体通信对接流程见图11-3。

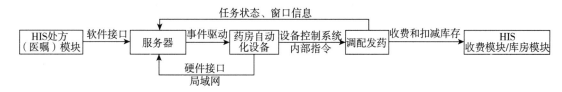

图11-3　药房自动化设备接口与数据流程图

2.医学装备管理

2.1 制度管理

根据卫生部《医疗卫生机构医学装备管理办法》卫规财发〔2011〕24号，医学装备是指医疗卫生机构中用于医疗、教学、科研、预防和保健等工作，具有卫生专业技术特征的仪器设备、器械、耗材和医学信息系统等的总称。二级及以上医疗机构需要配备医学装备管理部门，并配置相应的专业技术人员，完善医学装备规划及年度计划，实现采购、验收、质控、维护、应用和处置等全生命周期管理工作。医学装备根据国家药监局《医疗器械分类目录》进行目录分类，在实际管理过程中加强对计量装备、精密设备以及医疗器械装备进行精细化管理，涉及检测的设备进行规范的质控管理工作。目前，药房自动化设备主要属于非医疗器械目录管理，因此对其医疗准入资质要求相对较其他医疗器械低。

2.1.1 计划和采购

根据要求，单价在5万以上的医学装备应纳入年度预算计划；50万以上的医学装备应进行可行性论证。未纳入集中采购目录或集中采购限额标准以下的医学装备，应当首选公开招标方式采购。不具备公开招标条件的，可按照国家有关规定选择其他方式进行采购。医学装备到货、安装、调试使用后，医学装备管理部门应当组织使用部门、供货方依据合同约定及时进行验收。

2.1.2 使用管理

5万元及以上的医学装备应建立完整的医学装备档案，包括购置信息、维护保养记录、日常使用信息、计量校检信息和账目信息等。建立健全医学装备维修制度，优化报修流程，及时排除医学装备故障。加强医学装备预防性维护，确保医学装备按期保养，保障使用寿命，减少故障发生率。加强大型医用设备使用、功能开发、社会效益、费用等分析评价工作。对长期闲置不用、低效运转或超标准配置的医学装备，医学装备管理部门应当在本机构范围内调剂使用。

2.1.3 培训管理

参与药房自动化设备日常使用的人员应具备必要的知识和技能，并明确自身责任；医疗机构或设备提供方应确保相关人员在使用设备前充分完成相关培训，确保设备及系统更新时及时更新培训内容，开展员工设备操作能力考核和评估工作，构建设备管理工作小组，定期探讨药房自动化设备故障、用药错误和未遂过失报告的原因。

2.2 药房自动化设备遴选与评价

药房自动化设备遴选与评价方式可通过设备参数对比、设备演示测试和参观调研三种方式进行。药房自动化设备在国外由于发展多年，无论技术及功能都相对成熟，设备性能参数和型号呈同质化竞争。因此，在产品遴选和评价方面更多地依据参观调研和设备演示结果。设备遴选与评价工作分别从硬件评价、软件评价和服务评价三方面开展。

2.2.1 硬件评价

（1）具体参数　根据同类产品同类参数进行对比，其中主要评价参数包括运行效率（如发药速度、运输速度）、容量负荷（储药量或负载重量）、尺寸、功率、单位成本和扩展模块等因素；老旧院区在考察硬件参数时要特别注意设备功率、尺寸、重量以及楼宇改造要求等因素。

（2）质量评价　设备故障按照设备生命周期可分为初期故障期（初期阶段）、偶发故障期（稳定阶段）和磨损故障期（劣化期阶段）。设备故障受安装、运行环境、人工操作及设备零部件等因素影响。评价设备稳定性的指标包括平均无故障工作时间（MTBF），平均失效MTTF和设备综合效率（OEE）。OEE=可用率×表现性×质量指标，具体计算公式如下：

$$OEE = \frac{T_0}{K_p} \times \frac{U/T_0}{V} \times \frac{U_\Delta}{U} = \frac{U_\Delta}{T_p \times V}$$

其中T_0操作时间，T_p计划时间，U表现总产量或操作时间内总量，V生产速率（调配速度）；U表示良品数量或正确发出药品数量。设备故障呈"浴盆曲线"，见图11-4。

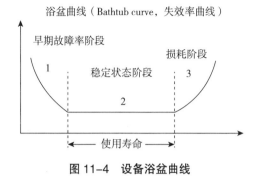

图 11-4　设备浴盆曲线

● 零部件国产化比率：主要防止因进口零件通关或采购延误导致设备维修时间。

2.2.2 软件评价

（1）软件性能　主要评价设备配套的软件功能是否齐全、设计架构是否合理、功能是否符合当前业务流程以及功能运算（响应）速度。

（2）兼容性　主要考虑设备配套软件与医疗机构其他操作系统、业务系统、数据库和打印设备等是否兼容；系统接口是否标准规范。

（3）稳定性　软件稳定性直接影响药房自动化设备的日常运维，因软件导致的设备故障占比较高，评价时需排除医疗机构自身网络设施及服务器因素所致的系统稳定性下降。

（4）可定制化　软件可根据使用单位需求进行定制开发。

2.2.3 服务评价

（1）可及性　主要考察本区域内是否配置售后工程师。

（2）技术力量　考察本区域内售后工程师（含软件工程师和硬件工程师）问题解决能力；可通过参观调研区域内同一品牌的医疗机构用户满意度结果进行评价，或考察工程师取得的相关技术资格证明、实施单位数量、工作年限等。

（3）响应程度　响应及解决问题平均耗时。

（4）售后成本　维保费用占项目费用比例是否合理，维保范围和维保内容是否全面，特别需要关注维保期软件方面的修改支持情况。

2.2.4 成本效益分析

药房自动化设备采用成本效益分析方法，其中成本测算包括人力成本、设备成本及其他成本。人力成本包括操作人员薪酬；设备成本包括设备采购费用、设备折旧、房屋折旧、维修费用、耗材费用和水电费用等；其他成本包括间接成本，如用药差错导致的医疗赔偿和药品损耗等。效益包括节省人员成本和药品配置费用等。

第二节　药品调配设备

自动配药机（Automatic dispensing machine，ADM）是一种计算机化的配套技术，可减少人工，并有助于保障患者的安全。自ADM面世后，随着业务的细分，分别向口服药品、注射剂、输液、病区药品配药单元和整盒药品调配等方向细分发展，逐步发展出自动片剂分包机、自动整盒摆药机、统排机、贴签机、输液分拣机、病区智能药柜、自助智能药房等药房自动化设备等。药品调配智能设备承担药品信息传输与药品调配工作，通过设备对应的信息系统调控设备进行药品的调配、补充和发放工作；并记录HIS传输的用药记录和患者信息；除此以外，还包括部门信息和注意事项等信息。

1. 自动片剂摆药机

自动片剂摆药机（Automatic Tablet Packing Machine System，ATDPS）或称自动药品分包机，初期主要应用于住院药房口服药品调配工作，后随着门诊场景及协定处方应用的发展，拓展出协定处方分包机和拆零药品分包机等。

1.1 主要结构与工作原理

（1）药品盒及药品装载柜　用于药品的储存。
（2）摆药托盘　用于非机储药品及非完整药品的加药。
（3）药品封装机械　用于药品的封装。
（4）控制系统　通知缺药信息，负责药品补充和设备状态监测。
（5）系统接口　负责调用处方信息，包括分配窗口、调配药品和分配药篮信息。

1.2 适用范围与特点

1.2.1 适用范围

ATDPS主要用于拆零口服药品。拆零药品是指医院药师须根据医师处方量将药品拆除原包装，重新分装进行调剂的药品。

1.2.2 特点

（1）注意事项
- 热封机设备须封装模块进行预热，保证药品封装设备达到设定温度。
- 确保患者信息隐私和安全的情况下，使用和提供患者及药品信息。
- 包装标识包含高警示药物、规格及浓度标准以及限制说明。
- 药物标签上机易读、准确。
- 定期全面审查设备所致的用药差错类型及发生原因。
- 制定故障及设备差错的政策与流程。
- 设立质量保证项目，审查设备覆盖数据及用药差错数据。
- 药品包装或配药包装为单一剂量或单剂量包装。
- 尽量确保包装药品可直接使用。
- 选择对药品存放影响最小的地点摆放设备，包括设备周边的温湿度及光照强度等环境因素。
- 自动化设备周边能提供医疗相关信息系统便于核查调配药品与临床医嘱是否一致。

（2）目的意义
- 降低药品调剂过程中的差错，提高医疗质量和服务水平。
- 保证患者用药、准确。
- 维护患者的用药知情权。
- 提高药品调剂工作效率。
- 实现医院药房的数字化、自动化。

（3）优缺点
- 优点：清洁，提高调配速度，减少调配差错。
- 缺点：需定期清理药盒中的拆零药品，不适合易潮湿、单片体积口径过大、液体制剂及需冷藏等特殊储存要求药品，封装药袋成本较高。

1.3 具体功能与参数

1.3.1 功能

- 补药程序：具备缺药提醒功能和扫码自动补药功能。

- 发药程序根据HIS传输数据实现间隔调整发药。
- 封包打印程序：制定统一的打印标准，包括字体、特殊提醒标识规则和打印格式等。
- 系统交易审计程序。
- 效期报警管理程序：对已过期及即将过期药品进行提醒。
- 故障和中断报告程序。
- 系统基本接口：包括药品相关信息（药品编码、药品名称、剂量、剂量单位、给药频次、给药方式、诊断、开始及结束时间等），患者基本信息（住院号、姓名、床号和科室等），除与HIS对接外，ATDPS接收处方（医嘱）信息宜经处方审核系统通过后数据，涉及高警示药品如未经药师审核的情况，需要进行二次核查。其他接口联动包括条码管理系统、电子病历系统与智能药篮和自动核对机等自动化设备进行数据交换。根据ASHP指导方针建议ATDPS与药房系统对接采用HL7标准执行。

1.3.2 设备参数

- 封装速率：单剂量包装速度为30~60包/分；药杯速度为18杯/分。
- 特殊形状药品：是否支持。
- 容量：内置药罐的数量为300~500个。
- 外摆药盘：药槽数量>40个。

1.4 设计与实施

1.4.1 设计建设重点

根据《ASHP关于安全使用自动摆药机的指导方针》，自动化药房建设在确保安全高效的基础上，应遵循药品储存与使用的规律，合理设计药槽和药盒的储存品种及分布，制定规范的操作流程。

1.4.2 设备与信息系统对接

ATDPS与HIS对接时，通过药品字典中"摆药标识"进行识别，通过接口按执行频率打包封装住院医嘱信息，外摆药品数据则通过打印设备或HIS自带的打印程序单独生成标签信息。ATDPS调用HIS的药品名称、用法、用量、执行时间、诊断、床号、科室、姓名和性别等信息。完成上述任务后控制系统返回任务完成状态信息，HIS根据其状态信息分别对收费模块和库房管理模块进行数据更新，以实现业务流和数据流同步完成。

1.4.3 运维与监测

- 设备损耗及异常现象日志信息。
- 监控药品库储存药品是否与信息系统一致。
- 检验储存药品质量以及是否符合储存管理要求。
- 抽屉、窗口及小装置按权限管理。
- 定期组织操作培训。
- 定期清理不适宜药品，包括效期较短、使用量极少、需要特殊配制、有特殊储存要求、形似药品、听似药品、易产生交叉污染、风险或危险药品及药片异形或体积过大、过小等情况；可通过库存或药房管理系统中药品字典维护中增设是否发送至ATDPS的判断标识。

2. 智能药柜

智能药柜又名自动发药柜（Automated Dispensing Cabinets，ADC），按照管理与用途划分为麻精药柜、注射剂智能药柜、智能存取系统（统排机）、病房自动配药单元（Automated Medication Dispensing Units，AMDU）和自助智能药柜。智能药柜主要由柜体（药槽）、传感器、智能锁和控制系统构成，根据应用场景，其结构存在一定差异；具体见表11-3。

表 11-3　智能药柜结构差异对照表

设备分类	应用场景	结构差异
麻精智能药柜	药房、手术室、内镜室	监控设备、智能锁、生物特征识别、失窃报警
智能存取系统（统排机）	药房、手术室、静脉输液配置中心	回转传动装置、箱斗、数量显示、称重模块、遮挡装置
病房自动配药单元	病区、手术室、抢救室	参照麻精智能药柜
自助智能药柜	病区、发热门诊、社区	处方扫描、调配装置（轨道式或臂式）、核对识别装置、支付功能

2.1 麻精智能药柜

（1）结构与工作原理

•硬件结构：包括药盒传感器、生物识别传感器、智能锁、控制面板、供电系统、安瓿回收盒（图11-5）。

•软件功能：包括药柜设置、抽屉锁定、用户管理、工作交接、库存管理、取药管理、查询统计（处方查询、流水簿、补药记录）、数据维护（药品、科室、人员等字典管理、货位号）；其中库存管理功能包括药品盘点、药品出入库和库存量预警。

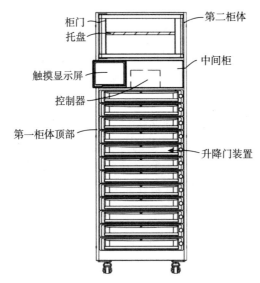

图 11-5　智能麻精药柜结构图

图片来源参照专利：一种用于针剂瓶发放的智能药柜制造技术。

（2）适用范围与特点

•适用科室：药库、门急诊药房、住院药房。

•适用药品种类：麻醉药品、精神类药品、毒性药品、口服药品和针剂药品。

2.2 针剂瓶装药全自动发药机

针剂瓶装药全自动发药机又名单排机，是专门针对西林瓶和安瓿等瓶装药品按照处方自动调剂、包装的自动化设备，调剂一张处方的时间仅需要3秒，调剂过程较人工准确、省时、省力。可以与医院HIS实现实时数据交互，实现对药品的实时盘点、批次查询以及处方管理。设备内置药剂数字化管理系统可让药房所有信息被实时掌握和管理。具体型号参数对比见表11-4。

表 11-4　针剂瓶装药全自动发药机产品参数

型号尺寸	大型	中型	小型
调剂速度	5秒/处方	4秒/处方	3秒/处方

续表

型号尺寸	大型	中型	小型
适用范围	门诊药房、急诊药房、静配中心	门诊药房、急诊药房、静配中心	门诊药房、急诊药房、静配中心
节省人工	6人	4人	1人
设备占地面积	4m²	2m²	1.5m²
储药品种	400种	200种	100种
储药量	12000PCS	8000PCS	4000PCS

2.3 智能存取系统

智能存取系统又名称智能异装发药机，与其他智能药柜的主要区别在于，其传动方式为链条式垂直回转传输，储药箱斗根据控制系统整排回旋转动，一般采取半自助方式调配药品。目前，市场在售的智能存取系统中，部分产品在结构上取消了回转传动装置，仅保留取药指示装置；此类产品较含有回转传动装置的储存品种数量少，且结构相对简单，维护及采购成本较低。随着对储存药品剂型管理需求的发展，智能存取系统细分出自动针剂摆药机（Automatic Injection Drug Dispensing System，又称统排机）和中药饮片智能调剂系统等型号；其主体结构大致相仿。

（1）结构与工作原理

•控制系统：包括显示设备内药品目录及数量、负责对回传传动装置或指标灯。

•箱斗：用于储存药品，不同生产厂家对箱斗结构设计均有所差异，主要差异在于是否内置称重设备、数量显示LED屏以及调配指示灯等配件。

•扫描设备：主要用于扫码处方或标签，进行核对、工作量统计等工作。

•回转传动装置：通过传动链条带动整排储药箱斗进行垂直循环转动，根据控制系统指令转动到指定位置供药师取药。

•其他附件：防护光栅；自动针剂摆药机增设码筐机、打印单元、药筐借给装置和冷藏装置；中药饮片则在原基础上增设温湿度监测装置和传输履带。

设备操作流程如下（图11-6）。

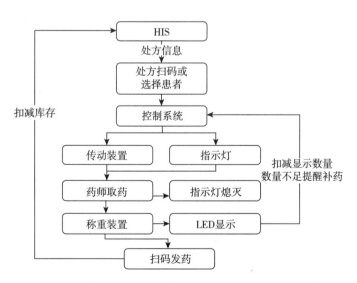

图 11-6　智能存取系统技术路线图

（2）适用范围与特点　适用于门（急）诊药房、住院药房、PIVAS和手术室的盒装药品、输液或注射剂等；部分医疗机构使用统排机调配独立包装的中药饮片。

（3）统排机具体功能与参数

•▲运转速度：6~13m/s。

- 处方调配速度：注射剂约300处方/小时；中药饮片约30秒/张处方。
- ▲储存品种数：回转装置类约400种、储药层数≥20个。
- 体积：西药约2500（L）×1500（W）×2700（H）mm³/单组；中药饮片类单给容积为40~80L。
- 占用场地面积：4~6m²（回转装置类）；指标灯类为2~4m²。
- ▲箱斗承重10~20kg。
- 储药量：6000~20000盒。
- 噪声：≤60dB。
- 系统功能：药品剩余盒数显示、库存药品下限报警和需要加药盒数显示功能；存储药品查询统计功能，包括品种、实时库存、药品存储位置、缺药提醒、补药、出药信息以及效期管理。

（4）中药饮片全自动摆机具体功能与参数

- ▲内部相对湿度控制：≤40%。
- 调剂速度：3~5秒/剂。
- 储存品种数：300种/每组模块。
- 储药量：可扩展模块，一般情况单模块约25万包，约300种品规。
- 体积：约3500（L）×2000（W）×2700（H）mm³。
- 占用场地面积：25~30m²/每组模块。
- 发药剂量范围：1~100g。
- 噪声：≤80dB。
- 其他功能要求：包括喷墨式打印喷枪或标签打印机、扫码设备、补药装置。

2.4 病房自动配药单元

病房自动配药单元（Automated Medication Dispensing Units，AMDU）又称病区智能柜，与麻精药柜的结构较为接近，主要用于病房基数药、临嘱、长嘱首次使用需要，适用于抢救用药及病房的日常发药工作。

2.5 自助智能药柜

自助智能药柜是近年来参照自助售卖机和自动整盒发药机的结构原理推出的智能药柜，早期主要用于社会药房的OTC药品自助售卖服务，后随着家庭药学服务和互联网药学服务的发展，自助智能药柜逐步向社区服务中心延伸，有助缓解慢性疾病和常见病用药患者自助取药需要，缩短药房等候时间，同时实现24小时无人值守工作。由于发热门诊品种较为单一且数量较少，同时由于人员排班等综合因素考虑，目前，自助智能药柜正逐步应用于医院发热门诊建设。

（1）结构与工作原理

- 控件系统：由触摸屏、计算机主机及智能药柜操作系统组成，参与药品目录维护、药槽管理、传动装置控制、药品库存管理、处方信息接收、收费信息统计、嘱托信息维护以及各设备附件指令操作等任务。

- 工作原理：自助智能药柜通过控制系统分别对处方药和非处方药进行分流处理，处方药物需要接收医疗机构处方信息，患者可通过身份证读卡器、人脸识别摄像头或扫描纸质处方等向设备发送处方订单信息，确认订单信息无误并经患者扫码支付后控制系统向药槽及传动装置发送调配命令，包括药品数量及药槽位置信息；同时根据药品信息打印药品明细清单及嘱托信息，调配完成后，取药口解锁供患者取药，系统对取药篮进行拍摄或称重的方面进行清点，防止患者漏取药。其技术路线图如图11-7。

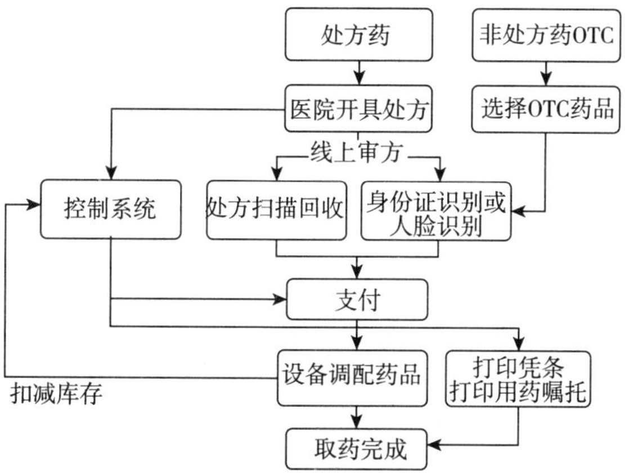

图 11-7 自助智能药柜技术路线图

（2）适用范围与特点 适用于门（急）诊药房、发热门诊药房、住院药房、PIVAS、手术室的盒装药品。

（3）具体功能与参数

- 调剂速度：单张处方速度为5~10秒。
- 储存品种数：可根据用户需要设计。
- 体积：可根据用户需要设计。
- 占用场地面积：2~5m²。
- 药槽数量：视用户需求而定，一般250~450道。
- 储药量：可根据用户需要设计。
- 补药模式：手工加药。
- 扫描抢：处方识别及移动支持。
- 打印设备：支持热敏或喷墨打印。
- 其他配件：WIFI及通信模块、触摸屏、机械锁、人脸识别摄像头、音箱、监控设备。

3.自动整盒发药机

自动整盒发药机（Automatic Cartridge Dispensing Machine，ACDM）又名快速发药系统，根据分拣装置（或称药盒调配装置）类型可分为机械手（臂式）和轨道式两种。根据发药模式可分为直发模式和非直发模式（或称混发模式）两种；其中直发模式不适用于预调配模式下的发药方式，仅适用于签到取药方式，直发模式下需要处方药品构成均为设备内调配的盒装药品。

3.1 结构与工作原理

自动整盒发药机主要由储药槽、补药装置、控制系统、传输装置和取药装置组成。根据取药装置分为机械手（臂式）和传输带（履式或轨道式）两种（图11-8和表11-5）。此外，根据补药装置分为人工补药、半自动补药和全自动补药，其中全自动补药需要另外配置自动补药装置。

随着自动补药机的逐步普及，自动整盒发药机通过扩展模块与自动补药机连接，实现全自动大批量补药，改变传统人工频繁补药的工作模式。

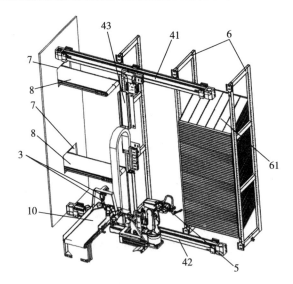

3.药盒识别装置，5.机械手拾取机构，6.药盒存放货架，7.出药口装置，8.出药传送皮带，10.进药传输皮带，

41.上水平导轨，42.下水平导轨，43.竖直导轨，61.药盒放置层板

图 11-8　臂式药盒取放装置

图片来源参照专利：一种自动发药机系统及其发药方法（专利号 CN109081036）

表 11-5　ACDM 全自动整盒发药机工作模式对比

对比	臂式	轨道式
发药速度	发药速度较慢	可实现多药槽同步调配，发药速度较快
特点	发药与补药采用同一机械臂，简化了设备的内部结构	药槽独立设置传输及感应装置，发药和取药可独立分离
养护	机械臂运行频率高，较易损耗	维护成本相对较高

3.2 适用范围与特点

• 整盒发药机：作为医院门（急）诊药房的主要自动化设备，适用于使用频率高的盒装药物调配。

• 影响因素：自动整盒发药机管理受医保政策、处方构成、药品贮存条件、场地空间和药品使用频率等因素影响。具体见表11-6。

表 11-6　自动整盒发药机管理影响因素

影响因素	具体影响
医保政策	医保患者过多，拆零药品处方增多会导致直发处方比较减少，降低调配发药速度及设备储药量
处方构成	整盒发出及直发处方比例影响发药速度及储药量需求
贮存条件	冷藏药品不宜放置设备内；内置冷藏设备的除外
场地空间	直接影响设备型号遴选；对设备尺寸及储药量影响较大；特别是设备体积、楼宇承重以及功率负荷等是否与药房环境匹配
使用频率	指导储药槽药品布局及设备储药目录，以及影响补药间隔周期

3.3 具体功能与参数

3.3.1 系统功能

• 与HIS进行信息系统集成，能实时调取已经结算及审核处方信息；向指定的设备发送执行指令，同时具备双向传输，向HIS返回调配窗口信息及药袋标签信息。

• 可实现批号、效期自动追踪，实现库存实时监测和提醒功能，自动生成补药清单，实时查询发药情况。

• 可设置药品下限及缺药报警提示规则。

• 可实现传感器自动盘点实际库存。

- 内置统计报表功能。
- 具备紧急停机手工操作功能。

3.3.2 设备参数

- 调剂速度：300~450张处方/（小时·单组）；单张处方速度为5~10s。
- 储存品种数：600~1200种/单组。
- 体积：约3600（L）×2200（W）×2700（H）mm³/单组。
- 占用场地面积：8~10m²。
- 储存品种数量（药槽）：800~1500盒。
- 储药量：6000~20000盒；具体储药盒数视拓展药柜体积及数量而定。
- 发药速度：根据发药模式差异有所不同，一般单台设备600张处方/小时的调配速度，其中轨道式较机械臂调配速度更快。
- 补药模式：自动补药、批量自动补药、手工加药。
- 补药速度：自动补药1800~3000盒/小时，批量自动补药需另购置自动补药装置。
- 噪声：≤65dB。
- 其他功能要求：药篮、直发药品传输轨道。

4.静脉用药调配机器人

静脉用药调配机器人又名自动静脉配液机器人、静脉用药自动调配装置或静脉输液复合机器人（Intravenous Compounding Robot或Sterile Compounding Robotics，IV-CR）

传统输液配制，不仅增加了护士职业暴露伤害，且在配制过程中产生的气溶胶，特别是化疗等毒性药物产生的气溶胶，若长期接触会导致积蓄和毒性反应。静脉用药调配机器人的临床应用，降低了配药差错率和相关职业伤害发生率，提高了药品输液质量安全。

4.1 结构与工作原理

静脉用药调配机器人分别由摇匀装置、安瓿处理装置、溶药器机械手和净化系统组成。其中，安瓿处理装置是本设备最为复杂的装置，由安瓿夹旋装置、安瓿掰断装置和切割装置组成，包括切割刀片、切割电机、压力传感器、位置传感器、浮动座、顶杆安瓿顶升装置、转动掰杆、转盘和旋转体（图11-9）。

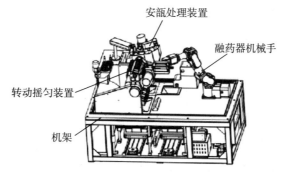

图11-9 静脉用药调配机器人专利设计图

图片来源：一种高效智能调配静脉输液药物的机器人（专利号CN208081517U）

传统的人工冲配流程包括手动完成抽液、注入安瓿、摇晃至混悬液、从安瓿抽出药液、注回原液袋、医疗废物处理6个步骤。静脉输液配制机器人分别通过注射器控制装置、安瓿处理装置、摇匀装置和机器夹等控制，输液配制前对设备设置抽取次数、抽液量、摇匀次数、正负压及安瓿数量后等参数；设备自动完成进药、安瓿切割、抽取、混合摇匀和回注等精细化操作。具备业务流程如图11-10。

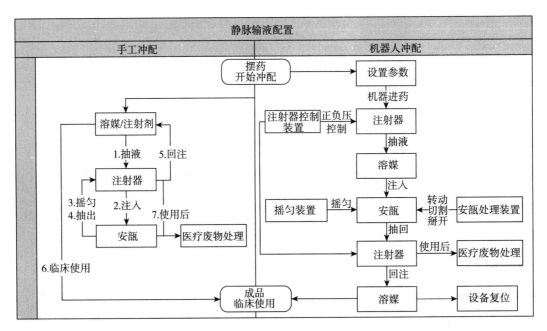

图 11-10　静脉输液冲配业务流程

4.2 适用范围与特点

- 注射剂包装：西林瓶、安瓿瓶。
- 适用范围：化学毒性药物、抗肿瘤药物、抗菌药物、肠外营养液、普通输液。

4.3 功能参数与建设标准

（1）功能参数

- 溶性微粒比例：使用光阻设备检测。
- 余液残留量：根据《中国药典》2020版，安瓿/西林瓶残液量≤0.5ml/支。
- 软袋支持：是或否。
- 调配速度：≤1分钟/支。
- 剂量精度标准：±5%。
- 剂量精度测量方式：称重复核、视觉传感器复述。
- 药品识别方式：图像识别、条码识别。
- 操作台洁净度：达到100级。
- 附件：医疗废物分类功能、化疗泵。

（2）建设标准

- GB/T 1692-2010医药工业洁净室（区）悬浮粒子的测试方法。
- GB/T 1693-2010医药工业洁净室（区）浮游菌的测试方法。
- GB/T 1694-2010医药工业洁净室（区）沉降菌的测试方法。
- GB/T 9706.1-007医用电器设备 第1部分：安全通用要求。
- JB/T 8896-1999工业机器人验收规则。
- ISO 14644.1-2015洁净室及相关控制环境。
- GB/T 5226.1-2008机械电气安全 机械电气设备 第1部分：通用技术条件。
- GB/T 11291.1-2011工业环境用机器人 安全要求 第1部分：机器人。
- GB/T 11291.2-2013机器人与机器人装备 工业机器人的安全要求 第2部分：机器人系统与集成。
- 2010《静脉用药集中调配质量管理规范》。

5. 中药配方颗粒自动发药机系统

5.1 结构与工作原理

该系统包括放盒单元（或者放膜单元、上袋单元）、发药单元、输送带、包装单元、喷码机或标签打印机、上药PDA、发药核对扫描枪。

5.2 适用范围与特点

本系统仅适用于中药配方颗粒。

5.3 具体参数与评价

- 全自动型号：调剂速度3~5秒/剂。
- 半自动型号：调剂速度3~5秒/剂。
- 储存品种数：180~550种。
- 储药量：500~800kg。
- 体积：约13.8（L）×3.6（W）×3.5（H）m³。
- 占用场地面积：6~15m²。
- 其他功能要求：包括喷墨式打印喷枪或标签打印机、扫码设备。

6. 药房自动化设备故障与维护

6.1 设备相关故障表现

（1）调配错误　主要表现为药品多发、漏发和错发。其主要原因包括信息系统接收药品品种及数量信息不当、传输轨道残留其他药品和药槽堵塞等因素。

（2）药品理化性状改变　药品理化性状改变发生在设备储存、设备调配和设备分包阶段，其中设备储存如因温湿度及光照强度等环境因素，会导致药品潮解、粘黏、发霉甚至变性等。设备调配阶段，特别是静脉配液机器在配制输液时，设备运行温度、摇匀速度及顶升高度等参数均可能导致析晶、沉淀、絮凝、混浊和不溶性微粒过多等问题；设备分包阶段会因转动拨片及封装装置，导致药品碎裂或包衣熔解。

（3）药品补充错误　主要原因包括药品自身因素、设备因素、信息系统因素和人员因素；其中药品自身因素包括药品包装变更、药片形状大小等问题，设备因素主要是扫描枪、补充履带、机械手或药槽传感器故障引起加药错误，信息系统因素包括网络中断、补药程序参数出错，以及药槽信息未按药品目录及时更新，人员因素主要表现药师在补充智能药盒或智能药柜时，错误添加其他药品。

（4）打印错误　包括设备打印药袋、药品标签或使用说明错误，主要表现为字迹不清、皱褶、粘黏或显示不全等；主要原因为打印机设置参数、打印喷头及打印耗材等原因。

6.2 常见故障分析与养护要点

6.2.1 控制主机故障

（1）主要表现　系统宕机、反复重启和无法操作，触摸屏无法操作或灵敏度下降等。

（2）故障主要原因

- 硬件原因：包括散热器故障、接触不良、电源供压不足和硬件老化等原因。
- 软件部分：主要见于系统中毒、版本未及时更新和其他非必要软件占用大量内存和CPU资源。

（3）保养维护要点

- 避免安装不必要软件，限制设备配套控制主机的网络访问权限。
- 定期清理控制主机的内存及开机任务清单。
- 定期杀毒和更新系统。
- 定期检查系统主板电路及散热器，清理积尘。

6.2.2 服务器故障

（1）主要表现　无法接收处方数据，设备一直处于待机状态。

（2）故障主要原因

- 通信网络中断。
- 服务器日志或数据冗余，导致访问超时。
- 数据库字段设计不合理或数据传输出错。
- 其他任务导致服务数据库死锁。
- 网络病毒导致服务器宕机。
- 服务器硬件故障，如硬盘、电源或内存等损坏。

（3）保养维护要点

- 定期清理数据库日志和冗余数据。
- 定期巡查服务器设备的运行状态。
- 数据及应用服务器安装防火墙和杀毒软件，外部访问设备需经堡垒机及安全审计通过方向访问。
- 随着业务数据累积，为保证系统数据交互与查询效率，ADM数据库以临时数据为主，一般缓存1~7天数据量，数据服务器制定时事务清理历史临时数据，以保证系统性能；同时，定期清理数据库日志，提高数据存取、查询效率。为保证ADM与HIS之间数据交互，对数据库器的操作系统及数据库版本采用能相互兼容版本，以免因兼容性原因导致无法实现数据交换。

6.2.3 补药故障

（1）主要表现　补药位置出错和无法补药两种情况。

（2）故障主要原因

- 机械手挡板/拨片脱焊、变形、断裂或位移。
- 药槽位置偏离设置或补药辅助导滑轮磨损。
- 补药接收感应器损坏或电机设置参数出错。
- 皮带脱轨或破损。

（3）保养维护要点

- 定期检测传动装置（皮带、轨道及轴承等）。
- 定期检测接收感应器。

6.2.4 库存故障

（1）主要表现　系统显示智能药柜内药品库存与实际库存不一致。

（2）故障主要原因

- 激光测距损坏或参数设置不当。
- 药槽/药柜储存其他异物。
- 称重装置参数设置异常。
- 药品尺寸、重量及包装变更，系统未及时更新。

（3）保养要点

- 定期校检传感器参数。
- 定期更新库存管理信息。
- 定期进行计量校检工作。
- 清理检查药柜/药槽中异物。

6.2.5 发药故障

（1）主要表现　发药异响、无法发药、发药速度变慢、药品漏发、药品重发和发药指示灯不亮等问题。除上述问题外，片剂摆药机存在药品串袋、打印出错、封口冒泡和碎片等问题；输液标签粘连、皱褶、打印出错和药瓶渗漏；药柜无法解锁。

（2）故障主要原因

- 处方（医嘱）数据包中断或重发，或数据传输延时，导致处方积压。
- 偏板电机、同步轴承或传动履带破损。
- 指示灯或传感器损坏。
- 发药侧板/拨片/驱动板变形、位移或磨损。
- 打印模块参数设置不当或磨损（自动片剂摆药机及自动贴签机）。
- 冷压胶轮磨损、封口模块湿度异常，药袋材料变更（自动片剂摆药机）。
- 贴签机标签冲压模块冲压力异常或标签剥离模块故障（自动贴签机）。
- LED指示灯损坏。
- 药槽加药出错。
- 药槽变形、位移或参数设置不当。
- 电子锁损坏或生物特征识别设备损坏，用户权限变更或授权过期。

（3）保养维护要点

- 定期清理药槽、智能药盒、拨片挡板和轨道异物。
- 定期检测网络及控制系统。
- 定期更换磨损组件。
- 定期校检传感器。

7.药品储存与安全管理

7.1 药品储存管理

药品调配设备所储存的药品应实行精细化管理，提高药品使用的效率，减少药品浪费，提高药品质量与安全。具体措施如下。

- 根据每种药物的使用频率和方法筛选高频药品的药槽数量及位置，提高药槽的使用效率。
- 定期提取自动化设备数据及安全运行报告，调整或删除容易发生机器报错的药品对应药槽使用。
- 明确不适合药品调配设备储存的药品目录清单，包括效期较短、需要特别配制、有特殊储存要求、危险药品和交叉感染风险药品。
- 涉及形似、听似及高危药品的储存位置，应通过标识和调整位置的方式，减少调配差错。
- 病房药品管理单元及片剂摆药机应建立相应的规程和设备控制单元，避免人工补药时发生补药差错。
- 设备管理人员应定期维护药品名称目录、规格及使用注意事项等信息；控制设备药品调配范围及用户使用权限。
- 定期清理设备药品药品，检测药品有效期及外观性状以及位置摆放是否正确。
- 药品储存时尽量采用条码识别，以降低人为补药错误；对于抽屉式及片剂分包机，应做到同批次药品使用完毕后添加，符合先进先出原则。

7.2 安全管理要求

7.2.1 设备安全要求

- 药品包装或配药包装为单一剂量或单剂量包装；摆药机应遵从以最小包装单位发出。
- 检查设备内传输装置是否滞留药品。
- 调配完毕后，设备及信息系统应提醒调配完成信息及药品位置信息，确保药房人员准确无误地找到已调配药品。
- 保证设备所在的温度、温度、光照及通风性符合药品管理要求；对于具备冷藏功能的自动化设备，应自备冷链监控及报警功能，以保障药品储存安全。
- 设备应具备漏电保护及UPS紧急备用电源。

- 制定防止感染的制度及检测机制，特别是病房及静脉输液调配的相关设备，使用时应有严格的消毒规程及记录。
- 确保设备具备安全加锁及防盗报警功能。

7.2.2 安全检测要点

- 定期检测设备及其信息系统、网络线路、报警模块、数据库日志及维护记录本等，及时发现设备相关的潜在用药错误。
- 保障以下程序是否正常运行，包括高危药物临床警报、系统交易审计程序、交叉感染提醒程序、故障中断报告程序、过期药品检测及移除程序。
- 临床直接使用的自动化设备应具备药物治疗权限和用户权限。
- 尽量使用电子标签，如RFID或条形码标签，减少人员信息录入错误。

第三节　物流配送系统

根据《中华人民共和国国家标准物流术语》GB/T18354-2001，物流是指从供应地向接收地的实体流动过程，根据实际需要，将运输、储存、装卸搬运、包装、流通加工、配送和信息处理等有机结合。物流系统不仅使用传感器识别技术，同时依据单片机和通信技术控制物流设备的传动装置，实现物品配送和定位功能。

物流配送系统根据配送方式分为气动物流、轨道物流、自动引导小车和箱式物流。其中气动物流和轨道物流配送系统建设可参照深圳市建筑工务署《医用物流传输系统设计技术指引》，分别对施工环境、设备参数等做出详细要求。

（1）物流配送系统的价值

- 可实现24小时不间断院内配送服务，高效、快捷且可追溯。
- 节省配送人力成本，但需要结合医院规模、物流配送频次和建设成本，合理规划线路；平衡设备成本与人力成本的关系。
- 减少配送差错和交叉污染的风险。
- 解决如感染病房、ICU、NICU、CCU、手术室和发热门诊等特殊区域物资配送的问题。

（2）物流配送系统功能参数差异　见表11-7。

表11-7　物流配送系统参数与应用对照表

对照项目	气动物流	轨道物流	自动引导小车	箱式物流
配送速度	2~10m/s，速度最快	水平0.6~1m/s；垂直0.2~0.5m/s	1.2m/s	水平0.3~2m/s；垂直1~2m/s
承重	5~7kg	10~30kg	50~300kg	30~60kg
适用范围	药品、报告、票据、标本及报告	80%类别物资，除前述物品外还包括手术器械、大输液、胶片、大部分医用耗材	95%类别物资，除前述物品外还包括医疗废物、被服、配餐等	
楼宇改造	改造成本大	改造成本大；专门消防井道	专用电梯及标识；改造成本低	改造成本大
不足	管理阻塞及交叉感染	对楼宇改造要求高	运输速度较其他方式慢	对楼宇改造要求高
适用部门	门诊药房、中心药房（临时医嘱）、药检室			
	急诊药房	静配中心、中药房、中心药房（长期医嘱）		
			药库、制剂中心	
不适用范围	病区输液、较大物品、配餐	被服、配餐	紧急物资	/

（3）智慧药房物流配送系统　其站点包括药房、护理点的调度中心，具体见图11-11。

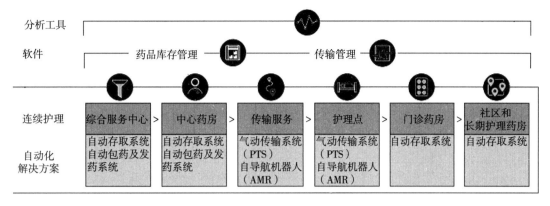

图 11-11　智慧药房物流配送系统配置图

1. 轨道物流传输系统

轨道物流传输系统（Railway Transmission System，RTS），是指在计算机控制下，利用智能轨道物流小车在专用轨道上输送物资。

1.1 结构与工作原理

轨道物流系统主要由工作站终端、控制中心、物流小车、轨道、防火门和转轨器组成。系统通过控制中心对物流小车发送配送指令，包括路线指令，物流小车在轨道运行期间，通过转轨器实现轨道切换，控制中心同时对防火下达开关指令，以保证物流小车能顺利通过特殊区域；具体技术路线如图11-12。

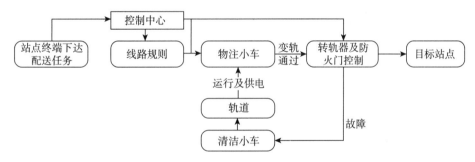

图 11-12　轨道物流技术路线图

•物流小车：体积一般为$500（L）×180（W）×400（H）mm^3$；容量为30~40L，采用直流电24V独立供电驱动电机。物流小车内置陀螺装置，保证物资在输送全程保持向上状态。

•转轨器：具备限流保护功能，转轨器内置位置编码识别器，物流小车通过时，通过车载及控制中心控制转轨器传动装置改变轨道路径。

•清洁小车：沿着运行轨道运行，清扫轨道表面杂物和小车的污垢。

•防火门（自动隔离门）：轨道出入井道、穿越防火分区隔墙等，必须设置的轨道系统专用防火设施。

•控制中心：控制中心通过CAN总线监测站点、物流小车、转轨器、防火控制器运行状态，显示运行状态和故障信息。

1.2 设计与实施

（1）具体参数

•传输速度：约0.5m/s。

•载重：10~20kg。

•停位精度：不超过4m。

- 其他参数：符合抗菌、防火要求。
- 其他配置：物流小车内置安全防撞模块、自动电子锁和自水平旋转架（水平陀螺仪）

（2）适用范围与设计

- 适用范围：用于运输静脉输液、各类药品、检验及病理标本、血液制品、治疗及手术包等物资。
- 站点分布设计：见表11-8。

表11-8 轨道物流站点分布设计

科室	物品	
检验科	血液、体液、尿液、粪便等检验样本和检验报告	一般设置为双轨工作站，通常设置5+5车位。工作站轨道占用地面的空间为长6000mm、宽700mm。操作侧需预留足够空间便于工作人员发送接收物资
静脉配置中心	袋装、瓶装的静脉输液	
药房	盒装、瓶装、口服药、针剂等药品	
中心供应室	医用材料及敷料、一次性无菌用品、小型手术包、小型治疗器械包等	
住院护理单元	检验样本、药品、静脉输液、一次性无菌用品等	一般设置为单轨工作站，通常设置2车位。工作站轨道占用地面的空间为长2900mm、宽250mm。操作侧需预留足够空间便于工作人员发送接收物资
病理科	病历检验样本、检验报告	
急诊	药品、血液制品、小型手术包等，其中优先接收药剂和血液制品	
血库	血液制品	
手术/ICU/JCCU	药物、耗材等	
功能科室等	病历、档案等	
放射科、内镜中心	药品、一次性物品，发送X光片、报告	
档案室	病历	

- 轨道物流控制网络设计：见图11-13。

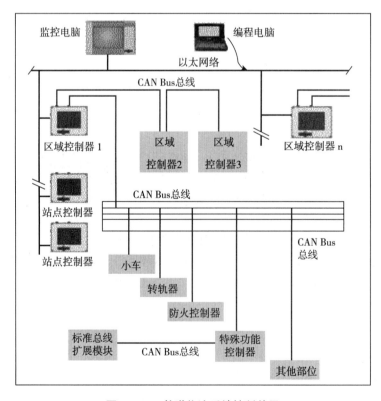

图11-13 轨道物流系统控制单元

●防火及装置设计：见图11-14。

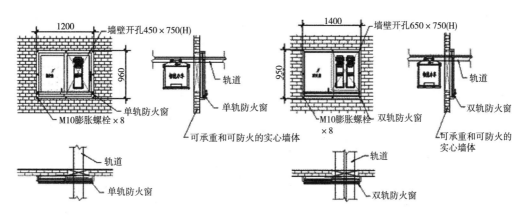

图11-14　单轨及双轨防火窗设计示例

●配电系统设计：采用三相供电，电压为380V，轨道及物流小车供电不高于24V安全电压。

●消防系统要求：穿越防火区，应设置甲级电动防火窗，与火灾报警系统联动。

●轨道设计要求：根据物流小车负载，设计轨道吊顶负载和支架负载强度，避免脱轨或坠落；轨道设计包括单轨、双轨、三轨及四轨建设，最小单轨宽度不小于200mm；管道进内部尺寸一般不少于$1500 \times 1000mm^2$。

（3）施工建设标准　《医疗机构消防安全管理》WS 308-2009、《建筑设计防火规范》GB 50016-2014、《防火门》GB 12955-2008、《医用电气设备 第1-2部分 安全通用要求并列标准 电磁兼容要求和试验》YY0505-2012。

（4）注意事项　对建筑结构有较高要求，宜在新建医院使用；轨道沿途须经过科室时，需要为之开设防火门或者防风门。

1.3 运维与故障

（1）故障表现

●转轨器故障主要表现为：转轨器不在线、丢失到最后位置、转轨器被小车卡住或转轨器超时。

●防火门故障表现为：无法关闭或开启或烟感器报警异常。

●工作站故障主要表现为：无法发车、站点中止、文件丢失或网络中断。

●物流小车故障主要表现为：配送物资运输过程中发生倾泻或破损；物资小车运输速度变慢或无法启动

（2）故障原因与排除

●转轨器故障可通过断电重启复位解决，如果无法复位，需要手工复位后重启电源；同时检测转轨器控制单片机/PLC是否正常运行。

●防火门故障一般由烟感器、铁门、电磁铁、控制器及微动开关装置引起，需根据产品说明书分别对指示灯信号识别具体故障点。

●物流小车故障原因一般为内置陀螺仪或安全防撞模块损坏；物流小车内置PLC故障或自带传动装置故障。

（3）日常养护　养护项目包括对轨道、转轨器、物流小车和防火门进行定期检查、清洁工作。

●确保轨道清洁、完好且无异物，保证轨道通信导电性能正常。

●转轨器定期复位检查清洁，使用30000次、800000次和1600000次操作各进行一次全面检查。

●根据各物流小车运行时长，定期清零运行时间，检查其电路及动力系统是否正常运行；每运行300小时进行一次检查，定期对物流小车内置电池、陀螺仪和电机进行检测。

●至少每季度对防火门进行功能性和密封性检查，保证烟感器、控制器及微动开关装置运行正常。

2.自动引导小车

自动引导小车（Automatic Guided Vehicles，AGV）是一种自动化无人驾驶物流设备，按照控制系统下达的指令，依照车载传感器确定位置信息，按规定路线自动驾驶。目前AGV按照导航方式可分为基于信标的无轨导航和基于轨迹推算的无轨导航。信标的导航如激光导航、视觉导航等，局部定位精准，但存在实时性和环境适应性不够及易受光线、粉尘因素影响等问题；基于轨迹推算的导航多使用IMU（惯性测量单元）或基于编码器的里程计系统定位，无需依赖外部环境，但是会随时间累积测量误差，无法长期单独使用。AGV按照搬运方式分为牵引式、背负式、顶升式和潜伏式等。

2.1 结构与工作原理

（1）硬件结构 由控制系统（单片机或PLC）、导航传感器、驱动装置、转向系统、串行通信芯片和服务器等元件组成。其电机驱动通过脉冲宽度调制技术驱动直流伺服电机，向小车提供动力来源。由传感器感应设备的速度、位置、轨迹及障碍物信息，并向单片机控制电路反馈传感器信号，控制电路向驱动芯片发出带有电机转动信息的控制信息，实现电机的变速和转向操作。其技术路线图如下（图11-15）。

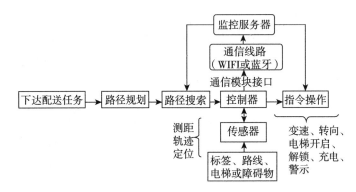

图 11-15 自动引导小车技术路线图

• 导航传感器：AGV导航传感器一般采取红外超声波检测传感器、摄像头、激光传感器、电磁传感器等。市售产品普遍采用两种导航传感技术，分别负责避障和定位导航；鉴于GPS定位不适于立体楼宇定位，因此AGV采用光电混合传感器，对于楼宇各个运输路径设置蓝牙或定位标签。摄像头主要通过AI算法进行障碍物识别。采用电磁传感器导航的AGV需要建设环境传感器，如蓝牙、RFID、霍尔传感器或WIFI基站进行信号定位；同时，磁感器除实现定位外，还可通过磁圈实现无线充电（Wireless Power Transfer，WPT）。

表 11-9 导航传感器技术与特点

导航类型	特点
坐标导航	导引和定位精度低，前期施工设计复杂；但无法满足复杂路径
电磁导航	建设成本较低，对声光干预较少；但无法满足复杂路径；如RFID、蓝牙或霍尔传感器等
激光导航	路径设置灵活，适合多种场景；但制造成本高、环境要求高，且不适用于户外
惯性导航	设备需要内置陀螺仪；路径灵活性强
GPS导航	仅适合水平位置导航，不适合垂直位置导航，受室内场所信号屏蔽影响
光学导航	路径上涂漆或粘贴标签，通过摄像机进行图像识别、处理及导引功能；灵活性高且场地施工难度较低；但容易污损，且可靠性及精度相对较低
视觉导航	利用CCD摄像机和传感器，对环境图像数据库进行分析、定位和路线规则

• 串行通信芯片：支持蓝牙、WIFI和射频等信号的收发处理，实现定位、电梯开关、物资签收和轨迹追踪等工能。

• 驱动装置：包括车轮、减速器、制动器、驱动电机和调速器等。

●转向系统：转向方式包括铰轴转向式、差速转向式和全轮转向式。差速转向式需配置独立驱动电动，通过调速器控制四个电机的速度及功率输出。

●控制系统：通过接收传感器信息，规划AGV路径，并实时计划车辆速度及周边障碍物信息，向伺服驱动器及电机发送指令，通过对惯性测量单元（IMU）进行轨迹设计及修正推算，以达到避让障碍物、调整路径和速度等目的。控制系统中同时需要具备物流调度功能，供用户调整物资配送优先及规划线路。

●服务器：调度服务器、图形处理服务器和数据服务器；其中调度服务器主要负责任务分配及调度数据的收发工作。

●环境实施组件：AGV导航根据导航技术要求，对环境改造要求有所差异，主要改造硬件包括磁钉、频率发生器及无线AP（WIFI、蓝牙或RFID）等；同时，在调度中心及主要发货地点设置充电站。

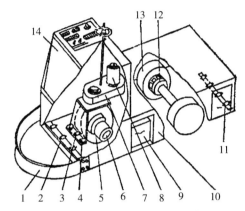

1- 安全挡圈　2、11- 认址线圈　3- 失灵控制线圈　4- 导向探测器　5- 转向轮　6- 驱动电机

7- 转向机构　8- 导向伺服电机　9- 蓄电池 10- 车架　12- 制动器　13- 后车轮　14- 车上控制器

图 11-16　AGV 结构示意图

（1）软件功能　智能充电、交通管理、车载导航、终端工作站、任务管理、通信管理和车辆管理等功能。

●任务管理：包括任务调度、计划任务、任务通知、任务执行、任务统计、起止点管理、效能管理和通信管理。其中，任务调度包括车辆分配、优先级管理和路径分配等功能；按照"最短路径优先、先来先出和整体调度"原则分配车辆，结合考虑车辆当前位置、任务整体分布和车辆状态等进行多级、多模式调度。

●交通管理：包括路线规划、轨迹追踪、紧急制动、智能避障和路线规划，支持DWG、DXF等CAD文件格式导入设计。通过多组传感器，实时监控运行环境的障碍物距离后向MFIO发送路况信息，然后向转向装置或驱动电机发出转向指令，实现智能避障和紧急制动功能图11-17。

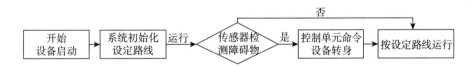

图 11-17　AGV 智能避障功能技术路线图

●车载导航：主要包括定位导航、速度、激光测距参数和轨迹设置；视觉导航的AGV设备需另外配置医院环境图像数据库和训练优化导航算法模型及参数。

●通信管理：支持上位通信、小车通信和监控通信等，支持WIFI、蓝牙或4/5G通信模块传输信号。

●车辆管理：包括车辆调度记录、运行轨迹、故障维修记录、交通监控和车辆状态等。车辆状态包括正常状态、等待充电、充电中、手动状态、急停状态、停机、等待出车、等待任务、满载状态和空载状态。

●智能电梯管理：AGV车载的互联辅助控制器（Multi Function Input/Output，MFIO），通过无线网络向中央控制器发送预约请求，部分供应商通过各楼层电梯增设接收器直接向电梯控制器发送预约请求。中央控制器向电梯控制器发送目标楼层和当前AGV所在楼层信息，轿厢停靠成功后控制器向电梯控制器发送"开门、关门、楼层以及HOLD"的任务指令，以实现AGV进出轿厢操作；其技术路线如图11-18。

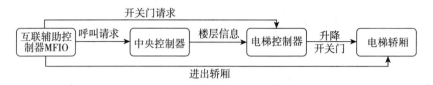

图 11-18　AGV 电梯智能交互技术路线图

（2）扩展应用　智能餐车、病区消毒车、医疗废物和被服运输。

2.2 设计与实施

（1）具体参数　AGV主要参数包括额定载重量、自重、车体尺寸、停位精度、最小转弯半径、行驶速度和工作周期；其中，最小转弯半径是指AGV在空载低速行驶、偏转程度最大时，瞬时转向中心到AGV纵向中心线的距离；停位精度（又名定位误差）是指到达目的地址并准备自动移载时所处的实际位置与程序设定的位置之间的偏差值，缩小定位误差，有助于提升AGV的运行、停泊和避障等能力。

- 行驶速度：1.2m/s，最高不超过10m/s。
- 载重：30~300kg不等。
- 定位误差：霍尔传感器≤4cm；激光传感器≤6cm（单组）或≤4cm（多组）。
- 传感器：激光传感器、电磁传感器、位置传感器。
- 最小转弯半径：≥60cm。
- 扩展功能：智能电梯模块；智能药柜。
- 最大允许坡度：8°~10°。
- 尺寸：约1300（L）×700（W）×400（H）mm³。

（2）适用范围与设计
- 路径规划：根据楼宇各层分布规划，包括专用和公用通道分布、门梯分布及无线网络分布等。
- 站台规划：包括发货站台、充电点和收货站台。
- 导航规划：包括磁钉反射板等导航标签的分布位置和间距规划。
- 电梯智能化改造：对规划线路内的电梯进行智能化改造，电梯宜选用专属电梯，尽量满足人车分流原则；电梯智能化改造通过对轿厢增设无线网络铺设和专用控制器。

（3）测试评价
- 碰撞测试、负载测试和速度测试（水平和坡度）。
- 避障测试：设置预定路线后，在设定路线添加障碍物及使用污染引导标识，测试传感器识别鲁棒性和紧急避障效果。

（4）施工建设标准　《电梯操作装置、信号和附件》JG/T 5009-1992、《电梯工程施工质量验收规范》GB 50310-2002。

2.3 运维与故障

（1）故障表现与原因分析
- 一直处于紧急停止状态：站台被占用、I/O信息锁定、急停电脑故障、驱动电机损坏、驱动编码故障或驱动伺服器FSA故障。
- 无法按规划线路寻迹运行：导航传感器损坏、污损、位移、遮挡、参数设置异常等；定位标签如基站、磁钉和反向射缺失、遮挡、污损或位移；其他原因包括转向装置故障和CAN-BUS总线或控制器损坏。

• 小车走出安全区域：导航传感器及定位标签设置或故障，施工设计不规范。

• 电梯无法自动开关：网络中断或电梯智能控制单元故障。

• 无法进出站：导航传感器损坏。

• 充电故障：电池损坏和充电装置损坏。

（2）日常养护　定期清洁导航传感器和定位标签；定期检查配套网络、驱动电机和伺服器FSA。根据医院布局定期更新导航线路和相关标签。

3.气动物流传输系统

气动物流传输系统（Pneumatic Tube System，PTS）是通过鼓风机抽取管道内的空气而产生的压力变化，产生传输动力，将某一站点的物资传送至指定站的传输装备。PTS在众多物流配送系统中配送速度最快，明显缩短物资配送时间，降低物资运输的人力成本，方便药品集中管理，可缩短物资等候时间。PTS适用于紧急情况下的物资传输工作，如手术用药、急诊检验和抢救药品传输等。然而，PTS配送重量较轻，且受到管道数量限制，高峰期容易造成配送阻塞；且密封管道消毒及维护难度较大，生物标本之间配送可能存在交叉感染问题。目前PTS仅在管道建设方面提供相关标准，整套设备缺乏通用管理标准。

3.1 结构和工作原理

PTS通过鼓风机向管道提供双向气体动力，各工作站人员封装传输瓶后，经工作站操作发送命令后，发送至指定工作站，控制系统根据管道及工作站分布，调节方向转换器变更传输瓶的传输方向。具体见图11-19。

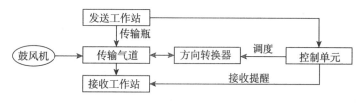

图11-19　气道物流系统技术路线图

（1）硬件组成

• 传输瓶：一般净重约7kg，负责装载传输物品在管道中传输工作，起到装置及缓冲的作用。传输瓶遴选时需考虑密封性能、防撞保护、坚固耐磨、价格及锁扣；目前传输瓶主要分类如下表（表11-10）。

表11-10　传输瓶分类特点

传输瓶分类	特点用途
生物安全传输瓶	密封设计，防止液体外泄
银离子生物安全瓶	内壁具备抗菌涂层技术，抑制细菌及真菌滋生。生物标本：血液及组织
无线追踪传输瓶	支持签收和轨迹追踪
普遍传输瓶	红色——紧急物品，黑色—避光药品

• 工作站：负责物品的接收和发送装置，是系统的终端。工作站分为上置式、前置式、权限式、追踪式、并发式和自动回传式工作站；其中药房主要使用并发药工作站，麻精药品配送宜使用权限式工作站。

• 管道：作为输送物品的传输路径，材质为镀锌合金钢管或其他金属，管径153mm，壁厚1.5mm。

• 空气压缩机（鼓风机）：系统动力来源，在负重的情况可达2~10m/s传输速度。

• 转换器：负责切换物品传输路径的换向器，目前提供四路、六路两种型号转换器。

• 控制系统：显示整个系统流程图、工作状态及收发记录信息；控制系统包括中央控制机CCU和分控机LCU，其原理类似单片机、计算机及PLC。

- 多线程转换中心：通过转换器，在高速区域转换，实现快速转换。
- 其他硬件：电源供应器、回收站、滑轨式血浆专用接收站、控制电缆、减压气垫、快速传输系统。

气道物流传送装置见图11-20。

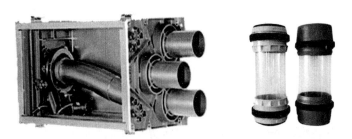

图 11-20　气道物流传输装置图（左图为转换器，右图为传输瓶）

（2）具体参数　见表11-11。

表 11-11　气道物流系统主要参数表

设备名称	功率	电压	接地
风机	7.5kW/台	380V/50Hz	必须
风机线板	1.32kW/台	220V/台，要求5孔插座	必须
控制中心	接入互联网实现远程监控，预留网线及电话接口	220V，需求5孔插座，距离地面0.5m	—
转换器	1.32kW/台	220V/台，需求5孔插座，距离转换器0.5m范围内	必须
工作站	1.32kW/台	220V/台，需求5孔插座，安装站点上方，距离地面高度1.8m	—

（3）软件功能

- 地址簿功能：收发站地址代码可任意设定1~5位数，以配合医院各科室及护士站电话分机号码，同一站点可以设定多组不同地址代码，以区别不同的使用者。
- 故障报警功能：可显示故障区域及故障代码，提供故障日志，实现故障查询与分析。提供接收提醒、故障提醒等功能。
- 速度调节功能：监控系统整体运行情况、传输瓶流转图、运转状态等。
- 发送管理：可以选择高低速配送。
- 优先配送：可根据优先级别，对配送物资分配按优先级配送。
- 其他功能：RFID、消毒装置（传输瓶紫外消毒）、错误续发。

3.2 设计与实施

（1）具体参数

- 管道参数：采用PVC管，为气送系统专用的光滑均匀管路，具耐磨、抗腐蚀及消音功能，参照标准包括德国国家标准DIN8061/8062及ISO国际标准规格：PC-160管外径160mm，壁厚3.2mm，曲率半径800mm；PC-110管外径110mm，壁厚2.3mm，曲率半径600mm。内径需宽86~120mm×长220~400mm。
- 传输速度：快速5~10m/s，慢速2~3m/s（易碎及血浆制品）。
- 最大传输（横向）距离：1500~1800m。
- 空气压缩机：品牌及压缩比；输送距离≥1500m，最大转速3500r/min；换风次数6次/小时。
- 载重量：传输瓶尺寸160mm者负载5kg，传输瓶尺寸110mm者负载1.5kg。
- 传送物品类型：药品、血液制品、小型手术包等，其中优先接收药品、麻醉剂和血液制品等。

（2）适用范围与设计　根据业务需要设计工作站点数量；具体站点数量见表11-12。

表 11-12　气道物流站点分布设计

科室	传输物品	站点设计
检验科	生物样本及报告	检验科至少配置2个工作站，根据床位数量每增加1000张床增加2~6个
急诊科	药品、血液制品及麻醉剂等	站点包括抢救室、护士站、急诊药房、急诊检验、急诊手术室，配置2~4个传输瓶
病区	药品、血液制品、阑尾炎输液包（小量）和生物样本等	配置1个工作站，传输瓶配置2~3个
中心供应室	小型医用耗材及手术包	
医技（介入、内镜）	药品、一次性物品、结果报告	
血库	血液制品	配置2个工作站，传输瓶配置双色传输瓶
药房	口服药、注射剂等	配置2个工作站，主要用于紧急及夜间配送，或口服药的日常配送
PIVAS	袋装及瓶装输液	配置1~2个工作站，传输瓶配置多个
病理科	病理标本	
CCU/ICU/手术室	病理、检验标准，药品及小型耗材	

• 站点布局：根据楼宇结构和科室位置设计，按照主要使用部门包括住院药房、急诊科、ICU/CCU/手术室、血库和检验科等进行规划；具体见图11-21。

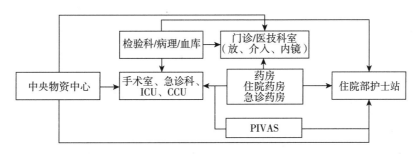

图 11-21　气道物流系统路线规划图

• 涉及特殊区域感染病房和发热门诊标本收发时应设计好双通道设计，避免交叉感染。

• 压缩机和中心交换站设计需要考虑最佳的动力位置，一般情况下，压缩机传输距离为1500米，压缩机机房位置应在管道中央区域，同时要考虑到压缩机和中心交换站的易维护性。

（3）测试与评价

• 多路并发。

• 风速测试。

• 故障继发测试。

• 负载测试。

• 系统平稳性：启动及停止均有缓冲，无撞击平稳接收。

• 安全和可靠性：管道及部件为防火材料，系统有防火装置；系统无气体泄露、无气体污染；收发站、转换器、三向阀内气体密封圈为特制密封材料制成，系统不对其他设备产生影响；可以根据医院未来发展需要，适时扩增分站。

• 系统易管理、易维护、易升级；具有较强故障恢复能力，传输中如发生断电，数据不会丢失，来电后能自动恢复，继续完成原定操作指令；整机系统具有故障自诊功能。

（4）施工建设标准

• 《医院洁净手术部建筑技术规范》GB 50333-2013。

• 《机械设备安装工程施工及验收通用规范》GB 50231-2009。

• 《自动化仪表工程施工质量验收规范》GB 50131-2007。

• 《工业金属管道工程施工质量验收规范》GB 50184-2011。

• 《高层民用建筑设计防火规范》GB 50045-95修订版。

• 管道采用双管理设置，符合耐磨性、防腐性、抗压性和抗静电要求，防火材料采用B1级别材料；管道一般采用110~160mm外径管道；资金充裕可考虑双管双向。

• 原则上每个系统含风机配置15个工作站点，风机机房配置空间不少于25m²，每增加一套风机增加15m²。

• 工作站之间连接可采用串联或并联的方式，串联节省管道成本但效果较并联方式差，出现局部堵塞或故障会影响较大区域；医疗机构可根据配送频率和工作站关联情况采用串联、并联混合设计模式。

（5）注意事项　气道消毒目前采用气溶胶与风机联动方式进行，传输瓶消毒方式包括消毒柜（80℃以下），表面擦拭消毒或紫外消毒。

3.3 运维与故障

（1）故障表现

• 系统异常停止或回转鼓动作超时，表现为药品发送等候时间过长。

• 设置风速与实际风速存在较大差距。

• 药品传输站点出错。

• 工作站提示管道闭塞清理报警。

（2）故障原因

• 转换器故障：主要见于三向阀控制板或转向器板卡故障，如密封性不足或活动性损坏。

• 空气压缩机故障：原因包括动力不足，空气过滤网未定期更换或空气压缩机传动皮带或齿轮磨损。

• 传输瓶故障：主要见于感应IC损坏或密封性不足，传输瓶需要定期消毒检查。

• 工作站故障：主要见于液晶面板接触不良及控制电机故障。

• 管道故障：主要见于有阻塞物或管道破裂导致密封性不足。

• 传送距离超过设计要求的传输距离范围。

• 控制系统故障：包括控制电路故障或通信线路中断。

• 传输瓶使用错误，包括传输瓶类型以及未按操作规范密封发送

4.箱式物流传输系统

4.1 结构和工作原理

箱式物流传输系统（Box Type Conveyor Sorting System，BCSS）主要由工作站、积放输送单元、辊筒输送机、垂直提升机、标签管理系统、分拣机、控制系统和周转箱等组成。具备原理与流程如图11-22和图11-23。

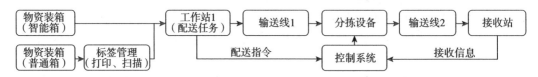

图11-22　箱式物流传输系统技术路线图

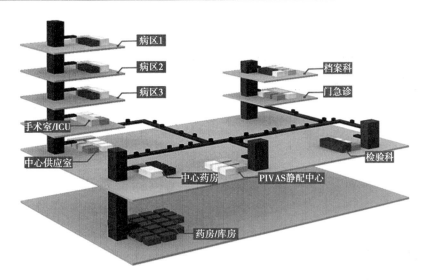

图 11-23 箱式物流系统空间分布设计图

4.2 设计与实施

（1）具体参数

• 承重：30~50kg。

• 水平传输速度：1000箱/小时（0.3~0.5m/s）。

• 周转箱体积：660 × 450 × 350（mm³）。

• 垂直传输速度：800箱/小时（高速）；160箱/小时（低速）。

• 适用物资：BCSS应用范围非常广泛，除静脉配置中心、住院药房、药库及制剂中心的药品配送外，还包括标本、血制品、被服和配餐等物资；满足85%超长器械配送要求。

• 硬件结构：收发工作站、积放输送单元、辊筒输送机、垂直提升机、RFID分拣系统、智能周转箱。

（2）施工设计与标准

• 周转箱需符合《清洗消毒及灭菌技术规范》WS 310.2-2009标准要求。

• 设备基础施工应包含进道位置、动力点配置、专用电力管道和收发站点等。

• 根据物流配送的运送量设计收发站点。

• 跨越防火区域时，应配备自动隔离门或防火卷帘。

（3）注意事项 周转箱需具备一定隔离保护能力，可对周转箱内外消毒。

5.真空物流传输系统

真空收集物流系统是指通过预先管道系统，利用负压技术将物品抽送到中央收集站的过程。负压气力收集由独立的收集系统构成，包括专用通道、通道阀输送管道、抽风机、收集转运站等；主要用于医疗废物及被服收集。与气动物流的主要动区别是，本系统采用真空系统，且对管道的气密性更高，管道输送物资体积较气动物流大。同时结合管理需要，本系统可扩展配置除臭系统、火险检测系统、管道空气循环系统和清洗系统等。此外，真空收集物流系统工作站采用单向传输，且传输物品尺寸较大。

5.1 结构和工作原理

真空物流传输系统工作原理见图11-24。

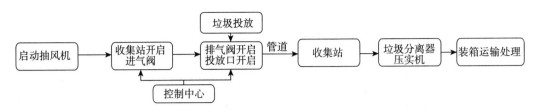

图 11-24　真空物流传输系统工作原理图

5.2 具体参数

- 管道内径：500mm。
- 管道传输速度：70km/h。

6. 设计与实施要求

6.1 立项设计考虑因素

- 不同的物流配送系统在配送速度、负载及储物内间均有所有不同，医疗机构在遴选物流配送系统时要优先考虑配送物资类别及日均配送量。一般情况下，医疗机构优先对药品、医用耗材、手术器械、报告和临床标本进行配送，分析医疗机构内部主流配送物资类型而遴选产品。
- 除自动引导小车外，其他物流配送系统对楼宇进行结构性改造，在立项之前需要通过评估楼宇机构是否适合物流配送的改造，否则只能采用自动引导小车作为配送项目，以减少对楼宇的影响。
- 立项采购阶段需要考虑建设成本和维护成本，按实际的物资配送量，合理设计站点。同时，需要考虑设备的运维成本。
- 功能用房：包括药库、PIVAS、中心供应室、检验科、输血科、病理科、手术室、急诊抢救室、ICU和NICU等。

6.2 楼宇改造标准要求

详见各小节线路设计标准。

6.3 设备实施标准

详见各小节线路设计标准。

6.3.1 线路设计标准

设计管道与原电路、水路、气路，同时标注并提供高清CAD图。

6.3.2 站点设计标准要求

根据工作人员的日常习惯划定区域，尽量靠近使用人员常驻位置，避免设置在偏僻位置，可提高操作中的收发效率。工作站点则需预留足够工作空间，方便人员收发操作和医用推车进入。

第四节　其他设备

1. 监管设备

1.1 医药物联网建设

医药物联网（Medicine-Internet of Things，Med-IoT）一般是指通过各种信息传感器、RFID、GPS等装置与技术，实时采集任何需要监控、连接、互动的医药实物或业务过程，实现对医药实物和业务过程的智能化感知、识别和管理。

1.1.1 功能架构

物联网技术主要用于药品采购、快速验收、盘点、出入库和药品物流追溯等业务，其功能架构见图11-25。

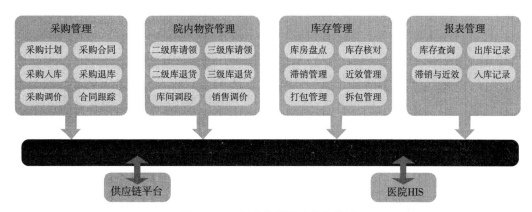

图 11-25 医药物联网功能架构图

1.1.2 药品电子标签

（1）简介 药品电子标签基于电子墨和RFID技术，实现药品信息同步显示功能，显示信息包括药品名称、规格、贮存要求、有效期、库存量、货架号及特殊管理标识等。

- 应用场景：药品验收、上架、进出库、配发等需要识别药品的业务。
- 采用技术：射频识别、红外感应、图像识别、重量传感等。
- 功能：标识药品，定位并更新数据库中的药品数据。
- 预警规则设置：空白、数据匹配失败报错，预警及状态信息定时向指定用户发送。

（2）具体参数

- 显示屏：电子墨或LCD技术。
- 通信：支持蓝牙/WIFI/RFID/Zigbee。
- 电池：主要考察续航时间，电池一般2~3年。
- 其他功能：数量显示、特殊标识和效期提醒等功能。

1.1.3 PDA

（1）简介

- 应用场景：药品验收、上架、进出库、配发等需要识别药品的业务；PDA设备用途广泛，适用于医院各个移动医疗业务，药学相关应用主要包括药库药品验收及出入库管理，冷链信息查询、医嘱执行确认、输液更换和药品盘点等工作；不同的应用场景需要配合不同的应用程序。
- 采用技术：射频识别、红外感应、图像识别等。
- 功能：识别药品，定位并更新数据库中的药品数据。
- 预警规则设置：数据匹配失败报错，预警信息主动推送至指定用户输出。

（2）结构与工作原理 结构包括操作系统、应用程序、红外接收器、RFID射频接收器、可见光摄像头、补光灯、触摸屏、多模无线通信模块。PDA根据不同应用程序和业务流程，其技术路线有所差异，PDA作为PC端应用的移动端业务延展，根据其附加模块进行多场景业务应用，PDA通过蓝牙/WIFI/移动模块实现PDA与业务系统的数据交换工作，而红外接收器、RFID射频接收器和可见光摄像头主要负责外面信息的快速录入工作。

（3）具体参数

- 三防要求：防尘、防水达到IP65级别，抗跌落。
- 通信：支持WIFI/NFC /Bluetooth/GPRS/WCDMA/EVDO/TDSCDMA/TDD-LTE/FDD-LTE多种通讯传

输方式。
- 电池及触摸屏参数：主要考察续航时间和循环次数。
- 识别模块：高清摄像头、红外面容、超高频RFID、指纹识别（选配）、激光扫描、影像式扫描。
- 打印：可选配支持凭条打印功能。
- 身份识别：通过面容、NFC卡或者指纹对操作者进行身份识别。

1.2 输液监测器

根据《关于牙龈炎冲洗器等产品分类界定的通知》（国食药监械〔2004〕321号）的定义，输液监控器是指用于监控输液状态，当药液停止滴动或达到设定值时能发出提示的装置。输液监测器按Ⅰ类医疗器械管理；根据测量原理主要以光电测试、压力（称重）测量和电容测量三种无损式测量为主；其中以压力测量和光电测量应用最广。其他测量方式包括超声波测量、浮子式测量和光纤式测量等；其中光纤式测量通过插入输液瓶中进行余液量报警，属于一次性耗材，本测量方式由于不能重复使用，且应用功能受限，逐渐被无损式测量技术取代。具体参数差异见表11-13。

表 11-13 输液监测器分类参数对照表

评价项目	光电测量	压力测量	电容测量
放置位置	滴斗位置	输液瓶上方	滴斗位置
测量精度	滴速测量相对压力测量较为准确	较差；滴速为重量换算的近似值	高
缺点	受光照环境影响	使用前需调整重量	抗干扰能力弱
检测原理	液位传感器（CMOS摄像头）	压力传感器检测输液瓶重量变化计算其滴速及余液量	输液管夹两侧电容极板检测管中有或无输液时的介电常数变化情况
主要应用	常规病房及门急诊输液室	常规病房	ICU、新生儿、手术患者等滴速要求高

（1）结构与工作原理　由输液监测器检测传感器（液位传感器、压力传感器和电容传感器等）、驱动模块（步进电机）、显示屏、无线传输模块、单片机控制单元和输液中央监控系统等软硬件组成（图11-26）。

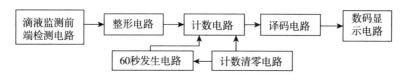

图 11-26 滴速监测电路技术路线图

输液监测器设置好输液量和输注时间后，系统后台自动计算滴速，并随着时间实时显示剩余输液量，具体公式如下：

剩余输液时间T的计算公式为 $T = (M - N \times A)/(V \times A)$；其中M为输液袋容量，单位为ml；N为当前已经滴落滴液数；V为当前滴液速度，单位为滴/分；A为输液袋的滴系数，单位为ml/滴。

（2）应用　住院病房及门急诊输液室。

（3）具体参数及功能　滴速监测、输液恒温加热、余液报警。

（4）故障与排除　主要表现为称重监测精度下降导致滴度误算和误报。

1.3 冷链药品储存与监测设备

1.3.1 参数要求

（1）冷藏箱和冷藏柜参数要求
- 参照标准：YY/T 0086-2007药品冷藏箱。
- 设备运行环境温度：16~32℃。

- 箱内温度：2~14℃。
- 箱内降温至（4±1）℃不超过3小时。
- 2小时内各测点变化不超过0.5℃。
- 开机与停机温度差不超过3℃，超过设定温度3℃报警。
- 运行稳定后温度差不超过2℃，各测点温度差不超过2℃。
- 具备自动化霜功能。
- 年泄漏量不超过0.5。

（2）阴凉箱参数要求

- 参照标准：WS/T 1062-2016药品阴凉箱技术要求和试验方法。
- 设备运行环境温度10~30℃。
- 箱内降温至15℃不超过60分钟。
- 具备箱内温度及湿度显示装置。
- 储存温度8~20℃，湿度达到35%~75%；超过范围值报警。
- 开门操作时不超过22℃，关门恢复20℃和75%以内时间应控制在15分钟内。
- 箱内波动（最高与最低，以及各测点）温度不超过5℃。
- 噪声（小型低于55dB，大型低于62dB）及电压要求（184~245V）。
- 年泄漏量不超过0.5。

（3）测点参数要求

- 测点设计前进行温度分布测试；库房存储空间测温度偏差、均匀度和波动度，温度不超过±3℃。
- 温度自动监测系统测点终端验收及定期进行第三机检测机构的准确度测试。
- 冬季及夏季极端环境温度条件下的温度保障能力确认，测量范围0~40℃，温度最大允许误差±0.5℃；测量范围在-25~0℃时，温度最大允许误差±1.0℃。
- 温控设施设备运行参数及使用状况测试，其温度记录仪差值应在±1℃，冷冻库差值应在±2℃。

（4）冷链设备管理要求

- 冰柜：2~8℃。
- 冰箱：2~8℃。
- 超低温冰箱：-80℃及-40℃。
- 保温箱、移动保温箱：37℃。
- 配送站应配置冷链药品温度控制设备和温度记录设备。
- 冷藏车及保温箱设置宜定期清洁。
- 冷库应配备自动检测、自动控制、自动记录和自动报警设备。
- 建立设备设施管理制度。
- 制冷系统、测温设备、温度异常报警装置应定期检查、保养和检验。
- 冷链设备专人管理。
- 温湿度记录及维护保养记录保存不少于5年。
- 设备建立档案和清单：包括设备名称、生产厂家、购买日期、使用状况、设备来源、保管人、维修服务商及使用说明书。
- 监测控设备监测要求：超标自动起跳，超标敏感度在0.5℃以内，且不超过2分钟。

1.3.2 冷藏箱或保温箱性能管理

（1）性能确认内容

- 箱内温度分布特性测试与分析。
- 蓄冷剂配备使用条件测试。
- 温度自动监测系统测点终端或温度记录仪位置确认。
- 开箱作业对箱内温度分布及变化影响。

- 高低温等极端外部条件下的保温效果评估。
- 运输最长时限验证，主要用于疫苗保温箱的验证工作。

（2）性能要求

- 测试条件下，冷藏箱或保温箱内部各监测点温度均控制在规定的范围内。
- 蓄冷剂配备使用条件符合相应操作规程的要求。
- 温度自动监测系统测点终端或温度记录仪放置位置，应确保设备采集温度符合医药产品存放处的实际温度。
- 应证明开箱作业导致箱内温度超标的最短时间值大于规定值。
- 应证明保温时限满足最长运输时间需求。
- 高温或低温等极端外部环境条件下满足要求。

（3）操作要点

- 根据冷藏箱或保温箱的适用范围、实际运输线路不同季节的温度特性以及极端条件出现的概率，设定静态模拟运输温度验证条件，包括药品运输经历阶段、各阶段温度及持续时间等。
- 每一种冷藏箱或保温箱包装方式均应按照其对应的使用温度条件进行模拟性能确认。
- 冷藏箱或保温箱内蓄冷剂配备方式，应按照设备的操作规程进行预处理和配置，并详细记录操作过程和温度测试结果。
- 冷藏箱或保温箱内应放置模拟物品，其热容特性应与该包装箱运输药品总量的热容特性基本一致。
- 冷藏箱或保温箱内至少含5个温度记录仪，分别位于模拟药品的上、下、相邻两侧、几何中心等位置（除几何中心外，温度记录仪应放置于各面中心位置）。实际应用时，放置温度记录仪的位置应放置测试记录仪。验证数据采集的间隔时间不应大于5分钟。
- 静态模拟性能确认时限不应少于该包装箱实际应用的最长时间。
- 在测试时间的中段开箱取出模拟物上部的保温材料和蓄冷剂，记录各测点的温度变化情况。
- 根据冷藏箱或保温箱的适用范围、实际运输线路不同季节的温度特性以及极端条件出现的概率，选择动态验证线路。该线路至少涵盖最长运输时间或最苛刻温度条件。
- 至少进行冬、夏和春（秋）三种季节类型的实际线路性能确认。

1.3.3 实施设计要求

（1）测试设计

- 仓库一次性同步布点，确保各测点采集数据同步有效。
- 每个库房中均匀性布点数量不应少于9个，其他各角及中心位置应布置测点，每两个测点水平间距不应大于5m，垂直间距不超过2m。
- 库房每个作业出入口及风机出口区域至少布置5个测点，库房中每组货架或建筑建构的风向死角位置至少应布置3个测点。
- 特殊区域应布设温度监测点，包括空调、制冷设备回风位置、温度自动监测系统测点终端安装位置、门、窗和灯等位置。

（2）性能确认方法

- 温度监测系统配置的测试终端安装位置确认。
- 开门及开箱作业对库房及冰箱的温度分布影响确认，应证明任一测点超温的最短开门时间值大于规定值，并设置基线阈值用于开门超时提醒。
- 确定设备故障或外部供电中断状况下库房保温性能及变化趋势，其中断供电的保温时限大于规定值，可实现中断供电超时报警。
- 性能确认测试场景包括库房或设备初次使用，库房改造后再次使用；测试时应分别进行空载及满载的性能确认，一般情况下库容率达到70%需进行满载性能确认。

1.3.4 异常冷链监测数据分析

- 验收入库时间过长。
- 测点（探头）离制冷风机口距离过短。

• 制冷设备温度应未定期检查校准，导致计数不准。

• 发放转运时冷藏设备或冷库门未及时随开随关（图11-27）。

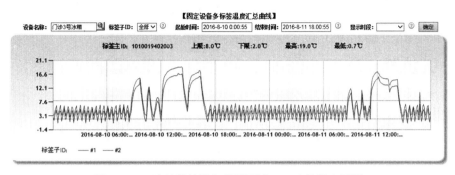

图 11-27　冷链监控设备异常图谱——冰箱门未关严

• 突然断电或者风机故障，导致温度会迅速上升。

• 冷藏设备中药品堆码数量过多或温度设置异常；其图谱特征为振幅频率较常规波谱频繁，偶有低于下限值，出现低温情况；具体见图11-28。

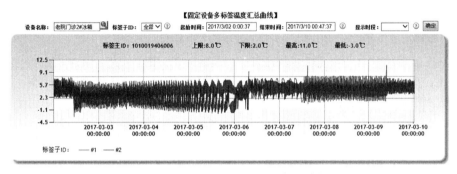

图 11-28　冷链监控设备异常图谱——药品堆放过多

• 探头灵敏度下降、污损或被其他物品覆盖。

• 网络故障致无法正常上传数据。

• 药品直接接触冷藏设备内壁。

• 冷库温度正常的情况下波形曲线周期性摆动，并在临界值以内。

• 压缩机故障：图谱呈直线上升，缺失振幅特征；具体见图11-29。

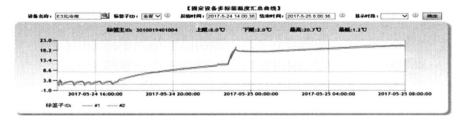

图 11-29　冷链监控设备异常图谱——压缩机故障

2. 药品调配辅助设备

2.1 自动核对机

（1）结构与工作原理　自动核对机（Medicine Detection Machine，MDM）运用全息图像识别技术、多光谱识别技术、色容差精细区分技术和非接触式识别药袋技术，实现药袋自动导入和药品自动摊平，具有防堵等多种报警功能，以及大数据存储并支持随时联网调阅结果。

（2）自动核对机具体参数

• 核对速度：≥80包/分。

• 体积：约1500（L）×600（W）×1700（H）mm³。

• 容栅测距：≤0.1mm。

（3）差错与故障分析

• 辨识度下降：包括图像位移和药品外观原因引起。

• 数量计算错误：包括碎片和药品重叠及无法平铺等。

• 数据传输错误：包括HIS或ATDPS向MDM进行信息传输时发生错误，包括数量、患者信息和药品信息等不匹配。

• 传送报警：主要见于药袋缠绕而无法平铺传送带。

• 新进药品未作字典维护或外观相近的素片发生无法识别。

（4）功能设计与实施

• 核对机数据估算：根据核对速度和床位数估算核对机数量设置。

• 接口设计：自动核对机接口主要与ATDPS和HIS进行单向信息传递工作；部门HIS支持自动核对机核对状态结果返回。

• 功能设计：核对图片存档、报警提醒、工作量统计功能、图像增强和药片图片采集等功能。

2.2 全自动剥药机

（1）结构与工作原理　全自动剥药机（Pack Transported Pill，PTP）又名除包机、拆包机或拆药机，与传统手工剥药相比，全自动剥药机高效清洁，速度可提升3~5倍；其主要结构包括胶辊、进药装置、测距传感器、驱动电机和控制系统几部分组成（图11-30）。

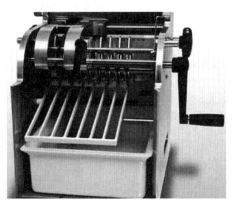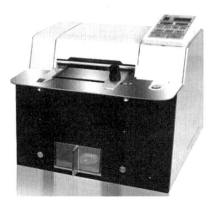

图 11-30　剥药机（左图为手动剥药机，右图为全自动剥药机）

（2）具体参数

• 剥药速度：20~40板/分。

• 体积：约300（L）×250（W）×270（H）mm³。

• 容栅测距：≤0.1mm。

2.3 输液自动贴签机

（1）管理要求　按照《静脉用药集中调配质量管理规范》有关规定采用电子处方系统运作或者采用同时打印备份输液标签方式。输液标签贴于输液袋（瓶）上，备份输液标签应当随调配流程，并由各岗位操作人员签名或盖签章后，保存1年备查。

（2）结构与工作原理　输液自动贴签机主要结构包括传输皮带装置、打印机、电气控制装置、控制电脑主机。控制装置包括料盘、压料器和标签剥离装置。

（3）具体参数 参照艾隆Q/320500 ALKJ21-2017标准要求，输液贴签机主要参数如下。

• 贴瓶速度：1000袋/小时。

• 体积：约2000（L）×500（W）×1500（H）mm³。

• 占用场地面积：1~3m²。

• ▲标签附着力：不低于GB/T9286-1998标准3级要求。

• 噪声：≤65dB。

• 打印尺寸：最大约80mm。

2.4 自动数片机

自动数片机（Automatic Tablet Counting Machine，ATCM）又名自动点药机，其分类可依据工作原理、传动方式或自动化程度进行划分。按照工作原理可分为空位数片机（图11-31）、光电式数片机和压重式数片机；按照传动方面可分为筛动式和履带式；按照自动化程度可分为半自动和全自动；按照应用可分为分包机和盘点机两种。自动数片机广泛应用于药品制剂分装数片、药房协定处方药品分包数片和药房拆零药品盘点等工作。

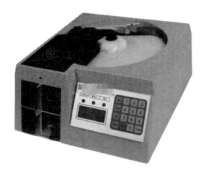

图 11-31 空位数片机

数片机一般由平度圆盘、数片模块、电机、控制器和下料桶（斗）组成；其结构简单、稳定可靠，且成本较低。

（1）结构与工作原理 见图11-32。

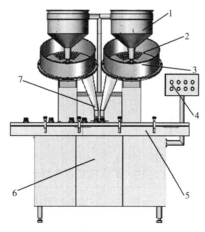

1.料筒 2.模版 3.围料筒 4.控制面板 5.药瓶传送带 6.机座 7.下料桶（斗）

图 11-32 压重式数片机结构示意图

• 功能：缺粒提醒，电动变频节出药速度。

• 缺粒检测方法：包括光电传感器扫描法、CCD图像识别法和压敏传感器称重测量法；其中光电传感器扫描法适用范围较广，不受规格、药品颜色及大小影响；压敏传感器称重测量法不适用于片剂质量轻且整瓶数量较多的情况，每次更换药品时其测量参数需要同步调整。

• 数片模式：单剂量模式、多剂量模式、盘货模式。

（2）具体参数　数片速度约为800片/分。

2.5 自动煎药机

（1）结构与工作原理

• 结构：包括控制系统、注水装置、压力监测及减压装置、投药装置、过滤桶、搅拌装置、煎药桶、冷凝回流装置。

• 功能：具备药材清洗、浸泡、自动注水、排液清洗、高温灭菌、药渣分享、定时设置、火候自动调节、自动分包、自动喷码（标签）、压力监测及减压装置等功能。

• 工作原理：具体技术路线图见图11-33。

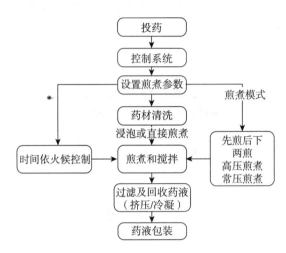

图 11-33　自动煎药机技术路线图

（2）适用范围　由于不同中药材的煎煮要求不同，煎煮机目前主要用于普通煎煮方法的药材，对于有特殊炮制要求的药材，宜先进行预处理，达到同时煎煮要求的方可与其他中药材同时投至煎煮机中进行自动煎煮工作。

（3）具体参数与评价　见表11-14。

• ▲煎煮容积：20L。

• 体积：约1200（L）×600（W）×1200（H）mm³。

• 煎煮模式：先煎后下模式、两煎模式、自定义模式。此外还可分为常压煎煮模式和高压煎煮模式。

• 火候控制：是/否。

• 噪声：≤80dB。

• 其他功能要求：配置汤剂包装设备。

表 11-14　煎药机技术参数表

参数	内容介绍
主机工作环境	-5℃ ~80℃
设备电源功率	380V—23kW
天然气	13 m³/h
同时煎药量	每个模块可同时处理16个处方，模块可以8的倍数任意增加
每剂包装信息打印方式	全自动喷码
上药方式	手工加药
与药接触容器材质	食品级不锈钢

续表

参数	内容介绍
噪音	低于80dB
上药防错确认方式	条码扫描
全自动喷码机喷码颜色	黑色喷印

• 设备分型　详见表11-15。

表 11-15　煎药机分型对比参数表

项目	半自动煎药机	全自动煎药机
煎药方式	纱布袋包装后煎药	散装煎药
煎出率	低	高
升温时长（20~100℃）	20分钟以上	5~10分钟
复核难易程度	难	自动复核
差错率	高	无差错，全程无人工干预
泡药及煎药全程自动化和可视化	无	全程电脑监控操作
作业时长	8小时（工人工时）	24小时
清理方式	管道式，存在二次污染	直接倾倒，无二次污染
与医院HIS链接	不能	能
同时煎药量	3张处方	16张处方（可以8的倍数任意增加）
耗用人工	12人	2人

2.6 自动补药装置

（1）结构及工作原理

• 参照专利号CN201620260358.2全自动补药设备，其结构包括存储药柜、传送装置、机械吸盘、识别装置以及机械手；设备提供动态补药方式及静态补药方式。

• 识别装置：可识别单个药品包装上的4种识别符，识别符包括条形码、射频识别标签和二矩阵中的一个或其他常用识别符。

• 设备操作流程：药品投递（存药区）→传送带（传送区）→识别装置（识别区）→挡板→机械手（分拣待补区）→传送装置→存储药柜（循环操作）→不符合的（回收区），详见图11-34。

• 设备提供：存药区、传送区、识别区、待补区及回收区。

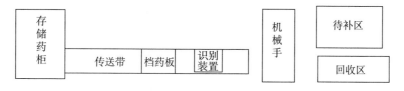

图 11-34　自动补药装置施工设计示意图

图片来源参照专利号 CN 205526141U

（2）目的意义　实现全自动补药，减轻人工补药的劳动强度，降低医院药房人力资源成本，解决人工补药存在的出错率高、效率低的问题。药房补药速度的提高，解决了药房药品快速消耗导致的患者排队问题。

2.7 药品3D打印机

药品3D打印机（3DP）是通过计算机设计数字模型，对市售药品粉末再成型，精准控制每一片分剂量的药物含量。药品分剂量打印目的满足了特殊人群对特殊剂量用药需要，可以实现剂量精准调配。最早于2007年由美国Aprecia公司取得专利技术，2020年广东省药学会发布T/GDPA 1—2020《医疗机构3D打印药品分剂量片技术规程》团体标准。

管理要求包括药品的处理、辅料使用、设备和药品质量检查等内容。

（1）结构及工作原理 3D打印技术可分为熔融沉积建模（Fused Deposition Modeling，FDM）、压力辅助微注射（Pressure Assisted Microsyringe，PAM）、立体光刻（Stereo Lithographic，SLA)、选择性激光熔融（Selective Laser Sintering，SLS)和数码光处理（Digital Light Processing，DLP）技术；其中FDM和PAM技术作为挤压打印技术的代表，80%以上药品3D打印以FDM和PAM技术为主，其他技术主要用于其他医疗耗材3D打印应用。挤压打印技术也称基于喷嘴的沉积系统，通过计算机控制喷嘴把材料逐层挤出形成沉积材料，以创建具有受控成分的三维结构。3D打印设备的主要构件包括打印料筒、打印喷嘴、打印操作系统和驱动电机。具体技术路线如图11-35所示。

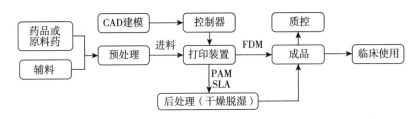

图 11-35 药品 3D 打印技术路线图

• PAM：以聚丙烯酰胺聚合物作为3D打印的黏合剂；其优点包括打印方便，易于更换打印耗材，可以支持高载量打印和室温打印，适合热稳定性较差的药品、耗材及辅料打印。缺点为打印速度慢、成本较高、打印精度不高和材料限制，由于PAM目前缺乏体内试验安全数据，其合成单体丙烯酰胺具备神经毒性，工业产品中的PAM中含有一定量的丙烯酰胺残留，因此，PAM-3D打印技术目前暂未用于体内给药剂型。具体工作原理图如图11-36所示。

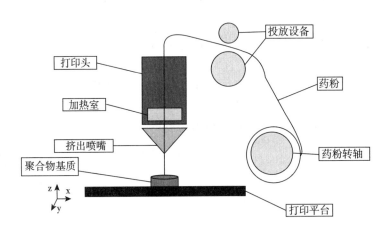

图 11-36 PAM 3D 药品打印技术原理图

• FDM：优点为可打印耐热性药品，不需要后期处理，药物均匀度好；缺点是需要高温加工，不适合对热稳定性差的药物及多种成分药物混合打印，缺乏合适的生物相容性聚合物，且高温加工时可能会发生药物成分降解。FDM聚合物一般选用聚乙烯吡咯烷酮（PVP）和聚乳酸（PLA）。适用于如茶碱和强的松等热稳定性较佳药品。具体控制参数包括填充密度、打印机速度、层高和喷嘴温度。

具体工作原理图如图11-37。

• SLA：优点是快速成型，耗时短，噪声及振动小。

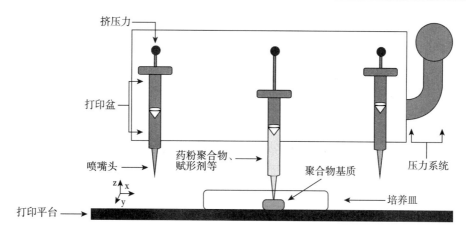

图 11-37 FDM 3D 药品打印技术原理图

• SLS：利用红外激光发生器加热能源，以金属粉末为原料，激光束逐层熔融烧结粉末；适用于骨科材料打印。打印原料包括金属、陶瓷、聚碳酸脂、尼龙、蜡和生物分子材料等。本技术的打印装置由激光器和扫描镜组成；与其他技术相比，SLS在送料方面采用滚动轴承向打印平台输送原材料。SLS在药品打印方面研究较少，主要应用于药物递送系统（drug delivery devices，DDDs）的设计与打印，使用的生物聚合物包括PCL和PLLA等；制造的多孔性DDDs在药物储存和治疗中具有潜在作用，实现了药物控缓释功能（图11-38）。

药品分剂量的医嘱将市售药品、药用辅料置于粉碎设备中充分研细，制成适宜3D打印黏稠度的药浆。将装有药浆的料筒安装至3D打印机上，启动3D打印机，进入电脑操作软件界面，根据需求设置模型形状及相关参数，调节3D打印机的挤出气压，开始打印分剂量药片。经过外观、片重检查等质量检查后，合格的3D打印分剂量片贮存于贴有标签的棕色瓶中，标签内容包含药品名称、调剂日期、规格等，供药师根据医嘱发给患者使用。

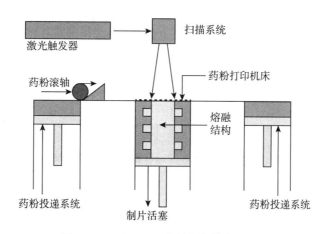

图 11-38 SLS 3D 药品打印技术原理图

（2）具体参数
• 主要考察设备的打印喷嘴精度、打印温度、打印尺寸、打印速度和压力。
• 含量均匀度：≤ 15%。
• 崩解时限：片剂15分钟内全部崩解。
（3）建设标准
• GB 28670-2012《制药机械（设备）实施药品生产质量管理规范的通则》。
• 卫生部令第79号《药品生产质量管理规范（2010年修订）》。
• 药品建模软件：SOLIDWORKS、Materialise Magic 等。

（4）适用范围

• 适用对象：普通片剂特殊剂量分装工作，如儿童用药、治疗窗窄药品分剂量以及其他特殊人群需严格控制剂量。

• 不适用范围：缓控释制剂或不适合研磨制剂。

• 药品、辅料与打印技术适用范围：药品及辅料遴选时需要考虑热稳定性、水溶性、黏度、含量比例和拉伸硬度等参数（表11-16）。

表11-16 药品3D打印技术应用范围

打印技术	药物	辅料
FDM	5%对乙酰氨基酚	95% PVA
	2%对乙酰氨基酚	≥90% HPC，2%~10% PEG
	30%对乙酰氨基酚（APAP），5%聚乙烯吡咯烷酮	45.5%HPMC、19.5% EC或HPC
	50%茶碱	45% HDPE/5% 三乙酰酚
	10%~35%盐酸环丙沙星	65%~90% PVA，2% 癸二酸二丁酯
	2.5%苯磺酸氨氯地平、1.25%吲哚胺、5%罗伐他汀钙、5%二水赖诺普利	60.35% PVA，25.9% 山梨醇
	20%药物（卡维地洛）	60% HPMC、15% EPO、5% D-生育酚-生育酚-聚乙二醇1000琥珀酸酯
PAM	81%愈创木酚	2% HPMC，7% SSG，10% MCC
	3.5%格列齐特	7.1% HPMC、17.8% PEG、25%三甲基胺、46.6%乳糖
	24%卡马西平	72.1%2-羟丙基-β-环糊精（HPβCD）、2.4% HPMC
	35%药物（双氯芬酸钠）	2%卡波尔、20%乳糖、5%聚等离子体酮、21%Avicel PH 101、14%Avicel PH 105

备注：PVA聚乙烯醇，HPC羟丙基纤维素，PEG聚乙二醇，HPMC羟丙基甲基纤维素，EC乙基纤维素，HDPE高密度聚乙烯，SSG淀粉乙醇酸钠，MCC微晶纤维素，EPO乌拉吉特，Avtcel微晶粉末纤维素

（5）故障表现与原因分析

• 含量不均匀故障：原因包括原料配比不当或混合不充分，喷嘴堵塞或损坏。

• 药品崩解时限延长或松片，喷嘴挤出压力参数过大或辅料选择不当。

2.8 选择顺应性装配机器手臂

（1）工作原理 选择顺应性装配机器手臂（Selective Compliance Assembly Robot Arm，SCARA）由驱动装置、机械臂、减速器、伺服驱动器、控制器、示教器和扩展模块（CCD）等组成。

• 驱动装置共分为气动、液动和电力驱动三种，具体见表11-17。

表11-17 SCARA驱动装置分类特点对照表

驱动方式	优点	缺点
气动	速度高、价格低	负载小、精度低、低速不易控制
液动	精度较高，反应灵敏，负载大	不宜低温环境，对密封性要求高
电力	精度高，反应灵敏、稳定性好、高速控制	对电机及电流有一定要求

• 减速器分为谐波减速器、摆线针轮减速器和RV减速器，具体特点见表11-18。

表11-18 SCARA减速器分类特点对照表

分类	优点	缺点
谐波减速器	承载能力大，传动精度和效率高，回差较小，运动平稳，SCARA的主流减速器	扭转刚度不足，转运惯量大，寿命较其他类型低
摆线针轮减速器	回差最小，刚度高，承载能力大，寿命长，可靠性高，维修方便，体积小	可能出现过载问题，无自锁功能
RV减速器	兼职二者优点，刚性最高，抗疲劳强度高	

（2）适用范围　药品冲配。

（3）具体参数

- 负载重量：3~8kg。
- 操作精度：±0.01mm与±0.005°。
- 动作幅度范围：400~650mm。
- 操作轴数：三轴、四轴和六轴等。
- 循环时间：小于0.5秒。
- 防护等级：IP54/IP67。

3.其他自动化设备故障表现与原因

- UPS电池报警：原因包括电池老化、电池短路或破损等情况；通过整理电路和更换电池即可解决，部分电池报警可能附带控制元件损毁的情况，需一并排查更换。
- 药篮分配异常和无法提醒：发生原因包括发药机调配返回指令设置异常和药篮RFID模块损坏。
- 药品核对出错或药袋缠绕：主要由于单包药品数量过多、重叠或摄像头故障。
- 滴速或余液报警故障：主要由于称重参数设置不当或输液器添置其他异物等。
- 药品电子显示屏信息显示异常：主要由于系统后台未及时更新药品信息、药品储存位置变更或重复使用相同货架号。

第十二章　指标管理

第一节　指标管理基础

1.指标概论

1.1 相关定义

1.1.1 指标

指标（Indicators）是用于量化事物的工具，帮助我们使用抽象数值描述客观事实。指标的形成是基于业务管理需求，根据业务管理流程的关键环节或结果，进行定量或定性统计。

1.1.2 统计指标

统计指标（Statistical Indicators）是指反映某类社会经济现象总体数量特征的范畴及其具体数值。统计指标包括绝对指标、相对指标、平均指标、变异指标；指标基本构成要素包括指标名称、计量单位、计算方法、时间界限、空间范围和指标数值等。

1.1.3 卫生统计指标

卫生统计指标（Indicators of Health Statistics，IHS）是指反映一定时期内、一定地区居民健康状况、健康影响因素、公共卫生服务、医疗药品、药品与材料保障、医疗保障、卫生资源和计划生育的统计指标。根据卫生管理精细化要求，卫生统计指标除上述指标外不断延伸至卫生人才管理、科研管理和卫生质量管理相关的统计指标。

1.1.4 医疗服务指标

医疗服务指标是反映一定时期、一定地区的医疗服务利用、医疗服务效率、满意度、医疗服务质量与安全和病人医药费用等统计指标。医疗服务指标常作为医疗等级评审和公立医院绩效考核的核心指标，是医疗机构日常重点监测的指标。

1.1.5 指标体系

指标体系是指由若干个反映同类或相近现象的总体数量特征，既相对独立又相互联系的指标经科学分类所组成的有机整体。指标体系在预测或评价研究的基础上构建，把研究对象的特征标识分解成具有行为化、可操作化的结构，并对每一个元素（指标）赋予权重的过程。指标体系由指标、结构和权重组成。指标体系构成需考虑以下因素。

（1）需要业务场景支持。

（2）指标需要定义　包括定性或定量指标的纳排标准和计算公式定义。

（3）指标的用途　如提高效益或医疗质量等。2007年原卫生部发布了《国家卫生统计指标体系》（卫办发〔2007〕44号）出台健康状况、预防保健、医疗服务、卫生监督和卫生资源五部分共200余项指标，该指标体系也规定了统计方法、发布周期、上报方式和负责的主管部门等信息。随着医疗机构精细管理需要，2018年国家卫健委员会在原卫生指标体系基础上增加了药品和耗材供应保障相关指标，并进一步规范了各指标的统计方法和指标意义；2019年推出的公立医院绩效评价指标体系，能客观地反映医疗机构医疗质量安全水平和运营管理水平。

1.1.6 报表

报表（Report Forms）是用表格、图表等格式，通过公式或特殊组合显示数据的方式；是运营管理和决策分析有效工具。随着数据库技术的广泛应用，报表数据由原来的静态呈现向动态数据方向发展。虽然报表和指标体系均由指标组成，但在组合结构、应用、呈现方式和稳定性方面均存在较大差异，具体见表12-1。

表 12-1　指标体系与报表关系一览表

项目	指标体系	报表
共性	指标有机集合，以表格形式呈现	
区别	●兼具树状和星形拓扑结构 ●各个指标赋予权重 ●除表格形式外可通过图形方式呈现 ●指标之间普遍存在相互关系 ●结构相对稳定	●星型拓扑结构 ●各指标除主要分类条件（实体）存在关系外，指标间可以不存在相互联系 ●稳定性较差，根据需求调整指标组合及格式
应用	评价及评审工作	工作监测、汇报

1.2 指标分类

1.2.1 按照用途分类

（1）评价性指标　是用于考核、评估或比较社会、经济活动的质量及其效果的统计性指标；在医疗机构中用于医疗诊断的诊断性指标，如检验、检查和查体等，则用于疾病诊断、治疗评价等工作。

（2）描述性指标　是指反映社会现象的指标，其统计方法主要以全面调查为主，主要用于针对社会现象的现状与趋势进行分析。

（3）风险预警指标　主要应用于风险监测与预警工作，如药品不良反应监测、用药错误管理、药品库存管理和投诉管理等。一般采用调查法卡片法和头脑风暴法找出风险因素，通过二八原则找出关键成因。

1.2.2 按指标评价分类

指标按评价可分为运营指标、资源指标、服务指标和医疗质量与安全指标。本分类广泛用于医院等级评价及专业资质评审工作，逐步成为医疗机构指标体系层级分类的主要分类方法。运营指标包括医疗费用支出、人员绩效、固定资产支出和药品金额等相关指标。资源指标主要包括人力资源、药品供应保障和医保资源等指标。服务指标又名医疗服务利用指标，主要包括满意度、等候时间和单位时间检测效率等效率性和服务评价性指标。医疗质量与安全指标包括合理用药、处方点评、不良事件发生率、处方审核和抗菌药物使用情况等指标。

1.2.3 按指标属性分类

指标按属性分为定量指标和定性指标。定量指标是指可通过数量定义并衡量、评价和考核的指标，常用于绩效考核和评价工作。定性指标因无法直接量化，需对评价对象进行客观描述和分析来反映评价结果的指标，一般采用等级描述法、关键事件法或权重分析进行考核。除部分临床诊断指标外，目前医院管理相关的指标普遍采用定量指标。

1.2.4 按时间特性分类

指标按时间特性分为时点指标和时期指标，前者不具备可加性，各时间数据可以无序，医疗服务中的时点指标主要包括生命动态监测仪器所产生的数据指标。时期指标具备连续性和累加特性，医疗机构评价指标体系主要以时期指标作为主要管理手段。

1.2.5 按指标来源对象分类

根据世界卫生组织/合理用药国际网络（WHO/INRUD）针对医疗机构的指标来源对象，指标可分为患者指标和处方指标。其中患者指标包括平均就诊时间、平均发药时间、实际调配药品的品种百分比、正确标签的药品百分比、患者对正确使用药品的了解程度、同期出院人次、门诊就诊人次和急诊就诊人次等。处方指标包括处方平均用药种数、处方使用通用名药品的品种百分比、处方中抗生素的品种百分比、处方中注射剂的品种百分比、处方中列入基本药品目录或处方目录的药占比等。

1.2.6 按监测阶段分类

指标按监测阶段分为过程指标和结果指标。过程指标是影响结果的中间指标，是用户在进行某个过程操作中产生的，可以被干预措施所影响，一般用于监控和评价过程质量、效率或成本等；过程指标更关注用户需求。结果指标是指最终整体评价指标，是衡量某流程产生的结果，用于评价特定场景下流程是否达到要求；结果指标具备滞后性。

1.2.7 按管理对象层级分类

指标按管理对象层级分为个人指标、部门指标、科室指标、医院机构指标和行业指标。药学部由于下设分支组织众多，对药品及药学服务管理要求各异，因此各组管理指标有所差异，具体见表12-2。

表 12-2 药学部指标管理部门分工一览表

部门	指标类型
药房	效率指标、绩效指标、医疗服务指标
药库	运营指标、风险预警指标、质量指标、药品供应资源指标
临床药学	医学诊断指标、风险预警指标、绩效指标、医疗质量和安全指标
药学办公室	人力资源指标、药品供应资源指标、绩效指标、运营指标、服务质量指标、风险预警指标
制剂部门	运营指标、质量指标、绩效指标、资源指标
药学实验室/药检室	质量指标、医学诊断指标
静脉输液配置中心	绩效指标、医疗质量和安全指标、运营指标、风险预警指标
药物临床试验机构	项目管理指标、运营指标、绩效指标、医疗质量和安全指标、医学诊断指标、科研指标
互联网药学	医疗服务指标、医疗质量和安全指标、运营指标
药学信息室	绩效指标、风险预警指标、绩效指标、医疗质量和安全指标、运营指标、科研指标

1.2.8 按指标体系分类

指标按体系可分为卫生统计指标体系、公立医院绩效考核指标、医务人员岗位绩效评价指标体系、团体监测平台指标体系和医院内部管理指标体系。其中卫生统计指标体系包括：居民健康状况及影响因素、公共卫生服务、医疗服务、药品与材料供应保障、医疗保障和卫生资源指标等。公立医院绩效考核指标则主要分为运营、绩效、医疗质量与安全和服务等指标。团体监测平台指标体系则重点关于某一领域，如疾病或药品的使用、治疗、成本和安全等方面指标。具体见表12-3。

表 12-3 指标体系对照表

指标体系	主体	特征	用途	数据来源
卫生统计指标体系	政府	范围值缺失、研究方法以调查法为主、提供发布频率	全国卫生行业调查及趋势预测	卫生、医保及药监等直报系统
团体监测平台指标体系	团体协会	问卷调查+个案信息登记为主要采集；成员单位覆盖面不足	为政策制订提供决策支持数据	医院填报、问卷调查
公立医院绩效考核指标	医疗机构	部分指标提供范围值，发布频率缺失，增加指标导向，指标具备连续性	医院等级评审和医院管理	HIS、LIS、PACS、病案首页系统等医疗机构内部信息系统
医院内部管理指标体系		一般以月度为发布频率	医院管理	

1.2.9 按关键管理要素分类

（1）关键绩效指标（Key Performance Indicators，KPI） 又称主要绩效指标、重要绩效指标或绩效评核指标等，是指衡量一个管理工作成效最重要的指标，是一项数据化管理的工具。关键绩效指标与其他指标相比，其指标导向（即目标值）一般可量化评价，其指标的数据来源涉及业务流程中的关键环节或输出结果部分，是评价业务或组织的主要指标。

（2）关键行为指标（Key Behavior Index，KBI） 是考察各部门及各级员工在一定时间、一定空间和一定职责范围内关键工作行为履行状况的量化指标，是对各部门和各级员工工作行为管理的集中体现。主要应用于用药错误、满意度、患者服务和投诉管理等。

（3）关键风险指标（Key Risk Indicators，KRI） 又名风险预警指标（Early Warning Index），是指对现象宏观运行进行监测，并据此对可能出现的总体失衡、结构性矛盾、突发异常情况做出预报的指标。

2.指标管理

指标管理包括指标活动、指标授权和指标质控工作。指标管理遵循"集中存放、统一标准、定义清晰和分类分级管理"的原则。

2.1 指标活动

2.1.1 指标设计流程

指标活动流程包括创建指标、指标设计、指标模板制作、指标审核、指标验证、指标固化和指标分析工作。具体流程见图12-1。

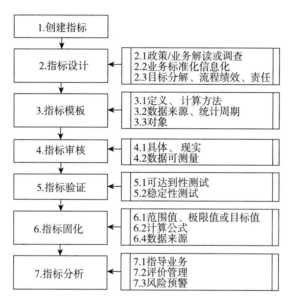

图 12-1 指标活动流程图

（1）创建指标 创建指标任务主要来源于政策更新、业务流程变更、医疗服务评价、风险控制和人才考核等需要，根据时效性分为长期性指标和临时性指标；长期性指标不仅需要创建新的指标管理文档，同时需要建立相应的信息采集流程、业务流程和制度指引。

（2）指标设计 主要围绕目标管理开展。参照KPI绩效指标的Smart设计原则，即具体的（Specific）、可测量的（Measurable）、可达到的（Attainable）、现实的（Realistic）、有时间要求的（Time-based）。

• 通过全面调查、抽样调查、重点调查、典型调查、核算或行政记录等方法整理业务或政策相关的指标信息，分解战略目标和工作流程。

• 围绕流程管理，通过德尔菲法、平衡计分卡法、SWOT分析、531评价法、鱼骨图法、多元回归分析和关键成功因素法等方法，挖掘关键流程环节和流程与输出结果关系，实现流程绩效量化工作。

• 明确部门或个人责任及工作目标。

（3）创建指标模板 指标模板属于指标文档的一种。指标模板的指标数据元由标识符、中文名称、英文名称、计量单位、定义、计算方法、指标说明、调查方法、数据来源和发布频率等组成。根据WHO-IMR卫生统计指标数据元标准，国家卫健委于2018年制定卫生统计指标WS/T 598-2018，在WS/T 598.1-9-2018基础上，2020年公立医院绩效考核评价指标增加指标类别、指标性质和指标说明等信息。面向医疗机构的指标体系管理，指标模板可在标准指标模板基础上增加指标授权部门、政策来源和版本信息（表12-4）。

表12-4　指标模板

指标体系模板	共性	区别
卫生统计指标模板	●标识符 ●指标定义	●具备：指标解释、数据来源、调查方法
公立医院绩效考核评价指标	●计算公式 ●发布频率	●具备：指标类别、指标性质、指标说明 ●缺乏：数据来源、部分缺乏标识符
WHO-IMR	●计算单位 ●指标意义	●具备：相关术语、首选数据来源、其他数据来源、分组因素、全球和区域汇总方法、监测和评估框架、估算方法、采集频率、局限性、链接、备注等23项属性字段

●数据来源：主要说明数据来源的信息系统、相关数据库或相关业务数据。

●指标说明：内容主要包括计算方法解释、指标纳入排除标准说明等。

●指标文档管理：包括需求分析文档、指标模板、指标体系架构图、指标质控标准和指标版本变更记录等文档。

（4）指标审核　指标审核阶段主要针对指标文档内容是否具备与业务或政策要求相关联，是否具备现实管理意义。同时需判断指标的数据来源是否具备可及性；解决可及性的方法包括进行信息化改造或编撰相关的信息登记手册而进行数据采集工作。

（5）指标验证　指标验证阶段通过试运行业务进行分时段取样，对指标定义的数据来源进行数据完整性测试以判断指标的可达到性；同时，通过连续监测进行稳定性测试，并为下阶段提供参考数据。

（6）指标固化　基于指标验证阶段成果，指标固化工作主要包括确定范围值、极限值和目标值；根据验证测试结果优化调整计算公式和数据来源，确定指标目标对象、发布周期和指标类别等信息后按指标的标准格式编制和发布。

2.1.2　指标质控

（1）指标分析　指标分析工作主要服务于业务指导工作，如绩效管理和药品保障参考指导工作。指标分析评价管理作为指标管理的重要组成职能，适用于医疗质量和安全评价、医疗服务效率、人才评价和医院等级评审等方面工作。此外，风险预警指标因其动态监控的特性，在指标分析工作中，可以实现动态风险预警作用。

（2）分析方法

●敏感性分析法：是指从众多不确定性因素中寻找对指标有重要影响的敏感性因素，并分析预测对指标的影响程度和敏感程度，进而承受风险的能力。敏感性分析常采用变动范围、极限值和概率分析等方法。敏感性分析最常用的显示方式采用龙卷风图；识别分析指标相关因素的风险程度。

●趋势分析法：是通过对有关指标的各期对基期的变化趋势的分析，从中发现问题，为追溯和检查账目提供线索的一种分析方法。趋势分析总体分为纵向分析、横向分析、标准分析和综合分析。主要用于评价指标管理前后的效果对比，以及预测医疗服务、资源利用和运营效率等发展趋势。

●ABC分类法：作为层次分析法的一种，在药品管理方面最早由世界卫生组织药物与治疗学委员会（DTC）提出，主要用于药品消耗指标的分析工作，根据药品消耗量指标进行分层管理，其中A类占金额总值75%~80%，占品种10%~20%的药品；B类占金额总值15%~20%，占品种的10%~20%的药品；C类占金额总值5%~10%，占品种的60%~80%的药品。

（3）指标质量影响因素　指标质量不仅影响到指标分析工作，同时影响报表质量。在医院指标管理工作中，指标质量受指标设计、统计时间、数据来源、业务变更、信息系统统计标识变更、计算公式定义不清或变更等因素影响；具体见表12-5。

表12-5　指标异常的影响因素一览表

影响因素	影响范围
指标设计	所有指标
统计时间	出院患者费用/床日数等指标统计类

续表

影响因素	影响范围
数据来源系统	合理用药系统与HIS指标差异
病案变更	涉及诊断、医嘱、病案记录、切口分类等统计指标
退费	药品相关使用率、占比、使用量和金额统计指标
费用调价	药品费用指标、财务报表
数据丢失	所有统计指标
数据转换	所有统计指标，文本转数字型数据统计
业务变更	效率指标
统计标识变更	专项药品、麻精毒放等具备特殊标识的药品指标
计算公式定义不清或变更	所有统计指标
纳排标准定义不清或变更	所有统计指标
评价标准变更	满意度、风险预警指标以及定性类指标组合

（4）异常指标识别方法

•相互佐证法：同一指标体系由于指标之间具备相互关联特征，通过不同指标趋势及占比等特征进行相互佐证；如同比门诊处方量一致的情况下，某一时期门诊抗菌药物总使用金额指标上升而平均门诊单张处方抗菌药使用金额出现下降，由于总使用金额与单张处方使用金额呈正相关，因此证明其指标存在质量问题。

•范围值识别：范围值作为最常用的指标质控工作，临床上主要用于实验室诊断性指标的质量控制。而管理类指标的范围值一般采用回归方程或方差方程法进行确定，范围值不适于指标组合、新增指标及指标周期内变异度较大的指标。

•随机抽样对照法：随机抽样对照是指针对同一指标，按照不同时间段进行多点抽样统计分析，本方法适用于受时间影响较大或数据量较少的指标。

（5）异常指标处理　对数据源的数据真实性、准确性和完整性进行校验，此外，可通过查询数据库或系统日志检测数据传输任务是否中断导致统计数据缺失等问题。如因计算公式、纳排标准和统计范围原因导致指标异常，可重新模拟演算的数据源，对照原统计代码，挖掘异常原因。指标异常原因处理后需要评估该指标所影响的相关报表，更新的指标通过同步指标库后重新关联到相关报表。具体流程见图12-2。

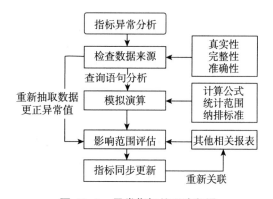

图12-2　异常指标处理流程图

2.2 指标体系

2.2.1 指标体系实施流程

指标体系建设除需遵循指标设计的SMART原则外，同时需要兼具实体关系模型的构建原则；通过实体关系模型梳理业务场景中各指标（实体）的相互联系情况。指标体系主要实施步骤如图12-3。

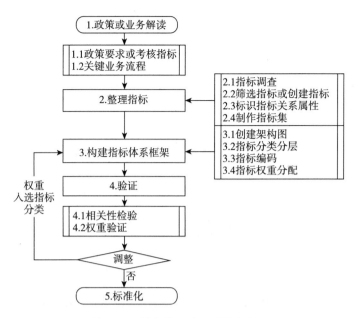

图 12-3　指标体系建设实施流程图

（1）政策或业务解读　指标体系构建一般以政策或业务驱动，通过解读政策法规的核心条款、考核重点和管理要求等，筛选关联业务的相关指标。业务解读主要以关键流程梳理为重点，通过业务流程的关键控制环节，分别从效率、资源利用、服务及质量等维度筛选相关指标。

（3）整理指标　指标整理阶段包括指标调查、筛选或创建指标、标识指标和制作指标集。其中指标调查可参照指标活动相关工具进行调查，如通过调用相关业务对应的指标进行调查和评分，初步筛选相关指标；而对于新政策或新业务，则以创建指标的流程进行。根据政策或业务与指标的关系进行字典标识并制作指标集。

（3）指标体系框架

• 分层设计：根据政策条款或业务流程环节进行指标体系框架分级设计，一般情况下指标体系框架设计不多于三层架构，在指标体系框架基础上对指标集内元素进行分类分层，根据指标相关属性，如适用范围、指标层级分类和主题分类等进行编码。指标除按层级分类外，也可以按结构指标、过程指标和结果指标进行分类。

• 编码标准：医疗机构内部缺乏统一的指标编码规范，各指标体系编码分配缺乏规律，导致指标管理难度增加。由于卫生统计指标编码有长度限制及缺乏三级分类代码，在实际使用过程中分类管理相对困难，特别是指标的部门归属难以根据编码规则进行识别。此外，由于各个大类编码下的小类代码重新编码，在信息化管理过程中需要配置大类代码字典和各个大类下的小类代码字典，增加了字典维护难度。因此，在卫生统计指标编码规则基础上，增加适用范围、来源级别，以便扩展指标的归类、分级和授权管理工作。具体如表 12-6。

表 12-6　指标编码规则字典说明

××××.××.××××-××-××
主题分类码 + 大类代码 + 小类代码 + 本位码 + 来源级别 适用范围
例：门诊抗菌药物使用率 GEN01.01.001-01-01

指标编码规则字典	
编码项名称	值含义
主题分类码	IHS 卫生统计指标、HPE 公立医疗机构绩效评价指标、JPE 岗位绩效评价指标、GEN 通用指标
大类代码	01 医疗质量与安全、02 运营效率、03 卫生资源、04 健康预防服务、05 应急与保障、99 其他
小类代码	01 药品、02 耗材试剂、03 器械设备、04 治疗、05 手术、06 护理、07 检查、08 检验、09 办公物资、10 设施、99 其他

续表

本位码	本位码为自增长码
来源级别	01国家文件、02省级文件、04市级文件、05县区级文件、06医院内部文件、08院校文件、09团体文件、10国际标准、99其他
适用范围	01门诊、02住院、03全院、04体检、05临床科室、06医技、07行政管理、08互联网、09个人、99其他
来源级别	01国家文件、02省级文件、04市级文件、05县区级文件、06医院内部文件、08院校文件、09团体文件、10国际标准、99其他

备注：同一项指标不同适用范围采用相同本位码

• 指标模型：指标体系模型包括OSM模型、AAARR模型、UJM模型和MECE模型。其中，OSM模型（目标-策略-度量）是基于业务分析框架设计的非算法模型，适用于目标和流程明确的指标体系建设，是当前指标体系设计的主流模型，如KPI指标体系。AAARR模型是指收集-激活-储存-收益-推荐模型，主要用于对象（患者或药品）全生命周期构建批指标体系，如药品质量追溯体系指标，包括药品供应（到货率、缺货率）、使用（DDD、不良反应发生率、使用量、费用）和采购（采购量）等指标集合。

（4）指标体系验证　主要考察指标与业务相关度和指标权重分配是否符合实际业务，根据SMART原则考察指标体系相关指标的稳定性、可测量性和可观察性；在验证阶段删除非必要、相关系数较弱、缺失值或变异系数大等指标，并重新调整各指标的分类及权重。

（5）指标体系标准化　以编写指标体系文档为基础，包括指标体系架构、指标集、评价方法和适用范围等内容。同时，制定相关的管理细则规范指标体系监测和评价工作。

2.3 报表管理

2.3.1 报表分类

（1）按实时性分类　可分为静态报表和动态报表。

• 静态报表：数据来源相对固定，普遍以结算或业务完毕的数据进行统计。如月盘点报表、处方点评汇总表和日处方量等。

• 动态报表：一般采用数据透视或BI进行数据同步更新工作，如动态库存、实时业务量等报表。

（2）按统计周期分类　可分为日报表、周报表、月报表、季度报表和年度报表。

• 日报表：如工作量报表、特殊管理/贵重及贵细药品使用及盘点报表。

• 周报表：如药品计划报表、出入库报表等。

• 月报表：是目前卫生管理最常用的统计周期，由于不同医疗机构统计周期的差距，其起止时间均有所差异。

（3）根据报表形式分类　可分为列表式、摘要式、矩阵式和钻取式；具体应用与特点如表12-7。

表 12-7　报表分类与特点

分类	特点	应用
列表式	报表内容按表头顺序平铺式展示详细数据，数量大，不便于阅读；报表结构简单	主要作为源数据的简单呈现
摘要式	以汇总统计为主，可具备简单的分组汇总，与列表式主要区别在于数据汇总	全院性汇总数据，适用于工作汇报及上级检查
矩阵式	按列和行进行分类、分时段或分组显示数据，易于分组对比和查询	用于多条件维度的数据统计、决策分析工作、论文发表
钻取式	属于交互式报表，通用报表中数据进行关联查询，对报表设计要求，具备分级钻取功能；报表设计包括总表和明细表；报表结构复杂	BI分级汇报，明细查询等

（4）按业务分类　包括运营报表、质控管理报表。

• 运营报表：如采购量、采购金额、出入库数量、门诊处方量、平均处方金额等。

• 质控管理表：主要涵盖药事质控管理相关报表，如DDD值、处方点评结果、Ⅰ类切口预防抗菌药物使用率等。

2.3.2 报表制作

（1）制作工具　动态数据报表制作一般采用powerbi、excel、find-report等工具。选择报表制作工具需要考虑以下因素：报表的使用对象、报表共享方式、源数据量及报表的表达形式。

（2）报表制作流程　流程汇总报表可通过上述软件的数据透视图功能，调用数据库数据或其他报表数据；通过调用筛选器、列字段、行字段及数据值等参数，实现数据动态显示和查询工作。具体流程如图12-4。

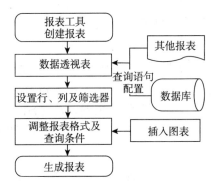

图12-4　汇总报表制作流程

2.3.3 报表分析

（1）理解报表　首先要了解统计报表，通过报表的标题、表头、表尾以及各数据项的关系和公式来了解统计报表要做什么。

（2）剔除不必要的指标　特别关注如下指标和元素：超长字符、计量单位、统计信息、无统计意义的字符等。

（3）分析报表　包括维度、筛选条件、公式。

（4）确定报表的数据源及统计周期　数据统计周期是查看统计报表的时间粒度，我们需要确认确定数据期字段和确定数据期类型。

（5）指标呈现与验证　请专业人士对指标的必要性、权威性进行验证；指标结果可以文字、数值、图形等形式呈现，确保记录存档完整，以备指标定义时使用。具体见图12-5。

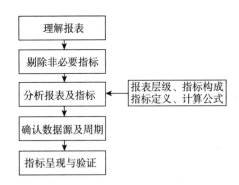

图12-5　报表分析流程

第二节 药学指标库

表 12-8 各级医疗机构公立医院绩考核指标（药事管理部分）一览表

一级指标	二级指标	三级指标	三级医院	二级医院	基层医院
医疗质量	质量与安全	Ⅰ类切口抗菌药预防使用率	○	○	○
	重点专业质控指标	ICU、肾病、急性心肌梗死、血液、神经、肿瘤等专业药品使用指标	●	○	○
	合理用药	点评处方占处方总数的比例	●	○	○
		门诊患者基本药物处方占比	●	○	○
		住院患者基本药物使用率	●	○	○
		基本药物采购金额占比	●	●	●
		国家组织集中采购中标药品金额占比	●	●	●
		抗菌药物使用强度▲	●	●	○
运营效率	收支结构	重点监控药品收入占比（或称辅助用药）	●	●	○
	资源效率	每百张病床药师人数	●	●	○
	费用控制	次均药品费用增幅（门诊/住院）▲	●	●	○
	人员结构	每百张病床临床药师占比	●	○	○
满意度	患者满意度	患者满意度▲	●	●	○
	医务人员满意度	医务人员满意度▲	●	●	○

备注：▲为国家监测指标。

表 12-9 药学指标库索引表

指标体系	指标类别	指标名称	标识符/编码	相关章节或参考指标
三级医院评审标准（2020年版）	医疗安全指标	手术患者麻醉并发症发生率	/	3-11
	重点专业质量控制指标	麻醉期间严重过敏反应发生率	/	3-1-13
		ICU抗菌药物治疗前病原学送检率	/	3-2-5
		急性心肌梗死（STEMI）患者平均门药时间	/	3-3-5.1
		急性心肌梗死（STEMI）患者门药时间达标率	/	3-3-5.2
		造血干细胞移植技术患者平均住院药费	/	3-5-1-10
		住院患者抗菌药物使用率	/	3-6-7
		抗菌药物治疗前病原学送检率	/	3-6-8
		Ⅰ类切口手术抗菌药物预防使用率▲	/	3-6-10
		住院期间行溶栓治疗的高危急性PTE患者比例	RES-PTE-04	3-8-4
		急性PTE患者住院期间抗凝治疗比例	RES-PTE-05	3-8-5
		慢阻肺急性加重住院期间抗感染治疗前病原学送检比例	RES-COPD-05	3-8-12
		CAP患者住院期间抗感染治疗前病原学送检比例	RES-CAP-01	3-8-18
		慢阻肺急性加重住院期间雾化吸入支气管扩张剂应用比例	RES-COPD-06	3-8-13
		阴道分娩椎管内麻醉使用率	OB-EPD-02	3-9-2
		抗癫痫药物规范服用率	NEU-EPI-02	3-10-1-2

续表

指标体系	指标类别	指标名称	标识符/编码	相关章节或参考指标
三级医院评审标准（2020年版）	重点专业质量控制指标	抗癫痫药物严重不良反应发生率	NEU-EPI-03	3-10-1-3
		癫痫手术患者出院时继续抗癫痫药物治疗率	NEU-EPI-10	3-10-1-10
		难治性惊厥性癫痫持续状态患者麻醉药物应用率	NEU-EPI-13	3-10-1-13
		发病4.5小时内脑梗死患者静脉溶栓率	NEU-STK-04	3-10-2-4
		静脉溶栓的脑梗死患者到院到给药时间小于60分钟的比例	NEU-STK-05	3-10-2-5
		脑梗死患者入院48小时内抗血小板药物治疗率	NEU-STK-07	3-10-2-7
		非致残性脑梗死患者发病24小时内双重强化抗血小板药物治疗率	NEU-STK-08	3-10-2-8
		住院期间脑梗死患者他汀类药物治疗率	NEU-STK-11	3-10-2-11
		住院期间合并房颤的脑梗死患者抗凝治疗率	NEU-STK-12	3-10-2-12
		出院时脑梗死患者抗栓类药物治疗率	NEU-STK-15A	3-10-2-15
		出院时脑梗死患者他汀类药物治疗率	NEU-STK15B	3-10-2-15
		出院时合并高血压降压治疗率	NEU-STK-16A	3-10-2-16
		出院时合并糖尿病降糖药物治疗率	NEU-STK-16B	3-10-2-16
		出院时合并房颤的脑梗死患者抗凝治疗率	NEU-STK-16C	3-10-2-16
		颈动脉支架置入术患者术前规范化药物治疗率	NEU-CAS-04	3-10-4-4
		颈动脉支架置入术患者术前他汀类药物治疗率	NEU-CAS-04A	3-10-4-4
		颈动脉支架置入术患者术前抗凝类药物治疗率	NEU-CAS-04B	3-10-4-4
		颈动脉支架置入术患者出院规范化药物治疗率	NEU-CAS-08、NEU-CAS-08A、NEU-CAS-08B、NEU-CAS-08C、NEU-CAS-08D	3-10-4-8
		脑血管造影术中非离子型对比剂应用率	NEU-DSA-02	3-10-5-2
		IgA肾病患者RAS阻断剂的使用率	NEP-IgA-04	3-11-1-4
		激素、免疫抑制剂治疗的严重并发症发生率	NEP-IgA-10	3-11-1-10
	药事管理专业医疗质量控制指标（2020）	药学专业技术人员占比	PHA-01	3-12-1
		处方审核率（门诊、急诊）	PHA-03、PHA-03A、PHA-03B	3-12-3
		住院用药医嘱审核率	PHA-04	3-12-4
		静脉用药集中调配医嘱干预率	PHA-05	3-12-5
		门诊处方点评率	PHA-06	3-12-6
		门诊处方合格率	PHA-07	3-12-7
		住院患者药学监护率	PHA-08	3-12-8
		用药错误报告率	PHA-09	3-12-9
		严重或新的药品不良反应上报率	PHA-10	3-12-10
		住院患者抗菌药物使用情况▲	PHA-11	3-12-11；参照3-6-7，3-6-8
		住院患者静脉输液使用率	PHA-12	3-12-12
		住院患者中药注射剂静脉输液使用率	PHA-13	3-12-13
		急诊患者糖皮质激素静脉输液使用率	PHA-14	3-12-14
		住院患者质子泵抑制剂注射剂静脉使用率	PHA-15	3-12-15

续表

指标体系	指标类别	指标名称	标识符/编码	相关章节或参考指标
三级医院评审标准（2020年版）	现场检查	规范化管理药品使用率	/	3-14-1
		规范化管理药品占比	/	3-14-2
	医疗安全指标	输注反应发生率	/	3-15-1
		临床用药所致的有害效应（不良事件）发生率	/	3-15-2
国家公立医疗绩效指标2020版	合理用药	点评处方占处方总数比例	/	3-16-1
		点评出院患者医嘱比例	/	3-16-2
		抗菌药物使用强度（DDDs）▲	/	17，参照3-12-11
		各类抗菌药物使用强度明细（DDDs）▲	/	
		基本药物金额占比	/	3-18-1
		门诊患者基本药物处方占比	/	3-18-2
		住院患者基本药物使用率	/	3-19
		基本药物采购品种数占比	/	3-20-1
		国家基本药物配备使用金额比例	/	3-20-2
		国家组织药品集中采购中标药品使用比例	/	3-21
	运营效率	每百张病床药师人数	/	3-26
	收支结构	辅助用药收入占比	/	3-32
	费用控制	门诊次均药品费用增幅▲	/	3-39-1
		门诊患者次均药品费用	/	3-39-2
		住院次均药品费用增幅▲	/	3-41-1
		出院患者次均药品费用	/	3-41-2
2018卫生统计指标WS/T 598-2018	医疗服务利用	总诊疗人次数	IHS03.01.001	18-1-1
		门急诊人次数	IHS03.01.002	18-1-2
		使用中药饮品的出院人数占比	IHS03.01.006	18-1-3
		使用中药饮片的门诊人数占比		18-1-4
		非公医疗机构门诊量占门诊总量的比例	IHS03.01.011	18-1-5
		入院人数	IHS03.01.012	18-1-6
		出院人数	IHS03.01.015	18-1-9
		出院患者疾病构成	IHS03.01.016	18-1-10
		住院患者手术人次数	IHS03.01.025	18-1-11
	医疗服务效率	病床使用率	IHS03.02.001	18-2-1
		平均住院日	IHS03.02.002	18-2-2
		病床周转次数	IHS03.02.003	18-2-3
	医疗服务质量与安全	Ⅰ类切口甲级愈合率	IHS03.03.006	18-3-1
		Ⅰ类切口感染率	IHS03.03.007	18-3-2
		医疗纠纷例数	IHS03.03.008	18-3-3
		医疗事故例数	IHS03.03.009	18-3-4

续表

指标体系	指标类别	指标名称	标识符/编码	相关章节或参考指标
2018卫生统计指标WS/T 598-2018	医药费用	基本医疗保险收入占医疗收入比重	IHS03.04.001	18-4-1
		门诊患者次均医药费用	IHS03.04.002	18-4-2
		门诊患者次均药费	IHS03.04.003	18-4-3
		住院患者次均医药费用	IHS03.04.004	18-4-4
		住院患者次均药费	IHS03.04.005	18-4-5
		住院患者日均医药费用	IHS03.04.006	18-4-6
		病种住院费用	IHS03.04.007	18-4-7
		患者医药费用构成	IHS03.04.008	18-4-8
		患者医药费用增长率	IHS03.04.009	18-4-9
	药品供应保障	国家基本药物目录品种数	IHS04.01.008	18-5-1
		省级增补药品品种数	IHS04.01.009	18-5-2
		参与医疗卫生机构药品配送的企业数	IHS04.01.012	18-5-3
		药品3日配送到位率	IHS04.01.013	18-5-4
		医疗机构30天内回款率	IHS04.01.014	18-5-5
		药品费用	IHS04.01.015	18-5-6
		人均药品费用	IHS04.01.016	18-5-7
		药品费用占卫生总费用的比重	IHS04.01.017	18-5-8
		基本药物使用金额比例	IHS04.01.018	18-5-9
		药品电子监管系统覆盖率	IHS04.01.019	18-5-10
		每百万人口药品不良反应报告例数	IHS04.01.020	18-5-11
其他药事管理政策	医疗机构药品管理办法	药品储备定额	/	B-1-1
		药品进销差价	/	B-1-2
	医药商品定额损耗管理规定	药品定额损耗金额/百分率	/	B-2-1
	药学服务	药事服务费用金额/比值	/	B-3-1
	药品经营质量管理规范	药品短缺平均天数	/	B-4-1
		最低库存量	/	B-4-2
		最高库存量	/	B-4-3
		药品入库验收合格率	/	B-4-4
		药品库存误差率	/	B-4-5
		拆零门诊处方占比	/	B-4-6
	全国医院上报数据	药品供应品种数量	/	B-4-7
	互联网医院管理办法	互联网处方审核率	/	B-5-1
		互联网药品配送准确率	/	B-5-2
		互联网药学咨询例数	/	B-5-3
		互联网签约慢病患者药学随访率	/	B-5-4
		互联网药品收入占比	/	B-5-5
		互联网/线下慢性病处方药品比值	/	B-5-6

续表

指标体系	指标类别	指标名称	标识符/编码	相关章节或参考指标
其他药事管理政策	药品不良反应	聚集性信号	/	B-6-1
		药品不良反应发生率	/	B-7-1
		新严比	/	B-7-2
	药学服务	药学会诊例数	/	B-8-1
	抗菌药物临床应用管理专项	特殊使用级抗菌药物会诊占比	/	B-9-1
	医疗机构处方审核规范	处方/医嘱干预率▲	/	B-10-1
		处方/医嘱人工干预数量	/	B-10-2
	病案管理质量控制指标	抗菌药物使用记录符合率	MER-D&T-01	B-11-1
		恶性肿瘤化学治疗记录符合率	MER-D&T-02	B-11-2
	国家智慧医疗评价指标体系	静配人员数和床位数的比例	/	B-12-1
		静脉配置错误率	/	B-12-2
全国医院上报数据统计分析指标集	处方管理	开具处方数	/	Z-1-1
		开具限制和特殊抗菌药物处方数	/	Z-1-2
		开具麻醉药品和第一类精神药品处方数	/	Z-1-3
		药师审核处方数	/	Z-1-4
		药师调剂处方数	/	Z-1-5
	单病种管理	某单病种药占比	/	Z-2-1
	合理用药	药占比	/	Z-3-1
	运营管理	药占比月平均增减率	/	Z-4-1
		门急诊次均费用药品费占比	/	Z-4-2
	抗菌药物专项指标	门诊抗菌药物药占比	/	Z-5-1
		住院抗菌药物药占比	/	Z-5-2
		抗菌药物药占比	/	Z-5-3
	药品供应	药品短缺品规数量	/	Z-5-4
	医疗负担	门急诊次均药费趋势	/	Z-6-1
		门诊次均药费变动率	/	Z-6-2
		门诊次均西药费	/	Z-6-3
		门诊次均中药费	/	Z-6-4
		门诊次均中成药费	/	Z-6-5
		急诊次均西药费用	/	Z-6-6
		急诊次均中药费用	/	Z-6-7
		急诊次均中成药费用	/	Z-6-8
		门急诊次均药费占比	/	Z-6-9
		住院次均费用药品费占比	/	Z-6-10
	医疗保障	门急诊医保患者药费	/	Z-7-1
		住院医保患者药费	/	Z-7-2

续表

指标体系	指标类别	指标名称	标识符/编码	相关章节或参考指标
全国医院上报数据统计分析指标集	医疗资源	药师数	/	Z-8-1
		药师职称构成	/	Z-8-2
		药师学历构成	/	Z-8-3
		医师与药师比	/	Z-8-4

备注：▲为国家监测指标。

表 12-10　药学指标库

编号	3-11
中文名称	手术患者麻醉并发症发生率
指标类别	医疗安全指标
药品临床评价属性	安全性
指标属性	定量指标
计量单位	%
定义	年度因手术麻醉发生并发症的比值
计算方法	发生手术麻醉并发症手术出院患者例数/同期出院手术患者总人次数 ×100%
指标说明	手术麻醉并发症病案首页中诊断ICD码进行筛选，ICD-10编码T88.2~T88.5的手术出院患者，包括手术室麻醉、介入及局部麻醉等手术及麻醉方式患者。根据麻醉专业医疗质量控制指标2015版，其子指标包括椎管内麻醉后严重神经并发症发生率、麻醉开始后24小时内心搏骤停率、麻醉后新发昏迷发生率和麻醉开始后24小时内死亡率。除椎管内麻醉后严重神经并发症发生率外，其他指标统计分母均以同期手术麻醉总人次
指标意义	反映医疗机构医疗质量的指标之一
指标导向	逐步降低
指标来源	HIS、手术麻醉系统
政策来源	三级医院评审标准（2020年版）
发布频率	年度
编号	3-1-13
中文名称	麻醉期间严重过敏反应发生率
指标类别	重点专业质量控制指标
药品临床评价属性	安全性
指标属性	定量指标
计量单位	%
定义	严重过敏反应是指发生循环衰竭和/或严重气道反应（痉挛、水肿），明显皮疹，需要使用肾上腺素治疗的过敏反应。麻醉期间严重过敏反应是指麻醉期间各种原因导致的严重过敏反应。麻醉期间严重过敏反应发生率是指麻醉期间严重过敏反应发生例数占同期麻醉总例数的比例
计算方法	麻醉期间严重过敏反应例数/同期手术麻醉总人次数 ×100%
指标说明	参照麻醉专业医疗质量控制指标2015版，严重过敏反应具体判断标准参照《严重过敏反应急救指南》推荐意见（2019），手术麻醉总人次包括手术及非手术室麻醉，包括日间手术、门急诊手术等
指标意义	麻醉期间严重过敏反应是围手术期的严重并发症，是反映医疗机构医疗质量的重要结果指标之一
指标导向	逐步降低
指标来源	手术麻醉系统
政策来源	三级医院评审标准（2020年版）
发布频率	年度
编号	3-2-5

续表

中文名称	ICU 抗菌药物治疗前病原学送检率
指标类别	重点专业质量控制指标
药品临床评价属性	适宜性
指标属性	定量指标
计量单位	%
定义	年度 ICU 抗菌药物治疗前病原学送检的比值
计算方法	ICU 抗菌药物治疗前病原学送检例数/ICU 同期抗菌药物使用总人次 × 100%
指标说明	参照重症医学专业医疗质量控制指标 2015 版；病原微生物学检测包括各种微生物培养、降钙素原、白介素 -6 等感染指标的血清学检验。含转入 ICU 前开具病原学送检病例
指标意义	反映 ICU 患者抗菌药物使用的规范性；参照抗菌药物分级管理中病原微生物学送检，分别对特殊使用级、限制级抗菌药物送检率进行分别统计
指标导向	逐步提高
指标来源	HIS、LIS、重症医学管理系统
政策来源	三级医院评审标准（2020 年版）
发布频率	年度
编号	3-3-5.1
中文名称	急性心肌梗死（STEMI）患者平均门药时间
指标类别	重点专业质量控制指标
药品临床评价属性	有效性
指标属性	定量指标
计量单位	分钟
定义	急性心肌梗死（STEMI）患者平均门药时间是指行溶栓药物治疗的 STEMI 患者从进入急诊科到开始溶栓药物治疗的平均时间。STEMI 患者门药时间达标是指在溶栓药物时间窗（发病 12 小时）内，就诊的 STEMI 患者门药时间在 30 分钟内。STEMI 患者门药时间达标率是指 STEMI 患者门药时间达标的患者数占同期就诊时在溶栓药物时间窗内应行溶栓药物治疗的 STEMI 患者总数的比例
计算方法	行溶栓药物治疗的 STEMI 患者的门药时间总和/同期行溶栓药物治疗的 STEMI 患者总数 × 100%
指标说明	参考平均门球时间小于 90 分钟，平均门药时间小于 30 分钟；门药时间是指急诊出车接诊患者时开始计算
指标意义	反映急诊绿色通道的效率
指标导向	逐步降低
指标来源	HIS、院前急救系统
政策来源	三级医院评审标准（2020 年版）
发布频率	年度
编号	3-3-5.2
中文名称	急性心肌梗死（STEMI）患者门药时间达标率
指标类别	重点专业质量控制指标
药品临床评价属性	有效性
指标属性	定量指标
计量单位	%
定义	参照 3-3-5.1，符合急性心肌梗死（STEMI）患者门药时间在 30 分钟内行溶栓药物治疗的比值
计算方法	STEMI 患者门药时间达标患者数/同期就诊时在溶栓药物时间窗内应行溶栓药物治疗的 STEMI 患者总数 × 100%
指标说明	参考平均门球时间小于 90 分钟，平均门药时间小于 30 分钟；门药时间是指急诊出车接诊患者时开始计算
指标意义	反映急诊绿色通道的效率

续表

指标导向	逐步提高
指标来源	HIS、院前急救系统
政策来源	三级医院评审标准（2020年版）
发布频率	年度
编号	3-5-1-10
中文名称	造血干细胞移植技术患者平均住院药费
指标类别	重点医疗技术临床应用质量控制指标
药品临床评价属性	经济性
指标属性	定量指标
计量单位	元
定义	实施异基因造血干细胞移植治疗的患者出院时住院药品总费用与同期异基因造血干细胞移植治疗患者出院人数之比
计算方法	出院时所有异基因造血干细胞移植患者住院药品总费用/同期异基因造血干细胞移植治疗患者出院人数 ×100%
指标说明	参照造血干细胞移植技术临床应用质量控制指标（2017年版）；造血干细胞移植治疗ICD-9-CM41.0
指标意义	体现医疗机构造血干细胞移植技术的社会经济学效益，是反映医疗机构造血干细胞移植技术医疗质量的重要结果指标之一
指标导向	逐步降低
指标来源	HIS
政策来源	三级医院评审标准（2020年版）
发布频率	年度
编号	3-6-7
中文名称	住院患者抗菌药物使用率
指标类别	重点专业质量控制指标
药品临床评价属性	安全性、经济性、适宜性
指标属性	定量指标
计量单位	%
定义	住院患者中使用抗菌药物（全身给药）患者数占同期住院患者总数的比例
计算方法	住院抗菌药物（全身给药）使用人次数/同期出院患者总数 ×100%
指标说明	参照医院感染管理医疗质量控制指标（2015年版）
指标意义	反映抗菌药物使用水平。根据医院管理要求可设置院科两级指标管理
指标导向	逐步降低
指标来源	住院HIS
政策来源	三级医院评审标准（2020年版）、全国医院上报数据统计指标集（试行）2019
发布频率	月度、年度
编号	3-6-8
中文名称	抗菌药物治疗前病原学送检率
指标类别	重点专业质量控制指标
药品临床评价属性	适宜性
指标属性	定量指标
计量单位	%

续表

定义	以治疗为目的使用抗菌药物的住院患者，使用抗菌药物前病原学检验标本送检病例数占同期使用抗菌药物治疗病例总数的比例。病原学检验标本包括各种微生物培养、降钙素原、白介素-6等感染指标的血清学检验。排除条件：不含非全身用药、门急诊患者以及预防抗菌药物。根据分级管理要求，划分特殊使用级、限制使用级和非限制使用级抗菌药物治疗前病原学送检率
计算方法	使用抗菌药物前病原学检验标本送检病例数/同期使用抗菌药物治疗病例总数×100%
指标说明	参照医院感染管理医疗质量控制指标（2015年版）
指标意义	反映抗菌药物使用水平。根据医院管理要求可设置院科两级指标管理
指标导向	逐步提高
指标来源	住院HIS
政策来源	三级医院评审标准（2020年版）
发布频率	月度、年度
编号	3-6-10
中文名称	Ⅰ类切口手术抗菌药物预防使用率▲
指标类别	重点专业质量控制指标
药品临床评价属性	经济性、适宜性
指标属性	定量指标
计量单位	%
定义	Ⅰ类切口手术预防使用抗菌药物的患者数占同期Ⅰ类切口手术患者总数的比例。不包括Ⅰ类切口手术患者术前合并其他部位感染所使用的抗菌药物病例
计算方法	Ⅰ类切口手术预防使用抗菌药物的患者数/同期Ⅰ类切口手术患者总数×100%
指标说明	参照医院感染管理医疗质量控制指标（2015年版）
指标意义	反映抗菌药物使用水平；可根据管理术式进行分类统计
指标导向	逐步降低
指标来源	住院HIS、手术麻醉系统
政策来源	三级医院评审标准（2020年版）、全国医院上报数据统计指标集（试行）2019
发布频率	月度、年度
编号	3-8-4（RES-PTE-04）
中文名称	住院期间行溶栓治疗的高危急性PTE患者比例
指标类别	重点专业质量控制指标
药品临床评价属性	适宜性
指标属性	定量指标
计量单位	%
定义	单位时间内，住院期间行溶栓治疗的高危急性PTE患者数与同期行溶栓治疗的急性PTE患者总数的比值
计算方法	住院期间行溶栓治疗的高危急性PTE患者数/同期期行溶栓治疗的急性PTE患者总数×100%
指标说明	参照呼吸内科专业医疗质量控制指标（2019年版）
指标意义	溶栓治疗风险较高，仅适用于高危患者及中高危患者的补救治疗，该指标可反映医疗机构对溶栓治疗适应证的掌握情况。纳入标准：高危急性PTE定义是指患者出现休克或者持续性低血压为可疑高危急性PTE。休克或者持续性低血压是指收缩压<90mmHg和（或）下降≥40mmHg，并持续15分钟以上，排除新发心律失常、血容量下降、脓毒血症
指标导向	逐步提高
指标来源	住院HIS
政策来源	三级医院评审标准（2020年版）
发布频率	年度

续表

编号	3-8-5（RES-PTE05）
中文名称	急性PTE患者住院期间抗凝治疗比例
指标类别	重点专业质量控制指标
药品临床评价属性	有效性
指标属性	定量指标
计量单位	%
定义	单位时间内，急性PTE患者住院期间抗凝治疗人数与同期急性PTE患者总数的比值
计算方法	急性PTE患者住院期间抗凝治疗人数/同期急性PTE患者总数×100%
指标说明	参照呼吸内科专业医疗质量控制指标（2019年版）；高危急性PTE定义参照3-8-4（RES-PTE-04）的纳入标准
指标意义	抗凝治疗为急性PTE基本治疗方法，可以有效防止血栓再形成和复发，降低急性PTE患者的死亡率
指标导向	逐步提高
指标来源	住院HIS
政策来源	三级医院评审标准（2020年版）
发布频率	年度
编号	3-8-12/18（RES-COPD-05）/（RES-CAP-01）
中文名称	慢阻肺急性加重/CAP患者住院期间抗感染治疗前病原学送检比例
药品临床评价属性	适宜性
指标类别	重点专业质量控制指标
指标属性	定量指标
计量单位	%
定义	分别统计慢阻肺急性加重和CAP患者两类患者住院期间抗感染治疗前病原学送检情况。病原学送检仅限：痰/肺泡灌洗液涂片、培养，鼻/咽拭子病毒检测，血培养
计算方法	住院慢阻肺急性加重患者抗感染治疗前病原学送检人数/同期住院慢阻肺急性加重患者总数×100% 抗感染治疗前行病原学送检的住院CAP患者数/同期住院CAP患者总数×100%
指标说明	参照呼吸内科专业医疗质量控制指标（2019年版）
指标意义	反映慢阻肺急性加重/CAP患者诊疗的规范性
指标导向	逐步提高
指标来源	住院HIS
政策来源	三级医院评审标准（2020年版）
发布频率	年度
编号	3-8-13（RES-COPD-06）
中文名称	慢阻肺急性加重住院期间雾化吸入支气管扩张剂应用比例
指标类别	重点专业质量控制指标
药品临床评价属性	适宜性
指标属性	定量指标
计量单位	%
定义	单位时间内，住院期间应用雾化吸入支气管扩张剂治疗的慢阻肺急性加重患者数占同期住院慢阻肺急性加重患者总数的比值
计算方法	住院期间应用雾化吸入支气管扩张剂治疗的慢阻肺急性加重患者数/同期住院慢阻肺急性加重患者总数×100%
指标说明	参照呼吸内科专业医疗质量控制指标（2019年版）
指标意义	反映慢阻肺急性加重期治疗的规范性
指标导向	逐步提高

续表

指标来源	住院HIS
政策来源	三级医院评审标准（2020年版）
发布频率	年度
编号	3-9-2（OB-EPD-02）
中文名称	阴道分娩椎管内麻醉使用率
指标类别	重点专业质量控制指标
药品临床评价属性	适宜性、安全性
指标属性	定量指标
计量单位	%
定义	单位时间内，阴道分娩产妇实施椎管内麻醉人数占同期阴道分娩产妇总人数的比例；纳入标准：阴道分娩产妇是指分娩孕周≥28周；排除标准：不含术中转剖宫产产妇人数
计算方法	阴道分娩产妇实施椎管内麻醉人数/同期阴道分娩产妇总人数×100%
指标说明	参照产科专业医疗质量控制指标（2019年版）
指标意义	反映产科助产服务质量重要的过程指标
指标导向	逐渐降低
指标来源	住院HIS
政策来源	三级医院评审标准（2020年版）
发布频率	月度、年度
编号	3-10-1-2（NEU-EPI-02）
中文名称	抗癫痫药物规范服用率
指标类别	重点专业质量控制指标
药品临床评价属性	适宜性
指标属性	定量指标
计量单位	%
定义	单位时间内，住院癫痫患者（确诊3个月及以上）中近3个月按照癫痫诊断类型规范使用抗癫痫药物治疗的人数占同期住院癫痫患者（确诊3个月及以上）人数的比例
计算方法	近3个月规范使用抗癫痫药物治疗的住院癫痫患者（确诊3个月及以上）数/同期住院癫痫患者（确诊3个月及以上）总数×100%
指标说明	参照神经系统疾病医疗质量控制指标（2020年版）；规范使用抗癫痫药物指患者依照发作类型服用恰当的抗癫痫药物，按照规范剂量，规律服用抗癫痫药物3个月及以上。参考中国成人癫痫患者长程管理共识专家协作组发布《关于成人癫痫患者长程管理的专家共识》
指标意义	减少癫痫发作频率与患者生活质量密切相关，对于每一例确诊的患者，均应采用抗癫痫药物控制癫痫发作。反映医疗机构使用抗癫痫药物规范性
指标导向	逐步提高
指标来源	住院HIS、电子病历
政策来源	三级医院评审标准（2020年版）
发布频率	年度
编号	3-10-1-3（NEU-EPI-03）
中文名称	抗癫痫药物严重不良反应发生率
指标类别	重点专业质量控制指标
药品临床评价属性	安全性
指标属性	定量指标
计量单位	%

续表

定义	单位时间内，住院癫痫患者病程中发生抗癫痫药物严重不良反应的人次数与同期住院癫痫患者总人次数的比值
计算方法	病程中发生抗癫痫药物严重不良反应的住院癫痫患者人次数/同期住院癫痫患者总数×100%
指标说明	参照神经系统疾病医疗质量控制指标（2020年版）；抗癫痫药物严重不良反应指使用抗癫痫药物后，导致患者需前往门诊就诊，并减药、停药或对症处理；或导致患者需要住院治疗；或住院时间延长；或导致胎儿先天性畸形或出生缺陷。
指标意义	反映医疗机构合理使用抗癫痫药物的合理性
指标导向	防止报告漏报
指标来源	住院HIS
政策来源	三级医院评审标准（2020年版）
发布频率	年度
编号	3-10-1-10（NEU-EPI-10）
中文名称	癫痫手术患者出院时继续抗癫痫药物治疗率
指标类别	重点专业质量控制指标
药品临床评价属性	有效性
指标属性	定量指标
计量单位	%
定义	单位时间内，所有住院行手术治疗癫痫患者出院时继续抗癫痫药物治疗率
计算方法	出院时继续抗癫痫药物治疗的癫痫手术患者数/同期住院行癫痫手术患者总数×100%
指标说明	参照神经系统疾病医疗质量控制指标（2020年版）
指标意义	反映医疗机构癫痫外科手术术后序贯治疗情况。完成癫痫手术治疗后，患者应该在专科医师指导下继续抗癫痫药物治疗，以达到更优的癫痫发作控制
指标导向	逐步提高
指标来源	住院HIS
政策来源	三级医院评审标准（2020年版）
发布频率	年度
编号	3-10-1-13（NEU-EPI-13）
中文名称	难治性惊厥性癫痫持续状态患者麻醉药物应用率
指标类别	重点专业质量控制指标
药品临床评价属性	有效性
指标属性	定量指标
计量单位	%
定义	单位时间内，住院难治性惊厥性癫痫持续状态患者应用麻醉药物治疗的人数占同期住院难治性惊厥性癫痫持续状态患者总数的比例
计算方法	应用麻醉药物治疗的住院难治性惊厥性癫痫持续状态患者数/同期住院难治性惊厥性癫痫持续状态患者总数×100%
指标说明	参照神经系统疾病医疗质量控制指标（2020年版）；难治性惊厥性癫痫持续状态定义为经过第一阶段和第二阶段治疗均无效，已经进入第三阶段治疗的患者。麻醉药物指丙泊酚或咪达唑仑注射剂。难治性惊厥性癫痫持续状态的治疗方案参考《成人全面性惊厥性癫痫持续状态治疗中国专家共识》
指标意义	难治性惊厥性癫痫持续状态一线、二线治疗药物均无效，死亡率高，应在这类患者中应用麻醉药物控制发作
指标导向	逐步提高
指标来源	HIS
政策来源	三级医院评审标准（2020年版）
发布频率	年度

续表

编号	3-10-2-4（NEU-STK-04）
中文名称	发病4.5小时内脑梗死患者静脉溶栓率
指标类别	重点专业质量控制指标
药品临床评价属性	有效性
指标属性	定量指标
计量单位	%
定义	单位时间内，发病4.5小时内静脉溶栓治疗的脑梗死患者数占同期发病4.5小时内到院的脑梗死患者总数的比例
计算方法	发病4.5小时内静脉溶栓治疗的脑梗死患者数/同期发病4.5小时到院的脑梗死患者总数×100%
指标说明	参照神经系统疾病医疗质量控制指标（2020年版）
指标意义	反映医疗机构开展发病4.5小时内脑梗死患者静脉溶栓救治的能力
指标导向	逐步提高
指标来源	住院HIS、院前急诊系统
政策来源	三级医院评审标准（2020年版）
发布频率	年度
编号	3-10-2-5（NEU-STK-05）
中文名称	静脉溶栓的脑梗死患者到院到给药时间小于60分钟的比例
指标类别	重点专业质量控制指标
药品临床评价属性	有效性
指标属性	定量指标
计量单位	%
定义	单位时间内，从到院到给予静脉溶栓药物的时间（DNT）小于60分钟的脑梗死患者数，占同期给予静脉溶栓治疗的脑梗死患者总数的比例
计算方法	静脉溶栓DNT小于60分钟的脑梗死患者数/同期给予静脉溶栓治疗的脑梗死患者总数×100%
指标说明	参照神经系统疾病医疗质量控制指标（2020年版）
指标意义	反映医疗机构对脑梗死患者救治的及时性
指标导向	逐步提高
指标来源	HIS、院前急诊系统
政策来源	三级医院评审标准（2020年版）
发布频率	年度
编号	3-10-2-7（NEU-STK-07）
中文名称	脑梗死患者入院48小时内抗血小板药物治疗率
指标类别	重点专业质量控制指标
药品临床评价属性	有效性
指标属性	定量指标
计量单位	%
定义	单位时间内，入院48小时内给予抗血小板药物治疗的脑梗死患者数占同期住院脑梗死患者总数的比例
计算方法	入院48小时内给予抗血小板药物治疗的脑梗死患者数/同期住院脑梗死患者总数×100%
指标说明	参照神经系统疾病医疗质量控制指标（2020年版）；抗血小板药物包括阿司匹林、氯吡格雷、替格瑞洛、西洛他唑、吲哚布芬、双嘧达莫、阿昔单抗、替罗非班、依替非巴肽等
指标意义	反映脑梗死急性期规范化诊疗情况
指标导向	逐步提高
指标来源	住院HIS、院前急诊系统

续表

政策来源	三级医院评审标准（2020年版）
发布频率	年度
编号	3-10-2-8（NEU-STK-08）
中文名称	非致残性脑梗死患者发病24小时内双重强化抗血小板药物治疗率
指标类别	重点专业质量控制指标
药品临床评价属性	有效性
指标属性	定量指标
计量单位	%
定义	单位时间内，发病24小时内给予阿司匹林和氯吡格雷强化抗血小板药物治疗的非致残性脑梗死（NIHSS≤3分）患者数，占同期住院非致残性脑梗死患者总数的比例
计算方法	发病24小时内给予双重强化抗血小板治疗的非致残性脑梗死患者数/同期住院非致残性脑梗死患者总数×100%
指标说明	参照神经系统疾病医疗质量控制指标（2020年版）
指标意义	反映映非致残性脑梗死急性期规范化诊疗情况
指标导向	逐步提高
指标来源	HIS
政策来源	三级医院评审标准（2020年版）
发布频率	年度
编号	3-10-2-11（NEU-STK-11）
中文名称	住院期间脑梗死患者他汀类药物治疗率
指标类别	重点专业质量控制指标
药品临床评价属性	有效性
指标属性	定量指标
计量单位	%
定义	单位时间内，住院期间使用他汀类药物治疗的脑梗死患者数占同期住院脑梗死患者总数的比例
计算方法	住院期间使用他汀药物治疗的脑梗死患者数/同期住院脑梗死患者总数×100%
指标说明	参照神经系统疾病医疗质量控制指标（2020年版）
指标意义	反映脑梗死急性期规范化诊疗情况
指标导向	逐步提高
指标来源	住院HIS
政策来源	三级医院评审标准（2020年版）
发布频率	年度
编号	3-10-2-12（NEU-STK-12）
中文名称	住院期间合并房颤的脑梗死患者抗凝治疗率
指标类别	重点专业质量控制指标
药品临床评价属性	有效性
指标属性	定量指标
计量单位	%
定义	单位时间内，脑梗死合并房颤患者住院期间使用抗凝药物治疗的人数占同期住院脑梗死合并房颤患者总数的比例
计算方法	使用抗凝药物治疗的合并房颤的住院脑梗死患者数/同期合并房颤的脑梗死住院患者总数×100%
指标说明	参照神经系统疾病医疗质量控制指标（2020年版），药物包括口服抗凝剂包括华法林、达比加群酯、利伐沙班、阿哌沙班、依度沙班

续表

指标意义	反映脑梗死急性期规范化诊疗情况
指标导向	逐步提高
指标来源	住院HIS
政策来源	三级医院评审标准（2020年版）
发布频率	年度
编号	3-10-2-15（NEU-STK-15A）/（NEU-STK15B）
中文名称	出院时脑梗死患者抗栓/他汀类药物治疗率
指标类别	重点专业质量控制指标
药品临床评价属性	有效性
指标属性	定量指标
计量单位	%
定义	单位时间内，出院时给予抗栓（包括抗血小板药物和抗凝药物治疗）/他汀类药物治疗的脑梗死患者数占同期住院脑梗死患者总数的比例
计算方法	出院时给予抗栓或他汀类药药物治疗的脑梗死患者数/同期住院脑梗死患者总数×100%
指标说明	参照神经系统疾病医疗质量控制指标（2020年版）
指标意义	反映脑梗死二级预防规范化诊疗情况
指标导向	逐步提高
指标来源	住院HIS
政策来源	三级医院评审标准（2020年版）
发布频率	年度
编号	3-10-2-16（NEU-STK-16A）/（NEU-STK-16B）/（NEU-STK-16C）
中文名称	出院时合并高血压/糖尿病/房颤的脑梗死患者降压/降糖药物/抗凝治疗率
指标类别	重点专业质量控制指标
药品临床评价属性	有效性
指标属性	定量指标
计量单位	%
定义	NEU-STK-16A指单位时间内，出院时给予降压药物治疗的合并高血压的脑梗死患者数，占同期合并高血压的住院脑梗死患者总数的比例 NEU-STK-16B指单位时间内，出院时给予降糖药物治疗的合并糖尿病的脑梗死患者数占同期合并糖尿病的住院脑梗死患者总数的比例 NEU-STK-16C指单位时间内，出院时给予抗凝药物治疗的合并房颤的脑梗死患者数占同期合并房颤的住院脑梗死患者总数的比例
计算方法	NEU-STK-16A：出院时给予降压药物治疗的合并高血压的脑梗死患者数/同期合并高血压的住院脑梗死患者总数×100% NEU-STK-16B：出院时给予降糖药物治疗的合并高血压的脑梗死患者数/同期合并糖尿病的住院脑梗死患者总数×100% NEU-STK-16C：出院时给予抗凝药物治疗的合并高血压的脑梗死患者数/同期合并房颤的住院脑梗死患者总数×100%
指标说明	参照神经系统疾病医疗质量控制指标（2020年版）
指标意义	反映脑梗死二级预防规范化诊疗情况
指标导向	逐步提高
指标来源	住院HIS
政策来源	三级医院评审标准（2020年版）
发布频率	年度

续表

编号	3-10-4-4（NEU-CAS-04）/（NEU-CAS-04A）/（NEU-CAS-04B）
中文名称	颈动脉支架置入术患者术前规范化药物治疗率
指标类别	重点专业质量控制指标
药品临床评价属性	有效性、规范性
指标属性	定量指标
计量单位	%
定义	单位时间内，颈动脉支架置入术患者术前规范化药物（双重抗血小板药物+他汀类药物）治疗人数占颈动脉支架置入术患者总数的比例
计算方法	颈动脉支架置入术患者术前规范化药物治疗人数/同期颈动脉支架置入术患者总数×100% 颈动脉支架置入术患者术前双重抗血小板药物治疗人数/同期颈动脉支架置入术患者总数×100% 颈动脉支架置入术患者术前他汀类药物治疗人数/同期颈动脉支架置入术患者总数×100%
指标说明	参照神经系统疾病医疗质量控制指标（2020年版）；术前规范化药物治疗指使用双重抗血小板药物和他汀类药物治疗。术前双重抗血小板药物治疗指阿司匹林加氯吡格雷联合使用≥4天，或者术前使用负荷量
指标意义	反映医疗机构颈动脉支架置入术患者围术期规范化药物治疗现状
指标导向	逐步提高
指标来源	住院HIS
政策来源	三级医院评审标准（2020年版）
发布频率	年度
编号	3-10-4-8（NEU-CAS-08）/（NEU-CAS-08A）/（NEU-CAS-08B）/（NEU-CAS-08C）/（NEU-CAS-08D）
中文名称	颈动脉支架置入术患者出院规范化药物治疗率
指标类别	重点专业质量控制指标
药品临床评价属性	有效性、规范性
指标属性	定量指标
计量单位	%
定义	单位时间内，出院时给予规范化药物治疗的颈动脉支架置入术患者数占颈动脉支架置入术患者总数的比例
计算方法	出院时给予双重抗血小板药物治疗的颈动脉支架置入术患者数/同期颈动脉支架置入术患者总数×100% 出院时给予他汀类药物治疗的颈动脉支架置入术患者数/同期颈动脉支架置入术患者总数×100% 出院时给予降压药物治疗合并高血压的颈动脉支架置入术患者数/同期合并高血压的颈动脉支架置入术患者总数×100% 出院时给予降糖药物治疗合并糖尿病的颈动脉支架置入术患者数/同期合并糖尿病的颈动脉支架置入术患者总数×100%
指标说明	参照神经系统疾病医疗质量控制指标（2020年版）
指标意义	反映医疗机构开展颈动脉支架置入术患者术后规范化药物治疗现状
指标导向	逐步提高
指标来源	HIS
政策来源	三级医院评审标准（2020年版）
发布频率	年度
编号	3-10-5-2（NEU-DSA-02）
中文名称	脑血管造影术中非离子型对比剂应用率
指标类别	重点专业质量控制指标
药品临床评价属性	有效性、规范性、安全性
指标属性	定量指标
计量单位	%
定义	单位时间内，脑血管造影术中应用非离子型对比剂的患者数占行脑血管造影术的患者总数的比例

续表

计算方法	脑血管造影术中应用非离子型对比剂的患者数/同期行脑血管造影术患者总数×100%
指标说明	参照神经系统疾病医疗质量控制指标（2020年版）；非离子型对比剂包含非离子型高渗单体对比剂（碘普罗胺、碘海醇、碘帕醇、碘佛醇、碘美普尔、碘比醇）和非离子等渗双体对比剂（碘克沙醇）
指标意义	反映医疗机构脑血管造影术中对比剂应用情况
指标导向	逐步提高
指标来源	HIS、PACS
政策来源	三级医院评审标准（2020年版）
发布频率	年度
编号	3-11-1-4（NEP-IgA-04）
中文名称	IgA肾病患者RAS阻断剂的使用率
指标类别	重点专业质量控制指标
药品临床评价属性	有效性、规范性
指标属性	定量指标
计量单位	%
定义	适合使用RAS阻断剂的IgA肾病患者中使用RAS阻断剂的比例
计算方法	使用RAS阻断剂的IgA肾病患者数/同期适合使用RAS阻断剂的IgA肾病患者总数×100%
指标说明	参照肾病专业医疗质量控制指标（2020年版）；纳入标准：（RAS）阻断剂是指血管紧张素转化酶抑制剂（贝那普利、福辛普利、培哚普利等）和血管紧张素受体拮抗剂（氯沙坦、厄贝沙坦、替米沙坦等）；IgA肾病患者入排标准：按照ICD码或24h尿蛋白定量＞1g且患者可耐受、无RAS阻断剂应用禁忌证。禁忌证为双侧肾动脉狭窄或只有单侧肾脏而肾动脉狭窄或重度肾功能不全或低血压状态
指标意义	反映医疗机构IgA肾病患者基础治疗达标水平
指标导向	逐步提高
指标来源	HIS、血液透析管理系统
政策来源	三级医院评审标准（2020年版）
发布频率	年度
编号	3-11-1-10（NEP-IgA-10）
中文名称	激素、免疫抑制剂治疗的严重并发症发生率
指标类别	重点专业质量控制指标
药品临床评价属性	安全性
指标属性	定量指标
计量单位	%
定义	IgA肾病患者应用激素、免疫抑制剂6个月内出现严重并发症的比例
计算方法	应用激素或免疫抑制剂治疗6个月内出现严重并发症的IgA肾病患者数/同期应用激素或免疫抑制剂治疗的IgA肾病患者总数×100%
指标说明	参照肾病专业医疗质量控制指标（2020年版）；严重并发症包含伴有呼吸衰竭的肺部感染、股骨头坏死、消化道出血
指标意义	反映医疗机构IgA肾病患者激素、免疫抑制剂的治疗水平
指标导向	逐步降低
指标来源	住院HIS
政策来源	三级医院评审标准（2020年版）
发布频率	年度
编号	3-12-1（PHA-01）
中文名称	药学专业技术人员占比

续表

指标类别	重点专业质量控制指标
药品临床评价属性	其他属性
指标属性	定量指标
计量单位	%
定义	药学专业技术人员数占同期医疗机构卫生专业技术人员总数的比例
计算方法	药学专业技术人员数/同期期医疗机构卫生专业技术人员总数×100%
指标说明	参照药事管理专业医疗质量控制指标（2020年版）；药学专业技术人员是指按照有关规定取得药学专业任职资格的由医疗机构聘任的在职人员。卫生专业技术人员是指由医疗机构聘任的在职卫生专业技术人员，不含后勤等辅助部门的人员
指标意义	反映医疗机构药事管理质量的重要结构性指标
指标导向	逐步提高
指标来源	医院从事管理系统
政策来源	三级医院评审标准（2020年版）
发布频率	年度
编号	3-12-3（PHA-03A）/（PHA-03B）
中文名称	处方审核率
指标类别	重点专业质量控制指标
药品临床评价属性	安全性、有效性、经济性、适宜性
指标属性	定量指标
计量单位	%
定义	分别设置门诊处方和急诊处方
计算方法	药品收费前药师审核门急诊处方人次数/同期门急诊总人次×100%
指标说明	参照药事管理专业医疗质量控制指标（2020年版）；视医疗机构开前置审方系统建设情况。审核范围包括处方的合法性、规范性和适宜性审核。急诊处方不含急诊留观和抢救患者
指标意义	反映医疗机构药师对门诊/急诊处方的审核情况
指标导向	逐步提高
指标来源	门诊HIS、合理用药系统
政策来源	三级医院评审标准（2020年版）
发布频率	月度、年度
编号	3-12-4（PHA-04）
中文名称	住院用药医嘱审核率
指标类别	重点专业质量控制指标
药品临床评价属性	安全性、有效性、经济性、适宜性
指标属性	定量指标
计量单位	%
定义	药品调配前药师审核住院患者用药医嘱条目数占同期住院患者用药医嘱总条目数的比例
计算方法	药品调配前药师审核住院患者用药医嘱条目数/同期住院患者用药医嘱总条目数×100%
指标说明	参照药事管理专业医疗质量控制指标（2020年版）；住院患者用药医嘱（总）条目数均以出院患者用药医嘱（总）条目数计算
指标意义	反映医疗机构药师对住院用药医嘱的审核情况
指标导向	逐步提高
指标来源	住院HIS、合理用药系统

续表

政策来源	三级医院评审标准（2020年版）
发布频率	月度、年度
编号	3-12-5（PHA-05）
中文名称	静脉用药集中调配医嘱干预率
指标类别	重点专业质量控制指标
药品临床评价属性	安全性、有效性、经济性、适宜性
指标属性	定量指标
计量单位	%
定义	药师审核静脉用药集中调配医嘱时发现不适宜医嘱，经过沟通，医师同意对不适宜静脉用药集中调配医嘱进行修改的医嘱条目数占同期静脉用药集中调配医嘱总条目数的比例
计算方法	医师同意修改的不适宜静脉用药集中调配医嘱条目数/同期静脉用药集中调配医嘱总条目数×100%
指标说明	参照药事管理专业医疗质量控制指标（2020年版）、《医疗机构处方审核规范》和《静脉用药集中调配质量管理规范》；超剂量等特殊用药，医师应当再次确认签名。对用药错误医嘱而医师又拒绝修改的，药师应当拒绝调配
指标意义	反映静脉用药集中调配医嘱质量与药学服务处方审核能力
指标导向	逐步提高
指标来源	住院HIS、PIVAS
政策来源	三级医院评审标准（2020年版）
发布频率	月度、年度
编号	3-12-6（PHA-06）
中文名称	门诊处方点评率
指标类别	重点专业质量控制指标
药品临床评价属性	安全性、有效性、经济性、适宜性
指标属性	定量指标
计量单位	%
定义	医疗机构点评的门诊处方人次数占同期门诊处方总人次数的比例
计算方法	点评的门诊处方人次数/同期门诊处方总人次数×100%
指标说明	参照药事管理专业医疗质量控制指标（2020年版）
指标意义	反映医疗机构药学服务质量的指标
指标导向	逐步提高
指标来源	HIS、合理用药系统
政策来源	三级医院评审标准（2020年版）
发布频率	月度、年度
编号	3-12-7（PHA-07）
中文名称	门诊处方合格率
指标类别	重点专业质量控制指标
药品临床评价属性	安全性、有效性、经济性、适宜性
指标属性	定量指标
计量单位	%
定义	合格的门诊处方人次数占同期点评门诊处方总人次数的比例
计算方法	合格的门诊处方人次数/同期点评门诊处方总人次数×100%
指标说明	参照药事管理专业医疗质量控制指标（2020年版）；不合格处方包括不规范处方、用药不适宜处方及超常处方

指标意义	反映医疗机构门诊医师处方质量的重要指标
指标导向	逐步提高，不低于95%
指标来源	门诊HIS、合理用药系统
政策来源	三级医院评审标准（2020年版）、《处方管理办法》《医院处方点评管理规范（试行）》《处方审核规范》
发布频率	月度、年度
编号	3-12-8（PHA-08）
中文名称	住院患者药学监护率
指标类别	重点专业质量控制指标
药品临床评价属性	安全性、有效性、经济性、适宜性
指标属性	定量指标
计量单位	%
定义	实施药学监护的住院患者数占同期住院患者总数的比例
计算方法	实施药学监护的住院患者数/同期住院患者总数×100%
指标说明	参照药事管理专业医疗质量控制指标（2020年版）；药学监护包括监护计划、患者用药教育、药学会诊等在病历中记录的工作
指标意义	反映临床药师为住院患者提供药学服务的情况
指标导向	逐步提高
指标来源	住院HIS、合理用药系统
政策来源	三级医院评审标准（2020年版）
发布频率	月度、年度
编号	3-12-9（PHA-09）
中文名称	用药错误报告率
指标类别	重点专业质量控制指标
药品临床评价属性	安全性
指标属性	定量指标
计量单位	%
定义	医疗机构某一时间范围内报告给医疗机构管理部门的用药错误人次数占同期用药患者总数的比例
计算方法	报告给医疗机构管理部门的用药错误人次数/同期用药患者总数×100%
指标说明	参照药事管理专业医疗质量控制指标（2020年版），参照《中国医院质量安全管理 第4-6部分：医疗管理 医疗安全（不良）事件管理》T/CHAS10-4-6-2018。采取应报尽报原则，用药错误包括药房错误和临床使用错误等环节
指标意义	反映医疗机构用药错误主动报告情况
指标导向	逐步提高
指标来源	不良事件管理系统、合理用药系统
政策来源	三级医院评审标准（2020年版）
发布频率	年度
编号	3-12-10（PHA-10）
中文名称	严重或新的药品不良反应上报率
指标类别	重点专业质量控制指标
药品临床评价属性	安全性
指标属性	定量指标
计量单位	%

续表

定义	医疗机构单位时间内上报的严重或新的药品不良反应人数占同期用药患者总数的比例
计算方法	严重或新的药品不良反应上报人数/同期用药患者总数×100%
指标说明	参照药事管理专业医疗质量控制指标（2020年版）；纳入标准：同期用药患者总数包括单位时间内内门诊、急诊和住院患者用药人数总和。新的药品不良反应是指药品说明书中未载明的不良反应。说明书中已有描述，但不良反应发生的性质、程度、后果或者频率与说明书描述不一致或者更严重的，按照新的药品不良反应处理。严重不良反应根据《药品不良反应报告和监测管理办法》要求
指标意义	反映严重或新的药品不良反应监测趋势
指标导向	逐步提高
指标来源	CHPS或药品不良反应监测系统、护理系统、电子病历、LIS
政策来源	三级医院评审标准（2020年版）
发布频率	年度
编号	3-12-11（PHA-11）
中文名称	住院患者抗菌药物使用情况▲
指标类别	重点专业质量控制指标
药品临床评价属性	安全性、经济性、适宜性
指标属性	定量指标
计量单位	%
定义	住院患者使用抗菌药物人数占同期医疗机构住院患者总数的比例
计算方法	本指标与其他评审指标重复，根据指标解释的参照指标进行计算。 住院患者特殊使用级抗菌药物使用量占比（PHA11C）=住院患者特殊使用级抗菌药物使用量（累计DDD数）/同期住院患者抗菌药物使用量（累计DDD数）×100% 住院患者抗菌药物费用占比=住院患者抗菌药物累计总费用/同期住院患者药品累计总费用×100%
指标说明	参照药事管理专业医疗质量控制指标（2020年版）；本指标体系下设四项指标，包括住院患者抗菌药物使用率（PHA-11A），参照三级医院评审标准3-6-7；住院患者抗菌药物使用强度（PHA-11B），参照公立医院绩效指标17.1；住院患者特殊使用级抗菌药物使用量占比（PHA11C）；Ⅰ类切口手术抗菌药物预防使用率（PHA-11D），参照三级医院评审标准3-6-10
指标意义	反映住院抗菌药物合理使用情况
指标导向	逐步降低
指标来源	住院HIS、电子病历
政策来源	三级医院评审标准（2020年版）
发布频率	年度
编号	3-12-12（PHA-12）
中文名称	住院患者静脉输液使用率
指标类别	重点专业质量控制指标
药品临床评价属性	安全性、经济性、适宜性
指标属性	定量指标
计量单位	%
定义	使用静脉输液的住院患者数占同期住院患者总数比例
计算方法	使用静脉输液的住院患者数/同期住院患者总数×100%
指标说明	参照药事管理专业医疗质量控制指标（2020年版）；纳入标准：静脉输液包括仅限静脉滴注和静脉推注，不含溶媒及皮试等；同一患者使用多种静脉输注药物（含中药注射剂），记为1例
指标意义	反映医疗机构住院患者静脉输液的使用情况。
指标导向	逐步降低
指标来源	住院HIS

政策来源	三级医院评审标准（2020年版）
发布频率	年度
编号	3-12-13（PHA-13）
中文名称	住院患者中药注射剂静脉输液使用率
指标类别	重点专业质量控制指标
药品临床评价属性	安全性、经济性、适宜性
指标属性	定量指标
计量单位	%
定义	使用中药注射剂静脉输液的住院患者数占同期住院患者总数的比例
计算方法	使用中药注射剂住院患者数/同期住院患者总数×100%
指标说明	参照药事管理专业医疗质量控制指标（2020年版）；纳入标准：中药注射剂指批准文号为国药准字"Z"开头的注射剂
指标意义	反映映医疗机构住院患者中药注射剂静脉输液使用情况
指标导向	逐步降低
指标来源	住院HIS
政策来源	三级医院评审标准（2020年版）
发布频率	年度
编号	3-12-14（PHA-14）
中文名称	急诊患者糖皮质激素静脉输液使用率
指标类别	重点专业质量控制指标
药品临床评价属性	安全性、经济性、适宜性
指标属性	定量指标
计量单位	%
定义	急诊静脉使用糖皮质激素的患者数占同期急诊患者总数的比例
计算方法	急诊患者静脉输液使用糖皮质激素人数/同期急诊患者总数×100%
指标说明	参照药事管理专业医疗质量控制指标（2020年版）；对不能区分的基层医疗机构可合并门诊和争诊数据
指标意义	反映医疗机构急诊患者静脉使用糖皮质激素情况
指标导向	逐步降低
指标来源	门诊HIS
政策来源	三级医院评审标准（2020年版）
发布频率	年度
编号	3-12-15（PHA-15）
中文名称	住院患者质子泵抑制药注射剂静脉使用率
指标类别	重点专业质量控制指标
药品临床评价属性	安全性、经济性、适宜性
指标属性	定量指标
计量单位	%
定义	静脉使用质子泵抑制药注射剂的住院患者数占同期住院患者总数的比例
计算方法	静脉使用质子泵抑制药注射剂的住院患者数/同期住院患者总数×100%
指标说明	参照药事管理专业医疗质量控制指标（2020年版）；纳入药品目录的包括奥美拉唑、艾司奥美拉唑、泮托拉唑、兰索拉唑、雷贝拉唑、艾普拉唑、埃索美拉唑
指标意义	反映医疗机构质子泵抑制药注射剂的使用情况

续表

指标导向	逐步降低
指标来源	住院HIS
政策来源	三级医院评审标准（2020年版）
发布频率	年度
编号	3-14-1
中文名称	规范化管理药品使用率
指标类别	药事管理与临床药学服务质量保障与持续改进（现场）
药品临床评价属性	适宜性
指标属性	定量指标
计量单位	%
定义	分别对抗菌药物、麻醉药品和精神药品、毒性药品、放射性药品、抗肿瘤药物、激素类药物、重点监控药物、基本药物、中药注射剂的使用率进行统计
计算方法	监测药品使用人次（门诊/住院）/同期总人次（住门诊、住院）×100%
指标说明	根据上述药品相应的临床应用指导原则，进行分类统计。其中放射性药品和中药注射剂根据国药准字进行分类；抗菌药物使用率参照3-6-7住院抗菌药物使用率进行统计，同时增设门诊抗菌药物使用率。门诊及住院患者需进行分组统计。上述指标以动态监测或月报形式供现场考察
指标意义	反映各类重点管理药品的规范化使用情况
指标导向	同行对比
指标来源	HIS
政策来源	三级医院评审标准（2020年版）
发布频率	月度、年度
编号	3-14-2
中文名称	规范化管理药品占比
指标类别	药事管理与临床药学服务质量保障与持续改进（现场）
药品临床评价属性	适宜性
指标属性	定量指标
计量单位	%
定义	分别对抗菌药物、麻醉药品和精神药品、毒性药品、放射性药品、抗肿瘤药物、激素类药物、重点监控药物、基本药物、中药注射剂的使用金额占比进行统计
计算方法	监测药品使用总金额（门诊/住院）/同期药品总金额（住门诊、住院）×100%
指标说明	参照111.1；上述指标以动态监测或月报形式供现场考察
指标意义	反映各类重点管理药品的规范化使用情况
指标导向	同行对比
指标来源	HIS
政策来源	三级医院评审标准（2020年版）
发布频率	月度、年度
编号	3-15-1
中文名称	输注反应发生率
指标类别	医疗安全指标
药品临床评价属性	安全性
指标属性	定量指标
计量单位	%

续表

定义	年度发生输注反应的比值
计算方法	输注反应发生例数/同期输注患者总人次数×100%；分别计算急诊输液和住院输液
指标说明	作为药品不良反应和药品不良事件管理指标之一
指标意义	输液安全作为安全目标管理工作之一，作为医疗（安全）不良事件管理分类之一
指标导向	逐步降低
指标来源	HIS、不良反应监测系统、医疗不良事件管理系统、护理系统
政策来源	三级医院评审标准（2020年版）
发布频率	年度
编号	3-15-2
中文名称	临床用药所致的有害效应（不良事件）发生率
指标类别	医疗安全指标
药品临床评价属性	安全性
指标属性	定量指标
计量单位	%
定义	年度发生输注反应的比值
计算方法	临床用药所致的有害效应（不良事件）例数/同期同类药品使用出院患者总人次数×100%
指标说明	新增指标，考虑医疗机构药品不良事件监测和药源性事件管理工作
指标意义	分子：临床用药所致的有害效应（不良事件）例数是指根据电子病历首页统计出院患者含以下诊断的发生例数，分别统计：①全身性抗菌药物有害效应ICD Y40.0至Y40.9；②降血糖药物的有害效应ICD Y40.0至Y42.3；③抗肿瘤药物的有害效应ICD Y43.1，Y43.3；④抗凝剂的有害效应ICD Y44.2至Y44.5；⑤镇痛药和解热药的有害效应ICD Y45.0至Y45.9；⑥心血管系统用药的有害效应ICD Y52.0至Y52.9；⑦X线造影剂及其他诊断性制剂的有害效应ICD Y57.5，Y57.6。不含药物中毒及药品不良反应损害程度未达到药源性疾病程度；涉及有害效应的出院患者发生阶段未具体说明，默认住院期间发生药物有害效应患者，入院前因药物所致的有害效应患者不纳入统计范围；即病案首页的入院诊断中不含上述有害效应ICD编码
指标导向	逐步降低
指标来源	电子病历首页
政策来源	三级医院评审标准（2020年版）
发布频率	月度、年度
编号	3-16-1
中文名称	点评处方占处方总数占比
指标类别	合理用药
药品临床评价属性	安全性、有效性、经济性、适宜性
指标属性	定量指标
计量单位	%
定义	考核年度（门急诊）点评处方占处方总数的比例
计算方法	点评处方数/处方总数×100%
指标说明	分子：点评处方数包括考核年度内点评的门急诊处方数、住院患者未在医嘱中的处方数和出院带药处方数，不包括出院患者住院医嘱。处方点评包括整体和专项点评。分母：处方总数按药房处方数统计，包括门急诊处方、住院患者未在医嘱中的处方和住院患者出院带药处方。解释权归省级卫健委
指标意义	重点是超常用药和不合理用药，进行干预和跟踪管理；将处方点评结果纳入地方卫生健康行政部门对医疗机构的绩效考核指标中。门急诊处方抽样率不应少于总处方量的1‰，且每月点评处方绝对数不应少于100张
指标导向	逐步提高
指标来源	门诊HIS

续表

政策来源	国家公立医疗绩效指标2020版
发布频率	月度、年度
编号	3-16-2
中文名称	点评出院患者医嘱比例
指标类别	合理用药
药品临床评价属性	安全性、有效性、经济性、适宜性
指标属性	定量指标
计量单位	%
定义	考核年度出院患者医嘱比例
计算方法	出院患者住院医嘱点评数/同期出院人数×100%
指标说明	分子：出院患者住院医嘱点评数按点评的人数（即病历份数）统计，同一患者在同一次住院期间多个医嘱的处方点评，按1人统计。处方点评包括整体和专项点评。分母：同期出院人数。解释权归省级卫健委
指标意义	参照16.1点评标准点评出院患者医嘱，每月点评出院病历绝对数不应少于30份
指标导向	逐步提高
指标来源	住院HIS、PIVAS和手麻系统中的用药信息
政策来源	国家公立医疗绩效指标2020版
发布频率	月度、年度
编号	17（参照3-12-11）
中文名称	抗菌药物使用强度（DDDs）▲
指标类别	合理用药
药品临床评价属性	安全性、经济性、适宜性
指标属性	定量指标、国家监测
计量单位	DDD
定义	考核年度通过成人抗菌药物的平均日剂量（Defined Daily Doses，DDDs）分析评价抗菌药物使用强度。DDD作为用药频度分析单位，不受治疗分类、剂型和不同人群的限制
计算方法	住院患者抗菌药物消耗量（累计DDD数）/同期收治患者人天数
指标说明	分子：本年度仅考核住院患者在院期间全身性抗菌药物应用情况。分母：同期收治患者人天数，即出院者占用总床日数，指所有出院人数的住院床日之和；包括正常分娩、未产出院、住院经检查无病出院、未治出院及健康人进行人工流产或绝育手术后正常出院患者的住院床日数。排除标准：不包括局部使用抗菌药物及含植物成分的抗菌药物、抗结核药、抗病毒药、抗寄生虫药等。院科两级计算DDDs时，科室同期收治患者人天数按照统计科室出院者占用床日数计算。解释权归国家卫健委；属于三级医院评审核心指标和国家监测指标
指标意义	反映不同年度的用药动态和用药结构，某抗菌药物DDDs大，说明用药频度高，用药强度大，对该药的选择倾向性大。范围值要求，根据《关于进一步加强抗菌药物临床应用管理工作的通知》（国卫办医发〔2015〕42号）要求，三级综合医院住院患者抗菌药物使用强度不超过40DDDs，口腔医院不超过40DDDs，肿瘤医院不超过30DDDs，儿童医院不超过20DDDs（按照成人规定日剂量标准计算），精神病医院不超过5DDDs，妇产医院（妇幼保健院）不超过40DDDs
指标导向	逐步降低
指标来源	住院HIS、PIVAS和手麻系统中的用药信息
政策来源	国家公立医疗绩效指标2020版
发布频率	月度、年度
编号	17（参照3-12-11）
中文名称	各类抗菌药物使用强度明细（DDDs）▲
指标类别	合理用药
药品临床评价属性	安全性、经济性、适宜性

续表

指标属性	定量指标
计量单位	DDD
定义	考核一定单位时间、一定科室或单个抗菌药物的成人抗菌药物的平均日剂量（Defined Daily Doses, DDDs）分析评价抗菌药物使用强度。DDD 作为用药频度分析单位，不受治疗分类、剂型和不同人群的限制
计算方法	指定住院患者抗菌药物消耗量（累计 DDD 数）/同期收治患者人天数
指标说明	入选规划：参照 17 要求。筛选条件：包括科室、时间段和抗菌药物名称。统计指定科室时同期收治患者人天数变更为特定科室同期收治患者人天数。根据医疗机构需要生成按科室、全院的累计 DDD 值，按品种统计的 DDD 值。三级医院评审核心指标之一
指标意义	反映不同年度的用药动态和用药结构，某抗菌药物 DDDs 大，说明用药频度高，用药强度大，对该药的选择倾向性大
指标导向	逐步降低
指标来源	住院 HIS、PIVAS 和手麻系统中的用药信息
政策来源	国家公立医疗绩效指标 2020 版
发布频率	月度、年度
编号	3-18-1
中文名称	基药使用金额占药品使用总金额的比例
指标类别	合理用药
药品临床评价属性	经济性
指标属性	定量指标
计量单位	%
定义	考核基本药物的执行情况
计算方法	基药占比（%）=医疗机构国家基本药物使用金额/同期医疗机构药品总金额 × 100%
指标说明	分子：全院基本药物使用总金额。分母：全院药品总金额。解释归省级卫健委
指标意义	各省份基药使用金额占药品使用总金额的比例（简称基药占比）均有所差异，基层医疗机构普遍不低于50%；二级综合医院（含中医院）不低于35%；三级综合医院（含中医院）不低于30%
指标导向	逐步提高
指标来源	HIS
政策来源	全国医院上报数据统计指标集（试行）2019
发布频率	月度、年度
编号	3-18-2
中文名称	门诊患者基本药物处方占比
指标类别	合理用药
药品临床评价属性	经济性
指标属性	定量指标
计量单位	%
定义	考核年度门诊患者处方中使用基本药物人次数占同期门诊诊疗总人次数的比例
计算方法	门诊使用基本药物人次数/同期门诊诊疗总人次数 × 100%
指标说明	分子：门诊使用基本药物人次数按人数统计，同一门诊患者一次挂号就诊开具的处方中只要含有一种及以上基本药物，按 1 人统计，所使用的基本药物不包括仅作为药物溶媒使用的葡萄糖、氯化钠等溶液；不包括急诊患者、健康体检者。分母：门诊诊疗总人次数即门诊患者人次数，仅以门诊挂号数统计，不包括急诊患者、健康体检者及未开具药物处方患者。解释归省级卫健委
指标意义	《国家基本药物目录（2018 年版）》（国卫药政发〔2018〕31 号）为最新版基本药物目录。包含化学药品和生物制品、中成药和中药饮片三部分
指标导向	逐步提高

续表

指标来源	门诊HIS
政策来源	国家公立医疗绩效指标2020版
发布频率	年度
编号	3-19
中文名称	住院患者基本药物使用率
指标类别	合理用药
药品临床评价属性	经济性
指标属性	定量指标
计量单位	%
定义	考核年度出院患者在住院期间医嘱中使用基本药物的总人次数占同期出院总人次数的比例
计算方法	出院患者使用基本药物总人次数/同期出院总人次数×100%
指标说明	分子：出院患者使用基本药物总人次数按人数统计，同一出院患者在一次住院期间的医嘱中只要含有一种及以上基本药物，按1人统计，不包括仅作为药物溶媒使用的葡萄糖、氯化钠等溶液。分母：同期出院总人次数即出院人数，不包括出院患者在住院期间未使用药物者。解释归省级卫健委
指标意义	参见指标18
指标导向	逐步提高
指标来源	住院HIS
政策来源	国家公立医疗绩效指标2020版
发布频率	年度
编号	3-20-1
中文名称	基本药物采购品种数占比
指标类别	合理用药
药品临床评价属性	经济性
指标属性	定量指标
计量单位	%
定义	基本药物采购品种数占比在本次考核中是指考核年度医院基本药物配备使用品种数量占比
计算方法	医院采购基本药物品种数/医院同期采购药物品种总数×100%
指标说明	分子：本年度考核医院配备使用基本药物品种数量，按照《国家基本药物目录（2018年版）》。分母：医院同期配备使用的所有为患者诊治服务的药物品种总数，按照药品通用名进行统计。解释归省级卫健委、省级招采平台
指标意义	2020年6月底前，制定实施合理用药监测指标体系，定期公布监测情况，推进实施医师约谈制度
指标导向	逐步提高
指标来源	库房管理系统、省级招采平台、SPD平台
政策来源	国家公立医疗绩效指标2020版
发布频率	年度
编号	3-20-2
中文名称	国家基本药物配备使用金额比例
指标类别	合理用药
药品临床评价属性	经济性
指标属性	定量指标
计量单位	%
定义	基本药物采购品种数占比在本次考核中是指考核年度医院基本药物配备使用金额占比

续表

计算方法	医院配备使用基本药物金额/医院同期全部药品配备使用总金额×100%
指标说明	分子：本年度考核医院配备使用基本药物金额。按照《国家基本药物目录（2018年版）》。分母：医院同期所使用的所有为患者诊治服务的药品金额之和。解释归省级卫健委、省级招采平台
指标意义	参见指标20.1
指标导向	逐步提高
指标来源	库房管理系统、省级招采平台、SPD平台
政策来源	国家公立医疗绩效指标2020版
发布频率	年度
编号	3-21
中文名称	国家组织药品集中采购中标药品使用比例
指标类别	合理用药
药品临床评价属性	经济性
指标属性	定量指标
计量单位	%
定义	考核年度国家组织药品集中采购中标药品用量与同期医疗机构同种药品用量的比例
计算方法	中标药品用量/同种药品用量×100%
指标说明	分子：中标药品用量以中标药品采购金额计算，即考核年度医院采购的由政府统一招标的且中选药品的金额数之和。分母：同种药品用量以同期同种药品采购金额计算，即包含国家组织药品集中采购的中标药品在内的所有同种药品采购金额之和。解释归省级卫健委
指标意义	参见《国务院办公厅关于完善公立医院药品集中采购工作的指导意见》（国办发〔2015〕7号）和《国务院办公厅关于印发国家组织药品集中采购和使用试点方案的通知》（国办发〔2019〕2号）
指标导向	逐步提高
指标来源	库房管理系统、SPD平台
政策来源	国家公立医疗绩效指标2020版
发布频率	年度
编号	3-26/（PHA-02）
中文名称	每百张病床药师人数/每百张床位临床药师人数
指标类别	运营效率
指标属性	定量指标
计量单位	人次
定义	考核年度每百张实际开放床拥有药师人数
计算方法	医院药师（包括药剂师和临床药师）总人数×100/医院实际开放床位数 每百张临床药师人数=临床药师总人数×100/医院实际开放床位数
指标说明	分子：医院药师（包括药剂师和临床药师）总人数是指与医院有劳动人事关系的主任药师、副主任药师、主管药师、药师和药士人数之和。分母：医院实际开放床位数即实有床位数，指年底固定实有床位，包括正规床、简易床、监护床、超过半年加床、正在消毒和修理的床位、因扩建或大修而停用的床位。不包括产科新生儿床、接产室待产床、库存床、观察床、临时加床和病人家属陪侍床。解释归省级卫健委；参照药事管理专业医疗质量控制指标（2020年版）3-12-2条款
指标意义	三级医院临床药师不少于5名。《医疗机构药事管理规定》的通知（卫医政发〔2011〕11号）和《关于加快药学服务高质量发展的意见》（国卫医发〔2018〕45号）等
指标导向	逐步提高
指标来源	医院人事系统
政策来源	三级医院评审标准（2020年版）、国家公立医疗绩效指标2020版
发布频率	年度

编号	3-32
中文名称	辅助用药收入占比
指标类别	收支结构
药品临床评价属性	经济性、适宜性
指标属性	定量指标
计量单位	%
定义	考核年度医院辅助用药收入占药品总收入百分比
计算方法	辅助用药收入/药品总收入×100%
指标说明	分子：在本考核年度，辅助用药收入指第一批国家重点监控合理用药药品目录（化药及生物制品）公布的20种药品的收入。分母：药品总收入，包括门急诊、住院药品收入。不包括产科新生儿床、接产室待产床、库存床、观察床、临时加床和病人家属陪侍床。解释归省级卫健委
指标意义	参照2023年国家卫健委印发的第二批重点监控药品目录
指标导向	逐步降低
指标来源	门诊及住院HIS
政策来源	国家公立医疗绩效指标2020版
发布频率	年度
编号	3-39-1
中文名称	门诊次均药品费用增幅▲
指标类别	费用控制
指标属性	定量指标、国家监测
药品临床评价属性	经济性
计量单位	%
定义	考核年度门急诊患者次均药品费用与上一年度次均药品费用之差与上一年度次均药品费用的比值
计算方法	（本年度门诊患者次均药品费用−上一年度门诊患者次均药品费用）/上一年度门诊患者次均药品费用×100%
指标说明	门急诊总诊疗人次数，包括门诊、急诊、健康体检人次数等；解释归省级卫健委
指标意义	门诊患者次均药品费用参照39.2
指标导向	逐步降低
指标来源	门诊HIS
政策来源	国家公立医疗绩效指标2020版
发布频率	年度
编号	3-39-2
中文名称	门（急）诊患者次均药品费用
指标类别	费用控制
药品临床评价属性	经济性
指标属性	定量指标、国家监测
计量单位	元
定义	考核年度门急诊患者次均药品费用与上一年度次均药品费用之差与上一年度次均药品费用的比值
计算方法	门诊药品收入/门诊人次数 急诊次均药费=期内急诊药费收入/同期急诊诊疗人次数 门急诊次均费用=期内门急诊药品收入/同期门急诊总诊疗人次数
指标说明	门急诊总诊疗人次数，包括门诊、急诊、健康体检人次数等；解释归省级卫健委

续表

指标意义	门诊患者次均药品费用，主要用于监测医院主动控制费用是否存在不合理增长情况，衡量患者药品费用负担水平。《国务院关于印发"十三五"深化医药卫生体制改革规划的通知》（国发〔2016〕78号）及《关于全面推开公立医院综合改革工作的通知》（国卫体改发〔2017〕22号）等
指标导向	逐步降低
指标来源	门诊HIS
政策来源	国家公立医疗绩效指标2020版、全国医院上报数据统计指标集（试行）2019
发布频率	年度
编号	3-41-1
中文名称	住院次均药品费用增幅▲
指标类别	费用控制▲
药品临床评价属性	经济性
指标属性	定量指标、国家监测
计量单位	%
定义	考核年度出院患者次均药品费用与上一年度出院患者次均药品费用之差与上一年度出院患者次均药品费用的比值
计算方法	（本年度出院患者次均药品费用－上一年度出院患者次均药品费用）/上一年度出院患者次均药品费用×100%
指标说明	解释归国家卫健委、省级卫健委
指标意义	出院患者次均药品费用参照41.2
指标导向	逐步降低
指标来源	住院HIS、财务年报表
政策来源	国家公立医疗绩效指标2020版
发布频率	年度
编号	3-41-2
中文名称	出院患者次均药品费用
指标类别	费用控制
药品临床评价属性	经济性
指标属性	定量指标、国家监测
计量单位	元
定义	考核年度出院患者次均药品费用与上一年度出院患者次均药品费用之差与上一年度出院患者次均药品费用的比值
计算方法	出院患者药品费用/出院人次数
指标说明	注意出院患者数量与年度一致，统计口径按照出院结算为准。解释归国家卫健委、省级卫健委
指标意义	出院患者次均药品费用，主要用于监测医院主动控制费用是否存在不合理增长情况，衡量患者药品费用负担水平。《国务院关于印发"十三五"深化医药卫生体制改革规划的通知》（国发〔2016〕78号）及《关于全面推开公立医院综合改革工作的通知》（国卫体改发〔2017〕22号）等
指标导向	逐步降低
指标来源	住院HIS、财务年报表
政策来源	国家公立医疗绩效指标2020版，全国医院上报数据统计指标集（试行）2019
发布频率	年度
编号	
中文名称	卫生技术人员职称结构
指标类别	人员结构
指标属性	定量指标
计量单位	%

续表

定义	考核年度医院具有副高级职称及以上占科室同期药学人员总数的比例
计算方法	具有高级职称的药学人员数/科室同期药学人员总数×100%
指标说明	本指标为卫生技术人员职称结构指标下设的科室性指标。解释归省级卫健委
指标意义	反映卫生专业技术人员队伍的学识水平和胜任医疗教学科研工作的能力层次
指标导向	监测比较
指标来源	医院人事系统
政策来源	国家公立医疗绩效指标2020版
发布频率	年度
编号	
中文名称	基本用药目录使用率
指标类别	合理用药
药品临床评价属性	经济性
指标属性	定量指标
计量单位	%
定义	考核年度出基本药物的总人次数占同期总人次数的比例
计算方法	国家基本药物使用人次（门诊和住院）/同期门诊和住院总人次×100%
指标说明	本指标分别统计门诊及住院使用率。其中住院部分参照《国家公立医疗绩效指标2020版》住院患者基本药物使用率
指标意义	反映国家基本药物使用情况
指标导向	逐步提高
指标来源	HIS
政策来源	国家卫生统计指标2007版；自2020版国家公立医疗绩效指标后基本药物指标合并统计
发布频率	年度
编号	
中文名称	总药品收入▲
指标类别	通用指标
指标属性	定量指标
计量单位	元
定义	包含化学药品生物制品、中成药、中药饮片和放射性药品等。按HIS中药品标识进行统计，分别设置住院药品收入及门诊药品收费；根据管理要求可按药理、剂型或给药方式进行药品费用统计。根据互联网医院业务发展需要，除住院药品和门诊药品收入外，增设互联网药品收入；下设门诊药品收入=挂号类别代码为门诊的药品费用汇总求和
指标来源	HIS、手术麻醉系统、血液透析系统和慢性病管理系统
政策来源	国家公立医疗绩效指标2020版、三级医院评审标准（2020年版）、各类监测网上报数据、全国医院上报数据统计指标集（试行）2019
发布频率	月度、年度
编号	
中文名称	同期收治人数▲
指标类别	通用指标
指标属性	定量指标
计量单位	人次
定义	门诊收治人数；住院同期收治人数（不含家庭病床）

指标来源	HIS
政策来源	国家公立医疗绩效指标（2020年版）、三级医院评审标准（2020年版）和各类监测网上报数据
发布频率	月度、年度
编号	18-1-1（IHS03.01.001）
中文名称	总诊疗人次数
指标类别	医疗服务利用
计量单位	人次
定义	报告期内某地区所有诊疗活动的总人次，包括医疗卫生机构的门诊、急诊、出诊、单项健康检查、健康咨询指导人次
计算方法	某地区所有诊疗活动的总人次之和
指标说明	一般按挂号数统计。未挂号就诊、本单位职工就诊及出诊（不含外出会诊）不收取挂号费的，按实际诊疗人次统计。不包括根据医嘱进行的各项检查、治疗、处置工作量以及免疫接种、健康管理服务人次数。健康咨询指导不含健康讲座，含中医
调查方法	全面调查
指标来源	卫生统计直报系统
政策来源	WS/T598-2018卫生统计指标
发布频率	月度、年度
编号	18-1-2（IHS03.01.002）
中文名称	门急诊人次数
指标类别	医疗服务利用
计量单位	人次
定义	报告期内某地区医疗卫生机构的门诊和急诊人次数之和
计算方法	医疗卫生机构的门诊人次数+急诊人次数
指标说明	按挂号数统计，未挂号就诊、本单位职工就诊及出诊（不含外出会诊）不收取挂号费的，按实际诊疗人次统计，含中医
调查方法	全面调查
指标来源	卫生统计直报系统
政策来源	WS/T598-2018卫生统计指标
发布频率	月度、年度
编号	18-1-3（IHS03.01.006）
中文名称	使用中药饮片的出院人数占比
指标类别	医疗服务利用
计量单位	%
定义	使用中药饮片的出院人数占同类机构出院人数的比例使用中药饮片的出院人数占同类机构出院人数的比例
计算方法	使用中药饮片的出院人数占同类机构出院人数的比例使用中药饮片的出院人数/同类机构出院人数×100%
指标说明	使用中药饮片的出院人数指报告期内所有住院后出院患者中使用过中药饮片（参照中医住院病案首页，在"住院费用"中"中草药费"＞0）的人数
调查方法	全面调查
指标来源	中医医疗服务监测网络直报系统
政策来源	WS/T598-2018卫生统计指标
发布频率	年度

续表

编号	18-1-4
中文名称	使用中药饮片的门诊人数占比
指标类别	医疗服务利用
计量单位	%
定义	使用中药饮片的门诊人数占同类机构门诊人数的比例
计算方法	使用中药饮片的门诊人数/同期医疗机构门诊人数×100%
指标说明	使用中药饮片的门诊人数指报告期内所有门诊患者中使用过中药饮片（参照中医住院病案首页，或费用标识"中草药费">0）的人数
指标意义	评价中药饮片使用情况
指标来源	HIS
政策来源	全国医院上报数据统计指标集（试行）2019
发布频率	每月
编号	18-1-5（IHS03.01.011）
中文名称	非公医疗机构门诊量占门诊总量的比例
指标类别	医疗服务利用
计量单位	%
定义	年内某地区非公医疗机构门诊量占医疗卫生机构门诊总量的比例
计算方法	某年某地区非公医疗机构门诊人次数/同年该地区医疗卫生机构门诊总人次数×100%
指标说明	医疗卫生机构包括医院、基层医疗卫生机构、专业公用卫生机构、其他医疗卫生机构。非公医疗机构指登记注册类型为私营、联营、股份合作（有限）、台港澳和中外投资等的医院、基层医疗卫生机构、妇幼保健机构、专科疾病防治机构、疗养院、急救中（站）等 非公医疗机构指登记注册类型为私营、联营、股份合作（有限）、台港澳和中外投资等的医院、基层医疗卫生机构、妇幼保健机构、专科疾病防治机构、疗养院、急救中（站）等
调查方法	全面调查
指标来源	卫生统计直报系统
政策来源	WS/T598-2018卫生统计指标
发布频率	月度、年度
编号	18-1-6（IHS03.01.012）
中文名称	入院人数
指标类别	医疗服务利用
计量单位	人次
定义	年内某地区居民到医疗卫生机构住院的总人次数
计算方法	年内某地区医疗卫生机构住院的总人次数
指标说明	包括已办理入院手续或未办理住院手续而实际入院的人次数
调查方法	全面调查
指标来源	卫生统计直报系统
政策来源	WS/T598-2018卫生统计指标
发布频率	年度
编号	18-1-9（IHS03.01.015）
中文名称	出院人数
指标类别	医疗服务利用
计量单位	人次
定义	报告期内医疗卫生机构所有住院后出院的人次数

计算方法	报告期内某地区或医疗卫生机构的出院人次数之和
指标说明	包括医嘱离院、医嘱转其他医疗机构、非医嘱离院、死亡及其他离院人数，不含家庭病床撤床人数
调查方法	全面调查
指标来源	卫生统计直报系统
政策来源	WS/T598-2018卫生统计指标
发布频率	月度、年度
编号	18-1-10（IHS03.01.016）
中文名称	出院病人疾病构成
指标类别	医疗服务利用
计量单位	%
定义	年内某类疾病出院人数占总出院人数的比例
计算方法	报告期内某类疾病出院人数/同期出院人数×100%
指标说明	出院人数按出院人次数统计。疾病分类采用《疾病分类与代码》（GBT14396）
调查方法	全面调查
指标来源	卫生统计直报系统
政策来源	WS/T598-2018卫生统计指标
发布频率	年度
标识符	IHS03.01.017
中文名称	民营医院住院量占医院住院量的比例
指标类别	医疗服务利用
计量单位	%
定义	报告期内某地区民营医院出院人数占医院出院总人数的比例
计算方法	报告期内某地区民营医院出院人数/同期该地区医院出院人数×100%
指标说明	医院包括公立医院和民营医院。公立医院是指国有或集体所有制的医院；民营医院是指国有和集体所有制以外的医院，包括私营、联营、股份合作（有限）、台港澳合资合作与独资、中外合资合作与独资医院数。也称非公立医院，出院人数按出院人次数统计
调查方法	全面调查
指标来源	卫生统计直报系统
政策来源	WS/T598-2018卫生统计指标
发布频率	月度、年度
编号	18-1-11（IHS03.01.025）
中文名称	住院患者手术人次数
指标类别	医疗服务利用
计量单位	人次
定义	年内某地区住院患者中施行手术和操作的人次数
计算方法	年内某地区住院患者施行过手术和操作的人次数之和
指标说明	1次住院期间施行多次手术的，按实际手术次数统计；1次实施多个部位手术的按1次统计
调查方法	全面调查
指标来源	卫生统计直报系统
政策来源	WS/T598-2018卫生统计指标
发布频率	年度

续表

编号	18-2-1（IHS03.02.001）
中文名称	病床使用率
指标类别	医疗服务效率
计量单位	%
定义	报告期内某地区医疗卫生机构实际占用总床日数占实际开放总床日数的比例
计算方法	报告期内某地区医疗卫生机构实际占用总床日数/同期该地区医疗卫生机构实际开放总床日数×100%
指标说明	实际开放总床日数是指报告期内医疗卫生机构各科每天夜晚 12 点开放病床数总和，包括消毒和小修理等暂停使用的病床、超过半年的加床，不包括因病房扩建或大修而停用的病床及临时增设病床（不足半年）。实际占用总床日数是指报告期内医疗卫生机构各科每天夜晚12点实际占用的病床数之和，包括实际占用的临时加床在内，不包括家庭病床占用床日数
调查方法	全面调查
指标来源	卫生统计直报系统
政策来源	WS/T598-2018卫生统计指标
发布频率	月度、年度
编号	18-2-2（IHS03.02.002）
中文名称	平均住院日
指标类别	医疗服务效率
计量单位	日
定义	报告期内某地区平均每个出院者占用的住院床日数，又称出院者平均住院日
计算方法	报告期内某地区医疗卫生机构出院者占用总床日数/同期该地区医疗卫生机构出院人数
指标说明	出院者占用总床日数是指报告期内医疗卫生机构所有出院患者的住院床日之和
调查方法	全面调查
指标来源	卫生统计直报系统
政策来源	WS/T598-2018卫生统计指标
发布频率	月度、年度
编号	18-2-3（IHS03.02.003）
中文名称	病床周转次数
指标类别	医疗服务效率
计量单位	次
定义	年内某地区医疗卫生机构出院人数与平均开放病床数之比
计算方法	某年某地区医疗卫生机构出院人数/同年该地区医疗卫生机构平均开放病床数
指标说明	平均开放病床数指本年度医疗卫生机构实际开放总床日数与本年度工作日数之比。工作日数即日历日数扣除节假日数
调查方法	全面调查
指标来源	卫生统计直报系统
政策来源	WS/T598-2018卫生统计指标
发布频率	年度
标识符	IHS03.03.001
中文名称	急诊病死率
指标类别	医疗服务质量与安全
计量单位	%
定义	年内某地区医疗卫生机构急诊死亡人数占急诊人次数的比例

计算方法	某年某地区医疗卫生机构急诊死亡人数/同年该地区医疗卫生机构急诊人次数×100%
指标说明	WS/T598-2018卫生统计指标统计要求，统计对象为同期急诊患者总人次数
调查方法	全面调查
指标来源	卫生统计直报系统
政策来源	WS/T598-2018卫生统计指标
发布频率	年度
标识符	IHS03.03.002
中文名称	住院病死率
指标类别	医疗服务质量与安全
计量单位	%
定义	年内医疗卫生机构住院死亡人数占出院人数的比例
计算方法	某年某地区医疗卫生机构住院死亡人数/同年该地区医疗卫生机构出院人数×100%
指标说明	出院人数包括医疗卫生机构医嘱离院、医嘱转其他医疗机构、非医嘱离院、死亡及其他离院人数，不含家庭病床撤床人数
调查方法	全面调查
指标来源	卫生统计直报系统
政策来源	WS/T598-2018卫生统计指标
发布频率	年度
标识符	IHS03.03.005
中文名称	某类疾病院内感染率
指标类别	医疗服务质量与安全
计量单位	%
定义	年内某地区某类疾病发生院内感染人次数占该类疾病出院人次数的比例
计算方法	某年某地区某类疾病发生院内感染人次数/同年该地区该类疾病出院人次数×100%
指标说明	院内感染包括在住院期间发生的感染和在医院内获得出院后发生的感染、医院工作人员在医院内获得的感染。但不包括入院前已开始或者入院时已处于潜伏期的感染
调查方法	全面调查
指标来源	卫生统计直报系统
政策来源	WS/T598-2018卫生统计指标
发布频率	年度
编号	18-3-1（IHS03.03.006）
中文名称	Ⅰ类切口甲级率
指标类别	医疗服务质量与安全
计量单位	%
定义	年内某地区医院Ⅰ类切口愈合例数中甲级愈合例数所占比例
计算方法	某年某地区医院Ⅰ类切口甲级愈合例数/同年该地区医院Ⅰ类切口愈合例数×100%
指标说明	Ⅰ类切口愈合情况分为甲级、乙级、丙级，甲级愈合指切口愈合良好，乙级愈合指切口愈合欠佳，丙级愈合指切口化脓
调查方法	全面调查
指标来源	卫生统计直报系统
政策来源	WS/T598-2018卫生统计指标
发布频率	年度

续表

编号	18-3-2（IHS03.03.007）
中文名称	Ⅰ类切口感染率
指标类别	医疗服务质量与安全
计量单位	%
定义	年内某地区医院Ⅰ类切口愈合例数中丙级愈合例数所占比例
计算方法	某年某地区医院Ⅰ类切口丙级愈合例数/同年该地区医院Ⅰ类切口愈合例数×100%
指标说明	Ⅰ类切口愈合例数包括Ⅰ/甲（无菌切口/切口愈合良好）、Ⅰ/乙（无菌切口/切口愈合欠佳）、Ⅰ/丙（无菌切口/切口化脓）和Ⅰ/其他（无菌切口/出院时切口愈合情况不确定）之和
调查方法	全面调查
指标来源	卫生统计直报系统
政策来源	WS/T598-2018卫生统计指标、全国医院上报数据统计指标集（试行）2019
发布频率	年度
编号	18-3-3（IHS03.03.008）
中文名称	医疗纠纷例数
指标类别	医疗服务质量与安全
计量单位	例
定义	某年由医疗卫生机构相关管理部门受理的医疗纠纷例数
计算方法	年内医疗卫生机构受理的门诊+住院的医疗纠纷例数
指标说明	包括门诊和住院发生的医疗纠纷例数
调查方法	全面调查
指标来源	卫生统计直报系统
政策来源	WS/T598-2018卫生统计指标
发布频率	年度
编号	18-3-4（IHS03.03.009）
中文名称	医疗事故例数
指标类别	医疗服务质量与安全
计量单位	例
定义	某年由医疗事故鉴定机构依据《医疗事故处理条例》鉴定的事故例数
计算方法	年内医疗机构发生的医疗事故例数之和
指标说明	按鉴定日期（不以发生日期）统计
调查方法	全面调查
指标来源	卫生统计直报系统
政策来源	WS/T598-2018卫生统计指标
发布频率	年度
编号	18-4-1（IHS03.04.001）
中文名称	基本医疗保险收入占医疗收入比重
指标类别	医药费用
计量单位	%
定义	报告期内医疗卫生机构医疗收入中三项基本医疗保险收入所占比重
计算方法	报告期内医疗卫生机构三项基本医疗保险收入/同期医疗卫生机构医疗收入总额×100%
指标说明	三项基本医疗保险收入包括城镇职工基本医疗保险收入、城镇（城乡）居民基本医疗保险收入、新农合补偿收入

调查方法	全面调查
指标来源	卫生统计直报系统
政策来源	WS/T598-2018卫生统计指标
发布频率	年度
编号	18-4-2（IHS03.04.002）
中文名称	门诊病人次均医药费用
指标类别	医药费用
药品临床评价属性	经济性
计量单位	元
定义	报告期内门诊患者平均每次就诊医药费用，简称次均门诊费用
计算方法	报告期内（医疗收入中的门诊收入－健康检查收入）/同期总诊疗人次数
指标说明	指医疗机构一定时期内所有门诊就诊人次的平均费用，是衡量医疗机构费用增长或降低的重要指标
调查方法	全面调查
指标来源	卫生统计直报系统
政策来源	WS/T598-2018卫生统计指标
发布频率	月度、年度
编号	18-4-3（IHS03.04.003）
中文名称	门诊患者次均药费
指标类别	医药费用
药品临床评价属性	经济性
计量单位	元
定义	报告期内门诊患者平均每次就诊药费，简称次均门诊药费
计算方法	报告期内门诊药品收入/同期总诊疗人次数
指标说明	门诊患者人均次均药品费用，主要用于监测医院主动控制费用是否存在不合理增长情况，衡量患者药品费用负担水平。《国务院关于印发"十三五"深化医药卫生体制改革规划的通知》（国发〔2016〕78号）及《关于全面推开公立医院综合改革工作的通知》（国卫体改发〔2017〕22号）等
调查方法	全面调查
指标来源	卫生统计直报系统
政策来源	WS/T598-2018卫生统计指标
发布频率	月度、年度
编号	18-4-4（IHS03.04.004）
中文名称	住院病人次均医药费用
指标类别	医药费用
药品临床评价属性	经济性
计量单位	元
定义	报告期内出院者平均每次住院医药费用，简称次均住院费用
计算方法	报告期内出院者住院医药费用/同期出院人数
指标说明	出院人数按出院人次数统计
调查方法	全面调查
指标来源	卫生统计直报系统
政策来源	WS/T598-2018卫生统计指标
发布频率	月度、年度

续表

编号	18-4-5（IHS03.04.005）
中文名称	住院患者次均药费
指标类别	医药费用
药品临床评价属性	经济性
计量单位	元
定义	报告期内出院者平均每次住院药费，简称人均住院药费
计算方法	报告期内出院者住院药费/同期出院人数
指标说明	出院人数按出院人次数统计
调查方法	全面调查
指标来源	卫生统计直报系统
政策来源	WS/T598-2018卫生统计指标
发布频率	月度、年度
编号	18-4-6（IHS03.04.006）
中文名称	住院患者日均医药费用
指标类别	医药费用
药品临床评价属性	经济性
计量单位	元
定义	报告期内住院患者平均每日医药费用，又称日均住院费用
计算方法	报告期内出院患者医药费用总额/同期出院者住院天数
指标说明	出院人数按出院人次数统计
调查方法	全面调查
指标来源	卫生统计直报系统
政策来源	WS/T598-2018卫生统计指标
发布频率	月度、年度
编号	18-4-7（IHS03.04.007）
中文名称	病种住院费用
指标类别	医药费用
药品临床评价属性	经济性
计量单位	元
定义	报告期内某种疾病出院者平均每次医药费用
计算方法	报告期内医院某病种住院医药费用/同期医院该病种出院人次数
指标说明	疾病分类采用《疾病分类与代码》（GB/T14396）
调查方法	全面调查
指标来源	卫生统计直报系统
政策来源	WS/T598-2018卫生统计指标
发布频率	季度、年度
编号	18-4-7（IHS03.04.008）
中文名称	患者医药费用构成
指标类别	医药费用
药品临床评价属性	经济性
计量单位	%

续表

定义	报告期门诊或住院收入的某项收入占门诊或住院收入的比例
计算方法	报告期门诊或住院收入中某项收入/同期门诊或住院收入×100%
指标说明	医药费用分类采用《医院会计制度》或《基层医疗卫生机构会计制度》
调查方法	全面调查
指标来源	卫生统计直报系统
政策来源	WS/T598-2018卫生统计指标
发布频率	月度、年度
编号	18-4-9（IHS03.04.009）
中文名称	患者医药费用增长率
指标类别	医药费用
药品临床评价属性	经济性
计量单位	%
定义	报告期门诊或住院患者医药费用增长数与上期患者医药费用之比
计算方法	门诊患者医药费用增长率=（报告期门诊患者医药费用-上期门诊患者医药费用）/上期门诊患者医药费用×100% 住院患者医药费用增长率=（报告期住院患者医药费用-上期住院患者医药费用）/上期住院患者医药费用×100%
指标说明	可按当年价格、可比价格计算
调查方法	全面调查
指标来源	卫生统计直报系统
政策来源	WS/T598-2018卫生统计指标
发布频率	月度、年度
编号	18-5-1（IHS04.01.008）
中文名称	国家基本药物目录品种数
指标类别	药品采购与配送
药品临床评价属性	经济性
计量单位	种
定义	国家卫健委颁布的《国家基本药物目录》内的药物品种数
计算方法	基本药物目录使用率=周期内基本药物使用品规数/周期内基本药物目录总品规数×100% 持续获得基本药物人口比例=周期内持续使用基本药物人数（含住院和门诊）/周期内总人次×100%
指标说明	另设置基本药物目录使用率和持续获得基本药物人口比例两项指标
调查方法	行政记录
指标来源	国家基本药物目录
政策来源	WS/T598-2018卫生统计指标；国家卫生统计指标体系
发布频率	1年
编号	18-5-2（IHS04.01.009）
中文名称	省级增补药物品种数
指标类别	药品采购与配送
药品临床评价属性	经济性
计量单位	种
定义	年末省级人民政府确定的《国家基本药物目录》以外的、供基层医疗卫生机构使用的药物品种数
计算方法	年内省级人民政府确定的《国家基本药物目录》以外的、所有基层医疗卫生机构使用的药物品种数之和

续表

指标说明	按照品种数进行统计
调查方法	行政记录
指标来源	省级人民政府确定的增补清单
政策来源	WS/T598-2018卫生统计指标
发布频率	年度
编号	18-5-3（IHS04.01.012）
中文名称	参与医疗卫生机构药品配送的企业数
指标类别	药品采购与配送
计量单位	家
定义	年末取得食品药品监管部门《药品经营许可证》并将药品配送到医疗卫生机构的药品经营企业数
计算方法	年内医疗机构选定的药品配送企业数之和
指标说明	医疗机构内参与药品采购与配送的企业。参考《关于落实完善公立医院药品集中采购工作指导意见的通知》（国卫药政发〔2015〕70号）文件
调查方法	全面调查
指标来源	国家药品供应保障综合管理信息平台
政策来源	WS/T598-2018卫生统计指标
发布频率	年度
编号	18-5-4（IHS04.01.013）
中文名称	药品3日配送到位率（按金额）
指标类别	药品采购与配送
计量单位	%
定义	一定时期内配送企业收到医疗机构采购订单后3天内送达的药品金额占订单金额的比例
计算方法	配送企业收到医疗机构采购订单后3天内送达的药品金额/同期配送企业收到医疗机构采购订单金额×100%
指标说明	在药品供应保障平台缺数，主要用于反映药品配送企业的配送及时率
调查方法	全面调查
指标来源	国家药品供应保障综合管理信息平台
政策来源	WS/T598-2018卫生统计指标
发布频率	年度
编号	18-5-5（IHS04.01.014）
中文名称	医疗机构30天内回款率
指标类别	药品采购与配送
计量单位	%
定义	一定时期内，医疗机构在30天内结算药款金额占入库金额的比例
计算方法	医疗机构药品入库后30天内回款金额/同期入库金额×100%
指标说明	30天内回款：是指医疗机构药品入库时间与结算完成时间的间隔不超过30天
调查方法	全面调查
指标来源	国家药品供应保障综合管理信息平台
政策来源	WS/T598-2018卫生统计指标
发布频率	年度
编号	18-5-6（IHS04.01.015）
中文名称	药品费用

续表

指标类别	药品使用
药品临床评价属性	经济性
计量单位	元
定义	某年某地区用于治疗和预防人类疾病的药品费用总额，包括辖区内医疗卫生机构门诊和住院药品收入、零售药店的药品销售额
计算方法	年内某地区的药品费用总金额
指标说明	门诊药品费用指各级各类医疗卫生机构门诊费用中药品费用总额，住院药品费用指各级各类医疗卫生机构住院费用中药品费用总额，零售药品费用指零售药店销售药品总额
调查方法	核算
指标来源	卫生费用核算（机构法）
政策来源	WS/T598-2018卫生统计指标
发布频率	年度
编号	18-5-7（IHS04.01.016）
中文名称	人均药品费用
指标类别	药品使用
药品临床评价属性	经济性
计量单位	元
定义	某年某地区药品费用与年平均人口数之比
计算方法	某年某地区药品费用/同年该地区平均人口数
指标说明	平均人口数=（年初人口数+年末人口数）/2
调查方法	核算
指标来源	卫生总费用核算
政策来源	WS/T598-2018卫生统计指标
发布频率	年度
编号	18-5-8（IHS04.01.017）
中文名称	药品费用占卫生总费用的比重
指标类别	药品使用
药品临床评价属性	经济性
计量单位	%
定义	某年某地区药品费用与卫生总费用之比
计算方法	某年某地区药品费用/同年该地区卫生总费用×100%
指标说明	统计对象为地区，一定时期内，全社会为提供卫生保健服务所消耗的费用
调查方法	核算
指标来源	卫生总费用核算
政策来源	WS/T598-2018卫生统计指标
发布频率	年度
编号	18-5-9（IHS04.01.018）
中文名称	国家基本药物使用金额比例
指标类别	药品使用
药品临床评价属性	经济性
计量单位	%

续表

定义	一定时期内，医疗机构使用的药品中，国家基本药物所占的比例
计算方法	医疗机构国家基本药物采购金额/同期医疗机构药品采购总金额×100%
指标说明	医疗机构药品采购金额按医疗机构的药品费统计
调查方法	全面调查
指标来源	卫生统计直报系统
政策来源	WS/T598-2018卫生统计指标
发布频率	年度
编号	18-5-10（IHS04.01.019）
中文名称	药品电子监管系统覆盖率
指标类别	药品质量与安全
计量单位	%
定义	某年某地区药品生产经营企业和医疗卫生机构中纳入国家药品电子监管系统的企业或机构数所占比例
计算方法	某年某地区纳入国家药品电子监管系统的（药品生产企业数+药品经营企业数+医疗卫生机构数）/同年该地区（药品生产企业总数+药品经营企业总数+医疗卫生机构总数）×100%
指标说明	按药品电子监管系统注册用户数统计
调查方法	全面调查
指标来源	药品电子监管信息系统
政策来源	WS/T598-2018卫生统计指标
发布频率	年度
编号	18-5-11（IHS04.01.020）
中文名称	每百万人口药品不良反应报告例数
指标类别	药品质量与安全
药品临床评价属性	安全性
计量单位	1/100万
定义	某年药品不良反应报告例数与人口数之比。通常用百万分之一表示
计算方法	某年某地区药品不良反应报告例数/同年该地区常住人口数×1000000
指标说明	药品不良反应报告例数是指药品生产企业、药品经营企业、医疗卫生机构及个人等按照《药品不良反应报告和监测管理办法》规定报告的不良反应例数之和。药品不良反应是指当药品用于人类预防、诊断、治疗疾病或调节生理功能时，在正常剂量下出现的有害的和非期望的反应
调查方法	全面调查
指标来源	药品不良反应监测系统、国家药品监管局
政策来源	WS/T598-2018卫生统计指标
发布频率	年度

备注：▲为国家监测指标。

表 12-11 医院药学内部管理相关指标库表

编号	B-1-1
中文名称	药品储备定额
指标类别	运营效率
指标属性	定量指标
使用部门	药库、药学部
计量单位	元

续表

定义	药品储备定额是指为保证医疗业务活动正常进行，根据业务工作量确定的药品最低限度的周转数
计算方法	单位时间段内药品内实际消耗数量 × 储备期 / 单位时间段
指标说明	药品储备定额不包括突发公共事件应急储备药物及临时采购药物。储备期根据医疗管理要求动态调整
指标意义	评估药品储备能量，防止药品供应不足或过多占用资金及仓库储备空间
指标导向	合理水平
指标来源	HIS、药库管理系统
政策来源	医疗机构药品管理办法
发布频率	月度、季度、年度
编号	B-1-2
中文名称	药品进销差价
指标类别	运营效率
指标属性	定量指标
使用部门	药库、药学部
计量单位	元
定义	一定时期内，药品的总收入与药品的采购总金额之差
计算方法	药品销售收入 – 所销售药品进价总计
指标说明	适用于中草药、医院制剂等采取药品加成品种
指标意义	反映中草药使用情况和药品运营情况。主要针对具备加成药品，如中药饮片等。进销差价受药品调价影响
指标导向	逐步提高
指标来源	HIS
政策来源	医疗机构药品管理办法
发布频率	月度、年度
编号	B-2-1
中文名称	药品定额损耗金额（百分率）
指标类别	运营效率
指标属性	定量指标
使用部门	药库、财务部、药房、静脉输液配置中心
计量单位	元/%
定义	药品定额损耗是指药品在运输、储存、销售和使用各流通过程中，由于药品的性质、自然条件及技术设备等原因所发生的自然的或不可避免的损耗
计算方法	药品定额损耗金额 = ∑（报损药品数量 × 药品购入价） 药品定额损耗百分率 = 药品定额损耗金额 × 100%/ 药品购入总金额
指标说明	子指标包括药品、中药材和中成药定额损耗。本指标下设过期药品退回率和不合格药品退回率等指标
指标意义	反映药品管理水平
指标导向	逐步降低
指标来源	HIS、药库管理系统、SPD 及药品损耗登记
政策来源	医药商品定额损耗管理办法
发布频率	月度
编号	B-3-1
中文名称	药事服务费用金额（比值）
指标类别	运营效率
指标属性	定量指标

续表

使用部门	药学部
计量单位	元/%
定义	药事服务费用比值是指单位时间内药事服务费用总额与药品收入的比值
计算方法	药事服务费用金额＝∑（单位时间内各项药事服务费用金额总和） 药事服务费用比值＝药事服务费用金额×100%/同期药品总收入
指标说明	含药学门诊咨询费用、静脉输液配置费用、药学会诊费用及互联网药物服务费用等。药事服务费用根据当地医保部门规定的收费项目进行统计核算；药事服务费用金额指标仅限于具备相应资质要求的医疗机构开展时进行统计
指标意义	逐步提高
指标导向	评价医院机构开发多元药学服务的能力与水平
指标来源	HIS、互联网医院、PIVAS
政策来源	无
发布频率	月度
编号	B-4-1
中文名称	药品短缺平均天数
指标类别	运营效率
指标属性	定量指标
使用部门	药库、药学部
计量单位	元
定义	药品配送企业实际供货与订货之间的平均间隔周期
计算方法	∑药品到货日期－药品订货日期/订货批次 根据管理要求，分别对国家基本药品、突发公共卫生事件管理药品、集中采购药品短缺、麻精药品及抢救药品进行短缺平均天数统计
指标说明	订货批次包括同一次多批次订货
指标意义	评价药品供应企业的供应能力，为下次药品目录遴选及采购计划提供依据；平均天数越小，表示药品配送企业供货能力及服务水平越高，药品市场供应越稳定，此类可采取周期供货法以减少库存压力
指标导向	逐步降低
指标来源	HIS
政策来源	药品经营质量管理规范
发布频率	月度
编号	B-5-1
中文名称	互联网处方审核率
指标类别	质量安全
指标属性	定量指标
药品临床评价属性	安全性、有效性、经济性、适宜性
使用部门	互联网医院
计量单位	%
定义	是指经审核通过互联网处方占总互联网药品处方比例
计算方法	互联网处方审核张数/互联网处方总张数×100%
指标说明	含区域审方和第三方互联网审方平台处方审核量
指标意义	评价区域处方审核工作，提升基层及药店处方审核占比，属于合理用药评价指标体系的外部延伸
指标导向	逐步提高

续表

指标来源	互联网医院、区域审方平台、第三方互联网审方平台
政策来源	互联网医院管理办法（试行）、关于加快药学服务高质量发展的意见
发布频率	月度
编号	B-5-2
中文名称	互联网药品配送准确率
指标类别	运营效率
指标属性	定量指标
使用部门	互联网医院
计量单位	%
定义	是指开展互联网药学服务中正确配送药品的比率
计算方法	准确配送药品订单数据/配送订单数量×100%
指标说明	子指标包括中药代煎配送、西药配送、家庭配送及病房配送等。本指标仅用于开展互联网药学服务的医疗机构。准确配送包括配送地址和患者信息、配送药品数量及明细、药品嘱托和配送时间等符合要求。根据管理要求，麻精毒放及列管药物不能进行互联网药品配送
指标意义	评价互联网药学服务效率和药品配送企业
指标导向	逐步提高
指标来源	互联网医院、第三方互联网药学服务平台、配送企业信息平台
政策来源	互联网医院管理办法（试行）、关于加快药学服务高质量发展的意见、互联网药品信息服务管理办法、医院智慧服务分级评估标准体系指标
发布频率	月度
编号	B-5-3
中文名称	互联网药学咨询例数
指标类别	医疗服务
指标属性	定量指标
使用部门	互联网医院
计量单位	人次
定义	指开展互联网药学咨询服务人次数
计算方法	一定时间内互联网医院药学咨询服务的人次数之和
指标说明	按照互联网医院信息系统后台有效药学咨询订单数量计算；未建设互联网医院的医疗机构根据公众号或第三方互联网平台开展药学咨询服务量计算
指标意义	反映互联网药学服务效率
指标导向	逐步提高
指标来源	互联网医院、公众号、药学服务 APP 等
政策来源	互联网医院管理办法（试行）、关于加快药学服务高质量发展的意见
发布频率	月度
编号	B-5-4
中文名称	互联网签约慢病患者药学随访率
指标类别	医疗服务
药品临床评价属性	安全性、有效性、经济性、适宜性
指标属性	定量指标
使用部门	互联网医院
计量单位	人次

续表

定义	指开展了互联网签约慢性病药学服务患者中受到药学服务的比率
计算方法	开展互联网药学随访的慢病患者数量/同期互联网签约家庭药学服务慢病患者人数×100%
指标说明	单位时间内同一患者多次随访按1次计算。同期签约慢病患者按照签约有效期内计算
指标意义	评价互联网药学服务效率
指标导向	逐步提升
指标来源	互联网医院、随访系统
政策来源	互联网医院管理办法（试行）、关于加快药学服务高质量发展的意见
发布频率	月度
编号	B-5-5
中文名称	互联网药品收入占比
指标类别	运营效率
指标属性	定量指标
使用部门	互联网医院
计量单位	%
定义	是指互联网处方中药品总费用占互联网医疗业务总收入的比例
计算方法	互联网药品总收入金额/互联网医疗总收入×100%
指标说明	分子：是指互联网医院药品的收入总金额。分母：医疗总收入，包括药品，医疗中的收入
指标意义	评价互联网医院的合理用药水平
指标导向	参照医疗机构药占比，逐步下降
指标来源	互联网医院
政策来源	互联网医院管理办法（试行）、关于加快药学服务高质量发展的意见
发布频率	月度
编号	B-5-6
中文名称	互联网/线下慢病处方药品比值
指标类别	运营效率
指标属性	定量指标
使用部门	互联网医院
计量单位	%
定义	互联网慢性病处方药品总金额与线下慢性病处方药品金额的比值
计算方法	互联网慢性病处方药品总收入金额/同期线下慢性病处方药品总收入×100%
指标说明	慢病处方包括高血压、糖尿病及脑梗死等疾病。根据当地医保政策要求慢病药品报销目录纳入统计标准
指标意义	反映互联网医院服务利用效率，提高慢病患者就诊和管理效率
指标导向	逐步提高
指标来源	互联网医院、HIS
政策来源	互联网医院管理办法（试行）
发布频率	月度
编号	B-4-2
中文名称	最低库存量
指标类别	风险预警指标
指标属性	定量指标
使用部门	药房、药库

续表

计量单位	药品计量单位
定义	指存货在仓库中应储存的最小数量
计算方法	安全库存+采购提前期内的消耗量
指标说明	药学部内部管理指标，判断药品采购请领的预警指标。注意最低库存量不等于安全库存量，安全库存量常用于库存预警和采购提醒
指标意义	提示缺乏风险
指标导向	不低于医院设计的安全库存量
指标来源	HIS、库存管理数据
政策来源	药品经营质量管理规范（GSP）
发布频率	动态
编号	B-4-3
中文名称	最高库存量
指标类别	风险预警指标
指标属性	定量指标
使用部门	药房、药库
计量单位	药品计量单位
定义	又名最高储备定额，是为控制物资库存量而规定的上限标准
计算方法	平均每日耗用量 × 最高储备日数
指标说明	药学部内部管理指标，判断药品积压的预警指标。最高储备日数=供应间隔日数+准备日数+保险日数，一般按10天和15天计算，本指标不适用于短缺药品库存量设计
指标意义	指导库存管理，避免资金占比过大
指标导向	不高于医院设计的最高库存量
指标来源	HIS、库存管理数据
政策来源	药品经营质量管理规范（GSP）
发布频率	动态
编号	B-6-1
中文名称	聚集性信号
指标类别	风险预警指标、医疗质量和安全
指标属性	定量指标
使用部门	药房、临床药学
计量单位	例数
定义	聚集性信号是指某一时段内，同一批号相同药品或相同企业相同产品聚集出现多例药品不良反应的现象，是群体药品不良反应的预警指标，属于组合性指标
计算方法	15天内出现同批号和同品种严重不良反应3例或以上 15天内出现同品种、同企业死亡病例2例或以上
指标说明	考察同品种、同企业、同批号和不良反应严重程度；省级以上不良反应监测中心严重不良反应不小于5例
指标意义	预警药品发生不良事件风险
指标导向	＜3例
指标来源	电子病历，CHPS
政策来源	药品安全性紧急事件处理工作程序（2007）
发布频率	动态

续表

编号	B-7-1
中文名称	药品不良反应发生率
指标类别	风险预警指标、医疗质量和安全
药品临床评价属性	安全性
指标属性	定量指标
使用部门	临床药学、药物临床试验基地
计量单位	%
定义	单位时间内，某种药品不良反应报告中某一种症状人次数与同期使用该药品总人次数的比值
计算方法	某种药品不良反应报告中某一种症状的发生总例数/同期该药品使用总例数×100%
指标说明	根据国际医学科学组织委员会（CIOMS）推荐，药品不良反应发生率共分5类，①十分常见，≥10%；②常见，1%~10%；③偶见，0.1%~1%；④罕见，0.01%~0.1%；⑤十分罕见，<0.01%。药品不良反应症状参照WHO-ART标准
指标意义	指导临床用药安全和药品目录遴选
指标导向	低于药品说明书标注发生率
指标来源	电子病历，CHPS
政策来源	药品不良反应报告和监测管理办法
发布频率	动态
编号	B-7-2
中文名称	新严比
指标类别	医疗质量和安全、药品不良反应
药品临床评价属性	安全性
指标属性	定量指标
使用部门	临床药学
计量单位	%
定义	指按药品不良反应报告中发现新的、严重的药品不良反应报告数量占同期药品不良反应报告总数的比例
计算方法	（新的药品不良反应总例数+严重药品不良反应总例数）/同期药品不良反应总例数×100%
指标说明	同期是按药品不良反应发生时间为准；既是新的又是严重的不良反应报告按1例计算；同一患者在近期内发生多例药品不良反应，如各不良反应之间不存在关联性，统计例数按实际报告数量计算；排除重复报告及虚假报告
指标意义	评价医疗机构药品不良反应监测工作
指标导向	逐步提高
指标来源	CHPS
政策来源	药品不良反应报告和监测管理办法
发布频率	每月
编号	
中文名称	处方平均药费
指标类别	运营效率
药品临床评价属性	经济性
指标属性	定量指标
使用部门	药房、临床药学
计量单位	元
定义	指单位时间内，门（急）诊药品处方平均费用
计算方法	门（急）诊药品处方总费用/同期门（急）诊药品处方数量

续表

指标说明	处方平均药费不含检验、检查、治疗和操作套餐内涉及的药品费用支出
指标意义	反映药品使用情况
指标导向	逐步降低
指标来源	HIS
政策来源	处方管理办法、医院处方点评管理规范（试行）
发布频率	每月
编号	
中文名称	门（急）诊平均药物品种数
指标类别	医疗质量与安全
药品临床评价属性	安全性、经济性、适宜性
指标属性	定量指标
使用部门	临床药学
计量单位	种
定义	是指单位时间内门急诊药品处方平均药物品种数
计算方法	$\sum$（门急诊处方药品品种数）/同期门（急）诊药品处方数
指标说明	不含检验、检查、治疗和操作套餐内涉及药品的处方
指标意义	反映合理用药水平，有助降低药费和药品不良反应发生率
指标导向	逐步降低
指标来源	HIS
政策来源	处方管理办法、医院处方点评管理规范（试行）
发布频率	每月
编号	
中文名称	门（急）平均注射剂品种数
指标类别	医疗质量与安全
指标属性	定量指标
药品临床评价属性	安全性、经济性、适宜性
使用部门	临床药学
计量单位	种
定义	是指单位时间内门急诊含药品注射剂处方平均品种数
计算方法	$\sum$（门急诊注射剂处方品种数）/同期注射剂处方数
指标说明	不含溶媒，不统计外用、口服或局部使用等给药途径的注射剂处方
指标意义	指导门急诊合理使用静脉输液，减少不合理用药
指标导向	逐步降低
指标来源	HIS、处方点评
政策来源	关于加强基层医疗机构静脉输液管理的通知（粤卫办函〔2017〕332号）、医院处方点评管理规范（试行）
发布频率	每月
编号	
中文名称	门（急）诊处方输液人次占比
指标类别	医疗质量与安全
指标属性	定量指标
药品临床评价属性	安全性、经济性、适宜性

续表

使用部门	临床药学
计量单位	%
定义	指单位时间内门急诊静脉输液人次占总就诊人次的比例
计算方法	Σ（门急诊静脉输液人次总和）/同期门急诊就诊总人次 ×100%
指标说明	入选标准按给药途径包括静脉注射和静脉滴注两种。参照处方点评要求进行合理性评价，各基层医疗机构每月随机抽查1周门急诊处方至少30例以上，且不少于6种常见病多发病，涵盖内科、外科、妇科和儿科
指标意义	指导门急诊合理使用静脉输液，减少不合理用药
指标导向	逐步降低
指标来源	HIS
政策来源	关于加强基层医疗机构静脉输液管理的通知（粤卫办函〔2017〕332号）、医院处方点评管理规范（试行）
发布频率	每月
编号	
中文名称	药品账物相符率
指标类别	药品供应管理
指标属性	定量指标
使用部门	药房、药库
计量单位	%
定义	指药品库存账册上的存储量与实际库存货物数量之间的相符合程度
计算方法	账务相符笔数/库存药品总笔数 ×100%
指标说明	麻精毒放药品及药库账物相符率需要达到100%，其他药品账物相符率视管理药品品种及数量有所差异，按照历史数据设置公差范围
指标意义	反映药物库房管理水平，侧面反映是否存在用药差错
指标导向	逐步提高
指标来源	HIS
政策来源	药品经营质量管理规范（2020年版）
发布频率	每月
编号	
中文名称	药品库存周转率
指标类别	药品供应管理
指标属性	定量指标
使用部门	药房、药库
计量单位	%
定义	是指单位时期内药品库存的周转情况
计算方法	［（期初库存金额+期末库存金额）/2］/本期发出金额 ×100%
指标说明	库存周转率是指资金的周转，并不是某种药品的入库次数。根据要求85%药品周期率少于10~15天
指标意义	反映药库药品管理效率，库存占用金额和保管成本
指标导向	逐步提高
指标来源	HIS、SPD
政策来源	三级综合医院评审标准实施细则（2011）
发布频率	每月
编号	B-4-4
中文名称	药品入库验收合格率

续表

指标类别	药品供应管理
指标属性	定量指标
使用部门	药库
计量单位	%
定义	是在药品在入库前验收合格的订单数量与总入库订单数量的比值
计算方法	药品入库验收合格订单数量/同期入库验收总订单数量×100% 入库验收抽检合格品种数/同期入库验收抽检总品种数×100%
指标说明	药品的通用名称、剂型、规格、批准文号、批号、生产日期、有效期、生产厂商、供货单位、到货数量、到货日期、验收合格数量、验收结果等内容。涉及冷链运输需要提供完整的冷链监测信息。中药饮片验收内容包括品名、规格、批号、产地、生产日期、生产厂商、供货单位、到货数量、验收合格数量等。本指标下设按药物品种或供货单位为筛选条件的子指标
指标意义	评价药品经营企业配送质量；降低临床用药错误风险
指标导向	逐步提高
指标来源	HIS、SPD
政策来源	药品经营质量管理规范（2020年版）
发布频率	每月
编号	B-4-5
中文名称	药品库存误差率
指标类别	药品供应管理
指标属性	定量指标
使用部门	药房、药库
计量单位	%
定义	是指药品盘点期间，盘点药品的总金额与实际账务药品总金额的比值。本指标可替代为盘点准确率
计算方法	$[1-\sum($盘点药品数量×药品单价$)/\sum($账务药品数量×药品单价$)]×100\%$
指标说明	麻精毒放药品账物相符率需要达到100%，本指标与账物相符区别，账物相符无法反映药品库房盈亏情况
指标意义	反映药物库房管理水平，侧面反映是否存在用药差错
指标导向	≥0
指标来源	HIS
政策来源	药品经营质量管理规范（2020年版）
发布频率	每月
编号	B-4-6
中文名称	拆零门诊处方占比
指标类别	药品供应管理
指标属性	定量指标
使用部门	门诊西药房
计量单位	%
定义	是指按药品最小包装进行调配的门诊处方
计算方法	拆零门诊处方数量/同期门诊处方总和×100%
指标说明	不含急诊处方
指标意义	降低药品损耗和用药错误，提高门诊药品调配和发放效率
指标导向	逐步降低
指标来源	HIS

续表

政策来源	药品经营质量管理规范、处方管理办法
发布频率	每月
编号	B-4-7
中文名称	药品供应品种数量
指标类别	药品供应管理
指标属性	定量指标
使用部门	药学部
计量单位	%
定义	全院药品供应品规数量之和
计算方法	药品供应品种数量=报告期内医院化学药品和生物制品、中成药、中药饮片 3 类药物品种数量和品规数量明细数据的汇总求和
指标说明	同一通用名和规格的药品更换厂家按同一品规计算
指标意义	评价医院药品目录
指标导向	监测比较
指标来源	HIS
政策来源	全国医院上报数据统计分析指标集（试行）（2019 年版）
发布频率	每月
编号	B-8-1
中文名称	药学会诊例数
指标类别	医疗服务、岗位绩效管理
指标属性	定量指标
使用部门	临床药学
计量单位	例数
定义	药师参与会诊的住院患者数占同期住院患者总数的比值
计算方法	药师参与会诊的住院患者数/同期出院患者总数×100%
指标说明	以会诊申请单计算会诊例数，包括多学科会诊、网络会诊和门诊会诊等形式
指标意义	反映医疗机构内临床药学水平和药学参与临床治疗程度
指标导向	逐步提高
指标来源	HIS、临床药师工作站
政策来源	医疗机构药事管理规定
发布频率	每月
编号	B-9-1
中文名称	特殊使用级抗菌药物会诊占比
指标类别	医疗服务、岗位绩效管理
药品临床评价属性	经济性、适宜性
指标属性	定量指标
使用部门	临床药学
计量单位	例数
定义	是指药师参与特殊使用级抗菌药物会诊与同期总的药学会诊例数的比值
计算方法	药师参与特殊使用级抗菌药物会诊例数/同期药学会诊总例数×100%

续表

指标说明	特殊使用级抗菌药物请参考抗菌药物指导原则（2015年版）分类，会诊例数以会诊申请单计算会诊例数，包括多学科会诊、网络会诊和门诊会诊等形式
指标意义	反映医疗机构内临床药学会诊类型及抗菌药物会诊情况
指标导向	逐步提高
指标来源	HIS、临床药师工作站
政策来源	关于进一步加强抗菌药物临床应用管理遏制细菌耐药的通知
发布频率	每月
编号	B-10-1
中文名称	处方/医嘱干预率▲
指标类别	医疗质量与安全
药品临床评价属性	安全性、有效性、经济性、适宜性
指标属性	定量指标
使用部门	药房
计量单位	%
定义	是指药师参与干预处方或医嘱占总数的比例
计算方法	门急诊处方干预率=门急诊处方干预处方数量/同期门急诊处方总例数×100% 医嘱干预率=住院医嘱干预条目数量/同期住院医嘱总条目×100%
指标说明	不含静脉输液配置中心处方干预情况
指标意义	反映药房开展处方前置审核，指导临床合理用药情况
指标导向	逐步提高
指标来源	前置审方系统
政策来源	医疗机构处方审核规范
发布频率	每月
编号	B-10-2
中文名称	处方/医嘱人工干预数量
指标类别	医疗质量与安全
药品临床评价属性	安全性、有效性、经济性、适宜性
指标属性	定量指标
使用部门	药房
计量单位	例数
定义	又称不合格处方反馈件数，是指某时期内，审方药师审核判断为不合格处方并反馈于医师的处方例数；干预数量包括拒绝调配和建议修改处方例数
计算方法	周期内门诊药房和住院药房拒绝调配的例数+修改处方建议例数
指标说明	人工干预数量受合理用药水平和审方药师专业水平等因素影响，仅作为描述性指标
指标意义	反映审方药师参与处方干预程度和临床合理用药水平
指标导向	逐步降低
指标来源	前置审方系统
政策来源	医疗机构处方审核规范、处方审核规范
发布频率	每月
编号	B-11-1（MER-D&T-01）
中文名称	抗菌药物使用记录符合率
指标类别	医疗质量与安全

续表

药品临床评价属性	安全性、适宜性、经济性
指标属性	定量指标
使用部门	临床药学、医疗质控科
计量单位	%
定义	单位时间内，抗菌药物使用医嘱、病程记录相对应的住院患者病例数占同期使用抗菌药物的住院患者病例总数的比例
计算方法	抗菌药物使用医嘱且病程记录相对应的住院患者病例数/同期使用抗菌药物的住院患者病例总数×100%
指标说明	抗菌药物使用医嘱、病程记录相对应，是指在使用抗菌药物治疗的住院患者病例中，抗菌药物使用相关医嘱单完整，使用情况在病程记录中有相应记录。抗菌药物的范围见《抗菌药物临床应用管理办法》（卫生部令第84号）
指标意义	反映病案质量和抗菌药物合理使用水平
指标导向	逐步提高
指标来源	HIS、电子病历
政策来源	病案管理质量控制指标
发布频率	每月
编号	B-11-2（MER-D&T-02）
中文名称	恶性肿瘤化学治疗记录符合率
药品临床评价属性	安全性、适宜性、经济性
指标类别	医疗质量与安全
指标属性	定量指标
使用部门	临床药学、医疗质控科
计量单位	%
定义	单位时间内，恶性肿瘤化学治疗医嘱、病程记录相对应的住院患者病例数占同期接受恶性肿瘤化学治疗的住院患者病例总数的比例
计算方法	恶性肿瘤化学治疗医嘱且病程记录相对应的住院患者病例数/同期恶性肿瘤化学治疗的住院患者病例总数×100%
指标说明	恶性肿瘤化学治疗医嘱、病程记录相对应，是指在接受恶性肿瘤化学治疗的住院患者病例中，化学治疗医嘱完整，治疗情况在病程记录中有相应记录
指标意义	反映病案质量和抗肿瘤药物合理使用水平
指标导向	逐步提高
指标来源	HIS、电子病历
政策来源	病案管理质量控制指标
发布频率	每月
编号	
中文名称	发病率
指标类别	流行病学
指标属性	定量指标
使用部门	临床药学
计量单位	%
定义	指调查特定区域群体一定时期内某病的新病例发生频率
计算方法	单位时期内区域内某病新病例数×1000000/同期区域内人群总数^2×100%
指标说明	观察期内同一个人如新发的慢性疾病其病例数按1次计算，非慢性疾病的按实际发生次数计算病例数

指标意义	反映疾病的流行情况；指导临床用药和健康预防工作。是反映疾病对人群健康影响和描述疾病分布状态的一项测量指标
指标导向	逐步降低
指标来源	队列研究
政策来源	World Health Statistics，WHO/WHS卫生指标集
发布频率	每月
编号	
中文名称	患病率
指标类别	流行病学
指标属性	定量指标
使用部门	临床药学
计量单位	%
定义	又名流行率、现患率或病例率，是指单位时间每百万人口罹患某种疾病比值
计算方法	单位时期区域内某疾病总例数 × 1000000/同期区域内人群总数^2 × 100%
指标说明	病例总数包括新旧病例；主要用于慢病患者流行病学调查
指标意义	反映疾病的流行情况；指导临床用药特点和遴选药品目录
指标导向	逐步降低
指标来源	横断面调查
政策来源	World Health Statistics，WHO/WHS卫生指标集
发布频率	每月
编号	B-12-1
中文名称	静配人员数和床位数的比例
指标类别	医院服务
指标属性	定量指标
使用部门	静脉输液配置中心
计量单位	%
定义	静脉配置中心的专业技术人员配备数与医疗机构开放的床位数比值
计算方法	静配人员数/注册床位数 × 100%
指标说明	静配配置中心的专业技术人员包括在其岗位工作的药师和护士，床位数以实际开放的为准
指标意义	反映静脉输液配置中心保障能力
指标导向	监测比较
权重系数	0.0065
指标来源	人事管理系统
政策来源	国家智慧医疗评价指标体系（2016年版）、关于促进智慧城市健康发展的指导意见
发布频率	年度
编号	B-12-2
中文名称	静脉配置错误率
指标类别	医疗质量与安全
药品临床评价属性	安全性
指标属性	定量指标
使用部门	静脉输液配置中心
计量单位	%

续表

定义	指经验收合格的静脉用药调配中心（PIVAS）在调配药物过程 中，由于各种因素导致的调配与使用错误占总静脉用药配置的比例
计算方法	同组静脉配置药品发生用药错误例数/同期PIVAS配置药品总组数×100%
指标说明	静脉配置错误标准参照《静脉用药调配中心用药错误防范指导原则》评价；包括处方审核、药品储存、药品标签与包装、药品调配与混合、产品输液质量审核、成品输液发放、药品使用等全过程发生的用药错误。同组静脉配置药品在多个环节发生错误按1例计算
指标意义	反映静脉配置中心医疗安全质量
指标导向	逐步降低
权重系数	0.0065
指标来源	静脉配置中心管理系统和不良事件管理系统
政策来源	国家智慧医疗评价指标体系（2021年版）、关于促进智慧城市健康发展的指导意见
发布频率	年度
编号	Z-1-1
中文名称	开具处方数
指标类别	处方管理
指标属性	定量指标
使用部门	药学部
计量单位	张或例
定义	处方总数按药房调配的总处方数算（挂1个专科诊号，开具多张纸质处方，按1张处方计）。包括门急诊处方、住院医嘱单和住院患者未在医嘱中的处方和住院患者出院带药处方
计算方法	门急诊处方张数；住院医嘱条目数量
指标说明	报告期内，医院医师开具的处方数，包括纸质处方、电子处方和医疗机构病区用药医嘱单
指标意义	评价医院机构药品业务情况
指标导向	监测比较
指标来源	HIS
政策来源	全国医院上报数据统计分析指标集（试行）
发布频率	每月
编号	Z-1-2
中文名称	开具限制和特殊抗菌药物处方数
指标类别	处方管理
指标属性	定量指标
使用部门	药学部
计量单位	张或例
定义	报告期内，医院医师开具限制和特殊使用级的处方数，包括纸质处方、电子处方和医疗机构病区用药医嘱单
计算方法	门急诊开具限制和特殊抗菌药物处方数=门急诊处方含有限制或特殊使用级抗菌药物的处方张数 住院医嘱中包括限制或特殊使用级抗菌药物的医嘱条目数量
指标说明	包括门急诊的处方和住院医嘱中包含限制和特殊抗菌药物的医嘱
指标意义	评价医院机构抗菌药物使用情况
指标导向	监测比较
指标来源	HIS
政策来源	全国医院上报数据统计分析指标集（试行）
发布频率	每月

编号	Z-1-3
中文名称	开具麻醉药品和第一类精神药品处方数
指标类别	处方管理
指标属性	定量指标
使用部门	药学部
计量单位	张或例
定义	报告期内，医院医师开具麻醉药品和第一类精神药品的处方数，包括纸质处方、电子处方和医疗机构病区用药医嘱单
计算方法	门急诊开具麻醉药品和第一类精神药品处方数=门急诊处方含有麻醉药品和第一类精神药品的处方张数 住院医嘱中包括麻醉药品和第一类精神药品的医嘱条目数量
指标说明	麻醉药品和第一类精神药品具体品种请参考食品药品监管总局、原国家卫生计生委颁布《麻醉药品品种目录（2013年版）》和《精神药品品种目录（2013年版）》为准
指标意义	评价医院机构麻精药品使用情况
指标导向	监测比较
指标来源	HIS
政策来源	全国医院上报数据统计分析指标集（试行）
发布频率	每月
编号	Z-1-4
中文名称	药师审核处方数
指标类别	处方管理
药品临床评价属性	安全性、有效性、经济性、适宜性
指标属性	定量指标
使用部门	药学部
计量单位	张或例
定义	报告期内，药师审核的处方数；包括门急诊处方及住院医嘱
计算方法	门急诊审核处方数按人工审核处方数量计算；住院医嘱中按照住院人次计算
指标说明	处方审核请参照国家卫健委员会发布《医疗机构处方审核规范》开展相关工作
指标意义	评价药师参与处方审核工作情况，同时可作为审方药师绩效考核指标
指标导向	逐步提高
指标来源	HIS
政策来源	全国医院上报数据统计分析指标集（试行）
发布频率	每月
编号	Z-1-5
中文名称	药师调剂处方数
指标类别	处方管理
药品临床评价属性	安全性、有效性、经济性、适宜性
指标属性	定量指标
使用部门	药学部
计量单位	张
定义	报告期内，药师审核的处方数；包括门急诊处方及住院医嘱
计算方法	门急诊调剂处方数按参与药品调剂的处方数量计算；住院医嘱中按照住院人次计算

续表

指标说明	调剂处方应遵循"四查十对"原则。门急诊按照调配的处方张数计算，住院医嘱按照每日调配的住院人次计算
指标意义	作为调剂药师绩效考核指标
指标导向	逐步提高
指标来源	HIS
政策来源	全国医院上报数据统计分析指标集（试行）
发布频率	每月
编号	Z-2-1
中文名称	某单病种药占比
指标类别	单病种管理
药品临床评价属性	经济性
指标属性	定量指标
使用部门	医务部、药学部
计量单位	%
定义	报告期内，药品费用占单病种住院总费用的占比
计算方法	某单病种药占比=某单病种药品费用（万元）/该单病种住院总费用×100%
指标说明	药品收入应剔除国谈药，中药饮片使用金额
指标意义	单病种管理评价指标
指标导向	逐步降低
指标来源	HIS、单病种管理系统
政策来源	全国医院上报数据统计分析指标集（试行）
发布频率	每月
编号	Z-3-1
中文名称	药占比
指标类别	合理用药
药品临床评价属性	经济性
指标属性	定量指标
使用部门	医务部、药学部
计量单位	%
定义	报告期内，药品费用占医院总费用比例
计算方法	全院药占比=（门诊药品费用+住院药品费）/（门诊总费用+住院总费用）×100% 门诊药占比=门诊药品费用/门诊总费用×100% 住院药占比=住院药品费用/住院总费用×100%
指标说明	药品收入应剔除国谈药，中药饮片使用金额
指标意义	医院机构主要评价指标，用于考察医院机构药品费用构成和合理用药评价
指标导向	监测比较
指标来源	HIS
政策来源	全国医院上报数据统计分析指标集（试行）
发布频率	每月、每年
编号	Z-4-1
中文名称	药占比月平均增减率
指标类别	运营管理

续表

药品临床评价属性	经济性
指标属性	定量指标
使用部门	医务部、药学部
计量单位	%
定义	近半年药品费用占比的增减情况
计算方法	月平均增减率（%）=（近六个月药占比之和）-（近七个月药占比之和-近一个月药占比）/6×100%
	100%
指标说明	药品收入应剔除国谈药，中药饮片使用金额
指标意义	用于考察医院机构药品费用控制成效
指标导向	逐步降低
指标来源	HIS
政策来源	全国医院上报数据统计分析指标集（试行）
发布频率	每半年
编号	Z-5-1
中文名称	门诊抗菌药物药占比
指标类别	抗菌药物专项指标
药品临床评价属性	安全性、经济性、适宜性
指标属性	定量指标
计量单位	%
定义	门诊患者中使用抗菌药物费用占同期门诊药品总费用的比例
计算方法	门诊抗菌药物药品费用/门诊药品总费用×100%
指标说明	参照医院感染管理医疗质量控制指标（2015年版）
指标意义	反映抗菌药物使用水平。根据医院管理要求可设置院科两级指标管理
指标导向	逐步降低
指标来源	HIS
政策来源	全国医院上报数据统计指标集（试行）
发布频率	月度、年度
编号	Z-5-2
中文名称	住院抗菌药物药占比
指标类别	抗菌药物专项指标
药品临床评价属性	安全性、经济性、适宜性
指标属性	定量指标
计量单位	%
定义	住院患者中使用抗菌药物费用占同期住院药品总费用的比例
计算方法	住院抗菌药物药品费用/住院药品总费用×100%
指标说明	参照医院感染管理医疗质量控制指标（2015年版）
指标意义	反映抗菌药物使用水平。根据医院管理要求可设置院科两级指标管理
指标导向	逐步降低
指标来源	HIS
政策来源	全国医院上报数据统计指标集（试行）
发布频率	月度、年度

续表

编号	Z-5-3
中文名称	抗菌药物药占比
指标类别	抗菌药物专项指标
药品临床评价属性	安全性、经济性、适宜性
指标属性	定量指标
计量单位	%
定义	门诊及住院患者中使用抗菌药物费用占同期全院药品总费用的比例
计算方法	（门诊抗菌药品费用+住院抗菌药品费）/（门诊药品总费用+住院药品总费用）×100%
指标说明	参照医院感染管理医疗质量控制指标（2015年版）
指标意义	反映抗菌药物使用水平。根据医院管理要求可设置院科两级指标管理
指标导向	逐步降低
指标来源	HIS
政策来源	全国医院上报数据统计指标集（试行）
发布频率	月度、年度
编号	Z-5-4
中文名称	药品短缺品规数量
指标类别	药品供应
指标属性	定量指标
计量单位	%
定义	近6月以来，持续不能保障供应的药品品规数量（按上一指标分类统计）
计算方法	报告周期内，不能及时保障供应的药品品规数之和
指标说明	参照《国务院办公厅关于进一步做好短缺药品保供稳价工作的意见》（国办发〔2019〕47号）
指标意义	加强国家短缺药品供应保障，建立健全短缺药品清单管理制度，做好短缺药品清单管理工作
指标导向	逐步降低
指标来源	HIS
政策来源	全国医院上报数据统计指标集（试行）
发布频率	月度、年度
编号	Z-4-2
中文名称	门急诊次均费用药品费占比
指标类别	运营管理
药品临床评价属性	经济性
指标属性	定量指标
计量单位	%
定义	考核报告期内门急诊次均费用中的药品收入占比
计算方法	门急诊次均费用药品费占比（%）=期内门急诊次均药品费/期内门急诊次均费用×100%
指标说明	门诊患者次均药品费用参照39.2
指标意义	主要用于监测医院主动控制费用是否存在不合理增长情况，衡量患者药品费用负担水平。《国务院关于印发"十三五"深化医药卫生体制改革规划的通知》（国发〔2016〕78号）及《关于全面推开公立医院综合改革工作的通知》（国卫体改发〔2017〕22号）等
指标导向	逐步降低
指标来源	HIS
政策来源	全国医院上报数据统计指标集（试行）

发布频率	月度、年度
编号	Z-6-1
中文名称	门急诊次均药费趋势
指标类别	医疗负担
药品临床评价属性	经济性
指标属性	定性指标
计量单位	元
定义	按月份展示费用变化趋势
计算方法	对报告期内每个月门急诊次均药费进行排名比较
指标说明	门急诊总诊疗人次数,包括门诊、急诊、健康体检人次数等;解释归省级卫健委
指标意义	主要用于监测医院主动控制费用是否存在不合理增长情况,衡量患者药品费用负担水平。《国务院关于印发"十三五"深化医药卫生体制改革规划的通知》(国发〔2016〕78号)及《关于全面推开公立医院综合改革工作的通知》(国卫体改发〔2017〕22号)等
指标导向	逐步降低
指标来源	HIS
政策来源	全国医院上报数据统计指标集(试行)
发布频率	月度
编号	Z-6-2
中文名称	门诊次均药费变动率
指标类别	医疗负担
药品临床评价属性	经济性
指标属性	定量指标
计量单位	%
定义	门诊药费变动程度
计算方法	门急诊次均药费变动率(%)=(当月次均药费-上月次均药费)/上月次均药费×100%
指标说明	门诊次均药费=门诊药品收入/门诊人次数
指标意义	主要用于监测医院主动控制费用是否存在不合理增长情况,衡量患者药品费用负担水平。《国务院关于印发"十三五"深化医药卫生体制改革规划的通知》(国发〔2016〕78号)及《关于全面推开公立医院综合改革工作的通知》(国卫体改发〔2017〕22号)等
指标导向	逐步降低
指标来源	HIS
政策来源	全国医院上报数据统计指标集(试行)
发布频率	月度
编号	Z-6-3
中文名称	门诊次均西药费
指标类别	医疗负担
药品临床评价属性	经济性
指标属性	定量指标
计量单位	元
定义	考核月度门诊患者次均药品费用中西药费用占比
计算方法	门诊次均西药费(元)=期内门诊西药收入合计/同期门诊总诊疗人次数

续表

指标说明	西药为国药准字为""开头的品规，不包括中成药和中药饮片，门诊总诊疗不包括急诊就诊人次
指标意义	主要用于监测医院主动控制费用是否存在不合理增长情况，衡量患者药品费用负担水平。《国务院关于印发"十三五"深化医药卫生体制改革规划的通知》（国发〔2016〕78号）及《关于全面推开公立医院综合改革工作的通知》（国卫体改发〔2017〕22号）等
指标导向	逐步降低
指标来源	HIS
政策来源	全国医院上报数据统计指标集（试行）
发布频率	月度
编号	Z-6-4
中文名称	门诊次均中药费
指标类别	医疗负担
药品临床评价属性	经济性
指标属性	定量指标
计量单位	元
定义	考核月度门诊患者次均药品费用中中药费用占比
计算方法	门诊次均中药费（元）=期内门诊中草药收入合计/同期门诊总诊疗人次数
指标说明	中药包括中药饮片和中药配方颗粒，门诊总诊疗不包括急诊就诊人次
指标意义	主要用于监测医院主动控制费用是否存在不合理增长情况，衡量患者药品费用负担水平。《国务院关于印发"十三五"深化医药卫生体制改革规划的通知》（国发〔2016〕78号）及《关于全面推开公立医院综合改革工作的通知》（国卫体改发〔2017〕22号）等
指标导向	逐步降低
指标来源	HIS
政策来源	全国医院上报数据统计指标集（试行）
发布频率	月度
编号	Z-6-5
中文名称	门诊次均中成药费
指标类别	医疗负担
药品临床评价属性	经济性
指标属性	定量指标
计量单位	元
定义	考核月度门诊患者次均药品费用中中成药费用占比
计算方法	门诊次均中成药费（元）=期内门诊中成药收入合计/同期门诊总诊疗人次数
指标说明	中成药为国药准字"Z"开头的品规，门诊总诊疗不包括急诊就诊人次
指标意义	主要用于监测医院主动控制费用是否存在不合理增长情况，衡量患者药品费用负担水平。《国务院关于印发"十三五"深化医药卫生体制改革规划的通知》（国发〔2016〕78号）及《关于全面推开公立医院综合改革工作的通知》（国卫体改发〔2017〕22号）等
指标导向	逐步降低
指标来源	HIS
政策来源	全国医院上报数据统计指标集（试行）
发布频率	月度
编号	Z-6-6
中文名称	急诊次均西药费用
指标类别	医疗负担

药品临床评价属性	经济性
指标属性	定量指标
计量单位	元
定义	考核月度急诊患者次均药品费用中西药费用占比
计算方法	急诊次均西药费（元）＝期内急诊西药收入合计/同期急诊总诊疗人次数
指标说明	西药为国药准字为""开头的品规，不包括中成药和中药饮片
指标意义	主要用于监测医院主动控制费用是否存在不合理增长情况，衡量患者药品费用负担水平
指标导向	逐步降低
指标来源	HIS
政策来源	全国医院上报数据统计指标集（试行）
发布频率	月度
编号	Z-6-7
中文名称	急诊次均中药费用
指标类别	医疗负担
药品临床评价属性	经济性
指标属性	定量指标
计量单位	元
定义	考核月度急诊患者次均药品费用中中药费用占比
计算方法	急诊次均中药费（元）＝期内急诊中草药收入合计/同期急诊总诊疗人次数
指标说明	中药包括中药饮片和中药配方颗粒
指标意义	主要用于监测医院主动控制费用是否存在不合理增长情况，衡量患者药品费用负担水平
指标导向	逐步降低
指标来源	HIS
政策来源	全国医院上报数据统计指标集（试行）
发布频率	月度
编号	Z-6-8
中文名称	急诊次均中成药费用
指标类别	医疗负担
药品临床评价属性	经济性
指标属性	定量指标
计量单位	元
定义	考核月度急诊患者次均药品费用中中成药费用占比
计算方法	急诊次均中成药费（元）＝期内急诊中成药收入合计/同期急诊总诊疗人次数
指标说明	中成药为国药准字"Z"开头的品规
指标意义	主要用于监测医院主动控制费用是否存在不合理增长情况，衡量患者药品费用负担水平
指标导向	逐步降低
指标来源	HIS
政策来源	全国医院上报数据统计指标集（试行）
发布频率	月度
编号	Z-6-9
中文名称	门急诊次均药费占比

续表

指标类别	医疗负担
药品临床评价属性	经济性
指标属性	定量指标
计量单位	%
定义	考核报告期内门急诊次均费用中的药品收入占比
计算方法	门急诊次均各类药品费用占比（%）＝期内门急诊次均各类药品收入/期内门急诊次均费用×100%
指标说明	门急诊次均费用，包括门诊、急诊、健康体检人次总的次均费用
指标意义	主要用于监测医院主动控制费用是否存在不合理增长情况，衡量患者药品费用负担水平
指标导向	逐步降低
指标来源	HIS
政策来源	全国医院上报数据统计指标集（试行）
发布频率	月度
编号	Z-6-10
中文名称	住院次均费用药品费占比
指标类别	医疗负担
药品临床评价属性	经济性
指标属性	定量指标
计量单位	%
定义	考核报告期内住院患者次均费用中的药品收入占比
计算方法	住院患者次均药品费用占比（%）＝报告期内住院患者次均药品费用/报告期内住院患者次均医药费用×100%
指标说明	注意出院患者数量与年度一致，统计口径按照出院结算为准。解释归国家卫健委、省级卫健委
指标意义	主要用于监测医院主动控制费用是否存在不合理增长情况，衡量患者药品费用负担水平
指标导向	逐步降低
指标来源	HIS
政策来源	全国医院上报数据统计指标集（试行）
发布频率	月度
编号	Z-7-1
中文名称	门急诊医保患者药费
指标类别	医疗保障
药品临床评价属性	经济性
指标属性	定量指标
计量单位	元
定义	考核报告期内在门急诊就诊的医保患者的药品费用情况
计算方法	门急诊医保患者药费（元）＝期内门诊和急诊医保患者的药品费用之和
指标说明	门急诊医保患者，包括门诊、急诊、健康体检的患者等
指标意义	反映医疗机构医保控费与精细化管理水平
指标导向	逐步降低
指标来源	HIS
政策来源	全国医院上报数据统计指标集（试行）
发布频率	月度

续表

编号	Z-7-2
中文名称	住院医保患者药费
指标类别	医疗保障
药品临床评价属性	经济性
指标属性	定量指标
计量单位	元
定义	考核报告期内住院的医保患者的药品费用情况
计算方法	住院医保药费（元）=期内出院医保患者药品费用之和
指标说明	以周期内同期出院患者中医保患者为统计对象
指标意义	反映医疗机构医保控费与精细化管理水平
指标导向	逐步降低
指标来源	HIS
政策来源	全国医院上报数据统计指标集（试行）
发布频率	月度
编号	Z-8-1
中文名称	药师数
指标类别	医疗资源
指标属性	定量指标
计量单位	人
定义	考核医疗机构内配备的药学专业技术人员情况
计算方法	药师数（人）=运营-人员类别代码为药师的计数汇总求和
指标说明	药学专业技术人员（药学人员）是指按照有关规定取得药学专业任职资格的由医疗机构聘任的在职人员
指标意义	反映医疗机构药学部门人员结构的合理性
指标导向	监测比较
指标来源	人事管理系统
政策来源	全国医院上报数据统计指标集（试行）
发布频率	年度
编号	Z-8-2
中文名称	药师职称构成
指标类别	医疗资源
指标属性	定量指标
计量单位	人
定义	考核医疗机构药学部药师职称构成情况
计算方法	药师职称构成（%）=某职称水平的药师人数/药师总数×100%
指标说明	药学职称包括初级药士、初级药师、中级主管药师、副主任药剂师、主任药剂师
指标意义	反映药学部门人员结构的合理性
指标导向	监测比较
指标来源	人事管理系统
政策来源	全国医院上报数据统计指标集（试行）
发布频率	年度

续表

编号	Z-8-3
中文名称	药师学历构成
指标类别	医疗资源
指标属性	定量指标
计量单位	人
定义	考核医疗机构药学部药师学历构成情况
计算方法	药师学历构成（%）=某学历水平的药师人数/药师总数×100%
指标说明	教育学历分专科及以下、本科、硕士研究生和博士研究生四个层次
指标意义	反映药学部门人员结构的合理性
指标导向	监测比较
指标来源	人事管理系统
政策来源	全国医院上报数据统计指标集（试行）
发布频率	年度
编号	Z-8-4
中文名称	医师与药师比
指标类别	医疗资源
指标属性	定量指标
计量单位	%
定义	考核医疗机构内获得医师资格证和药师资格证的专业技术人员的比值
计算方法	医师与药师比=1：［年末药师数/年末执业（助理）医师总数］
指标说明	药学（医师）人员是指按照有关规定取得药学（医学）专业任职资格的由医疗机构聘任的在职人员
指标意义	反映医疗机构内专业技术人员的结构合理性
指标导向	监测比较
指标来源	人事管理系统
政策来源	全国医院上报数据统计指标集（试行）
发布频率	年度